Breitner
Chirurgische Operationslehre
Band XIII

Breitner
Chirurgische Operationslehre

Herausgegeben von
F. Gschnitzer, Innsbruck
E. Kern, Würzburg
L. Schweiberer, München

Band I   Chirurgie Kopf und Hals
Band II   Chirurgie des Thorax
Band III Chirurgie des Abdomens 1
          Operative Grundlagen, Chirurgie des Retroperitoneums
Band IV   Chirurgie des Abdomens 2
          Ösophagus, Magen und Duodenum
Band V   Chirurgie des Abdomens 3
          Leber, Galle, Pankreas und Milz
Band VI   Chirurgie des Abdomens 4
          Dünndarm und Dickdarm
Band VII Chirurgie der Körperoberfläche – Plastische Chirurgie – Handchirurgie
Band VIII Traumatologie 1
          Konservative und operative Frakturbehandlung
Band IX   Traumatologie 2
          Wirbelsäule, Becken, Infektionen des Knochens und der Gelenke, Pseudarthrosen, Knochentumoren
Band X   Traumatologie 3
          Schulter und obere Extremität
Band XI   Traumatologie 4
          Untere Extremität
Band XII Transplantationschirurgie
Band XIII Gefäßchirurgie

2. Auflage
Urban & Schwarzenberg · München–Wien–Baltimore

Breitner
Chirurgische Operationslehre
Band XIII

Gefäßchirurgie

Herausgegeben von U. Brunner

unter Mitarbeit von
J. Allenberg, H.-M. Becker, H. J. Böhmig,
K. Bürger, L. Clodius, H. Denck,
R. J. A. M. van Dongen, M. Enzler, J. D. Gruß,
G. W. Hagmüller, W. Hepp, A. von Hochstetter,
G. Kretschmer, J. Largiadèr, H. Loeprecht,
P. C. Maurer, B. Nachbur, K. Prenner,
K.-H. Rendl, D. Rühland, L. K. von Segesser,
M. Staudacher, U. Stockmann, L. W. Storz,
O. Thetter, M. I. Turina, E. U. Voss, O. Wagner,
S. Weimann

Zeichnungen von
J. Dimes, München

Urban & Schwarzenberg · München–Wien–Baltimore

Anschriften der Herausgeber

Band XIII

Prof. Dr. med. Urs Brunner
Leiter der Abteilung für periphere Gefäßchirurgie
Universitätsspital Zürich
Sonneggstr. 6
CH-8091 Zürich

Gesamtwerk

Prof. Dr. med. Franz Gschnitzer
Vorstand der I. Universitätsklinik
für Chirurgie
Anichstr. 35
A-6020 Innsbruck

Prof. em. Dr. med. Ernst Kern
Chirurgische Universitätsklinik
Josef-Schneider-Str. 2
D-97080 Würzburg

Prof. Dr. med. Leonhard Schweiberer
Direktor der Chirurgischen Klinik
und Poliklinik der Universität
Klinikum Innenstadt
Nußbaumstr. 20
D-80336 München

Die Deutsche Bibliothek – CIP-Einheitsaufnahme

Chirurgische Operationslehre / Breitner. Hrsg. von F.
Gschnitzer ... – München ; Wien ; Baltimore : Urban und
Schwarzenberg.
NE: Breitner, Burghard [Hrsg.]; Gschnitzer, Franz [Hrsg.]

Bd. 13. Gefäßchirurgie / hrsg. von U. Brunner. Unter Mitarb.
 von J. Allenberg ... Zeichn. von J. Dimes. – 2. Aufl. – 1996
  ISBN 3-541-14532-3
NE: Brunner, Urs [Hrsg.]; Allenberg, Jens-Rainer

Lektorat: Dr. med. Burkhard Scheele (München)
Redaktion: Inge Pfeifer, Dr. med. Elisabeth Pritzen (München)
Herstellung: Petra Laurer (München)
Zeichnungen: Jonathan Dimes (München)
Einbandgestaltung: Dieter Vollendorf (München)

Gebrauchsnamen, Handelsnamen, Warenbezeichnungen und dergleichen, die in diesem Buch ohne besondere Kennzeichnung aufgeführt sind, berechtigen nicht zu der Annahme, daß solche Namen ohne weiteres von jedem benützt werden dürfen. Vielmehr kann es sich auch dann um gesetzlich geschützte Warenzeichen handeln.
 Alle Rechte, auch die des Nachdrucks, der Wiedergabe in jeder Form und der Übersetzung in andere Sprachen behalten sich Urheber und Verleger vor. Es ist ohne schriftliche Genehmigung des Verlages nicht erlaubt, das Buch oder Teile daraus auf fotomechanischem Weg (Fotokopie, Mikrokopie) zu vervielfältigen oder unter Verwendung elektronischer bzw. mechanischer Systeme zu speichern, systematisch auszuwerten oder zu verbreiten (mit Ausnahme der in den §§ 53, 54 URG ausdrücklich genannten Sonderfälle).

Gesamtherstellung: Kösel, Kempten
Printed in Germany
© Urban & Schwarzenberg 1996

ISBN 3-541-14532-3

Geleitwort

Die *Chirurgische Operationslehre* von B. Breitner erschien mit Band I erstmals 1955. Damals schrieb Professor Burghard Breitner: „Die Chirurgie als Technik ist in eine neue Phase getreten... An der Schwelle dieser neuen Epoche will die hier vorgelegte Operationslehre den Anteil am voraussichtlich dauerhaften Bestand der abtretenden Periode und die schon sicheren Umrisse der heraufkommenden festhalten..." Nach dem Tode von B. Breitner im Jahr 1956 wurde die Operationslehre weitergeführt von Professor Herbert Kraus, Vorstand der Universitätsklinik für Neurochirurgie in Wien, und Professor Ludwig Zukschwerdt, Direktor der Chirurgischen Universitätsklinik in Hamburg. Derzeit wird die Breitnersche Operationslehre herausgegeben von den unterzeichnenden Herausgebern.

Die *Chirurgische Operationslehre* von B. Breitner hat mehr als drei Jahrzehnte angehende und erfahrene Operateure begleitet. Um den Wert dieses Werkes zu erhalten und an der Breitnerschen Vision... „die schon sicheren Umrisse der heraufkommenden chirurgischen Epoche" festzuhalten, ist die neue Operationslehre den neuen Entwicklungen der operativen Chirurgie in einem modernen Konzept angepaßt. Die Neuauflage erscheint nicht mehr im Lose-Blatt-System, sondern nach topographischen Gesichtspunkten gegliedert in Einzelbänden. Diese Form wurde gewählt, um der Schnellebigkeit auf vielen Gebieten der Chirurgie Rechnung zu tragen und einzelne Bände, dem neuesten Wissensstand angepaßt, rasch neu auflegen zu können.

Ziel der Neubearbeitung ist die detaillierte Beschreibung der operativen Technik. Der Text wird so straff und kurz wie möglich gehalten werden. Auf Illustrationen und besonders enge und übersichtliche Verknüpfungen von Text und Bild wird großer Wert gelegt. Atypische Situationen, Möglichkeiten intraoperativer Fehler und Komplikationen, deren Erwähnung für den Leser hilfreich sind, werden besonders berücksichtigt und ausführlich abgehandelt. Der *neue Breitner* beabsichtigt nicht, auf klinisch-chirurgische Fragen einzugehen, soweit sie nicht unmittelbar mit dem operativen Procedere zu tun haben. Im Gegensatz zur früheren Auflage werden Probleme der Vor- und Nachbehandlung nur dort in knapper Form einbezogen, wo sie untrennbar mit der Operationstechnik verbunden sind. Begleitende Maßnahmen können nur insoweit berücksichtigt werden, wie sie neben dem Operationstisch und in unmittelbarem zeitlichem Zusammenhang mit der Operation erforderlich sind. Postoperative Komplikationen werden dann erörtert, wenn sie weitere operative Maßnahmen nach sich ziehen. Verselbständigte Gebiete wie Herz- und Neurochirurgie, Urologie, Orthopädie, Gynäkologie und Anästhesie werden insoweit berücksichtigt, als sie im Notfall für den allgemein tätigen Chirurgen von Bedeutung sind. Anästhesiologische Methoden sind dann von Interesse, wenn sie vom Operateur selbst durchgeführt werden können; zum Beispiel die Lokalanästhesie.

Mag der erste Eindruck eine radikale Abwendung vom ursprünglichen Prinzip der Breitnerschen Chirurgischen Operationslehre, der umfassenden Darstellung der Chirurgie sein, sind sich die Herausgeber von heute doch einig, daß eine Operationslehre im Interesse der neuen Chirurgengeneration sich ganz der modernen Informations- und Lerntechnik bedienen muß.

Die Herausgeber danken dem Verlag Urban & Schwarzenberg für den Mut, ein bewährtes Werk gänzlich umzugestalten und damit den Weg freizugeben zu einer neuen Form der Wissensvermittlung.

Innsbruck, Würzburg, München

F. Gschnitzer
E. Kern
L. Schweiberer

Vorwort

Entsprechend dem Programm für die *Breitnersche Chirurgische Operationslehre* in neuem Gewand entstand im Laufe der letzten fünf Jahre der jetzt vorliegende Band als abstrakter Auszug gefäßchirurgischer Technik. Seine Botschaft ist auf gesicherte Standardverfahren ausgerichtet und gibt sich weder als wissenschaftliches, noch als technologisches Kuriositätenkabinett.

Episoden

30 dialogfähige Autoren aus dem deutschsprachigen Europa steuerten ihre Erfahrung und praktische Wertung je besonders gepflegter Gesichtspunkte, Fertigkeiten oder Körperregionen bei. Anfänglich trafen sie sich zu Startgesprächen, in welchen die Struktur des Kompendiums abgesteckt und die Generallinie der einzelnen Beiträge aufgezeichnet wurden. Darauf folgte die Reifezeit mit der Herausforderung, in gegenseitigem Einverständnis aus dem operativen Spektrum jene Verfahren herauszustellen, die in allgemeinchirurgischer Hand ihren Nachvollzug erlauben. Dabei waren eigene artistische Gepflogenheiten zurückzustellen, um vorerst im Kurzstil das Rüstzeug für spätere individuelle Akrobatik bereitzustellen. Auch diese Phase lief vorwiegend über Aussprachen an allen möglichen Treffpunkten des Kongreßwesens. Sie brachte kreative und zwischenmenschliche Erlebnisse. Aufgetauchte Diskrepanzen erwiesen sich oft als routine- oder kulissenbedingt und somit glättbar, ohne die Eigenverantwortung des Autors zu beschneiden.

Zu einem weiteren Erlebnis wurde die Vernetzung mit Herrn Jonathan Dimes, dem bildnerischen Gestalter des Unternehmens. In getragenen, mitunter aber auch sprühenden Arbeitssitzungen überraschte er gegenüber jedem Autor mit seiner Gabe zur Erkennung, Klärung, Vereinfachung und Zusammenfassung einer technischen Situation, verbunden mit oft eigenwilliger Dramatisierung operativer Einzelschritte. So trägt der Band herausragend die Handschrift – oder chirurgisch empfunden – den Fingerdruck von Herrn Jonathan Dimes.

Im letzten Arbeitsgang schließlich galt es, inhaltliche, technische, begriffliche Längs- oder Querbezüge herauszuschälen und in Querverweisen zu verankern. Hier wurden die Dienstfertigkeit der Verlagsorgane und die autorenübergreifende Diplomatie des dritten Lektors in der Entstehungsspanne, Herrn Kollegen Dr. Burkhard Scheele und seiner Mitarbeiterinnen Frau I. Pfeifer und Frau P. Laurer, zum dritten und abschließenden Erlebnis.

Kurzcharakterisierung

In substantieller Sicht erlebten und prägten die Autoren unsere Disziplin von den frühen 60er Jahren an als praktische Chirurgen mit wissenschaftlichem Sinn. Dank ihrer Lebensarbeit steht die Gefäßchirurgie heute als einer der vier Stützpfeiler des Fachbereiches Chirurgie. Im Morgengrauen neuer, endovaskulärer Konzepte offeriert diese Generation von Gefäßchirurgen dem Auszubildenden nochmals eine Zusammenfassung funktionsgängiger, jahrelang erprobter, wissenschaftlich dokumentierter Verfahren mit minimalen Komplikationen. Bemühungen im Fluß werden indessen nur angedeutet. Ihre Fundierung ist Aufgabe der medizinischen Wissenschaft und nicht eines Lehrbuches.

Im Aufbau des Bandes wollten die Autoren Informationsbedürfnissen aus dem gefäßchirurgischen Alltag nachkommen. Diese erstrecken sich mitunter auch auf entlegene vaskulär bedingte Krankheitsbilder wie Lymphödeme, Angiodysplasien, Malignomfolgen, Replantationen – allesamt im Nahtbereich zu anderen etablierten Spezialgebieten.

Als charakteristische Kapitel mit besonders erkennbarer Konkordanz seien aufgelistet:
– Grundtechnik.
– Meist begangene Zugangsregionen: Axilla, Leiste, Kniekehle.
– Integrierend lymphologische Gesichtspunkte. Infektprobleme.
– Venöse Gegebenheiten und Anforderungen.
– Allgemeine Materialkunde für Rohrprothesen.
– Intra- und postoperative Qualitätskontrolle.
– Medikamentöse Rezidivprophylaxe.
– Amputationen in Abhängigkeit noch auszuschöpfender Durchblutungsbilanzen.

Chirurgische Philosophie

Gerade vor dem Hintergrund obiger Gesichtspunkte bleibt das gefäßchirurgische Denken und Handeln in ständiger Bewegung. Dies sei beispielsweise im Stellenwert der A. femoralis communis aufgezeigt: Innerhalb der gesamten Arterienchirurgie ist die Femoralisbifurkation der am meisten freizulegende Gefäßabschnitt. Aus topographischen und hämodynamischen Gründen galt er über Jahre gewissermaßen als Rangiersegment für aorto-iliako-femorale und femoro-periphere Überbrückungen, wie auch für Embolektomien. Lymphogene Infekte im Rahmen peripherer Nekrosen und Narbenprobleme während Zweiteingriffen führten indessen zu wachsendem Respekt vor dieser Region. Technische Modifikationen waren die Folge. Zunächst aber mußte der deskriptiven Anatomie eine praxisbezogene Nomenklatur für dieses in chirurgischer Sicht zentrale Arteriensegment abgerungen werden, läuft doch in den einschlägigen Atlanten bis in unsere Tage die sogenannte A. femoralis ab Leistenband bis zum Ausgang des Adduktorenkanals. Die „Profunda" wird lediglich als ein Seitenast dieser „Femoralis" bezeichnet. Schließlich erhielt die „Kommunis" im Rahmen der interventionellen Radiologie und neuerdings der endovaskulären Chirurgie eine erweiterte Bedeutung als Manövrierzugang für fast den ganzen Körper. In gefäßchirurgischer Sicht wirkte sich hier vor allem die sinnvolle Koppelung chirurgischer Maßnahmen mit zeitlich vor- oder nachgeschalteter PTA operationstaktisch auf Zugangsfragen und Brückenführungen aus. Dieses über Jahre sturmerprobte Paar ist heute ein integrierter Bestandteil umfassender Arterientherapie. Auch für die Chirurgie des oberflächlichen und tiefen Venensystems hat die Leistenregion zentrale Bedeutung. Sekundäre Lymphödeme nach Verletzungen und Infekten in der Leiste sind häufig. Solche und andere Gegebenheiten erlauben vielleicht, von einer eigentlichen Interventionsphilosophie für die Leiste zu sprechen.

Ausblick

Sollen jetzt vor lauter Details gar keine Höhenflüge mehr gelingen? Im Gegenteil: Der Band möge dieselben beflügeln.

Zürich, Oktober 1995

für die 30 Autoren
Urs Brunner

Inhalt

Allgemeine Operationslehre

1 Zugangsregion Axilla
J. D. Gruß 1

2 Zugangsregion Leiste
O. Thetter und A. v. Hochstetter 11

3 Zugangsregion Kniekehle: Arteria poplitea, pars II und III
J. Largiadèr 23

4 Zugangslymphologie
U. Brunner und L. Clodius 31

5 Venöse Gegebenheiten und Anforderungen
H. Loeprecht 37

6 Grundtechnik: Nahtmaterial, Ballonkatheter, Ligatur, Naht, Anastomosen
G. W. Hagmüller, J. Allenberg und J. Largiadèr 41

7 Brückenmaterialien für freie arterielle und venöse Rekonstruktionen
D. Rühland 67

8 Medikamentöse Rezidivprophylaxe nach arteriellen Rekonstruktionen
G. Kretschmer 75

9 Intra- und postoperative Qualitätskontrolle nach arteriellen Rekonstruktionen
O. Wagner und M. Enzler 81

Spezielle Operationslehre: Chronische Arterienverschlüsse

10 Arteria carotis
B. Nachbur 87

11 Arteria subclavia, Arteria brachialis
J. D. Gruß 97

12 Arteria vertebralis
U. Stockmann 109

13 Aorta ascendens, supraaortale Astabgänge, Aorta thoracica
S. Weimann 117

14 Aorta abdominalis und ihre Äste
M. I. Turina und L. K. v. Segesser 151

15 Extraanatomische Brücken: Rumpf, Becken und Leiste
K. Prenner, K.-H. Rendl und G. Kretschmer 187

16 Arteria femoralis communis, Arteria profunda femoris
G. W. Hagmüller 199

17 Arteria femoralis superficialis, Arteria poplitea
K.-H. Rendl, U. Brunner, H. J. Böhmig und H.-M. Becker . . . 209

18 Arteriae crurales
J. Largiadèr 233

Akute Arterienverschlüsse

19 Akute Arterienverschlüsse
M. Staudacher 245

Sympathikus-Chirurgie

20 Sympathikus-Chirurgie
B. Nachbur 261

Venenchirurgie

21 Oberflächliches Venensystem (Varizen)
U. Brunner 269

22 Tiefes Venensystem: akute und chronische Verschlüsse der Bein- und Beckenvenen, Venenverletzungen
H. Loeprecht 291

Lymphgefäße

23 Reduzierende Eingriffe bei Lymphödemen der Gliedmaßen
L. Clodius und U. Brunner 321

Integraltechnik

24 Arterienverletzungen
L. W. Storz 327

25 Replantation von Extremitäten
   P. C. Maurer 341

26 Infekt
   K. Bürger 347

27 Arterielle und arteriovenöse Dysplasien –
   Embolisationsbehandlung, kombiniertes
   Behandlungsverfahren
   R. J. A. M. van Dongen 355

28 Tumor
   H. Denck 361

Amputationen

29 Grenzzonenamputationen und Minoramputationen
   E. U. Voss 367

30 Amputationen: Ober- und Unterschenkel
   W. Hepp 375

   Sachregister 385

Autorenverzeichnis

Prof. Dr. med. J. Allenberg
Chirurg. Univ.-Klinik
Sektion Gefäßchirurgie
Im Neuheimer Feld 110
69120 Heidelberg

Prof. Dr. med. H.-M. Becker
Chefarzt d. Abt. f. Gefäßchirurgie
Städt. Krankenhaus
München-Neuperlach
Oskar-Maria-Graf-Ring 51
81737 München

Univ.-Prof. Dr. med. H. J. Böhmig
Leiter d. Chirurg. Abt.
Krankenh. d. Elisabethinen
Fadlingerstr. 1
A-4010 Linz

Prof. Dr. med. U. Brunner
Leiter d. Abt. f. periphere
Gefäßchirurgie
Univ.-Spital Zürich
Sonneggstr. 6
CH-8091 Zürich

Prof. Dr. med. K. Bürger
Direktor d. Univ.-Klinik u.
Poliklinik f. Gefäßchirurgie
Universitätsklinikum Charité
Schumannstr. 20/21
10117 Berlin

Priv.-Doz. Dr. med. L. Clodius
Seefeldstr. 4
CH-8008 Zürich

Prof. Dr. med. H. Denck
Hietzinger Hauptstr. 34B
A-1130 Wien

Prof. Dr. R. J. A. M. van Dongen
Soestdijkseweg 495
NL-3729 HG Bilthoven

Priv.-Doz. Dr. med. M. Enzler
Departement Chirurgie
Univ.-Spital Zürich
Rämistr. 100
CH-8091 Zürich

Prof. Dr. med. J. D. Gruß
Chefarzt d. Abt. f. Gefäßchirurgie
Kurhessisches Diakonissenhaus Kassel
Goethestr. 85
34119 Kassel

Prim. Univ.-Prof. Dr. med.
G. W. Hagmüller
Vorstand d. I. Chirurg. Abt.
mit Schwerpunkt Gefäßchirurgie
Wilhelminenspital d. Stadt Wien
Montleartstr. 37
A-1171 Wien

Prof. Dr. med. W. Hepp
Leiter d. Bereichs Gefäßchirurgie
Orthopäd. Klinik u. Poliklinik
d. FU Berlin
Oskar-Helene-Heim
Clayallee 229
14195 Berlin

Prof. Dr. med. A. von Hochstetter
Feldbergstr. 3
CH-4057 Basel

Univ.-Prof. Dr. med. G. Kretschmer
Chirurg. Univ.-Klinik
Allgemeines Krankenhaus
Währinger Gürtel 18–20
A-1090 Wien

Prof. Dr. med. J. Largiadèr
Chefarzt d. Chirurg. Klinik
Kantonsspital Luzern
CH-6000 Luzern 16

Prof. Dr. med. H. Loeprecht
Chefarzt d. I. Chirurg. Klinik
Lehrkrankenh. d. Univ. München
Zentralklinikum Augsburg
Stenglinstr. 1
86156 Augsburg

Prof. Dr. med. P. C. Maurer
Vorstand d. Abt. f. Gefäßchirurgie
Chirurg. Klinik d. Techn. Univ.
Klinikum r. d. Isar
Ismaninger Str. 22
81675 München

Prof. Dr. med. B. Nachbur
Klinik f. Thorax-, Herz- und
Gefäßchirurgie
Inselspital
CH-3010 Bern

Prim. i. R. Dr. med. K. Prenner
Facharzt für Chirurgie
Hinterfeldstr. 18
A-5020 Salzburg

Univ.-Doz. Dr. med. K.-H. Rendl
Landeskrankenanstalten Salzburg
Abt. f. Gefäßchirurgie
Müllner Hauptstr. 48
A-5020 Salzburg

Prof. Dr. med. D. Rühland
Chefarzt – Allg. Chirurgie, Thorax-
u. Gefäßchirurgie
Akadem. Lehrkrankenh. d. Univ.
Freiburg
Städt. Krankenhaus Singen/Hohentwiel
Virchowstr. 10
78224 Singen

Priv.-Doz. Dr. med. L. K. von Segesser
Leitender Arzt – Klinik f. Herz-
u. Gefäßchirurgie
Univ.-Spital Zürich
Rämistr. 100
CH-8091 Zürich

Prof. Dr. med. M. Staudacher
Univ.-Klinik f. Chirurgie
Klin. Abt. f. Gefäßchirurgie
Währinger Gürtel 18–20
A-1090 Wien

Prof. Dr. med. U. Stockmann
Chefarzt d. Chirurg. Abt.
Franziskus-Krankenhaus
Budapester Str. 15–19
10787 Berlin

Prof. Dr. med. L. W. Storz
Chirurg. Klinik – Abt. f.
Gefäßchirurgie
Klinikum Mannheim d.
Univ. Heidelberg
Theodor-Kutzer-Ufer
68167 Mannheim

Prof. Dr. med. O. Thetter
Klinikum Innenstadt
Chirurg. Klinik u. Poliklinik d. Univ.
Nußbaumstr. 20
80336 München

Prof. Dr. med. M. I. Turina
Direktor d. Klinik f. Herz-
u. Gefäßchirurgie
Univ.-Spital Zürich
Rämistr. 100
CH-8091 Zürich

Prof. Dr. med. E. U. Voss
Direktor d. Gefäßchirurg. Abt.
Akadem. Lehrkrankenh.
d. Univ. Freiburg
Klinikum Karlsruhe
Moltkestr. 14
76133 Karlsruhe

Prim. Univ.-Prof. Dr. med. O. Wagner
Vorstand d. Chirurg. Abt.
Krankenh. d. Barmh. Brüder
Große Mohrengasse 9
A-1020 Wien

Univ.-Prof. Dr. med. S. Weimann
I. Univ.-Klinik f. Chirurgie
Abt. f. Gefäßchirurgie
Anichstr. 35
A-6020 Innsbruck

Allgemeine Operationslehre

1 Zugangsregion Axilla

J. D. Gruß

Vorbemerkung 3

Supraklavikulärer Zugang 3

Infraklavikulärer Zugang 5

Zugang durch die Mohrenheimsche Grube 6

Axillärer Zugang 7

Transaxillärer Zugang 8

Weiterführende Literatur 10

Vorbemerkung

Bei rekonstruktiven Eingriffen an der A. axillaris haben sich fünf Zugangswege bewährt:

– der supraklavikuläre Zugang,
– der infraklavikuläre Zugang,
– der Zugang durch die Mohrenheimsche Grube,
– der axilläre Zugang,
– der transaxilläre Zugang.

Supraklavikulärer Zugang

Der Eingriff erfolgt in Rückenlage mit Kopfdrehung zur Gegenseite. Bei Präparation in der Tiefe Kippung des Tisches, Kopf hoch, Beine tief. Der Hautschnitt erfolgt 1 cm oberhalb der Clavicula zwischen M. sternocleidomastoideus und dem vorderen Trapeziusrand. Spalten des Platysmas und elektrochirurgische Durchtrennung des klavikulären Ansatzes des M. sternocleidomastoideus (Abb. 1-1).

Die V. jugularis externa wird entweder angezügelt und nach lateral verzogen oder zwischen Ligaturen durchtrennt. Anzügeln der V. jugularis interna, wobei links auf die Schonung des Ductus thoracicus, rechts auf die Schonung des Truncus lymphaticus dexter geachtet werden muß.

Nach Abschieben des präskalenischen Fettgewebes wird der N. phrenicus identifiziert und ebenfalls angezügelt und nach medial verzogen (Abb. 1-2). Bei der weiteren Präpara-

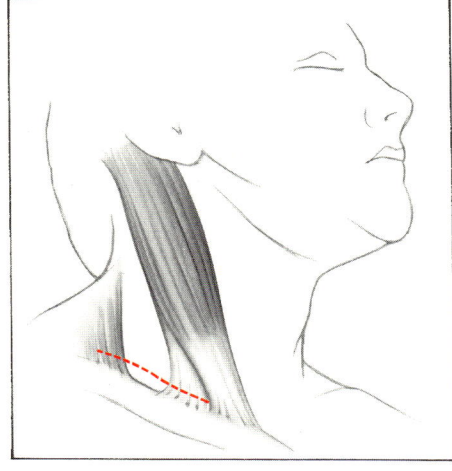

Abb. 1-1 Supraklavikulärer Zugang (Schema). Hautschnitt; Spalten des Platysmas und teilweises Durchtrennen des M. sternocleidomastoideus am klavikulären Ansatz.

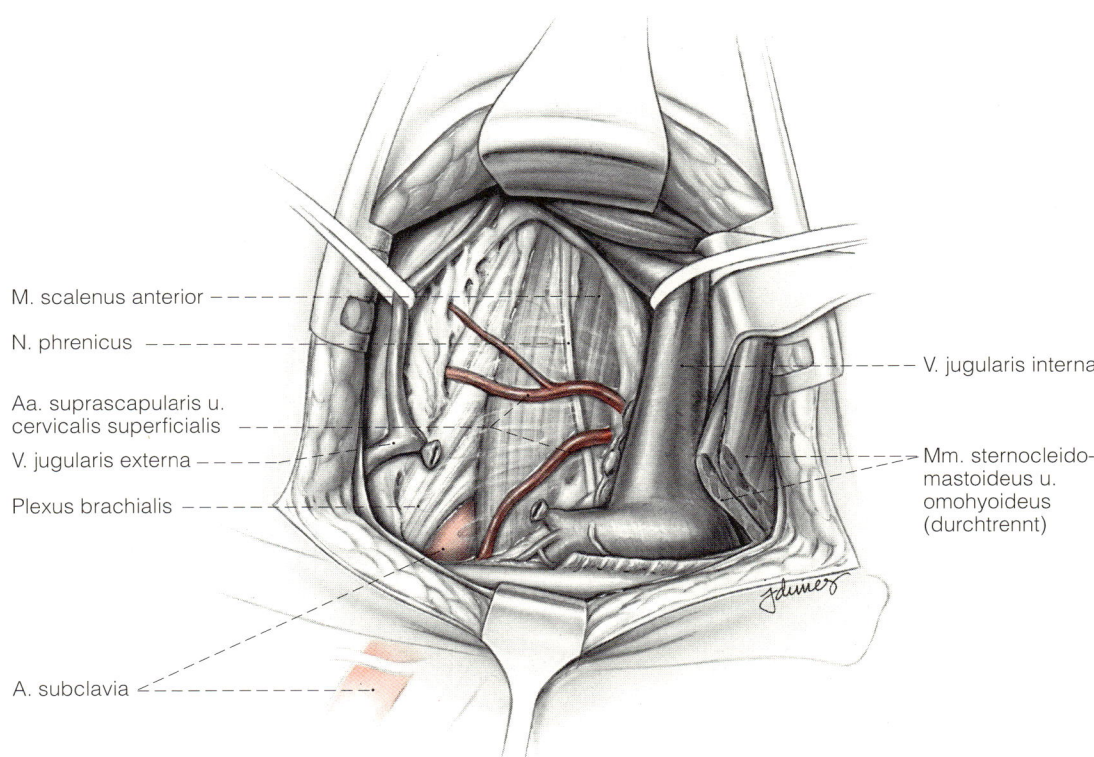

Abb. 1-2 Supraklavikulärer Zugang. Präparation der Leitstrukturen (N. phrenicus, Vv. jugularis interna und externa, M. omohyoideus, M. scalenus anterior).

tion werden lateral der M. omohyoideus, medial der M. scalenus anterior durchtrennt. Die A. subclavia liegt unmittelbar hinter dem M. scalenus (Abb. 1-3). Nach Ligatur und Durchtrennung zweier kreuzender Venen (V. vertebralis und V. thyreocervicalis) kann die A. subclavia bis zu ihrem ersten Segment, d. h. links bis zum Aortenbogen, rechts bis zum Truncus brachiocephalicus dargestellt werden.

Der gleiche Zugang eignet sich auch für die Präparation der A. carotis communis. Der supraklavikuläre Zugangsweg ist deshalb für die Transposition der A. subclavia auf die A. carotis communis, den karotidosubklavialen Bypass, subklavio-axilläre Rekonstruktionen und Rezidiveingriffe bei persistierenden oder rezidivierten Kompressionssyndromen an der oberen Thoraxapertur verwendbar.

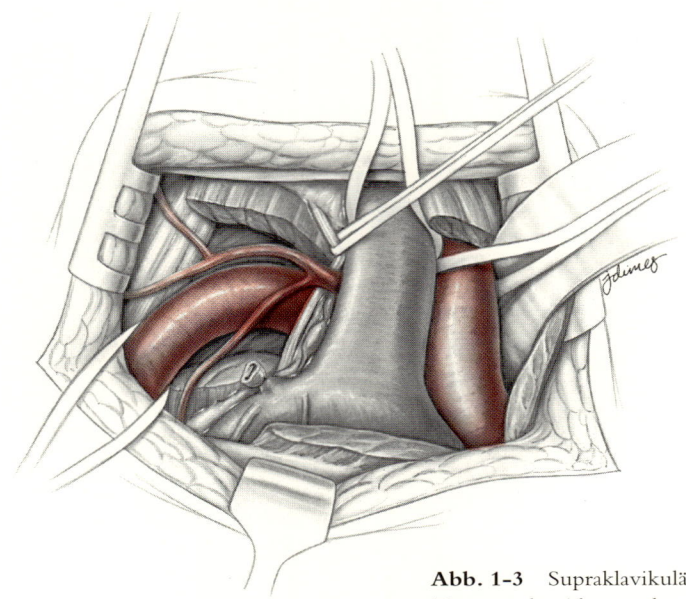

Abb. 1-3 Supraklavikulärer Zugang. Mm. omohyoideus und scalenus anterior sind durchtrennt. Die A. subclavia ist freigelegt.

Infraklavikulärer Zugang

Rückenlagerung, Kopfdrehung zur Gegenseite, leicht abduzierter Arm. 6–8 cm lange Hautinzision querfingerbreit unterhalb der Clavicula im mittleren Drittel (Abb. 1-4).
 Nach Durchtrennung des Subkutangewebes Identifikation des klavikulären und des sternalen M.-pectoralis-major-Anteiles. Stumpfes Auseinanderdrängen der beiden Muskelanteile. Nach Einsetzen eines Wundspreizers wird die A. axillaris am medialen Rand des M. pectoralis minor dargestellt (Abb. 1-5). Um die Arterie über eine ausreichende Strecke zu mobilisieren, ist es erforderlich, mehrere ventral kreuzende Äste der V. axillaris zwischen Ligaturen zu unterbrechen.

Der infraklavikuläre Zugang eignet sich für den axillo-femoralen bzw. axillo-bifemoralen Bypass sowie für den subklavio-subklavialen Bypass.

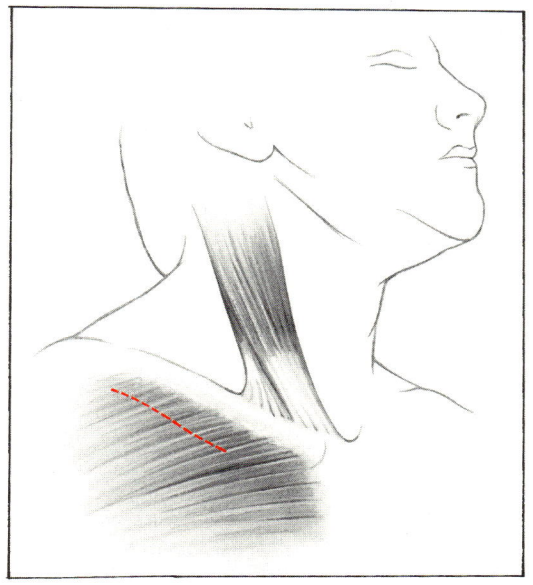

Abb. 1-4 Infraklavikulärer Zugang (Schema). Hautschnitt über dem mittleren Drittel des M. pectoralis major unter der Clavicula.

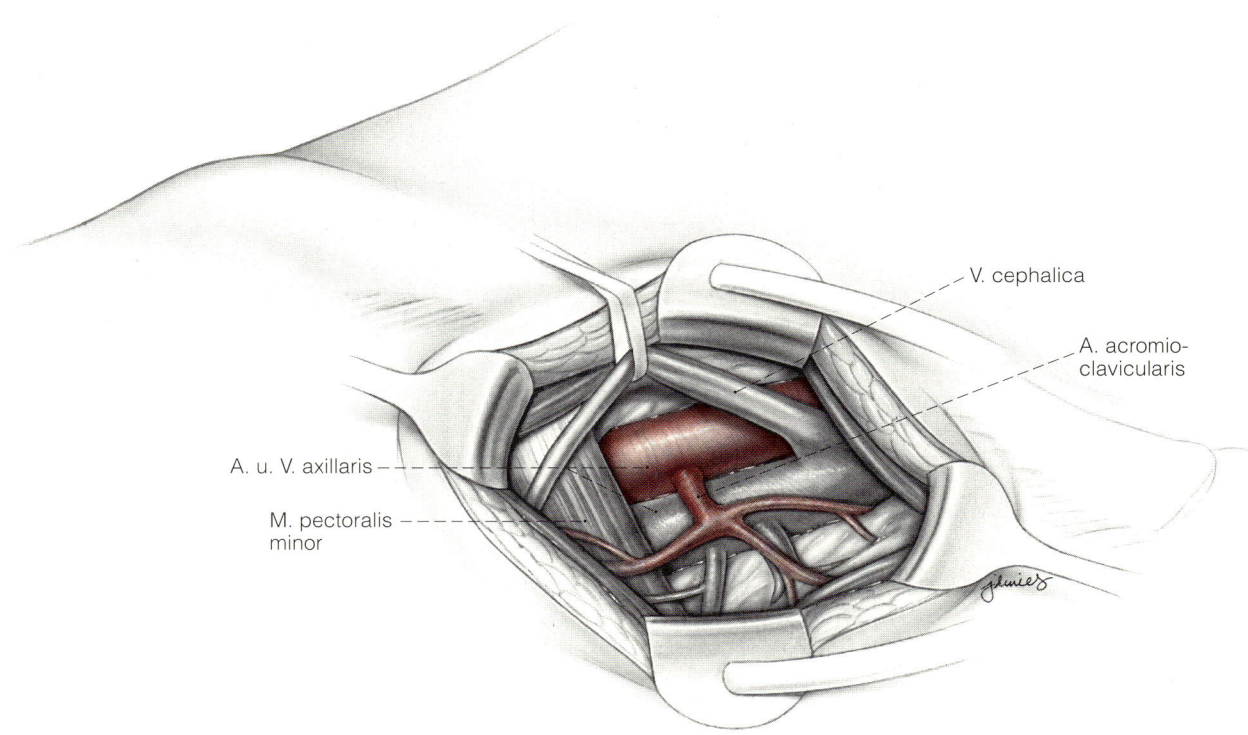

Abb. 1-5 Infraklavikulärer Zugang. Darstellung der A./V. axillaris am medialen Rand des M. pectoralis minor.

Zugang durch die Mohrenheimsche Grube

Rückenlagerung mit Kopfdrehung zur Gegenseite bei leicht abduziertem Arm. Hautinzision vom lateralen Drittelpunkt der Clavicula entlang der medialen Kontur des M. deltoideus bis zur vorderen Achselfalte (Abb. 1-6).

Zwischen dem M. deltoideus und dem M. pectoralis major verläuft die V. cephalica, die als Leitstruktur zur V. axillaris, und damit auch zur Arterie, dienen kann. Die beiden Muskeln werden stumpf auseinandergedrängt.

Zur übersichtlichen Darstellung der Arterie ist es häufig notwendig, den M. pectoralis minor einzukerben (Abb. 1-7).

Die Arterie wird vorne dicht von der V. axillaris begleitet und liegt dorsal in enger Nachbarschaft zum Plexus brachialis. Die Präparation wird häufig weiterhin erschwert durch einen kräftigen Arterienast, die A. acromioclavicularis.

Der Zugang durch die Mohrenheimsche Grube wird nur selten bei direkten Rekonstruktionen der A. axillaris verwendet. Eine vollständige Durchtrennung des M. pectoralis minor oder eine Abtrennung seines Ansatzes am Processus coracoideus ist bei der supra- oder infraklavikulären Freilegung der A. subclavia oder axillaris ebenso vermeidbar wie eine Durchtrennung der Clavicula.

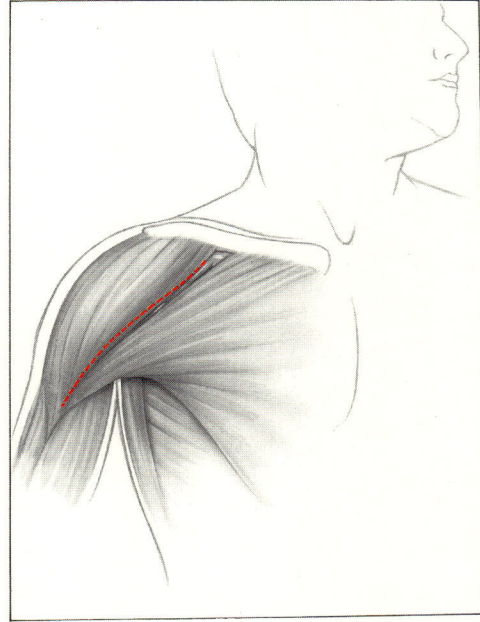

Abb. 1-6 Zugang durch die Mohrenheimsche Grube (Schema). Hautschnitt entlang am medialen Rand des M. deltoideus.

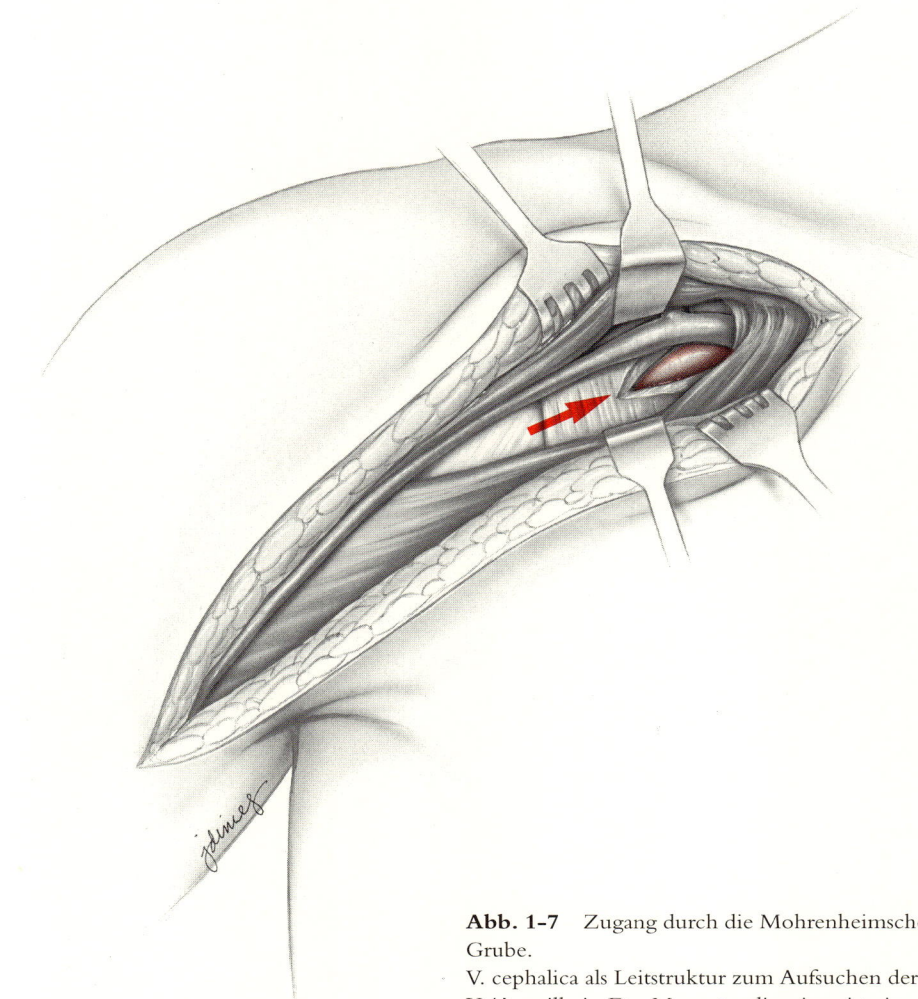

Abb. 1-7 Zugang durch die Mohrenheimsche Grube. V. cephalica als Leitstruktur zum Aufsuchen der V./A. axillaris. Der M. pectoralis minor ist eingekerbt.

Axillärer Zugang

Rückenlagerung, Kopf in Neutralstellung, rechtwinkelige Abduktion des Armes und Lagerung auf einer Armschiene. Hautinzision, beginnend am zentralen Sulcus bicipitalis, bogenförmig in der Mitte zwischen M. latissimus dorsi und M. pectoralis major bis in die Axilla verlaufend (Abb. 1-8).

Nach Durchtrennung des subkutanen Fettgewebes Spalten der Armfaszie. In der Regel liegt die V. axillaris vor der Arterie. Die Arterie wird flankiert vom N. medianus. Die Arterie muß sorgfältig von der begleitenden Vene und vom Nerv abgelöst werden. Sie kann dann übersichtlich und langstreckig bis in die Axilla hinein präpariert werden. Der Abgang der A. profunda brachii ist dabei zu beachten (Abb. 1-9).

Der Zugang eignet sich besonders für alle direkten Rekonstruktionen der A. axillaris (TEA, subklavio-axilläre Überbrückungen).

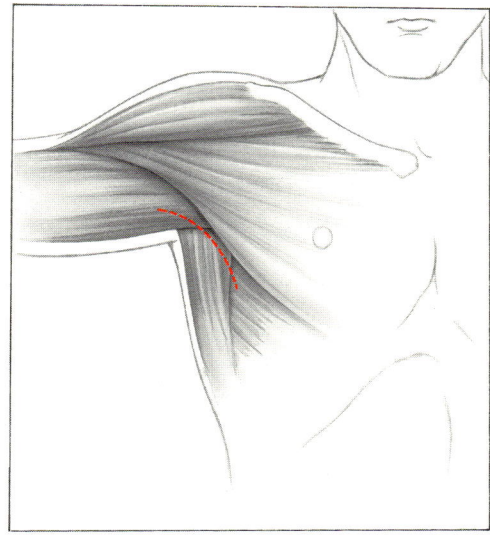

Abb. 1-8 Axillärer Zugang (Schema). Bogenförmiger Hautschnitt zwischen M. latissimus dorsi und M. pectoralis major.

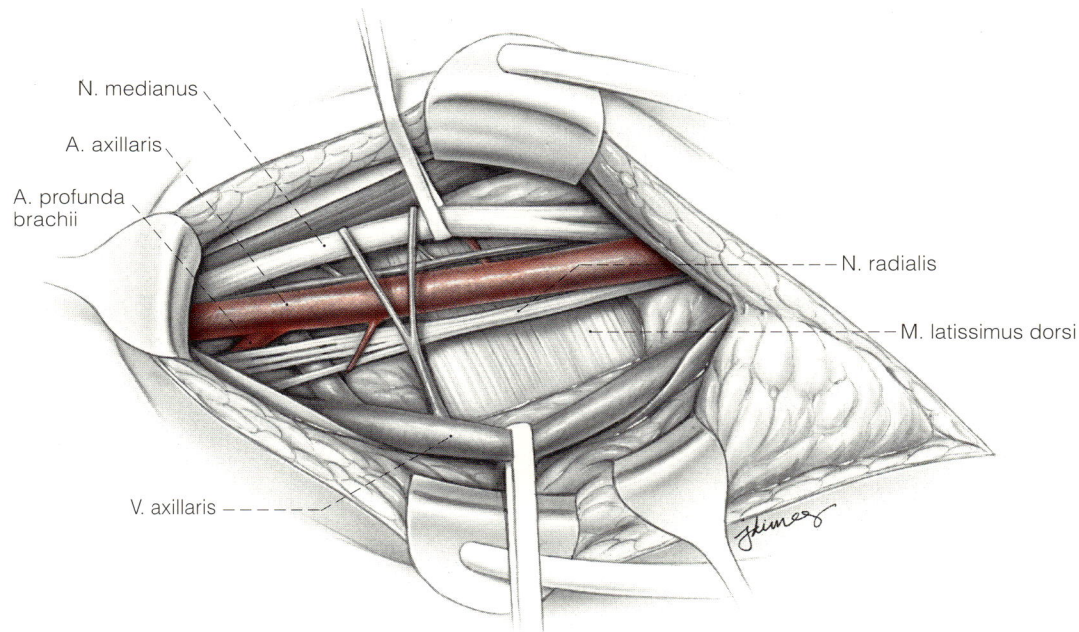

Abb. 1-9 Axillärer Zugang. A. axillaris ist freipräpariert. (Beachte: Sorgfältiges Ablösen des N. medianus und der V. axillaris!)

Transaxillärer Zugang

Seitenlagerung mit Abstützung am Becken und am Rücken, so daß der Operationstisch auf den dorsal stehenden Operateur zu gekippt werden kann. Das untere Bein ist angewinkelt (Abb. 1-10). Der unten liegende Arm liegt außenrotiert auf einer Armschiene und dient der intraoperativen Druckmessung und Infusionstherapie.

Der Arm der erkrankten Seite wird bis Oberarmmitte steril eingepackt. Er bleibt mobil und wird während des gesamten Eingriffs von einem am Kopfende des Operationstisches erhöht stehenden Assistenten gehalten. Je nach Bedarf kann an dem 110–120 Grad abduzierten Arm ein dosierter Zug ausgeübt werden. Außerdem sind Bewegungen nach dorsal und ventral möglich.

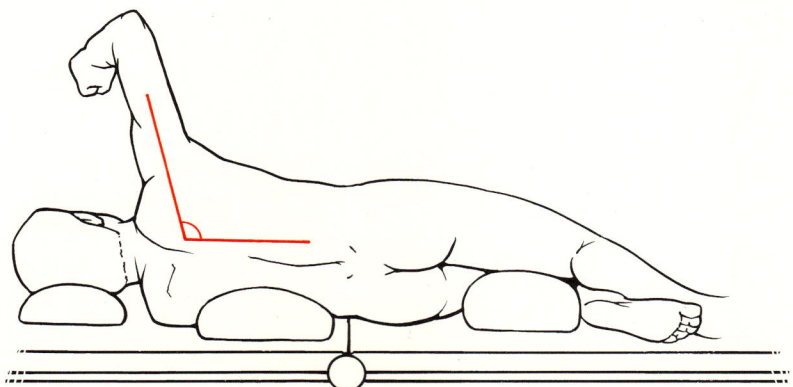

Abb. 1-10 Transaxillärer Zugang; Lagerung des Patienten (Schema).

Beachte:
Dauerzug am Arm kann zur Plexusschädigung führen!

Der Arm sollte während des Eingriffs in regelmäßigen Abständen völlig entlastet und an den Körper angelegt werden.

Hautschnitt bogenförmig an der unteren Achselhaargrenze etwa in Höhe der 3. Rippe zwischen dem ventralen Rand des M. latissimus dorsi und dem dorsalen Rand des M. pectoralis major (Abb. 1-11).

Beachte:
Eine zu hohe Inzision erschwert den Zugang!

Elektrochirurgische Durchtrennung des Subkutangewebes bis auf die Brustwand und Abschieben des axillären Fettdrüsenkörpers mit dem oberen Hautrand von der Thoraxwand. Dabei wird der N. intercostobrachialis, der aus dem zweiten Interkostalraum in den axillären Fettdrüsenkörper hineinzieht, sichtbar. Er sollte geschont werden. Seine Verletzung oder Durchtrennung verursacht einen Sensibilitätsausfall an der Innen- und Hinterseite des Oberarmes. Die mit dem Nerven verlaufenden Gefäße, A. thoracalis lateralis und

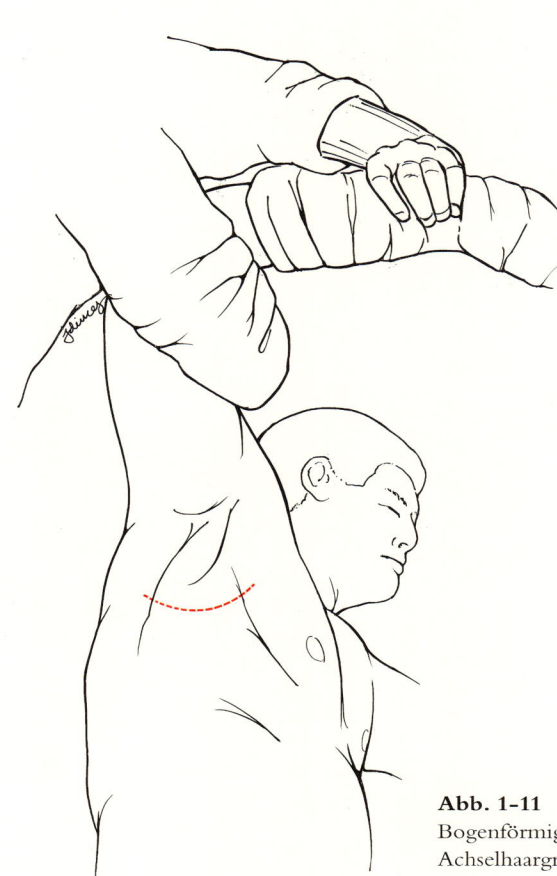

Abb. 1-11 Transaxillärer Zugang (Schema). Bogenförmiger Hautschnitt an der unteren Achselhaargrenze (ca. in Höhe der 3. Rippe).

V. thoracoepigastrica, werden zwischen Ligaturen unterbrochen.

M. pectoralis major und M. latissimus dorsi werden anfangs mit Langenbeck-, später mit Blasenhaken zur Seite gehalten. Dabei ist zu beachten, daß unter dem Latissimusrand vorne der N. thoracicus longus, weiter hinten der N. thoracodorsalis verlaufen. Beide sollten auf der Thoraxwand belassen und nicht mit dem Muskel abgehoben werden (Abb. 1-12).

Nach Ligatur und Durchtrennung der Interkostalgefäße liegt die 1. Rippe frei. Durch leichten Zug am Arm können die Skalenuslücken übersichtlich dargestellt werden. Vor der V. subclavia setzt die Sehne des M. subclavius an der 1. Rippe an. Zwischen V. subclavia und A. subclavia verläuft der M. scalenus anterior und hinter dem Plexus brachialis schließlich der M. scalenus medius. Der weiter dorsal über die 1. Rippe hinwegziehende und an der 2. Rippe ansetzende M. scalenus posterior muß in der Regel weder präpariert noch durchtrennt werden. Gelegentlich findet sich ein M. scalenus minimus, der dann zwischen A. subclavia und Plexus durch die hintere Skalenuslücke zur 1. Rippe zieht.

Der transaxilläre Zugang ist besonders geeignet zur Exartikulation der 1. Rippe und einer Halsrippe bei „Thoracic outlet Syndrom" (TOS) (Abb. 1-13), zur direkten Rekonstruktion der Aa. subclavia und axillaris, zur Rekonstruktion der V. subclavia und zur Durchführung einer thorakalen Sympathektomie.

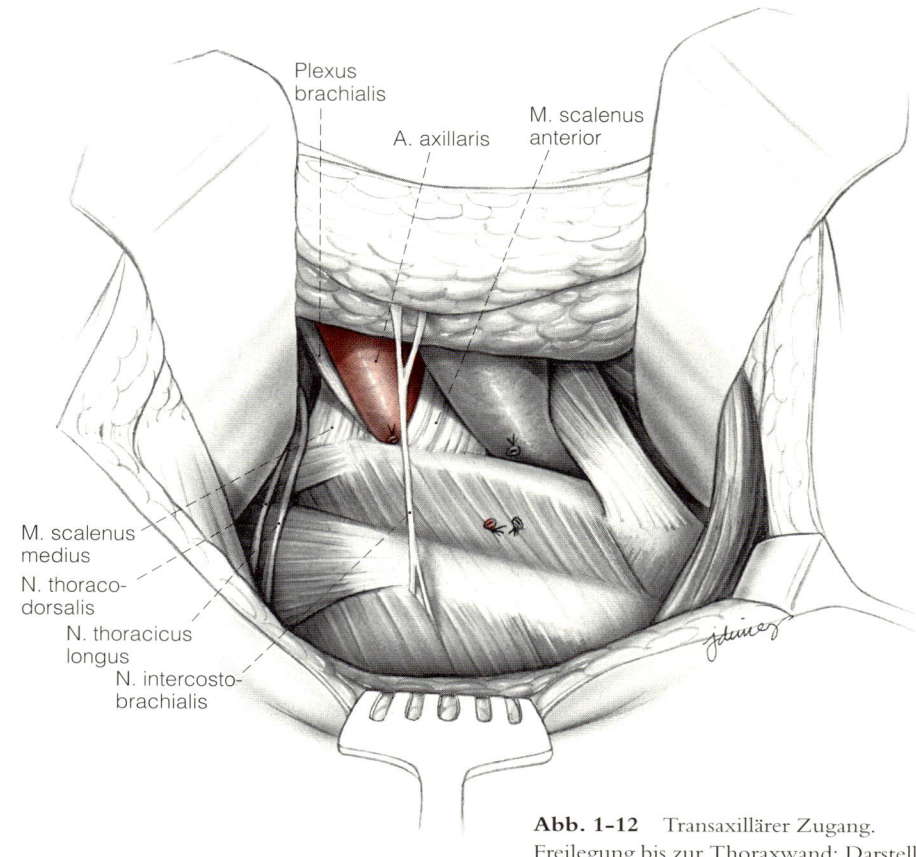

Abb. 1-12 Transaxillärer Zugang. Freilegung bis zur Thoraxwand; Darstellung der A./V. axillaris (Beachte: Schonung der Nn. intercostobrachialis, thoracicus longus, thoracodorsalis!)

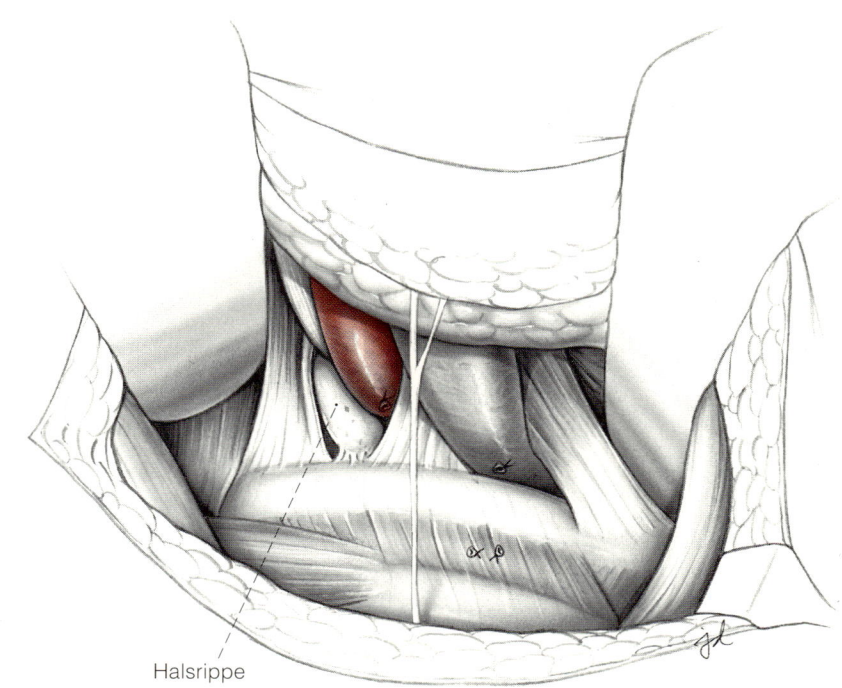

Abb. 1-13 Transaxillärer Zugang. Darstellung der A./V. axillaris, des Plexus brachialis sowie einer Halsrippe. Die Ansätze von M. subclavius, M. scalenus anterior und M. scalenus medius sind sichtbar.

Weiterführende Literatur

1. Gruß, J. D., D. Bartels, S. Kawai, C. Karadedos, E. Tsafandakis, H. Straubel, T. Ohta: Das Thoracic outlet Syndrom. Angio 2 (1980) 77
2. Lang, J.: Topographische Anatomie des Plexus brachialis und Thoracic outlet Syndrom. In: Hase, U., H. J. Reulen (Hrsg.): Laesionen des Plexus brachialis, S. 33. De Gruyter, Berlin–New York 1984
3. Leitz, K. H.: Zugangswege in der Gefäßchirurgie. Springer, Berlin–Heidelberg–New York 1981
4. Loeprecht, H.: Chronische Verschlußprozesse der Arterien der oberen Extremitäten. In: Heberer, H., R. J. A. M. van Dongen (Hrsg.): Gefäßchirurgie, S. 545. Springer, Berlin–Heidelberg–New York–Tokyo–London–Paris 1987
5. Patra, P., G. C. Brunet, V. di Marino: Anatomie normale de la traversée cervico-thoraco-brachiale. In: Kieffer, E. (ed.): Les syndromes de la traversée thoraco-brachiale, S. 21. Editions AERCV, Paris 1989
6. Platzer, W.: Atlas der topographischen Anatomie. Thieme, Stuttgart–New York 1982

2 Zugangsregion Leiste

O. Thetter und A. v. Hochstetter

Vorbemerkung	13
Regio subinguinalis („Schenkelbeuge", „Schenkeldreieck")	13
Subkutane Gebilde	13
„Lymphocentrum subinguinale"	13
Arterien	13
Venen	14
Nerven	14
Subfasziale Gebilde	14
Inhalt der Fossa iliopectinea	15
Femorale Arteriengabel	15
Femorale Venengabel	17
Tiefe Lymphknoten (Nodi lymphatici inguinales profundi)	17
N. femoralis	17
Lagerung des Patienten	18
Zugänge	18
A. femoralis communis	18
A. iliaca externa	19
A. profunda femoris und ihre Äste	22
V. femoralis communis	22
V. saphena magna	22
Literatur	22

Vorbemerkung

„Das Stammwort *inguen*, Plural *inguina*, bezeichnet die Gegend, wo die vordere Fläche des Unterleibes in jene des Oberschenkels übergeht..." [6]. Bei gebeugtem Hüftgelenk erscheint eine Furche (Sulcus inguinalis), bei gestrecktem Hüftgelenk magerer Personen eine Leiste, die dem Leistenband (Lig. inguinale oder Poupart-Band) entspricht. Das Lig. inguinale trennt die äußere Pforte einer Leistenhernie (Anulus inguinalis superficialis) von der einer Schenkelhernie (Hiatus saphenus). Die beiden Herniengebiete wurden früher als „Leiste" zusammengefaßt. Daran erinnert heute noch der Name „Leistendrüsen" am Oberschenkel.

Die Anatomie bezeichnet den Bauchteil als **Regio inguinalis** und den Oberschenkelteil als **Regio subinguinalis** („Unterleistengegend"), auch als Trigonum femorale (Scarpa-Dreieck oder „Schenkelbeuge"). Die gefäßchirurgischen Gemeinsamkeiten der beiden Bereiche rechtfertigen aber den alten, umfassenden Begriff „Leiste".

Regio subinguinalis („Schenkelbeuge", „Schenkeldreieck")

Subkutane Gebilde

In der dicken subkutanen Schicht liegen die Sammelstellen des venösen Blutes und der Lymphe des Beines sowie oberflächenparallele Arterien, wie sie sonst nur noch im Bereich der Brustdrüse vorkommen.

„Lymphocentrum subinguinale"

Etwa zehn Nodi lymphatici inguinales superficiales („Leistenknoten") liegen im faszialen Maschenwerk der Subkutis in dem dreieckigen Feld, dessen Basis das Lig. inguinale und dessen Spitze das Mündungsgebiet der V. saphena magna darstellt. Die länglichen Knoten sind ebenso wie ihre zuführenden Lymphgefäße parallel zum Lig. inguinale und zur V. saphena magna angeordnet (Abb. 2-1).

– Die *inguinalen Lymphknoten* (supero-laterale und superomediale Gruppe) erhalten ihre Lymphe vom Integument der Hüfte, des Gesäßes, der infraumbilikalen Bauchwand, des äußeren Genitales, des Perineums und der Analgegend sowie, bei der Frau, durch den Leistenkanal hindurch, aus dem Bereich des Uterus-Tuben-Winkels. Medial gelegene Knoten empfangen auch die subfasziale Lymphe des Beines.
– Die *femoralen Lymphknoten* erhalten ihre Lymphe aus dem Integument des Beines („ventromediales Bündel" parallel der V. saphena magna).

Alle diese Knoten senden ihre Vasa efferentia durch die Fascia lata hindurch zu den tiefen Knoten an den axialen Blutgefäßen des Beines.

Arterien

Die Äste der A. femoralis communis perforieren die Faszie im Bereich des Hiatus saphenus und versorgen das Integument sowie die Lymphknoten (siehe Abb. 2-1).

- Die A. epigastrica superficialis zieht zum Nabel hin.
- Die A. circumflexa iliaca superficialis verläuft zum vorderen Darmbeinstachel.
- Die Aa. pudendae externae ziehen zum äußeren Genitale.

Die distale tiefe Arterie, A. pudenda externa profunda, überkreuzt meist die V. femoralis communis unter dem Mündungsbogen der V. saphena magna und endet mit Rami scrotales (labiales) anteriores.

Venen

Die venösen Gefäße verlaufen relativ unabhängig von den gleichnamigen Arterien. Sie konvergieren als „Venenstern" zum Bereich der Mündung der V. saphena magna in die V. femoralis communis und verspannen so den Mündungsbogen (siehe Abb. 2-1).

- Die V. epigastrica superficialis kommt vom Nabel her.
- Die V. circumflexa iliaca superficialis kommt vom vorderen Darmbeinstachel.

Sie sind mögliche Kollateralbahnen bei Behinderung des Blutflusses in der Pfortader und in der unteren Hohlvene sowie deren iliakalen Zuflüssen, wobei dann die Richtung des Blutstromes umgekehrt ist.

- Die Vv. pudendae externae kommen vom äußeren Genitale.
- Die V. saphena magna und nicht selten eine kräftige mediale, selten laterale V. saphena accessoria kommen vom Oberschenkel her.

Nerven

Die Innervation der Leistenbeuge stammt von den beiden ersten Segmenten des Plexus lumbalis. Vom Bereich des äußeren Leistenrings her kommen Zweige des N. iliohypogastricus, des N. ilioinguinalis und des Ramus genitalis des N. genitofemoralis. Der Ramus femoralis des N. genitofemoralis erscheint lateral von der V. saphena. Distal und lateral vom Hiatus saphenus treten starke Rami cutanei femoris anteriores des N. femoralis in die Subkutis (siehe Abb. 2-1).

Am Rande oder bereits außerhalb der Region erscheinen zwei Nerven: medial und distal von der Spina iliaca anterior superior ein Zweig des N. cutaneus femoris lateralis, distal und medial vom Hiatus saphenus ein Zweig des N. obturatorius.

Subfasziale Gebilde

Innerhalb des Trigonum femorale oder Scarpa-Dreiecks (Lig. inguinale, M. sartorius und M. adductor longus) bilden der M. iliopsoas und der M. pectineus die Wände der trogförmigen **Fossa iliopectinea** mit dem tiefsten Punkt am Trochanter minor. Im Rahmen des Dreiecks schließt die Fascia lata die Grube zum *Spatium interfasciale subinguinale* [8]. Ihr entspricht am gebeugten Bein die Unterleistengrube (Fossa subinguinalis).

Das fasziale Dach hat ein Fenster (Fossa ovalis, Hiatus saphenus), dessen sichelförmiger sehniger Rahmen (Margo falciformis) nach medial offen ist, da sein oberes Ende (Cornu superius) am Leistenband ansetzt und sein unteres Ende in die Faszie des M. pectineus übergeht.

Das Fenster, Hiatus saphenus, dient der Mündung der V. saphena magna und dem Durchtritt vieler kleiner subkutaner Leitungen für Blut und Lymphe; sonst ist es verschlossen durch ein festes, dehnbares Maschengitter (Fascia cribrosa).

Der chirurgische Zugang in den Muskelraum geht durch das fasziale Dach.

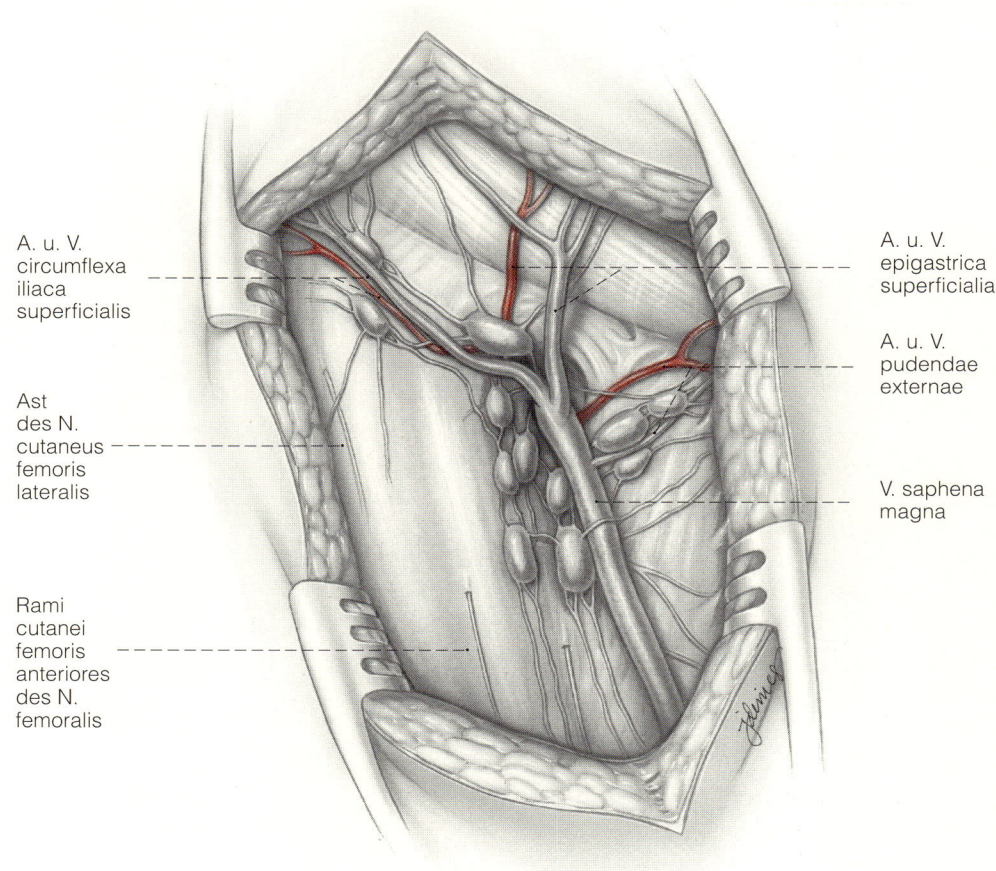

Abb. 2-1 Subkutane Gebilde.

Inhalt der Fossa iliopectinea

Die **axialen Gefäße des Beines** (Vasa iliaca externa) gelangen aus dem extraperitonealen Raum des großen Beckens durch die Lacuna vasorum unter dem Leistenband (Vasa femoralia communia) in den muskulofaszialen Raum, gabeln hier die tiefen Schenkelgefäße ab und verlassen den Raum als Vasa femoralia superficialia im Canalis adductorius („subsartorial canal"; Hunter-Kanal), der sie in die Kniekehle leitet. Den dreiwandigen Kanal bilden der M. vastus medialis, die Mm. adductores longus und magnus sowie die Membrana vastoadductoria mit dem M. sartorius (Abb. 2-2).

Die große **„femorale Gefäßgabel"** ist im lockeren Fettbindegewebe direkt unter der Fascia lata in gefährdeter Position („Metzgerverletzung"). Arteria und Vena femoralis communis haben je eine eigene bindegewebige Hülle, in der auch Lymphgefäße und Hautnerven verlaufen. Sie alle werden von einer gemeinsamen Gefäßscheide („Vagina vasorum") zusammengefaßt. Diese beginnt trichterförmig an den Rändern der Lacuna vasorum und endet um die Mündung der V. saphena magna. Die „Vagina vasorum" hat auch Verbindung zum Hiatus saphenus sowie zusätzliche Verankerungen an der Sehne des M. iliopsoas und an der Hüftgelenkskapsel. Dadurch wirkt der Muskelraum wie ein **venöses und lymphatisches Pumpwerk**, das durch Hüftgelenk und Bauchwand bewegt wird. Dabei bewirken Beugung und Innenrotation des Beines Druckerhöhung, hingegen Streckung und Außenrotation Sog in den Gefäßen [2, 3].

Femorale Arteriengabel

Die femorale Arteriengabel besteht aus der gemeinsamen Oberschenkelarterie (A. femoralis communis), ihrem tiefen Ast (A. profunda femoris) für den Oberschenkel und ihrem oberflächlichen Ast (A. femoralis superficialis) für den Unterschenkel und den Fuß (siehe Abb. 2-2).

– Als ihre ersten Äste erscheinen nicht selten die A. epigastrica inferior und die A. circumflexa iliaca profunda – normalerweise sind sie die letzten Äste der A. iliaca externa –, die sich zurück durch die Lacuna vasorum zur Innenfläche der Bauchwand wenden.
– Hautäste (wie bereits erwähnt):
 A. epigastrica superficialis,
 A. circumflexa iliaca superficialis,
 Aa. pudendae externae.

Die Teilung der A. femoralis communis kann nahe dem Leistenband, sogar schon im Becken liegen. Ihre Richtung wird fortgesetzt durch die A. femoralis superficialis.

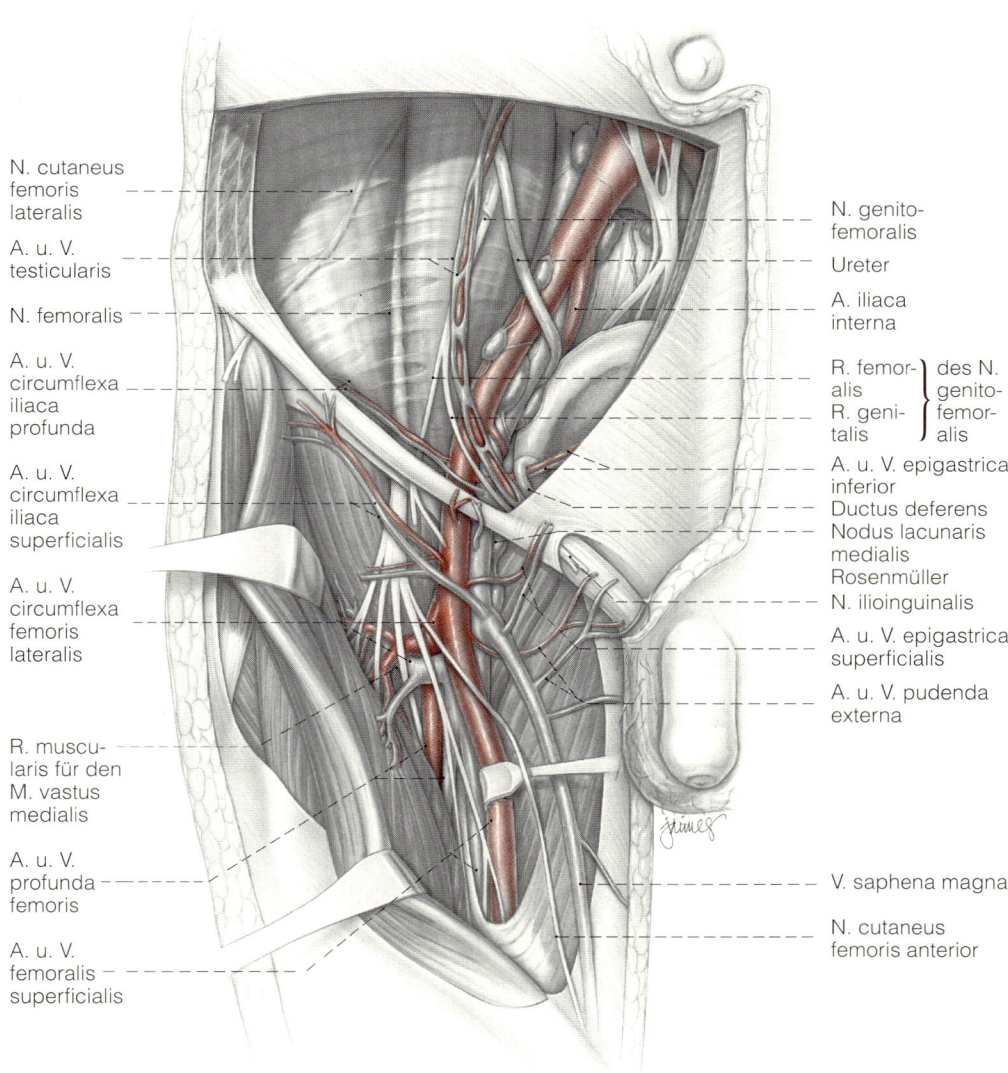

Abb. 2-2 Subfasziale Gebilde (Fossa iliopectinea).

Die den Oberschenkel versorgende A. profunda femoris hat schon an ihrem Ursprung eine tiefere Lage zur Axialarterie, und zwar dorsolateral, dorsal oder dorsomedial [1, 7]. Diese Verschiedenheiten sind im wesentlichen abhängig vom Ursprung der beiden Aa. circumflexae femoris medialis und lateralis.

Die drei Äste der Axialarterie, nämlich die beiden Aa. circumflexae und die A. profunda propria, als der gemeinsame Stamm für die drei Aa. perforantes, können unabhängig voneinander aus der Axialarterie entspringen (Abb. 2-3 d) oder aber verschiedene Stämme bilden (Abb. 2-3 a bis c):

- Der „**Truncus profundo-circumflexus perfectus**" (Abb. 2-3 a) für die A. profunda femoris propria und die beiden Aa. circumflexae wird durch die kräftigere A. circumflexa femoris lateralis gleichsam nach dorsolateral von der Axialarterie weggezogen. Die schwächere mediale A. circumflexa femoris läuft dann hinter den axialen Gefäßen zu ihren Adduktoren. Sehr selten allerdings entspringt ein solcher Truncus auch mediodorsal (eigene Beobachtung).
- Der „**Truncus profundo-circumflexus lateralis**" für die A. profunda femoris propria und die A. circumflexa femoris lateralis liegt ebenfalls dorsolateral von der Axialarterie (Abb. 2-3 b).
- Der „**Truncus profundo-circumflexus medialis**" für die A. profunda femoris propria und die A. circumflexa femoris medialis liegt dorsomedial von der Axialarterie (Abb. 2-3 c). Zusätzliche Varianten entstehen dadurch, daß die Zweige der beiden Aa. circumflexae femoris getrennt voneinander aus der Femoralisgabel entspringen. Der tiefe Ast **(Ramus profundus)** der **A. circumflexa femoris medialis** zieht nach hinten durch die Fossa iliopectinea in die Gesäßregion und beteiligt sich hier – im Fall einer verschlossenen Axialarterie im Becken und Bein – an einer Kollateralbahn („Cruciate anastomosis"). Der oberflächliche Ast (Ramus superficialis) kann mit der A. obturatoria anastomosieren und sogar zu einem Ast von dieser werden.

Die kräftige **A. circumflexa femoris lateralis** bzw. ihr querliegender Ästefächer läuft tief vom M. sartorius und vom M. rectus femoris zu den Mm. vasti.

- Der aufsteigende Ast (Ramus ascendens) anastomosiert mit der A. glutealis superior.
- Der quere Ast (Ramus transversus) beteiligt sich durch Verbindung mit der A. glutealis inferior an der „Cruciate anastomosis".
- Der absteigende Ast (Ramus descendens) anastomosiert mit dem Kollateralnetz (Rete arteriale) des Knies; er kann bei Verschluß der A. femoralis superficialis zu einem wesentlichen Kollateralgefäß werden.

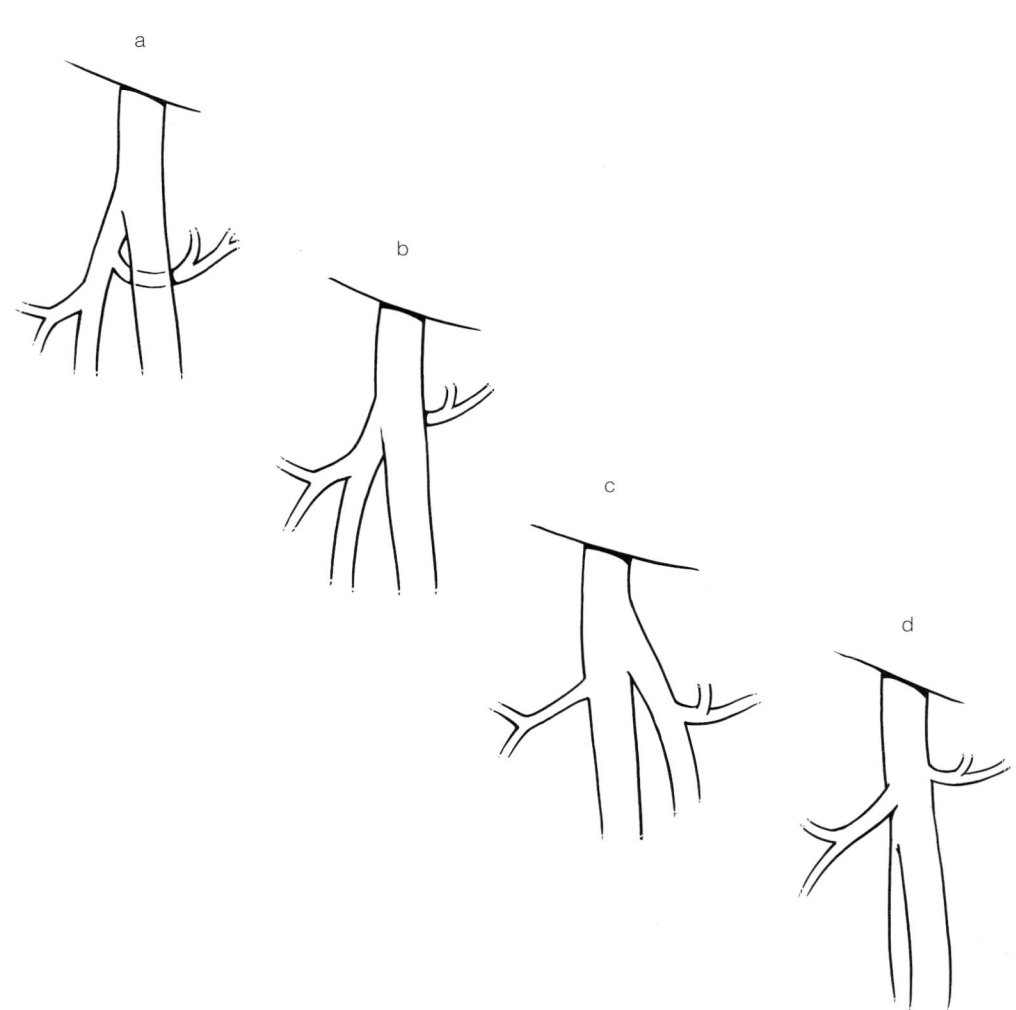

Abb. 2-3 a bis d Femorale Arteriengabel; Norm und Variationen.
a) Truncus profundo-circumflexus perfectus;
b) Truncus profundo-circumflexus lateralis;
c) Truncus profundo-circumflexus medialis;
d) unabhängiger Ursprung.

Die „**A. profunda femoris propria**" entläßt drei Aa. perforantes, welche die Adduktoren perforieren, um die ischiokruralen Beuger und den M. vastus lateralis zu erreichen. Nur die erste A. perforans liegt noch im Bereich des Trigonum femorale; die beiden übrigen sind bereits vom M. adductor longus verdeckt.

Eine „vierte Perforans" („A. perforans quarta") ist entweder Endast der A. profunda femoris propria oder Ast der A. femoralis superficialis im Canalis adductorius (Hunter-Kanal) (eigene Beobachtung). Hyrtl hat die A. femoralis superficialis selbst als „Perforans quarta" bezeichnet, da auch sie den M. adductor magnus im „Hiatus adductorius" perforiert [6].

Femorale Venengabel

Die axiale Vene tritt als V. femoralis superficialis aus dem Canalis adductorius (Hunter-Kanal) in die Spitze des Schenkeldreiecks ein und liegt hier tief von der Axialarterie. Sie verläßt das Schenkeldreieck nach Einmündung der V. saphena magna durch die Lacuna vasorum als V. femoralis communis medial von der Axialarterie. Die gemeinsame Schenkelvene entsteht aus der Vereinigung der V. femoralis superficialis mit der V. profunda femoris, die zuvor die V. circumflexa lateralis femoralis aufgenommen hat. Diese manchmal gedoppelte Vene zieht quer über den Ursprung der A. profunda femoris hinweg (siehe Abb. 2-2).

Alle drei mächtigen Venen liegen zumeist innerhalb der Arteriengabel und können die A. profunda femoris gänzlich verdecken.

Tiefe Lymphknoten (Nodi lymphatici inguinales profundi)

Solche gibt es nur etwa halb so viele wie subkutane Lymphknoten. Sie lagern an der Gefäßscheide der Vasa femoralia, aber auch in der Gefäßscheide und direkt auf den Axialgefäßen. Der Rosenmüller-Lymphknoten (Nodus lacunaris medialis) im Anulus femoralis (innere Bruchpforte der Schenkelhernie) medial an der Axialvene des Beines empfängt den allergrößten Teil der oberflächlichen Lymphgefäße („ventromediales Bündel") wie auch der tiefen Leitungen. Die restlichen Lymphgefäße ziehen durch den übrigen Bereich der Lacuna vasorum in den Bauchraum (siehe Abb. 2-2).

N. femoralis

Mit dem M. iliopsoas gelangt der N. femoralis durch die Lacuna musculorum in den Oberschenkel und ist hierbei von der medial liegenden A. femoralis communis nur durch die sehnige Faszie des M. iliopsoas getrennt, die ein „Septum interlacunare" bildet. Dieses ist oft durch den M. psoas minor verstärkt, der hier am Beckenrand inseriert.

Der absteigende breite Fächer des N. femoralis durchbricht zwei Fingerbreiten unter dem Leistenband die Faszie und kreuzt sich sogleich, in variabler Weise, mit dem quer liegenden Ästefächer der lateralen Vasa circumflexa.

Die drei medialen Äste des Nervenfächers treten in eine enge Beziehung zur axialen Schlagader. Der medialste, ein Ramus cutaneus femoris anterior, zieht oft schräg distalwärts über die A. femoralis superficialis hinweg. Die zwei anderen Äste verschwinden mit der Arterie im Canalis adductorius (Hunter-Kanal); der N. saphenus auf der Arterie und der Muskelast für den M. vastus medialis lateral von ihr.

Die Äste des N. femoralis erreichen den Gefäßstrang ausschließlich von lateral; so ist der mediale Umfang der Artrie frei von Nerven (siehe Abb. 2-2).

Lagerung des Patienten

Operationen im Leistenbereich werden in Rückenlage des Patienten mit abduziertem und nach außen rotiertem Bein sowie mit einem Kissen unter Hüfte und gebeugtem Knie durchgeführt. Das Genitale wird mit Heftpflaster am anderen Oberschenkel fixiert und mit dem Analbereich durch Klebefolien isoliert. Zur Vermeidung von Drucknekrosen am Außenknöchel und an der Ferse wird der Fuß mit Watte gepolstert und in Tücher eingeschlagen. Danach folgen Desinfektion und sterile Abdeckung.

Zugänge

A. femoralis communis

Ein Längsschnitt unterhalb der Mitte des Lig. inguinale gestattet den Zugang zur Darstellung der großen Arteriengabel und kann nach distal verlängert werden (Abb. 2-4). Das Lig. inguinale soll prinzipiell nicht durchtrennt werden. Ein Schrägschnitt ist nicht erweiterungsfähig (siehe Kap. 4, „Zugangslymphologie"; Abb. 4-2a).

Beachte:
Um das Lymphzentrum möglichst zu schonen, wird der Hautschnitt in einem leichten Bogen nach lateral zum M. sartorius hin geführt.

Von hier wird das gesamte Integument mit Lymphknoten und Gefäßen von der Faszie abgetrennt und nach medial umgeschlagen. Verletzte Lymphgefäße und Lymphknoten müssen zur Vermeidung von postoperativen Lymphfisteln oder einer Wundinfektion ligiert bzw. umstochen werden.

Unter Schonung der Äste des N. femoralis spaltet man die Faszie und die Gefäßscheide der A. femoralis (Abb. 2-5), löst sie unter Beachtung

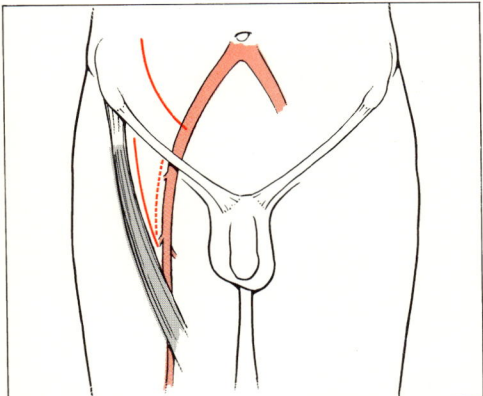

Abb. 2-4 Zugangsregion Leiste mit Hautschnitten (siehe Abb. 4-2a im Kap. 4, „Zugangslymphologie").

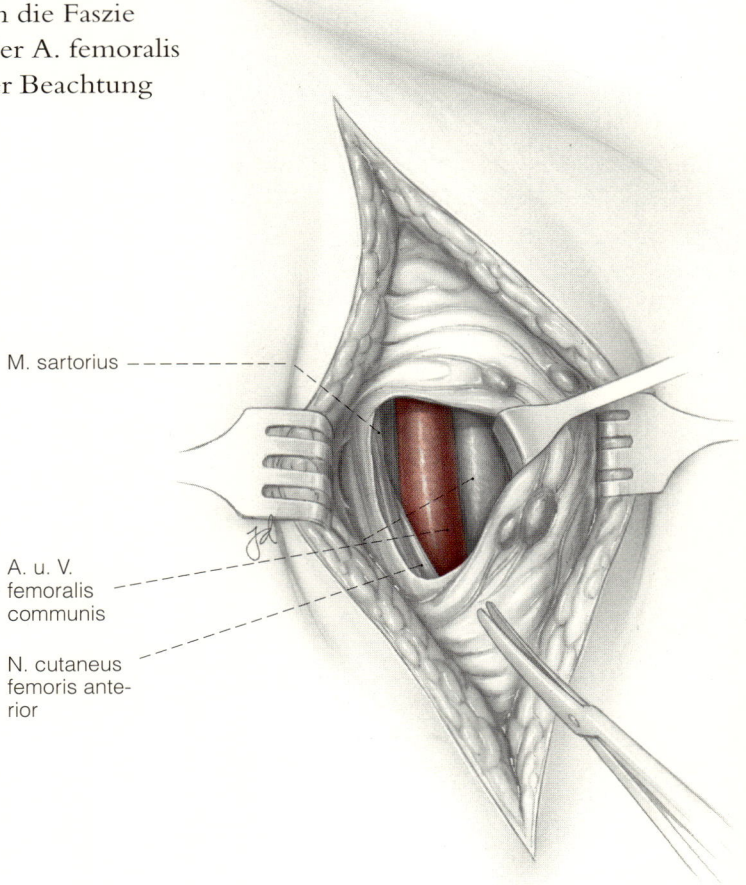

Abb. 2-5 Zugang zur A. und V. femoralis communis.

ihrer Aufzweigungen heraus und schlingt sie an. Darauf präpariert man die gesamte A. femoralis communis mit dem anschließenden Stück der A. femoralis superficialis und schlingt auch diese an. Nach Anheben der beiden Schlingen bestimmt man den Ursprung der A. profunda femoris und die Varianten im Bereich der Arteriengabel (Abb. 2-6).

A. iliaca externa

Der Zugang zur A. femoralis communis kann um 2–3 cm nach kranial verlängert werden:

- durch Anheben des Lig. inguinale mit einem Langenbeck-Haken – evtl. nach Einkerben des Lig. inguinale (Abb. 2-7);
- noch weiter nach kranial durch Abtrennung des Lig. inguinale von der Bauchwand.

Cave
Schonung des N. ilioinguinalis zwischen der Aponeurose des M. obliquus externus abdominis und dem M. obliquus internus abdominis. Er versorgt die Muskulatur des Canalis inguinalis, zusammen mit dem Ramus genitalis des N. genitofemoralis. Gefahr einer iatrogenen Leistenhernie!

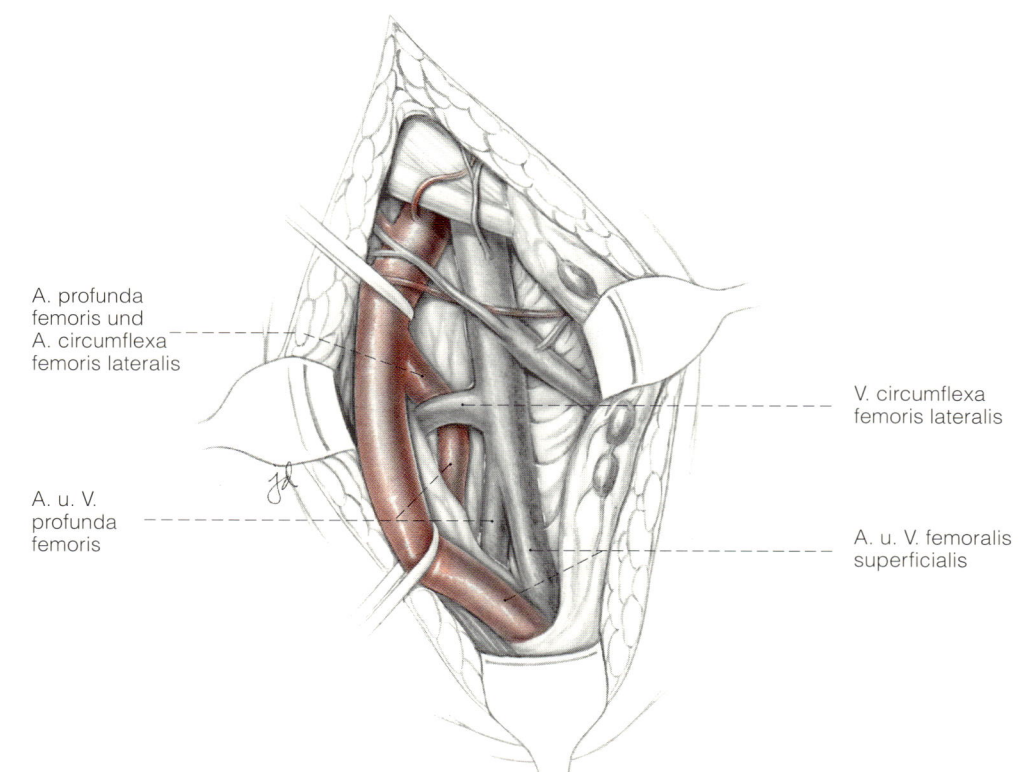

Abb. 2-6 Darstellung der „femoralen Arteriengabel": A. femoralis communis, A. femoralis superficialis und A. profunda femoris.

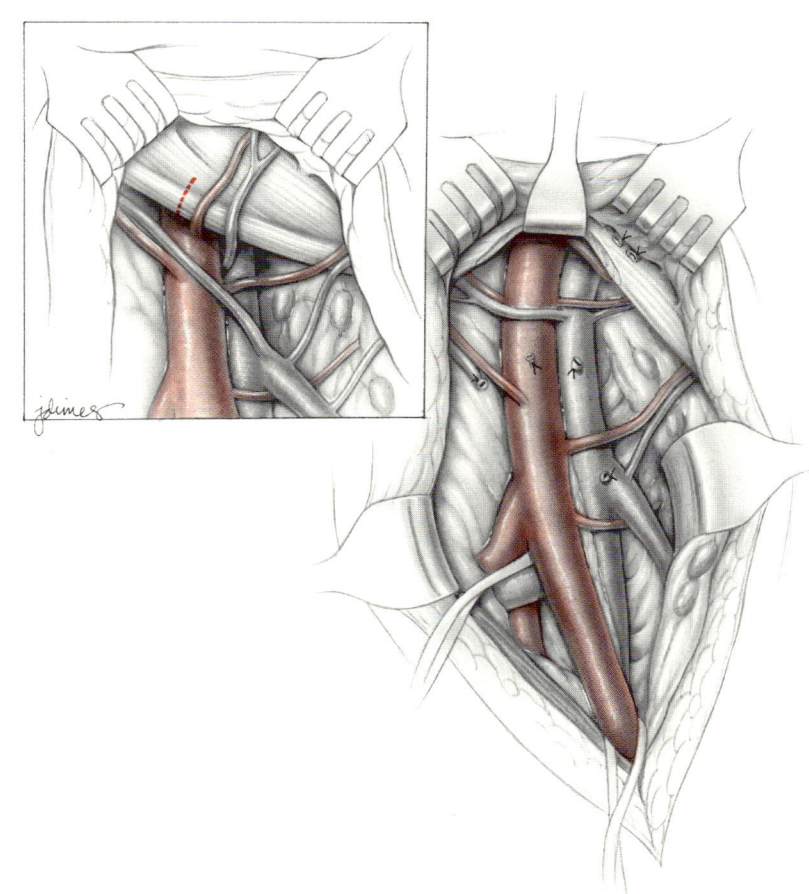

Abb. 2-7 Erweiterung des Operationsfeldes durch Hochheben des Lig. inguinale mit einem Langenbeck-Haken. Inset: Einkerben des Lig. inguinale.

Das Lig. inguinale wird angeschlungen und nach distal gezogen. Die Bauchwand wird mit einem stumpfen Haken nach kranial gehoben (Abb. 2-8). Dabei sind die beiden Bauchwandäste der A. iliaca externa zu schonen:

- Die zum Nabel aufsteigende A. epigastrica inferior entläßt nicht selten eine A. obturatoria accessoria; sie kann auch mit der A. obturatoria einen gemeinsamen Stamm haben. Eine A. obturatoria aus der A. epigastrica inferior – früher als „Corona mortis" bezeichnet – zieht medial vom Anulus femoralis (hinter dem Lig. lacunare oder Gimbernat-Band) über die V. iliaca externa in das kleine Becken hinab zum Canalis obturatorius.
- Die nahe dem Lig. inguinale lateralwärts verlaufende A. circumflexa iliaca profunda sendet manchmal eine „A. epigastrica lateralis" in der Bauchwand senkrecht aufwärts.

Eine größere Übersicht über die Vasa iliaca externa gibt ein Schrägschnitt durch die Bauchwand zwei Fingerbreiten oberhalb und parallel zur Leistenfurche (siehe Abb. 2-4). Er kann nach lateral oben verlängert werden.

Die Aponeurose des M. obliquus externus abdominis wird in Faserrichtung gespalten (Abb. 2-9).

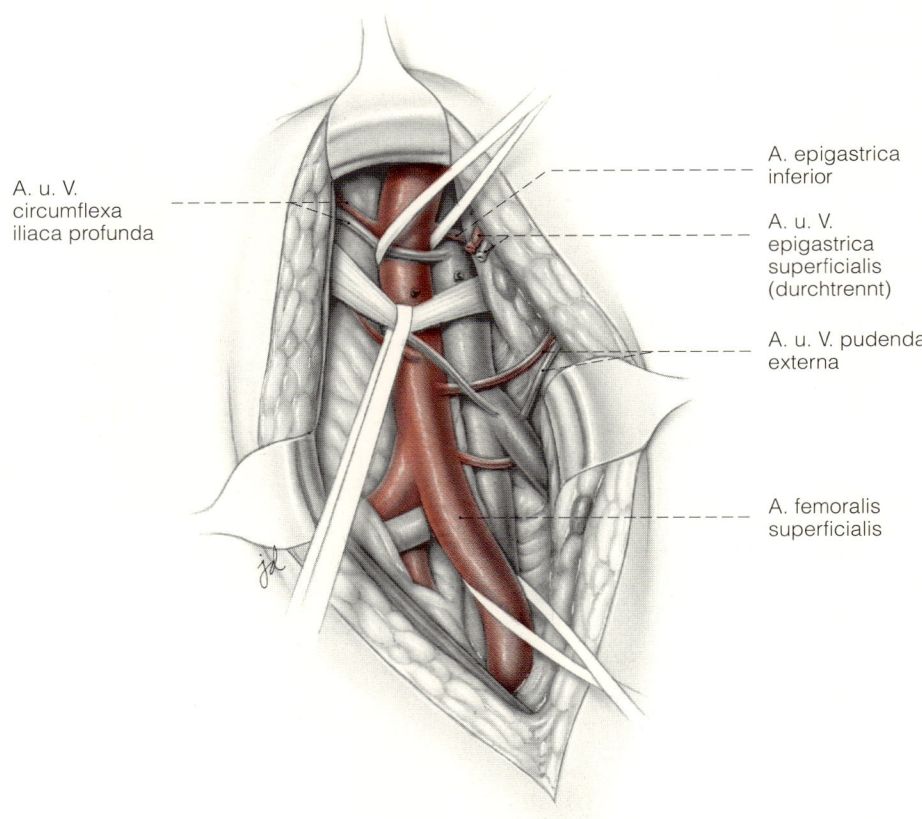

Abb. 2-8 Zugang zur A. iliaca externa.

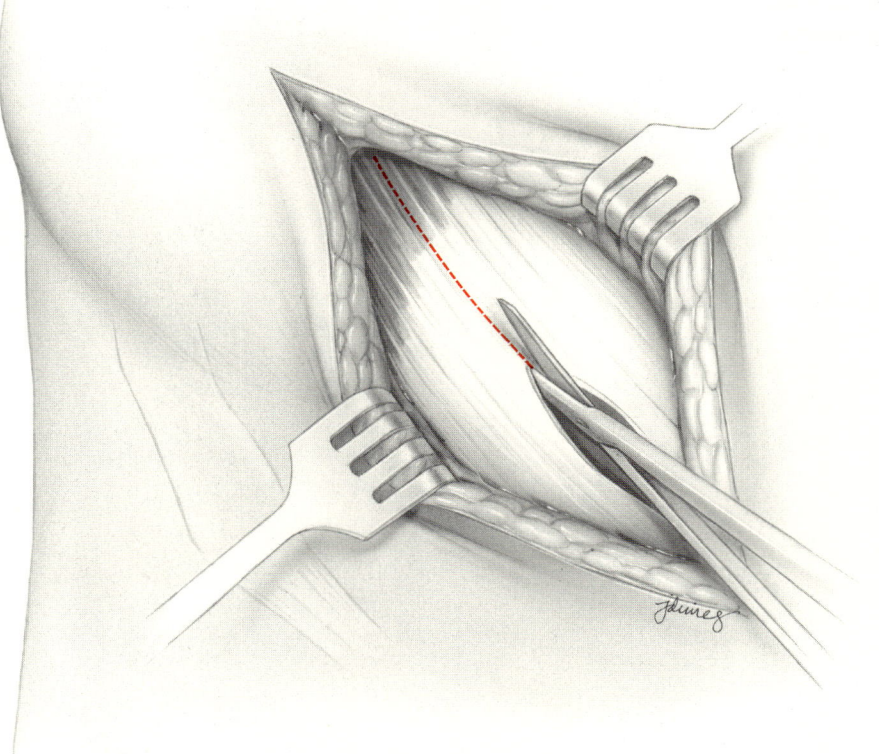

Abb. 2-9 Zugang zur A. iliaca externa oberhalb des Lig. inguinale.

In der gleichen Richtung werden die Mm. obliqui internus et transversus abdominis und die Fascia transversalis durchtrennt (Abb. 2-10). Das Peritoneum wird anschließend stumpf nach medial von der Fascia iliopsoica und von den Vasa iliaca externa abgelöst (Abb. 2-11). Dabei ist auf die im Gefäßbereich liegenden Gebilde zu achten:

– Nach lateral über die A. iliaca externa hinweg zieht die V. circumflexa iliaca profunda.
– Nach medial über die V. iliaca externa hinweg zieht eine akzessorische A. obturatoria.

Zum inneren Leistenring (Anulus inguinalis profundus) oberhalb der Axialgefäße konvergieren einige Leitungen:

– die Vasa testicularia auf der A. iliaca externa des Mannes, die so am Peritoneum kleben, daß sie diesem folgen (siehe Abb. 2-11);
– beim Mann der Ductus deferens medial der A. iliaca externa um die Vasa epigastrica inferiora herum; bei der Frau das Lig. teres uteri;
– der Ramus genitalis des N. genitofemoralis schräg von lateral über die A. iliaca externa hinweg zum Leistenring; während der Ramus femoralis des N. genitofemoralis lateral neben der Arterie durch die Lacuna vasorum zieht.

Auf den beiden Axialgefäßen liegen große Lymphknoten (Nodi lymphatici iliaci) mit ihren Vasa afferentia und efferentia. Über den Ursprung der A. iliaca externa hinweg zieht der Ureter ins kleine Becken hinab. Wie der Ductus deferens folgt auch er automatisch dem Peritoneum, wenn dieses abgeschoben wird. Vor dem Ureter der Frau senken sich die Vasa ovarica über die A. iliaca externa hinweg ins kleine Becken.

Auf der linken Körperseite werden die Axialgefäße überquert von der Radix des Mesosigmoideums mit der Ramifikation der Vasa mesenterica inferiora. Auf der rechten Körperseite können Zökum und Appendix an die Axialgefäße fixiert sein.

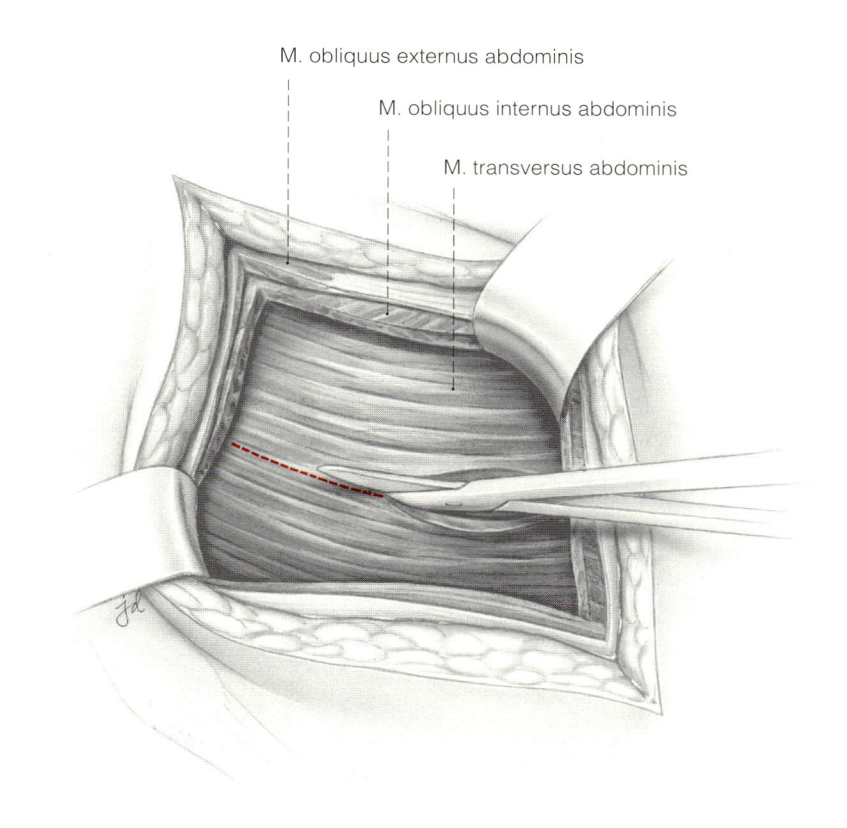

Abb. 2-10 Spaltung der Bauchmuskeln.

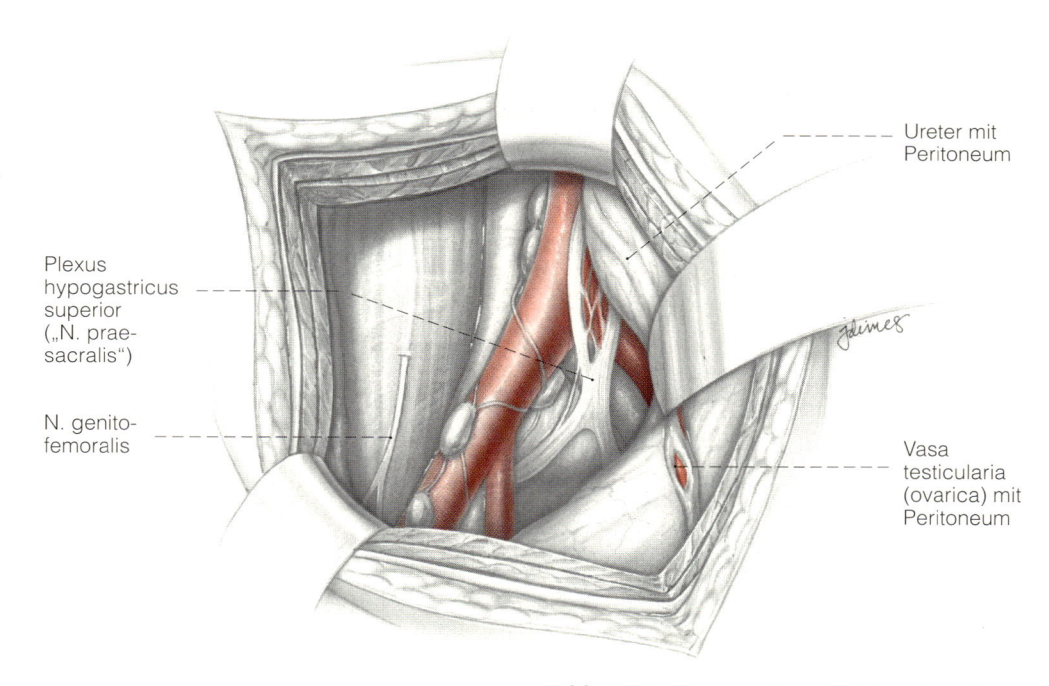

Abb. 2-11 Retroperitonealer Situs: A. und V. iliaca externa und A. und V. iliaca communis mit Lymphknoten und präaortischem Sympathikus.

A. profunda femoris und ihre Äste

Das Einsetzen eines Wundspreizers zwischen dem M. sartorius und M. rectus femoris einerseits und der Axialarterie andererseits eröffnet eine Sicht auf die A. profunda femoris, auf die laterale und die mediale A. circumflexa femoris und auf die erste A. perforans (siehe Abb. 2-6 bis 2-8).

Eine V. circumflexa femoris lateralis, welche die A. profunda femoris verdeckt, wird ligiert und durchtrennt. Eine verdeckende V. profunda femoris oder ein gemeinsamer Stamm dieser beiden Venen mit der V. femoralis superficialis wird isoliert, angeschlungen und weggezogen.

Beachte:
Die absteigenden Äste des N. femoralis sind zu schonen.

V. femoralis communis

Der Zugang zur V. femoralis communis gleicht dem für die gleichnamige Arterie, jedoch soll die Vene nicht umschlungen werden, um ihre hämodynamisch wichtige Verspannung an die Umgebung zu schonen (siehe Abb. 2-4 und 2-5).

V. saphena magna

Den Mündungsbogen der V. saphena magna mit dem subkutanen „Venenstern" erreicht man durch zweierlei Schnitte parallel zum Leistenband:

1. Hautschnitt 3 cm kaudal vom Tuberculum pubicum.
2. Hautschnitt zwei Fingerbreiten oberhalb vom Tuberculum pubicum (suprainguinaler Zugang nach Brunner). Dieser Schnitt trennt die wenigsten Lymphgefäße und ist auch kosmetisch der günstigste.

Literatur

1. Adachi, B.: Das Arteriensystem der Japaner. Verlag der kaiserlichen, japanischen Universität zu Kyoto, Kyoto 1928
2. Braune, W.: Die Oberschenkelvene des Menschen in anatomischer und klinischer Beziehung. Veit, Leipzig 1872
3. Braune, W.: Das Venensystem des menschlichen Körpers. Veit, Leipzig 1884
4. Brunner, U. (Hrsg.): Die Leiste. Huber, Bern 1985
5. Engel, J.: Compendium der topographischen Anatomie. Braumüller, Wien 1859
6. Hyrtl, J.: Onomatologia anatomica; S. 272; Braumüller, Wien 1880
7. Lippert, H., R. Pabst: Arterial variations in man. Bergmann, München 1985
8. Pernkopf, E.: Topographische Anatomie des Menschen; Band 2; 2. Hälfte S. 704. Urban & Schwarzenberg, Berlin–Wien 1943.

3 Zugangsregion Kniekehle: Arteria poplitea, pars II und III

J. Largiadèr

Vorbemerkung 25

A. poplitea, pars II 25

A. poplitea, pars III 27

Weiterführende Literatur 30

Vorbemerkung

Die Abbildung 3-1 gibt einen Überblick über die verschiedenen Gefäßregionen im Bereich der Kniekehle. Im Folgenden werden die Zugangswege zur A. poplitea, pars II und III, dargestellt.

A. poplitea, pars II

Das zweite Segment der A. poplitea entspricht dem gelenküberschreitenden Anteil. Es gibt nur wenige Indikationen zur Freilegung der A. poplitea im Kniegelenks-Bereich: die Gefäßverletzung, beispielsweise nach hinterer Gelenksluxation, die zystische Adventitia-Degeneration, das Entrapment-Syndrom und schließlich das kleine A.-poplitea-Aneurysma.

Der Zugang erfolgt von dorsal, der Patient liegt in Bauchlage. Zur Entlastung der Muskelspannung (Gastroknemiusmuskulatur) wird der Fuß leicht angehoben. S- oder treppenförmiger Hautschnitt in der Fossa poplitea, wobei die Längsachse am Oberschenkel medial, am Unterschenkel lateral zu liegen kommt (Abb. 3-2a und b).
 Eröffnen der Fascia poplitea in Längsrichtung.

> **Cave**
> **Verletzungen des N. suralis und der V. saphena parva.**

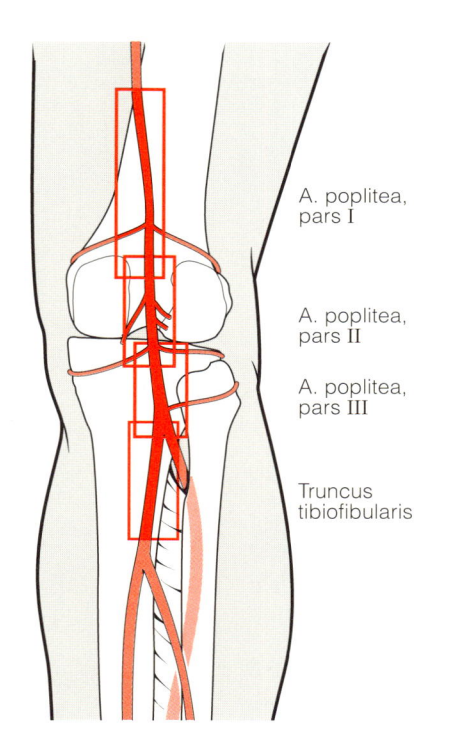

Abb. 3-1 Schema: A. poplitea, pars I, II, III, und Truncus tibiofibularis.

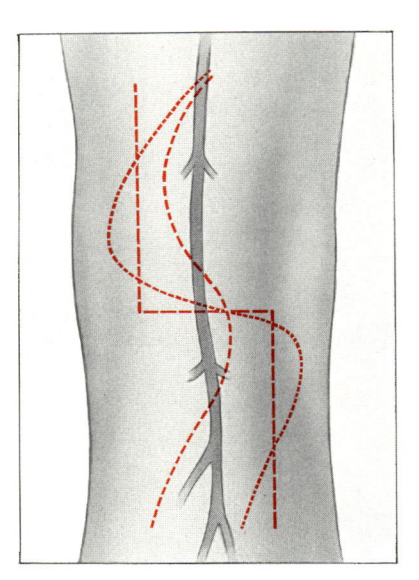

Abb. 3-2a Mögliche Schnittführung in der Fossa poplitea zur Exposition der A. poplitea im Bereich der Kniekehle.

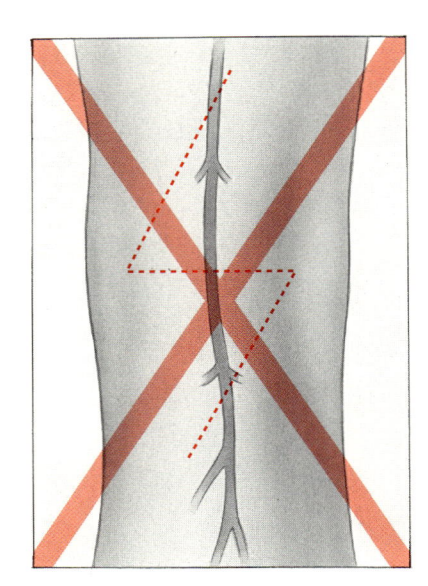

Abb. 3-2b Cave: keine Z-förmige Schnittführung in der Fossa poplitea!

Die beiden Gastroknemiusköpfe peripher sowie der M. biceps femoris und der M. semimembranosus zentral werden stumpf auseinandergedrängt.

> **Cave**
> Abgang des N. fibularis communis [peroneus], der in diesem Operationsbereich auf verschiedenen Etagen aus dem N. ischiadicus abgehen kann.

Er verläuft an der Medialseite des M. biceps femoris.

Die Präparation in die Tiefe erfolgt teils scharf, teils stumpf. Als Leitstruktur dient die V. saphena parva. Der N. tibialis im peripheren und gelegentlich der N. ischiadicus im zentralen Anteil liegen vor dem Gefäßbündel und müssen nach lateral abpräpariert werden. Auf diese Weise können die A. poplitea, pars II, auf ganzer Länge, der periphere Anteil der pars I und nahezu der ganze Anteil der A. poplitea, pars III, exponiert werden (Abb. 3-3). Es gilt, die Vielzahl der in diesem Bereich abgehenden, zum Teil wichtigen Kollateralen (z. B. Aa. surales) zu beachten.

Anastomosen im Bereich der A. poplitea, pars II, sollten nach Möglichkeit vermieden werden, da hier die biomechanische Irritation durch die Kniegelenksbewegung besonders ausgeprägt ist. Abgesehen von den eingangs erwähnten Indikationen sollte die A. poplitea, pars II, nicht als peripheres oder auch zentrales Anschlußsegment verwendet werden. Wenn immer möglich, wird die A. poplitea, pars I oder pars III, als Anschlußsegment bevorzugt.

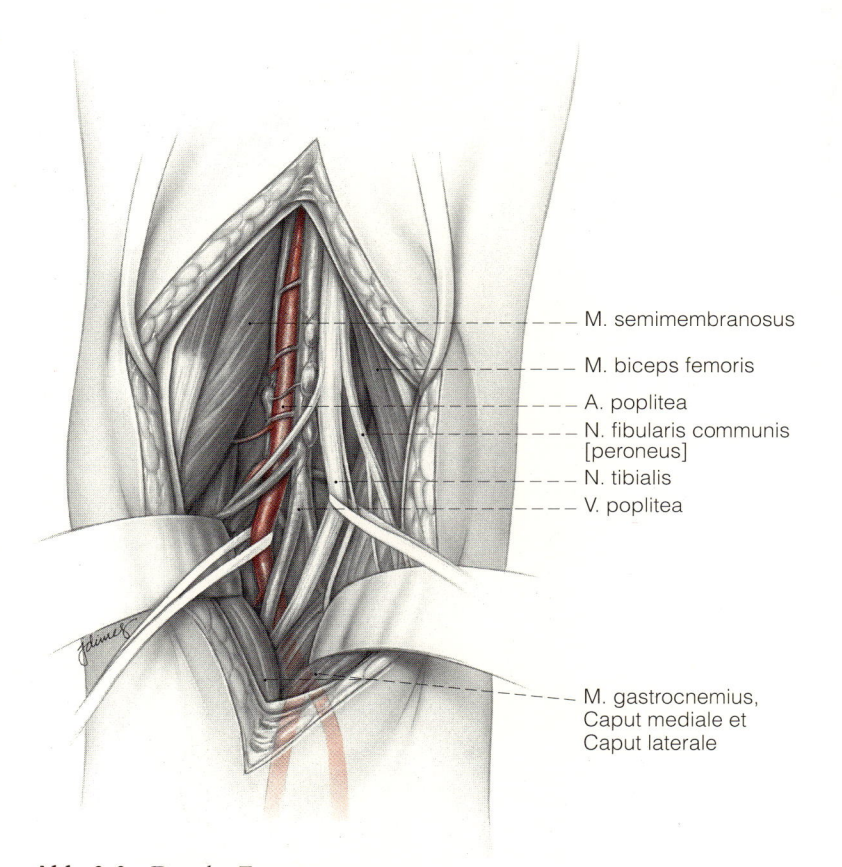

Abb. 3-3 Dorsaler Zugang. Situs bei freiliegender A. poplitea.

A. poplitea, pars III

Das Unterschenkelsegment der A. poplitea wird als pars III bezeichnet. Es beginnt am oberen Rand des M. popliteus und endet mit der Aufteilung der A. poplitea in die Unterschenkelarterien. In der Regel (90%) gibt die A. poplitea als erstes Stammgefäß die A. tibialis anterior ab. Während die A. fibularis [peronea] und die A. tibialis posterior einen gemeinsamen Stamm (Truncus tibiofibularis) haben, dessen Länge zwischen 2–5 cm variiert. Die verbleibenden 10% zeigen eine große Variantenvielfalt.

Die Indikation zur Freilegung der A. poplitea, pars III, bei der chronischen, kritischen Ischämie ist dann gegeben, wenn zentrale Abschnitte wegen fortgeschrittener Arteriosklerose nicht mehr als Anschlußsegmente in Frage kommen. Die limitierende Claudicatio intermittens ist eine relative Indikation. Eine weitere Indikation ergibt sich beim A.-poplitea-Aneurysma sowie beim akuten Ischämiesyndrom mit Verschluß der Trifurkation. Seltenere Indikationen für die Exposition dieses Segments sind lokale Verschlußprozesse der A. poplitea und der Trifurkation. Schließlich kann dieses Segment als Anschlußsegment für popliteokrurale Rekonstruktionen und für freie, mikrovaskulär gestielte Lappenplastiken verwendet werden.

Zur Exposition der A. poplitea in diesem Bereich hat sich der von Szilagy beschriebene Zugang bewährt (Abb. 3-4 und 3-5).

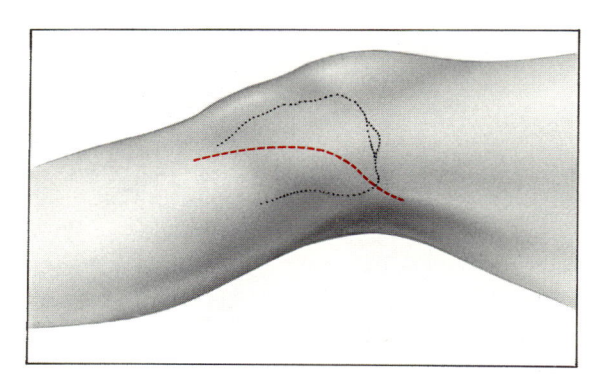

Abb. 3-4 Medio-kruraler Zugang (nach Szilagy).
Schnittführung zur Freilegung der A. poplitea, pars III.

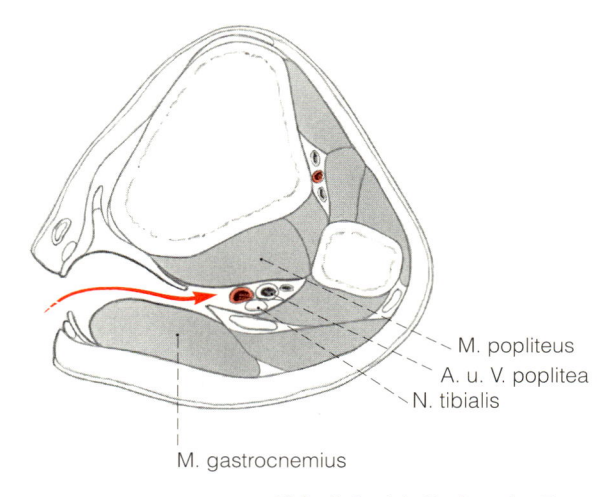

Abb. 3-5 Medio-kruraler Zugang (nach Szilagy) im Querschnitt.

Rückenlage des Patienten. Außenrotation des Oberschenkels in der Hüfte, Flexion des Beines im Kniegelenk. Die Fossa poplitea darf nicht unterlagert werden, da sonst die Weichteile nicht nach dorsal fallen können und der ohnehin schon enge Raum zusätzlich begrenzt wird.

Hautinzision medio-krural 1–2 Fingerbreit hinter der Tibiakante. Nach zentral wird die Inzision parallel zum Pes anserinus nach dorsal abgebogen (Abb. 3-6).

Cave
N. saphenus und V. saphena magna.

Die in der Regel kräftige Unterschenkelfaszie wird in Längsrichtung inzidiert und im zentralen Anteil nach dorsal parallel zum Pes anserinus durchtrennt. Der N. saphenus wird nach dorsal, die V. saphena magna nach ventral abgeschoben. Die Sehnen der Mm. semitendinosus und semimembranosus können weit nach zentral mobilisiert werden, ohne daß sie durchtrennt werden müssen. Durch stumpfe Mobilisation des medialen Gastroknemiuskopfes kann das Gefäßnervenbündel im Bereich der A. poplitea, pars III, auf ganzer Länge freigelegt werden (Abb. 3-7).

Die periphere Begrenzung bildet der Arcus tendineus musculi solei. Ohne Inzision der Soleusmuskulatur kann die A. poplitea bis über die Bifurkation hinaus dargestellt werden. Die A. poplitea ist dorsal vom N. tibialis, lateral und medial von zwei Venen begleitet.

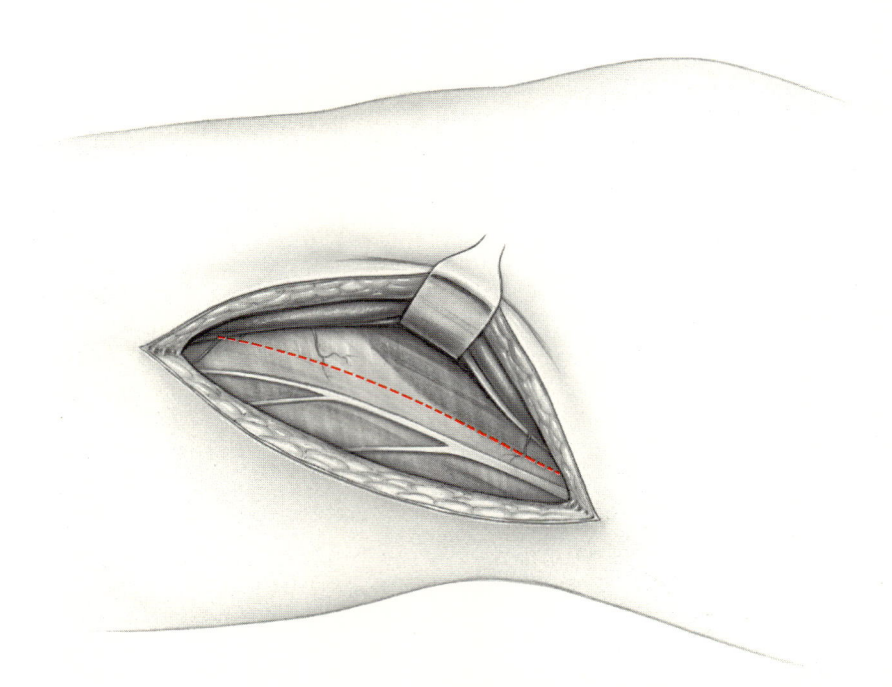

Abb. 3-6 Medio-kruraler Zugang (nach Szilagy).
Situs nach Hautinzision: Dargestellt sind N. saphenus und V. saphena magna auf der Unterschenkelfaszie.

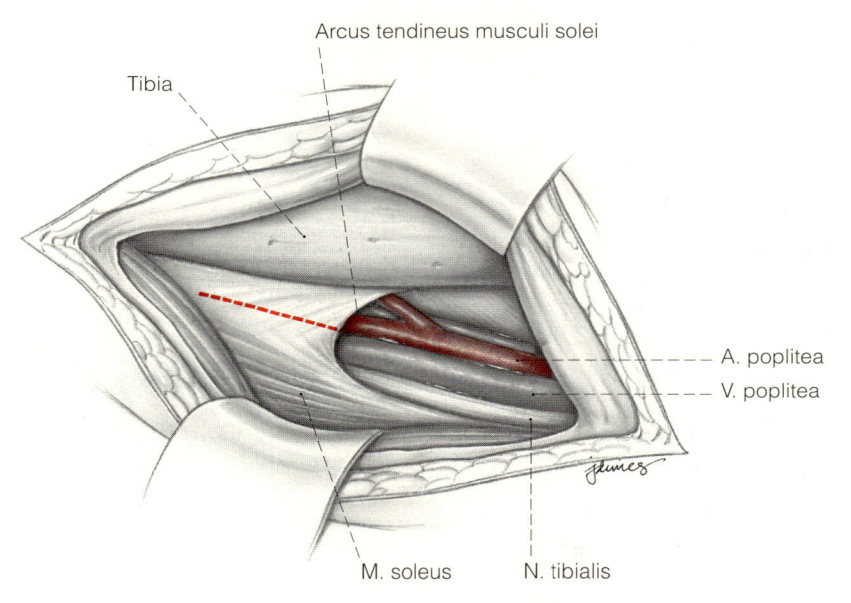

Abb. 3-7 Medio-kruraler Zugang (nach Szilagy).
Situs zur Darstellung des Gefäßnervenbündels im Bereich der A. poplitea, pars III. Periphere Begrenzung durch den Arcus tendineus des M. soleus.

Vor allem im peripheren Anteil der
A. poplitea gibt es kräftige Verbindungsvenen zwischen beiden
Vv. popliteae, die das Blutvolumen
aus dem Drainagebereich V. tibialis
anterior und V. fibularis [peronea] in
die kräftigere mediale V. poplitea
drainieren (Abb. 3-8). Nach Möglichkeit müssen diese Brückenvenen
geschont werden.

Beim Primäreingriff ist die Separation der A. poplitea aus ihrer Einkleidung einfach. Beim Sekundäreingriff
müssen vor allem Verletzungen der
medialen Vene und des N. tibialis
vermieden werden.

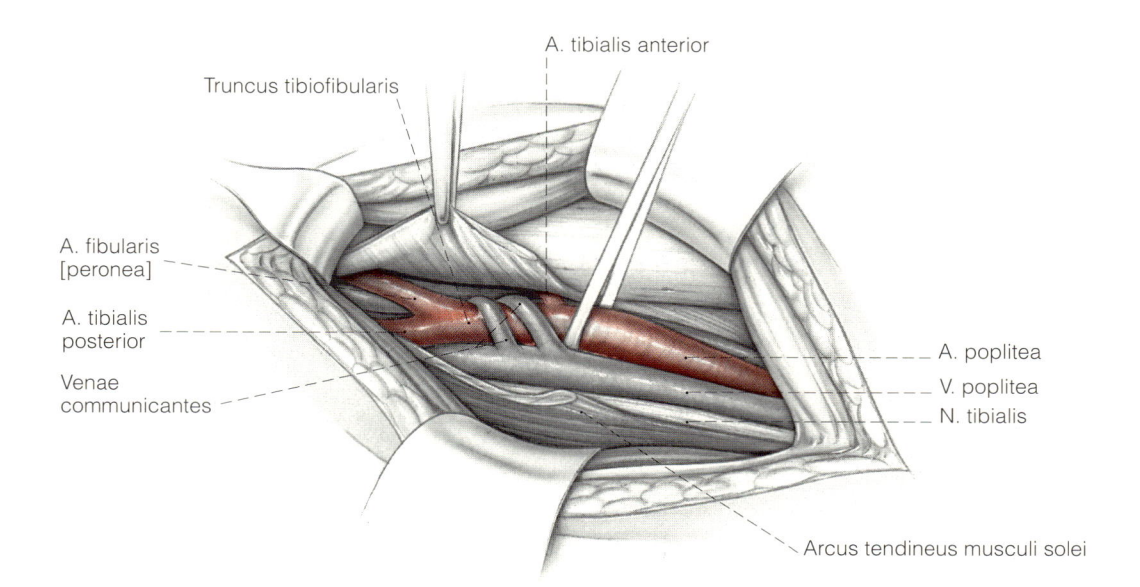

Abb. 3-8 Medio-kruraler Zugang (nach
Szilagy).
Situs nach Spalten des Arcus tendineus musculi
solei. Beachte den stark ausgebildeten Venenplexus (Vv. communicantes im zentralen Anteil
des Truncus tibiofibularis)!

Weiterführende Literatur

1. Cooley, D. A., D. C. Wukasch: Gefäßchirurgie – Indikation und Technik. Schattauer, Stuttgart 1980
2. Lang, J., W. Wachsmuth: Praktische Anatomie. Springer, Berlin 1972
3. Largiadèr, J.: Lehrbuch und Atlas der Gefäßchirurgie am Unterschenkel. Huber, Bern 1987
4. Rutherford, R. B.: Atlas of Vascular Surgery. Basic Techniques and Exposures. W. B. Saunders, Philadelphia 1993
5. Wolf-Heidegger, G.: Atlas der systematischen Anatomie des Menschen; Bd. 1. Karger, Basel 1961

4 Zugangslymphologie

U. Brunner und L. Clodius

Definition des Begriffes 33

Anatomische Gegebenheiten in chirurgischer Sicht 33

**Empfehlenswerte operative Konsequenzen zur Schonung
lymphangiöser Strukturen am Bein** 35

Schlußfolgerungen 35

Weiterführende Literatur 36

Definition des Begriffes

Zugangslymphologie umfaßt jene lymphologischen und plastischen Gesichtspunkte, die auf Stufe Gliedmaßen eine bewußt lymphgefäßschonende Operationstechnik anzuregen vermögen. Der schonende Akzent bezieht sich vor allem auf das lymphgefäßtragende Subkutangewebe. Für das gefäßchirurgische Krankengut ist dieses Konzept aus drei Gründen von Bedeutung:

a) Rezidivverschlüsse erfordern gelegentlich zwei oder mehr Inzisionen auf Stufe Leiste und zentralem Unterschenkel. Regenerative Anstrengungen des Lymphgefäßsystems werden dadurch fortschreitend abgewürgt.
b) Infizierte Nekrosen, Ulcera cruris, Erysipele und Fußmykosen führen zu lymphangiös infiziertem Grundgewebe im Bereich vaskulärer Freilegungen. Dies gilt für die Exposition großer Arterien- und Venenstämme, für die Entnahme autologer Streifentransplantate, für die Krossektomie und für die Exzision variköser Seitenzweige.
c) Bei Koinzidenz von a) und b) ist der Lymphabfluß potenziert gefährdet. Die Bedeutung dieses Konzeptes für Kunststoffprothesen ist evident.

Anatomische Gegebenheiten in chirurgischer Sicht

- Das oberflächliche (subkutane, epifasziale) System drainiert die Haut und das subkutane Gewebe. Durch Injektionspräparate, Vitalfarbstoffe und die direkte Lymphographie in den Jahren 1950–1980 ist eine Kartographie für Rumpf und Gliedmaßen so weit etabliert worden, daß chirurgische Konsequenzen daraus gezogen werden können.
- Das ventromediale Kollektorbündel folgt der V. saphena magna, das dorsolaterale der V. saphena parva.
- Mediale Kniegelenkregion und Leiste sind Engpässe des Lymphabflusses im subkutanen Gewebsmantel. Die Kollektoren des ventromedialen Bündels verlaufen hier stark gerafft. Demzufolge sind sie in ihrer Gesamtheit gegenüber chirurgischen Inzisionen, traumatischen Verletzungen und Heilungen per secundam besonders exponiert (siehe Abb. 4-1).
- Die Hauptkollektoren liegen über der Muskelfaszie.
- Die an einem Kollektor angeschlossenen Hautareale bilden zusammen streifige Hautzonen. Die Hautzonen aller Kollateralen ergeben ein Territorium nach Kubik [6, 8, 9]. Innerhalb der Territorien ermöglicht das kutane Lymphgefäßnetz durch weitverzweigte Anastomosen im Falle einer Verlegung prompte Ausweichmöglichkeiten. Die Regenerationskraft des Lymphgefäßsystems hat deshalb innerhalb der Territorien große Entwicklungsmöglichkeiten. Zwischen den Lymphterritorien, die den Kollateralbündeln zugeordnet sind, liegen lymphgefäßarme Interterritorialzonen. Diese werden nach Kubik als lymphatische Wasserscheiden bezeichnet.

Aus einem Territorium ins andere kann die Lymphe praktisch nur über das subepidermale Kapillarnetz der „Wasserscheide" entweichen. Beim Ausfall von Lymphkollektoren durch mehrfache operative Eingriffe im selben Territorium oder durch chronische Heilungen per secundam, muß die lymphpflichtige Last aus einem gestauten Lymphterritorium beim Übergang zum ungestauten Lymphraum eine solche „Wasserscheide" überwinden (Abb. 4-1).
Die Leiste ist eine kaum ruhigstellbare Körperzone. Wundheilungen sind deshalb a priori gefährdet.

- Die Lymphe der Gliedmaßen ist wasserklar. Wegen dieses wasserklaren Inhaltes kann den Lymphgefäßen in der Routinechirurgie nicht bewußt ausgewichen werden. Präzise kartographische Vorstellungen (Abb. 4-2) erlauben indessen ihre Schonung. Diese erstrecken sich auf die Plazierung der Inzision und auf die Bildung fasziokutaner Lappen.

Abb. 4-1 Lymphangiöse Drainage-Territorien der Gliedmaßen und die angrenzenden Rumpfterritorien nach Kubik [7].
Für die Gefäßchirurgie am Bein ist besonders eindrücklich, daß sich das mediale Oberschenkelterritorium gegen die Leiste hin, entlang der V. saphena magna, verjüngt.

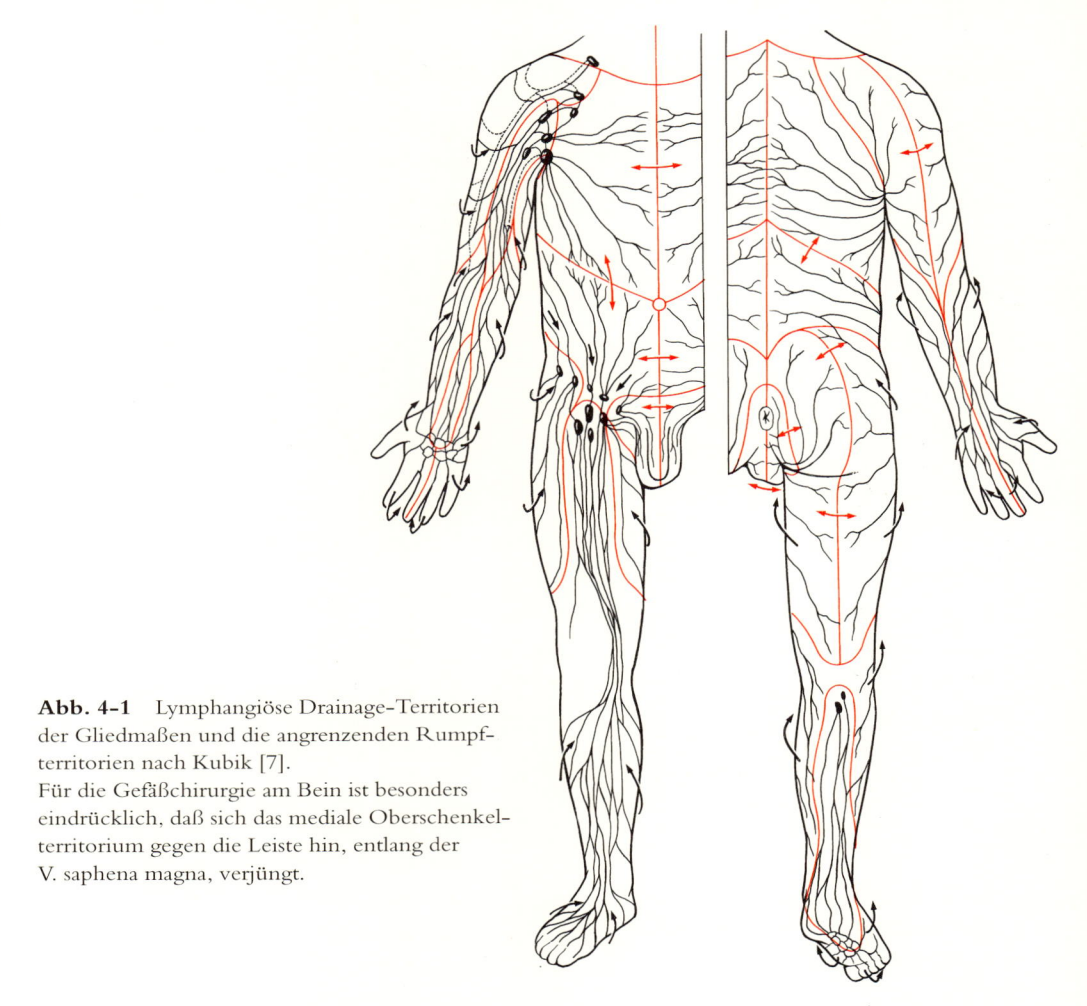

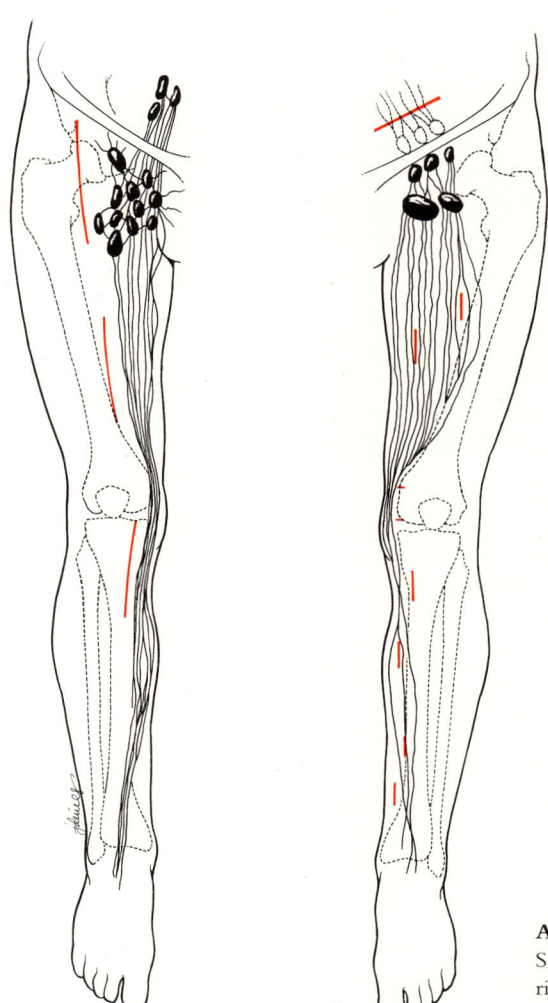

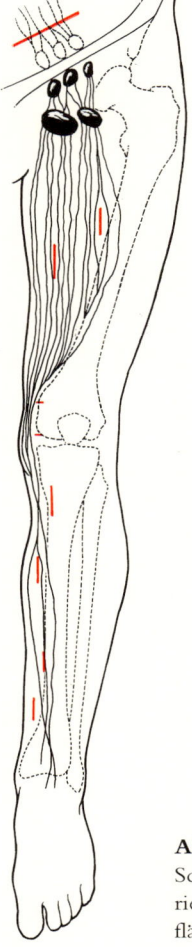

Abb. 4-2a und b Kartographie empfohlener Schnittführungen für die rekonstruktive Arterienchirurgie (a) und für die Chirurgie am oberflächlichen Venensystem (b).

Empfehlenswerte operative Konsequenzen zur Schonung lymphangiöser Strukturen am Bein

- **Fasziokutaner Lappen** (Abb. 4-3): Die Exposition subfaszialer Arterien und Venen erfolgt grundsätzlich über:
- Inzisionsschnitte in der Längsrichtung der Kollektorbündel durch Haut, Subkutangewebe und Faszie in einem Zug.
- Aufklappen eines fasziokutanen Lappens als Zugang zu den arteriellen/venösen Zielsegmenten.

Mit dieser Technik werden subepidermaler Plexus, Präkollektoren und Kollektoren als Block verschoben und nach erfolgter Rekonstruktion ebenso zurückverlagert (siehe Abb. 4-2 und 4-3).

- In der Leiste als Engpaß und potentiellem Infektreservoir verläuft der Zugang zur Gefäßloge nach obiger Technik über eine Längsinzision entlang des medialen Randes des M. sartorius und kommt somit in das Band der subinguinalen „Wasserscheide" zwischen dem Territorium des ventromedialen Bündels und dem lateralen Oberschenkelterritorium zu liegen.
- Die Exposition des Mündungssegmentes der V. saphena magna läuft über einen suprainguinalen Zugang (Abb. 4-2b). Dieser liegt kranial des lymphangiösen Engpasses in der Leiste und ebenso kranial der regionalen Lymphknoten [4].
- Inzisionen an Ober-, Unterschenkel und Fuß liegen längs. Diese Inzisionsrichtung widerspricht den Langerschen Linien. Eine Ausnahme bilden die Kniegelenkregion und die Knöchelgegend, wo Längsnarben eine ausgesprochene Tendenz zur Hypertrophie aufweisen. Dies gilt vor allem für die Chirurgie am oberflächlichen Venensystem.
- Die Diszision insuffizienter Perforantes in der medialen Gamaschenzone benützt den endoskopisch subfaszialen Zugang nach Hauer [7].

Schlußfolgerungen

Sekundäre Lymphödeme als Ausdruck globaler oder lokaler Lymphostase [1, 2, 3] führen zwangsläufig zu einer Erweiterung des primär anvisierten arteriellen oder venösen Konfliktes auf das Lymphgefäßsystem. Solche Überlagerungen mit gegenseitiger Induktion können als vaskuläre Interferenzsyndrome bezeichnet werden. Die Invalidität des Betroffenen wird dadurch akzentuiert. Die **Zugangslymphologie** erweist sich deshalb als tragfähiger Begriff für die Schonung lymphangiöser Strukturen und für die Infektverhütung in der Gefäßchirurgie [5].

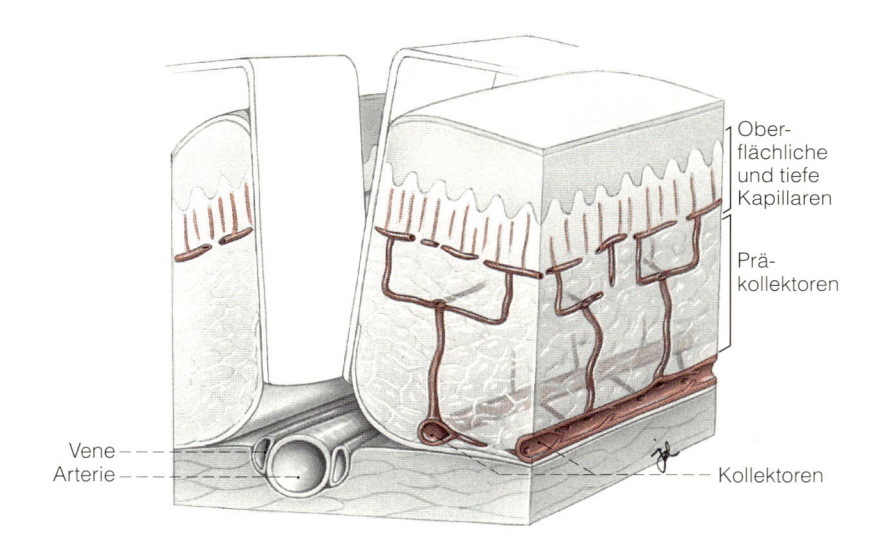

Abb. 4-3 Fasziokutaner Lappen. Tiefgang der Schnittführung in einem Zug bis subfaszial. Subepidermaler Kapillarplexus, Präkollektoren und Kollektoren werden als Block verschoben und nach der Rekonstruktion an tiefen Arterien-/Venensegmenten ebenso zurückverlagert.

Weiterführende Literatur

1. Brunner, U.: Das Lymphödem der unteren Extremität. Huber, Bern–Stuttgart–Wien 1969
2. Brunner, U.: Zur Vermeidung von sekundären Lymphödemen nach Varizenoperation. Phlebol. und Proktol. 4 (1975) 266
3. Brunner, U., W. Wirth: Spätfolgen nach Verletzungen der Lymphgefäße. In: Zenker, R., F. Deucher, W. Schink (Hrsg.): Chirurgie der Gegenwart, Bd. IV. Urban und Schwarzenberg, München–Wien–Baltimore 1976
4. Brunner, U.: Suprainguinaler Zugang zur Krossektomie. In: Brunner, U. (Hrsg.): Die Leiste, S. 142. Huber, Bern–Stuttgart–Wien 1979
5. Brunner, U., St. Geroulanos, H. J. Leu: Infektlymphologie und Zugangslymphologie – Zwei neue Begriffe in der peripheren Gefäßchirurgie. Vasa (Bern) 17 (1988) 275–282
6. Clodius, L.: Die klinische Bedeutung des Lymphterritoriums nach Kubik. Schweiz. Rundschau Med. (Praxis) 72 (1983) 1455
7. Hauer, G., I. Wisser, S. Deiler: Endoskopische subfasziale Diszision der Perforansvenen. In: Brunner, U.: Der Unterschenkel, S. 187–192. Huber, Bern–Stuttgart–Toronto 1988
8. Kubik, St.: Anatomie des Lymphgefäßsystems. In: Földi, M., St. Kubik (Hrsg.): Lehrbuch der Lymphologie, 3. Aufl. Fischer, Stuttgart–Jena–New York 1991
9. Kubik, St.: Ursache der Ödembildung und des kutanen Refluxes. Lymphologica. Jahresband 1989, S. 26–35. Medikon 1989

5 Venöse Gegebenheiten und Anforderungen

H. Loeprecht

Anatomische und funktionelle Gegebenheiten 39

Präparation 39
Allgemeines 39
Intrakavitäre Präparation 39

Blutungskontrolle 40

Venennaht 40
Allgemeines 40
Naht Vene-an-Prothese 40
Weiterführende Literatur 40

Anatomische und funktionelle Gegebenheiten

Struktur und Hämodynamik der Venen bieten für operative Eingriffe im Vergleich zum arteriellen Gefäßsystem einige Besonderheiten und sind deshalb für die Planung des operativen Vorgehens unbedingt zu berücksichtigen:

I. Die Venenwand weist eine wesentlich geringere Wanddicke auf (ein Drittel der Arterienwanddicke) und paßt sich dem intravaskulären Blutvolumen an. Bei Vollfüllung (Stehen und Sitzen) ist die Vene prall gefüllt und entspricht im Querschnitt einem Rohr. Bei niedrigem intravaskulärem Blutvolumen kollabiert die Vene, und die oppositionellen Venenwände legen sich aneinander. Damit erfüllt das tiefe Venensystem gleichsam eine „Reservoirfunktion" des zirkulierenden Blutvolumens.

II. Der venöse Blutfluß ist abhängig von der Herzauswurfleistung, der Raumposition, der Wadenmuskelpumpe (aufrechter Gang!) und in den herznahen Anteilen der V. cava inferior bzw. superior von der Saugkraft der Vorhofdiastole. Einen zusätzlichen Einfluß übt die Sogwirkung des Thorax bei der Inspiration auf das venöse Blut aus. Dadurch wird der unter I. aufgeführte Füllungszustand der Venen beeinflußt.

III. Die Strömungsgeschwindigkeit als Resultat der vorgenannten Mechanismen ist im Gegensatz zum arteriellen System langsam, diskontinuierlich und abhängig von der Atemexkursion. Daraus folgt unter Umständen ein temporärer Strömungsstillstand (Exspirationsphase bzw. Valsalva-Manöver).

IV. Besonderes strukturelles Merkmal sind die bikuspidalen Klappen in den peripheren Venen (Oberschenkel: 3–5; Unterschenkel: 5–10), die eine Gleichrichterfunktion des venösen Blutflusses darstellen und einen Reflux verhindern. Gelegentlich (ca. 10 %) finden sich singuläre Klappen auch noch in der V. iliaca externa und sind z. B. als Startpunkte für Thrombosen zu berücksichtigen.

Präparation

Allgemeines

Die vorgenannten anatomischen und funktionellen Gegebenheiten machen es erforderlich, die Präparationstechnik anzupassen. Jede Traumatisierung führt zu einer Endothelschädigung und damit zur Thrombosierungsgefahr.

Beachte:
Für das epi- und subfasziale Venensystem gilt gleichermaßen: Nur das möglichst atraumatische Präparieren hält die Endothelschädigung gering, und jede zirkuläre Isolation der Vene sollte vermieden werden, um die Vene in ihrem Aufhängungsapparat zu belassen.

Wird dies nicht beachtet, sind narbige Stenosen die Folge, die jede Rekonstruktion dramatisch gefährden. Jede brüske stumpfe Präparation an der Vene sollte tunlichst vermieden werden, um Überdehnungsrisse oder Adventitia-Schnürringe zu vermeiden. Vorzuziehen ist die scharfe Präparation mit der Schere nahe der Venenwand. Das bedeutet, die Venenwand ist möglichst nur an der Vorderfläche freizulegen, um den Aufhängeapparat nicht zu zerstören.

Intrakavitäre Präparation

Die Freilegung der Venen in Abdomen oder Thorax unterliegt ebenfalls den vorgenannten Prinzipien, da neben dem speziellen Zugangsweg gleiche Wandstrukturen und Aufhängemechanismen bestehen. Zusätzlich besteht die Gefahr der Luftembolie, weswegen durch Lagerungsprophylaxe (Trendelenburg-Lagerung bei Eingriffen an der V. cava superior und Anti-Trendelenburg-Lagerung bei Eröffnung der V. cava inferior) und anästhesiologische Maßnahmen (PEEP-Beatmung) der Lufteintritt in das großvaskuläre venöse System verhindert werden muß.

Blutungskontrolle

Da die Präparation an der Vene eine zirkuläre Freilegung vermeiden muß, ist die Blutungskontrolle weitgehend durch Kompression der Vene zu bewerkstelligen. Ein Tupfer zentral und peripher der Venotomie genügt, um die Blutung zum Stehen zu bringen. Gegebenenfalls ist auch die reine digitale Kompression ausreichend.

Beachte:
Jede Applikation einer Klemme – auch „atraumatischer" Klemmen – führt zu einer Endothelläsion, die zum Startpunkt einer lokalen Thrombose oder einer narbigen Stenose werden kann.

Ein Tourniquet mit einem Gefäßbändchen (Silikonschlauch mit einem Durchmesser von 1 mm oder Plastikbändchen) erfordert eine zirkuläre Freilegung mit allen geschilderten Gefahren. Ausnahmsweise kann so verfahren werden, wenn eine ausreichende Blutungskontrolle durch die Kompression allein nicht möglich erscheint. Dazu ist es zweckmäßig, im Abstand von der Venotomie eine schmale zirkuläre Dissektion der Vene durchzuführen und den Aufhängeapparat der Vene möglichst wenig zu beeinträchtigen.

Eine alternative Methode der Blutungskontrolle besteht im Einbringen eines Blockadeballons nach zentral und peripher von der Venotomie aus. Derartige Ballons sind in entsprechenden Größen, je nach Durchmesser der Vene, erhältlich und stellen ein weiteres Prinzip der möglichst endothelschonenden Blutungskontrolle dar. Vor Beendigen der Venennaht können diese Blockadeballons entfernt werden, und die letzte Einzelknopfnaht wird danach geknüpft.

Venennaht

Allgemeines

Die Venenwand ist von geringer Stärke. Jede konventionell ausgeführte Naht wird zwangsweise zu erheblichen Einengungen führen, da üblicherweise zuviel Wand gefaßt und damit der Durchmesser erheblich reduziert wird. Längsinzisionen führen daher zu Taillierungen bzw. Sanduhrstenosen. Quere Venotomien ziehen Knickstenosen nach sich. Um derartige Fehler zu vermeiden, sollte die Naht mit einem monofilen Faden der Fadenstärke 5-0 oder 6-0 durchgeführt werden. Notwendig sind feine Pinzetten, die es erlauben, nur minimale Wandanteile zu fassen. Die Ecken der Venotomie werden mit Einzelknopfnähten fixiert und angespannt. Der Verschluß der Venotomie erfolgt mit Einzelknopfnähten; damit lassen sich Einengungen sicher vermeiden.

Längsinzisionen können ebenfalls mit Einzelknopfnähten verschlossen werden, wobei dieses Vorgehen zeitaufwendig ist. Eine fortlaufende Naht ist möglich, wenn folgendermaßen vorgegangen wird: Die Endpunkte der Venotomie werden durch Einzelknopfnähte markiert und angespannt. Vom zentralen oder peripheren Ende wird unter Fassen von geringem Wandanteil und bei extrem kurzem Stichabstand die fortlaufende Naht durchgeführt. Vor Komplettieren der Naht und Knüpfen der Fäden wird der Blutstrom freigegeben und anschließend kaliberadäquat durch vorsichtiges Knüpfen des Endfadens mit dem fortlaufenden Faden die Venotomie verschlossen.

Naht Vene-an-Prothese

Wegen der relativen Instabilität der Venenwand und der Gefahr der Kompression einer implantierten Kunststoffprothese durch das umgebende Gewebe werden nur noch ring- bzw. spiralverstärkte e-PTFE-Prothesen verwandt, die zudem den Vorteil der primären Dichtigkeit für Blut bieten. End-zu-Seit-Anastomosen werden weitgehend vermieden; vorzuziehen sind End-zu-End-Verbindungen, da hierbei die Naht über die externen Ringe bzw. die Spirale gelegt werden kann. Somit erfolgt eine Ausspannung der Anastomose über die Ringe respektive die Spirale; auf diese Weise können Anastomosenstenosen vermieden werden. In den meisten Situationen wird es möglich sein, die posteriore Hälfte der Naht mit fortlaufender Naht herzustellen und ventral einige Einzelknopfnähte anzubringen, wodurch die Vene ausreichend ausgespannt wird.

Unter Beachten der angeführten Grundsätze lassen sich die in den Kapiteln 21, „Oberflächliches Venensystem ...", und 22, „Tiefes Venensystem ...", erwähnten Eingriffe sicher und zuverlässig durchführen.

Weiterführende Literatur

1. Cockett, B., in: The Pathology and Surgery of the Veins of the Lower Limb. Churchill Livingstone, Edinburgh 1976
2. Gottlob, R., R. May: Der Frühverschluß der Palma-Operation: Vorbeugung durch Anwendung einer endothelschonenden Operationstechnik. Vasa (Bern) 6 (1973) 263
3. Gottlob, R., R. May: Venenklappen. Urban & Schwarzenberg, München–Wien–Baltimore 1985
4. Hach, W.: Phlebographie der Bein- und Beckenvenen, 3. Aufl. Schnetztor, Konstanz 1985
5. Kappert, A.: Lehrbuch und Atlas der Angiologie, 8. Aufl. Huber, Bern–Stuttgart–Wien 1976
6. May, R., A. Kriessmann: Periphere Venendruckmessung. Thieme, Stuttgart 1978
7. May, R., H. Patsch, J. Staubesand: Venae perforantes. Urban & Schwarzenberg, München–Wien–Baltimore 1981
8. Rudofsky, G.: Kompaktwissen Angiologie, 2. Aufl. Perimed, Erlangen 1988
9. Wuppermann, Th.: Varicen, Ulcus cruris und Thrombose. Springer, Berlin–Heidelberg–New York–Tokio 1986

6 Grundtechnik: Nahtmaterial, Ballonkatheter, Ligatur, Naht, Anastomosen

G.W. Hagmüller, J. Allenberg und J. Largiadèr

Einleitung	43
Instrumentarium	43
Gefäßpinzetten	43
Gefäßklemmen	44
Bulldog-, Minibulldogklemmen	44
Endoluminale Ballonkatheter	44
Nahtmaterial	45
Gefäßscheren	45
Gefäßanschlingung	45
Präparationstechnik zur Freilegung von Gefäßen	46
Arterien	46
Venen	47
Hämostase	48
Mit Gefäßklemmen	48
Mit Gefäßbändchen	48
Mit intraluminaler Okklusion	49
Blockade mit Ballonkathetern	49
Blockade mit Olivensonden	49
Vaskulotomie und Verschluß	50
Quere Vaskulotomie	50
Verschluß der queren Vaskulotomie	50
Längsvaskulotomie	51
Verschluß der Längsvaskulotomie	51
Direktnaht 51 – Patchverschluß 51 – Lumenüberprüfung 54	
Ausschälplastik	55
Lokale Endarteriektomie (Desobliteration)	55
Fixation von Abbruchstufen (Intimafixation)	56
Halbgeschlossene Endarteriektomie (Ringdesobliteration)	57
Klassische Methode	57
Arteriotomieverschluß nach Ringdesobliteration	58
Interponat, Bypass	58
Quere End-zu-End-Anastomose	58
Einzelknopfnahttechnik	58
Fortlaufende überwendliche Gefäßnaht	59
Schräge End-zu-End-Anastomose	61
End-zu-End-Anastomose mit Patchplastik (nach van Dongen)	61

Anastomose mit „transluminaler Naht" 62
End-zu-Seit-Anastomose. 62
Zuschneiden des Bypass. 63
Kleinkalibrige Anastomosen 64
Großkalibrige Anastomosen 65
Anastomose mit Linton-Patch oder Miller-Cuff 65

Weiterführende Literatur 66

Einleitung

Die oberste Grundregel in der Gefäßchirurgie ist atraumatisches Operieren. Dies bedeutet, daß die Gefäße, wenn irgend möglich, nicht mit Instrumenten in ihrer Zirkumferenz oder Wandstärke angefaßt werden, um Verletzungen der Gefäßwandschichten zu vermeiden. Schon geringste Innenschichtverletzungen sowohl an gesundem Endothel als auch an arteriosklerotisch veränderter Oberfläche sind Leitstellen für lokale Thrombenbildung.

Inadäquater Instrumentendruck (Pinzettendruck, Klemmendruck) verletzt alle Wandschichten. Die einsetzende lokale Gewebsreparation zieht kurz- oder langfristige pathologische Gefäßveränderungen nach sich (Abb. 6-1).

Bei bereits arteriosklerotisch veränderter Gefäßinnenschicht besteht nach inadäquater Instrumentenmanipulation durch eventuelles Aufbrechen dieser Innenschicht die Gefahr der Embolisierung abgescherten Materials in periphere Gefäßabschnitte nach Wiederfreigabe des Blutstromes.

Gewebeschonendes Vorgehen beim Präparieren an Gefäßen ist oberstes Prinzip. Perivaskulär soll nur gezielte Elektrokoagulation mit dem Bipolator durchgeführt werden; gezielte Ligaturen von zarten perivaskulären Seitenästen sind mit resorbierbarem Fadenmaterial der Stärke 3-0 und 4-0 durchzuführen.

Begründung: Minimierung von nekrosegefährdeten Punkten und damit Minimierung einer lokalen Infektionsmöglichkeit.

> **Cave**
> **Jede Infektion gefährdet die Gefäßrekonstruktion, die Extremität und das Leben des Patienten.**

Instrumentarium

Bei Gefäßpinzetten und Gefäßklemmen ist die Kontaktoberfläche im Verhältnis zu dem zu fassenden Gewebe durch Anordnung von Zahnreihen so vergrößert, daß sich der Druck/mm^2 auf das Gewebe beim Zufassen verringert und damit die Gewebetraumatisierung gering gehalten wird.

Gefäßpinzetten

Richtig:
atraumatischer aber fester Griff an der Instrumentenspitze. Unterschiedliche Griffprofile von dafür geeigneten Pinzetten sind am Markt (Abb. 6-2a).

Falsch:
sog. Darmpinzetten oder chirurgische Pinzetten. Wegen der Verletzungsmöglichkeit zarter Strukturen haben sie an einem Gefäß nichts verloren (Abb. 6-2b).

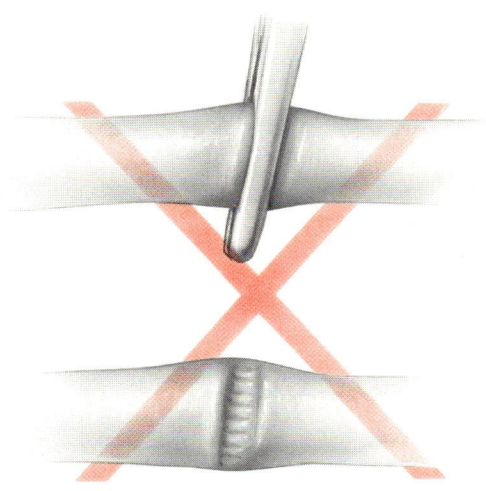

Abb. 6-1 Inadäquater Instrumentendruck auf ein Gefäß.
Alle Wandschichten sind betroffen und verletzt.

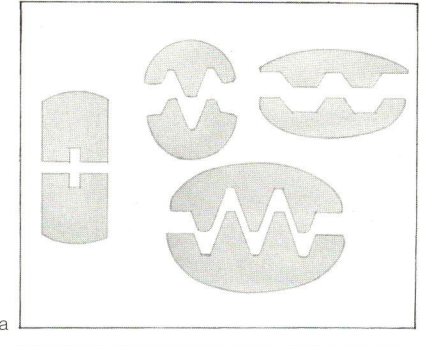

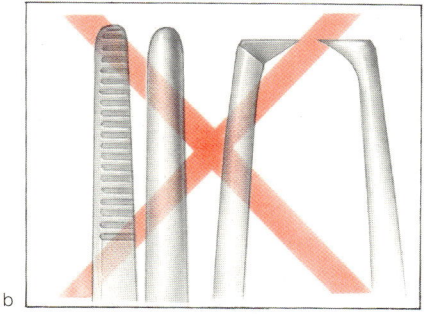

Abb. 6-2 a und b Gefäßpinzetten.
a) Geeignete Griffprofile;
b) ungeeignet sind: sog. Darmpinzetten, chirurgische Pinzetten.

Gefäßklemmen

Das Greifprofil entspricht dem von Gefäßpinzetten. Die Verschlußbranchen vom Klemmenschloß bis zur Spitze sind lang mit unterschiedlichen Winkeln (30, 60 und 90 Grad) und Krümmungen. Spezielle Klemmen für die unterschiedlichen Gefäßregionen werden in den einzelnen Kapiteln beschrieben.

Richtig: Abbildung 6-3a.

Falsch:
sog. Arterienklemmen mit querer Riffelung und kurzen Branchen mit hoher Kraftübertragung (Abb. 6-3b).

Bulldog-, Minibulldogklemmen

Bulldogklemmen – wenn möglich ohne Spiralfedern – dienen der Ausklemmung kleiner Gefäße oder Seitenäste.

**Cave
Fadenfalle!**

Minibulldogklemmen sind mit einer Setzklemme am Gefäß anzulegen. Klein, atraumatisch, mit glatten oder geriffelten Klemmflächen, können sie aus dem OP-Gebiet geschoben werden und lassen keine Fadenverwicklung zu (Abb. 6-4). Von ähnlich praktischem Wert: Yasargil-Clip.

Endoluminale Ballonkatheter

Sind zur Fernembolektomie und -thrombektomie notwendig, ebenso können sie zur Hämostaseokklusion verwendet werden.

Arteriell: Am gebräuchlichsten sind äußere Durchmesser von 3, 4 und 5 Charr. Die kurze Katheterspitze vor dem Ballon ist steif; der Katheter ist mit einem zentralen Führungsdraht armiert. Dieser bietet den Vorteil, die Katheterspitze bei liegendem Draht vorzukrümmen, um den Katheter bei Fernembolektomie oder Fernthrombektomie unter Röntgenkontrolle (C-Bogen) in Seitenäste zu dirigieren (z. B. A. tibialis anterior bei Fernembolektomie von der A. femoralis aus).

Venös: Zum Unterschied zum Katheter für den arteriellen Gefäßabschnitt ist die Katheterspitze weich, der Katheter ist großlumiger, der Ballondurchmesser beträgt bis zu 2 cm.

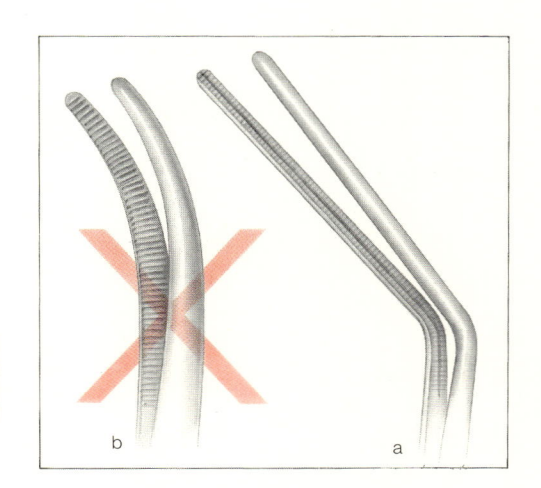

Abb. 6-3 a und b Gefäßklemmen.
a) Geeignet: lange Verschlußbranchen;
b) ungeeignet: kurze Verschlußbranchen, quere Riffelung.

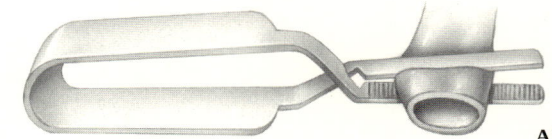

Abb. 6-4 Minibulldogklemme.

Nahtmaterial

Monofil, Polypropylene oder PTFE. Nadelkrümmung 3/8 oder 1/2. Nadelkörper rund, nicht schneidend (stumpfe Nadel), für atherosklerotische Wandanteile eventuell mit Trokarspitze.

Fadenstärken: 6-0, 7-0 für periphere Gefäßchirurgie. In Ausnahmefällen 8-0 (krurale Rekonstruktionen, Vertebralarterienrekonstruktionen o. ä.); 3-0 bis 5-0 für zentrale Gefäßchirurgie.

Gefäßscheren

- **Präparierscheren,** mit zart zulaufenden, abgerundeten Spitzen, **immer** gebogen, **nie** gerade (Abb. 6-5a).
- **Winkelscheren,** zur Gefäßeröffnung, am einfachsten 45 oder 60 Grad gewinkelt. Für in der Tiefe liegende Gefäße (z. B. A. poplitea III) ist auch ein Winkel von 120 Grad praktikabel (Abb. 6-5b).

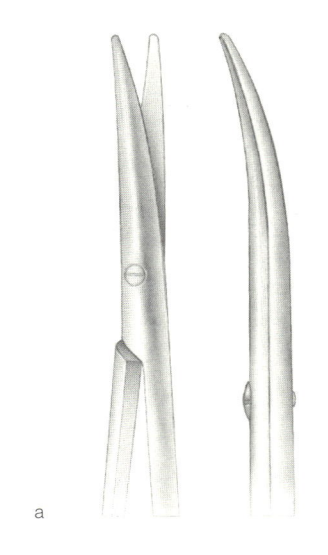

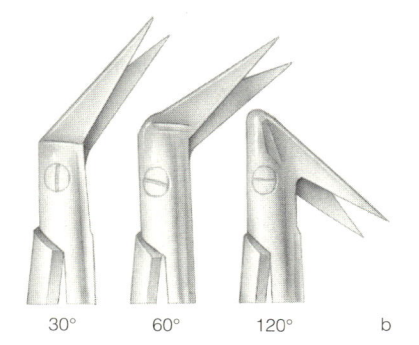

Abb. 6-5 a und b Gefäßscheren.
a) Präparierscheren.
b) Winkelscheren.

Gefäßanschlingung

Prinzipiell Silikon- oder Latexbändchen, die beim Durchziehen unter dem Gefäß durchgleiten und nicht durch Wandreibung das Gefäß torquieren können.

Beachte:
Keinesfalls Textilbändchen!

Mit einer stumpfen Präparierklemme wird das Gefäß unterfahren, das Anschlingbändchen gefaßt und durchgezogen (Abb. 6-6a).

> **Cave**
> Mitfassen von periadventitiellem Gewebe unbedingt vermeiden, da dies zum unvermeidlichen Gefäßtrauma führt (Abb. 6-6b)!

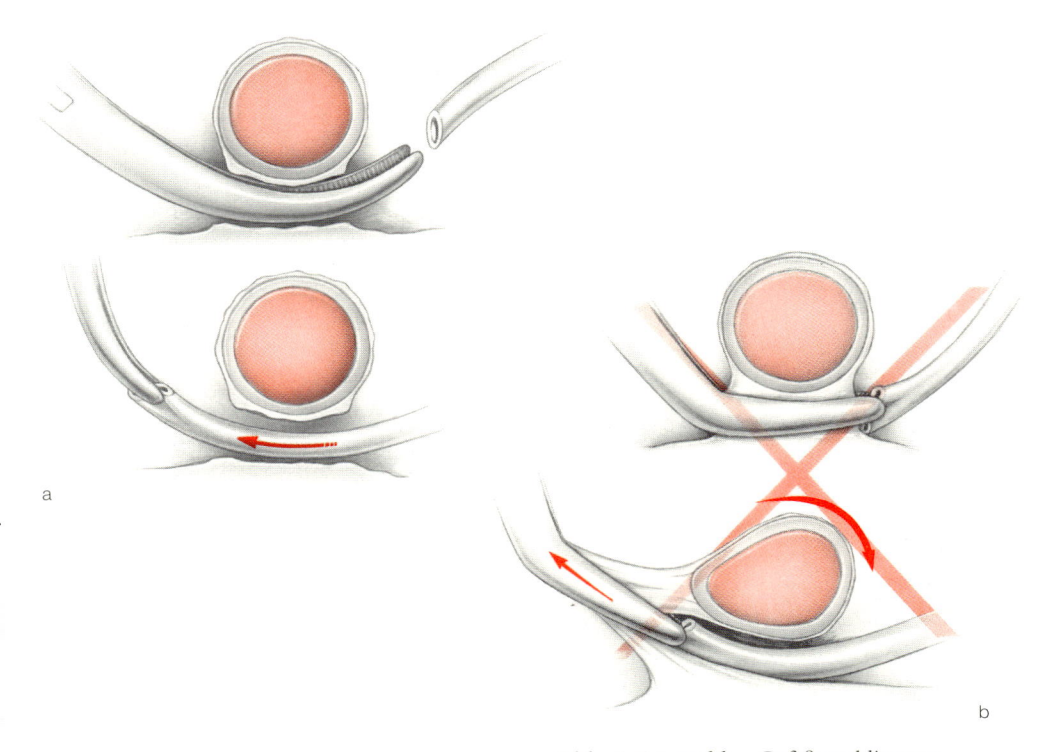

Abb. 6-6 a und b Gefäßanschlingung.
a) Richtig: Anschlingen, ohne zu torquieren.
b) Falsch: Periadventitielles Gewebe ist miterfaßt (Cave: Gefäßtrauma)!

Präparationstechnik zur Freilegung von Gefäßen

Das perivaskuläre Gewebe wird mit atraumatischen Gefäßpinzetten vom Operateur und von der Assistenz hochgehalten. Das hochgezogene Gewebe wird mit Schere oder Skalpell immer scharf – niemals quer, sondern immer parallel zur Gefäßrichtung – durchtrennt. Jedwedes Spreizen der Präparierschere hat zu unterbleiben, da man damit immer periadventitielle Strukturen zerreißt mit der Gefahr, Gefäßwandblutungen oder Gefäßwandschädigungen zu verursachen. Es gelingt immer, ohne das Gefäß mit Instrumenten anzufassen, die Arterie oder Vene in ausreichendem Maße freizulegen (Abb. 6-7).

Cave
Verletzung von Begleitvenen, Abrisse von dorsal abgehenden Ästen, die besonders bei Spreizbewegungen der Schere ein- oder abreißen und Adventitiaeinrisse durch ungestüme Scheren- oder Pinzettenmanipulation.

Kommt es zum Ein- oder Abriß kleiner Seitenäste, wird das Leck in der Gefäßwand durch ein bis zwei in der Längsachse gestochene Gefäßnähte verschlossen (Abb. 6-8a und b).

Cave
Kein Kreuzstich; Gefahr der Lumenstenosierung.

Arterien

Arterien werden grundsätzlich zirkulär auf der ganzen Länge der notwendigen Exposition freigelegt. Immer noch einige Zentimeter mehr freilegen, als man schon glaubt, genug freigelegt zu haben, da bei der späteren Gefäßausklemmung meist noch einige Zentimeter zum genauen Plazieren der Klemme benötigt werden. Wird das Freilegen von Arteriensegmenten durch hinderliche Seitenäste erschwert, die keine bedeutende Kollateralfunktion besitzen, können diese zwischen Unterbindungsligaturen durchtrennt werden.

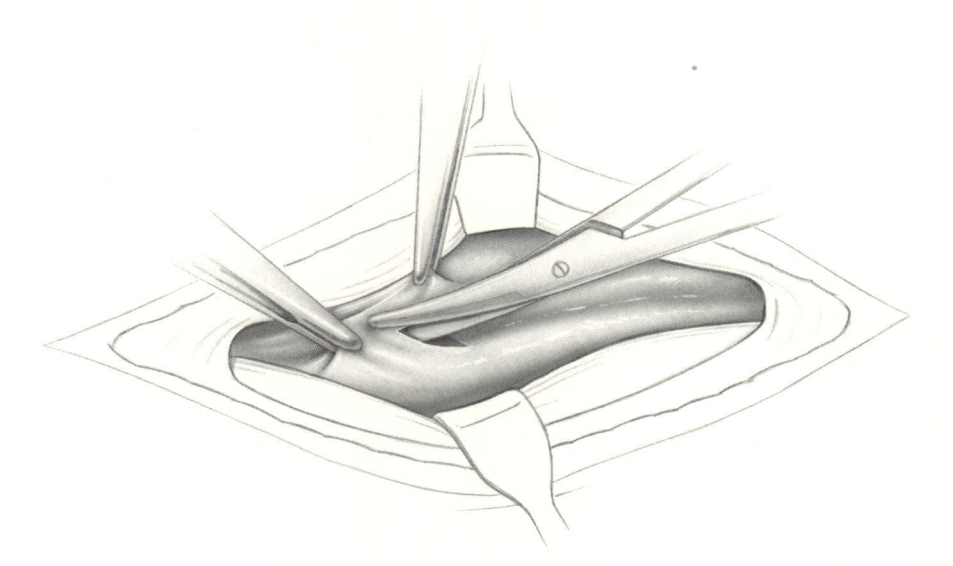

Abb. 6-7 Freilegung von Gefäßen. Das periadventitielle Gewebe wird immer scharf und parallel zur Gefäßrichtung durchtrennt.

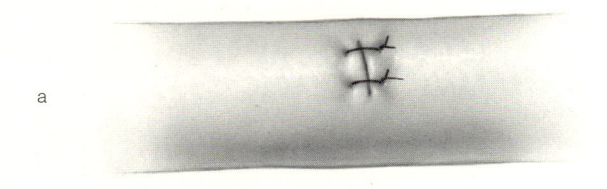

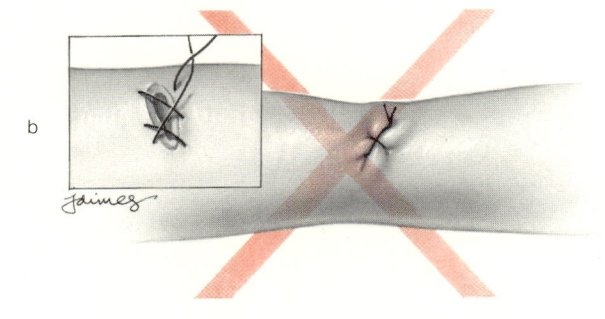

Abb. 6-8 a und b Abriß kleiner Seitenäste.
a) Leckverschluß durch ein bis zwei Gefäßnähte in Längsrichtung.
b) Kein Kreuzstich (Cave: Lumenstenosierung)!

Ligaturmaterial prinzipiell resorbierbar; Fadenstärke 4-0 bzw. 5-0.

Die komplette Mobilisierung des Arterienabschnittes ist notwendig, um jede geplante Rekonstruktionsmaßnahme ungehindert und übersichtlich durchführen zu können. Im geplanten Anastomosenbereich der Arterie ist diese von sämtlichem periadventitiellem Gewebe zu säubern, um sowohl die Gefäßeröffnung als auch die spätere Naht nicht durch störende Gewebsschichten zu beeinträchtigen.

Ist die Arterie bei unvollständiger Freilegung in ihrer Umgebung fixiert, kommt es unweigerlich nach der Rekonstruktion zu Verziehungen angelegter Anastomosen oder Patchplastiken. Alle zu- und abführenden Gefäßabschnitte werden mit Silikonbändchen angeschlungen. Durch Hochziehen der Bändchen kann der dorsale Arterienanteil besser dargestellt und freigelegt werden.

Ausnahme: Beim Rezidiveingriff kann man gelegentlich mit geringerem Risiko nur die Vorderseite der Arterie freilegen und nach Gefäßeröffnung den Zu- und Abstrom endoluminal mit Ballonkathetern oder Olivensonden okkludieren.

> **Cave**
> Zu viele Anschlingbändchen sind beim späteren operativen Vorgehen hinderlich!

Ist man zur Naht an der Arterie bereit, soll so wenig Instrumentarium (auch Gefäßbändchen) wie möglich im Operationsfeld plaziert sein, um ein Verfangen des Fadens zu vermeiden.

> **Cave**
> Zügeltrauma an der Arterie durch unbedachtes Manipulieren und zu festen zirkulären Zug mit Anschlingbändchen.

Venen

Dabei ist es besonders wichtig, zu „schneiden" und nicht zu „spreizen", da jeder periadventitielle Zug die Venenwand überdehnt und zum Distensionseinriß führen kann.

Unterschied zur arteriellen Freilegung: Auf eine komplette Freilegung, wie bei den Arterien, ist grundsätzlich zu verzichten. Die Vene darf nicht aus ihrem Aufhängeapparat langstreckig gelöst werden.

Grund: Die Vene wird durch einen speziellen periadventitiellen Aufhängeapparat aufgehalten. Der Füllungsdruck der Venen ist gering (10–15 mmHg!). Langstreckig freigelegte Venen kollabieren und neigen postoperativ zu langstreckigen Sanduhrstenosen.

Zur „Ausklemmung" schafft man sich weitab vom geplanten Einstieg in die Vene zarte Untertunnelierungen, gerade so breit, um ein Silikonbändchen tourniquetartig herumzuschlingen (Abb. 6-9a). Keinesfalls nur so viel freilegen, damit Gefäßklemmen tangential angelegt werden können, um die Vene zu eröffnen. Dabei kommt es **immer** im Laufe der weiteren Operation (z. B. venöse Thrombektomie) zu unkontrollierbaren Blutungen (Abb. 6-9b).

Reguliert man dagegen den Zu- und Abstrom durch „Marionettenbewegungen" der Silikontourniquets, ist die Blutungssituation immer unter Kontrolle.

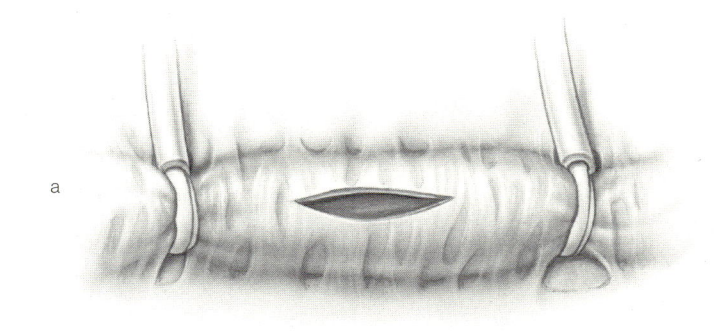

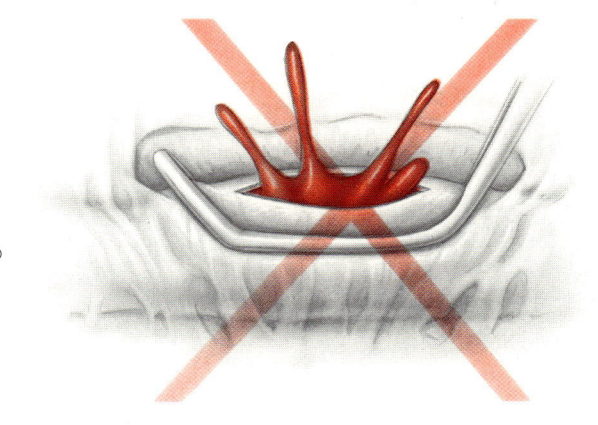

Abb. 6-9 a und b Präparation von Venen.
a) Richtig: zarte Tunnelierungen im periadventitiellen Aufhängeapparat für die „Ausklemmung" mit ausreichendem Abstand zur geplanten Vaskulotomie.
b) Falsch: tangentielles Anlegen von Gefäßklemmen (Cave: spätere unkontrollierbare Blutungen im OP-Verlauf)!

48 6 Grundtechnik: Nahtmaterial, Ballonkatheter, Ligatur, Naht, Anastomosen

Hämostase

Mit Gefäßklemmen

An sklerotischen Arterien sollen Gefäßklemmen möglichst so angelegt werden, daß die Vorderwand an die Hinterwand gedrückt wird. Die Klemmen werden also „seitlich" angelegt.

Grund: Die arteriosklerotische Plaque ist an der Hinterseite des Arterienlumens meist deutlicher ausgeprägt und bricht dadurch weniger leicht. Typisches Beispiel: A. femoralis communis (Abb. 6-10 a und b).

Arterienklemmen sind so weit wie möglich vom geplanten Operationsfeld an der Arterie entfernt anzulegen, da sich immer wieder bei der intraluminalen Inspektion und anschließender operativer Manipulation (Endarteriektomie, Intimafixation, Patchplastik, Anastomose) zeigt, daß man bei zu knapper Ausklemmung zu wenig Spielraum zur ausreichenden Übersicht hat.

Die Gefäßklemmen gerade nur so viel einrasten lassen, daß der Blutzu- und -rückstrom ausbleibt. Jedes weitere Einrasten der Klemmen kann unnötige Gefäßwandschädigungen verursachen.

Mit Gefäßbändchen

In vielen Gefäßbezirken (Gefäßdurchmesser < 1cm) ist es ratsam, auf Gefäßklemmung überhaupt zu verzichten und die Hämostase durch Tourniquetklemmung zu bewerkstelligen. Durch doppelte Anschlingung des Gefäßes mit Gefäßbändchen aus Silikon oder Latex und anschließendem Zug wird vollständige Blutungskontrolle erreicht. Es bewährt sich, den zusammengezogenen Tourniquet nicht durch ein Klemmchen zu fixieren, sondern mittels übergezogenem englumigen, ca. 1 cm langen, gut sitzenden Schläuchchens (Beispiel: roter „vessel-loop" mit rotem „vessel-paw") überzuziehen (Abb. 6-11). Dadurch wird das Gefäß nicht aus seinem natürlichen Lager gezogen wie bei einer Tourniquetfixation mit Klemmchen.

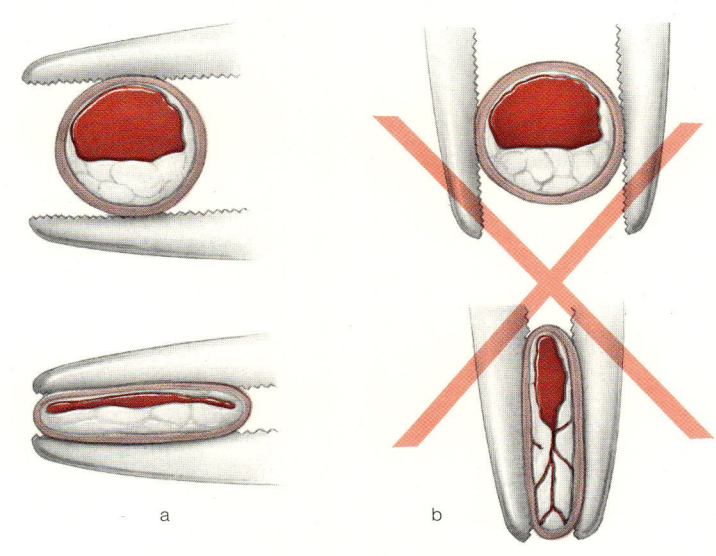

Abb. 6-10 a und b Anlegen von Gefäßklemmen zur Hämostase im OP-Gebiet.
a) Richtig: Die Arterienvorderwand wird an die Hinterwand gedrückt.
b) Falsch: Bei unsachgemäßem Anlegen bricht die Plaque an der Arterienhinterwand!

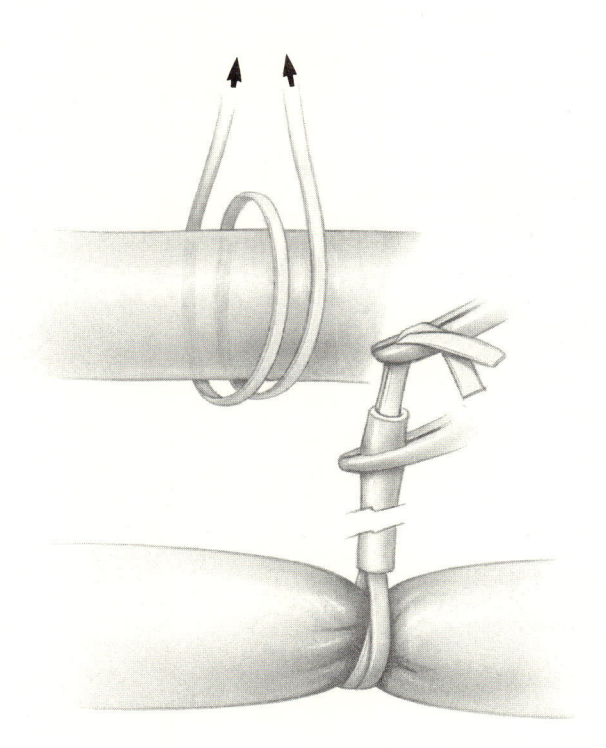

Abb. 6-11 Anbringen von Gefäßbändchen zur Hämostase im OP-Gebiet.
Doppeltes Anschlingen des Gefäßes und Zugrichtungen (oben); fertige Tourniquetklemmung (unten).

Mit intraluminaler Okklusion

Besteht die technische oder anatomische Unmöglichkeit, Blutungskontrolle durch Gefäßkompression von außen zu erreichen, kann das Gefäßlumen nach Eröffnung auch von innen durch Lumenblockade okkludiert werden.

Blockade mit Ballonkathetern

Größe Charr 4 für mittlere und kleinere Äste mit Durchmessern um 3–4 mm. Für Gefäße der Größenordnung von Interkostal- oder Lumbalarterien sind Ballonkatheter Größe Charr 3 notwendig. Die Verwendung kurzer (30 cm langer) Katheter mit Verriegelungsmöglichkeit ist anzuraten. Ballonfüllung keinesfalls mit Luft, sondern mit Flüssigkeit.

In der täglichen Praxis ist diese Technik geeignet für Äste der A. profunda femoris oder für die A. carotis interna (Abb. 6-12).

Blockade mit Olivensonden

Besonders dann, wenn es knapp vor Fertigstellung einer Anastomose in peripheren Gefäßabschnitten nach Überprüfung des Refluxes zur Unübersichtlichkeit bei den letzten Anastomosennähten durch rückfließendes Blut kommt, sollte man keine periphere Gefäßklemme mehr setzen, sondern mit passenden Olivensonden okkludieren, die gleichzeitig zur Lumenüberprüfung der Peripherie verwendet werden.

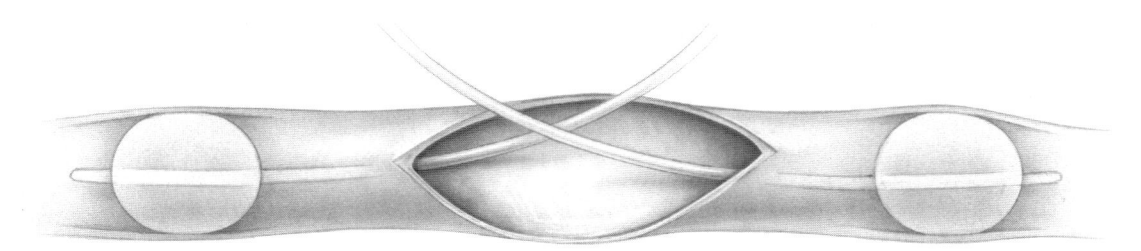

Abb. 6-12 Intraluminale Okklusion. Lumenblockade mit Ballonkathetern.

Vaskulotomie und Verschluß

Sie erfolgt prinzipiell mit einer spitzen Skalpellklinge in der Mitte der zu erwartenden Inzision, niemals mit der Schere (!). In der geplanten Eröffnungsrichtung des Gefäßes wird mit der Spitze der Klinge mit dem Gesichtsfeld zugewendeter Skalpellschneide die Gefäßwand durchstoßen. Durch Austritt von Blut vergewissert man sich, ob alle Wandschichten glatt durchstoßen sind. Dann erfolgt die Verlängerung nach beiden Seiten mit einer jeweils passenden Winkelschere.

Die Eröffnungsstelle am Gefäß muß bei jeder Form der Vaskulotomie sorgfältig von periadventitiellem Gewebe befreit werden.

Grund: Beim späteren Nahtverschluß kann die Vaskulotomie durch Reste verbliebener Gewebszügelchen stenosiert werden. In das Lumen eingeschlagenes Gewebe kann zu lokalen Thromben führen, besonders bei kleinlumigen Gefäßen.

Beachte:
Im Zweifelsfall *immer* Längsvaskulotomie!
Sie bringt Übersicht in das Gefäßlumen und kann unbekümmert nach peripher und zentral verlängert werden.
Venen werden im klappenlosen Segment eröffnet.
Arterien in einem seitenastfreien Abschnitt.

Quere Vaskulotomie

Lediglich wandgesunde Gefäße sollen quer eröffnet werden; die Eröffnung sollte immer die halbe Zirkumferenz betragen, da sonst Einrisse bei der weiteren Manipulation entstehen können.

Die Inzision erfolgt am besten mit dem Skalpell (!). Mit lumenadäquaten Olivensonden wird nach beiden Seiten vorsichtig aufgedehnt. Dann erst erfolgt, wie z. B. bei Embolektomie, die Manipulation mit Ballonkathetern. Die quere Eröffnung von Gefäßen ist geeignet bei einem Außendurchmesser des Gefäßes unter 1 cm, somit lediglich zur intraluminalen Kathetermanipulation bei Embolektomien und Thrombektomien (z. B. A. cubitalis, periphere A. brachialis, A. poplitea, A. mesenterica superior).

Verschluß der queren Vaskulotomie

Einzelknopfnähte: Die beiden Ecknähte werden zuerst jeweils knapp außerhalb der Inzision gelegt. Ein Anspannen der Ecknähte erleichtert das Setzen aller weiteren Nähte. Wandabstand und Stichabstand 1 mm! (Abb. 6-13a).

Fortlaufende Naht: Eine Einzelknopfnaht wird außerhalb der Inzision auf der Seite des Operateurs gelegt. Die fortlaufende Naht beginnt auf der Gegenseite ebenfalls außerhalb der Inzision und erfolgt auf sich zu. Durch zartes Anspannen des fortlaufenden Fadens dichtet die Inzision ab. Verknüpft wird mit dem bereits gelegten Eckfaden nach Freigabe des Blutstroms im Rahmen des „Flush" (Abb. 6-13b).

Beachte:
Wird die fortlaufende Naht unter dem pulsierenden Druck der Blutströmung geknüpft, kommt es zu keiner Einengung der queren Arteriotomie.

> **Cave**
> Eine fortlaufende Naht unter Zug engt das Lumen durch den queren Fadenzug ein!

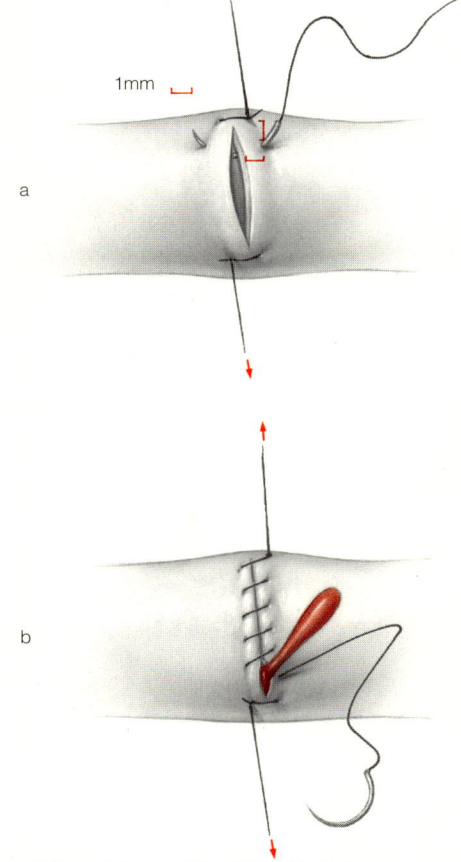

Abb. 6-13 a und b Verschluß der queren Vaskulotomie.
a) Einzelknopfnähte.
b) Fortlaufende Naht; Knüpfen der Fadenenden nach dem „Flush".

Längsvaskulotomie

Bei Gefäßen über 1 cm Durchmesser, bei jeder geplanten Patchplastik oder Anastomose. Sie ist die wichtigste Form der Gefäßeröffnung!

Die allschichtige Inzision erfolgt mit spitzer Skalpellklinge, die Erweiterung nach peripher und zentral wieder mit der Winkelschere.

Verschluß der Längsvaskulotomie

Direktnaht

Fortlaufende Naht: Sie darf nur dann angewendet werden, wenn sie zu keiner Lumeneinengung (Sanduhrstenose) führt. Dies vermeidet man am besten durch Verwendung von Nahtmaterial kleiner als 5-0 (z. B. 6-0, 7-0). Der Fadenzug durch die Assistenz darf nur wandadaptierend und keinesfalls stärker sein, der Stichabstand soll 1 mm nicht überschreiten. Bei größeren Stichabständen wird durch unwillkürlich stärkeren Fadenzug eine Lumeneinengung provoziert. Die erste Naht wird in der vom Nadelhalter entferntesten Ecke knapp außerhalb der Inzision gestochen. Dadurch kommt es beim Knüpfen zu keiner Einengung. Die Hauptstichrichtung ist beim Rechtshänder immer von links nach rechts. Die Zugrichtung des Fadens durch die Assistenz muß in Richtung Operateurseite erfolgen (Abb. 6-14a). Beim Fadenzug quer über die Vaskulotomie, in die Richtung der gegenüberstehenden Assistenz, besteht die Gefahr des Einschneidens des Stichkanals (Abb. 6-14b).

Nach dem letzten Eckstich kann mit der Fadenschlinge geknotet werden. Es ist jedoch sicherlich besser, im anderen Winkel der Arteriotomie ebenso einen Faden zu legen und einige Stiche „backhand" zu nähen oder die Fadenschlinge zu durchtrennen und dann beide Fadenenden extra zu knüpfen. Geknüpft wird wieder erst nach dem „Flush" unter dem pulsierenden Druck des Blutstroms. Man soll keine Angst haben, daß ein nur wandadaptierend gezogener Faden die Vaskulotomie undicht verschließt, da nach Freigabe des Blutstroms der intraluminale Druck die eröffneten Wandabschnitte abdichtend aneinanderdrückt (Abb. 6-15).

Patchverschluß

Bei Anzeichen einer möglichen Gefäßstenose durch Direktnaht muß die Arteriotomie prinzipiell mittels Erweiterungsstreifen (Patch) verschlossen werden.

Beachte:
Venen können ohne Stenosegefahr fast immer mit Direktnaht verschlossen werden!

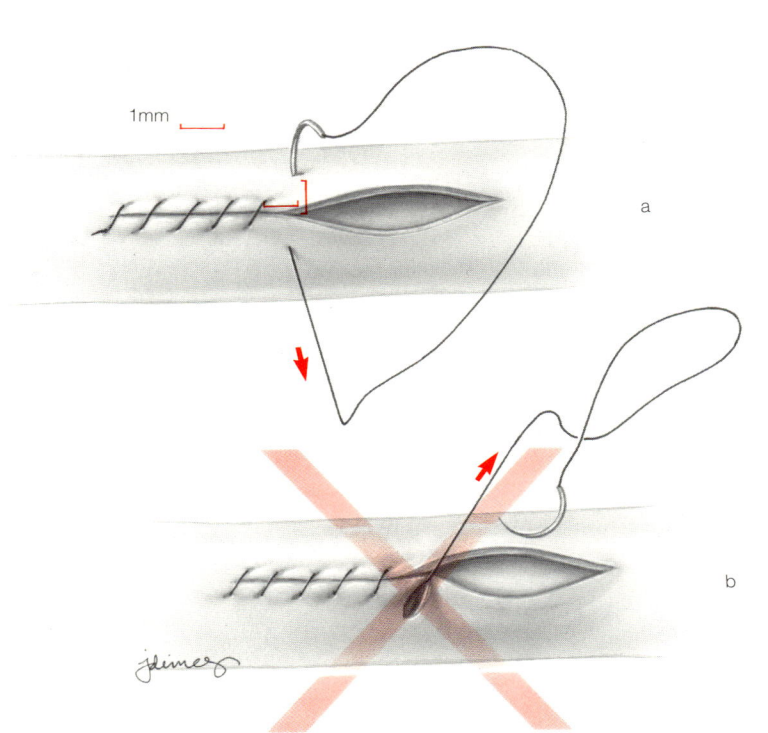

Abb. 6-14 a und b Verschluß der Längsvaskulotomie.
a) Richtig: Stichabstand 1 mm; Zugrichtung zur Operateurseite.
b) Falsch: Zugrichtung am Faden quer über die Vaskulotomie (Cave: Einreißen des Stichkanals)!

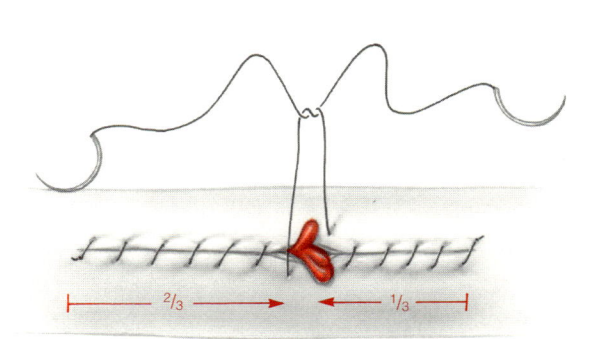

Abb. 6-15 Verschluß der Längsvaskulotomie. Einige Stiche im letzten Drittel sind „backhand" gelegt.

Durch den Patchverschluß soll die Arterie ihren ursprünglichen Durchmesser wiedererhalten, daher die Breite des Patch eher schmal als breit wählen!

Der Patch wird an den Ecken nicht spitz zugeschnitten, sondern abgerundet (beim Kunststoffpatch) oder, wie beim Venenpatch, quer belassen.

Die Stichrichtung ist immer zuerst am Patch von außen nach innen, dann an der Arterie von innen nach außen (Abb. 6-16a).

Grund: Gefahr des Ablösens einer atherosklerotischen Innenschicht in der Arterie durch die Nadelspitze bei Stichrichtung von außen nach innen (Abb. 6-16b).

Die erste Naht wird genau in der Arteriotomiespitze geknüpft. Bei Arterien < 5 mm soll die periphere Ecke mit mindestens drei fächerartig angeordneten Einzelknopfnähten begonnen werden. Das freie Ende des Patch soll nicht mit der Pinzette der Assistenz dirigiert werden, sondern wird mit einer kurzen Gefäßnaht zum Ausspannen des Patch versehen (Abb. 6-17).

Zuerst wird die dem Operateur abgewendete Seite – bevorzugt in Rückhandstichtechnik – beendet. Das zentrale Ende der Patchplastik kann fortlaufend fächerartig genäht werden, wobei die Eckstiche am besten abgesetzt ein- und ausgestochen werden. Damit erreicht man eine bessere Übersichtlichkeit an den neuralgischen Stellen eines Arteriotomieverschlusses, den jeweiligen Ecken der Patchplastik.

Mit dem „Rückhandfaden" werden somit drei Viertel der Patchplastik verschlossen, mit dem zweiten Fadenanteil das periphere Viertel der zugewendeten Seite (Abb. 6-18).

Vor Beendigung wird das Lumen mit heparinisierter Kochsalzlösung – am besten über eine Plastikkanüle – gespült. Der Zu- und Abstrom, durch kurzfristiges Eröffnen der Gefäßklemmung, wird überprüft.

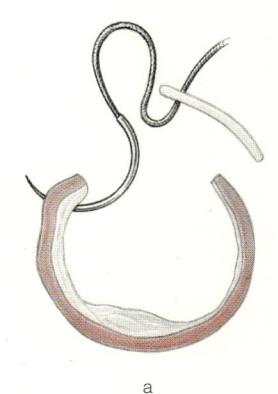

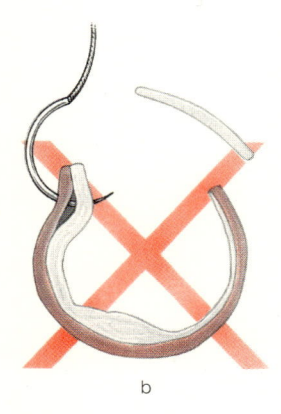

Abb. 6-16 a und b Patchplastik an der Arterie.
a) Richtig: Stichrichtung am Gefäß von innen nach außen.
b) Falsch: Stichrichtung von außen nach innen (Cave: Ablösungsgefahr bei atherosklerotisch veränderter Innenschicht)!

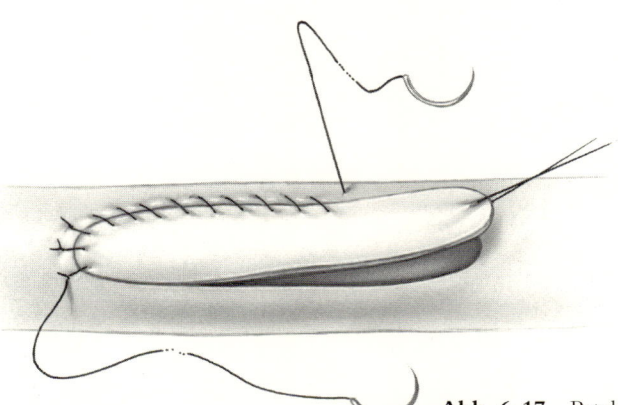

Abb. 6-17 Patchplastik an der Arterie. Anordnung der drei Einzelknopfnähte am peripheren Patchende; anschließend fortlaufende Naht, die an der abgewendeten Seite beginnt.

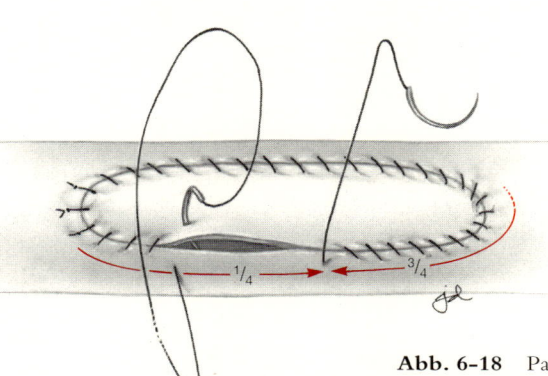

Abb. 6-18 Patchplastik an der Arterie. Drei Viertel der Patchzirkumferenz sind in „Backhand"-Stichtechnik angelegt; das periphere Viertel der zugewendeten Seite wird mit dem zweiten Fadenanteil gefertigt.

Über den letzten offengehaltenen Spalt der Arteriotomie muß abschließend, am besten mit einer zarten Präparierklemme oder einer Olivensonde, durch vorsichtiges Spreizen der Branchen nach peripher und nach zentral jegliche Form einer Arterienrekonstruktion (Direktnaht, Patchplastik, Anastomose) aufgedehnt werden (Abb. 6-19).

Diese abschließende instrumentelle Lumenüberprüfung ist zur Glättung von Innenstrukturen und zur Aufdehnung eventueller Gewebszügelungen an den Rekonstruktionsecken unbedingt erforderlich!

Geknüpft wird wieder nach Freigabe des Blutstromes unter dem wandadaptierenden intraluminalen Druck.

Variante: Patchplastik mit einer Naht. Die Naht beginnt an der abgewendeten Seite des Patch im peripheren Drittel. Bis zur Ecke der Arteriotomie wird in Distanztechnik gestochen. Der periphere Winkel der Patchplastik wird in Fächertechnik gestochen. Die Naht läuft weiter fortlaufend an der Operateurseite bis zum zentralen Patchende. Dieses wird wieder fächerartig aufgenäht. Mit „Backhandtechnik" wird dann die Gegenseite nach peripher bis zum anderen Fadenende fertiggestellt (Abb. 6-20).

Abb. 6-19 Aufdehnen der Arterienrekonstruktion vor dem Abschluß der Naht.

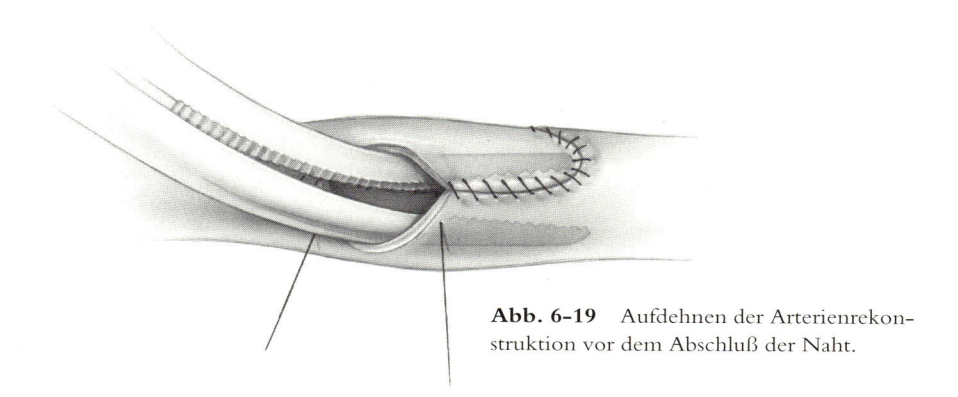

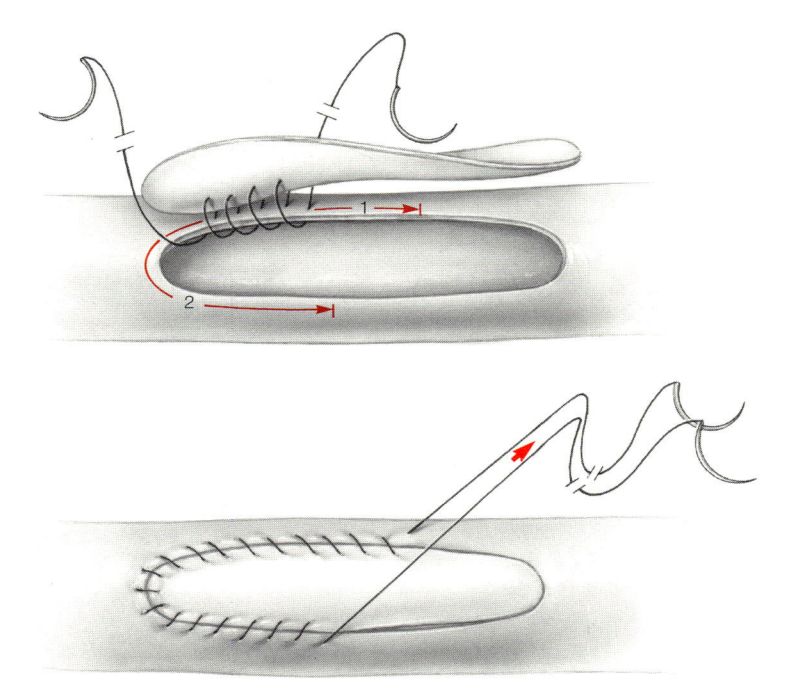

Abb. 6-20 Patchplastik mit einer Naht. Abgewendete Seite im peripheren Drittel in Distanztechnik (oben); fortlaufende Naht an der Operateurseite bis zum zentralen Patchende (unten).

Lumenüberprüfung

Durch Gefäßklemmendefekte oder zirkuläre Gefäßeinschnürungen, durch ein Tourniquetbändchen peripher oder zentral der Rekonstruktion am Empfängergefäß, können Zu- oder Abflußprobleme entstehen. Aus diesem Grund ist es immer ratsam, vor Fertigstellung einer Rekonstruktion eine Lumenüberprüfung mittels Olivensonden über den letzten offenen Spalt der Rekonstruktion durchzuführen (Abb. 6-21). Der so aufgedehnte Arterienabschnitt kann dann mit dem Finger komprimiert werden, oder der Blutaustritt aus der Rekonstruktion kann zur Fertigstellung der letzten Stiche durch Anspannen beider Fadenenden so minimiert werden, daß übersichtlich fertiggenäht werden kann.

Der letzte Stich soll beim Patchverschluß sowie bei Direktverschluß einer Längsarteriotomie oder bei der Anastomosennaht als **einziger** in umgedrehter Stichrichtung, nämlich von der Arterienwand außen nach innen und dann durch den Patch (oder Anastomose) von innen nach außen gestochen werden (Abb. 6-22). Damit kommt der abschließende Knopf nicht an die Außenseite der Arterie (Vene) zu liegen, an der sich durch zu festen Zug beim Knüpfen ein Wandsegment aufstellen könnte, das in Folge zu Blutungen oder Rekonstruktionsverziehungen führt. Liegt durch die letzte Rückstichnaht der Knopf im Spaltbereich zwischen Arterienwand und Patch (oder Anastomose), kommt es zur idealen Wandadaptation.

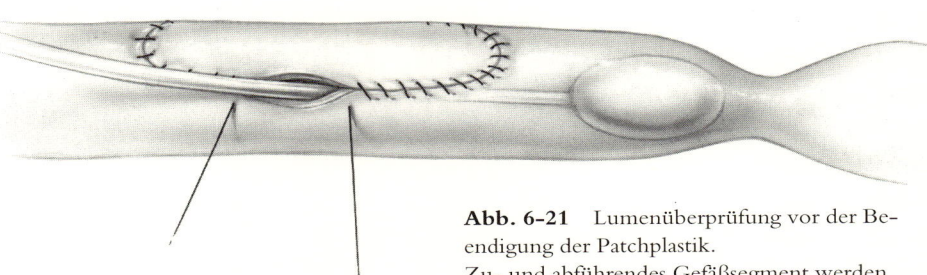

Abb. 6-21 Lumenüberprüfung vor der Beendigung der Patchplastik. Zu- und abführendes Gefäßsegment werden mittels Olivensonde aufgedehnt.

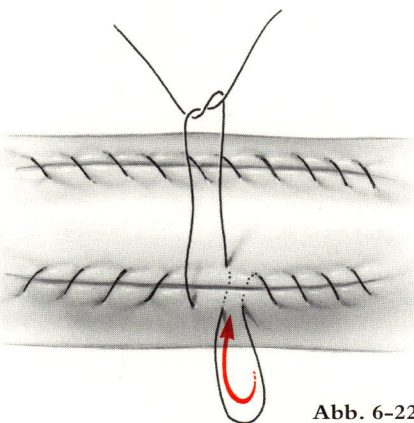

Abb. 6-22 Stichführung der letzten Naht bei Patchplastik: außen von der Arterienwand nach innen und durch den Patch von innen nach außen.

Ausschälplastik

Dabei wird prinzipiell versucht, durch instrumentelle Entfernung sklerotisch veränderter, lumeneinengender Innenschichtveränderungen eine annähernd glatte Arterieninnenwand zu erhalten. Vorwiegend dient dieses Rekonstruktionsverfahren zur Beseitigung umschriebener, lokal begrenzter Veränderungen (z. B. an der Karotisgabel und am Abgang der A. profunda femoris).

Lokale Endarteriektomie (Desobliteration)

Der zu desobliterierende Gefäßabschnitt wird prinzipiell über eine Längsarteriotomie eröffnet. Die Arteriotomie hat immer bis 1,5 cm über die lokale Veränderung hinaus in makroskopisch „gesund" erscheinende Anteile zu erfolgen. Die Desobliterationsschicht wird an der eingeschnittenen Arterienwand aufgesucht. Sie soll so weit außen (nahe der Adventitia) wie möglich gesucht werden. Meist bietet sich ein Spatium durch Absplittern der zu entfernenden Innenschicht nach der Längsarteriotomie mit der Winkelschere schon von selbst an. Mit einer zarten Pinzette (FB 412) wird begonnen, den gefundenen Spalt zu erweitern, sowohl in Längsrichtung als auch durch vorsichtiges Vorschieben der geschlossenen Pinzettenbranchen in querer Richtung. Das Obliterationssegment kann weiter mit Pinzetten oder Gefäßspateln, aber auch mit den Spitzen einer Winkelschere ausgelöst werden (Abb. 6-23).

Bei begrenzten lokalen atherosklerotischen Veränderungen schiebt sich die atheromatöse Veränderung polsterartig über die nichtveränderte Innenschicht angrenzender Arterienabschnitte. Bei vorsichtiger Manipulation kann man stufenlos diese Zunge ablösen – meist leichter im peripheren Gefäßabschnitt (Abb. 6-24).

Gelingt dieses stufenlose Abziehen der Veränderung nicht, so muß in einem etwas fester haftenden Anteil die „Innenschicht" mit der Winkelschere abgetrennt werden. Diese

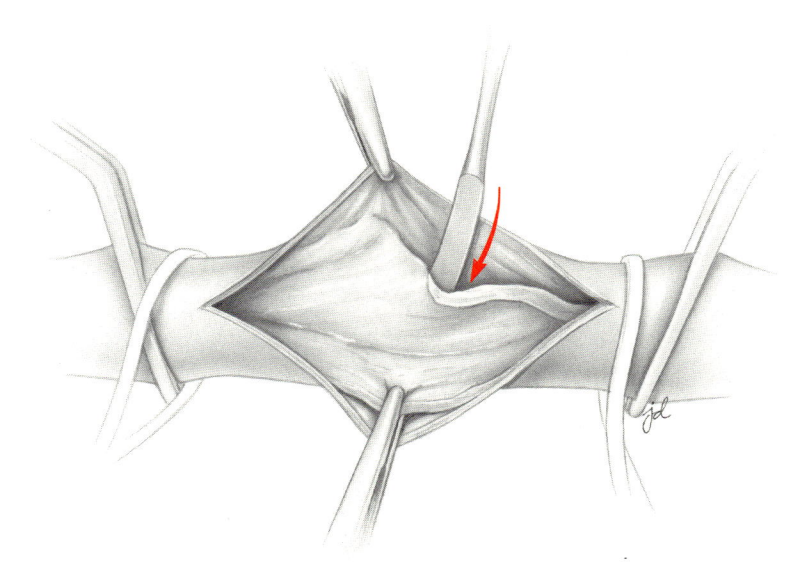

Abb. 6-23 Lokale Endarteriektomie. Instrumentelles Ausschälen des Obliterates in einer Schicht möglichst nahe der Adventitia.

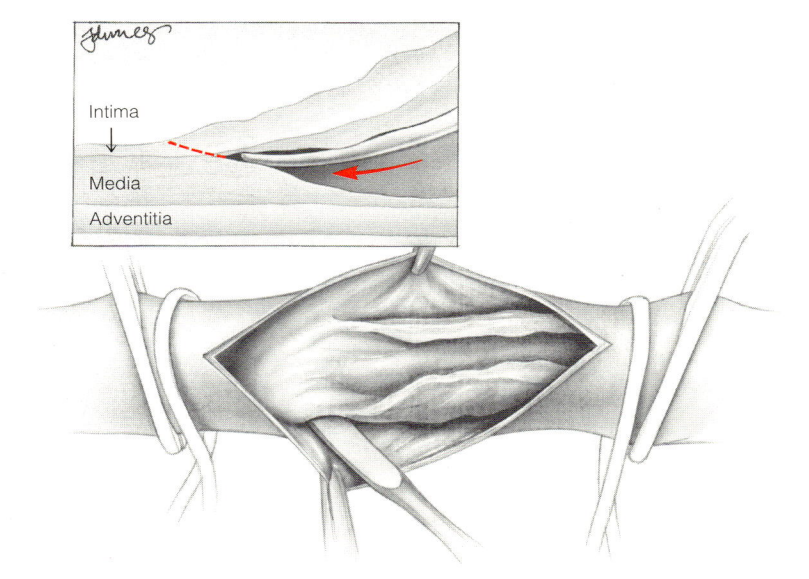

Abb. 6-24 Lokale Endarteriektomie. Stufenloses Ablösen der polsterartigen atheromatösen Veränderung (oben: Detailansicht der Gefäßwand).

Abtrennung sollte möglichst schräg zur Längsrichtung und nicht quer erfolgen (Abb. 6-25).

Fixation von Abbruchstufen (Intimafixation)

Die Fixation einer Stufe erfolgt mit transmuralen Einzelknopfnähten. Bei schrägem Abschneiden des Obliterates läuft der Blutstrom schräg über die Stufe und verwirbelt eher in Längsrichtung.

Eine stufenlose Innenfläche erreicht man, wenn man den desobliterierten Anteil etwas weiter von der Intimastufe entfernt sticht und ihn dadurch beim Knüpfen an der Außenwand auf das Niveau der Intimastufe hochzieht (Abb. 6–26).

Ist die Innenschicht nach der Entfernung des Obliterates noch durch restliche Debris verunreinigt, werden diese fadenartig mit feinsten Pinzetten quer zur Längsrichtung abgezogen (Abb. 6-27). Mit kleinen trockenen (!) Klemmentupfern muß abschließend der desobliterierte Bezirk getrocknet werden. Damit erkennt man leichter eventuell noch vorhandene flottierende Atheromrestchen. Dabei ist die Betrachtung mit Lupenbrille (2fach) außerordentlich behilflich. Mit heparinisierter NaCl-Lösung spült man dann gegen die noch vorhandenen „Intimastufen", um das eventuelle Flottieren dieser Stufen im Flüssigkeitsstrom zu erkennen.

Beachte:
Gerade bei der lokalen Desobliteration ist die komplette zirkuläre Freipräparation des gesamten Arterienabschnittes notwendig, da man dadurch absolute Manipulationsfreiheit erhält (siehe Abschnitt „Präparation von Arterien") und nur dann exakte Fixationsnähte anlegen kann.
   Der abschließende Verschluß der Arteriotomie erfolgt nach den Prinzipien des Abschnittes „Patchverschluß".

Beachte:
Nach lokaler Desobliteration soll der Patch bis zu 15 mm über die jeweiligen Abbruchstellen des desobliterierten Abschnittes reichen. Damit verhindert man eine Einengung der

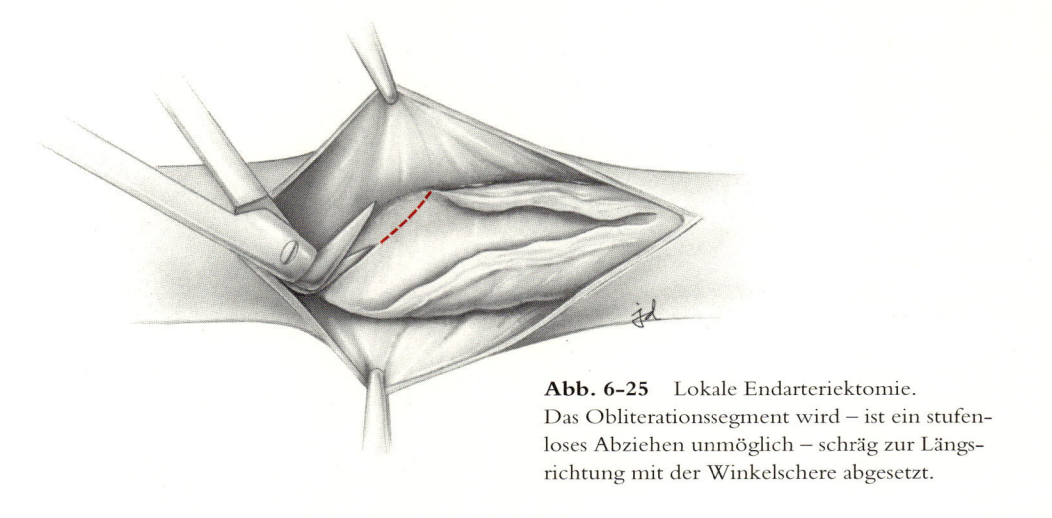

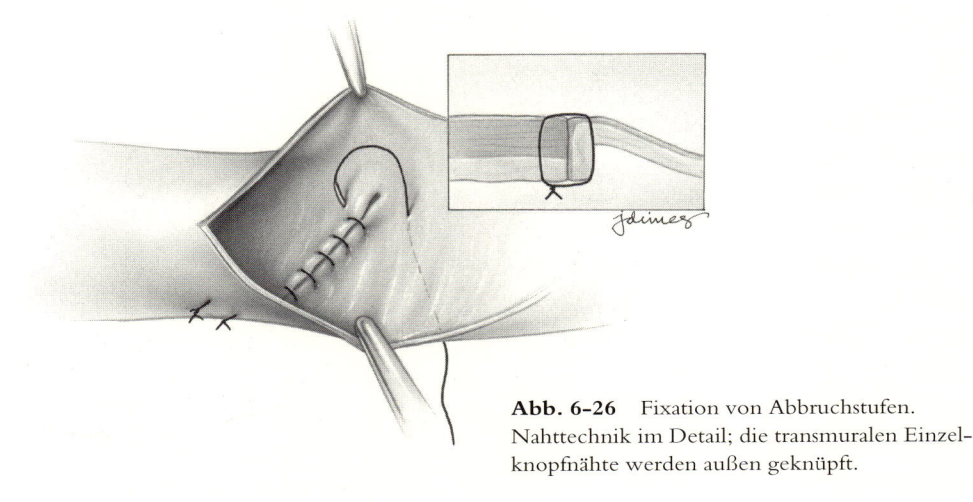

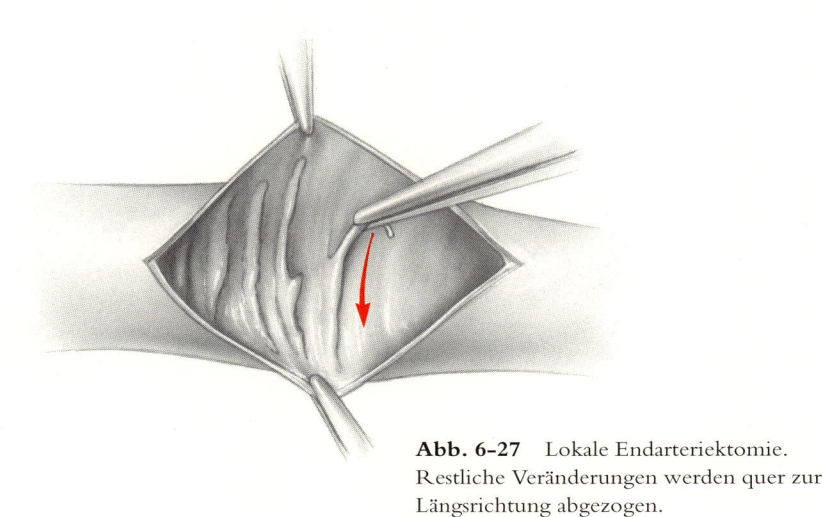

Abb. 6-25 Lokale Endarteriektomie. Das Obliterationssegment wird – ist ein stufenloses Abziehen unmöglich – schräg zur Längsrichtung mit der Winkelschere abgesetzt.

Abb. 6-26 Fixation von Abbruchstufen. Nahttechnik im Detail; die transmuralen Einzelknopfnähte werden außen geknüpft.

Abb. 6-27 Lokale Endarteriektomie. Restliche Veränderungen werden quer zur Längsrichtung abgezogen.

nichtdesobliterierten Arterienanteile und erreicht eine tropfenförmige leichte Erweiterung des gesamten rekonstruierten Abschnittes.

Halbgeschlossene Endarteriektomie (Ringdesobliteration)

Dieses klassische Verfahren der Wiederherstellung der arteriellen Strombahn ist in den letzten Jahren größtenteils dem Bypassverfahren gewichen. In seltenen Fällen kommt es heute noch zur Anwendung, z. B. im Abschnitt der A. iliaca externa, aber auch an der A. femoralis. Hier sprechen jedoch drei Gründe für den Einsatz der Ringdesobliteration:
1. Sie ist als Primäreingriff möglich.
2. Sie erfolgt mit autologem Material und ist wenig aufwendig.
3. Sie präjudiziert weitere Eingriffe an der Femoralarterienetage nicht, zumal die V. saphena magna in ihrer ganzen Länge erhalten bleibt.

Klassische Methode

Die Arterie wird, wenn immer möglich, an beiden Enden der Obliteration längs eröffnet. Das dazwischenliegende verschlossene Segment wird instrumentell ausgeschält. Die Desobliterationsrichtung liegt bei sich verjüngendem Gefäßkaliber von peripher nach zentral. Die Desobliterationslänge soll immer von einer Arteriengabel zur nächst höheren reichen (Prinzip der Radikalität).

Im Bereich der peripheren Arteriotomie wird eine geeignete Desobliterationsschicht durch Auseinanderdrängen der sklerotischen Gefäßwand mit feinen Pinzetten gesucht. Diese Schicht soll eher nahe der Adventitia als zu weit lumenwärts liegen. Läuft die Schicht auch röhrenförmig weiter nach peripher und gleitet nicht zungenförmig aus, wird sie wie bei lokaler Desobliteration mit der Winkelschere schräg durchtrennt. Die nach peripher gerichtete Intimastufe wird, wie bereits beschrieben, mit transmuralen Einzelknopfnähten fixiert. Der Verschlußzylinder wird mit Gefäßspateln oder den geschlossenen Pinzettenbranchen noch 1–2 cm zirkulär nach zentral mobilisiert und ein stumpfer, schräggestellter Desobliterationsring über den Zylinder in die beabsichtigte Trennschicht geschoben. Unter leichtem Zug am Verschlußzylinder nach peripher wird nun der Ring unter rotierender Bewegung bis an das obere Ende des Verschlußzylinders vorgeschoben (Abb. 6-28).

Bei schwer trennbaren Wandschichten hat sich die Insufflation von Medizinalkohlensäure zur Schaffung klarer Desobliterationsgrenzen bewährt.

Am zentralen Ende des Verschlußzylinders bestehen verschiedene Möglichkeiten, einen übersichtlichen Übergang zum freien zentralen Arterienlumen herzustellen.

1. Der Verschlußzylinder gleitet frei und stufenlos aus. Dabei ist keine Arterieneröffnung im zentralen Abschnitt notwendig.
   Vorteil: Eine zweite Arteriotomie mit anschließender Nahtversorgung erübrigt sich.
   Nachteil: Unübersichtlichkeit und keine Lumenkontrolle unter freier Sicht. Lose Lefzen können – im Blutstrom flottierend – Wandthromben provozieren.

2. Läßt sich der Zylinder nicht entfernen, muß zentral über eine Längseröffnung des Gefäßes eingegangen werden. Der Desobliterationszylinder wird im Bereich der Arteriotomie quer abgetrennt und kann nun über die periphere oder zentrale Arteriotomie herausge-

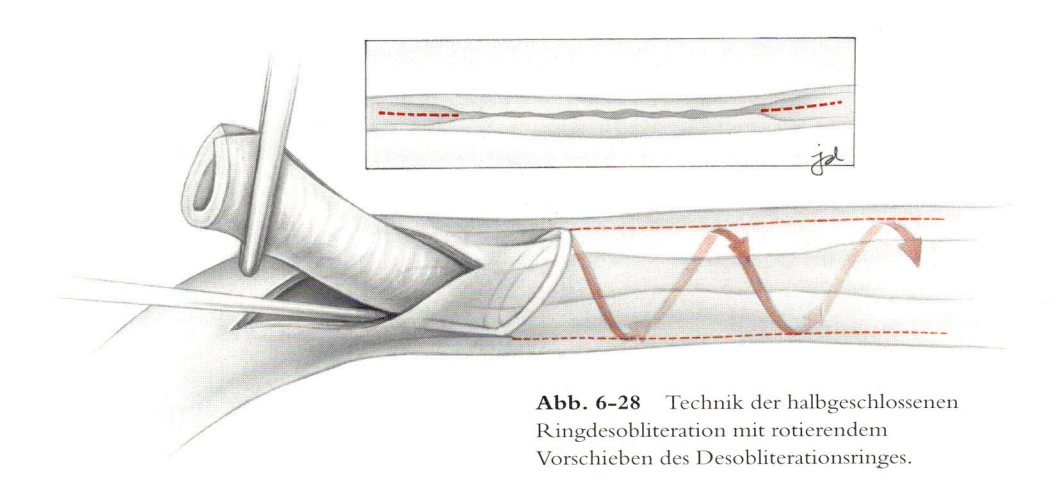

Abb. 6-28 Technik der halbgeschlossenen Ringdesobliteration mit rotierendem Vorschieben des Desobliterationsringes.

zogen werden. Ist der zentrale Übergang glatt und wandadhärent, muß diese Stufe nicht fixiert werden. Jedenfalls ist zentral eine Längseröffnung der Arterie einer queren vorzuziehen (Übersichtlichkeit).

3. Bei großlumigen Gefäßen kann zentral des Verschlußzylinders, durch Desobliterationsringe mittels eingebauten Schneideringen, der Zylinder glatt abgetrennt werden. Diese Methode nach J. Vollmar hat sich besonders bei retrograder Ringdesobliteration der Beckenarterie bewährt [11].

Beachte:

1. Nach jeder Ringdesobliteration muß das freigemachte Lumen ausgiebig mit Heparin-NaCl-Lösung gespült werden. Bewährt hat sich dabei eine Ballonspritze, mit der auch unter Druck fester haftende Wandthromben ausgespült werden können.
2. Nach jeder Ringdesobliteration muß eine Lumenüberprüfung erfolgen:
   – durch intraoperative Angiographie oder
   – durch Gefäßendoskopie.

Arteriotomieverschluß nach Ringdesobliteration

– Peripher: nach den Prinzipien des oben beschriebenen Patchverschlusses mit autologer Vene.
– Zentral: bei Arteriendurchmessern > 1 cm mit Direktnaht, ansonsten mit Patchverschluß (Abb. 6-29).

Interponat, Bypass

Interponat: Wiederherstellung der Kontinuität einer Arterie nach Resektion durch Dazwischenschalten von Gefäßersatzmaterial.

Bypass: Überbrücken eines erkrankten, aber in situ belassenen Arterienabschnittes, von einem offenen Spendersegment zu einer offenen Empfängerarterie.

Die Anschlußtechnik beim Interponat ist die End-zu-End-Anastomose:
– quere End-zu-End-Anastomose,
– schräge End-zu-End-Anastomose,
– End-zu-End-Anastomose mit Patchplastik [4].

Quere End-zu-End-Anastomose

Einzelknopfnahttechnik

Bei Arterien mit kleinen Durchmessern (< 1 cm) oder bei Naht jugendlicher Arterien. Gegenüberliegend werden zwei Fäden gelegt. Einer wird geknotet. Dann wird die Anastomose durch Durchziehen eines Fadens gewendet. Die so nach vorne rotierte Hinterwand wird nun mit Einzelnähten in 1 mm Abstand genäht. Nach Vollendung der Hinterwand wird die Anastomose wieder rückgewendet, der noch lose zweite Eckfaden geknüpft und die Vorderwand ebenfalls mit Einzelnähten beendet (Abb. 6-30).

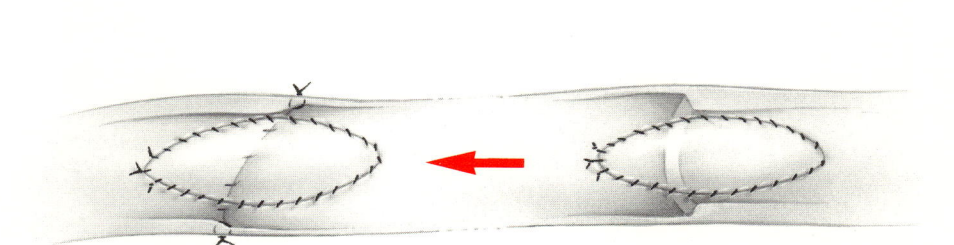

Abb. 6-29 Technik der halbgeschlossenen Ringdesobliteration; Verschluß der Arteriotomien durch periphere und zentrale Patchplastik. Beachte: Die periphere Intimastufe ist transmural fixiert; in jedem peripheren Patchwinkel liegen drei Einzelknopfnähte.

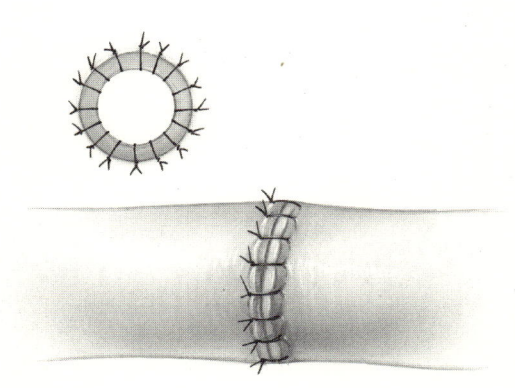

Abb. 6-30 End-zu-End-Anastomose in Einzelknopfnahttechnik.
Querschnitt im Überblick (oben).

Fortlaufende überwendliche Gefäßnaht

Bei Arterien mit größerem Durchmesser als 1 cm. Ein doppeltarmierter Faden wird an der dem Operateur abgewendeten Seite mit 1 mm Wandabstand durch die beiden zu anastomosierenden Gefäßabschnitte transmural an der einen Seite von außen nach innen und an der anderen Seite von innen nach außen gestochen. Der Wandabstand beträgt 1–2 mm. Dieser Faden wird geknüpft. Ein zweiter doppeltarmierter Faden wird in derselben Art an der dem Operateur zugewendeten Seite der geplanten End-zu-End-Anastomose gestochen, aber nicht geknüpft.

Durch Durchziehen des geknüpften, abgewendeten Fadens unter der Rekonstruktion und Wegspannen des vorderen nicht geknüpften Fadens wird die Anastomose gewendet. Dadurch kommt die Hinterwand der zu bildenden End-zu-End-Anastomose zur Ansicht. Mit einem der beiden Fäden, die an der dem Operateur zugewendeten Seite liegen und bereits geknüpft sind, wird die Hinterwand fortlaufend bis zum vorgelegten, nicht geknüpften Faden genäht. Ist der Abstand der beiden vorgelegten Fäden richtig gewählt, wird der bisher nicht geknüpfte doppeltarmierte Faden geknüpft. Der Faden, mit dem die Hinterwand genäht wurde, wird zu diesem nun endgültig geknüpften Fixationsfaden dazugeknüpft. Somit hängt ein Faden an der dem Operateur zugewendeten Seite und drei Fäden an der abgewendeten Seite.

Die halb fertiggestellte End-zu-End-Anastomose wird rückgewendet und die Vorderwand fortlaufend mit einem der drei nun dem Operateur zugewendeten Fäden in Richtung der abgewendeten Einzelfaden mit fortlaufender Naht beendet. Zwei gegenüberliegende Knöpfe sichern somit die Anastomose (Abb. 6-31 und 6-32).

Cave
Durch zu festen Fadenzug und zu weiten Stichabstand Stenosegefahr durch den Effekt wie bei einer Tabakbeutelnaht oder Aufstellen der Nahtlinie (Abb. 6-33).

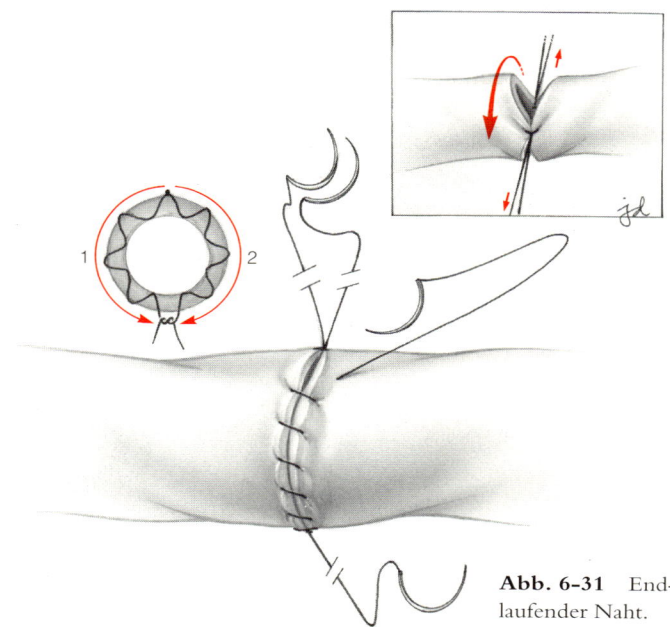

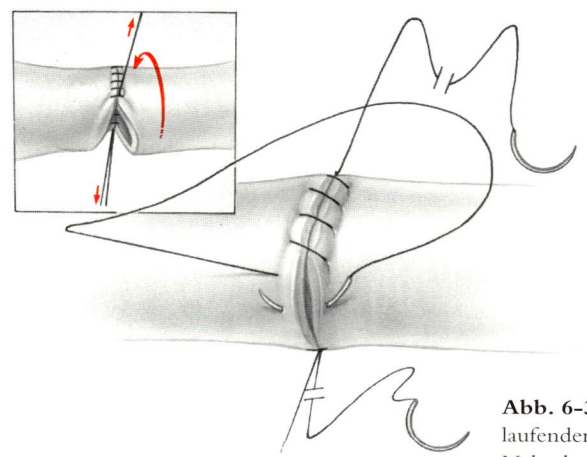

Abb. 6-31 End-zu-End-Anastomose mit fortlaufender Naht.
Mit zwei vorgelegten Ecknähten ist die Anastomose gewendet. Die Hinterwand wird fortlaufend vom geknüpften Faden zum ungeknüpften Faden weggenäht; Querschnitt im Überblick (oben).

Abb. 6-32 End-zu-End-Anastomose mit fortlaufender Naht.
Naht der Vorderwand; Wendevorgang mit Durchziehen eines Fadens hinter der Anastomose (oben).

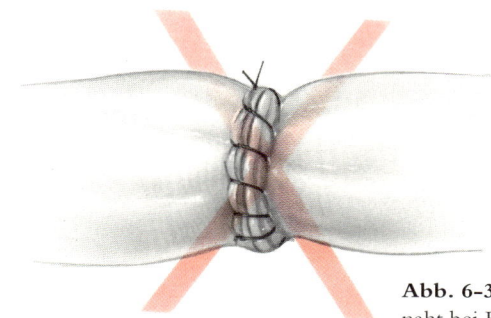

Abb. 6-33 Effekt wie bei einer Tabakbeutelnaht bei End-zu-End-Anastomose mit fortlaufender Naht bei zu starkem Fadenzug.

Alternativen zur fortlaufenden überwendlichen Gefäßnaht sind:
– Zweiecknaht,
– Dreiecknaht (nach Carell).

Zweiecknaht: Dabei wird ein doppeltarmierter Faden an der Hinterwand jeweils von innen nach außen gestochen und geknüpft, ein zweiter Faden ebenso gegenüber an der Vorderwand. Die fortlaufende Naht beginnt an der Hinterwand und führt zur Vorderwand bis zur halben Zirkumferenz. Dann wird vom vorderen geknüpften Eckfaden die jeweils halbe Zirkumferenz zum Hinterwandfaden fortlaufend genäht. Die Fäden werden ohne Zugspannung verknüpft, die Anastomosenzirkumferenz ist somit mit 4 fixen Knoten verankert (Abb. 6-34).

Dreiecknaht (nach Carell): Im Prinzip wie die Zweiecknaht. Die erste zu knüpfende Naht ebenfalls an der Hinterwand; zwei weitere Nähte im Ein-Drittel-Abstand der Zirkumferenz. Dazwischen wird mit Nahttechnik zum jeweils vorgegebenen nächsten Knoten genäht. Zur Erleichterung kann der mobilisierte Gefäßabschnitt an langgelassenen Ecknähten rotiert werden (Abb. 6-35).

> **Cave**
> Nur wandadaptierender Fadenzug der Assistenz, sonst auch hier Tabakbeutelnahteffekt!

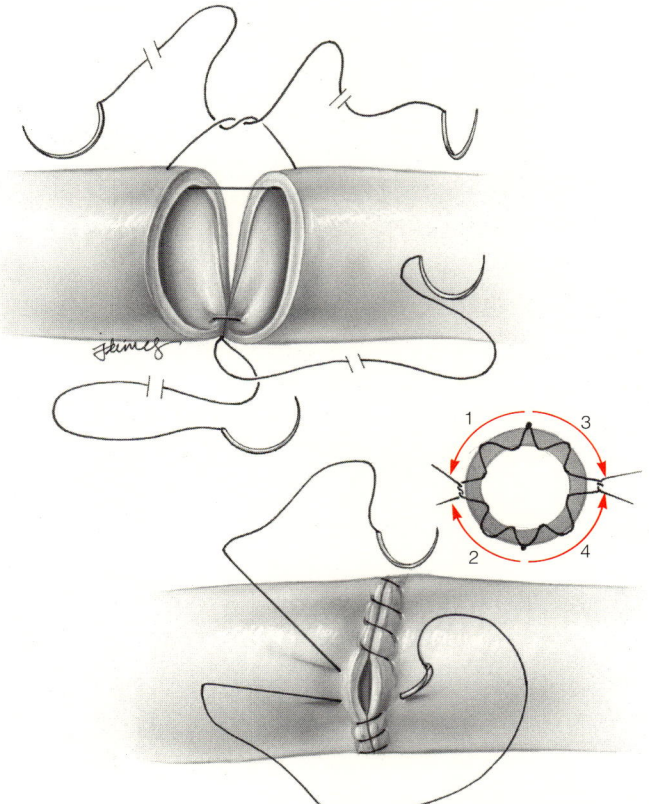

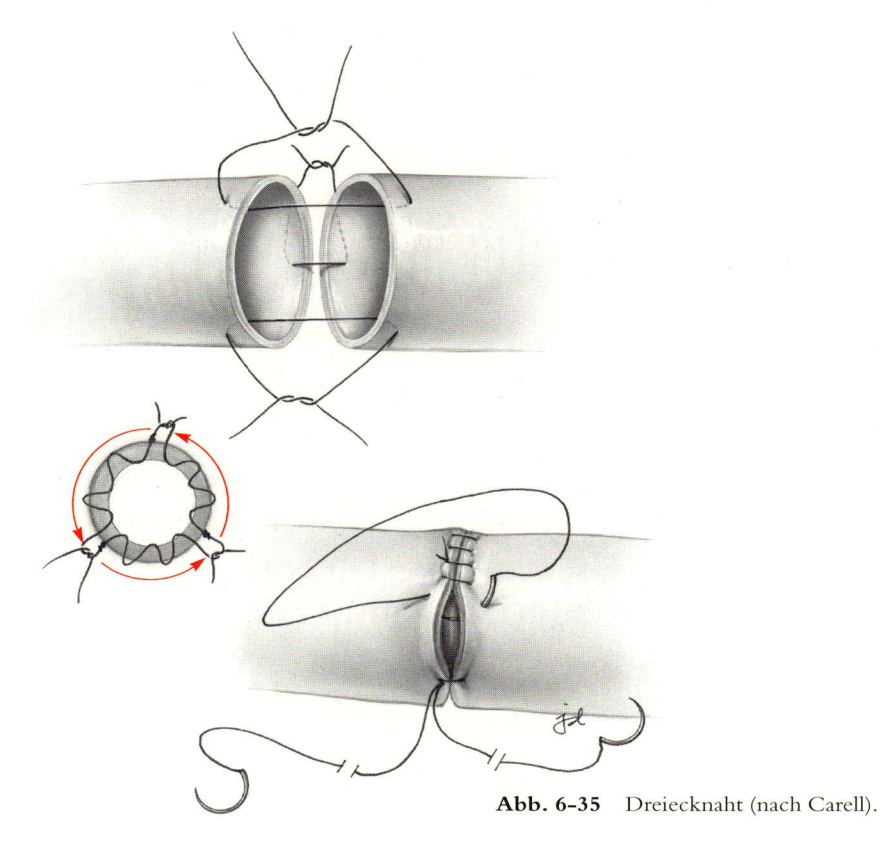

Abb. 6-34 End-zu-End-Anastomose mit Zweiecknaht.
Beachte: Fadenknopf in jedem Quadranten der Zirkumferenz.

Abb. 6-35 Dreiecknaht (nach Carell).

Schräge End-zu-End-Anastomose

Die quer durchtrennten, zu anastomosierenden Abschnitte werden an ihren gegenüberliegenden Seiten längsgekerbt. Dadurch vergrößert sich der Anastomosenquerschnitt. Der Zipfel des einen Abschnittes wird in den Zwickel des anderen mit drei Einzelknopfnähten gezogen und umgekehrt. Die dazwischen nun schräg aneinanderliegenden Lippen werden an der Hinter- bzw. Vorderwand in Gegenrichtung genäht (Abb. 6-36).

End-zu-End-Anastomose mit Patchplastik (nach van Dongen)

Liegt ein Kalibersprung der zu anastomosierenden Lumina vor, so werden beide quer durchtrennten Gefäßabschnitte an ihrer Vorderseite mindestens 15 mm längs eingeschnitten. Die gesamte Zirkumferenz wird als Hinterwand adaptiert. Am besten eignet sich die Distanznaht, die mit doppeltarmiertem Faden in der Mitte der Hinterwand beginnt und nach links und rechts fortlaufend bis zur Ecke der Längseröffnung geführt wird. Nach Adaptierung der so gebildeten Anastomosenhinterwand wird an den Ecken mit den Fadenschlingen geknüpft. Die damit neu entstandene kontinuierliche Längsarteriotomie, die sich nun über beide Gefäßabschnitte erstreckt, wird nach der Technik des Patchverschlusses mit autologer Vene verschlossen (Abb. 6-37).

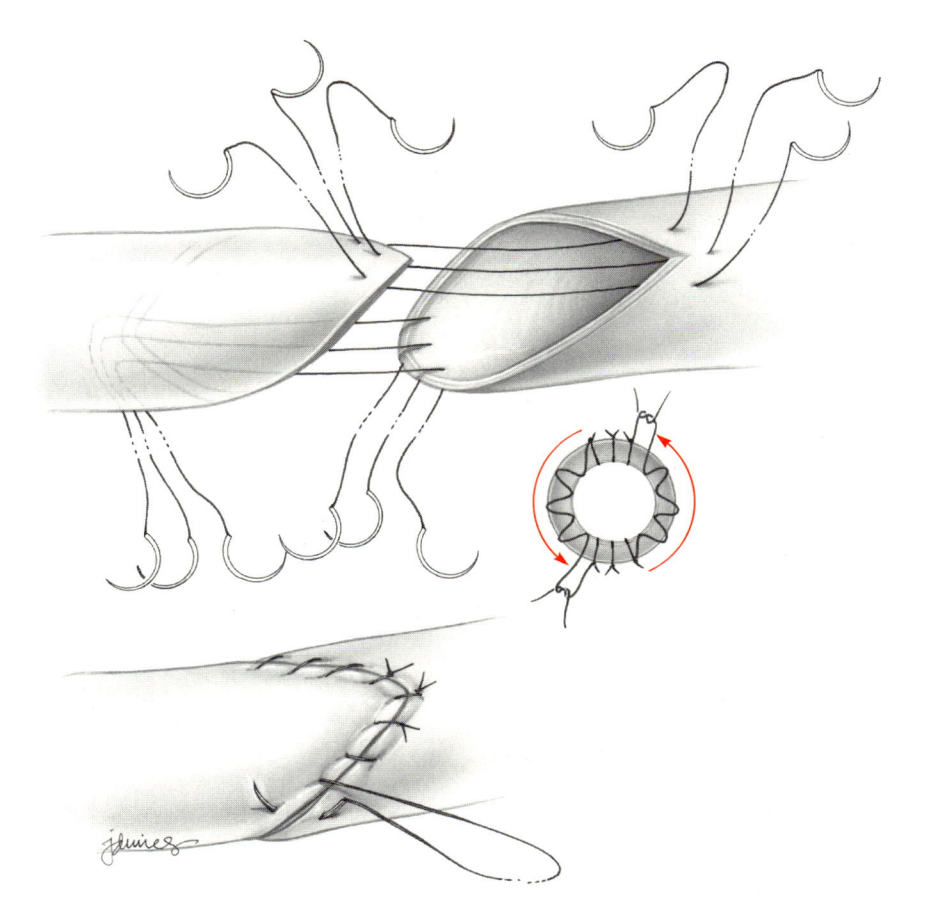

Abb. 6-36 Schräge End-zu-End-Anastomose. Die jeweiligen Anastomosenzipfel werden mit drei Einzelknopfnähten adaptiert.

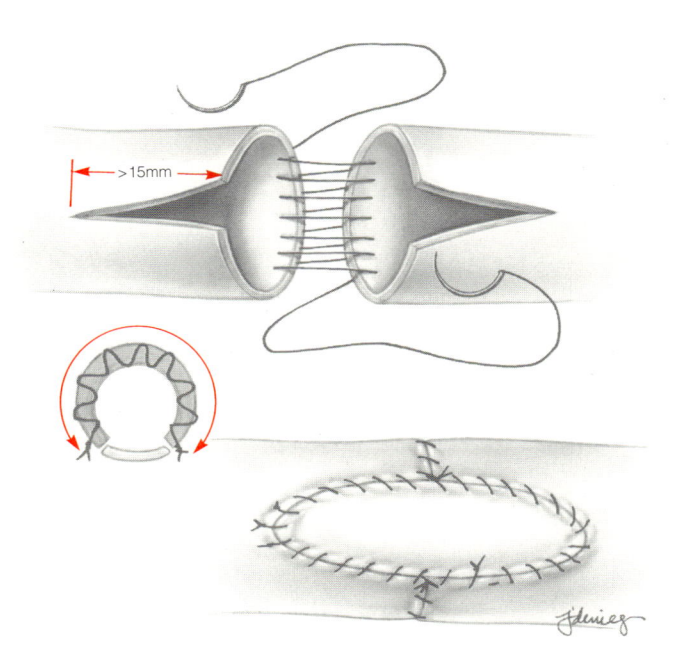

Abb. 6-37 End-zu-End-Anastomose mit Patchplastik (nach van Dongen). Hinterwandnaht in Distanznahttechnik (oben); Patchplastik zur Versorgung der Restarteriotomie (unten).

Variante: Um eine lumenadäquate End-zu-End-Anastomose kaliberunterschiedlicher Arterien zu erreichen, kann das periphere, kaliberschwächere Segment mit einem dreieckförmigen Venenpatch entsprechend erweitert werden (Abb. 6-38 und 6-39).

Anastomose mit „transluminaler Naht"

Bei tiefliegenden, schwierig anzufertigenden End-zu-End- oder End-zu-Seit-Anastomosen (Vertebralis- oder Subklaviatransposition, aortorenale Anastomose o. ä.), ist diese Technik für die Naht der Hinterwand geeignet. In Distanznahttechnik wird die Hinterwand von innen genäht. Ist die Nahtreihe fertig, wird durch beidseitigen Fadenzug die Hinterwand dicht adaptiert. Die Vorderwand wird in üblicher Grundtechnik vollendet (Abb. 6-40).

Beachte:
Die Fäden werden erst nach Freigabe des Blutstromes geknüpft, da der intravasale Druck die Fadenspannung gleichmäßig verteilt und damit ein Tabakbeutelnahteffekt verhindert wird.

End-zu-Seit-Anastomose

Definition: Nahtvereinigung eines Bypassendes mit dem Spender- oder Empfängersegment eines Gefäßabschnittes.

Die Anastomose erfolgt an eine Längsarteriotomie, die in der peripheren Gefäßchirurgie eine Mindestlänge von 15 mm haben soll (Regel: Die Länge der Arteriotomie beträgt zumindest den 3fachen Durchmesser der Arterie. Sie ist eher länger als kürzer zu wählen). Je spitzer der Anastomosenwinkel, desto günstiger die Hämodynamik. In zentralen Abschnitten der aortoiliakalen Strombahn richtet sich die Länge der Arteriotomie nach dem Durchmesser des Bypassmaterials, soll aber hier 3 cm nicht unterschreiten.

Die Resektion eines Wandstreifens zur Verbreiterung der Arteriotomie soll unterlassen werden, da ein

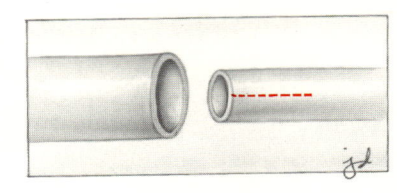

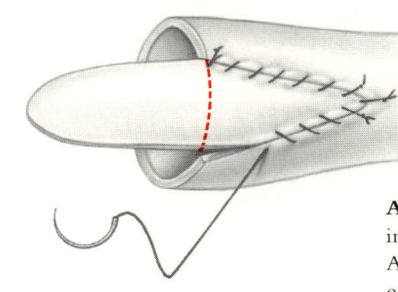

Abb. 6-38 End-zu-End-Anastomose bei inkongruenten Gefäßlumina. Ausgangssituation (oben); Einnähen eines Dreieckpatch in das kleinere periphere Gefäß zur Lumenangleichung (unten).

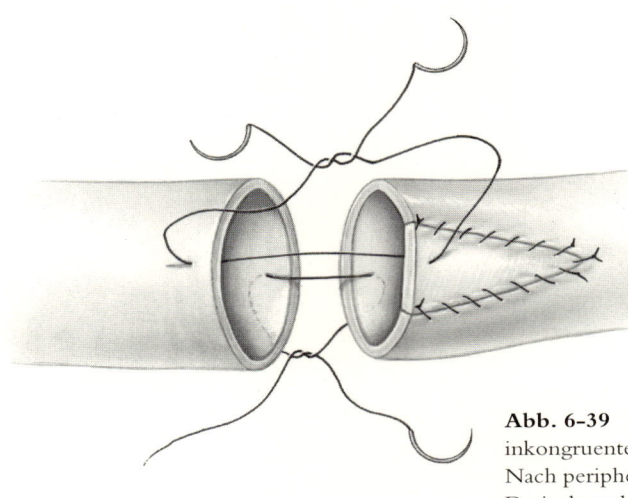

Abb. 6-39 End-zu-End-Anastomose bei inkongruenten Gefäßlumina. Nach peripherer Erweiterungsplastik mit einem Dreieckpatch End-zu-End-Anastomose in Zweiecknahttechnik.

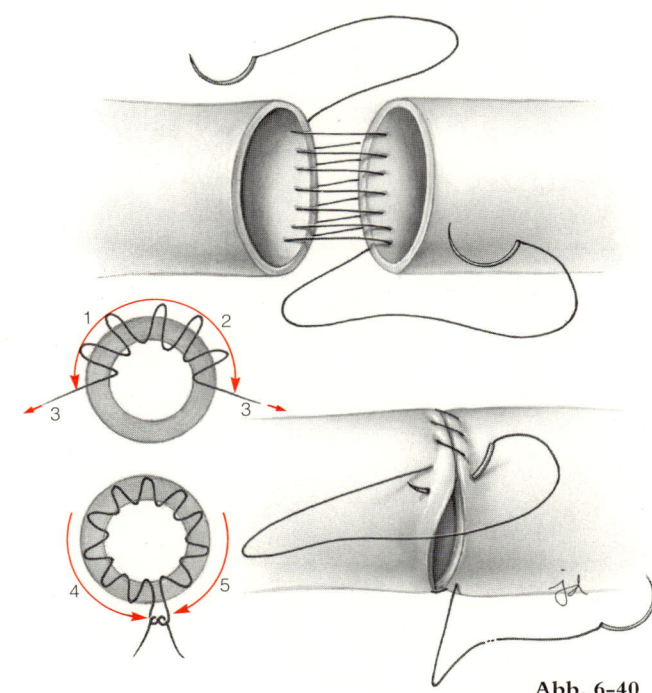

Abb. 6-40 Anastomose mit „transluminaler Naht". Hinterwand in Distanznahttechnik von innen (oben); Vorderwand in der üblichen Grundtechnik (unten).

entsprechender Wandstreifen für eine exakt gestochene Anastomose gebraucht wird, um keine Anastomosenstenose zu konstruieren.

Zuschneiden des Bypass

– Autologe Vene: Sie wird an ihrem Ende längs eingeschnitten; das Ende wird vorerst nicht zurechtgeschnitten, da es zum Anfassen mit Pinzetten beim Anmodellieren zur Anastomose noch gebraucht wird. Bei Venendurchmessern unter 3 mm kann es bei dieser Einschnittechnik zu Stenosen am unmittelbaren Venenbypassabgang kommen. Dies besonders dann, wenn die Vene kobramaulförmig zugeschnitten wird (Abb. 6-41). In einem solchen Fall ist es günstig, einen Seitenast in die Anastomose miteinzubeziehen; es gelingt dann immer, eine solche Anastomosenabgangsstenose zu vermeiden (Abb. 6-42).
– Allo- und Xenograft: Hier wird das Bypassende S-förmig geschnitten (Kobramaulform). Lediglich bei der PTFE-Prothese hat es sich bewährt, eine gebogene Arterienklemme an das Bypassende anzulegen und am Rücken der Klemme den Bypass mit dem Skalpell bogig abzuschneiden. Wird PTFE mit der Schere geschnitten, so kann es bedingt durch den Strukturaufbau von PTFE zum Ausfransen der Außenschicht des Bypass kommen (Abb. 6-43).

Nahttechnik: Die erste Naht wird als Ecknaht im Winkel des Bypass von außen nach innen mit doppeltarmiertem Faden gestochen; der im Bypass nach innen gestochene Faden wird im Arterieneck von innen nach außen gelegt und geknüpft.

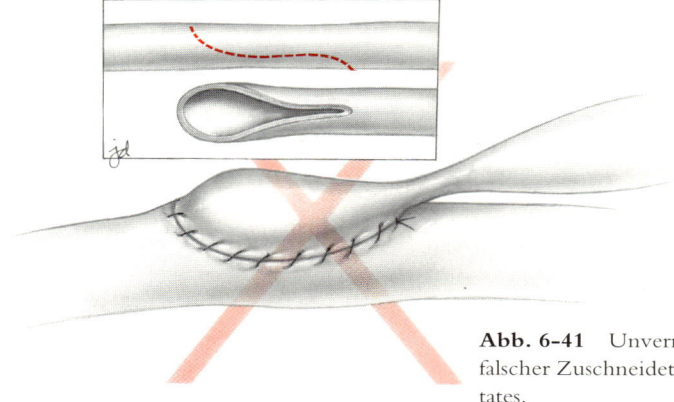

Abb. 6-41 Unvermeidliche Abgangsstenose bei falscher Zuschneidetechnik des Venentransplantates.

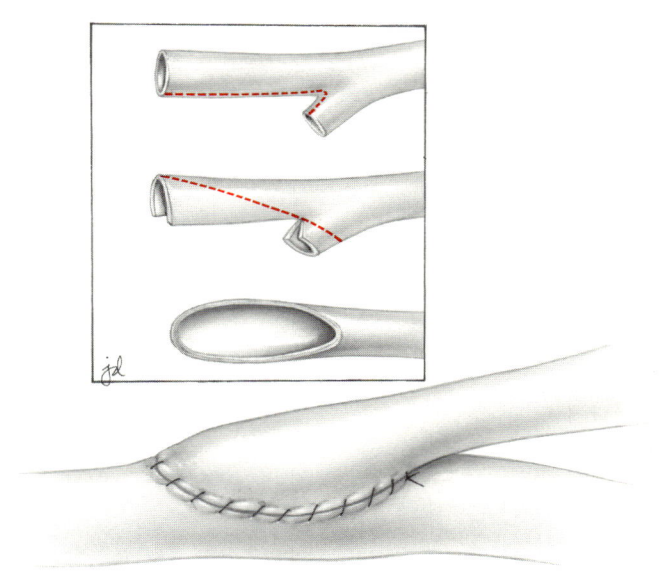

Abb. 6-42 Einbeziehung eines Seitenastes bei kleinkalibrigen Venenbypass-Anastomosen.

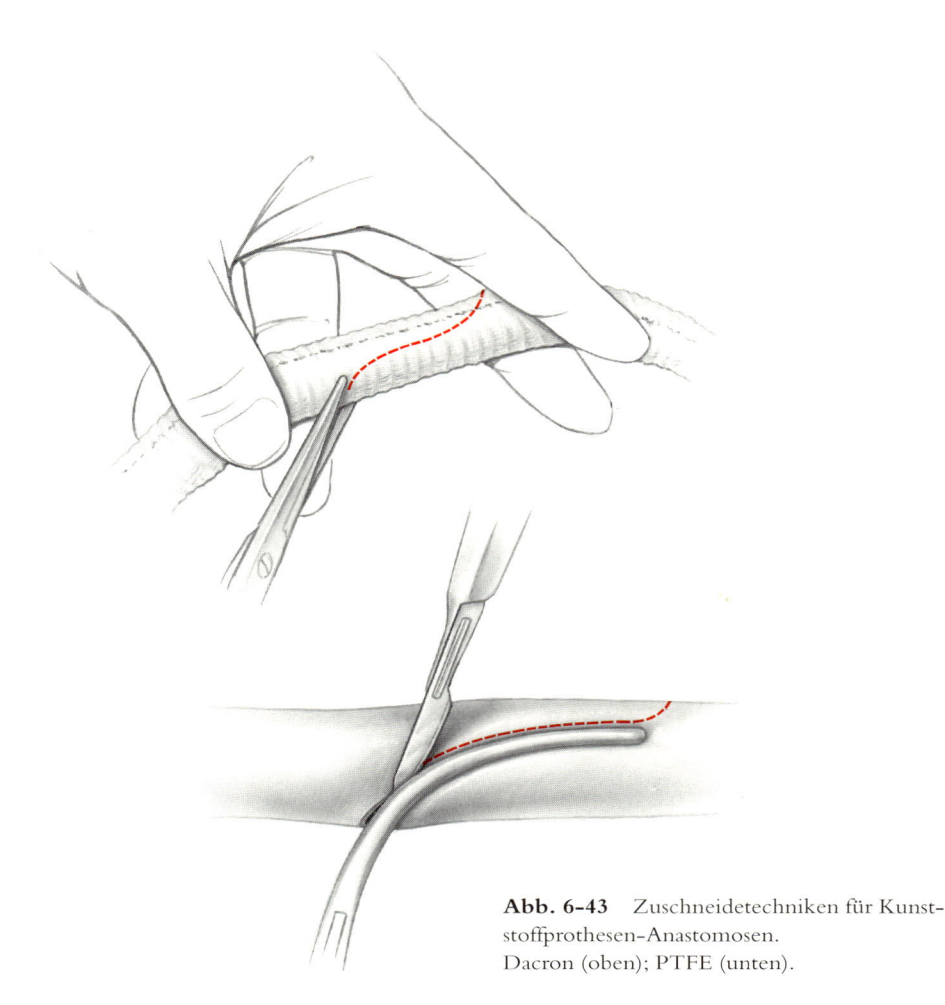

Abb. 6-43 Zuschneidetechniken für Kunststoffprothesen-Anastomosen. Dacron (oben); PTFE (unten).

Kleinkalibrige Anastomosen

Hier werden wie in der peripheren Ecke einer Patchplastik im Anastomosenwinkel drei Einzelknopfnähte fächerartig angelegt. Mit dem letzten Eckfaden beginnt zuerst an der Rückseite die fortlaufende Naht, die bis zur Anastomosenspitze fortgesetzt wird. Hier wird der durch die Pinzettenmanipulation oder durch den Haltefadenzug geschädigte Bypasszipfel **quer** abgetrennt und die fortlaufende Naht fächerartig um das Anastomosenende genäht. Aus Gründen der Übersichtlichkeit ist es ratsam, an diesem Ende Bypass und Arterie getrennt zu stechen. Das Plazieren der Stiche im oft rigiden peripheren Winkel der Arteriotomie mit Stichrichtung von innen nach außen wird dabei übersichtlich, und man stellt sicher, daß alle Wandschichten der Arterie exakt gestochen werden.

> **Cave**
> Näht man hier jeden Winkelstich mit Zug am Faden, so kann es durch unübersichtliche Nadelführung zu Wanddissektionen im Abstromwinkel der Anastomose kommen, eine nicht seltene Ursache für einen Bypassverschluß in weiterer Folge.

Die Naht wird weiter bis in das erste Drittel der Vorderwand genäht. Erst dann wird mit der anderen Eckknopfnaht, im Anastomosenwinkel beginnend, mit fortlaufender Nahttechnik die restliche Anastomose an der Vorderwand vollendet (Abb. 6-44). Vor dem Zuziehen der letzten Fadenschlingen erfolgen lumenüberprüfende Maßnahmen, wie sie im Abschnitt „Patchverschluß" schon besprochen wurden. Auch hier wird der letzte Stich als Rückstich geführt, und dann erst werden die Fadenenden nach Freigabe des Blutstromes verknotet.

Variante: Anastomose mit einer Naht. Dabei wendet man die gleiche Nahttechnik an wie schon im Abschnitt „Patchverschluß", „Patchplastik mit einer Naht", beschrieben.

In Distanznahttechnik werden, um den spitzen Anastomosenwinkel herum, 7–8 Fadenschlingen vorgelegt. Man beginnt an der „Backhandseite" der Anastomose, näht den spitzen Anastomosenwinkel aus und legt noch 2–3 Schlingen an der „Forehandseite". Unter zartem Zug an beiden Fadenenden wird – unter gleichzeitig zarter Spannung des Bypass – dieser an die Anastomose herangezogen. Im weiteren Verlauf wird dann zuerst die „Backhandseite" fertiggenäht, das periphere Anastomosenende fächerartig vollendet, und der „Backhandfaden" schwenkt dann auf die „Forehandseite" um.

Zu beachten ist, daß auch bei dieser Distanznahttechnik die Stichrichtung am Bypass von außen nach innen und an der Arterie von innen nach außen zu erfolgen hat.

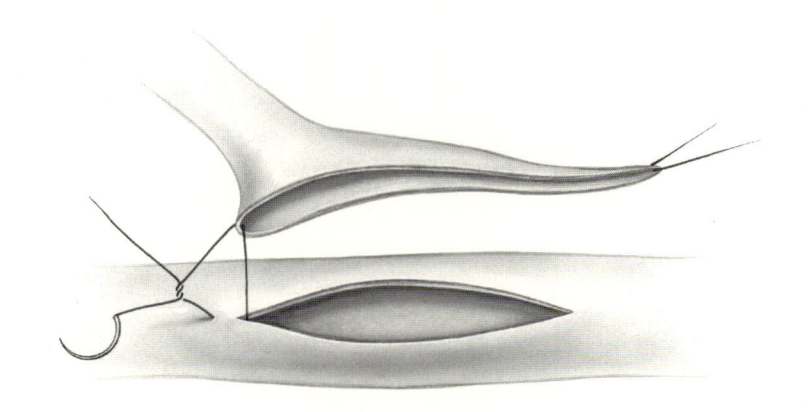

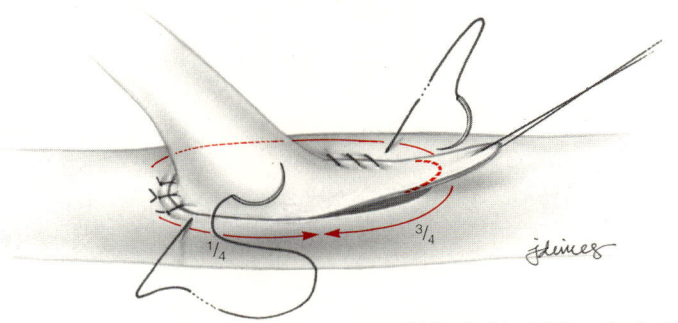

Abb. 6-44 Nahttechnik der End-zu-Seit-Anastomose bei kleinkalibrigen Anastomosen. Beachte: drei Einzelknopfnähte im Anastomosenwinkel; Armierung des freien Bypassendes mit einem Haltefaden.

Großkalibrige Anastomosen

Hier kann im Anastomosenwinkel unmittelbar nach Knüpfen der Ecknaht mit fortlaufender Nahttechnik weitergearbeitet werden. Der weitere Nahtvorgang wie oben beschrieben. Auf das Legen von drei Eckfäden wird dabei verzichtet. Neben dieser Standardtechnik hat sich auch bei großkalibrigen Anastomosen die Distanznahttechnik bewährt. Für eine exakte Durchführung dieser Nahttechnik ist jedoch Erfahrung in herkömmlicher Nahttechnik erforderlich, so daß man erst „dem Erfahrenen" die Distanznahttechnik anraten kann.

Anastomose mit Linton-Patch oder Miller-Cuff

Muß ein Kunststoffbypass mit einer kleinkalibrigen Arterie anastomosiert werden, so ist es ratsam, in die ausreichend lange Arteriotomie der Empfängerarterie einen autologen Venenpatch einzunähen und den Kunststoffbypass dann erst in den Venenpatch zu anastomosieren. Diese „Anastomosentechnik nach Linton" vereint somit die Nahttechnik des autologen Venenpatch mit der Nahttechnik der schrägen End-zu-Seit-Anastomose (Abb. 6-45) (s. a. Abschnitte „Vaskulotomie und Verschluß" sowie „schräge End-zu-End-Anastomose").

Die gleichen Überlegungen wie bei der Anastomose nach Linton mit Zwischenschaltung eines autologen Venensegments zwischen Empfängerarterie und Kunststoffbypass verfolgt die Anastomosentechnik mit Venenmanschette (Miller-Cuff). Dabei wird der autologe Venenstreifen nicht als Patch, sondern als Manschette in die Längsarteriotomie der kleinkalibrigen Arterie eingenäht. Die aneinanderstehenden Manschettenenden des Venenstreifens werden mit drei Einzelknopfnähten adaptiert. Der Kunststoffbypass wird dann schräg nach jeweiligen anatomischen Verlaufsgegebenheiten auf diese stegartige Venenmanschette anastomosiert (Abb. 6-46).

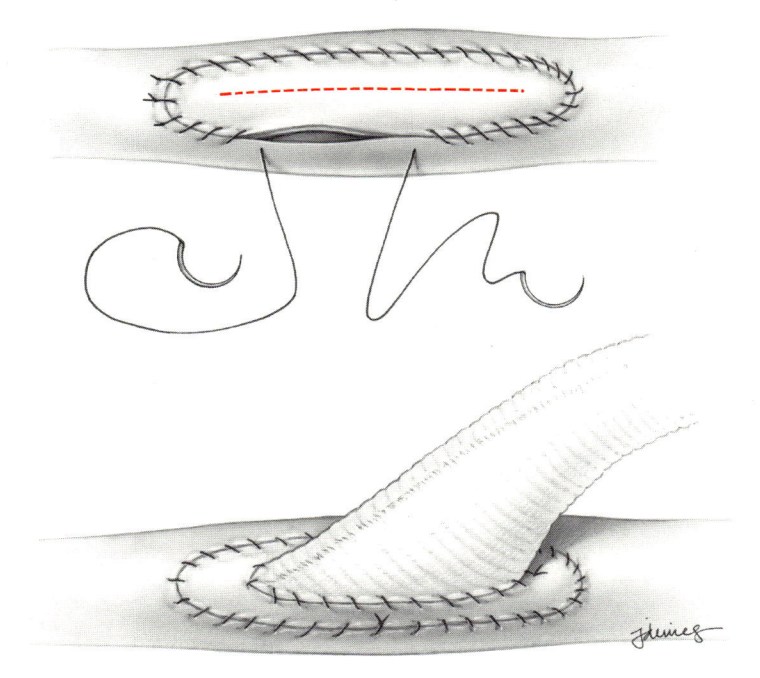

Abb. 6-45 Anastomose mit Linton-Patch. Venenpatch in Grundtechnik mit den peripheren drei Einzelknopfnähten auf kleinkalibriger Arterie; gestrichelt die spätere Längseröffnung des Patch für die Anastomosierung (oben).
Fertige Anastomosierung des Kunststoffbypass in die Venenpatchplastik (unten).
Beachte: drei Einzelknopfnähte im zentralen Anastomosenwinkel bei kleinkalibriger Kunststoffprothese.

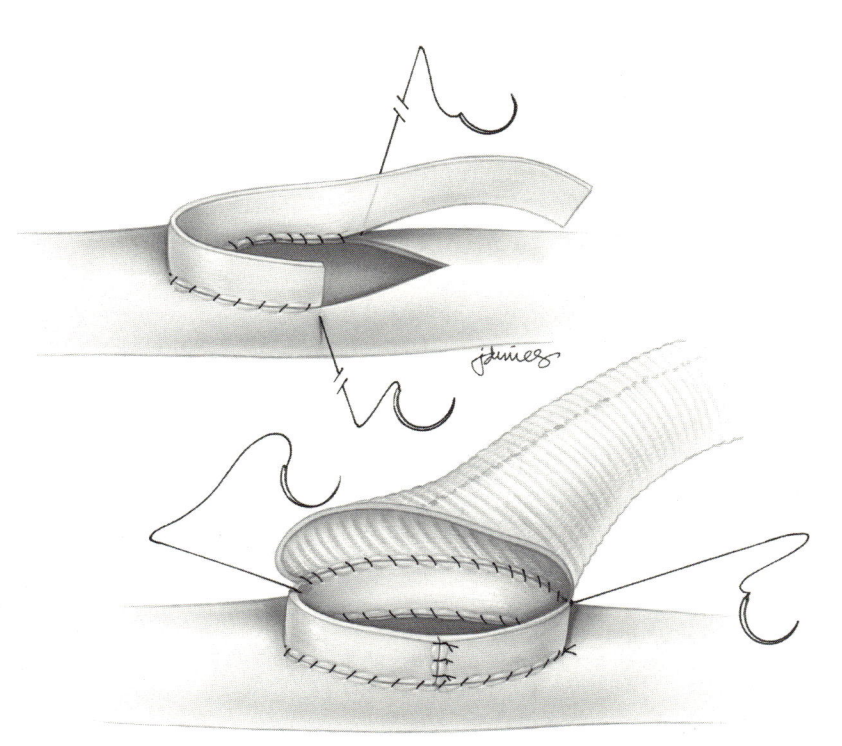

Abb. 6-46 Anastomose mit Miller-Cuff. Manschettenartiges Aufnähen eines Venenstreifens auf eine Längsarteriotomie in fortlaufender Nahttechnik (oben).
Die aufeinanderstoßenden Enden des Venenstreifens werden mit 2–3 Einzelknopfnähten adaptiert. Auf diese Manschette wird der Kunststoffbypass in typischer fortlaufender Nahttechnik anastomosiert (unten).

Weiterführende Literatur

1. Bell, P. R. F., C. W. Jamieson, C. V. Ruckley: Surgical Management of Vascular Disease. Saunders, London–Philadelphia–Toronto–Sydney–Tokyo 1992
2. Berguer, R., L. R. Caplan: Vertebrobasilar Arterial Disease. Quality Medical Publishing, St. Louis 1992
3. Cooley, D. A., D. C. Wukasch: Gefäßchirurgie, Indikation und Technik. Schattauer, Stuttgart–New York 1980
4. Dongen, R. J. A. M. van: Photographic Atlas of Reconstructive Arterial Surgery. Stenfert Groese, Leiden 1970
5. Hagmüller, G. W., H. Denck: Funktionsgerechter Zugang zur retroperitonealen Aorta – Technik, Instrumentarium und Risiko. Angio 2 (1980) 141
6. Heberer, G., R. J. A. M. van Dongen: Gefäßchirurgie. Springer, Berlin–Heidelberg–New York 1987
7. Largiader, J.: Lehrbuch und Atlas der Gefäßchirurgie am Unterschenkel, Huber, Bern–Stuttgart–Toronto 1987
8. Miller, J. H., R. K. Forman, L. Ferguson, I. Faris: Interposition vein cuff for anastomosis of prothesis to small artery. Aust. N. Z. J. Surg. 54 (1984) 283
9. Taylor, L. M., jr., J. M. Edwards, E. S. Phinney, J. M. Porter: Reversed veinbypass to infrapopliteal arteries. Ann. Surg. 205 (1987) 90
10. Schwilden, E.-D., R. J. A. M. van Dongen: Technik der Gefäßchirurgie. In: Heberer, G., R. J. A. M. van Dongen (Hrsg.): Gefäßchirurgie; S. 73. Springer, Berlin–Heidelberg–New York 1987
11. Vollmar, J.: Rekonstruktive Chirurgie der Arterien. 3. Aufl., Thieme, Stuttgart–New York 1982
12. Wylie, E. J., R. J. Stoney, W. K. Ehrenfeld: Manual of Vascular Surgery; vol. I. Springer, New York–Heidelberg–Berlin 1980

7 Brückenmaterialien für freie arterielle und venöse Rekonstruktionen

D. Rühland

Historische Vorbemerkung	69
Gefäßersatz mit autologem Material	69
Venen	69
Arterien	70
Gefäßersatz mit homologem Material	70
Gefäßersatz mit heterologem Material	71
Gefäßersatz mit alloplastischem Material	71
Allgemeines	71
Dacron-Prothesen	71
e-PTFE-Prothesen	72
Anwendung der verschiedenen Gefäßersatzmaterialien	73
Weiterführende Literatur	74

Historische Vorbemerkung

Die Anfänge des arteriellen Gefäßersatzes gehen auf das späte 19. Jahrhundert zurück. So beschreibt Gluck bereits 1898 die Überbrückung von Defekten der A. carotis durch Verschiebung eines aus der Zirkulation ausgeschalteten Stückes der V. jugularis interna [6]. Goyanes (1906) und Lexer (1907) schlossen an diese Untersuchungen an, indem sie aneurysmatische Arterien mit autogenen Venensegmenten operativ überbrückten [7, 15].

Die ersten systematischen Untersuchungen sind durch Carell (1912) überliefert [1]: Mit dem Ziel, das intrathorakale Aneurysma zu behandeln, hatte er Hunden ein eiskonserviertes homologes Venensegment erfolgreich in den Verlauf der teilresezierten Aorta descendens verpflanzt.

Die eigentliche Entwicklung der Gefäßersatzmaterialien setzte jedoch erst nach dem Zweiten Weltkrieg ein. Im Laufe der letzten Jahrzehnte haben sich die Anforderungen an eine ideale Gefäßprothese herauskristallisiert, wie sie in Tabelle 7-1 aufgelistet sind [20].

Tab. 7-1 Anforderungen an eine ideale Gefäßprothese.

- Blut- und Gewebeverträglichkeit
- Porosität bei ausreichender Dichtigkeit
- Elastizität ("Compliance")
- Stabilität (Druck- und Knickstabilität)
- Sterilisierbarkeit
- Lagerungsfähigkeit
- gute chirurgische Verarbeitungsmöglichkeit

Gefäßersatz mit autologem Material

Eine Übersicht gibt Tabelle 7-2.

Tab. 7-2 Autologer Gefäßersatz.

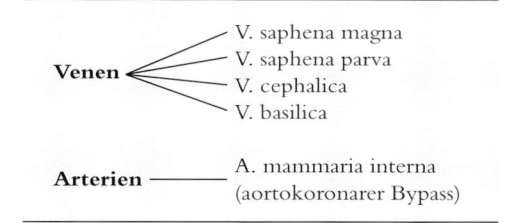

Venen	V. saphena magna
	V. saphena parva
	V. cephalica
	V. basilica
Arterien	A. mammaria interna (aortokoronarer Bypass)

Venen

Bei den autologen Gefäßersatzmaterialien kommt der V. saphena die hervorragende Bedeutung zu. Die wesentliche Entwicklung der Bypasstechnik mit Venenmaterial geht auf Jeger (1913) und Kunlin (1949) zurück [11, 13].

Die erfolgreiche Behandlung eines arteriellen Verschlusses der oberen Beinetage mit der autologen V. saphena durch einen femoropoplitealen Bypass gelang Kunlin 1949 [13]. Gute Operationsergebnisse führten zu einer raschen Verbreitung dieser Methode.

Langzeitstudien und eine Erweiterung des Anwendungsgebietes zeigen immer deutlicher, daß eine Bypassoperation mit der körpereigenen V. saphena zu den besten Ergebnissen in der rekonstruktiven arteriellen Gefäßchirurgie führte [3, 4]. Auch heute noch dient die autologe V. saphena als Prothesenmaterial der ersten Wahl für den kleinkalibrigen Gefäßersatz, an dem sich alle anderen Methoden zu messen haben.

Die vielfältige Verwendung der V. saphena magna (z. B. als Bypassmaterial an Ober- und Unterschenkel) in Form der freien Transplantation, als orthograder Bypass nach Zerstörung der Venenklappen oder als "reversed"-Bypass sowie ihr Einsatz mittels In-situ-Technik werden in den einzelnen Kapiteln abgehandelt.

Weitere wertvolle Dienste leisten die V. saphena magna/parva und gelegentlich auch die V. cephalica oder die V. basilica im arteriellen Gefäßersatzbereich, in der aortokoronaren Chirurgie und als Ersatzmaterial im Bereich der Intestinalarterien.

Steht die V. saphena nicht in ausreichender Länge zur Verfügung, kann sie auch in Kombination mit Gefäßprothesen (sog. composite-graft) implantiert werden. Als Material für Erweiterungspatchplastiken, vor allem im Bereich peripherer Arterien, ist die V. saphena magna bestens geeignet. Dabei sollte jedoch bedacht werden, daß die Stammvene zukünftig als Bypassmaterial wichtig werden kann. Für Patchplastiken sollten deswegen periphere Anteile der V. saphena magna vom Unterschenkel (Innenknöchelregion) gewählt werden.

Daneben hat sich die V. saphena magna als Material für den venösen Gefäßersatz bewährt. Hier ist besonders auf die femoro-femorale venöse Umleitungsoperation nach Palma hinzuweisen. Auch im Bereich der Oberschenkel-Venenrekonstruktion findet die V. saphena magna in Einzelfällen erfolgreiche Verwendung.

Vorteile autologer Venen:
- gute Handhabung,
- hohe Infektresistenz,
- gute Langzeitergebnisse,
- wenig Intimahyperplasie,
- keine Anschaffungskosten.

Nachteile:
- eingeschränkt verfügbar (Varikosis, postphlebitische Veränderungen),
- inverse Kaliberverhältnisse,
- hoher Zeitaufwand,
- primär höhere Morbidität (Hämatome im Bereich des Venenlagers),
- eingeschränkte Revidierbarkeit.

Arterien

Gute Ergebnisse zeigt auch die Verwendung von autologen Arterien [23].

Beachte: Da naturgemäß die körpereigene Arterie zum prothetischen Ersatz kaum frei zur Verfügung steht und nur in kurzen Segmenten gewonnen werden kann, ist dieses Verfahren nicht als Standard mit umfangreichem Anwendungsgebiet zu betrachten und nur speziellen klinischen Situationen (z. B. Infektionen) vorbehalten.

Größere Bedeutung besitzt die Arteria mammaria interna für die Verwendung als Bypassmaterial in der aortokoronaren Chirurgie.

Gefäßersatz mit homologem Material

Erste Versuche, homologe Arterien tödlich Verunfallter als Gefäßersatzmaterial zu verwenden, wurden durch Groß im Jahre 1948 vorgenommen [8]. An seine Versuche schlossen sich zahlreiche Autoren an; es wurden jedoch keine ausreichend guten Langzeitergebnisse erzielt, was im wesentlichen auf immunologische Probleme, aber auch mangelhafte physikalische Eigenschaften und eine inadäquate Konservierung zurückzuführen war. Untersuchungen von Rosenberg und Mitarbeitern 1946, die die biologisch und chemisch modifizierte heterologe Rinderarterie entwickelten, regten die Arbeitsgruppe um Dardik 1975 an, in ähnlicher Weise eine menschliche (also homologe) Nabelschnurvene zu behandeln: Mit Glutaraldehyd gehärtetes und in seiner Antigenität inertes Material konnte schließlich Erfolge erzielen [2, 18]. Zur Sicherung gegen Aneurysmen wurde diese Nabelschnurvene mit einem Dacron-Netz bezogen. Auch homologe Venen (V. saphena magna) wurden auf gleiche oder ähnliche Weise behandelt und bis zur klinischen Reife entwickelt. Für den klinischen Einsatz spielen sie kaum noch eine Rolle (außer in der septischen Arterien-Chirurgie).

Homologe Nabelschnurvenen, die mit einem Durchmesser von 10–12 mm (Innendurchmesser 5 mm) und mit einer Länge von 60–90 cm zur Verfügung stehen, sind viele Jahre erfolgreich implantiert worden. Auch heute noch stehen sie als Gefäßersatzmaterialien für die periphere Gefäßchirurgie und die Dialyseshunt-Chirurgie zur Verfügung. Von der technischen Seite her haben sie den Vorteil einer guten Nähbarkeit; sie sind jedoch im Rahmen der kruralen Gefäßchirurgie wegen der Kaliberdifferenz eher weniger geeignet. Langzeitergebnisse haben zudem durch biologischen Abbau des Materials eine hohe Frequenz von Aneurysmabildungen im Prothesenbereich gezeigt. Dennoch hat die Nabelschnurvene zu ihrer Zeit vielfache erfolgreiche Anwendung gefunden [14]. Heute muß ihre Verwendung eher zurückhaltend betrachtet werden.

Vorteile der homologen V. umbilicalis:
- gewisse Eigenelastizität,
- Infektresistenz,
- keine Innenschichtauflagerungen.

Nachteile:
- komplizierte Aufbereitung,
- beschränkte Haltbarkeit,
- schwierige technische Handhabung (brüchige Struktur, schlechte Zug- und Klemmresistenz, Kaliberdifferenz bei kruralem Anschluß),
- hohe Frühverschlußrate,
- eingeschränkte Revidierbarkeit,
- Tendenz zur Aneurysmabildung,
- hohe Kosten.

Gefäßersatz mit heterologem Material

Parallel zur Entwicklung homologer Materialien wurde auch die Entwicklung von heterologem Gefäßersatz vorangetrieben [9]. Erst als man begann, bei Rinderarterien enzymatisch das immunreaktive parenchymatöse Gewebe zu entfernen und ihnen damit Antigenität zu nehmen sowie die kollagenen Rahmengerüste mit Formalin, Glutaraldehyd oder Dialdehydstärke zu gerben, stellten sich Erfolge mit diesen Prothesen ein [18]. Die problemlose intraoperative Handhabung dieser Gefäße gab wohl Veranlassung, mit immer neuen Herstellungsmodifikationen heterologe bovine Arterien experimentell und auch klinisch zum Einsatz zu bringen [19]. Sehr gute Anfangserfolge verleiteten viele Chirurgen, diese Prothesen zeitweise zu favorisieren. Nach einigen Jahren stellten sich jedoch vermehrt durch biologischen Abbau bedingte Aneurysmabildungen ein, weshalb der Vertrieb eingestellt wurde.

Zur Zeit ist eine weitere heterologe Prothese – eine gezüchtete ovine, biologische Prothese – im klinischen Einsatz. Sie ist mit einem sehr dichten Dacron-Netz umgeben. Über das Langzeitschicksal dieser Implantate, die für den peripheren Gefäßersatz entwickelt wurden, läßt sich noch keine sichere Aussage machen.

Grundsätzlich ist nach den bisherigen Erfahrungen die Verwendung biologischer homologer und heterologer Gefäßersatzmaterialien zurückhaltend kritisch zu bewerten.

Gefäßersatz mit alloplastischem Material

Allgemeines

Die Entwicklung alloplastischer Gefäßersatzmaterialien wurde 1952 von Vorhees durch seine Versuche mit Vignon-N-Stoffprothesen eingeleitet und führte schließlich zur Entwicklung von Teflon-Prothesen (Edwards und Tapp, 1955) sowie Dacron-Gefäßersatz (Julian und Mitarbeiter), wobei sich Dacron schließlich als Material der Wahl herauskristallisierte [5, 12, 21].

Dacron-Prothesen

Dacron hat seinen hervorragenden Platz in der großkalibrigen Gefäßprothetik bis heute behauptet. Für den klinischen Einsatz stehen gestrickte und gewebte Modelle zur Verfügung (Tab. 7-3). Gestrickte Dacron-Prothesen sind durch eine hohe Porosität gekennzeichnet. Durch ihre ziehharmonikaartige Fältelung ("crimping") weisen sie eine gewisse Elastizität auf. Zur besseren Integration und Schaffung einer Einwachsfestigkeit sind die heute verfügbaren gestrickten Dacron-Prothesen zumeist mit einer oberflächlichen oder mit einer oberflächlichen und einer inneren Veloursschicht besetzt. Die innere Veloursschicht soll dabei der Festverankerung der inneren Fibrinschichten dienen.

Gewebte Dacron-Prothesen, die gleichfalls ohne und mit Veloursbeschichtung, aber auch mit "crimping" entwickelt wurden, zeichnen sich durch eine wesentlich höhere Festigkeit aus. Im Gegensatz zu den gestrickten Dacron-Prothesen, die im Laufe der Jahre zur Dilatation bis über 30% ihrer Ausgangsgröße neigen, wird dieses Phänomen bei gewebten Prothesen kaum beobachtet.

Ein Nachteil der auch heute noch gebräuchlichen gestrickten Dacron-Prothesen besteht darin, daß sie auf Grund ihrer hohen Porosität zunächst durch Tränken der Prothese mit körpereigenem Blut vorgeronnen werden müssen ("preclotting"), da sonst durch Undichtigkeit Blutverluste resultierten.

Dieser Nachteil führte zur Entwicklung kollagen-, gelatine- und albuminbeschichteter Dacron-Prothesen, die den Vorteil der primären Dichte haben und dennoch durch kontinuierlichen Abbau und Resorption der Beschichtung mit Einwanderung von körpereigenem Gewebe den Vorteil der Porosität nutzen. Die verschiedenartigen Dacron-Prothesen finden ihr Haupteinsatzgebiet heute in gewebter Form im Bereich der herznahen Gefäße, während gestrickte Dacron-Prothesen überwiegend im Bereich der Bauch- und Beckenetage Verwendung finden. In jüngster Zeit wird die Implantation gestrickter Dacron-Prothesen auch im Bereich der Oberschenkeletage erneut in Erwägung gezogen [17].

Zusammenfassend seien an dieser Stelle noch einmal die Vor- und Nachteile der verschiedenen Dacron-Prothesen angeführt.

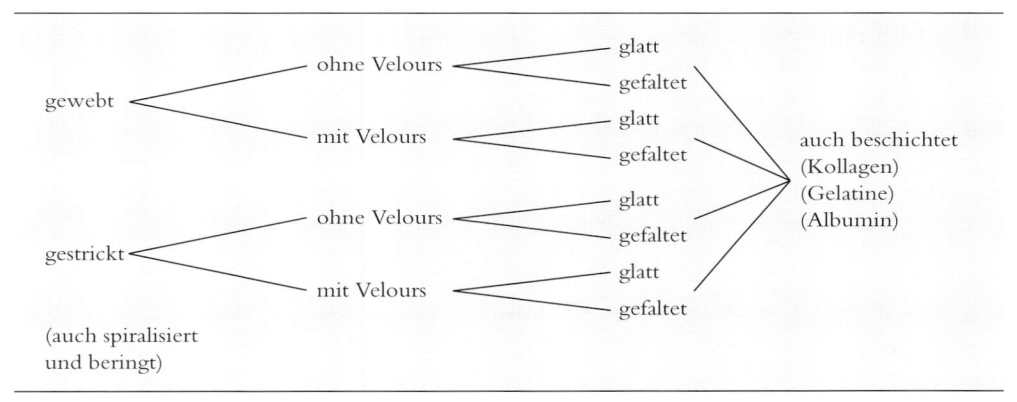

Tab. 7-3 Dacron-Prothesen.

gewebt	ohne Velours	glatt / gefaltet	auch beschichtet (Kollagen) (Gelatine) (Albumin)
	mit Velours	glatt / gefaltet	
gestrickt (auch spiralisiert und beringt)	ohne Velours	glatt / gefaltet	
	mit Velours	glatt / gefaltet	

Vorteile der gestrickten Dacron-Prothesen:
- gutes Langzeitergebnis im großlumigen Bereich,
- gute Handhabung,
- hohe Porosität zur Gewebepenetration,
- sterilisierbar und resterilisierbar (nur unbeschichtete Prothesen!),
- beschichtete Prothesen primär dicht,
- lagerungsfähig.

Nachteile:
- aufwendiges "preclotting" unbeschichteter Prothesen,
- Neigung zu Intimahyperplasie im Anastomosenbereich,
- derzeit nur im groß- und mittelkalibrigen Bereich einsetzbar,
- Dilatationstendenz im Langzeitverhalten,
- beschichtete Prothesen teuer.

Vorteile gewebter Dacron-Prothesen:
- hohe Festigkeit, kaum Dilatationstendenz,
- primär relativ dicht,
- kostengünstig.

Nachteile:
- schlechte Nähbarkeit,
- Ausfransen der Schnittränder,
- schlechtere Gewebepenetration.

e-PTFE-Prothesen

In den 70er Jahren findet auch Teflon wieder Eingang in die Gefäßchirurgie [21]. Diese Teflon-Prothesen werden jedoch nicht gewebt oder gestrickt, sondern dadurch erzeugt, daß das Material einem Dehnungs- und gleichzeitg einem Erhitzungsprozeß unterworfen wird. Dadurch entsteht eine Gitterstruktur aus Knoten und Fibrillen, die das wichtigste Merkmal dieser "expanded"-PTFE-Prothesen (Polytetrafluoroethylen) bildet. So können auch in diese Prothesen Zellen einwandern und eine Kommunikation zwischen Lumen und Außenseite ermöglichen. Derzeit werden im wesentlichen e-PTFE-Prothesen mit einer Porengröße von 30 μ verwendet. Die heute üblichen ein- oder zweischichtigen e-PTFE-Prothesen liegen in zahlreichen Variationen vor (Tab. 7-4). Neben der röhrenförmigen ist eine konische Prothese erhältlich, um die Überbrückung vom groß- zum kleinkalibrigen Gefäß technisch zu erleichtern. Weiterhin wurden besonders dünnwandige Prothesen entwickelt, um die Nahtverbindung des Implantats mit kleinkalibrigen (kruralen) Gefäßen zu erleichtern.

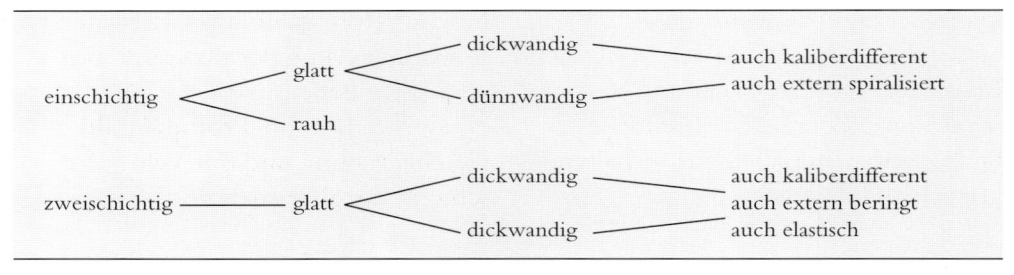

Alle bis 1978 entwickelten Gefäßprothesen waren von weicher Struktur und neigten damit zur Abknickung bei gelenküberschreitender Implantation oder zur Kompression bei extraanatomischen subkutanen Implantaten. Zudem sind Gefäßprothesen von weicher, komprimierbarer Struktur für den Ersatz von Venen weitgehend ungeeignet [16]. Während der arterielle Druck eine weiche Gefäßprothese vor einer Kompression durch das umgebende Gewebe schützen kann, ist der geringe venöse Druck nicht geeignet, dieser notwendigen Funktion gerecht zu werden. Um eine Druck- und Knickstabilität der Gefäßprothese zu erzielen, wurde das Konzept einer äußeren Spiralverstärkung von Gefäßprothesen entwickelt [19]. Für den klinischen Einsatz stehen spiralverstärkte e-PTFE- und Dacron-Prothesen zur Verfügung. Weiterhin wurden ringverstärkte e-PTFE-Prothesen mit etwa gleichen Eigenschaften eingeführt. Spiral- und ringverstärkte Prothesen finden vorwiegend bei kniegelenküberschreitender Implantation sowie bei extraanatomischen Implantationen Anwendung. Spiralisierte und beringte e-PTFE-Prothesen werden zudem auch im Bereich des großkalibrigen Venenersatzes eingesetzt.

Vorteile der e-PTFE-Prothesen:
- einfache Handhabung,
- primäre Blutdichte,
- sterilisierbar und resterilisierbar,
- mikroporös,
- lagerungsfähig,
- gut revidierbar.

Nachteile:
- anastomosennahe Intimahyperplasie,
- Stichkanalblutungen,
- teuer.

Tab. 7-4 e-PTFE-Prothesen.

einschichtig	glatt	dickwandig	auch kaliberdifferent
		dünnwandig	auch extern spiralisiert
	rauh		
zweischichtig	glatt	dickwandig	auch kaliberdifferent
		dickwandig	auch extern beringt
			auch elastisch

Anwendung der verschiedenen Gefäßersatzmaterialien

Im folgenden sind die Anwendungsbereiche für die verschiedenen Gefäßersatzmaterialien noch einmal stichpunktartig und ihrer Wertung nach in der Reihenfolge aufgeführt.

Thorakale Aorta	– gewebte Dacron-Prothesen – gestrickte Dacron-Prothesen, beschichtet
Supraaortale Arterien	– gestrickte Dacron-Prothesen (auch beschichtet) – e-PTFE-Prothesen – peripher auch autologe Venen
Bauchaorta und Beckenarterien	– gestrickte Dacron-Prothesen (auch beschichtet) – gewebte Dacron-Prothesen (auch beschichtet) – e-PTFE-Prothesen (dickwandig)
Femoralarterien *Femoro-poplitealer Bypass (1. Segment)*	– autologe V. saphena – e-PTFE-Prothesen – gestrickte Dacron-Prothesen (auch beschichtet) – Umbilikalvene
femoro-infrapoplitealer und femoro-kruraler Bypass	– autologe V. saphena (auch als "composite-graft" mit e-PTFE-Prothesen) – e-PTFE-Prothesen (besonders auch dünnwandig, spiralisiert oder beringt) – Umbilikalvene
Intestinale Arterien (A. renalis, Truncus coeliacus, A. mesenterica)	– autologe Venen – e-PTFE-Prothesen (auch spiralisiert oder beringt)
Extraanatomischer Bypass (z. B. axillo-femoral oder femoro-femoral)	– e-PTFE-Prothesen (spiralisiert oder beringt) – gestrickte Dacron-Prothesen (spiralisiert oder beringt und beschichtet)
Venenersatz	– großlumige spiralisierte oder beringte e-PTFE-Prothesen – bei kleinerem Lumen auch V. saphena magna
Porto-systemische Verbindungen	– spiralisierte oder beringte e-PTFE-Prothesen
Dialyseshunt	– e-PTFE-Prothesen – Umbilikalvene – Schafskollagen-Prothese – (autologe V. saphena)
Erweiterungspatchplastiken *große Arterien* (Aorta, A. iliaca, A. femoralis, supraaortale Arterien)	– Dacron-Patch – e-PTFE-Patch
mittlere Arterien (A. femoralis, A. poplitea, A. brachialis, Intestinalarterien)	– autologer Venenpatch – e-PTFE-Patch – Dacron-Patch
alle kleineren Arterien	– autologer Venenpatch
alle Venen	– autologer Venenpatch

Weiterführende Literatur

1. Carrell, A.: Results of permanent intubation of the thoracic aorta. Surg. Gynec. Obstet. 15 (1912) 245
2. Dardik, H., I. M. Ibrahim, I. Dardik: Modified and unmodified umbilical vein allografts and renografts employed as arterial substitutes. A. morphologic assessment. Surg. Forum 26 (1975) 286
3. Darling, R. C., R. R. Linton, M. A. Razzuk: Saphenous vein bypass grafts for femoropopliteal occlusive disease: A reappraisal. Surgery 61 (1967) 31
4. De Weese, J. A., C. G. Rob: Autogenous vein grafts ten years later. Surgery 82 (1977) 772
5. Edwards, W. S.: Chemically treated Nylon tubes as arterial grafts: Surgery 38 (1962) 61
6. Gluck, T. H.: Die moderne Chirurgie des Circulationsapparates. Berliner Klinik (1898) 120
7. Goyanes, J.: Nuevos trabajos de chirurgia vascular: Substitution plastica de las arterias por las venas, o arterioplastica venosa, aplicado, como nuevo methodo, al traitamiento de los aneurismas. El Sigo Med. 53 (1906) 561
8. Gross, R. E.: Preliminary observations on the use of human arterial grafts in the treatment of certain cardiovascular defects. New Engl. J. Med. 239 (1948) 578
9. Gross, R. E.: Methods for preservation and transplantation of arterial grafts. Observations on arterial grafts in dogs. Report of transplantation of preserved arterial grafts in 9 human cases. Surg. Gynec. Obstet. 88 (1949) 689
10. Horsch, S., H. Erasmi, H. Pichlmair: Kleinkalibriger Arterienersatz mit einer neuen bovinen Kollagenprothese. Angio Archiv 4 (1982) 57
11. Jeger, E.: Die Chirurgie der Blutgefäße und des Herzens. Hirschwald, Berlin 1913
12. Julian, O. C., R. A. Deterling jr., H. H. Su et al.: Dacron tube and bifurcation arterial prostheses producted to specification in the vascular system. Arch. Surg. 72 (1956) 76
13. Kunlin, J.: Le traitement de l'arterie par la greffe veineuse. Sem. Hôp. Paris 19 (1949) 826
14. Largiadèr, J.: Lehrbuch und Atlas der Gefäßchirurgie am Unterschenkel. Huber, Bern–Stuttgart–Toronto 1987
15. Lexer, E.: Die ideale Operation des arteriellen und arteriellen venösen Aneurysma. Arch. Klin. Chir. 83 (1907) 459
16. Müller-Wiefel, H.: Gefäßprothesen, Chirurg 57 (1986) 64
17. Pevec, W. C., R. C. Darling, G. J. L'Italien, W. M. Abbott: Femoropopliteal reconstruction with knitted, nonvelour Dacron versus expanded polytetrafluoroethylene. Vasc. Surg. 16 (1992) 60
18. Rosenberg, N., J. Henderson, F. J. Douglas et al.: Use of arterial implants prepared by enzymatic modification of arterial heterografts II: Physical properties of elastic and collagen components of arterial wall. Arch. Surg. 74 (1957) 89
19. Rühland, D., H. Bünte, B. Cramer: Vorteile modifizierter PTFE-Prothesen für den arteriellen Gefäßersatz. Chir. Praxis 26 (1979/80) 587
20. Rühland, D.: Die Entwicklung der Gefäßersatzmaterialien. In: Sperling, M. (Hrsg.): Gefäßrekonstruktion und Gefäßersatz im Wandel der letzten 25 Jahre. TM-Verlag, Hameln 1985
21. Soyer, T., M. Lempinen, P. Cooper, L. Norton, B. Eisemann: A new venous prosthesis. Surgery 72 (1972) 864
22. Vorhees, A. jr., A. Jaretski, A. H. Blakemore: Use of tubes constructed from Vinyon-N-cloth in bridging arterial defects. Ann. Surg. 135 (1952) 332
23. Wylie, E. J.: Vascular replacement with arterial autografts. Surgery 57 (1965) 14

8 Medikamentöse Rezidivprophylaxe nach arteriellen Rekonstruktionen

G. Kretschmer

Einleitung

Perioperative und früh postoperative Rezidivprophylaxe
Heparin
Dextrane
Thrombozytenaggregationshemmer

Langzeitrezidivprophylaxe
Thrombozytenaggregationshemmer
Orale Antikoagulanzien

Vorgehen bei Wiederholungseingriffen
Weiterführende Literatur

Einleitung

Fortschritte der Gefäßchirurgie innerhalb der letzten vier Dekaden kann man den Verbesserungen der Bypasstechnik im weitesten Sinne zuschreiben. Das derzeit für großkalibrige Arterien proximal des Leistenbandes implantierte Ersatzmaterial liefert gute Langzeitresultate. Distal davon sind die Ergebnisse mit der Transplantation der autologen V. saphena, insbesonders wenn das Kniegelenk überbrückt werden muß, mit keinem Alternativverfahren erreichbar [8, 19]. Bei Verwendung von alloplastischem Material muß man sich mit deutlich schlechteren Funktionswahrscheinlichkeiten zufriedengeben, woraus sich die Notwendigkeit, die Offenheit zu verbessern, ableitet.

Verschiedene Faktoren entscheiden über Erfolg bzw. Mißerfolg einer Rekonstruktion: technisch-chirurgische Aspekte, Eigenschaften des gewählten Implantates sowie spezifische patientenbezogene Momente [15].

Das unmittelbar auslösende Ereignis des Verschlusses, gewissermaßen der Endpunkt, ist die Thrombose [4]. Gefäßchirurgische Maßnahmen bedürfen somit derjenigen Medikamente, welche die Durchgängigkeit erhalten können. Tabelle 8-1 gibt einen Überblick über die Rezidivprophylaxe bei arteriellen Rekonstruktionen.

Die offensichtlichsten Medikamente, die zur Diskussion gestellt werden müssen, sind:

- Heparin,
- Dextrane,
- Thrombozytenaggregationshemmer,
- orale Antikoagulanzien.

Perioperative und früh postoperative Rezidivprophylaxe

Heparin

Heparin ist ein natürlich vorkommendes Polysaccharid, das dieses rheologische Ziel durchaus erreicht. Es wird routinemäßig während zentraler und peripherer Rekonstruktionen verwendet, um die Koagulation proximal von oder in ausgeklemmten Gefäßabschnitten oder distal im peripheren Gefäßbaum zu verhindern.

Es kann sicher in der perioperativen Phase angewandt werden, auch wenn poröse, nicht beschichtete Prothesen implantiert werden [15]. Die Verwendung oder Ablehnung von Heparin erfolgt eher aufgrund persönlicher Erfahrung als gestützt auf exakte klinische Prüfungen.

Dextrane

Dextrane gehören zu den niedrig molekularen Polysacchariden und wurden primär als Plasmaexpander eingesetzt. Sie haben einen spezifischen rheologischen Effekt: Sie verringern die Adhäsivität und Aggregierbarkeit der Plättchen [15].

Aus klinischer Prüfung existiert die Evidenz, daß Dextran in einer Dosierung von 500–1000 ml/d in der frühen postoperativen Phase die Durchgängigkeitsraten schwieriger Rekonstruktionen verbessern kann [21]. Eine Kontrolle der Wirkung ist unnötig, jedoch muß die Flüssigkeitsüberladung bedacht werden.

Thrombozytenaggregationshemmer

Gesichert ist in der koronaren Bypasschirurgie ein Einsatz von Aggregationshemmern präoperativ am Tag „minus 2". Offen muß jedoch die Frage bleiben, ob ein Analogieschluß auf die periphere Gefäßchirurgie statthaft ist [11].

Tab. 8-1 Rezidivprophylaxe – arterielle Rekonstruktionen

Autologer Venenbypass:
zunächst Heparin etwa 15.000 I.E./24h; möglichst rasch Umstellung auf orale Antikoagulanzien bzw. präoperativer Beginn (?).
Alternativ: ASS [10].
Unbedingt Dauertherapie.

Thrombendarteriektomie:
Aggregationshemmer (ASS); präoperativer Beginn eventuell Tag „minus 2"; weiter als Dauertherapie (Dosierung? Eventuelle Kombination mit anderen Medikamenten?)

Alloplastischer Bypass:
Heparin wie beim autologen Venenbypass, dann ASS (Dosierung? Kombination mit anderen Medikamenten?); eventuell Antikoagulanzien.
Dauertherapie.

N. B.: Es ist m. E. durchaus möglich, einen „Gefäßpatienten" unter einem Thrombotestwert von 10–12% einer Angiographie zu unterziehen oder eine periphere Gefäßrekonstruktion vorzunehmen; vergleiche etwa dazu Aggregationshemmer, die meist unverändert weiter verordnet werden.

Langzeitrezidivprophylaxe

Wünscht man das einmal erreichte Ziel, die Offenheit der Gefäßstrombahn, nach dem operativen Eingriff über lange Jahre zu erhalten, muß man den Einsatz von Stabilisatoren der Thrombozytenfunktion und oralen Antikoagulanzien diskutieren [4, 13].

Für den erneuten Verschluß einer wiedereröffneten Gefäßstrecke werden folgende Punkte verantwortlich gemacht [26]:

1. Thrombogenizität des Transplantates,
2. murale Thrombenbildung,
3. fibröse Hyperplasie der Intima,
4. myointimale Proliferation,
5. Anastomosenstenose,
6. Stenosen an den Klappenringen,
7. Scherkräfte durch Kaliberinkongruenz,
8. Stagnationsthrombose, bedingt durch geringen Fluß in zart kalibrierten, lange Distanzen überbrückenden Transplantaten, die auf weite Strecken keine Äste abgeben und in eingeschränkt tragfähigen Empfängersegmenten münden;
9. Progression der Grundkrankheit.

Thrombozytenaggregationshemmern wurden verschiedene Wirkungen entsprechend den Punkten 1 bis 7 und 9 zugeschrieben, während orale Antikoagulanzien die Stagnationsthrombose beeinflussen dürften.

Thrombozytenaggregationshemmer

In einer anerkannten Metaanalyse konnte gezeigt werden, daß Thrombozytenaggregationshemmer die Häufigkeit vaskulärer Ereignisse im weitesten Sinne reduzieren und eine periphere arterielle Verschlußkrankheit insgesamt günstig beeinflussen können, wobei die Wirkung über die kardiale und zerebrovaskuläre Prävention ablaufen dürfte [1]. Derzeit kann man empfehlen, den V.-saphena-Bypass in aortokoronarer Position mit Aggregationshemmern [9, 20] zu schützen; ebenso wie endarteriektomierte Arteriensegmente [6, 14, 22]. Gerade in der koronaren Bypasschirurgie konnte die Wichtigkeit des präoperativen Therapiebeginns nachdrücklich herausgearbeitet werden (siehe a. Tab. 8-1) [11].

Biologische Gefäßersatzmaterialien werden unterschiedlich behandelt, alloplastischer Ersatz aus theoretischen Überlegungen mit Thrombozytenaggregationshemmern [13]. Sind Fremdoberflächen im Spiel, ist zumindest aufgrund experimenteller Befunde die Kombination mit Dipyridamol angezeigt [11]. Die Rezeptur ist einfach möglich, die Compliance der Patienten kann jedoch ein Problem darstellen [18]. Die empfohlene Dosierung schwankt von 50 mg bis 1000 mg pro Tag, wobei ein präoperativer Therapiebeginn als wesentlich angesehen wird [Übersicht bei 11], wobei der Trend in Richtung auf geringe Dosierungen abzuleiten ist.

Orale Antikoagulanzien

Die Therapie mit oralen Antikoagulanzien benötigt die exakte Kontrolle der Einstellung, wenn der Nutzen das Risiko übertreffen soll, weshalb fallweise die Therapie auf Landesebene koordiniert wird [23]. Die gefürchtetste Komplikation ist die Blutung im Bereich des zentralen Nervensystems. Die Therapie soll auf lange Zeit gegeben werden, da eine positive Wirkung auf das postoperative Überleben aufgezeigt und eine negative beim Absetzen in der Patientengruppe der über 60jährigen bemerkt wurde [17]. Venentransplantate auf Stufe Ober- und Unterschenkel sind die Domäne der oralen Antikoagulation [12, 16, 22]; eine Feststellung, die nicht unwidersprochen geblieben ist [2].

Vorgehen bei Wiederholungseingriffen

Konsequenterweise war es unsere Politik, bei notwendigen Wiederholungseingriffen Thrombozytenaggregationshemmer weiter zu geben und eine orale Antikoagulation in den oberen Therapiebereich anzuheben, um so rasch wie möglich postoperativ wieder in den „optimalen" therapeutischen Bereich zurückzukehren. Dieses Problem wird nicht einheitlich gesehen [24]. Der Wert von niedrig dosierten Kumarinderivaten zur vaskulären Prävention muß noch evaluiert werden [7]; ebenso auch die Kombination von niedrig dosierter ASS und niedrig dosierten oralen Antikoagulanzien [11].

Weiterführende Literatur

1. Antiplatelet trialist's collaboration: Secondary prevention of vascular disease by prolonged antiplatelet treatment. Brit. med. J. 296 (1988) 320
2. Arvidsson, B., E. Lundgren, C. Drott: Influence of coumarin treatment on patency and limb salvage after peripheral vascular surgery. Amer. J. Surg. 159 (1990) 556
3. Beck, E. A.: Editorial: „Von Quick Prozenten" zur „JNR" – ein wesentlicher Fortschritt in der Kontrolle der oralen Antikoagulation. Schweiz. med. Wschr. 115 (1985) 1378
4. Bergquist, D.: Pharmacological intervention to increase patency: the problem. In: Bergquist, D., B. Lindblatt (eds.): Pharmacological Intervention ro Increase Patency after Arterial Reconstruction; p. 11. ICM AB, Malmö 1989
5. Bertrab, R. von: Ist eine optimale Antikoagulation in der ambulanten Praxis möglich? Schweiz. med. Wschr. 115 (1985) 1092
6. Bollinger, A., U. Brunner: Antiplatelet drugs improve the patency rates after femoro-popliteal endarterectomy. Vasa (Bern) 14 (1985) 272
7. The Boston Area Anticoagulation trial for atrial fibrillation investigators: The effect of low dose warfarin on the risk of stroke in patients with nonrheumatic artrial fibrillation. New Engl. J. Med. 323 (1990) 1505
8. Calligaro, K. D., M. L. Fridell, D. L. Rollins, C. W. Semrow, D. Buchbinder: A comparative review of in situ versus reversed vein grafts in the 1980's. Collective review. Surg. Gynec. Obstet. 172 (1991) 247
9. Chesebro, J. H., V. Fuster, L. R. Elvenback, I. P. Clements, H. C. Smith, D. R. Holmes, W. T. Bardsley, J. R. Pluth, R. B. Wallage, F. J. Puga, R. A. Orszulak, J. M. Piehler, G. K. Danielson, H. V. Schaff, R. L. Frye: Effect of dipyridamole and aspirin on late graft patency after coronary bypass operations. New. Engl. J. Med. 310 (1984) 209
10. Clagett, P. G.: Antithrombotic therapy for lower extremity bypass. J. Vasc. Surg. 15 (1992) 873
11. Clagett, P. G., R. A. Graor, E. W. Salzmann: Antithrombotic therapy in peripheral arterial occlusive disease. Chest 102 (1992) 516
12. De Smit, P., H. van Urk: Dutch oral anticoagulation trial. Acta chir. Austr. 24 (1992) 5
13. Dormandy, J.: Leading article: „Surgical Pharmacotherapy". Europ. J. Vasc. Surg. 3 (1989) 379
14. Ehringer, H., L. Bockelmann, U. Konecny, R. Koppensteiner, L. Marosi, E. Minar, R. Schöffl: Verschlußkrankheit der extrakraniellen A. carotis: „Spontanverlauf und frühe Phase nach Thrombendarteriektomie im bildgebenden Ultraschall". Vasa (Bern) Suppl. 20 (1987) 71
15. Gloviczki, P., L. H. Hollier: Can graft occlusion be prevented by drugs? In: Greenhalgh, R. M., C.W. Jamieson, A. N. Nicolaides: Vascular Surgery Issues in Current Practice; pp. 37–48, Grune and Stratton, London 1986
16. Kretschmer, G., F. Herbst, M. Prager, Th. Sautner, E. Wenzl, G. A. Berlakovich, F. Zekert, L. Marosi, M. Schemper: A decade of oral anticoagulant treatment to maintain autologous vein grafts for femoro-popliteal atherosclerosis. Arch. Surg. 127 (1992) 1112
17. Kretschmer, G., E. Wenzl, M. Schemper, P. Polterauer, H. Ehringer, L. Marosi, E. Minar: Influence or postoperative anticoagulant treatment on patient survival after femoro-popliteal bypass surgery. Lancet I (1988) 797
18. McCollum, C. N., C. Alexander, G. Kenchington, P. J. Franks, R. M. Greenhalgh and the femoro-popliteal trial participants: Antiplatelet drugs in femoro-popliteal vein bypass. A multicenter trial. J. Vasc. Surg. 13 (1991) 150
19. Michaels, J. A.: Review article: Choice of material for above knee femoro-popliteal bypass graft. Brit. J. Surg. 76 (1989) 7
20. Pfisterer M., F. Burkart, G. Jockers, B. Meyer, S. Regenass, D. Burckhardt, H. E. Schmitt, J. Müller-Brand, K. Skarvan, P. Stulz, J. Hasse, E. Grädel: Trial of low dose aspirin plus dipyridamole versus anticoagulants for prevention of aortocoronary vein graft occlusion. Lancet II (1989) 1
21. Rutherford, R. B., D. N. Jones, S. E. Bergentz, D. Bergquist, A. J. Camerota, H. Dardik, W. H. Flinn, J. W. Fry, K. McIntyre, W. S. Moore: Factors affecting the patency of infrainguinal bypass. J. Vasc. Surg. 8 (1988) 236
22. Schneider E., U. Brunner, A. Bollinger: Medikamentöse Rezidivprophylaxe nach femoropoplitealer Arterienrekonstruktion. Angio 2 (1979) 73
23. Schwilden, E. D.: Langzeitantikoagulantientherapie gefäßchirurgischer Patienten in Holland. Angio 2 (1979) 78
24. Travis, S., R. Wray, K. Harrison: Leading article: Perioperative anticoagulant control. Brit. J. Surg. 76 (1988) 1107
25. Van Urk, H., G. Kretschmer: Leading article: What is the role of oral anticoagulants and platelet inhibitors in peripheral vascular surgery? Europ. J. Vasc. Surg. 4 (1990) 553
26. Whittmore, A. D., A.W. Clowes, N. P. Chouch, J. A. Mannick: Secondary femoropopliteal reconstruction. Ann. Surg. 193 (1981) 35

9 Intra- und postoperative Qualitätskontrolle nach arteriellen Rekonstruktionen

O. Wagner und M. Enzler

Ziele 83

Intraoperative Kontrollen 83
Arteriographie 83
Endoskopie 84
Endoluminaler Ultraschall 84
Doppler-Sonographie und farbkodierte Duplex-Sonographie 84
Durchfluß- und Widerstandsmessungen 84

Verlaufskontrollen 85
Arteriographie 85
Konventionelle Ultraschalluntersuchung 85
Doppler-Sonographie 85
Farbkodierte Duplex-Sonographie 85

Dokumentation 86
Weiterführende Literatur 86

Ziele

Qualitätskontrolle ist eine wichtige Voraussetzung zur Sicherung und Verbesserung des medizinischen Standards. Besondere Bedeutung hat sie in der Gefäßchirurgie nach infra-inguinalen Rekonstruktionen, weil auf dieser kleinkalibrigen Stufe schon kleine technische Fehler zu Mißerfolgen und Rezidivverschlüssen führen können. In den ersten Tagen bis Wochen sind diese mehrheitlich operationstechnisch bedingt. Intraoperative Qualitätskontrollen haben deshalb das Ziel, technische Mängel aufzudecken und diese rechtzeitig korrigieren zu können.

Verschlüsse im weiteren Verlauf des ersten postoperativen Jahres sind überwiegend auf Stenosen infolge überschießender Intimaproliferation zurückzuführen. Sie treten am häufigsten in endarteriektomierten Segmenten oder im Bereich der peripheren Bypass-Anastomose auf.

Verlaufskontrollen haben das Ziel, Stenosen zu erkennen, solange die Rekonstruktion noch offen und der Patient beschwerdefrei ist. Rekonstruktionen mit rechtzeitig behobenen Stenosen haben eine ähnliche Prognose wie solche ohne Stenosen. Hingegen bleibt nur ein Bruchteil einmal verschlossener und thrombektomierter Rekonstruktionen längerfristig durchgängig.

Intraoperative Kontrollen

Arteriographie

Diese kostengünstige und einfache Standardmethode erlaubt eine morphologische, zweidimensionale Darstellung während verschiedener Operationsphasen und nach Abschluß der Gefäßrekonstruktion. Die intraoperative Arteriographie *vor* einer Rekonstruktion bringt oft eine bessere morphologische Darstellung peripherer Gefäße als die präoperative Diagnostik und kann für Indikation wie auch Verfahrenswahl entscheidend sein.

Im abschließenden Arteriogramm ist auch die Ausstrombahn peripher von infra-inguinalen Rekonstruktionen beurteilbar. In solchen Situationen ist die Kontrollarteriographie deshalb empfehlenswert.

Eine Arteriographie oder Angioskopie ist unerläßlich nach In-situ-Bypass, nach halbgeschlossener Endarteriektomie und nach komplexen peripheren Rekonstruktionen. Über die exakte Dokumentation des Operationsergebnisses hinaus liefert sie ggf. die Grundlage für eine noch intraoperativ durchzuführende Angioplastie der Zu- oder Abstrombahn.

In technischer Hinsicht bietet eine in den Operationstisch integrierte digitale Arteriographieanlage mit Subtraktion und Bildspeicher die umfassendsten Aussagen. Behelfsmäßige Bilder liefern aber auch händische Ein-Schuß-Aufnahmen mit einem mobilen Röntgengerät und großer Röntgenplatte, die unter die Extremität bzw. unter den Operationstisch eingebracht wird. Zweckmäßig ist auch die Anwendung eines Bildwandlers mit DSA, Bildspeicher und Drucker.

Die Nachteile liegen in einem kleinen Bildausschnitt und vielfach nicht ausreichender Bildschärfe. Der Vorteil besteht in der zusätzlichen Beurteilbarkeit der Hämodynamik.

Endoskopie

Das zu untersuchende Segment ist blutleer und mit Wasser gefüllt. Verwendet werden technisch ausgereifte Arterioskope mit ggf. sehr dünnem Durchmesser und druck- und/oder volumengesteuerten Pumpen zur Freispülung der Strombahn. Auf dieser technischen Basis hat sich die Arterioskopie in den letzten Jahren als Alternative zur intraoperativen Arteriographie erwiesen.

Beim In-situ-Bypass ist sie der Arteriographie in der Erkennung von Ästen der V. saphena magna und unvollständig inzidierter Venenklappen wahrscheinlich überlegen. Nach Endarteriektomie können Intima- und Thrombusreste geortet werden. Der Blutfluß in rekonstruierten Segmenten und in der Ausstrombahn ist indessen arteriographisch besser zu beurteilen.

Endoluminaler Ultraschall

Diese Untersuchung gibt Informationen über den gesamten Querschnitt von Gefäßen. Sie eignet sich deshalb u. a. zur Kontrolle endarteriektomierter Segmente. Die untersuchende Sonde kann auch in ein blutführendes Gefäß eingebracht werden.

Neuerdings sind sehr dünne, rotierende Ultraschallsonden erhältlich, mit denen Gefäße bis weit in die Peripherie beurteilt werden können. Durch Computeranalysen lassen sich am Bildschirm dreidimensionale Ausgußmodelle des Gefäßlumens darstellen.

Doppler-Sonographie und farbkodierte Duplex-Sonographie

Die Doppler-Sonographie erlaubt die qualitative Beurteilung der Strömungsgeschwindigkeit zentral, innerhalb (Ausnahme: PTFE-Prothesen wegen ihres initialen Luftgehalts) und peripher von Rekonstruktionen. Mit dem farbkodierten Duplex-Sonographie-Verfahren ist auch die Begutachtung von Flußprofilen möglich.

Der Anwendungsbereich liegt vor allem auf den Stufen der einfach beschallbaren A. carotis und den Aa. crurales.

Durchfluß- und Widerstandsmessungen

Durchfluß- und Widerstandsmessungen geben in der Auswertung einen statistischen Hinweis auf die Prognose einer Rekonstruktion, sind aber im Einzelfall nicht eindeutig aussagekräftig, da sie nicht nur von der Qualität der Ausstrombahn, sondern auch von verschiedenen anderen Faktoren (z. B. Tiefe der Narkose, Azidose, Blutdruck) abhängen. Dies trifft auch zu, wenn intraarteriell Vasodilatanzien appliziert werden, eine Maßnahme, die möglicherweise das Risiko von Frühverschlüssen reduziert.

Verlaufskontrollen

Die im ersten postoperativen Jahr gehäufte Entstehung von Stenosen im Verlauf von Venenbypasses sowie im Anastomosenbereich von Prothesen- und Venenbypasses, aber auch das Fortschreiten der Grundkrankheit außerhalb der Rekonstruktion, lassen Verlaufskontrollen vor allem während des ersten Jahres als zweckmäßig erscheinen.

Arteriographie

Die Arteriographie (i.v. DSA, i. a. DSA mit Feinnadelpunktion) ermöglicht die exakte Dokumentation des Operationsergebnisses sowie der Einfluß- und Ausflußbahn, wobei in Einzelfällen noch notwendige Korrekturen chirurgisch oder angioplastisch durchgeführt werden können.

Eine Angiographie im Spätverlauf ist bei jeder klinischen Verschlechterung oder bei Abfall des Fuß-Arm-Index (siehe unten den Abschnitt „Doppler-Sonographie") sowie bei suspekten Veränderungen in der Duplex-Sonographie (siehe unten den Abschnitt „Farbkodierte Duplex-Sonographie") angezeigt.

Konventionelle Ultraschalluntersuchung

In zugänglichen Bereichen ist die Untersuchung zur Abschätzung des Gefäßdurchmessers und zur Aufdeckung von Dissektionen – nicht jedoch für die quantitative Graduierung von Stenosen – geeignet.

Doppler-Sonographie

Die Lokalisation der Knöchelarterien und die Messung des systolischen Blutdrucks mit Berechnung des Fuß-Arm-Index (Quotient aus systolischen Drücken am Fuß und am Arm) ist ein einfaches und zuverlässiges Mittel für die Beurteilung der Offenheit peripherer Rekonstruktionen. Ein Bypass gilt als offen, wenn der Index gegenüber der präoperativen Untersuchung um mindestens 0,15 erhöht ist und wenn er nach der Operation unverändert hoch oder höchstens geringfügig abgefallen ist. Ein Abfall des Index um mehr als 0,15 gilt als brauchbarer Indikator für eine hämodynamisch signifikante Verschlechterung. Umgekehrt werden aber relevante Stenosen mit dieser Methode nicht zuverlässig und rechtzeitig erfaßt.

Farbkodierte Duplex-Sonographie

Diese Untersuchung bringt eine Darstellung des Flusses im Gefäß und qualitative Aussagen über dessen Hämodynamik. Sie ist deshalb die Methode der Wahl für das „Screening" bezüglich Stenosen nach Ausschäl- oder Bypassverfahren und erlaubt gleichzeitig eine grobe Graduierung. Dasselbe gilt für bestehende AV-Fisteln nach In-situ-Bypasses.

Geringgradige Stenosen mit einer Durchmesser-Reduktion (DR) von weniger als 50% können anhand des konventionellen Schallbildes diagnostiziert und approximativ quantifiziert werden. Höhergradige Stenosen werden anhand der systolischen Spitzengeschwindigkeit („peak systolic velocity" = PSV) und der enddiastolischen Geschwindigkeit („end diastolic velocity" = EDV) des Blutstroms beurteilt.

In Stenosen nimmt die systolische Spitzengeschwindigkeit (PSV) zu. Eine Zunahme um über 50% entspricht in etwa einer Reduktion des Querschnitts auf weniger als die Hälfte. Eine systolische Spitzengeschwindigkeit unter ca. 45 cm/sec an einer beliebigen Stelle des Bypass gilt als Indiz für ein relevantes Strömungshindernis und als Indikator für eine bevorstehende Rezidivthrombose.

Bei guter Durchblutung verläuft die Flußkurve in peripheren Arterien biphasisch, und die Flußgeschwindigkeit sinkt enddiastolisch gegen Null oder in den Negativbereich. Eine erhöhte enddiastolische Geschwindigkeit („end diastolic velocity = EDV) von über 20 cm/sec ist dagegen ein Indiz für ein relevantes Strömungshindernis.

Bei Verdacht auf eine Stenose von über 50% sollte der Befund arteriographisch überprüft und gegebenenfalls korrigiert werden. Solche Korrekturen können mit vergleichbaren Erfolgsresultaten chirurgisch mit Service-Operationen oder perkutan angioplastisch vorgenommen werden. Bei Rezidivstenosen ist eine chirurgische Korrektur zu empfehlen.

Dokumentation

Eine unabdingbare Notwendigkeit bei jeder Qualitätskontrolle ist die laufende Datenerfassung mittels EDV, wie sie vielfach schon seit Jahren Routine ist, da nur so unter Anwendung exakter statistischer Methoden eine Bewertung der Ergebnisse hinsichtlich Funktion der Rekonstruktion, Extremitätenerhalt, Häufigkeit von Komplikationen und Überleben des Patienten möglich ist.

Weiterführende Literatur

1. Prenner, K., K. H. Rendl, O. Wagner, G. Hagmüller, P. C. Maurer (Hrsg.): Qualitätssicherung in der Gefäßchirurgie. Angiologisches Forum. Angio archiv 5 (1983)
2. Taylor, R. S., R. J. McFarland, M. I. Cox: An investigation into the causes of failure of PTFE grafts. Europ. J. Vasc. Surg. 1 (1978) 335
3. Wagner, O., M. Schemper: Dokumentation und Statistik. In: Heberer, G., R. J. A. M. van Dongen (Hrsg.): Gefässchirurgie. Kirschner. Allgemeine und spezielle Operationslehre, Bd. 11. Springer, Berlin–Heidelberg–New York 1987
4. Wölfle, K. D., U. Kugelmann, H. Brujnen, G. Storm, H. Loeprecht: Intraoperative imaging techniques in infrainguinal arterial bypass grafting: Completion angiography versus vascular endoscopy. Europ. J. Vasc. Surg. 8 (1994) 556

Spezielle Operationslehre
Chronische Arterienverschlüsse

10 Arteria carotis

B. Nachbur

Thrombendarteriektomie der A. carotis	89
Lagerung und Zugang	89
Präparation der A. carotis communis	90
Präparation der Aa. carotis interna und externa	91
Thrombendarteriektomie	92
Verschluß der Arteriotomie	94
Postoperative Überwachung	96
Abschließende Bemerkungen zum operativen Vorgehen	96
Weiterführende Literatur	96

Thrombendarteriektomie der A. carotis

Lagerung und Zugang

Die Operation erfolgt in leichter Allgemeinnarkose. Die Schultern sind etwas angehoben und ruhen auf weicher Unterlage aus Gummi oder einem zusammengefalteten Tuch. Eine Hyperextension des zur Gegenseite abgewendeten Kopfes ist zu vermeiden.

Die schräg vertikal verlaufende Hautinzision folgt dem Vorderrand des M. sternocleidomastoideus, ist über der Karotisbifurkation zentriert und biegt am kranialen Ende unter dem Ohrläppchen nach hinten, um eine Verletzung des mandibulären Astes des N. facialis zu vermeiden. Am kaudalen Ende kann die Inzision durch Einwärtsbiegung nach medial verlängert werden (Abb. 10-1).

Etwas weniger Übersicht gewährend, kosmetisch jedoch äußerst vorteilhaft, ist die schräg horizontale Inzision im Verlauf einer vorbestehenden Hautfalte. Auch hier ist die Inzision über die Karotisbifurkation zentriert und soll zumindest 1 Fingerbreit unterhalb und parallel zum Ramus mandibularis zur Schonung des mandibulären Astes des N. facialis liegen, der dicht unterhalb des Platysmas eine Kurve zieht (Abb. 10-2). Am hinteren Ende der etwa 7 cm langen Inzision wird der N. auricularis magnus sichtbar, der bei Verletzung unangenehme Parästhesien im Bereich des Ohrläppchens und Umgebung verursacht.

Beachte:
Bei Verletzung sollen die Nervenenden wieder exakt vereint werden.

Einige vordere Fasern des Plexus cervicalis müssen bei der Vertiefung des Zugangs durchtrennt werden; sie geben zu einer vorübergehenden Sensibilitätsstörung im Bereich der Haut zwischen Mandibula und Inzision Anlaß.

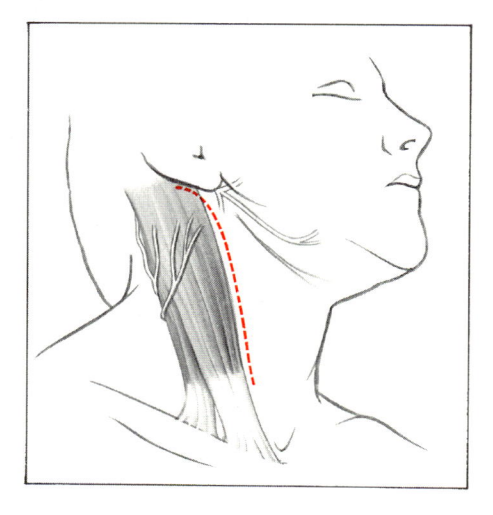

Abb. 10-1 Zugang zur Karotisbifurkation. Schräge Längsinzision entlang dem Vorderrand des M. sternocleidomastoideus. Im kranialen Winkel soll eine etwaige Schnittverlängerung unterhalb des Ohrläppchens nach hinten abbiegen, um eine Verletzung des mandibulären Astes des N. facialis zu vermeiden.

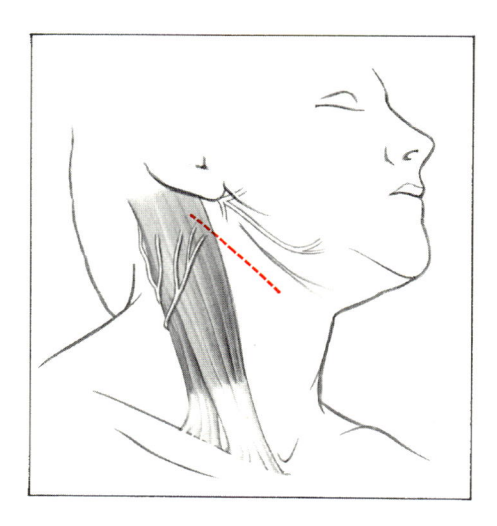

Abb. 10-2 Alternativer Zugang zur Karotisbifurkation.
Schräghorizontale Schnittführung einer natürlichen Hautfalte folgend, ca. 2 cm unterhalb und parallel zum horizontalen Teil der Mandibula. Kosmetisch vorteilhafter Zugang. Cave: N. auricularis magnus!

Präparation der A. carotis communis

Um eine ausreichende Freilegung der A. carotis communis und ihrer Bifurkation zu erreichen, muß nach Durchtrennung des Platysmas die seitlich vorne gelegene V. jugularis interna hinter dem medialen Rand des M. sternocleidomastoideus für die Darstellung der von medial her einmündenden venösen Seitenäste abgedeckt werden, die zwischen Ligaturen durchtrennt werden (Abb. 10-3). Bevor die nun durchschimmernde A. carotis communis durch Längsinzision des umgebenden Gewebes freipräpariert wird, ist bereits Ausschau zu halten nach dem N. vagus (meist zwischen V. jugularis und A. carotis communis im hinteren Teil der Gefäßscheide liegend, bisweilen aber auch weiter vorne anzutreffen und deshalb verletzbar. Cave: Rekurrensparese!).

Schräg dem Verlauf der A. carotis communis folgend, liegt die dünne Ansa hypoglossi, ein dem N. hypoglossus entspringender Ast, der auch den M. omohyoideus versorgt und dessen Verletzung keine ernsthaften Folgen nach sich zieht. Dagegen ist besonders auf den N. hypoglossus zu achten, der in etwa 3–5% der Fälle als Schlinge weit hinunter bis zur Karotisbifurkation reicht und dort akzidentell verletzt werden kann.

Beachte:
Sollte der N. hypoglossus durchtrennt werden, muß er in der gleichen operativen Sitzung genau vereint werden. Die Erholung der gelähmten Zungenmuskulatur erfolgt dann in etwa 5–6 Monaten.

Desgleichen ist bei der Präparation der A. carotis externa und danach der A. carotis interna auf den Verlauf des N. laryngicus cranialis zu achten, der hinter diesen beiden Gefäßen verläuft, schräg nach medial zum Kehlkopf zieht und dort Stimmbandmuskulatur und Larynxschleimhaut innerviert.

Ein kleiner Ast der A. carotis externa verläuft in der Regel über den N. hypoglossus und behindert dessen Mobilisierung. Deshalb soll diese kleine Arterie, die zum M. sternocleidomastoideus zieht, zwischen Ligaturen durchtrennt werden, damit der N. hypoglossus von den Aa. carotis interna et externa ungehindert abgeschoben werden kann.

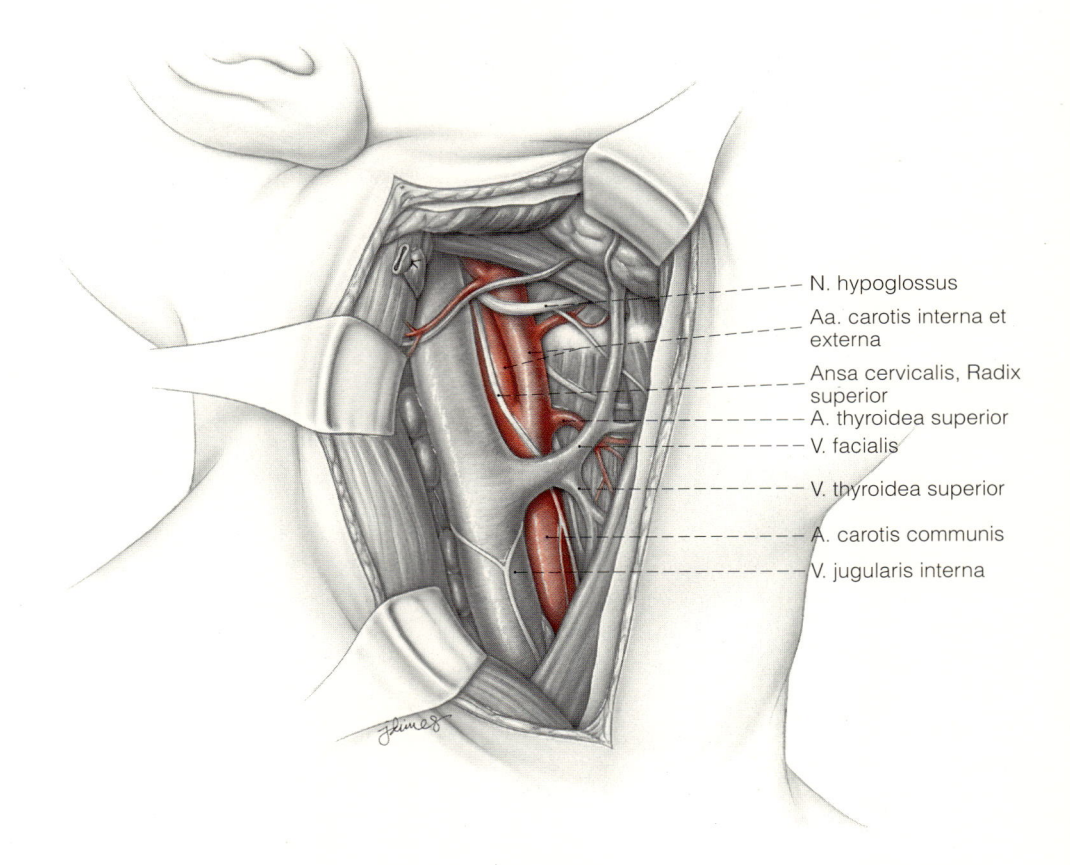

Abb. 10-3 Zugang zur Karotisbifurkation. Vertiefung entlang dem Vorderrand des M. sternocleidomastoideus, Freilegen der V. jugularis interna und Durchtrennung der von medial einmündenden venösen Seitenäste.

Präparation der Aa. carotis interna und externa

Da perioperative neurologische Ausfälle überwiegend durch Embolisierung als Folge von Manipulationen an der Bifurkation und damit durch Verschleppung von gelockerten Partikeln zustande kommen, empfiehlt es sich, die Präparation der beiden Karotisäste schrittweise durchzuführen: zuerst die gesonderte Präparation der A. thyroidea superior und des restlichen Stammes der A. carotis externa, anschließend die separate berührungsfreie Bloßlegung der A. carotis interna ca. 3–4 cm weit nach kranial; jedoch erst nach systemischer Heparinisierung mit 3000–5000 I.E. Liquemin® und nach Abklemmen der A. carotis communis und der A. carotis externa zur Messung des A.-carotis-interna-Stumpfdruckes durch Punktion der Arteria carotis communis unterhalb der Karotisstenose (Abb. 10-4). Eine künstlich erzielte systemische Hypertonie (Ziel: systolische Werte um 170 mm Hg) verbessert den Kollateralkreislauf.

Die sorgsame „liebevolle" Präparation der A. carotis interna soll, wenn möglich, bei liegenden Klemmen fortgesetzt werden, damit der Blutstrom keine Partikel ins Gehirn mitreißen kann. Ob die Präparation bei liegenden Klemmen toleriert werden kann, ist durch mehrere auswählbare Kontrollparameter zu beurteilen. Diese sind:

- Der A.-carotis-interna-Stumpfdruck soll 50 mm Hg oder mehr im Mittel betragen; oft sind leichte Pulsationen in der A. carotis interna palpabel;
- die Aktionspotentiale im EEG,
- eine transkranielle Doppler-Flußmessung (TCD) der A. cerebri media (tolerierbar ist ein Absinken der Flußgeschwindigkeit von im Mittel 60 cm/s auf minimal 20–25 cm/s);
- die somatosensorisch stimulierten Aktionspotentiale am Scheitel.

Jetzt kann durch sanftes Betasten der A. carotis interna mittels geschlossener Klemme entlang der Hinterwand und der Zeigefingerkuppe entlang der Vorderwand das Ausmaß der Stenosierung abgeschätzt werden (Abb. 10-5). Die Präparation der A. carotis interna richtet sich nach diesem Palpationsbefund. Im Bedarfsfall muß der M. digastricus durchtrennt werden, damit weiter kranialwärts präpariert werden kann, mindestens bis 1 cm über das periphere Ende des stenosierenden Prozesses hinaus.

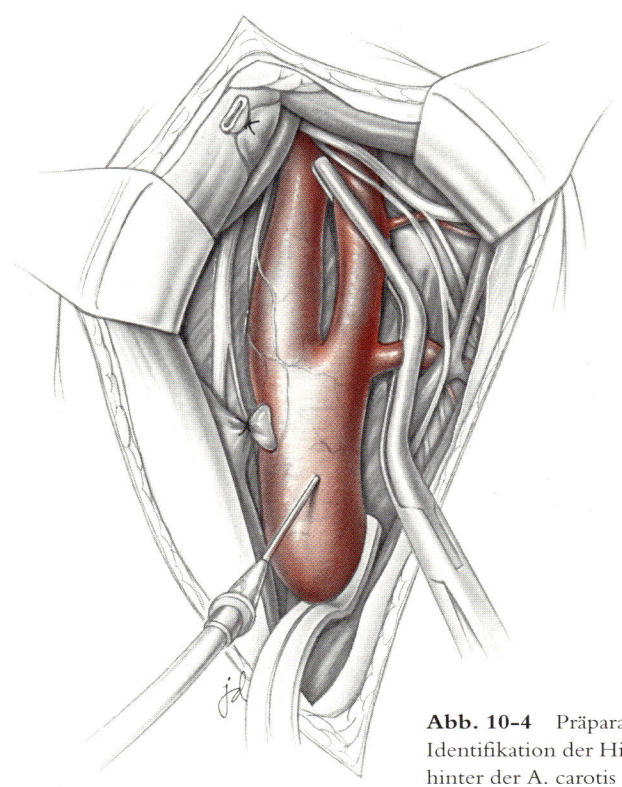

Abb. 10-4 Präparation der Karotisbifurkation. Identifikation der Hirnnerven: N. vagus (meist hinter der A. carotis communis verlaufend), Ansa N. hypoglossi (schräg über die A. carotis communis ziehend), N. hypoglossus (im oberen Wundwinkel vor der A. carotis interna bogenförmig horizontal verlaufend).
Die Abbildung zeigt die blutige Messung des Interna-Stumpfdruckes nach Abklemmen der A. carotis communis und der A. carotis externa (systemische Heparinisierung mit 3000–5000 I.E. empfohlen).

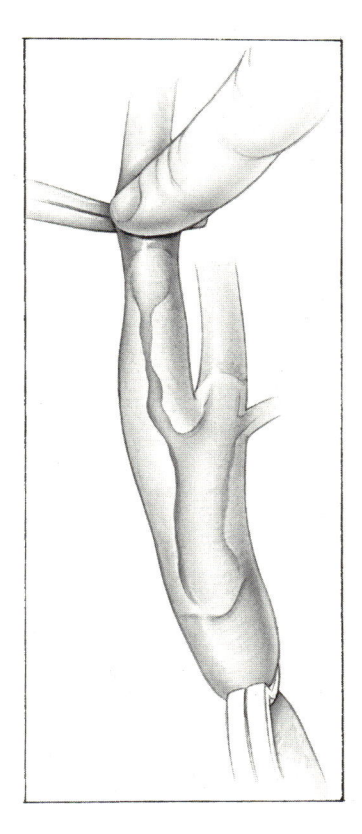

Abb. 10-5 Bei abgeklemmter arterieller Zufuhr darf durch sanftes instrumentelles Abtasten der Gefäßhinterwand, vorne sorgsam gefolgt vom fühlenden Finger, das Ausmaß, die Ausdehnung und exakte Lokalisation des stenosierenden Prozesses beurteilt werden. Absicht: keine Verschleppung thromboembolischer Partikel!

Nach Anlegen einer Klemme an der A. carotis interna oberhalb der Stenose im dünnwandigen Bereich ist die gesamte Karotisbifurkation ausgeklemmt. Die A. carotis communis wird nun proximal der Stenose mit dem Skalpell inzidiert. Von hier aus wird mit der abgewinkelten Schere (sog. Kniesschere) nach kranial die Arteriotomie in die A. carotis interna hinein verlängert bis ca. 1 cm über das periphere Ende des Intima-Polsters bzw. der Intima-Plaque hinaus (Abb. 10-6).

Thrombendarteriektomie

Aufsuchen der optimalen Trennschicht für die Thrombendarteriektomie, die idealerweise der Lamina elastica externa entspricht. Dieser Vorgang erfolgt mit dem Dissektor (Abb. 10-7). Die richtige Schicht ist an der glattwandigen Innenfläche der zurückbleibenden Gefäßwand zu erkennen. Je weiter außen endarteriektomiert wird, desto geringer die Reststenosierungsrate. Die Endarteriektomie erfolgt zunächst zentralwärts, damit im peripheren Bereich der A. carotis communis der Endarteriektomiezylinder gebildet werden kann.

Ca. 1,5–2 cm zentral der Bifurkation wird der mobilisierte Intima-Zylinder mit der Schere quer durchtrennt (Abb. 10-8). Von hier aus kann durch Anheben des Intima-Zylinders mit viel Übersicht die Endarteriektomie der A. thyroidea superior, dann der A. carotis externa und letztlich der A. carotis interna erfolgen.

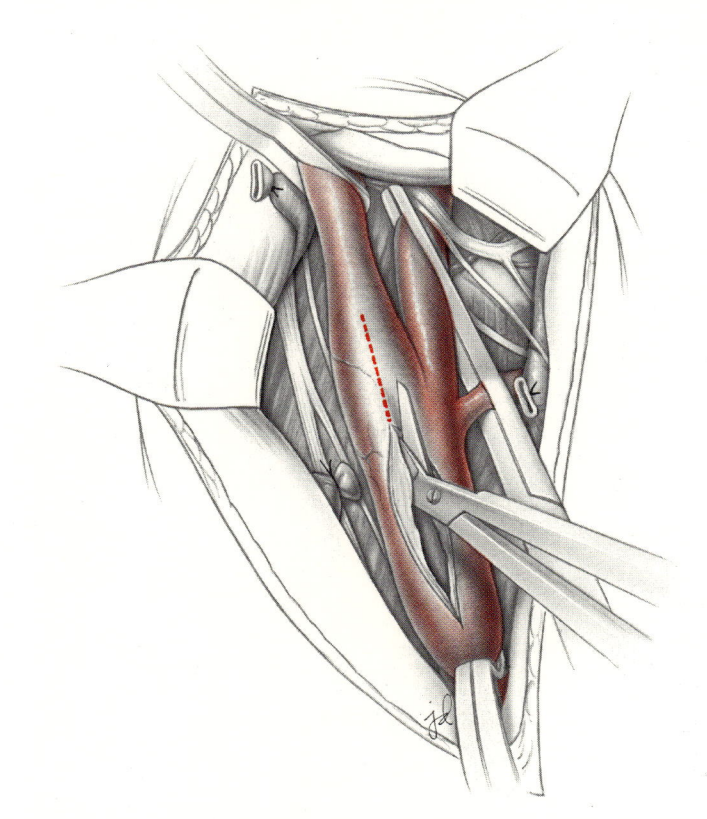

Abb. 10-6 Arteriotomie mit einer Winkel- oder Kniesschere, ca. 2 cm unterhalb der Bifurkation beginnend und je nach Bedarf 2,5–3,5 cm weit in die A. carotis interna reichend. Die Aa. carotis communis, externa und interna sind zu diesem Zeitpunkt nach übersichtlicher Präparation – nötigenfalls ergänzt durch eine Durchtrennung des M. digastricus – abgeklemmt.

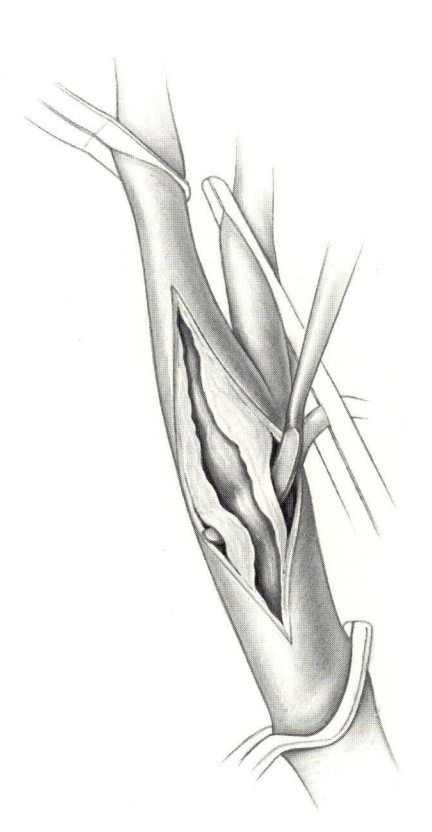

Abb. 10-7 Endarteriektomie der Karotisbifurkation mittels Dissektor in der Schicht der Lamina elastica externa.
Die Endarteriektomie kann peripher beginnen, wo eine stufenlose Ausdünnung der Intima die Regel ist. (Dieses Vorgehen wird von denjenigen empfohlen, die einen inneren Shunt einlegen; siehe Abb. 10-13 und 10-14.)

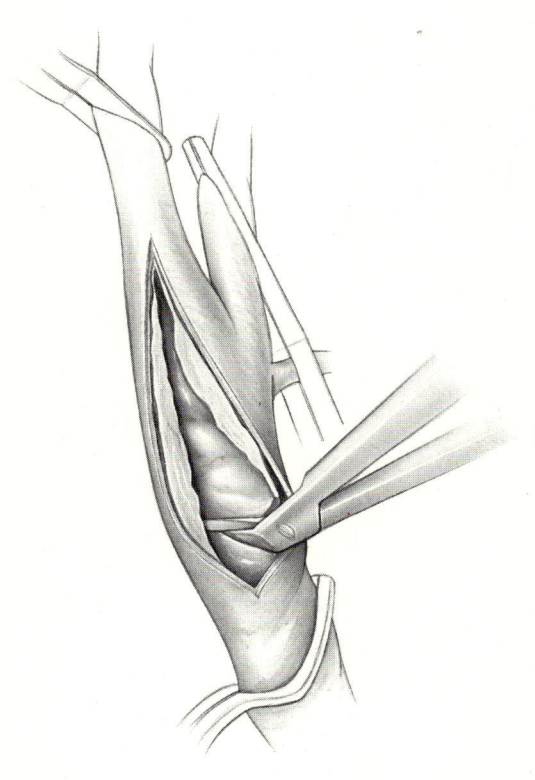

Abb. 10-8 Hier wird im Bereich der A. carotis communis ein Intima-Zylinder in einer äußeren Trennschicht geformt, der mit starker Schere quer durchtrennt wird.

Die Endarteriektomie der A. carotis externa erfolgt nach der Eversionstechnik durch vorsichtige Mobilisierung des Abgangspfropfes mit dem Dissektor, wobei der Pfropf praktisch ausgestülpt wird. Die Endarteriektomie der A. carotis interna kann ebenfalls nach der Eversionstechnik – wie in der Abbildung 10-9 dargestellt – erfolgen. Der periphere Intima-Abbruch muß aber in jedem Fall nach Beendigung der Endarteriektomie offen einsehbar sein. Ein „blinder" Abbruch muß durch Verlängerung der Inzision nach kranial in einen offenen umgewandelt werden, damit unter Sicht die Gefahr einer Dissektion nach Freigabe der Zirkulation durch ausgiebige Spülung unter Druck geprüft werden kann.

Meistens gelingt die Endarteriektomie nach peripher solcherart, daß die Intima stufenlos ausläuft. Wenn eine periphere Intima-Stufe zurückbleibt und, weil eine Ausschälung nicht blind und unbegrenzt nach peripher fortgesetzt werden darf, muß durch Setzen von 3–4 außen zu knüpfenden feinen Einzelknopfnähten (EKN) die Intima-Stufe abgesteppt werden, um einer möglichen Dissektion, die fast unweigerlich zum thrombotischen Verschluß führen würde, vorzubeugen (Abb. 10-10). Für die EKN empfiehlt sich ein nicht resorbierbarer monofiler Faden der Fadenstärke 7-0. Unter ständigem Spülen der endarteriektomierten Gefäßinnenwand wird mit Akribie – vorzugsweise mit der Lupenbrille – nach kleinen Lefzen gesucht, die sorgfältig abgetragen werden müssen.

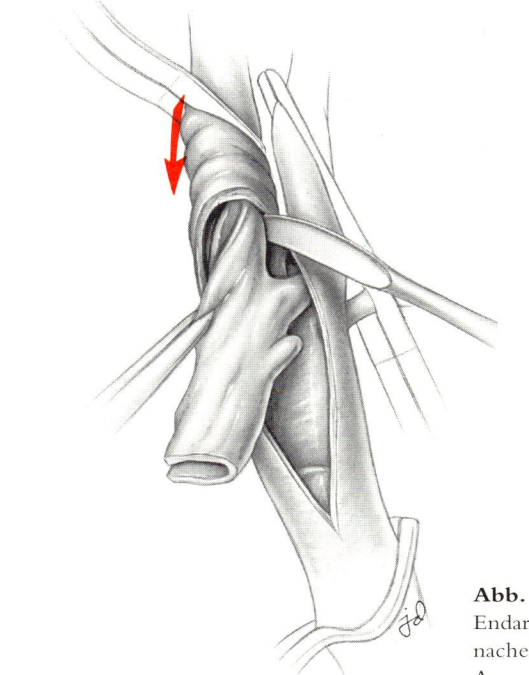

Abb. 10-9 Von zentral beginnend wird die Endarteriektomie nach kranial fortgesetzt, wobei nacheinander die A. thyroidea superior und die A. carotis externa durch Eversionsendarteriektomie ausgeschält werden. Am Schluß wird ein stufenloser Abbruch der Intima-Ektomie in der A. carotis interna mit dem Dissektor angestrebt. Wenn die Intima noch dick ist, soll die Arteriotomie zur Übersicht noch 1–2 cm nach peripher verlängert werden, damit weiter nach peripher endarteriektomiert werden kann.

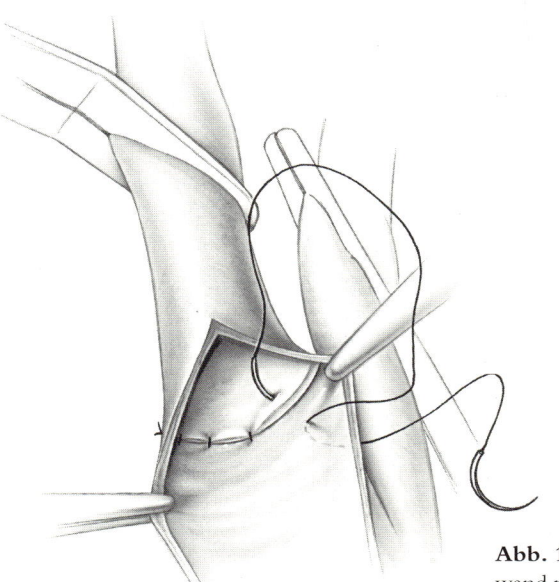

Abb. 10-10 Die endarteriektomierte Innenwand muß wiederholt mit einer Heparin-Lösung unter Druck gespült werden, um zurückbleibende Lefzen zur Abtragung sichtbar zu machen und um eine periphere Intima-Dissektion zu erkennen. Liegt eine Dissektionstendenz vor oder bleibt ein stufenförmiger Intima-Abbruch zurück, soll dieser durch absteppende Einzelknopfnähte mit einem Polypropylene-Faden der Fadenstärke 7-0 fixiert werden.

Verschluß der Arteriotomie

Die Arteriotomie kann primär fortlaufend überwendlich mit einem monofilen, nicht resorbierbaren Faden der Fadenstärke 6-0 verschlossen werden, wenn dadurch keine signifikante Einengung des Lumens, insbesondere der A. carotis interna distal des Bulbus, erfolgt.

Bei Frauen ist das Kaliber der A. carotis interna oft klein. In diesen Fällen und bei langen Arteriotomien von 4 cm oder mehr kann die Rezidivstenose nachweislich dadurch verhindert werden, daß ein Patch aus autologer Vene oder Kunststoff (Dacron, dünnwandiger PTFE) in die Arteriotomie eingenäht wird (Abb. 10-11).

Die periphere V. saphena magna kann in diesem Alter, in welchem die Patienten für eine solche Intervention stehen, obwohl in der Regel wandstark, durch chronisch-venöse Insuffizienz oder Ischämie vorgeschädigt sein, weshalb der zentralen V. saphena magna der Vorzug zu geben ist. Plötzlich auftretende Lecks („blow-out") aus der Mitte des wahrscheinlich vorgeschädigten Venenpatch sind vereinzelt beschrieben worden und können innerhalb von 48 Stunden auftreten. Deshalb ziehen viele Autoren den Kunststoffpatch vor.

Vor dem endgültigen Verschluß der Arteriotomie wird der Reflux aus den Aa. carotis interna und externa geprüft (Abb. 10-12).

Wichtig ist, in welcher Reihenfolge bei der Freigabe der Zirkulation vorgegangen wird: Die A. carotis interna ist – nachdem der Reflux geprüft worden ist – am Abgang zu drosseln, bevor die Aa. carotis externa und communis (in dieser Reihenfolge) freigegeben werden. Dadurch erreicht man, daß etwaige Partikel (Débris) in die Gesichtsarterie und nicht in die Hirnarterie verschleppt werden. Nach einer Wartezeit von ca. 20 Sekunden wird die A. carotis interna ebenfalls freigegeben, jedoch erst, nachdem der zuvor künstlich angehobene systemische Blutdruck wieder auf normale Werte heruntergeholt worden ist.

Beachte:
Eine plötzliche Überflutung der zuvor minderdurchbluteten Hirnhemisphäre unter hohem Blutdruck kann schädlich sein!

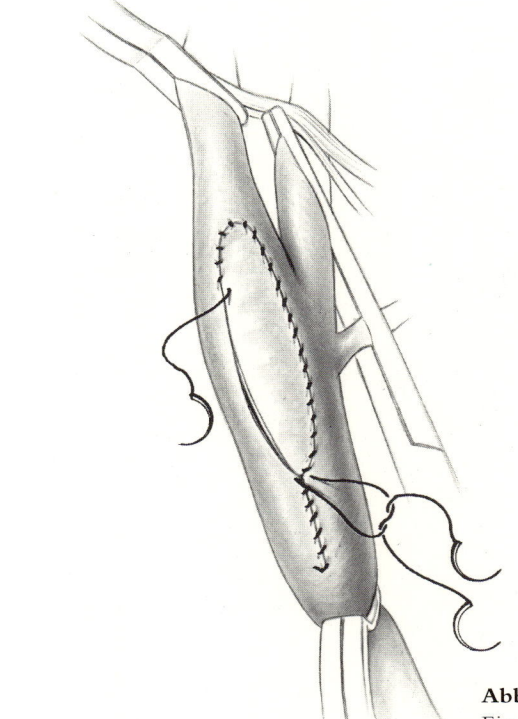

Abb. 10-11 Verschluß der Arteriotomie. Ein Patch wird eingenäht, der aus autologer V. saphena magna (der Leistenregion) oder aus Kunststoffmaterial bestehen kann (z. B. PTFE). Das Einnähen eines Patch setzt die Rate der Rezidivstenosen herab [2].

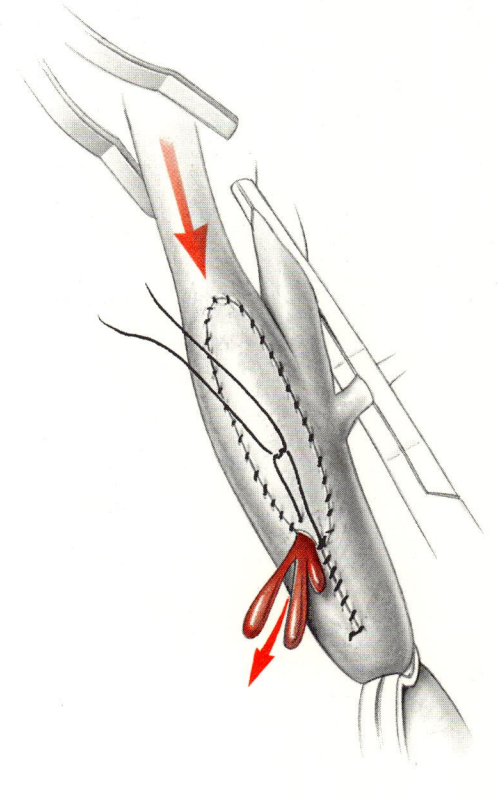

Abb. 10-12 Verschluß der Arteriotomie. Kurz vor Beendigung der Naht soll durch abwechselndes „Flushen" aus allen drei Richtungen die endarteriektomierte Wundfläche gespült werden.

Liegen Anhaltspunkte vor, daß der Kollateralkreislauf beim Abklemmen von Aa. carotis communis und externa ungenügend ist (siehe Abschnitt „Thrombendarteriektomie"), so muß ein **endoluminaler Shunt** aus einem plastischen Rohr von mindestens 2,5 mm Innendurchmesser eingelegt werden, der ca. 125 ml Blut/Minute oder mehr von der A. carotis communis in die A. carotis interna leitet und damit die Durchblutung der betreffenden Hirnhemisphäre gewährleistet (Abb. 10-13). Dabei empfiehlt es sich, die Endarteriektomie peripher im Bereich der A. carotis interna zu beginnen, damit das Rohrende ohne Schwierigkeiten eingeführt und die Thrombendarteriektomie (TEA) der Karotisbifurkation in Ruhe vervollständigt werden kann.

Der innere Shunt kann primär peripher eingeführt werden, um den Reflux zu prüfen, oder zunächst zentral, um sich über den Afflux zu vergewissern und etwaige Partikel (und Luft!) herauszuspülen (Abb. 10-14). Ringklemmen an den olivenartigen Rohrenden verhindern die Dislokation des Shunts. Es ist beim Einführen des inneren Shunts in die A. carotis interna besonders darauf zu achten, daß keine Intima-Lockerung und Dissektion verursacht wird. Im übrigen erfolgt die TEA nach den oben beschriebenen Richtlinien.

Die Arteriotomie wird fortlaufend überwendlich mit monofilem Polyesterfaden der Fadenstärke 6-0 von beiden Enden der Arteriotomie her geschlossen. Unmittelbar vor dem Setzen der letzten vier bis fünf Stiche werden die Gefäße abgeklemmt und der Shunt entfernt (Abb. 10-15). Alle drei Gefäße werden durch „Flushen" gespült. Dann werden die restlichen Stiche gesetzt. Durch Öffnen der Klemme an der A. carotis interna wird der Reflux an diesem Gefäß freigegeben. Danach wird die A. carotis interna am Abgang wieder abgeklemmt, und in der gleichen Weise wie oben beschrieben wird die Zirkulation zuerst in die A. carotis externa freigegeben, erst 20 Sekunden danach in die A. carotis interna. Wo dies möglich ist, folgt nun die intraoperative Qualitätskontrolle mittels

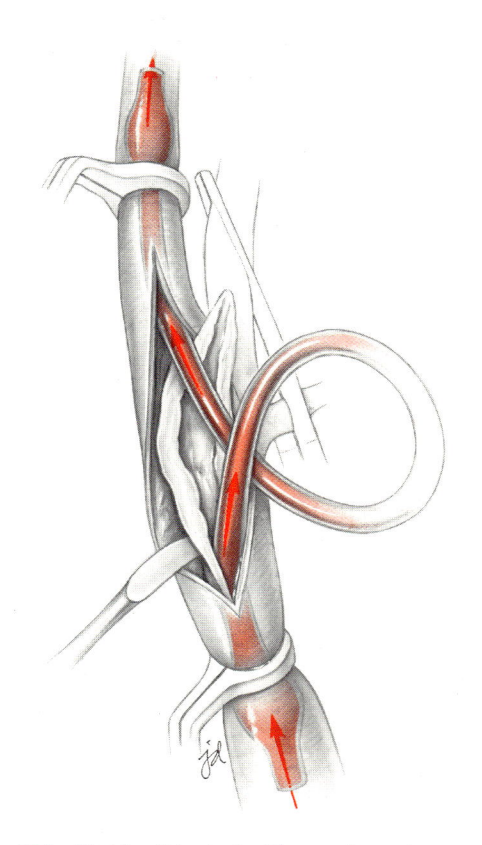

Abb. 10-13 Prinzip der Verwendung eines inneren Shunts (hier ein Javid-Shunt), der zuerst in die endarteriektomierte periphere A. carotis interna eingeführt wird, danach in die noch zu behandelnde A. carotis communis. Festhalten des Shunts durch Anlegen von Ringklemmen.

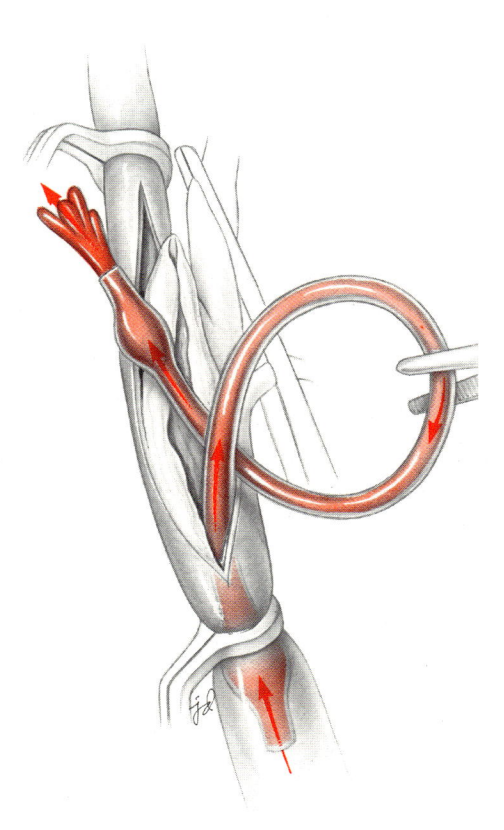

Abb. 10-14 Endoluminaler innerer Shunt. Zuerst zentrales Einführen und Afflux-Prüfung mit Herausspülen etwaiger Partikel oder Luft, dann die Überbrückung nach peripher.

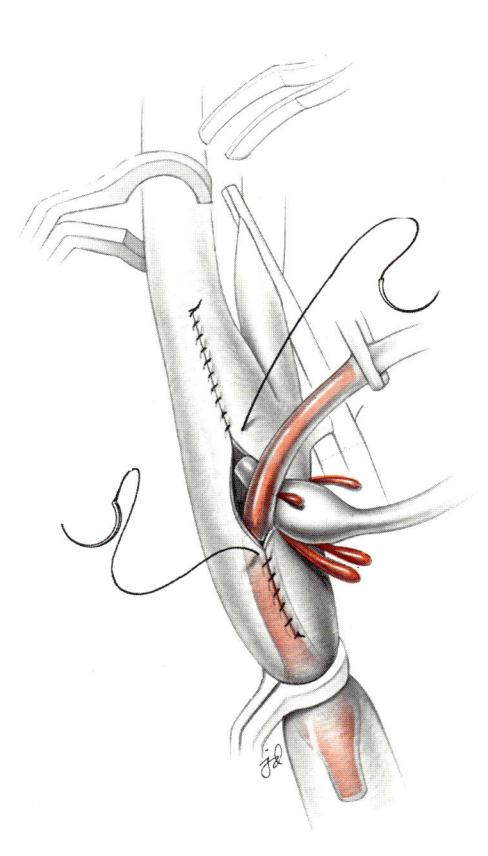

Abb. 10-15 Schematische Darstellung der Shunt-Entfernung, zuerst peripher, dann zentral. Naht der Arteriotomie von beiden Enden kommend mit zwei Fäden, Prolene, Fadenstärke 6-0. Zentral kann auch die Fadenstärke 5-0 verwendet werden.

Duplex-Sonographie oder perioperativer Angiographie.

Wenn eine hämodynamisch signifikante Unregelmäßigkeit (z. B. ein Dissekat) entdeckt wird, so muß sogleich revidiert und korrigiert werden. Es folgt abschließend der zweischichtige Wundverschluß über einer eingelegten Redon-Drainage (für 24–36 Stunden).

Postoperative Überwachung

Postoperativ müssen beim Patienten nach der Extubation das periphere und zentrale Nervensystem überwacht werden. Der Blutdruck muß auf der Überwachungsstation innerhalb der vom Operateur zu bezeichnenden systolischen Werte gehalten werden (z. B. 110–170 mm Hg). Hypertone Blutdruckwerte über 200 mm Hg sind wegen der Gefahr von zerebralen Vasospasmen medikamentös umgehend zu bekämpfen, wobei Kalziumblocker in der Regel ausreichen. Unmittelbar nach der Extubation und *vor* Verlegung des Patienten auf die Überwachungsstation sind Bewußtsein und Neurostatus zu prüfen, damit auf der Intensivstation Abweichungen vom Zustand nach Extubation sofort bemerkt werden können. Bei Auftreten von Symptomen einer Halbseitenlähmung – eventuell begleitet von auffälliger Atemweise – ist die sofortige Revision bei Verdacht auf Thrombosierung ins Auge zu fassen.

Abschließende Bemerkungen zum operativen Vorgehen

1. Perioperativ wird mitunter wegen Blutdruckschwankungen vom Anästhesisten die Infiltration des Glomus caroticum mit 1%igem Lidocain erwünscht.
2. Die präoperative Verabreichung eines Kalziumblockers (z. B. Atenolol 50 mg entsprechend dem Präparat Tenormin mite®) hat eine blutdruckstabilisierende herzregulierende Wirkung und hat sich, wenn Kontraindikationen (wie AV-Block 2. und 3. Grades und digitalisrefraktäre Herzinsuffizienz) beachtet werden, nach unseren Erfahrungen bewährt.
3. Die systemische Heparinisierung wird am Ende der Operation nicht neutralisiert; mit der postoperativen Gabe von Plättchenaggregationshemmern ist wegen der Gefahr eines Wundhämatoms bis zum 1. postoperativen Tag, d. h. bis mindestens 12 Stunden nach der Operation, zu warten.

Weiterführende Literatur

1. Bartlett, F. F., J. H. Ropp, J. Goldstone et al.: Recurrent carotid stenosis: operative strategy and late results. Vasc. Surg. 5 (1987) 452–456
2. Eikelboom, B. C., R. G. A. Ackerstaff, H. Hoeneveld et al.: Benefits of carotid patching. A randomized study. Vasc. Surg. 7 (1988) 240–247
3. North American symptomatic carotid endarterectomy trial collaborators: Beneficial effect of carotid endarterectomy in symptomatic patients with high-grade carotid stenosis. New Engl. J. Med. 325 (1991) 445–453
4. Raithel, D., P. Kasprzak: The eversion endarterectomy – a new technique. In: Greenhalgh, R. M., L. H. Hollier (eds.): Surgery for Stroke; pp. 183–191. Saunders, London–Philadelphia–Toronto–Sydney–Tokio 1993
5. Thompson, J. E. (1993): Standard carotid endarterectomy. In: Greenhalgh, R. M., L. H. Hollier (eds.): Surgery for Stroke; pp. 149–156. Saunders, London–Philadelphia–Toronto–Sydney–Tokio 1993

11 Arteria subclavia, Arteria brachialis

J. D. Gruß

Einleitung	99
Zentraler A.-subclavia-Verschluß	99
Verschlüsse der peripheren A. subclavia	102
Verschlüsse der A. axillaris (bzw. brachialis)	103
Neurovaskuläre Kompressionssyndrome an der oberen Thoraxapertur	104
Resektion der 1. Rippe	104
Resektion einer Halsrippe und der 1. Rippe	106
Eröffnung der Pleura	106
Wundverschluß	106
Aneurysma der A. subclavia	107
Sofortverschlüsse der V. subclavia	108
Besonderheiten des transaxillären Zugangs	108
Simultane thorakale Sympathektomie	108
Weiterführende Literatur	108

Einleitung

Arteriosklerotische Verschlüsse an den oberen Extremitäten machen nur etwa 10% aller Verschlußprozesse aus. Daneben spielen Aneurysmen, insbesondere im Bereich der Aa. subclaviae (z. B. beim „Thoracic outlet Syndrom", TOS) eine wichtige Rolle. Wesentlich seltener sind entzündliche Gefäßprozesse, wie der Morbus Takayasu. In jedem Falle muß vor einem rekonstruktiven Eingriff eine Darstellung aller Aortenbogenäste durch Katheterangiographie oder intraarterielle DSA erfolgen.

Zentraler A.-subclavia-Verschluß

Zentrale Verschlüsse der rechten und der linken A. subclavia werden heute in der Regel durch Transposition der A. subclavia auf die A. carotis communis korrigiert. Die Thrombendarteriektomie mit Patchplastik wird nur noch in Ausnahmefällen angewendet. Gelegentlich kommt evtl. der karotido-subklaviale Kunststoffbypass zum Einsatz.

Zugang. Bewährt hat sich der supraklavikuläre Zugang, wahlweise kann auch eine Freilegung entlang dem Vorderrand des M. sternocleidomastoideus erfolgen (siehe Kap. 1 „Zugangsregion Axilla").

Vorgehen. Die A. subclavia wird angeschlungen, wobei rechts auf die Schonung des N. recurrens geachtet werden muß. Die Präparation hinter dem Sternoklavikulargelenk erfolgt unter sanftem Zug an der Arterie. Die Arterie wird im Verschlußbereich mit einer Satinski-Klemme gefaßt und nach peripherer Blutstromunterbrechung im Verschlußbereich quer durchtrennt (Abb. 11-1). Bei liegender Klemme wird der zentrale Stumpf mit einer monofilen, nicht resorbierbaren Naht der Fadenstärke 5-0 übernäht. Die Naht kann zusätzlich mit einem oder zwei großen Metallclips gesichert werden.

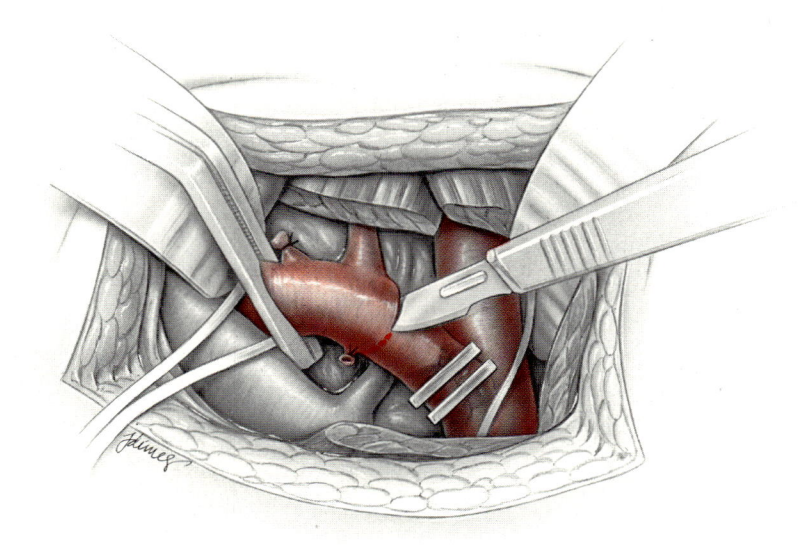

Abb. 11-1 Zentraler A.-subclavia-Verschluß. Die A. subclavia ist zentral mit zwei Metallclips, peripher mit einer Gefäßklemme verschlossen. Sie wird vor dem A.-vertebralis-Abgang quer durchtrennt.

Der periphere Stumpf der A. subclavia wird mit einem Spatel offen thrombendarteriektomiert. Hierbei kann die Eversion der Arterie hilfreich sein. In der Regel läuft der Verschluß vor dem Abgang der A. vertebralis glatt aus. Nur in Ausnahmefällen ist es erforderlich, die Anfangsstrecke der A. vertebralis zu präparieren und die A. vertebralis mit einer Minibulldogklemme zu verschließen.

Nach Umsetzen der Gefäßklemme auf die A. subclavia jenseits des Abgangs der A. vertebralis ist eine offene Thrombendarteriektomie des zentralen Anteils der A. subclavia stets möglich. Nach Auffüllung der Peripherie mit Heparin-Kochsalz-Lösung wird die A. subclavia, unter sorgfältiger Vermeidung einer Torsion, zur A. carotis communis herübergeführt.

Die A. carotis communis wird in entsprechender Höhe zirkulär dargestellt. Sie wird mit einer kleinen Satinsky-Klemme an ihrer hinteren und lateralen Zirkumferenz tangential ausgeklemmt und nach ventral rotiert. Es folgt die Eröffnung durch Längsarteriotomie in korrespondierender Höhe. Da die A. subclavia meist etwas zu lang ist, muß beim angeschrägten Zuschneiden des Gefäßes ein 0,5–1 cm langes Segment reseziert werden.

Die Anastomose wird fortlaufend überwendlich mit zwei monofilen Nähten der Fadenstärke 6-0 hergestellt. Die Naht im zentralen Anastomosenwinkel wird geknüpft, die periphere Naht wird lediglich gelegt. Die zentrale Naht wird zum Lumen hin durchgestochen. Die Hinterwand der Anastomose wird dann vom Lumen aus genäht. Erst nach Ausstechen der Naht am peripheren Anastomosenwinkel wird die periphere Naht geknüpft und mit dem Faden der Hinterwand verknotet.

Die Naht der Vorderwand beginnt am peripheren Anastomosenwinkel mit drei bis vier Stichen; der restliche Teil der Vorderwand wird vom zentralen Winkel wieder auf den Operateur zu genäht (Abb. 11-2 und 11-3).

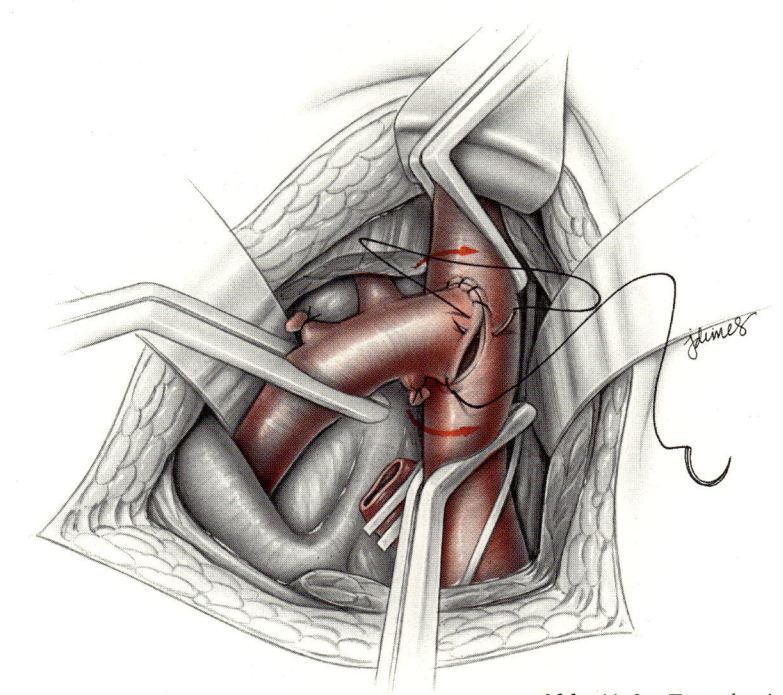

Abb. 11-2 Zentraler A.-subclavia-Verschluß. Die A. carotis communis wird mit einer Satinski-Klemme oder zwei Gefäßklemmen verschlossen, nach ventral rotiert und durch Längsarteriotomie eröffnet. Implantation der querdurchtrennten A. subclavia End-zu-Seit in die A. carotis communis. Die Hinterwand ist bereits vom Lumen aus genäht.

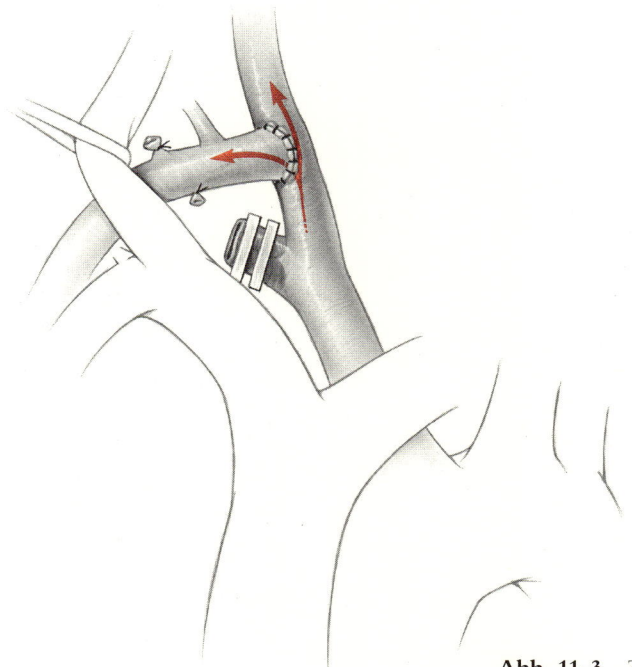

Abb. 11-3 Zentraler A.-subclavia-Verschluß. Die fertiggestellte Transposition der A. subclavia auf die A. carotis communis.

Beim karotido-subklavialen Bypass finden 8-mm-gestrickte Dacron-Prothesen Verwendung. Die A. subclavia wird hierbei zentral nicht durchtrennt (Abb. 11-4). Die Protheseninterposition erfolgt beidseits End-zu-Seit. Die Anastomosentechnik entspricht der oben beschriebenen.

Der gleiche Zugang auf beiden Seiten erlaubt die Anlage eines subklavio-subklavialen Bypass, wobei das Dacron-Transplantat entweder subkutan oder nach entsprechender digitaler Tunnelierung hinter der Muskulatur verlegt werden kann (Abb. 11-5).

Der subklavio-subklaviale Bypass kann ebenfalls von einem infraklavikulären Zugang aus durchgeführt werden. Die Prothese wird hierbei subkutan über das Manubrium sterni hinweg zur Gegenseite geführt (siehe auch Kap. 1, „Zugangsregion Axilla").

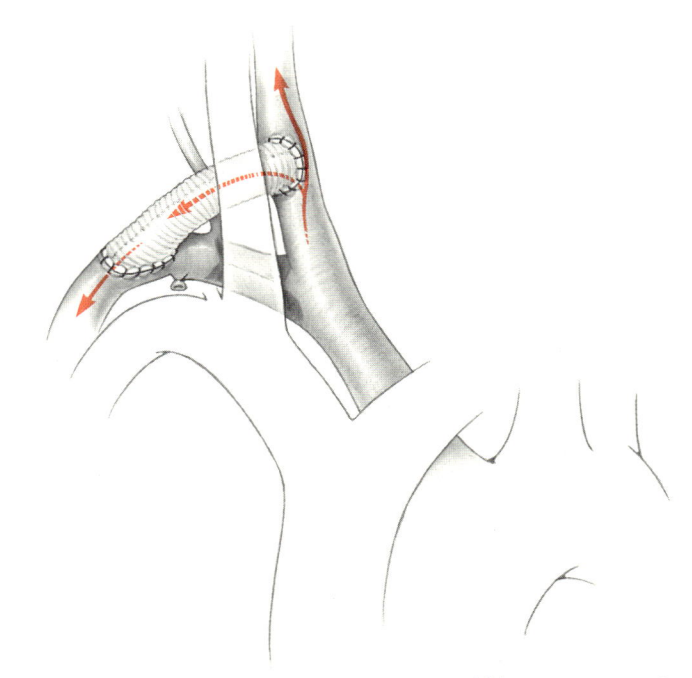

Abb. 11-4 Zentraler A.-subclavia-Verschluß. Karotido-subklavialer Bypass unter Verwendung einer gestrickten 8-mm-Dacron-Prothese.

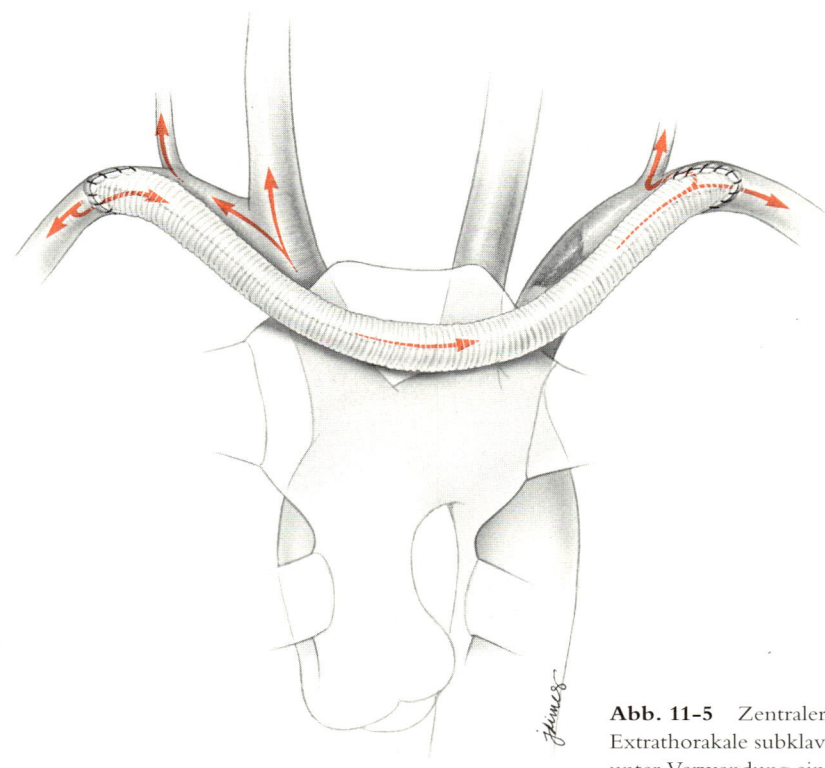

Abb. 11-5 Zentraler A.-subclavia-Verschluß. Extrathorakale subklavio-subklaviale Umleitung unter Verwendung einer gestrickten 8-mm-Dacron-Prothese zur Behandlung eines linksseitigen A.-subclavia-Verschlusses.

Verschlüsse der peripheren A. subclavia

Verschlüsse des zweiten, dritten und vierten Segmentes der A. subclavia können prinzipiell durch Thrombendarteriektomie (TEA) oder Bypassverfahren rekonstruiert werden. Die TEA benötigt immer zwei Zugänge, während eine Überbrückung auch ausschließlich auf transaxillärem Wege möglich ist.

Vorgehen. Je nach Verschlußlokalisation erfolgt die Freilegung supraklavikulär, infraklavikulär oder axillär. Nach Blutstromunterbrechung wird die Arterie durch zwei Längsarteriotomien eröffnet. Im Bereich der peripheren Arteriotomie wird der Intima-Zylinder mit einem Spatel disseziert und quer durchtrennt. Der zirkulär abgelöste zentrale Verschlußzylinder wird auf einen Ringstripper aufgefädelt und unter Rotation desselben bis zur zentralen Arteriotomie ausgeschält (Abb. 11-6). Hier läuft der Verschlußzylinder entweder aus oder wird mit einer Potts-Schere quer durchtrennt. Die zentrale Intima-Stufe bietet insofern keine Schwierigkeiten, als sie in Strömungsrichtung liegt. Eine evtl. vorhandene periphere Intima-Stufe muß sorgfältig angeschrägt und meist zusätzlich mit Kunlin-Nähten fixiert werden.

Das ausgeschälte Gefäßsegment sollte angioskopisch inspiziert werden, um flottierende Intima-Lefzen und verbliebene Wandunregelmäßigkeiten noch beseitigen zu können. Die beiden Arteriotomien werden durch autologe Venenstreifen mit fortlaufender überwendlicher Naht der Fadenstärke 5-0 oder 6-0 verschlossen (Abb. 11-7).

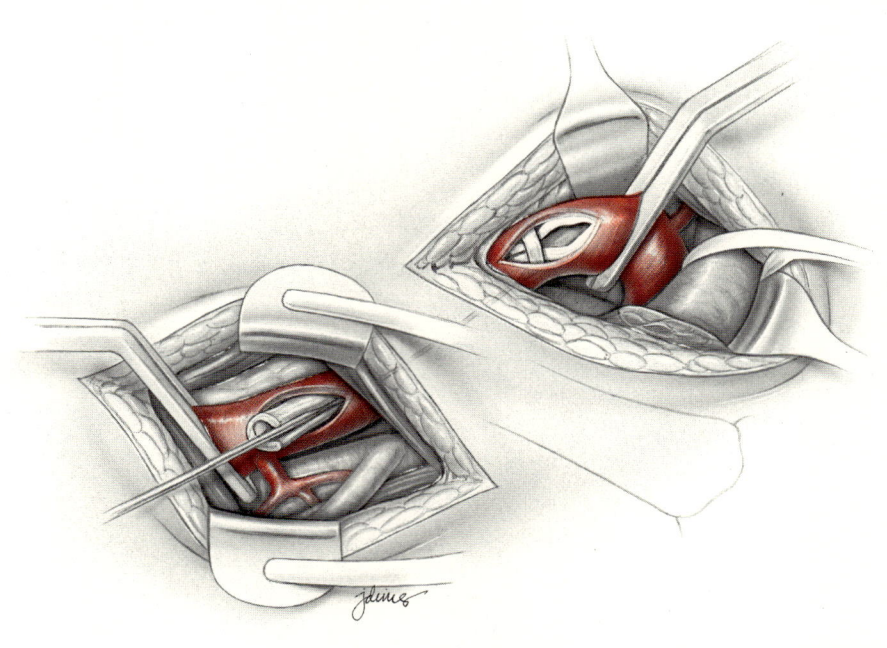

Abb. 11-6 Verschlüsse der peripheren A. subclavia.
Die Arterie ist infra- und supraklavikulär freigelegt und durch Längsarteriotomien eröffnet. Der querdurchtrennte Intima-Zylinder ist auf einem Ringstripper aufgefädelt und wird halbgeschlossen ausgeschält.

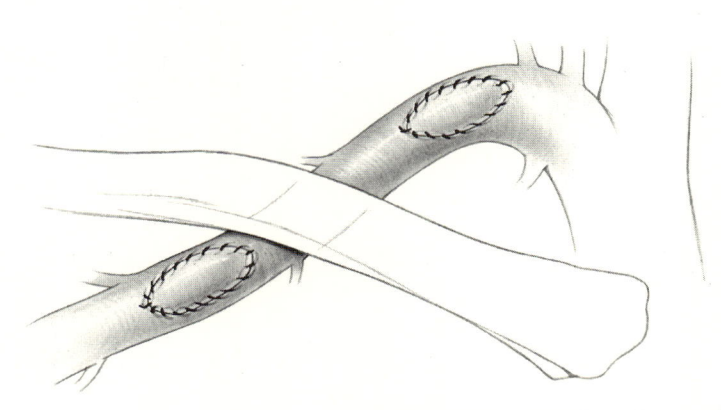

Abb. 11-7 Verschlüsse der peripheren A. subclavia.
Die beiden Arteriotomien werden durch autologe Venenstreifen verschlossen.

Technisch einfacher und schneller ist die **Transplantatüberbrückung.** Hierzu haben sich 8-mm-Doppelvelour-Dacron-Prothesen oder 7-mm-PTFE-Prothesen gleichermaßen bewährt. Nur bei sehr kaliberschwachen Arterien kommt die autologe V. saphena magna oder parva zum Einsatz. Je nach Verschlußlokalisation erfolgt die Freilegung der Arterie supraklavikulär, infraklavikulär oder axillär (Abb. 11-8).

Die technisch schwierigere Anastomose, die eine größere Transplantatmobilität erfordert, wird zuerst hergestellt. Die Anastomosentechnik ist zentral und peripher identisch. Nach Blutstromunterbrechung wird die Arterie über eine Strecke von mindestens 1,5 cm eröffnet. Die Gefäßprothese bzw. die Vene (die um 180 Grad gedreht werden muß) wird entsprechend angeschrägt zugeschnitten. Die zentrale Anastomose beginnt am peripheren Winkel, die periphere Anastomose am zentralen. Beginnend am Anastomosenwinkel werden nach Knüpfen des Eckfadens zu beiden Seiten vier oder fünf Stiche ausgeführt, so daß der Anastomosenwinkel übersichtlich einsehbar ist. Die beiden Fadenenden werden mit Bulldogklemmen gespannt. Die zweite Naht beginnt am gegenüberliegenden Anastomosenwinkel. Sie wird zu beiden Seiten fortlaufend überwendlich auf den Operateur zu genäht. Die zweite Naht wird beiderseits mit der ersten verknotet. Vorsicht ist geboten bei der Tunnelierung hinter der Clavicula.

**Cave
Venenverletzung!**

Von einer partiellen Resektion der Clavicula oder einer Osteotomie der Clavicula ist abzuraten.

Bei sehr engen Verhältnissen und allen Formen von TOS hat sich der transaxilläre Zugang mit Exartikulation der 1. Rippe bewährt (siehe Abschnitt „Neurovaskuläre Kompressionssyndrome ...“). Alternativ können die Anastomosen auch angeschrägt End-zu-End erfolgen, wenn dies aus anatomischen Gründen zweckmäßiger oder einfacher erscheint (siehe auch Kap. 1, „Zugangsregion Axilla").

Verschlüsse der A. axillaris (bzw. brachialis)

Rekonstruktionsverfahren der Wahl ist hier der Venenbypass mit der umgedrehten V. saphena magna oder parva. Zugangswege sind die Mohrenheimsche Grube, die Axilla und der Sulcus bicipitalis. Die technisch anspruchsvollere Anastomose wird zuerst hergestellt. Die Anastomosentechnik entspricht der oben beschriebenen.

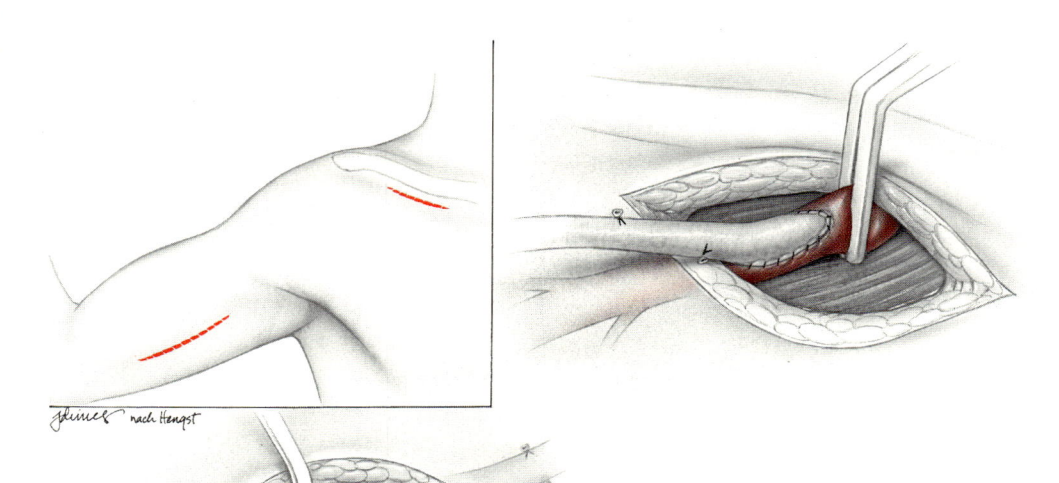

Abb. 11-8 Verschlüsse der peripheren A. subclavia.
Ein langstreckiger Verschluß der A. subclavia und der A. axillaris wird durch Kunststoff- oder Venenbypass überbrückt. Hier erfolgt die Gefäßfreilegung infraklavikulär und im Sulcus bicipitalis; Verwendung autologen Transplantatmaterials bei peripherem Anschluß.

Neurovaskuläre Kompressionssyndrome an der oberen Thoraxapertur

Resektion der 1. Rippe

Die chirurgische Therapie der Wahl besteht in der vollständigen Entfernung der 1. Rippe und ggf. einer Halsrippe. Hierzu hat sich der transaxilläre Zugang bewährt, der es außerdem ermöglicht, vaskuläre Komplikationen des TOS („Thoracic outlet Syndrom") mit zu behandeln.

Vorgehen. Die Rippenresektion beginnt am vorderen Oberrand. Die V. subclavia wird in der vorderen Skalenuslücke mit einem Präpariertupfer komprimiert und nach dorsal verzogen. Dies ermöglicht die sichere Durchtrennung der Sehne des M. subclavius mit einem langstieligen Skalpell (Abb. 11-9). Vor und unter dieser Sehne wird das Lig. costoclaviculare sichtbar. Als nächster Schritt wird der Ansatz des M. scalenus anterior am oberen Rippenrand hinter der V. subclavia präpariert und etwa im Abstand von 1 cm von der Rippe mit der Schere durchtrennt. Das Unterfahren des Muskels mit einer Overhold-Klemme kann diesen Akt manchmal erleichtern, aber auch zur Pleuraläsion führen.

Durchtrennung des M. scalenus medius am oberen Rand der 1. Rippe und an der äußeren Zirkumferenz, wobei sorgfältig auf die Schonung des Plexus zu achten ist (Abb. 11-10). Ein evtl. vorhandener M. scalenus minimus wird ebenfalls durchtrennt.

Beachte:
Plexusentlastung zwischen jedem Akt des Eingriffs!

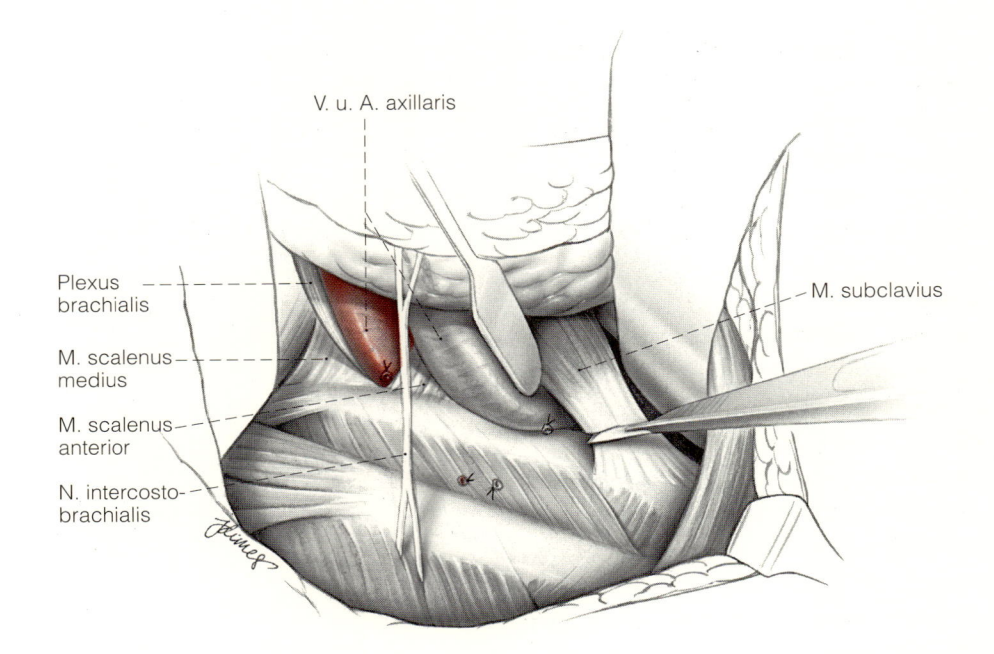

Abb. 11-9 Neurovaskuläre Kompressionssyndrome: Resektion der 1. Rippe. Präparation der vorderen Skalenuslücke unter sorgfältiger Schonung der V. subclavia. Scharfe Durchtrennung der Sehne des M. subclavius.

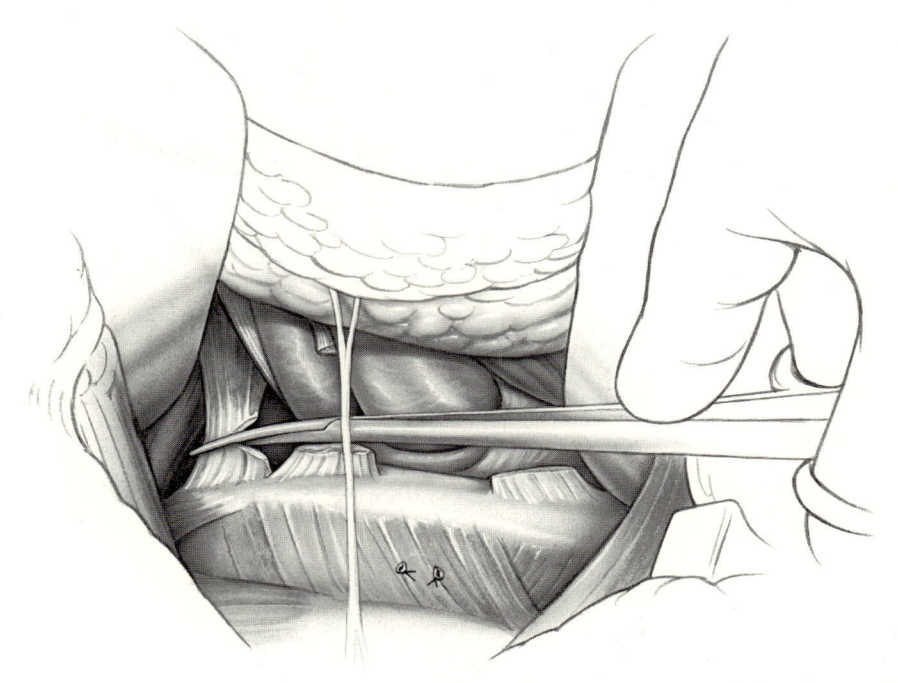

Abb. 11-10 Neurovaskuläre Kompressionssyndrome: Resektion der 1. Rippe. Abtrennen von Mm. scalenus anterior und medius vom oberen Rand der 1. Rippe.

Druck auf die 2. Rippe erleichtert die Inzision der Interkostalmuskulatur dicht am Unterrand der 1. Rippe. Die Reduktion des Beatmungsdruckes (Anästhesist) erleichtert das Vorschieben einer gebogenen Schere oder eines Elevatoriums zwischen 1. Rippe und Pleura. Von der hochgehebelten Rippe läßt sich die Interkostalmuskulatur leicht nach ventral und dorsal durchtrennen (Abb. 11-11). Die dorsale Abtrennung wird durch den Einsatz eines gebogenen Raspatoriums ermöglicht.

Beachte:
Vorsichtiges Abschieben der Pleurakuppel mit einem Stieltupfer. Perforation der Fascia endothoracica (Gibsonsche Faszie) mit einer Nierenstielklemme und breite Eröffnung der Faszie durch Spreizen der Klemme (Abb. 11-12). Die Rippe wird ventral mit der stumpfwinkeligen, dorsal mit der rechtwinkeligen Rippenschere (Roos-Schere) durchtrennt und

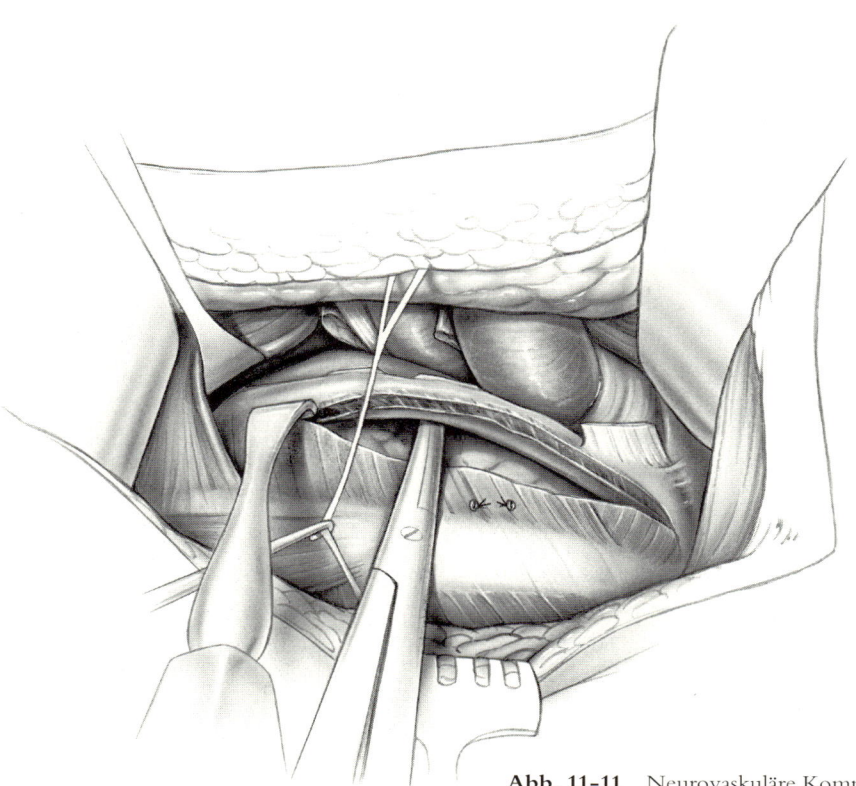

Abb. 11-11 Neurovaskuläre Kompressionssyndrome: Resektion der 1. Rippe. Abtrennung der Interkostalmuskulatur vom unteren Rand der 1. Rippe.

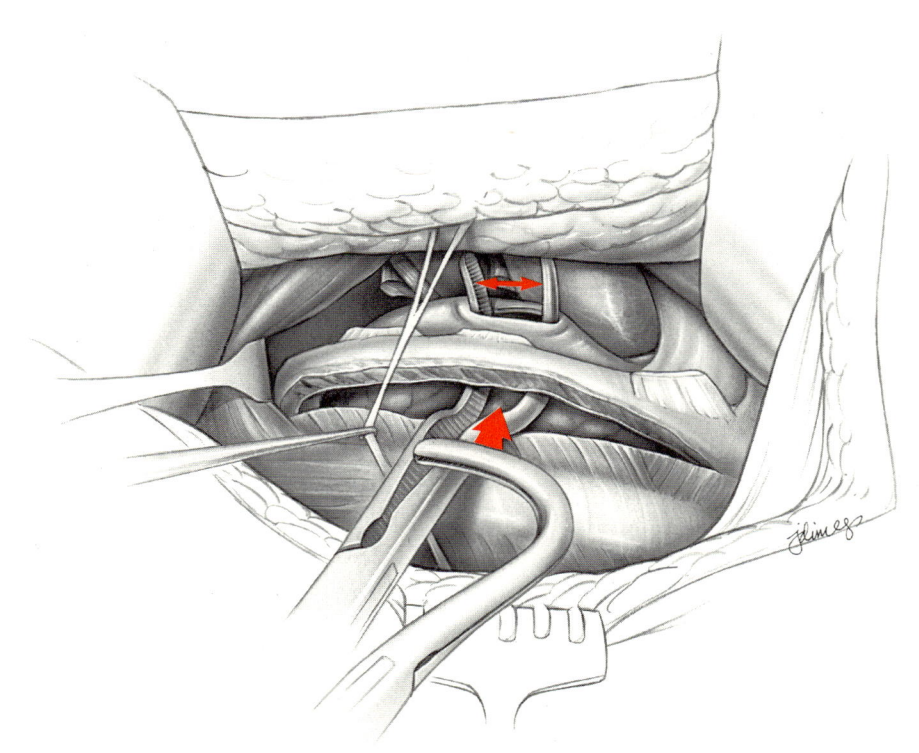

Abb. 11-12 Neurovaskuläre Kompressionssyndrome: Resektion der 1. Rippe. Die Pleurakuppel ist abgeschoben. Stumpfe Perforation und Eröffnung der Gibsonschen Faszie mit einer Nierenstielklemme.

entfernt (Abb. 11-13). Der ventrale, meist knorpelige Stumpf wird mit dem Lüer bis zum Niveau des Manubrium sterni, d. h. bis zur vollständigen Dekompression der V. subclavia gekürzt. Der dorsale Rippenstumpf wird unter dem Schutz eines Nervenspatels für den Plexus bis zum Kostotransversalgelenk präpariert und exartikuliert. Danach liegt die knorpelige Gelenkfläche des Processus transversus frei.

Beachte:
Auf der linken Seite ist die Verletzung der V. intercostalis superior sorgfältig zu vermeiden.

Resektion einer Halsrippe und der 1. Rippe

Die Präparation einer Halsrippe ist einfacher, wenn die 1. Rippe ventral und dorsal durchtrennt wird und die Verbindung zwischen Halsrippe und 1. Rippe erhalten bleibt. Es kann somit leichter ein Zug auf die Halsrippe ausgeübt werden.

Die Halsrippe wird in gleicher Weise bis zum Processus transversus C7 präpariert und mit der Roos-Schere durchtrennt (Abb. 11-14). Danach erfolgt auch hier die vollständige Exartikulation (Abb. 11-15).

Eröffnung der Pleura

Eine kleine unbeabsichtigte Pleuraeröffnung kann der Drainage nach innen dienen, sie wird nicht verschlossen. Eine größere Pleuraläsion erfordert das Einlegen einer Pleura-Saugdrainage.

Beachte:
Es sollte ein bluttrockenes Operationsfeld hinterlassen werden, da eine postoperative Hämatombildung fibröse Verwachsungen erzeugen und Ursache für ein Rezidiv sein kann.

Wundverschluß

Der Eingriff wird beendet durch Einlegen einer Redon-Drainage, die getrennt herausgeleitet wird, einigen Fixationsnähten des axillären Fettdrüsenkörpers sowie einer Subkutan-Naht mit resorbierbarem Nahtmaterial und schließlich einer atraumatischen Intrakutan-Haut-Naht.

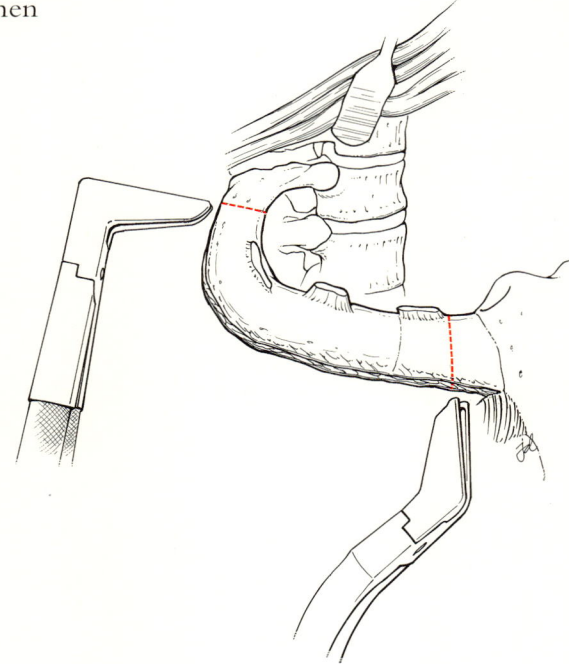

Abb. 11-13 Neurovaskuläre Kompressionssyndrome: Resektion der 1. Rippe.
Die 1. Rippe wird zunächst ventral, dann dorsal mit den entsprechenden Rippenscheren nach Roos durchtrennt.

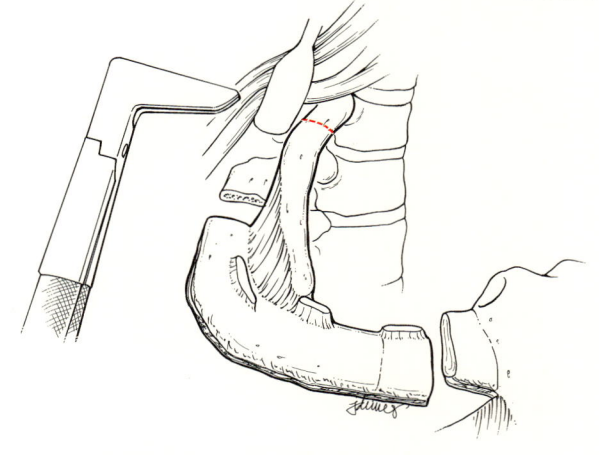

Abb. 11-14 Neurovaskuläre Kompressionssyndrome: Halsrippe und 1. Rippe.
Die Halsrippe wird unter Zug an der bereits durchtrennten 1. Rippe präpariert und wirbelsäulennah durchtrennt.

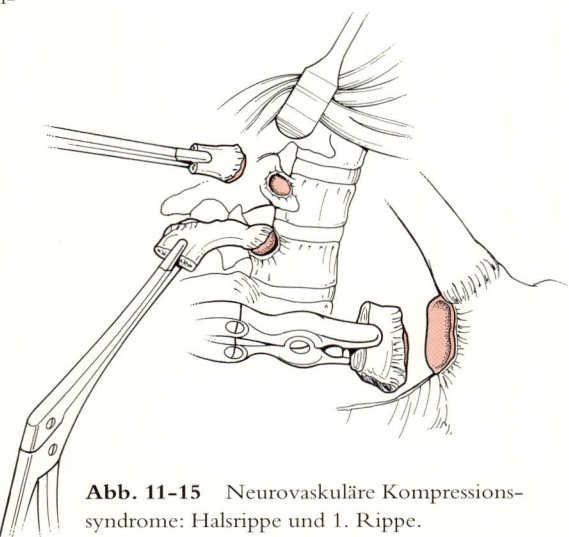

Abb. 11-15 Neurovaskuläre Kompressionssyndrome: Halsrippe und 1. Rippe.
Nach Entfernung der 1. Rippe und der Halsrippe en bloc werden die dorsalen Rippenstümpfe vollständig exartikuliert. Der ventrale Stumpf wird im knorpeligen Bereich bis zum Manubrium sterni gekürzt.

Aneurysma der A. subclavia

Der transaxilläre Zugang ermöglicht ohne eine zweite Inzision direkte Rekonstruktionen der Arterie, wobei wahlweise End-zu-Seit- oder End-zu-End-Anastomosen eingesetzt werden können. Die Technik der End-zu-Seit-Anastomose wurde oben beschrieben. Die Ausschaltung eines Aneurysmas der A. subclavia erfordert die beidseitige End-zu-End-Anastomosierung (Abb. 11-16).

Vorgehen. Es ist nicht schwierig, vom transaxillären Zugang aus das erste Segment der A. subclavia sowie A. vertebralis und A. mammaria interna anzuzügeln. Die Blutstromunterbrechung geschieht mit einer (versenkten) Bulldogklemme sowie Minibulldogklemmen für die Subclavia-Äste. Angeschrägte Durchtrennung der Arterie, wobei die Hinterwand länger gelassen wird. Die Vorderwand wird eingekerbt. Ein PTFE-Transplantat oder die autologe Vene werden korrespondierend zugeschnitten. Anlegen von zwei Ecknähten, wobei die vordere (obere) geknüpft wird. Die weitere Anastomose erfolgt nach der Rotationstechnik, wobei der Operateur auf sich zu näht. Erst nach dem letzten Stich der Vorderwand wird die zweite Naht geknüpft und mit dem ersten Nahtfaden verknotet. Nach Rotation der Anastomosengegend mit Hilfe der Fäden erfolgt die zweite Nahtreihe wiederum vom zentralen zum peripheren Winkel.

Beim transaxillären Zugang muß die zentrale Anastomose stets zuerst angelegt werden (Abb. 11-17). Der periphere Anschluß erfolgt mit gleicher Technik. Gegebenenfalls kann das Venentransplantat bei langstreckigen Verschlüssen bis zum Sulcus bicipitalis heruntergeführt werden, wobei dann eine zusätzliche Längsinzision an der Innenseite des Oberarms erforderlich wird.

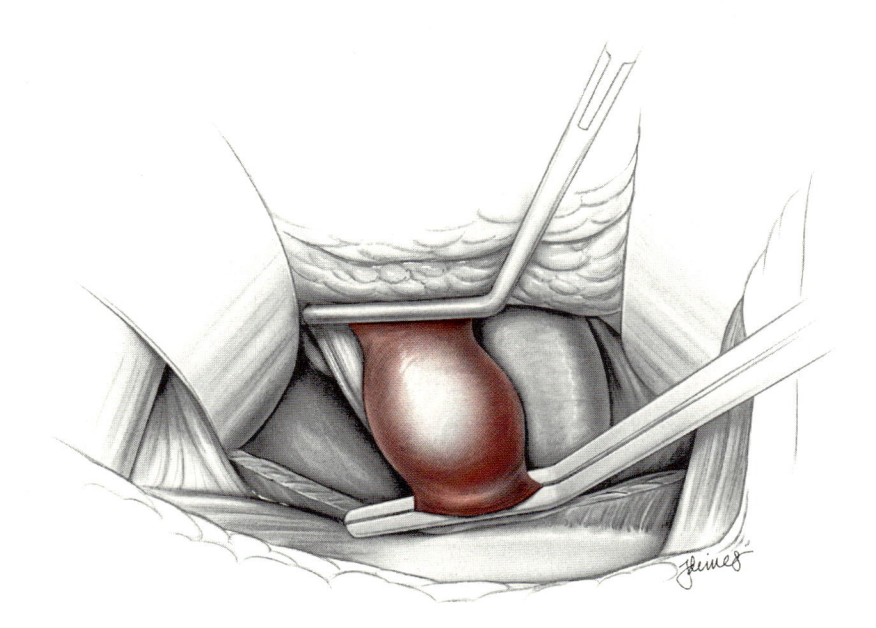

Abb. 11-16 Neurovaskuläre Kompressionssyndrome: Aneurysma der A. subclavia. Das Aneurysma wird zwischen zwei Gefäßklemmen reseziert.

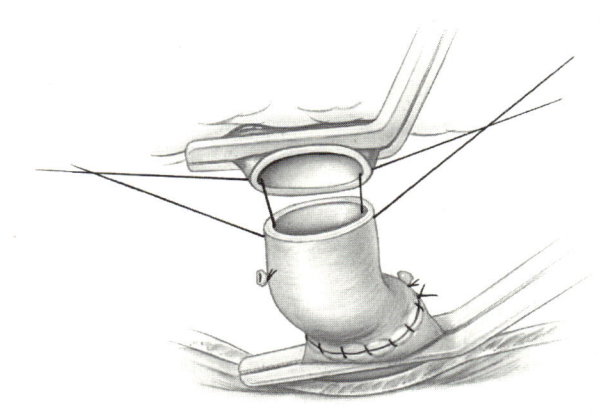

Abb. 11-17 Neurovaskuläre Kompressionssyndrome: Aneurysma der A. subclavia. Nach Aneurysmaresektion erfolgt die Wiederherstellung der Gefäßkontinuität durch Interposition einer PTFE-Prothese oder eines autologen Venensegmentes. Die zentrale End-zu-End-Anastomose wird zuerst hergestellt.

Sofortverschlüsse der V. subclavia

Sofortverschlüsse der V. subclavia nach Thrombektomie oder Fibrinolyse können vom transaxillären Zugang aus ebenfalls behandelt werden. Die V. subclavia wird unmittelbar vor ihrem Zusammenfluß mit der V. jugularis interna zirkulär präpariert und angezügelt, ebenso peripher. Bei äußerlich unauffälliger Venenwand folgen eine quere Eröffnung und die Desobliteration mit einem Fogarty-Katheter. Die quere Phlebotomie wird durch direkte fortlaufende überwendliche Gefäßnaht mit monofilem Faden der Fadenstärke 6-0 wieder verschlossen.

Eine weißlich derb-schwielig veränderte V. subclavia wird durch Längsphlebotomie eröffnet. Dabei kann es erforderlich werden, außer der Thrombektomie zusätzlich eine Endophlebektomie vorzunehmen. Der Verschluß der Phlebotomie in diesen Fällen geschieht durch Einnähen eines autologen Venenstreifens oder eines PTFE-Streifens mit fortlaufender überwendlicher Naht der Fadenstärke 6-0.

Besonderheiten des transaxillären Zugangs

Simultane thorakale Sympathektomie

Beim gleichzeitigen Vorliegen einer obliterierenden Angiopathie vom digitalen Typ oder bei peripherer Embolisation aus einem Aneurysma der A. subclavia erlaubt der transaxilläre Zugang die simultane Durchführung einer thorakalen Sympathektomie (Abb. 11-18; siehe auch Kap. 20, „Sympathikus-Chirurgie").

Wichtig bei allen transaxillären Eingriffen:
- Schonung der Nn. thoracodorsalis und thoracicus longus,
- intermittierender Zug am Arm,
- vollständige Mitentfernung des Periostes,
- Vermeidung einer Frakturierung und Fragmentierung der Rippen und Rippenstümpfe,
- vollständige Exartikulation der 1. Rippe und einer Halsrippe,
- bluttrockenes OP-Feld.

Weiterführende Literatur

1. Dongen, R. J. A. M. van: Klinische Diagnostik und operative Erfahrung mit dem transaxillären Zugang beim TOS. In: Hase, U., H. J. Reulen (Hrsg.): Laesionen des Plexus brachialis, S. 177. De Gruyter, Berlin–New York 1984
2. Dunant, J. H.: Das neurovaskuläre Schultergürtelsyndrom. Huber, Bern–Stuttgart 1987
3. Gross, W. S., P. Flanigan, R. O. Kraft, J. C. Stanley: Chronic upper extremity arterial insufficiency. Arch. Surg. 113 (1978) 419
4. Gruß, J. D., H. Vargas-Montano, D. Bartels, H. Simmenroth, A. Haidar: Results achieved in the surgical treatment of the thoracic outlet syndrome. Int. Angiology 2 (1984) 179
5. Gruß, J. D., W. Hiemer, D. Bartels: Klinik, Diagnostik und Therapie des Thoracic outlet Syndroms. Vasa (Bern) 16 (1987) 337
6. Gruß, J. D.: Zweiteingriffe bei Kompressionssyndromen an der oberen Thoraxapertur. In: Hepp, W. (Hrsg.): Neurovaskuläre Kompressionssyndrome. Blackwell, Berlin 1995
7. Makhoul, R. G., H. I. Machleder: Developmental anomalies of the thoracic outlet. An analysis of 200 consecutive cases. Vasc. Surg. 17 (1992) 305
8. Roos, D. B.: Thoracic outlet syndromes: Update 1987. Amer. J. Surg. 154 (1987) 568
9. Roos, D. B.: Overview of thoracic outlet syndromes. In: Machleder, H. I. (ed.): Vascular disorders of the upper extremity, p. 155. Futura, Mount Kisco 1989

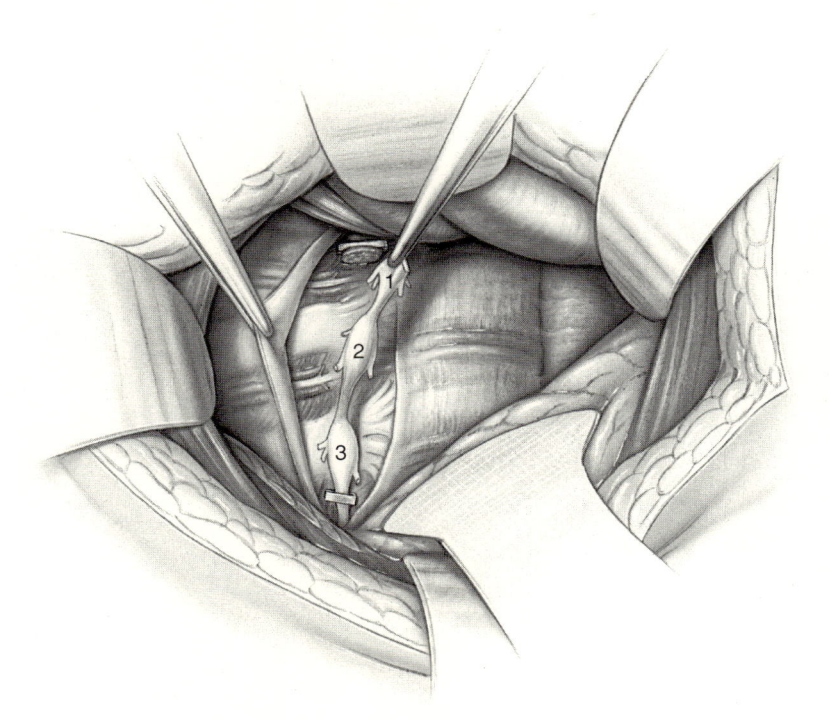

Abb. 11-18 Simultane thorakale Sympathektomie.
Vorgehen: extra- oder transpleural. Reseziert werden das periphere Drittel des Ganglion stellatum sowie die Ganglien Th2 und Th3.

12 Arteria vertebralis

U. Stockmann

Bemerkungen zu den operativen Möglichkeiten 111

Spezielle Hinweise zur Anatomie 111

Operationsverfahren 112
Korrektureingriff am Abgang der A. vertebralis 112
C1-Bypass 114
Alternative zum C1-Bypass 116
Weiterführende Literatur 116

Bemerkungen zu den operativen Möglichkeiten

Die hier beschriebenen Eingriffe sollen an einer Vertebralarterie entweder die Läsionen am Abgang (Knick oder Stenose) beseitigen oder Strömungshindernisse im Vertebralkanal umgehen, um die Perfusion des Basilariskreislaufs zu verbessern. Indiziert sind diese Eingriffe bei doppelseitigen Läsionen, da *eine* hämodynamisch einwandfreie Strombahn zur A. basilaris ausreicht.

Spezielle Hinweise zur Anatomie

Zu 90% entspringt die A. vertebralis als erstes Gefäß im ansteigenden Teil aus der Hinterwand der A. subclavia. Die restlichen 10% verteilen sich auf zahlreiche Varianten:

Beachte:
Sorgfältiges Studium der optimalen Angiographie!

Die Arterie wird in vier Abschnitte gegliedert (Abb. 12-1):
- Der erste freie Abschnitt bis zum Eintritt in den Vertebralkanal (90% C6) heißt V1.
- V2 ist der Vertebralkanal
- V3 ist der Abschnitt von C2 bis zur Dura – also im wesentlichen die Atlasschleife.
- V4 reicht von der Dura bis zur Konfluenz mit der A. vertebralis der anderen Seite (in ca. 8% fehlt der Zusammenschluß; die A. vertebralis speist dann nur die A. cerebelli inferior posterior).

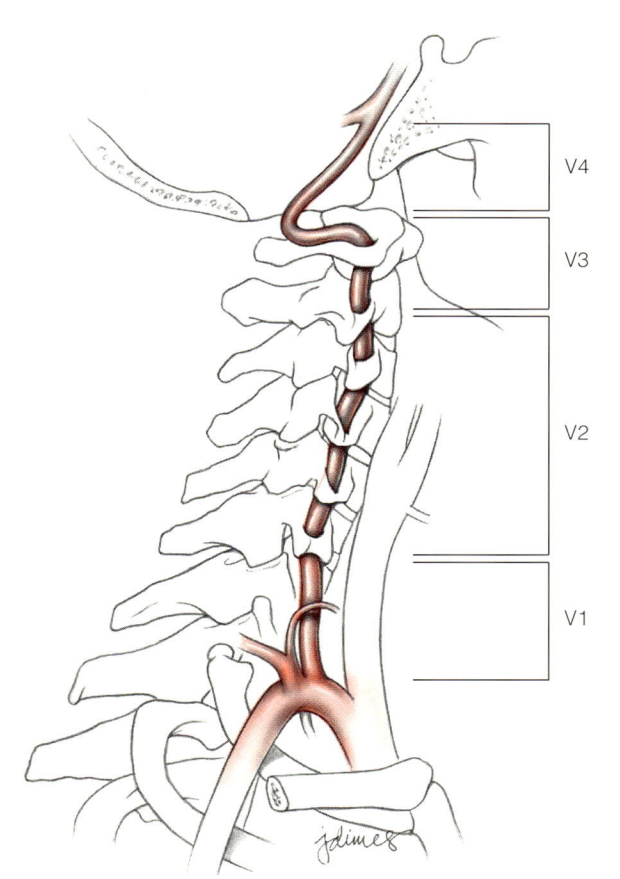

Abb. 12-1 Die vier Abschnitte der A. vertebralis (V1–V4):
V1: freier Verlauf bis zum Eintritt in den Vertebralkanal;
V2: Verlauf im Vertebralkanal;
V3: Abschnitt von C2 bis zur Dura (Atlasschleife!);
V4: Verlauf ab Dura bis zur Konfluenz mit der A. vertebralis der Gegenseite.

Operationsverfahren

Korrektureingriff am Abgang der A. vertebralis

Der häufigste Eingriff in der Vertebralis-Chirurgie ist die Korrektur am Abgang der Arterie. Als Standardverfahren hat sich die **Reinsertion in die A. carotis communis** bewährt, da man sowohl die Abgangsstenosen als auch hämodynamisch wirksame Elongationen bzw. Knickstenosen damit beseitigen kann.

Technik:
Hautschnitt 6–8 cm, ein Fingerbreit oberhalb und parallel der Clavicula (Abb. 12-2a). Ausgiebige Mobilisation des Kutis-Subkutis-Wundrands unterhalb des Platysmas nach kranial. Trennen der beiden Bäuche des M. sternocleidomastoideus.

Durch Einsetzen von Haken und Wundspreizer wird die quere Wunde in ein von kranial nach kaudal verlaufendes Operationsfeld gewandelt. Präparation in die Tiefe zwischen A. carotis communis und V. jugularis interna.

Beachte:
N. vagus und evtl. von der V. jugularis abgehende Venen, die leicht einreißen!

Ligatur von allen Strukturen, die nach Lymphgefäßen aussehen, bevor man sie durchtrennt.

Beachte:
Lymphfistel möglich; auch rechts!

Ligatur der V. vertebralis, die ein sehr unterschiedliches Kaliber haben kann (Abb. 12-2 b). Darstellen der A. vertebralis vom Abgang bis zur Einmündung in den Vertebralkanal.

Beachte:
Kompression durch Fasern des M. longus colli möglich; unbedingt beseitigen!

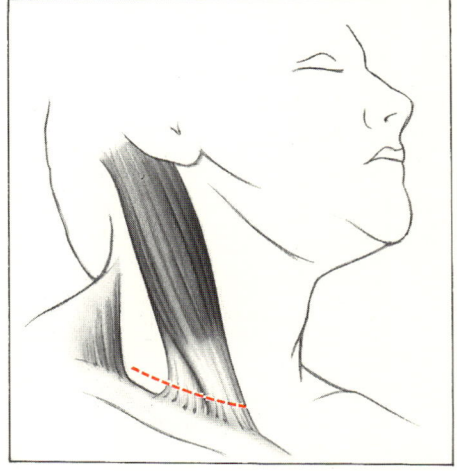

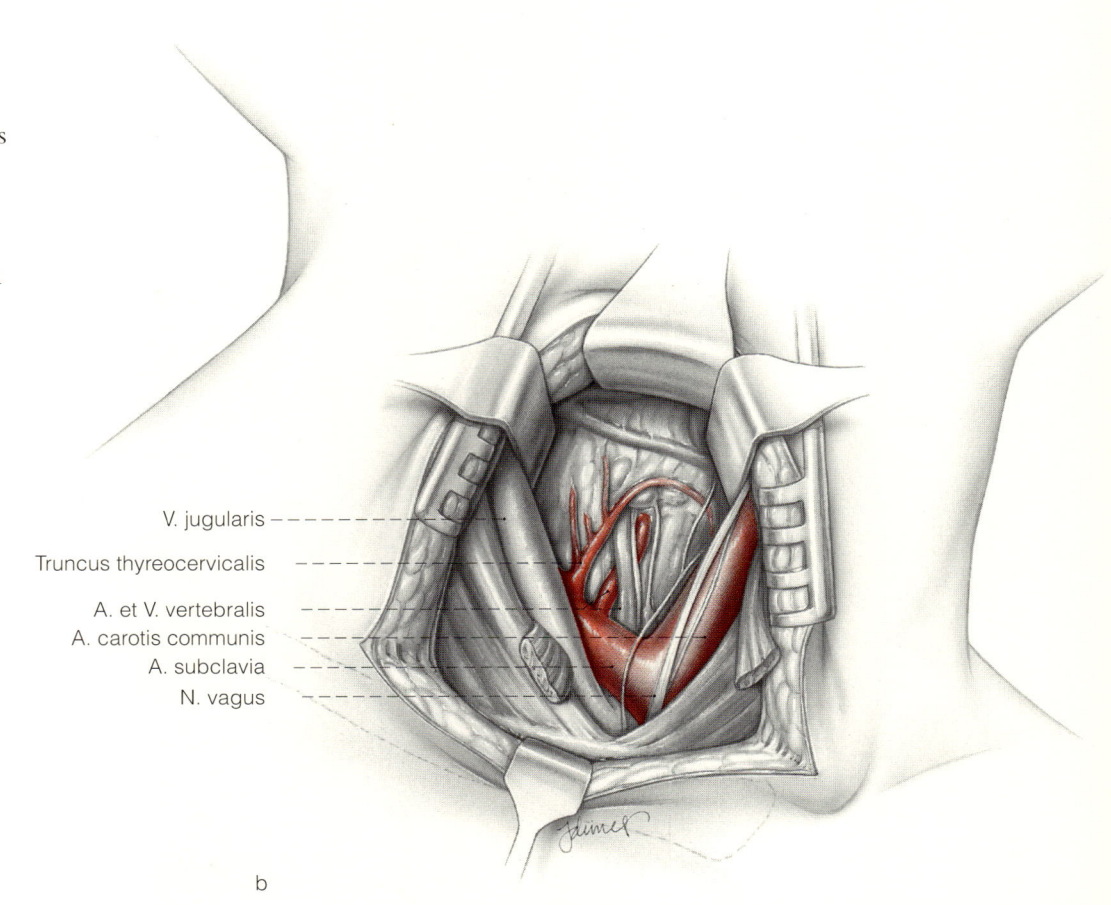

Abb. 12-2 a und b Korrektureingriff am Abgang der A. vertebralis.
a) Lage des Hautschnitts.
b) Präparation in die Tiefe (cave: N. vagus und von der V. jugularis abgehende Venen).

Absetzen am Abgang nach Plazierung von zwei Hämoclips (s. Abb. 12-3). Okklusion nach kranial mit leichter atraumatischer Klemme (5000 I.E. Heparin i.v.). Im geplanten Anastomosengebiet wird die A. carotis communis von lockerem Bindegewebe befreit. Zur Exzision der Karotiswand benötigt man einen Haltefaden der Stärke 5–0 (Abb. 12-3; oder man setzt die Stanze aus der Koronarchirurgie ein). Okklusion der Karotis mit zwei L-Klemmen, die horizontal angelegt werden und dann durch Rotation nach vorne die seitliche Arterienwand nach vorne bringen. Die Exzisionslänge der Arterienwand liegt bei ca. 8 mm.

Die fortlaufende Naht erfolgt mit einem Faden der Fadenstärke 6–0, nach der Distanznahttechnik (Abb. 12-4 und 12-5).

Beachte:

- Naht nicht an der Spitze beginnen, sondern 2–3 mm nach kranial versetzt; Faden schneidet dort schnell durch!
- Ausreichendes „Flush-"Manöver (Luftembolie!).
- Kein intraluminärer Shunt!
- Verwechslungsmöglichkeit mit dem Truncus thyreocervicalis möglich, die A. vertebralis geht mehr aus der Hinterwand ab und gibt **nie** einen Ast ab.
- Respekt vor Lymphbahnen. Kompressionseffekt beseitigen. Bei der Suche nicht die Geduld verlieren; evtl. Dopplersonde.

Der beschriebene Zugang hat den Vorteil, daß man mit Ausnahme des M. omohyoideus keine Strukturen durchtrennt. Mit dem M. scalenus anterior kommt man nicht in Kontakt, und der N. phrenicus ist deshalb nicht gefährdet.

Das Hornersche Syndrom ist häufig (Aufklärung!). Ein sicheres Mittel zur Vermeidung gibt es nicht; der N. sympathicus ist schwierig zu identifizieren. Allerdings sind bleibende, lästige Störungen durch das hängende Oberlid selten.

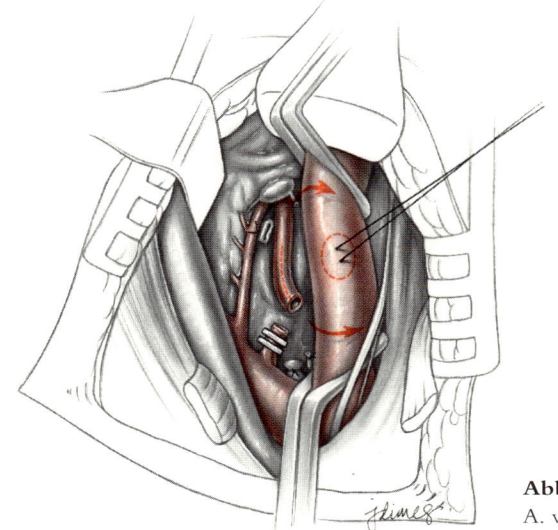

Abb. 12-3 Vorbereitung der Reinsertion der A. vertebralis in die A. carotis communis. Exzision der Karotiswand mit Haltefaden.

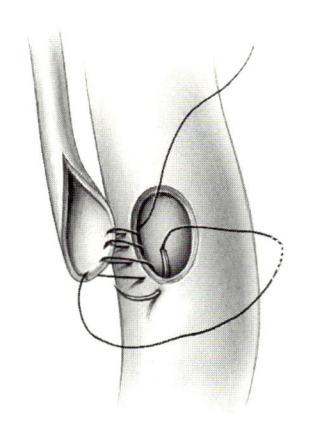

Abb. 12-4 Reinsertion der A. vertebralis (angeschrägt) in die A. carotis communis (End-zu-Seit).
Fortlaufende Naht nach der Distanznahttechnik.

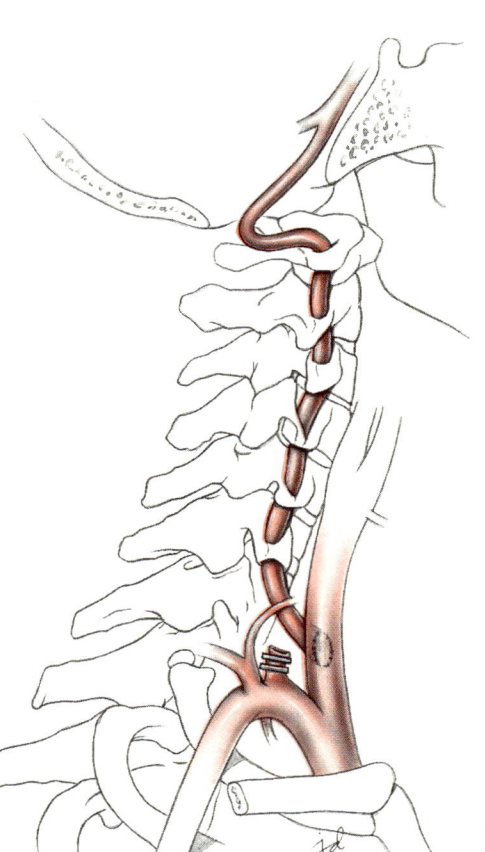

Abb. 12-5 Verlauf der A. vertebralis nach dem Korrektureingriff am Abgang.

C1-Bypass

Stenosen im Vertebralkanal (V2) sind am häufigsten durch degenerative Veränderungen an den Procc. uncinati bedingt. Arthrosen in diesem Bereich wirken sich zusammen mit der Höhenminderung der Bandscheiben entsprechend aus.

Diese Veränderungen können durch einen Bypass auf die Atlasschleife (V3) „übersprungen" werden.

Technik:

Lagerung und Hautschnitt wie in der Karotis-Chirurgie (Abb. 12-6). Ohrläppchen hochnähen, damit der Schnitt so hoch herangeführt werden kann; hinter der V. jugularis interna in die Tiefe präparieren. Wichtigster Orientierungspunkt: Proc. transversus von C1, springt am meisten hervor und ist daher gut tastbar (Abb. 12-7).

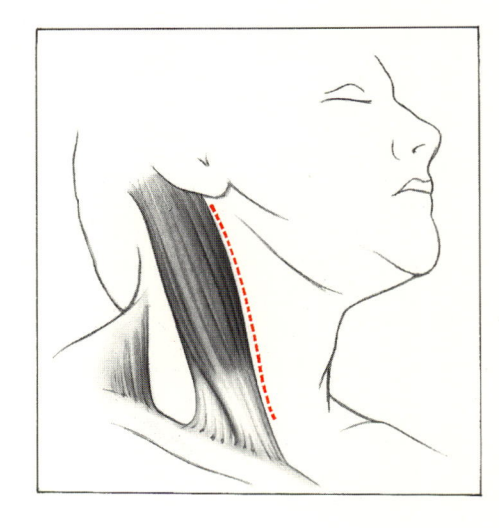

Abb. 12-6 C1-Bypass. Lage des Hautschnitts.

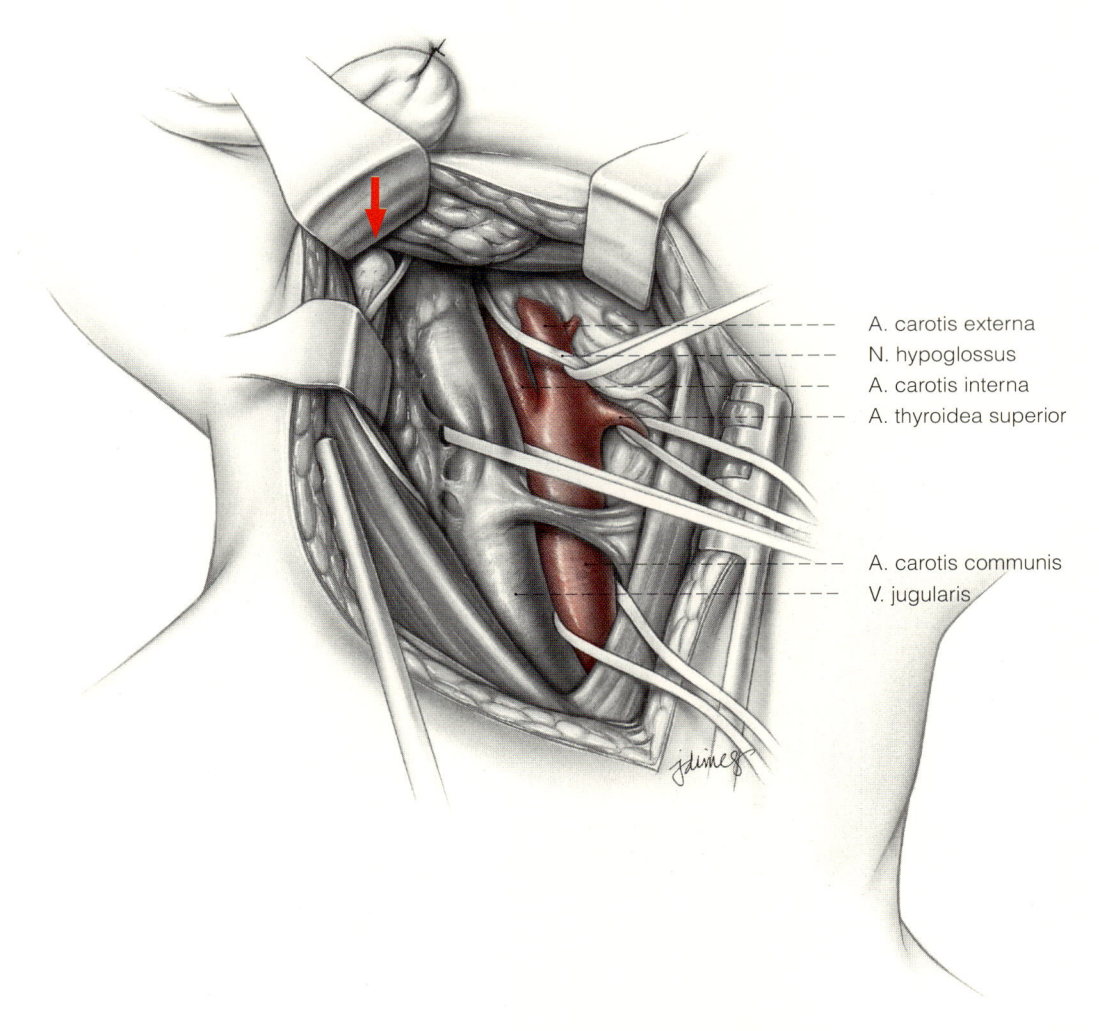

- A. carotis externa
- N. hypoglossus
- A. carotis interna
- A. thyroidea superior
- A. carotis communis
- V. jugularis

Abb. 12-7 Präparation in die Tiefe hinter der V. jugularis interna (Pfeil: Proc. transversus von C1).

Beachte:
N. accessorius; tritt am proximalen Wundpol dicht neben dem N. vagus ein und zieht dann schräg nach hinten.

Muskulatur millimeterweise vom Proc. transversus von C1 abpräparieren (Abb. 12-8); man stößt zwangsläufig auf die Vertebralarterie. Ein kräftiger Nerv (stärker als der N. accessorius) zieht quer über die A. vertebralis; dieser R. vertebralis C2 **muß** durchtrennt werden, erst dann ist die Arterie zwischen C2 und C1 darstellbar (Abb. 12-9). (**Keine** neurologischen Ausfälle.)

Beachte:
An der Hinterwand geht ein Ast aus der A. vertebralis ab. Verletzungsgefahr!

Venöse Blutungen sind mit einer bipolaren Pinzette zu koagulieren.

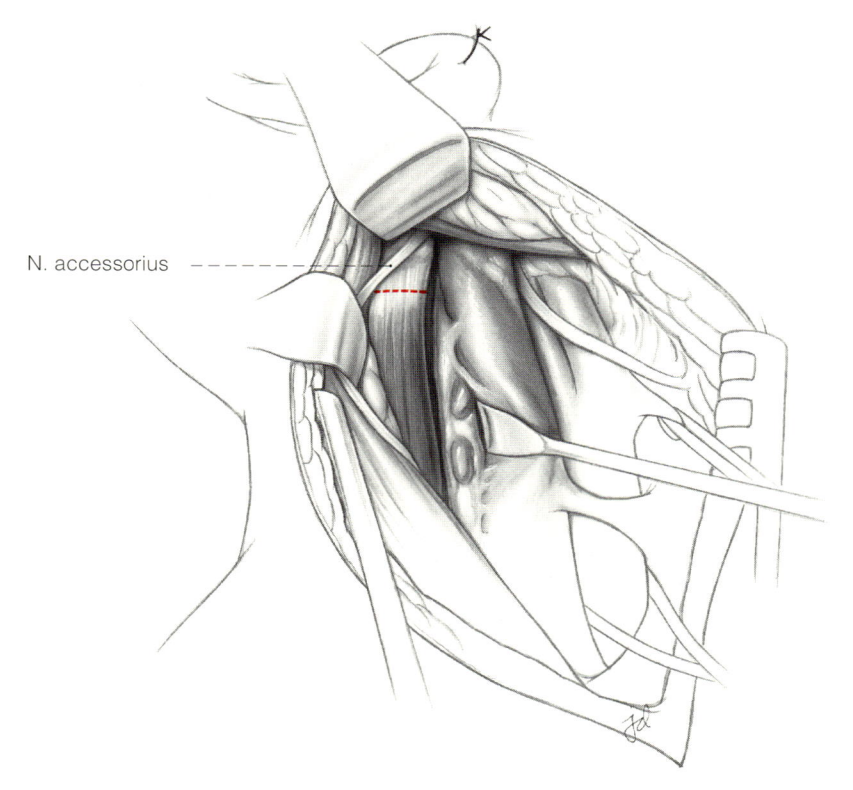

Abb. 12-8 Abpräparieren der Muskulatur vom Proc. transversus (C1).

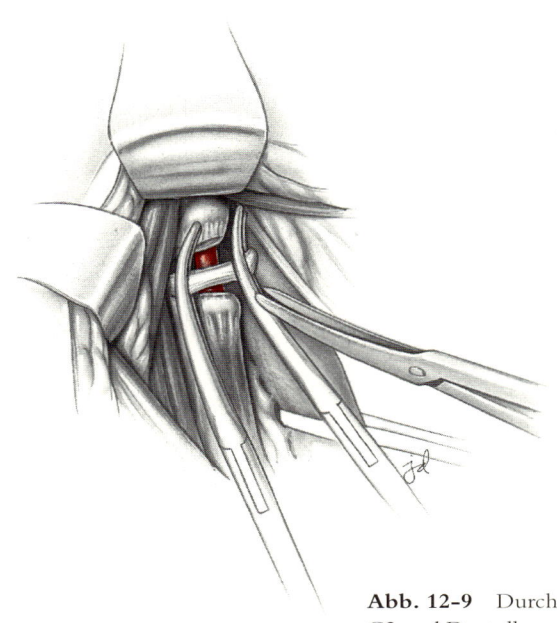

Abb. 12-9 Durchtrennung des R. vertebralis C2 und Darstellung der A. vertebralis zwischen C2 und C1.

Die angeschrägte End-zu-End-Anastomose (in der Regel autologe Vene) erfolgt mit einem Faden der Fadenstärke 7–0, der Gebrauch der Lupenbrille ist sinnvoll. Ligatur der A. vertebralis kardialwärts mit zwei Clips (Abb. 12-10, Inset). Naht der Anastomose fortlaufend mit einem Faden. Lage der Anastomose an der Karotis richtet sich nur nach dem günstigsten Verlauf des Bypass (evtl. Kopfdrehung intraoperativ prüfen; Abb. 12-10). Anastomose an der A. carotis communis erfolgt fortlaufend mit einem Faden (Fadenstärke 6–0).

Bei simultaner Operation an der Karotisgabel wird zuerst die Karotisoperation durchgeführt, die Heparinisierung ganz aufgehoben und dann am trockenen Situs die A. vertebralis dargestellt. Bei der Suche nach der Vertebralis ist die Dopplersonde eventuell hilfreich.

Alternative zum C1-Bypass

Durch das Abtragen des Knochens des Kanals von C2 mit einer Zange, die man sonst in der Bandscheibenchirurgie einsetzt, kann man in einigen Fällen so viel von der A. vertebralis darstellen, daß eine direkte Reinsertion in die A. carotis interna erfolgen kann.

In den Fällen, in denen der Abstand zwischen C1 und C2 aufgrund ausgeprägter Höhenminderung gering ist, kann diese Technik auch hilfreich sein, da man erst so genug Platz für die Naht der Anastomose des C1-Bypass gewinnt.

Beachte:
Das Hauptproblem des kleinen tiefen Situs ist die Ausleuchtung (Kaltlichtspatel?). Beim Abtragen des Knochens von C2 muß vorher die Arterie sicher im Periost abgeschoben sein: Verletzungsgefahr!

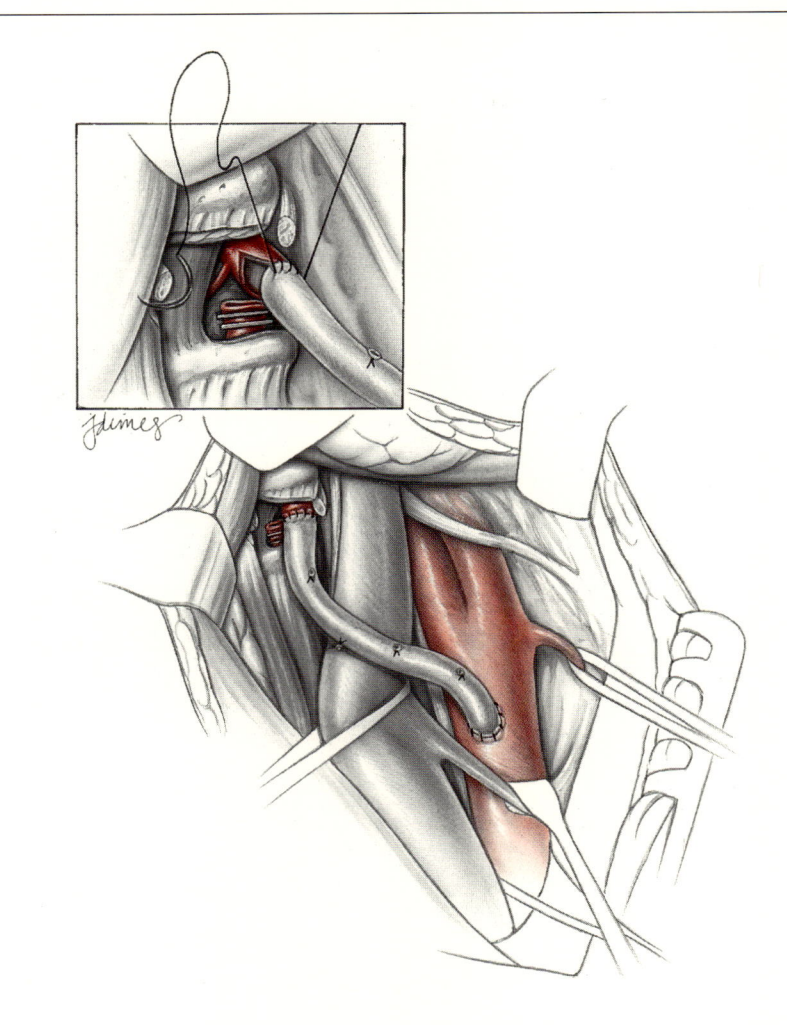

Abb. 12-10 Inset: Ligatur der A. vertebralis und End-zu-End-Anastomose der A. vertebralis mit autologer Vene.
C1-Bypass: Lage der Anastomose an der A. carotis communis.

Weiterführende Literatur

1. Berguer, R.: Distal vertebral artery bypass: Technique, the „occipital connection" and potential uses. J. Vasc. Surg. 2 (1985) 621–626
2. Berguer, R., L. R. Caplan: Vertebrobasilar Arterial Disease. Quality Medical Publishing, St. Louis 1992
3. Kieffer, E.: Chirurgie de l'artère vertebrale. Encyclopedie Medico-Chirurgicale Edition Techniques, Paris 1984

13 Aorta ascendens, supraaortale Astabgänge, Aorta thoracica

S. Weimann

Transsternale Eingriffe	119
Zugangsweg: mediane Sternotomie	119
Aorta ascendens als Spendergefäß	120
Anastomosentechnik an der Aorta ascendens	120
Prothesenbypass von der Aorta ascendens in den Truncus brachiocephalicus	121
Prothesenbypass mittels Y-Prothese von der Aorta ascendens in den Truncus brachiocephalicus und in die linke A. carotis communis	122
Transsternale Desobliteration des Truncus brachiocephalicus	123
Links-thorakale Eingriffe	124
Zugangsweg: linksseitige Thorakotomie	124
Aorta descendens als Spendergefäß	124
Links-thorakale Rekonstruktionen an der zentralen A. subclavia	125
Desobliteration und Patchplastik	125
Bypass bzw. Interposition	126
Extrathorakale Rekonstruktion der linken A. subclavia: Subklavia-Karotis-Transposition	126
Indikation	126
Zugang	127
Technik	127
Thorakale Aneurysmen	128
Klassifikation	128
Lagerung	128
Zugang	128
Präparation des Aneurysmas	128
Zukünftige Alternativmethoden	129
Atypische Koarktationen der Aorta	130
Klassifikation	130
Zugang	130
Rekonstruktionstechnik (Aorta-ascendens-Bypass, Aorta-descendens-Bypass)	131
Zugang und Präparation	131
Periphere Anastomose	131
Aorta descendens – bifemoraler Bypass	133
Indikation	133
Lagerung und Zugang	133
Rekonstruktionstechnik	133
Thorakoabdominale Aortenaneurysmen	136
Klassifikation und operationstechnische Besonderheiten	136
Lagerung und Zugang	137

Aneurysmaresektion und Rekonstruktion 137
Allgemeines 137
Varianten der peripheren End-zu-End-Anastomose bei der „ingraft technique"
nach Crawford 139

Aortendissektionen 143
Klassifikation 143
Indikationen für ein operatives Vorgehen 143
Lagerung 143
Zugang zur rein thorakalen Dissektion 144
Langstreckige Aortendissektion 145
Fensterungsoperation 146
Indikation 146
Lagerung, Zugang und Technik 146

**Endovaskuläre „stent graft"-Technik als Zukunftsvision
zur Behandlung thorakaler Aortenaneurysmen** 148

Weiterführende Literatur 150

Transsternale Eingriffe

Zugangsweg: mediane Sternotomie

Rückenlage des Patienten; Abdecken vom Kieferwinkel bis zum Nabel. So kann man die Inzision bei Bedarf (z. B. bei einem geplanten Bypass in die A. carotis oder in die A. subclavia) entweder supraklavikulär oder entlang des M. sternocleidomastoideus verlängern. Der Kopf des Patienten sollte sowohl nach rechts als auch nach links mobilisiert werden können.

Inzision vom Jugulum bis zum Proc. xiphoideus. Stumpfes Lösen des mediastinalen Gewebes nach Durchtrennung des Lig. interclaviculare. Ansetzen der Sternumsäge oder der oszillierenden Säge am Manubrium und Längsspaltung des Brustbeins. Versorgung der Schnittflächen am Sternum mit Knochenwachs, Koagulation von Periostgefäßen, vor allem an der Rückfläche des Sternums. Beide Sternumränder werden in Tücher eingehüllt, der Sternumspreizer eingesetzt und vorsichtig aufgespreizt (Abb. 13-1). Die Pleurafalten werden stumpf mit einem Stieltupfer nach lateral abgeschoben, ein Einreißen der Pleura sollte vermieden werden.

Anschließend Freipräparation der V. anonyma, Unterbindung kleinerer venöser Seitenäste, um eine größtmögliche Mobilität der V. anonyma zu gewährleisten. Gegebenenfalls Teilresektion von Thymusgewebe.

Beachte:
Nur bei einer ausreichenden Mobilisierung der V. anonyma ist eine exakte Freipräparierung des Truncus brachiocephalicus und der linken A. carotis communis möglich.

Je nachdem, welcher periphere Anschluß eines Prothesenbypass geplant ist, kann die Freipräparation des Truncus brachiocephalicus und der rechten A. carotis communis sowie der rechten A. subclavia erfolgen. Hierzu Erweiterung der Inzision entlang des Vorderrands des M. sternocleidomastoideus. Das am rechten Hals erweiterte Operationsgebiet kann mittels Wundspreizer eingestellt werden. Auf diese Weise lassen sich an der rechten Halsseite der gesamte Truncus brachiocephalicus bis zur Aufteilung in rechte A. carotis communis und A. subclavia und weiter bis zur Karotis-Bifurkation sowie an der linken Seite linke A. subclavia und linke A. carotis communis darstellen.

Muß als Empfängergefäß nur die linke A. subclavia freipräpariert werden, empfiehlt sich eine parallel zur Klavikula verlaufende supraklavikuläre Inzision.

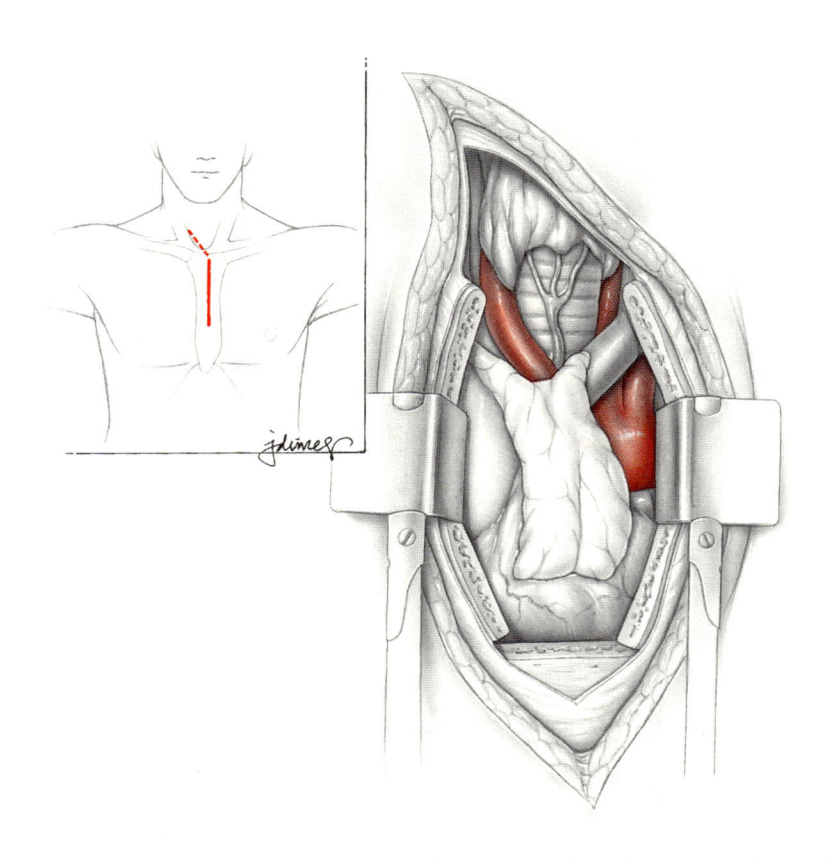

Abb. 13-1 Mediane Sternotomie (Zugang). Inset: Hautschnitt mit Verlängerungsmöglichkeit entlang des M. sternocleidomastoideus (gestrichelt). Operationssitus nach durchgeführter medianer Sternotomie: Thymus, Truncus brachiocephalicus und Sternotomie: Thymus, Truncus brachiocephalicus und die linke A. carotis communis kommen zur Darstellung.

Aorta ascendens als Spendergefäß

Die Aorta ascendens eignet sich in vielfältiger Weise als Spendergefäß für Bypassoperationen bei Stenosen, Verschlüssen und Aneurysmen an den großen supraaortalen Astabgängen, aber auch für transdiaphragmale Bypassoperationen bei Koarktationen der deszendierenden Aorta thoracalis, seltenen entzündlichen Stenosen der thorakalen Aorta sowie intraösophageal perforierten thorakalen Aneurysmen (Abb. 13-2).

Zur Darstellung der aszendierenden Aorta wird das Perikard gespalten und mit Haltefäden gespreizt. Normalerweise ist eine Unterfahrung der Aorta ascendens zur tangentialen Klemmung nicht nötig.

Beachte:
Muß sie dennoch vorgenommen werden, ist auf die rechte A. pulmonalis beim Unterfahren zu achten!

Anastomosentechnik an der Aorta ascendens

Die vor der Aortotomie nötige tangentiale Klemmung der Aorta ist in enger Absprache mit der Anästhesie durchzuführen. Der Anästhesist muß vor allem darauf hingewiesen werden, welches periphere Gefäß unter Berücksichtigung der Verschlußmorphologie zur Erfolgskontrolle nach tangentialer Klemmung der aszendierenden Aorta verwendet werden kann.

Nicht immer ist mit der Klemme nach Satinsky eine suffiziente Klemmung möglich. Zur Unterstützung kann noch eine gebogene Gefäßklemme unter das Branchenende der Satinsky-Klemme gesetzt werden. Die Überprüfung der suffizienten tangentialen Klemmung der aszendierenden Aorta erfolgt durch Blutaspiration mit einer dünnen Nadel im ausgeklemmten Lumenabschnitt.

Zwischen Klemmrand und eröffnetem Aortenlumen muß ein genügend breiter Saum zur Durchführung der Anastomose vorhanden sein. Lokale Kalkplaques können die Anastomosierung einer Prothese in das Aortenlumen beträchtlich erschweren; von einer lokalen Desobliteration ist aber wegen der drohenden Dissektionsgefahr trotzdem abzuraten. Bei zu erwartenden Stichkanalblutungen sind Nähte mit Teflonfilz-Widerlagern ratsam. Die Anastomose in End-zu-Seit-Technik wird ausschließlich fortlaufend in den Fadenstärken 4-0 oder 5-0 durchgeführt. Um eine ideale Adaptation von Prothese und Aortenwand zu erreichen, ist eine Situationsnaht am peripheren Ende der Inzision empfehlenswert (U-Nahttechnik). Diese Ecknaht fördert einerseits das Anlegen der Prothese und andererseits die Dichtigkeit der Nahtreihe. Zu enge Abstände der einzelnen Nahtgänge sollten vermieden werden; ein breites Fassen der Aortenwand verhindert Stichkanalblutungen (Abb. 13-3).

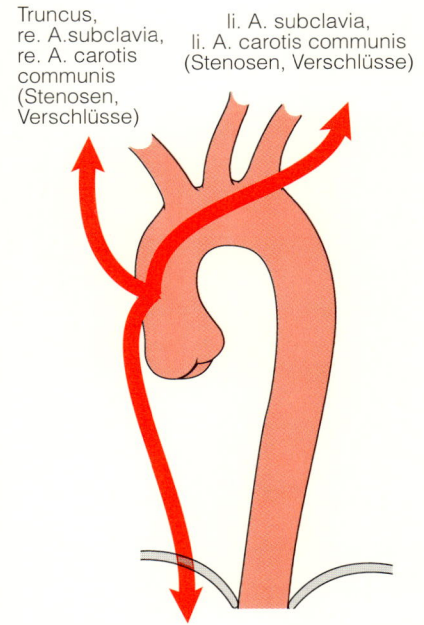

Abb. 13-2 Aorta ascendens als Spendergefäß. Schematische Darstellung der von der Aorta ascendens ausgehenden Bypassmöglichkeiten (Pfeile).

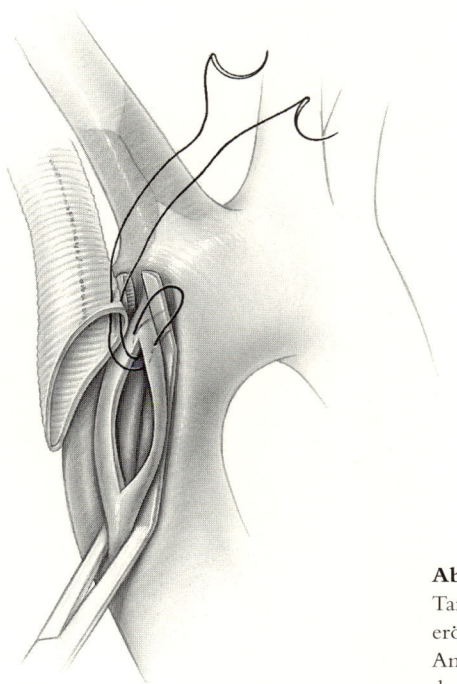

Abb. 13-3 Aortale Anastomose. Tangential ausgeklemmte Aorta ascendens mit eröffnetem Lumen; Beginn der End-zu-Seit-Anastomose mit einer Dacron-Prothese in Form der kranialen U-Naht.

Prothesenbypass von der Aorta ascendens in den Truncus brachiocephalicus

Abbildung 13-4 zeigt den Bypass.

Indikationen: Stenosen, Verschlüsse und Aneurysmen des zentralen Truncus brachiocephalicus im symptomatischen Stadium.

Prothesenmaterial: Dacron, gestrickt oder gewoben, 8–10 mm, PTFE-Prothese des gleichen Kalibers.

Die zentrale Anastomose wird, wie im vorangegangenen Abschnitt geschildert, angelegt. Die periphere Anastomose erfolgt End-zu-End in den gemeinsamen Abgang von A. carotis communis und rechter A. subclavia. Erfahrungsgemäß endet hier der Verschluß- bzw. Stenoseprozeß. Muß wegen intraoperativ erkennbaren, langstreckigen Stenosenplaques die periphere Anastomose in die rechte A. carotis communis gelegt werden, so ist die rechte A. subclavia in die Prothese in End-zu-Seit-Technik zu transponieren (Abb. 13-5; siehe auch Abschnitt „Extrathorakale Rekonstruktion der linken A. subclavia: Subclavia-carotis-Transposition"). In jedem Fall ist es ratsam, peripher eine End-zu-End-Anastomose anzulegen, sowohl aus hämodynamischen Gründen als auch aus der Überlegung heraus, daß bei einer End-zu-Seit-Anastomose der bestehende Verschluß bzw. die Stenose am Truncus brachiocephalicus als Emboliequelle weiterbestehen bleibt. Für die End-zu-End-Anastomose muß daher der stenosierte und verschlossene Truncus mit einer Absteppnaht oder Durchstechungsligatur versorgt werden.

Beachte:
Der Prothesenbypass sollte auf alle Fälle in der anatomisch richtigen Position, also dorsal der V. anonyma, zu liegen kommen; es sei denn, es ergeben sich intraoperativ zwingende Gründe, den Bypass ventral der Vene verlaufen zu lassen. Dann muß er aber von vorneherein etwas länger gewählt werden, um eine Kompression der Vene zu vermeiden.

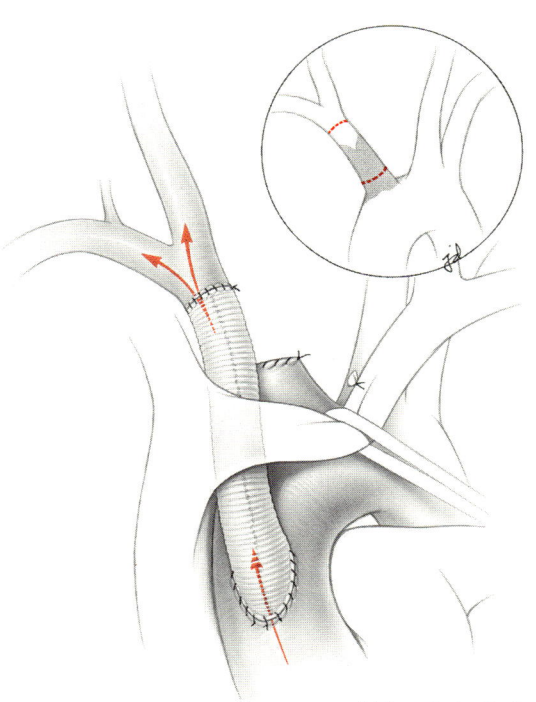

Abb. 13-4 Rekonstruktion des Truncus brachiocephalicus.
Inset: Der zentrale stenosierte Abschnitt des Truncus brachiocephalicus ist reseziert (Emboliequelle!); der Stumpf wurde mit einer Absteppnaht versorgt.
Prothesenbypass von der Aorta ascendens zum Truncus brachiocephalicus mit aortaler End-zu-Seit-Anastomose und peripherer End-zu-End-Anastomose. Der Bypass soll dorsal der V. anonyma zu liegen kommen.

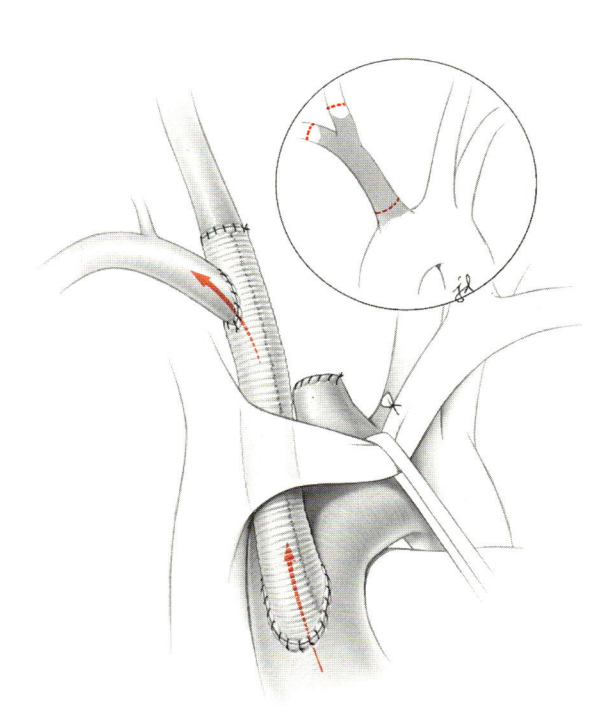

Abb. 13-5 Modifizierte Rekonstruktion des Truncus brachiocephalicus bei Stenosierung der zentralen Abschnitte der rechten A. carotis communis und der rechten A. subclavia (Inset). Prothesenbypass von der Aorta ascendens in die rechte A. carotis communis: aortale End-zu-Seit-Anastomose und periphere End-zu-End-Anastomose sowie End-zu-Seit-Einpflanzung der rechten A. subclavia in den Bypass.

Prothesenbypass mittels Y-Prothese von der Aorta ascendens in den Truncus brachiocephalicus und in die linke A. carotis communis

Indiziert ist dieses Vorgehen bei seltenen Kombinationsverschlüssen von Truncus brachiocephalicus und linker A. carotis communis. Als Standard-Bypassmaterial wird eine gestrickte Y-Prothese des Kalibers 14/7 oder 16/8 mm verwendet. Aus hämodynamischen Überlegungen und um Knickungen zu vermeiden, sollte der Stamm der Prothese ähnlich wie bei dessen Verwendung in der abdominalen Gefäßchirurgie möglichst kurz gehalten werden. Die beiden peripheren Anastomosen erfolgen End-zu-End.

> **Cave**
> Bei der Freipräparation des Truncus brachiocephalicus und der linken A. carotis communis ist wegen einer möglichen beidseitigen Rekurrensparese Vorsicht geboten!

Welche der beiden peripheren Anastomosen zuerst anzulegen ist, richtet sich nach der Lokalisation und dem Grad des Verschlusses bzw. der Stenose. Besteht die Kombination Stenose/Verschluß, sollte die periphere Anastomose zuerst auf der Seite des Verschlusses und dann auf der Seite der Stenose erfolgen (Abb. 13-6).

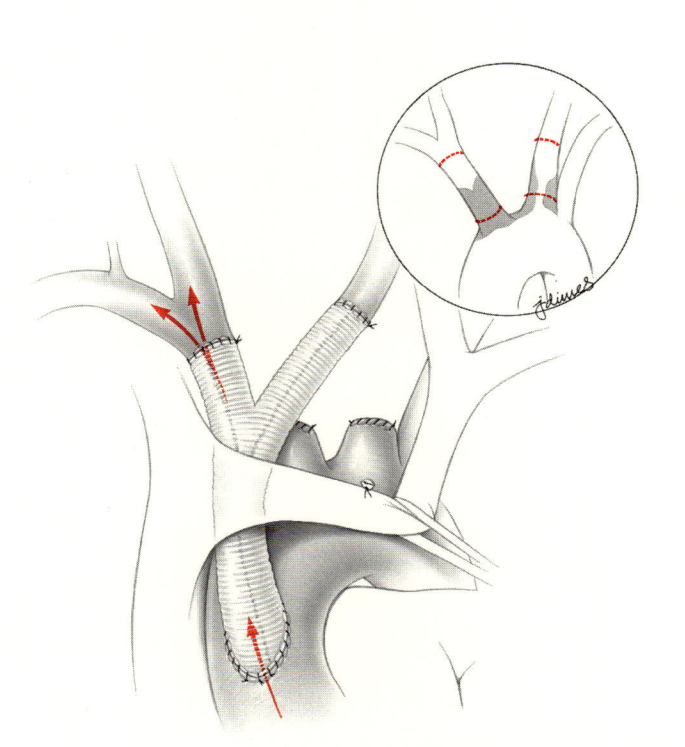

Abb. 13-6 Rekonstruktion des Truncus brachiocephalicus und der linken A. carotis communis bei Kombinationsläsion (Stenose/Verschluß) am Abgang beider Gefäße (Inset). Y-Prothesenbypass mit aortaler End-zu-Seit-Anastomose und peripherer End-zu-End-Anastomose der beiden Prothesenschenkel in den Truncus brachiocephalicus und in die linke A. carotis communis.

Transsternale Desobliteration des Truncus brachiocephalicus

Dieser Eingriff sollte immer unter Sicht und offen vorgenommen werden.

> **Cave**
> Vor einer retrograden Desobliteration von einer extrathorakalen Inzision an der rechten A. carotis communis oder aber vom extrathorakalen Truncus brachiocephalicus aus ist mit Nachdruck zu warnen!

Als Zugang wird die mediane Sternotomie gewählt, die aus Sicherheitsgründen auch hier total sein sollte (prinzipiell kann auch eine partielle mediane Sternotomie genügen). Läßt sich die Desobliteration nämlich nicht durchführen, kann jederzeit auf eine Bypassoperation ausgewichen werden.

Die Desobliteration des Truncus brachiocephalicus ist technisch schwieriger als der Bypass und vor allem bei den Formen der Stenose oder des Verschlusses indiziert, die nicht direkt bis in den Abgang aus dem Aortenbogen reichen und kurzstreckig sind.

Eine exakte und ausgedehnte Freipräparation des Truncus vom Abgang bis zu seiner Aufteilung ist notwendig. Der Aortenbogen wird mit einer gebogenen Klemme tangential am Abgang des Truncus geklemmt; desgleichen ist die Ausstrombahn mit zwei 120-Grad-Klemmen zu verschließen. Die Inzision am Truncus sollte bis in den Aortenbogen hineinreichen, um eine suffiziente Desobliteration durchführen und die arteriosklerotischen Intima-Veränderungen hier mit der Schere scharf durchtrennen zu können (Abb. 13-7). Gegebenenfalls muß die Intima-Stufe an der Bifurkation des Truncus fixiert werden.

Die Arteriotomie wird mit fortlaufender linearer Naht mit monofilem Faden der Fadenstärke 5-0 (Abb. 13-8) oder aber mit einer Patchplastik (so wie in Abb. 13-11 an der linken A. subclavia dargestellt) verschlossen. Der Verschluß der Sternotomie erfolgt üblicherweise mittels Sternum-Drahtnähten.

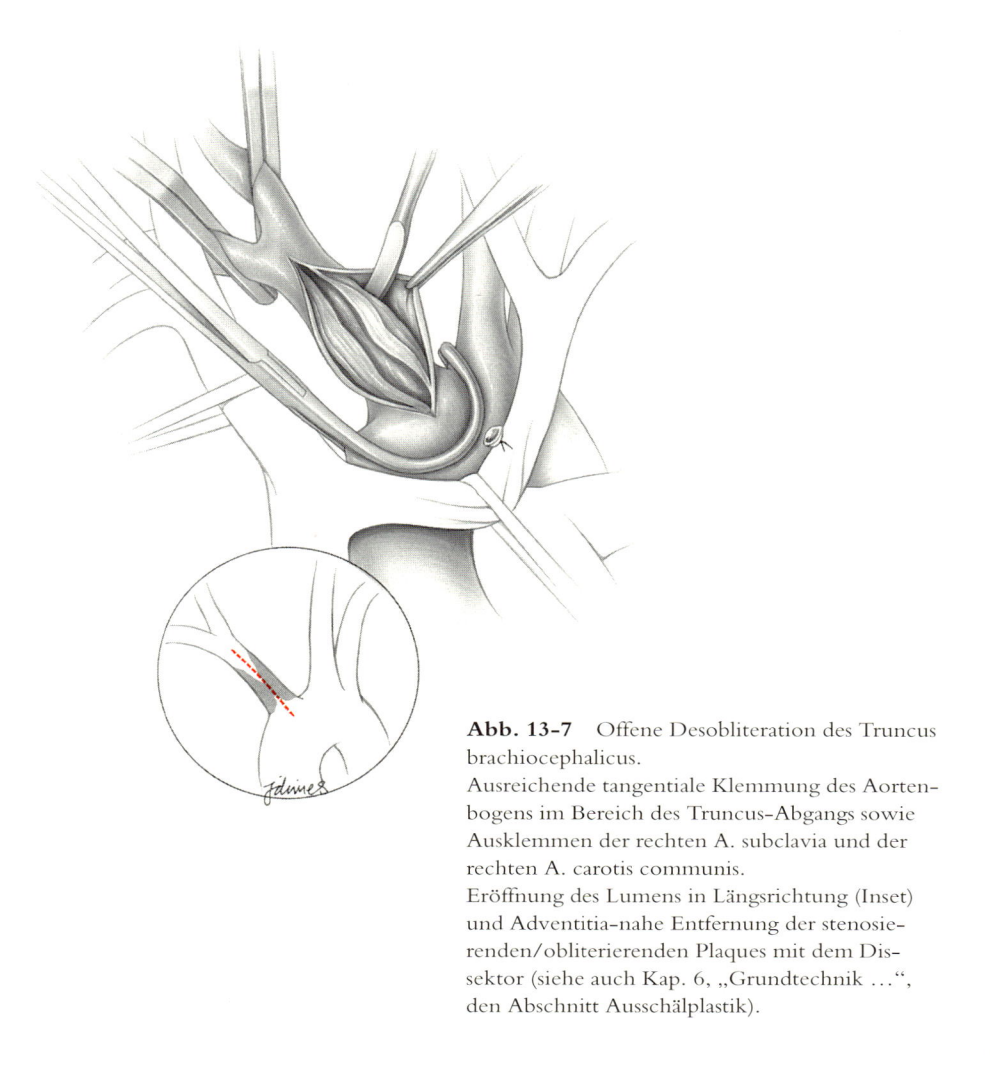

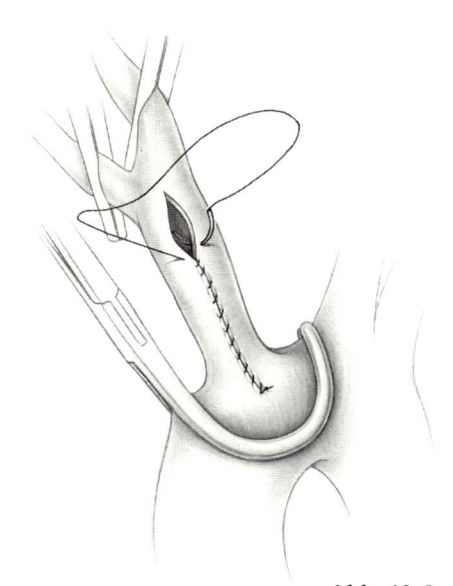

Abb. 13-7 Offene Desobliteration des Truncus brachiocephalicus.
Ausreichende tangentiale Klemmung des Aortenbogens im Bereich des Truncus-Abgangs sowie Ausklemmen der rechten A. subclavia und der rechten A. carotis communis.
Eröffnung des Lumens in Längsrichtung (Inset) und Adventitia-nahe Entfernung der stenosierenden/obliterierenden Plaques mit dem Dissektor (siehe auch Kap. 6, „Grundtechnik ...", den Abschnitt Ausschälplastik).

Abb. 13-8 Nach erfolgter Desobliteration wird die Längsarteriotomie mit fortlaufender Naht verschlossen.

Links-thorakale Eingriffe

Zugangsweg: linksseitige Thorakotomie

Je nach beabsichtigter Rekonstruktion erfolgt der links-thorakale Zugang entweder im 4. ICR (Zugang zur zentralen A. subclavia links, Zugang zu posttraumatischen Aneurysmen der thorakalen Aorta im Isthmusbereich) oder im 5. bzw. 6. ICR links (Zugang zu langstreckigen arteriosklerotischen Aneurysmen der thorakalen Aorta).

Der Patient wird in Rechtsseitenlage operiert. Der linke Arm wird über der Schulter überstreckt. Die Schnittführung erfolgt in Richtung Skapulaspitze. Bei ausgedehnten Thorakotomien muß der M. latissimus dorsi eingekerbt werden. Durchtrennung der Interkostalmuskulatur und Spaltung der Pleura, Einsetzen des Rippenspreizers. Beiseiteschieben der linken Lunge mit dem Spatel und Einstellen des peripheren Aortenbogenabschnitts, mit dem Abgang der linken A. carotis communis und der linken A. subclavia. Spalten der Pleura über dem betreffenden Gefäßabschnitt (Abb. 13-9).

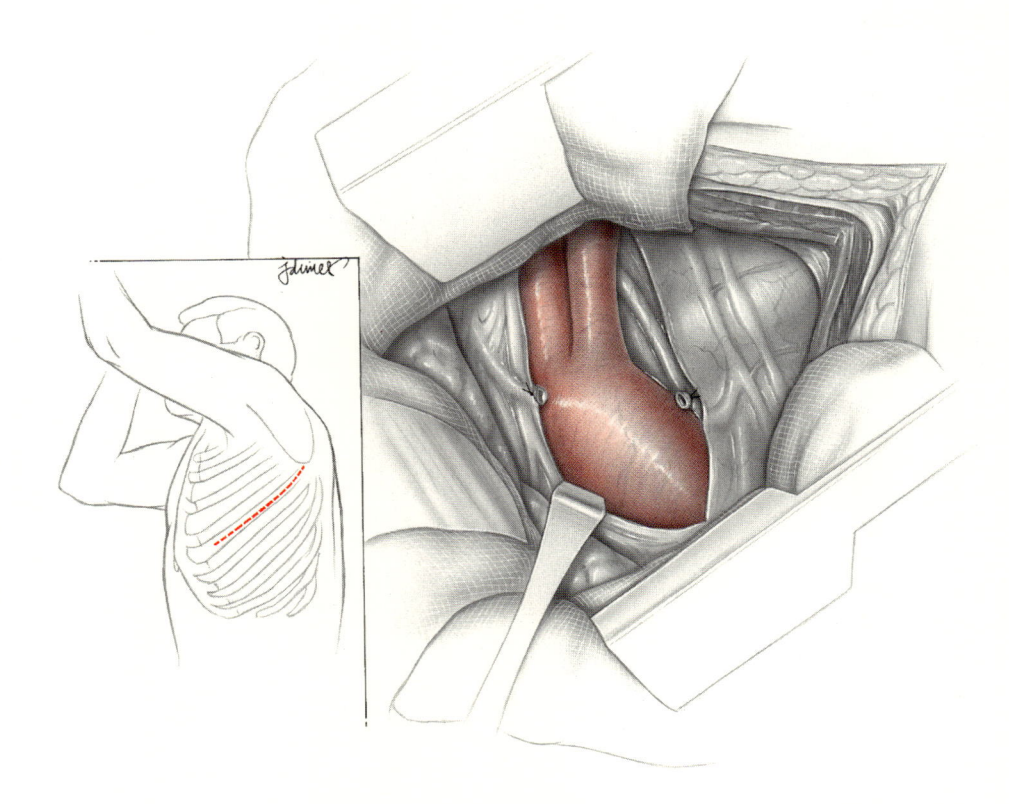

Abb. 13-9 Linksseitige Thorakotomie. Lagerung des Patienten und Hautschnitt (Inset). Operationssitus nach Eröffnung der Pleurahöhle im IV. ICR: gespaltene Pleura mit freipräparierter Aorta thoracalis im Bereich des Abgangs der linken A. carotis communis und der linken A. subclavia, zentraler Abschnitt der thorakalen Aorta descendens.

Aorta descendens als Spendergefäß

Die deszendierende Aorta thoracalis kommt selten als Spendergefäß für Bypassoperationen an der linken A. subclavia bei Stenosen oder Verschlüssen dieses Gefäßes in Frage. Häufiger wird die Aorta descendens als Spendergefäß für langstreckige Bypassoperationen bei Koarktationen der thorakalen und abdominalen Aorta, zur großräumigen Umgehung von Infekten im Bauchraum, bei notwendiger Revaskularisierung beider Beine benötigt (Abb. 13-10). Dabei verläuft der Bypass retroperitoneal (siehe auch Abb. 13-27 bis 13-30).

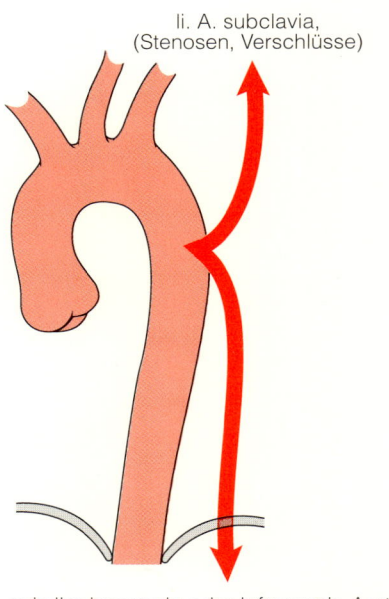

Abb. 13-10 Thorakale Aorta descendens als Spendergefäß. Schematische Darstellung der Bypassmöglichkeiten (Pfeile).

li. A. subclavia, (Stenosen, Verschlüsse)

subdiaphragmale oder infrarenale Aorta, Femoralis-Bifurkation (Infektionen, Koarktationen, Tumoren)

Links-thorakale Rekonstruktionen an der zentralen A. subclavia

Seltene Eingriffe, die bei Stenosen/ Verschlüssen der zentralen A. subclavia zugunsten der extrathorakalen Standardmethoden (extraanatomischer Bypass bzw. Transpositionstechniken) und der endovaskulären Verfahren an Bedeutung verloren haben (siehe auch Kap. 11, „Arteria subclavia …").

Desobliteration und Patchplastik

Der Zugang erfolgt mittels linksseitiger Thorakotomie im 4. ICR. Nach Freipräparation des peripheren Aortenbogens und des Abgangs der linken A. subclavia wird der Abgang der linken A. subclavia wie bei der Desobliterationstechnik des Truncus brachiocephalicus (siehe Abb. 13-7) tangential geklemmt. Nach Eröffnung des Gefäßes Desobliteration und Stufenfixierung, wenn nötig (Abb. 13-11). Der Verschluß der Arteriotomie kann entweder fortlaufend linear (siehe Abb. 13-8) oder aber mit Patchplastik erfolgen (Abb. 13-12).

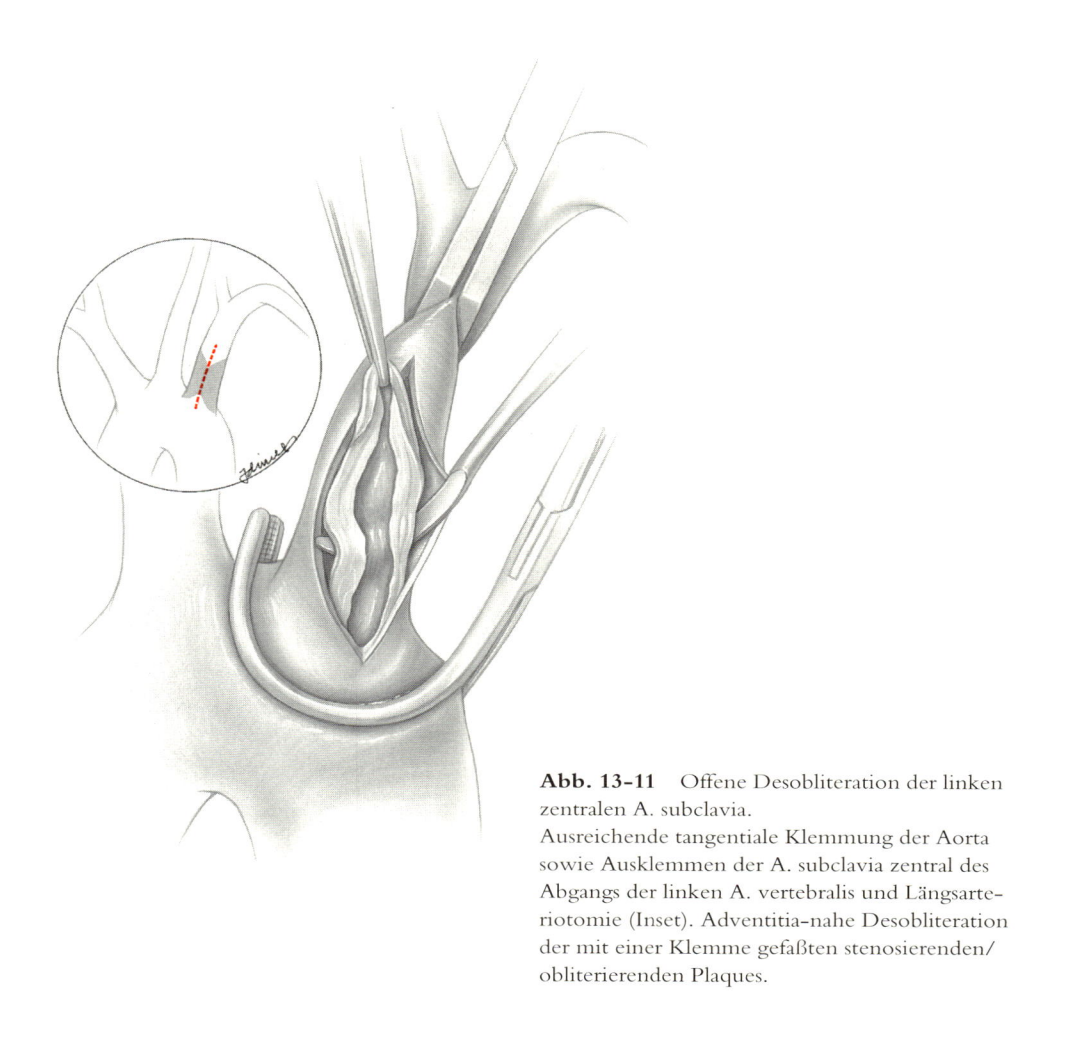

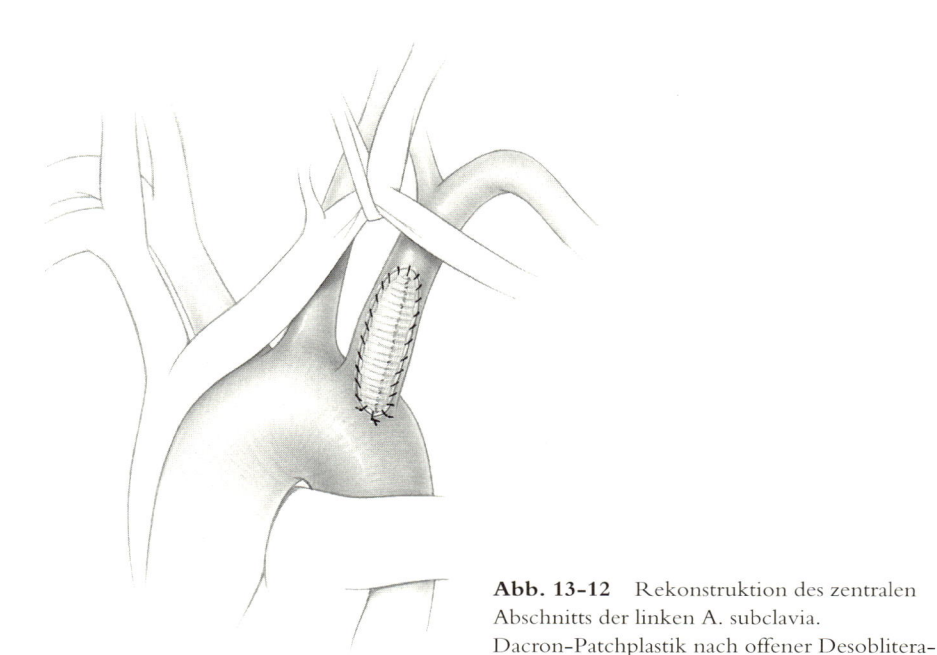

Abb. 13-11 Offene Desobliteration der linken zentralen A. subclavia.
Ausreichende tangentiale Klemmung der Aorta sowie Ausklemmen der A. subclavia zentral des Abgangs der linken A. vertebralis und Längsarteriotomie (Inset). Adventitia-nahe Desobliteration der mit einer Klemme gefäßten stenosierenden/ obliterierenden Plaques.

Abb. 13-12 Rekonstruktion des zentralen Abschnitts der linken A. subclavia. Dacron-Patchplastik nach offener Desobliteration.

Bypass bzw. Interposition

Sehr seltener Eingriff. Nur durchzuführen, wenn aus technischen Gründen die Desobliteration nicht möglich ist.

Für einen Bypass wird die linke A. subclavia nicht eröffnet, sondern die Aorta thoracalis etwas peripher des Abgangs der linken A. subclavia tangential geklemmt und analog zu Abbildung 13-3 eine End-zu-Seit-Anastomose angelegt. Die periphere Anastomose ist, wenn irgend möglich, an den peripheren intrathorakalen Abschnitt der linken A. subclavia zu legen (Abb. 13-13 und 13-14).

Beachte:
Wird eine Anastomosierung in den Subklavia-Bogen notwendig, so ist dies mit einer sehr aufwendigen Umlagerung des Patienten für den Zugang in die supraklavikuläre Region verbunden.

Beide Eingriffe sind heute eher selten: Sie sind aber vor allem dann indiziert, wenn zentrale Läsionen der A. subclavia über Embolisierung zu peripheren Gangränbildungen an den Fingern führen. In diesem Fall läßt sich gleichzeitig mit der links-thorakalen Rekonstruktion des Gefäßes auch die thorakale Sympathektomie vornehmen.

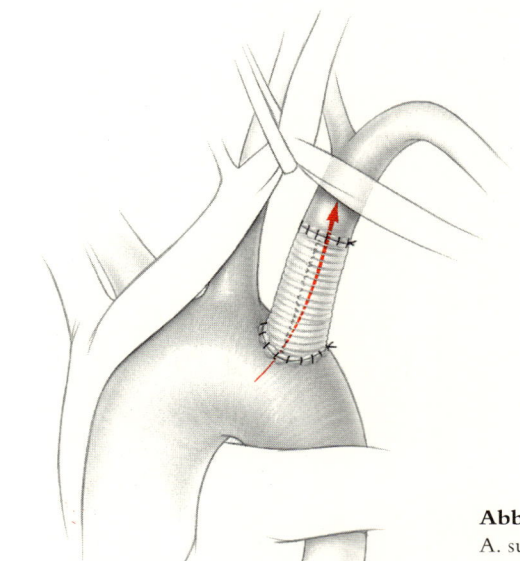

Abb. 13-13 Rekonstruktion der linken A. subclavia (Protheseninterposition). Aortale End-zu-Seit-Anastomose und periphere End-zu-End-Anastomose in die A. subclavia.

Extrathorakale Rekonstruktion der linken A. subclavia: Subklavia-Karotis-Transposition

Indikation

Dieser Eingriff ist heute die Standardtechnik bei symptomatischen arteriosklerotischen Läsionen der zentralen A. subclavia. Voraussetzung ist eine stenosefreie Strombahn an der linken A. carotis communis. Die Vorteile der Subklavia-Karotis-Transposition gegenüber anderen extrathorakalen Rekonstruktionsverfahren bei der zentralen A.-subclavia-Läsion sind vor allem das optimale hämodynamische Ergebnis sowie die Vermeidung von Kunststoffmaterial.

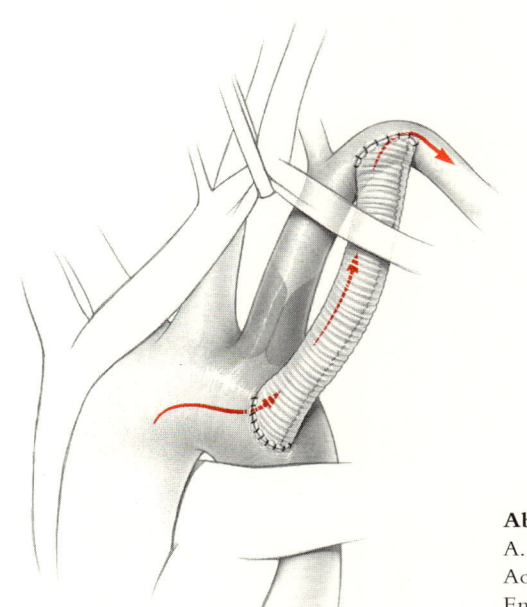

Abb. 13-14 Rekonstruktion der linken A. subclavia (Prothesenbypass). Aortale End-zu-Seit-Anastomose und periphere End-zu-Seit-Anastomose an den linken Subklavia-Bogen.

Zugang

Supraklavikuläre Inzision, die bis in das Jugulum hineinreichen kann; die Inzision sollte eher zu weit nach medial als nach lateral führen. Ist eine simultane Rekonstruktion der A. carotis geplant, dann kann von der üblichen Längsinzision am Vorderrand des M. sternocleidomastoideus auch die linke A. subclavia freipräpariert werden; eine getrennte supraklavikuläre Inzision erübrigt sich in diesen Fällen.

Nach Durchtrennung des Platysmas Freipräparation der linken A. carotis communis und der linken A. subclavia. Der M. scalenus kann – muß aber nicht – durchtrennt werden. Die V. jugularis interna wird nach lateral gehalten, vorher sind kleinere Seitenäste abzuligieren.

Cave
Lymphgefäße bei der Präparation
der A. subclavia!

Um eine größere Flexibilität zu erreichen, kann die A. mammaria interna abligiert werden. Präparation des Abgangs der A. vertebralis.

Technik

Klemmung der A. subclavia möglichst zentral, Klemmung der A. subclavia peripher des Abgangs der A. vertebralis, Klemmung der A. vertebralis. Durchtrennung der A. subclavia möglichst zentral, um einen langen Stumpf zur spannungsfreien Anastomosierung zu erhalten. Durchstechungsligatur des zentralen A.-subclavia-Stumpfs und offene Endarteriektomie des peripheren Abschnitts der A. subclavia bis zum Abgang der A. vertebralis, wo erfahrungsgemäß die arteriosklerotischen Veränderungen auslaufen (Abb. 13-15).

Anschließend Klemmung der A. carotis communis und Inzision an der lateralen Wand des Gefäßes sowie Erweiterung auf ca. 1,5 cm. End-zu-Seit-Einpflanzung des peripheren, desobliterierten Stumpfs der A. subclavia in die A. carotis communis, wobei zuerst von endoluminal her die Hinterwand und dann die Vorderwand genäht wird. Nahtmaterial der Fadenstärke 6-0; Naht fortlaufend (Abb. 13-16).

Beachte:
Wichtig ist nach Fertigstellung der Anastomose die Reihenfolge der Freigabe des Blutstroms: zuerst in die periphere A. subclavia, dann in die A. vertebralis und zum Schluß in die A. carotis communis.

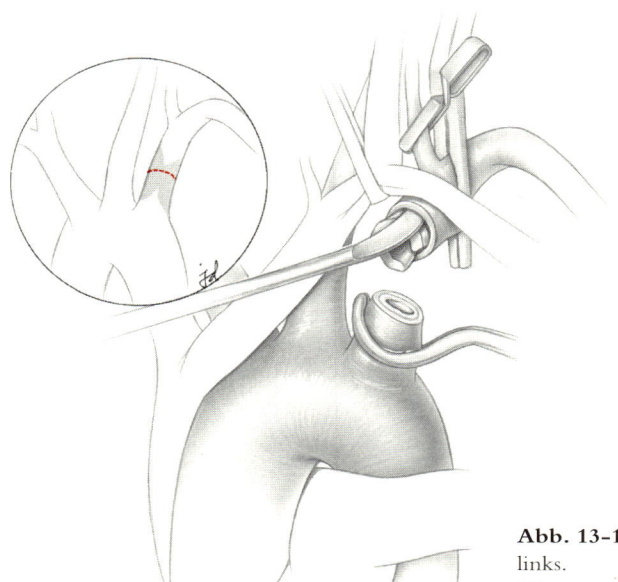

Abb. 13-15 Subklavia-Karotis-Transposition links.
Klemmung der zentralen linken A. subclavia und der linken A. vertebralis sowie des Subklavia-Bogens; Arteriotomie (Inset). Offene Endarteriektomie des peripheren Stumpfs der A. subclavia (siehe auch Kap. 11, Abb. 11-1 bis 11-3 für rechts).

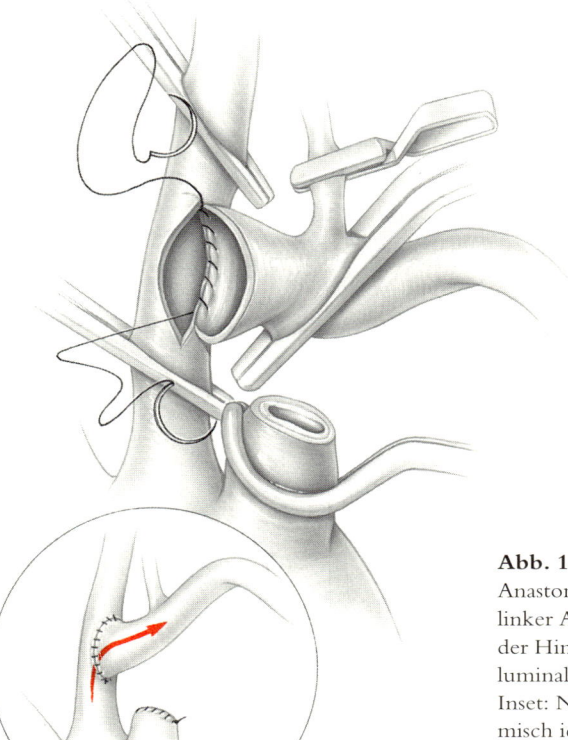

Abb. 13-16 Durchführung der End-zu-Seit-Anastomose zwischen linker A. subclavia und linker A. carotis communis. Fortlaufende Naht der Hinterwand der Anastomose von endoluminal aus.
Inset: Nach Freigabe des Blutstroms hämodynamisch idealer Blutstrom in die linke A. vertebralis und die A. subclavia. Absteppnaht am zentralen Stumpf der linken A. subclavia (siehe auch Kap. 11, Abb. 11-1 bis 11-3 für rechts).

Thorakale Aneurysmen

Klassifikation

Die den Gefäßchirurgen betreffenden thorakalen Aneurysmen und andere seltene Erkrankungen der thorakalen Aorta sind im Abschnitt III der Aorta thoracalis (Aorta descendens) lokalisiert. Zu unterscheiden sind:

- arteriosklerotisches Aneurysma,
- posttraumatisches Aneurysma,
- traumatische Aortenruptur,
- akute Aortendissektion, Typ B,
- chronisch dissezierendes Aortenaneurysma.

Akute traumatische und posttraumatische Veränderungen der thorakalen Aorta betreffen fast ausschließlich den Isthmus, desgleichen befindet sich hier die Eintrittspforte bei der Typ-B-Dissektion. Arteriosklerotische Aneurysmen sind meist langstreckig und spindel- bis sackförmig. Die unterschiedliche Ausdehnung der verschiedenen Aneurysmaformen ist bei der Lagerung des Patienten und der Schnittführung beim Zugang zu berücksichtigen.

Lagerung

Wie bereits in Abbildung 13-9 (Inset) gezeigt, Rechtsseitenlagerung des Patienten, Fixierung des Beckens, Überstreckung des linken Arms und Fixierung auf einer Schiene. Nackenstütze.

Zugang

Ausgedehnte Thorakotomie im 4. oder 5. ICR links; Führung des Hautschnitts zur Schulterblattspitze oder kaudal davon herum. Kerbung des M. latissimus dorsi und des M. serratus, Durchtrennung der Interkostalmuskulatur. Bei ausgedehnten arteriosklerotischen Aneurysmen ggf. Resektion der vierten oder fünften Rippe.

Präparation des Aneurysmas

Längsinzision der Pleura mediastinalis. Die infra-aneurysmatische Aorta thoracalis läßt sich meist unproblematisch unterfahren und anschlingen. Die Interkostalarterien sollten vor der Eröffnung des Aneurysmasacks freipräpariert werden, um sie entweder von außen her unterbinden bzw. klemmen zu können und so nach Eröffnung des Aneurysmas die oft beträchtlichen Blutungen aus den Interkostalarterien in das Aortenlumen zu verhindern. Anschließend erfolgt die Präparation des peripheren Aortenbogens mit den Abgängen der linken A. carotis communis und der linken A. subclavia. Die Anschlingung des peripheren Aortenbogens kann wesentlich durch das vorherige Aufsuchen des Ductus Botalli und dessen Durchtrennung erleichtert werden.

Die Klemmung der Aorta thoracalis sollte, wenn irgend möglich, peripher des Abgangs der linken A. subclavia erfolgen (spinale Durchblutung!), kann aber, vor allem wenn das Aneurysma bis an den Abgang der linken A. subclavia heranreicht, aus operationstechnischen Gründen auch zwischen den Abgängen von linker A. carotis communis und linker A. subclavia vorgenommen werden.

Die Klemmung der Aorta erfolgt nach Rücksprache mit den Partnern der Anästhesie. Verwendung einer kräftigen Klemme, vor allem zentral, wegen der zu erwartenden klemmbedingten Hypertonie am zentralen Aortenabschnitt. Nach peripher hin Instillierung von 10 ml einer verdünnten Heparin-Lösung zur Verhinderung von Ansatzthromben, da die Operation ohne Allgemeinheparinisierung vorgenommen wird.

Eröffnung des Aneurysmas mittels Längsinzision an der Vorderwand (Abb. 13-17), türflügelartige T-förmige Erweiterung der Inzision nach lateral hin am zentralen und peripheren Lumen. Entfernen der wandständigen Thromben. Blutende Interkostalarterien können im peripheren Aortenabschnitt entweder von außen geklemmt oder von endoluminal aus mit einem Ballonkatheter abgeblockt und in die periphere Anastomose integriert werden (Abb. 13-18). Weiter zentral gelegene Interkostalarterienpaare werden von endoluminal aus mittels Kreuzstich umstochen.

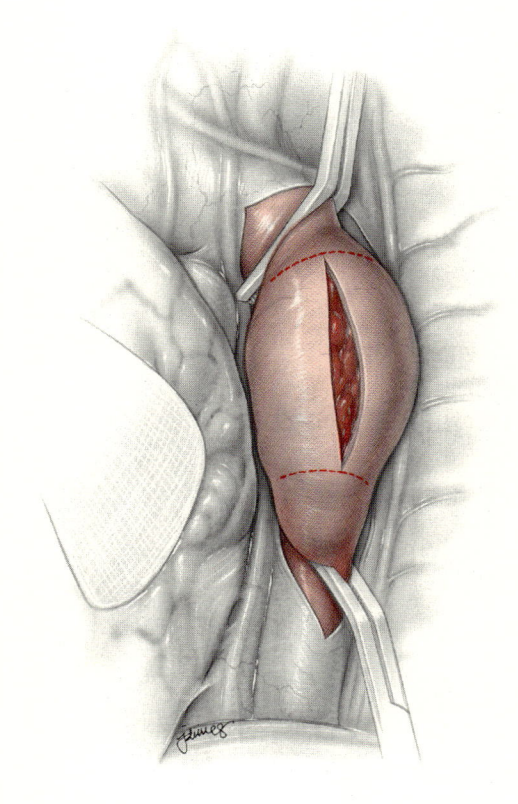

Abb. 13-17 Aneurysma der thorakalen Aorta im Isthmusbereich.
Ausklemmen des supra- und infraaneurysmatischen Aortenabschnitts. Durchgeführte Längsaortotomie mit türflügelartiger Erweiterungsmöglichkeit im Bereich des ausgeklemmten zentralen und peripheren Aortenlumens (gestrichelt).

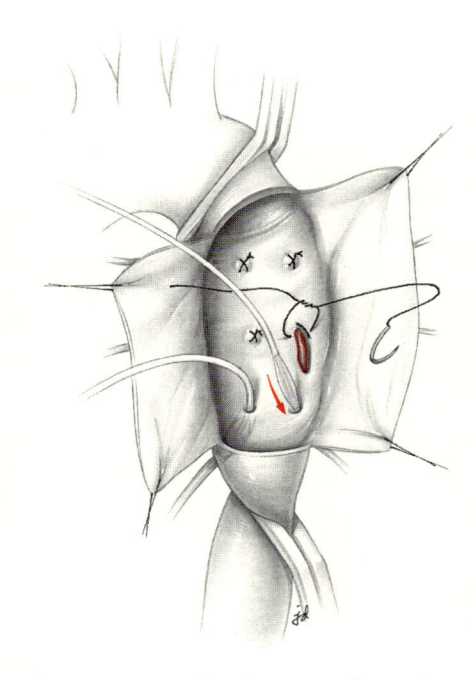

Abb. 13-18 Türflügelartige Eröffnung des Aneurysmas.
Umstechungsnähte am Abgang von Interkostalarterien von endoluminal aus.
Vorübergehender Verschluß (mit Ballonkatheter) von jenen Interkostalarterien, die in die periphere Anastomose integriert werden.

Die Wiederherstellung der arteriellen Strombahn erfolgt durch Interposition einer gewobenen Dacron-Prothese entsprechenden Kalibers. Zuerst wird die zentrale Anastomose angelegt, wobei die Hinterwand von endoluminal aus mit einem monofilen Faden der Fadenstärke 3-0 oder 4-0 genäht wird (Abb. 13-19). Zur Absicherung der Nahtreihe können Teflonfilze verwendet werden. Nach Fertigstellung der zentralen Anastomose vorsichtige Lockerung der Klemme (Rücksprache mit den Partnern der Anästhesie!) und Umsetzen der Aortenklemme auf den zentralen Prothesenabschnitt – vor allem dann, wenn während der Anastomosierung auch die linke A. subclavia geklemmt werden mußte.

Kontrolle der zentralen Anastomose und evtl. Versorgung von Stichkanalblutungen mit Teflonfilz, bewährten Einzelknopfnähten oder mit Fibrinkleber. Die Durchführung der peripheren Anastomose geschieht in ähnlicher Weise wie die der zentralen; sie kann aber auch angeschrägt erfolgen, um an der Hinterwand abgehende Interkostalarterien in die Anastomose mit einzubeziehen (Abb. 13-20).

Vor Freigabe des Blutstroms Überprüfung des Rückstroms aus der peripheren Aorta, Absaugen der Prothese. Nach erfolgter Rekonstruktion Vernähen der Aneurysmaseitenwände über der Prothese und der Pleura mit fortlaufender Naht.

Auf die Verwendung sowie die entsprechenden Vor- und Nachteile von kreislaufunterstützenden Maßnahmen während der Klemmphase bei der Rekonstruktion der thorakalen Aorta soll hier nicht näher eingegangen werden (atrio-femoraler Bypass, femoro-femoraler Bypass, interne und externe Shunts). In den meisten Fällen ist jedoch eine Allgemeinheparinisierung erforderlich.

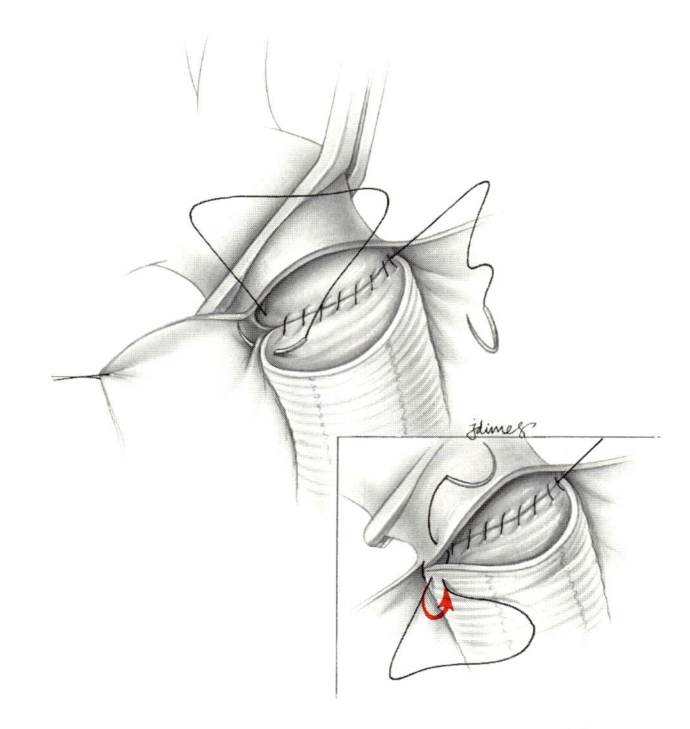

Abb. 13-19 Zentrale End-zu-End-Anastomose zwischen Aorta und Prothese; Naht der Hinterwand von endoluminal aus.

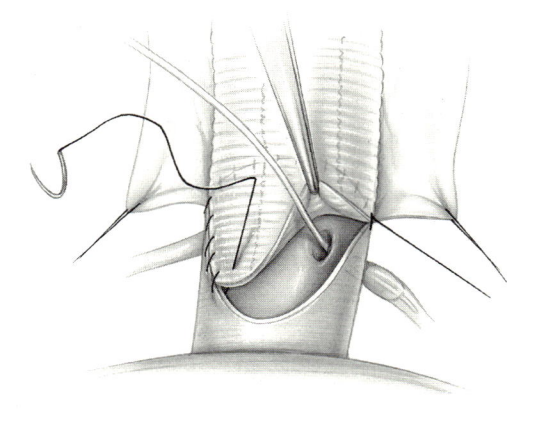

Abb. 13-20 Angeschrägte periphere End-zu-End-Anastomose zwischen Prothese und Aorta; Naht der Vorderwand.
Der die Interkostalarterie verschließende Ballonkatheter wird kurz vor Beendigung der Anastomose entfernt.

Zukünftige Alternativmethoden

- Intraluminale Protheseninterposition,
- endovaskuläre Chirurgie („stent grafting").

Siehe auch Abschnitt „Endovaskuläre ‚stent graft'-Technik …".

Atypische Koarktationen der Aorta

Klassifikation

Koarktationen sind, abgesehen von der sog. typischen Koarktation der Aorta bzw. Aortenisthmusstenose, seltene Erkrankungen der Aorta und können entweder angeborene Defekte darstellen oder aber auch entzündlich bedingt sein. Unter Berücksichtigung der Operationstechnik können drei Typen unterschieden werden (Abb. 13-21):

- Typ I: Langstreckige Stenose im Bereich der thorakalen Aorta.
- Typ II: Stenose im Bereich der Abgänge der intraabdominalen Organarterien, jedoch ohne Beteiligung der Nierenarterien.
- Typ III: Stenose aller Organarterienabgänge, d. h. auch der Nierenarterien (ein- oder beidseitig).

Typ-II- oder Typ-III-Koarktationen können naturgemäß mit Typ-I-Formen kombiniert sein.

Zugang

Als Spendergefäß fungiert entweder die Aorta ascendens – vor allem bei ausgedehnter langstreckiger Koarktation vom Typ I – oder aber, in der Mehrzahl der Fälle, die Aorta descendens. Wird die Aorta ascendens als Spendergefäß gewählt, erfolgt ihre Freilegung, wie in Abbildung 13-1 gezeigt, über eine mediane Sternotomie, die hier jedoch zu einer medianen Laparotomie verlängert wird.

Fungiert die Aorta descendens als Spendergefäß, so hat sich der thorakoabdominale Zugang nach Crawford bestens bewährt (Abb. 13-22).

Dabei verläuft die Schnittführung im Unterbauch median, im Oberbauch oberhalb des Nabels quer durch den Rippenbogen in den 7. ICR. Nach Durchtrennung des Rippenbogens wird das Zwerchfell bis zum Hiatus aortae hin gespalten. Colon descendens und Darmkonvolut sowie Milz und linke Niere werden nach rechts verlagert, womit die gesamte thorakoabdominale Aorta vom Abgang der linken A. subclavia bis zu den Aa. iliacae hin übersichtlich freiliegt.

Beachte:
Thorax und Abdomen können auch getrennt eröffnet werden; dann empfiehlt sich die Thorakotomie im 5. oder 6. ICR links.

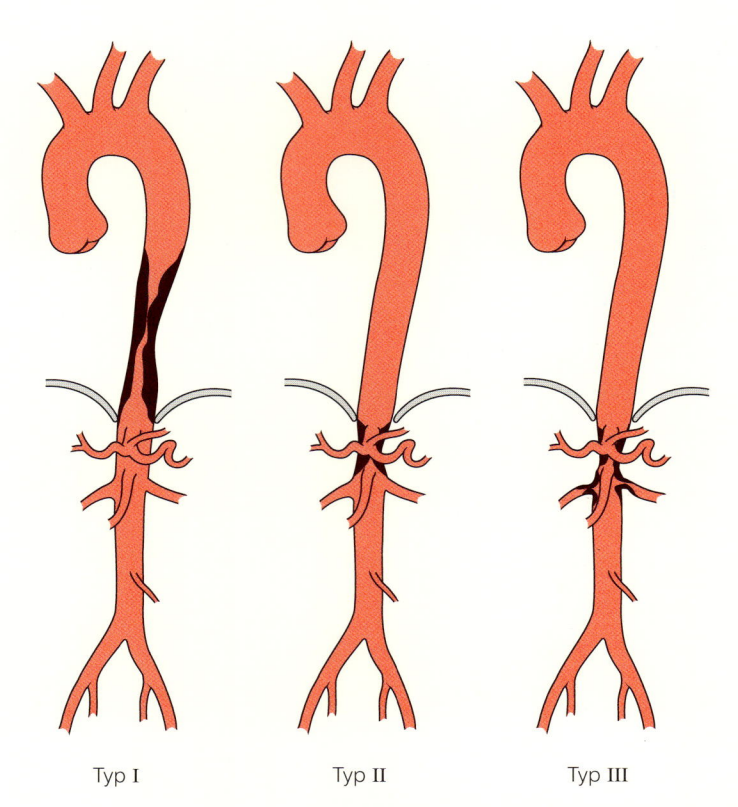

Abb. 13-21 Klassifikation der atypischen Koarktationen der Aorta: Typ I bis III.

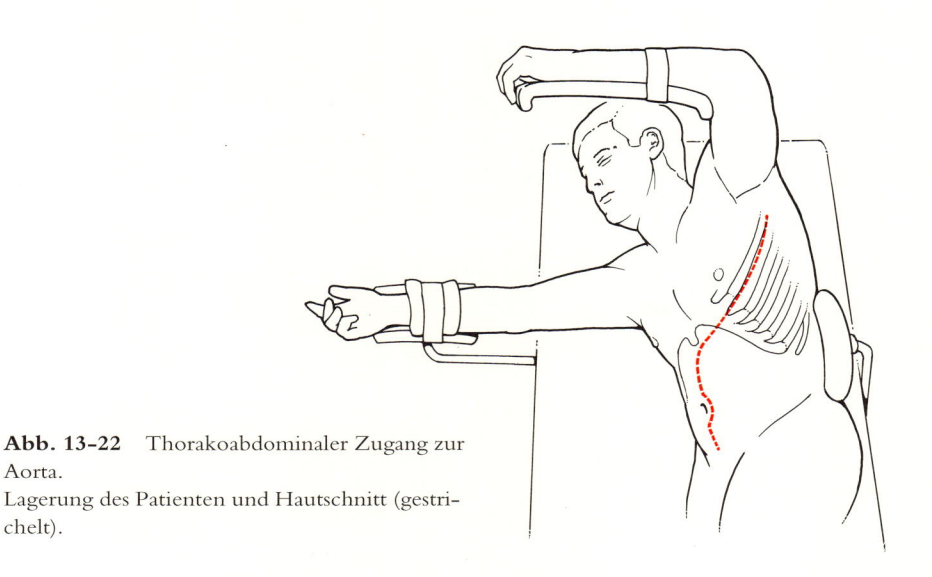

Abb. 13-22 Thorakoabdominaler Zugang zur Aorta.
Lagerung des Patienten und Hautschnitt (gestrichelt).

Rekonstruktionstechnik (Aorta-ascendens-Bypass, Aorta-descendens-Bypass)

Zugang und Präparation

Nach Zugang (siehe Abb. 13-22) Präparation entweder der aszendierenden oder der deszendierenden Aorta thoracalis sowie tangentiale Klemmung. Anlage einer End-zu-Seit-Anastomose mit dem Aortenlumen und einer gewobenen Dacron-Prothese entsprechenden Kalibers (Abb. 13-23). Nahtmaterial: monofiler Faden der Fadenstärke 4-0. Nach Abdichtung der Prothese und Kontrolle der Anastomose wird die Prothese transdiaphragmal in den Abdominalraum durchgezogen, wobei stumpf digital ein entsprechender Kanal geformt wird.

Beim Ascendens-Bypass bietet sich die Larreysche Spalte hierfür an, und beim Descendens-Bypass, mit getrennten thorakalen und abdominalen Inzisionen, wird die Prothese paraaortal links in das Retroperitoneum durchgezogen. Hat man den thorakoabdominalen Zugang gewählt, so entfällt das stumpfe Tunnelieren des Zwerchfells naturgemäß.

Periphere Anastomose

(siehe auch Kap. 14, „Aorta abdominalis und ihre Äste", Abb. 14-46 bis 14-48 und Abb. 14-53 bis Abb. 14-61).

Lokalisation und Form der peripheren Anastomose richten sich ganz nach der Morphologie der Koarktation im Bereich der Organarterienabgänge. Hier sind technisch sämtliche Variationen möglich; im folgenden werden die wichtigsten aufgezeigt:

— *Typ-I-Koarktation:* Hier ist eine einfache End-zu-Seit-Anastomose in die infrarenale Aorta abdominalis durchzuführen (siehe Abb. 13-23).
— *Typ-II-Koarktation:* Erfahrungsgemäß ist die Notwendigkeit, Truncus coeliacus und A. mesenterica superior direkt zu revaskularisieren, sehr selten. Die periphere Anastomose kann in diesen Fällen aber analog zu derjenigen beim thorakoabdominalen Aortenaneurysma durchgeführt werden (siehe Abb. 13-34).

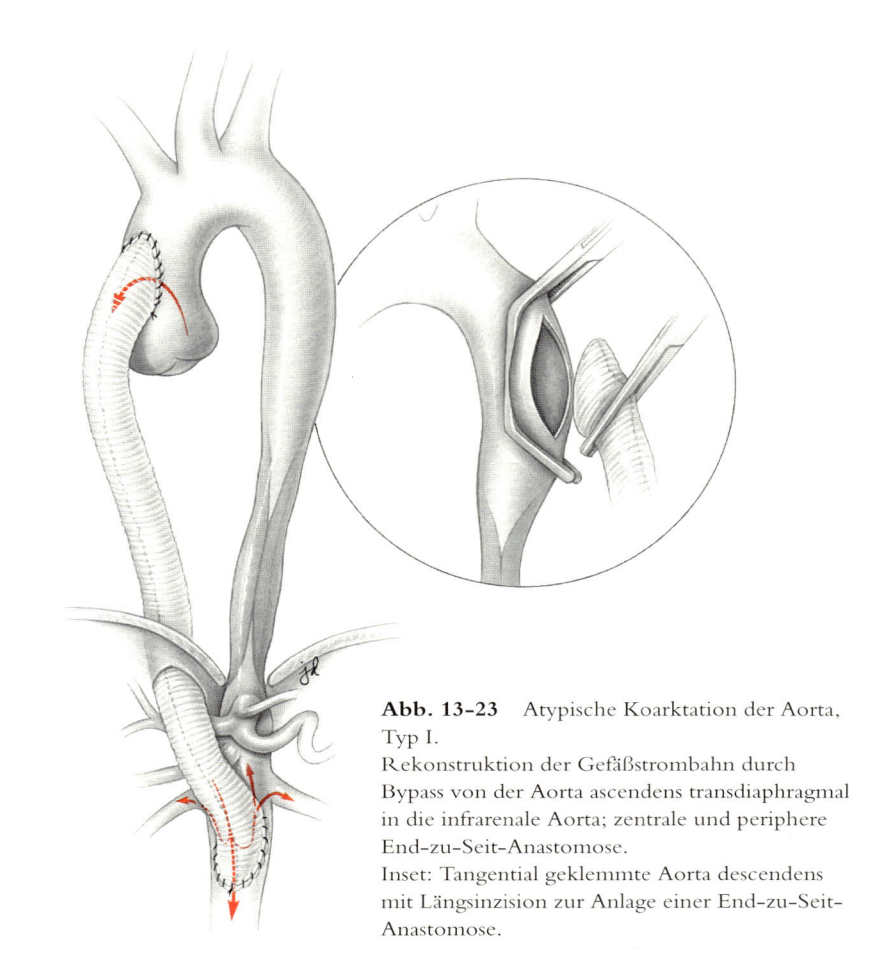

Abb. 13-23 Atypische Koarktation der Aorta, Typ I.
Rekonstruktion der Gefäßstrombahn durch Bypass von der Aorta ascendens transdiaphragmal in die infrarenale Aorta; zentrale und periphere End-zu-Seit-Anastomose.
Inset: Tangential geklemmte Aorta descendens mit Längsinzision zur Anlage einer End-zu-Seit-Anastomose.

– *Typ-III-Koarktation:* Im Falle einer einseitigen Nierenarterienstenose erfolgt die periphere Anastomosierung an die infrarenale Aorta. Vom Bypass abzweigend kann ein einseitiger autologer Venenbypass die entsprechende Nierenarterie revaskularisieren (Abb. 13-24). Bei einer bilateralen Abgangsstenose kann ein sog. Brückenbypass mit der autologen Vene angelegt werden (Abb. 13-25). Seltene Formen einer zusätzlichen infrarenalen Koarktation können durch eine Prothesenabzweigung vom Bypass, wie in Abbildung 13-26 gezeigt umgangen werden.

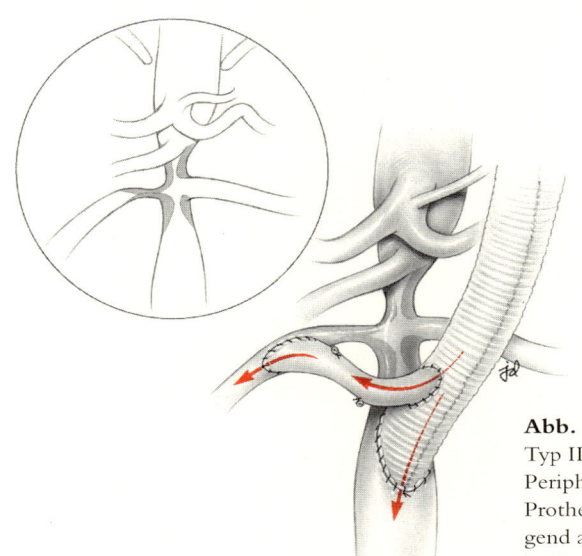

Abb. 13-24 Atypische Koarktation der Aorta, Typ III (Inset).
Periphere End-zu-Seit-Anastomose zwischen Prothese und infrarenaler Aorta, davon abzweigend autologer V.-saphena-magna(VSM)-Bypass in die rechte Nierenarterie mit zentraler und peripherer End-zu-Seit-Anastomose.

Abb. 13-25 Atypische Koarktation der Aorta, Typ III, mit Befall beider Nierenarterienabgänge (Inset).
Periphere End-zu-Seit-Anastomose zwischen Prothese und infrarenaler Aorta; davon abzweigend ein sog. Brückenbypass mit autologer V. saphena magna; zentrale Seit-zu-Seit-Anastomose und periphere End-zu-Seit-Anastomose.

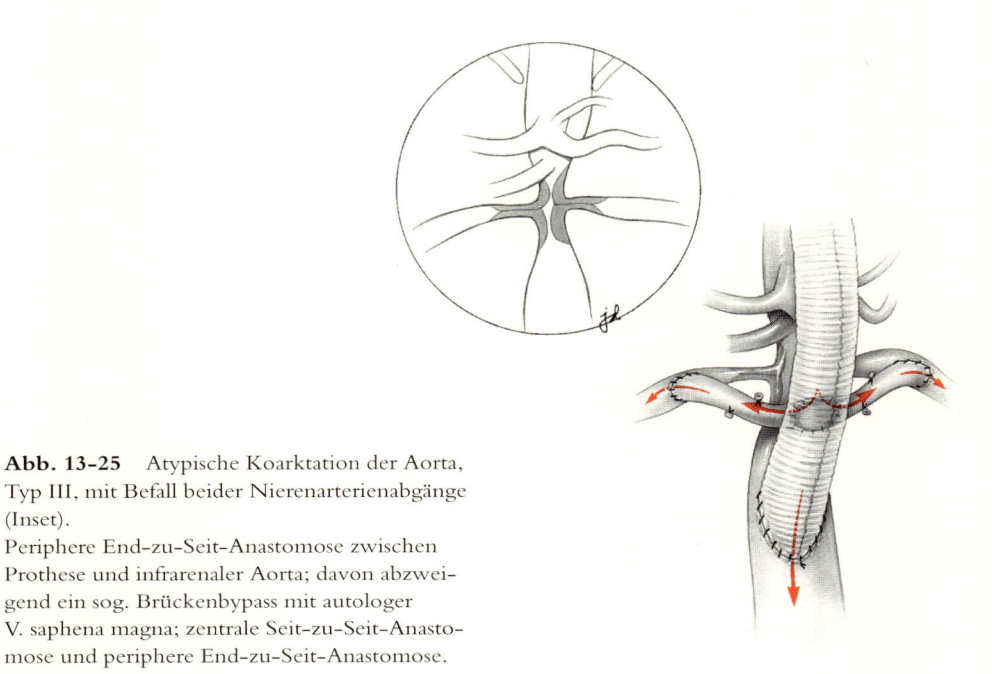

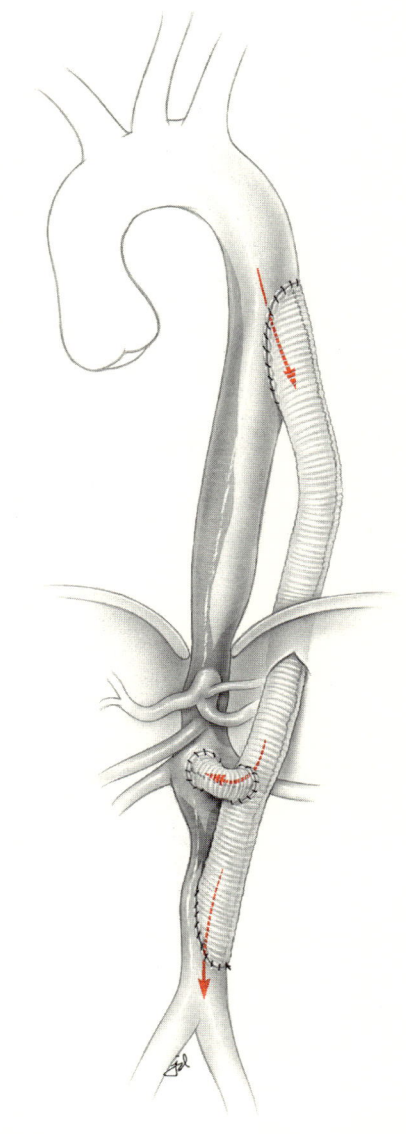

Abb. 13-26 Atypische Koarktation der Aorta, Typ II, mit zusätzlicher infrarenaler Beteiligung. Rekonstruktion: Prothesenbypass von der thorakalen Aorta descendens in die Aortenbifurkation; zentrale und periphere End-zu-Seit-Anastomose. Davon abzweigend Prothesenbypass in die abdominale Aorta in Höhe beider Nierenarterienabgänge; zentrale und periphere End-zu-Seit-Anastomose.

Aorta descendens – bifemoraler Bypass

Indikation

Diese selten durchgeführte Operation stellt eine wertvolle Alternative zum axillo-bifemoralen Bypass dar (siehe auch Kap. 15, „Extraanatomische Brücken ...", Abb. 15-6). Sie ist, verglichen mit diesem, hämodynamisch wesentlich günstiger, weniger infektanfällig, da das Prothesenmaterial nicht subkutan verläuft – allerdings verbunden mit dem Risiko einer Thorakotomie links. Diese Bypassführung ist vor allem dann indiziert, wenn das Abdomen bei symptomatischer, stenotischer oder okklusiver Läsion an der abdominalen Aorta großräumig umgangen werden muß; z. B. bei Zustand nach mehrfachen Laparotomien oder Ileus, Zustand nach Radiatio, bei Patienten mit Kolostoma sowie bei ausgedehnten Tumoren im periaortalen Bereich.

Lagerung und Zugang

Halbseitenlagerung rechts, wie bei der Operation nach Crawford. Auf einen guten Zugang zu beiden Leisten ist zu achten. Die Präparation der peripheren thorakalen Aorta erfolgt von einer entsprechenden linksseitigen Thorakotomie vom 6. oder 7. ICR aus. Eine Hilfsinzision links suprainguinal erleichtert das kontrollierte Durchziehen der Prothese durch das Retroperitoneum und weiter in beide Leisten (Abb. 13-27).

Rekonstruktionstechnik

Es handelt sich um einen transthorakalen, retroperitonealen Eingriff.

Beachte:
Die Eröffnung des Peritonealraums hat aus Indikationsgründen für dieses Vorgehen zu unterbleiben.

Die zentrale Anastomose an die thorakale Aorta descendens erfolgt unter entsprechender tangentialer Ausklemmung End-zu-Seit. Wichtig ist, daß nach Freigabe der zentralen Anastomose die Bifurkationsprothese komplett abgedichtet ist, ehe mit dem Durchzugsvorgang begonnen wird.

Erfahrungsgemäß ist die herkömmliche Bifurkationsprothese für die Strecke Aorta descendens bis in beide Leisten zu kurz. Es bieten sich zwei Möglichkeiten zur Verlängerung an: Entweder wird der Stamm der Bifurkationsprothese mit einem Stück entsprechenden Kalibers verlängert oder aber beide Prothesenschenkel mit den jeweiligen kalibergleichen Stücken. Erstere Methode hat den Vorteil, daß nur eine zusätzliche Anastomose nötig ist, es muß jedoch exakt darauf geachtet werden, daß der Hauptstamm der Bifurkationsprothese nicht zu lang gerät und sich dadurch hämodynamische Probleme ergeben (Knickung!).

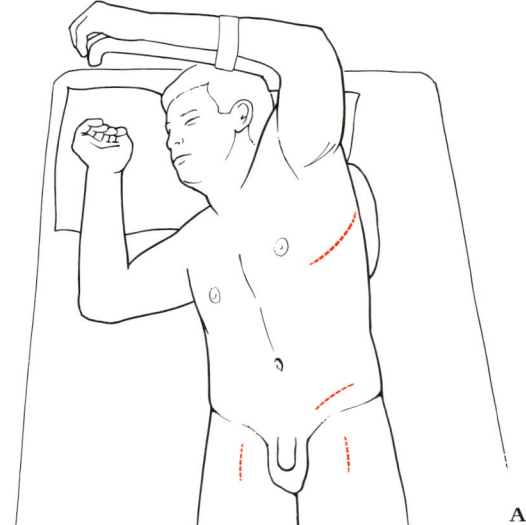

Abb. 13-27 Geplanter Bypass von der thorakalen Aorta descendens in beide Leisten. Lagerung des Patienten und Hautschnitte für die Zugänge (gestrichelt).

Die Abbildungen 13-28 und 13-29 zeigen die Schritte des transdiaphragmalen Durchzugs der Bifurkationsprothese in das Retroperitoneum und weiter in beide Leisten: Mit dem Zeigefinger der rechten Hand wird dabei die mit der linken Hand von retroperitoneal eingeführte Durchzugsklemme palpiert und stumpf das Zwerchfell perforiert. Der Durchzug der Prothese kann natürlich auch unter Sicht erfolgen, hierzu ist aber eine ausgedehnte retroperitoneale Inzision links nötig. Dann kann mit beiden Zeigefingern das Zwerchfell stumpf tunneliert werden.

Abbildung 13-30 zeigt den angelegten Bypass von der Aorta descendens in beide Leisten.

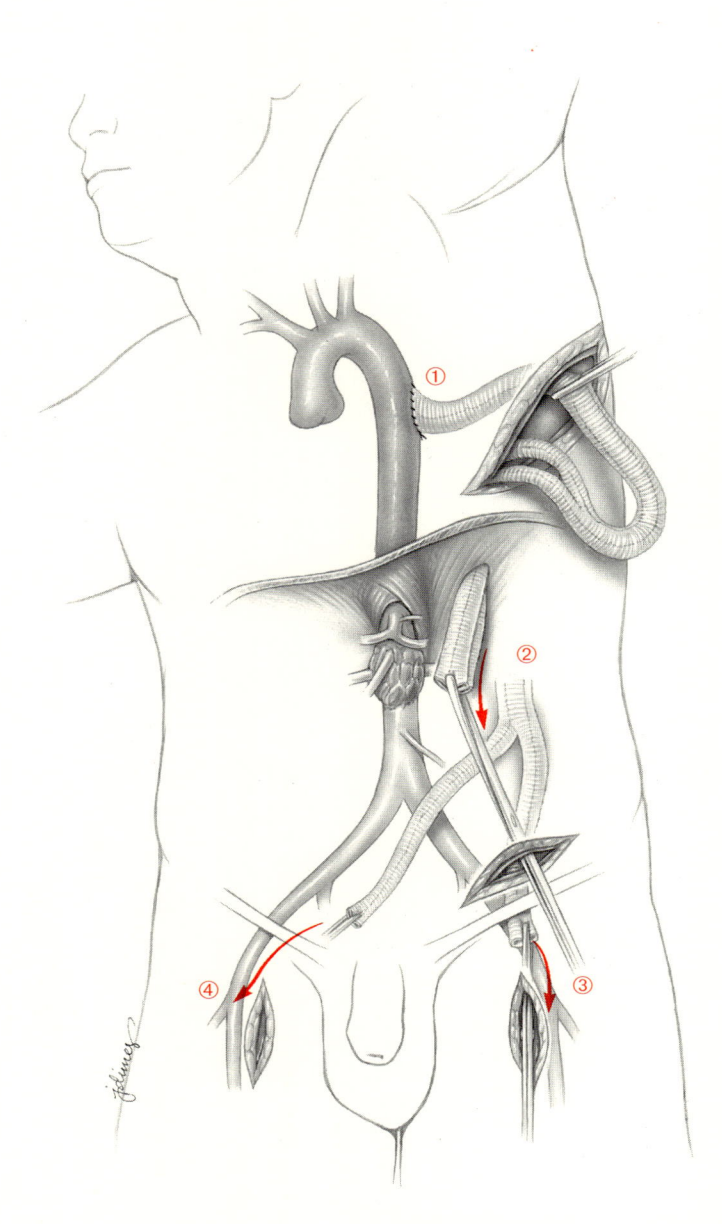

Abb. 13-28 Prothesenbypass von der thorakalen Aorta descendens in beide Femoralis-Bifurkationen (Schema).
Schrittweises Vorgehen (1 bis 4):
(1) zentrale End-zu-Seit-Anastomose; Abdichten der Prothese;
(2) transdiaphragmaler Durchzug der Prothese von einer linksseitigen retroperitonealen Inzision aus;
(3) und (4) weiterer Durchzug der Prothesenschenkel in beide Leisten.

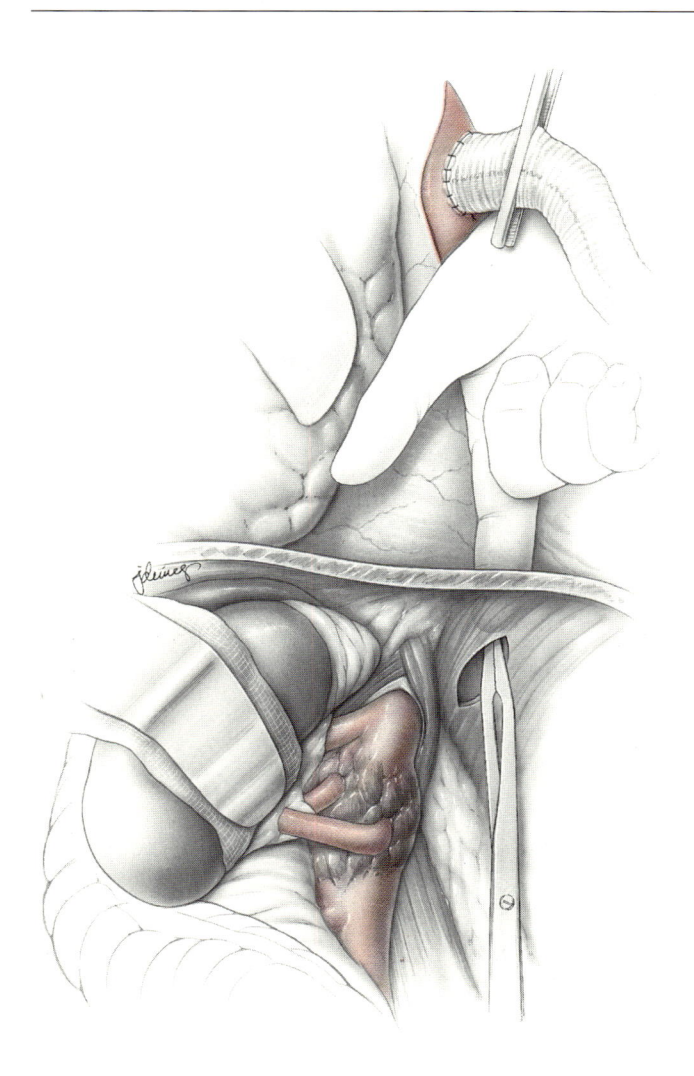

Abb. 13-29 Stumpfes Tunnelieren des Zwerchfells für das Durchziehen der Prothese von der thorakalen Aorta descendens in beide Leisten.

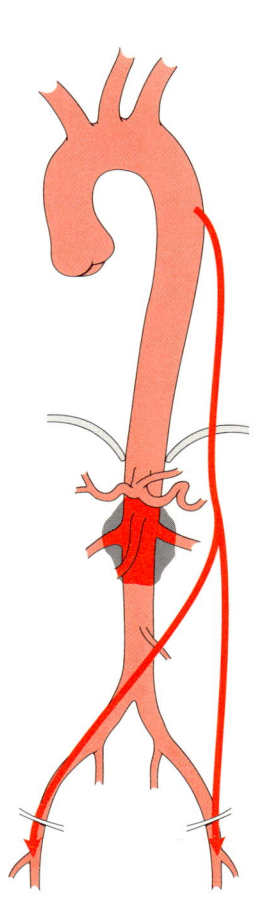

Abb. 13-30 Prothesenbypass von der thorakalen Aorta descendens, transdiaphragmal, retroperitoneal verlaufend in beide Leisten; zentrale und periphere End-zu-Seit-Anastomose (links: schematischer Verlauf mit Pfeilen).

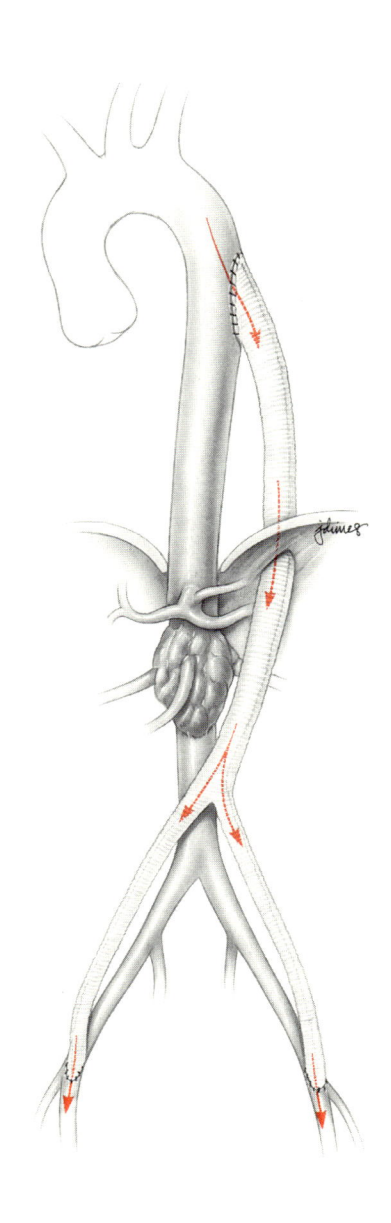

Thorakoabdominale Aortenaneurysmen

Klassifikation und operationstechnische Besonderheiten

Als thorakoabdominale Aortenaneurysmen (TAAA) werden solche Aneurysmen bezeichnet, die sich von der thorakalen Aorta descendens auf die abdominale Aorta erstrecken und im Extremfall bis in die Aortenbifurkation oder in die Aa. iliacae hineinreichen können. Durch die aneurysmatische Erweiterung der abdominalen Aorta im Bereich der Organarterienabgänge und durch die verschiedenen Aneurysmatypen ergibt sich eine Fülle von operationstechnischen Möglichkeiten.

Operationen an thorakoabdominalen Aortenaneurysmen stellen große gefäßchirurgische Eingriffe dar. Ein thorakoabdominales Aortenaneurysma ist die begrenzte Lokalisation einer allgemeinen Gefäßerkrankung; es können auch weitere Abschnitte der Aorta von der allgemein dilatierenden Gefäßsklerose betroffen sein. An dieser Stelle sollen jedoch ausschließlich Aneurysmen besprochen werden, die an der deszendierenden Aorta thoracalis beginnen. **Aortenbogen- und Aorta-ascendens-Aneurysmen fallen in den Kompetenzbereich der Herzchirurgie, da sie ausschließlich mit Herz-Lungen-Maschine im hypothermen Kreislaufstillstand operiert werden können.**

TAAA werden grundsätzlich in vier Typen eingeteilt, wobei Typ II und Typ III sich nur hinsichtlich der Ausdehnung an der thorakalen Aorta descendens unterscheiden und der Einfachheit wegen hier als Typ-II-Aneurysmen bezeichnet werden. Die Variabilität der Ausdehnung an der thorakalen Aorta ist mit einem Pfeil in Abbildung 13-31 deutlich gemacht.

Typ-I-Aneurysmen erfassen vor allem die deszendierende Aorta thoracalis und enden am Abgang beider Nierenarterien. Auch hier sind variable Ausdehnungen im Bereich der intraabdominalen Organarterien möglich (in Abb. 13-31 mit einem Pfeil gekennzeichnet).

Typ-II-Aneurysmen erfassen die gesamte thorakale und abdominale Aorta, wobei im Sinne der Vier-Typen-Klassifizierung von Crawford eine Unterteilung dahingehend möglich ist, daß die aneurysmatische Erweiterung erst im peripheren Drittel der thorakalen deszendierenden Aorta beginnen kann (Typ III nach Crawford).

Typ-III-Aneurysmen sind lediglich auf den abdominalen Abschnitt der Aorta limitiert, erfordern aber unter Umständen auch den thorakoabdominalen Zugang.

Dies gilt umgekehrt auch für die TAAA des Typs I, die ebenfalls zur operativen Korrektur diesen Zugang erforderlich machen. In Einzelfällen können Typ-I-Aneurysmen jedoch auch von rein thorakal ebenso wie Typ-III-Aneurysmen von rein abdominal aus angegangen werden.

Es soll hier bewußt die an den meisten Zentren verwendete „ingraft technique" nach Crawford mit direkter Reimplantation der intestinalen Organarterien und fallweise auch der Interkostalarterien behandelt werden. Das Hauptproblem dieser Technik liegt in der während der Klemmphase auftretenden Rückenmarks- und Nierenischämie. Zahlreiche protektive Maßnahmen wurden entwickelt, um die Folgen dieser Ischämie zu minimieren; hierzu gehören u. a.:
– Anwendung partieller Bypassverfahren,
– medikamentöse Protektion,
– mechanische Entlastung des Rückenmarks durch Drainage des Liquor cerebrospinalis,
– selektive Einpflanzung von Interkostalarterien in die Prothese.

Besonders hoch ist das Risiko einer postoperativen Paraplegie beim Typ-II-Aneurysma.

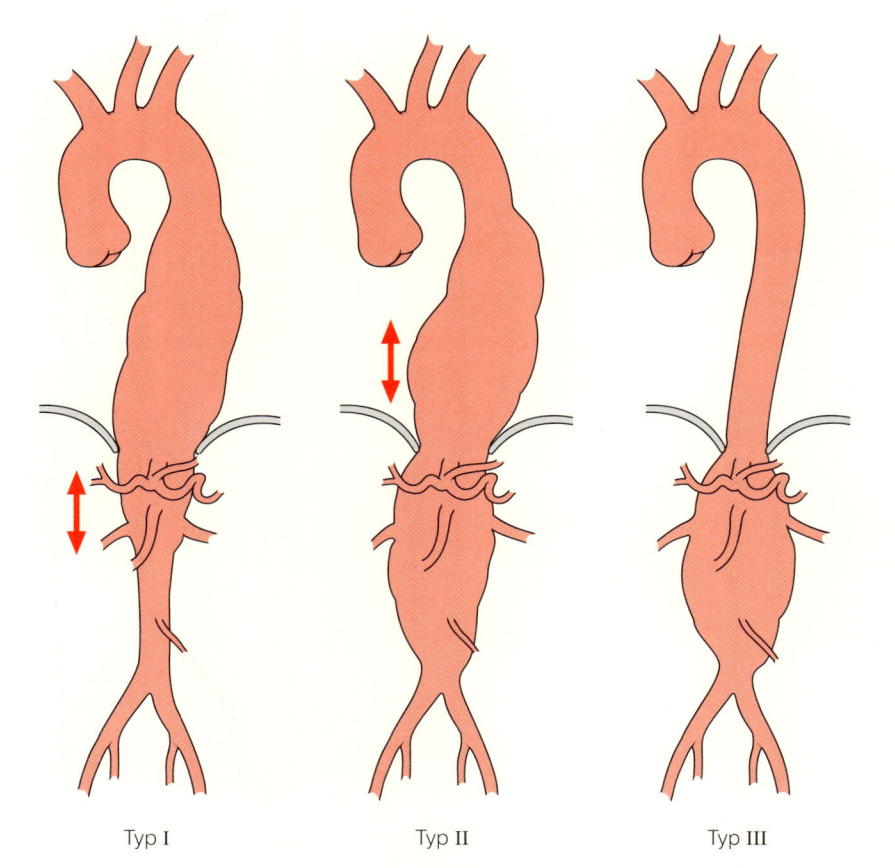

Typ I   Typ II   Typ III

Abb. 13-31 Drei-Typen-Klassifizierung von TAAA.
Variable Ausdehnung von Typ-I- und Typ-II-Aneurysmen (mit Pfeil gekennzeichnet).

Lagerung und Zugang

Schräge Rechtsseitenlagerung des Patienten, ca. 60-Grad-Rotation des Thorax zum Abdomen. Inzision im 6. und 7. ICR links, antero-laterale Thorakotomie. Verlängerung des Hautschnitts über den linken Rippenbogen zur medianen Laparotomie. Spaltung des Diaphragmas bis zum Hiatus aortae. Haltenähte zu beiden Seiten des durchtrennten Zwerchfells erleichtern die exakte Adaptierung der Schnittränder nach erfolgter Operation. Mobilisierung der linken Kolonflexur, Durchtrennung des Lig. triangulare sinistrum und des Lig. phrenicocolicum. Nun lassen sich Magen, Dünn- und Dickdarm sowie Milz und linke Niere nach rechts hin verlagern, und der gesamte retroperitoneale Verlauf der abdominalen Aorta bis hin zur Aortenbifurkation kann dargestellt und präpariert werden.

Besonderes Augenmerk ist neben der Präparation der Abgänge von A. mesenterica superior und Truncus coeliacus vor allem auf eine saubere Präparation des Abgangs der linken Nierenarterie zu legen (Abb. 13-32).

Aneurysmaresektion und Rekonstruktion

Allgemeines

Auf eine systemische Heparinisierung wird wegen des ausgedehnten Eingriffs verzichtet. Die Klemmung der thorakalen Aorta erfolgt ebenso wie bei der Rekonstruktion des Aorta-descendens-Aneurysmas nach vorheriger Rücksprache mit der Anästhesie, die bereits den zu erwartenden Blutdruckanstieg medikamentös abgefangen hat. Die zentrale Klemme wird unmittelbar oberhalb des Aneurysmabeginns gesetzt (in der Regel peripher des Abgangs der linken A. subclavia). Die periphere Klemme kann auf zwei verschiedene Arten gesetzt werden:

1. **Setzen der peripheren Aortenklemme am thorakalen Aortenabschnitt, knapp peripher der anzufertigenden zentralen Anastomose.** Der Vorteil dieser Methode besteht darin, daß die Viszeral- und Interkostalarterien noch vom aortalen Rückfluß bzw. über einen partiellen Links-Bypass perfundiert werden können. Das periphere Aortenlumen kann auch durch einen Ballonkatheter abgeblockt werden.

Die Inzision der Aorta erfolgt vorerst nur an der Vorderwand des thorakalen Teils. Der Schnitt wird, wie in Abbildung 13-20 gezeigt, türflügelartig nach medial und lateral hin erweitert; die Interkostalarterien werden mit Ballonkathetern blockiert, wenn sie entweder in die zentrale Anastomose integriert oder aber isoliert, über eine getrennte Inzision, in die Hinterwand der Prothese reimplantiert werden sollen.

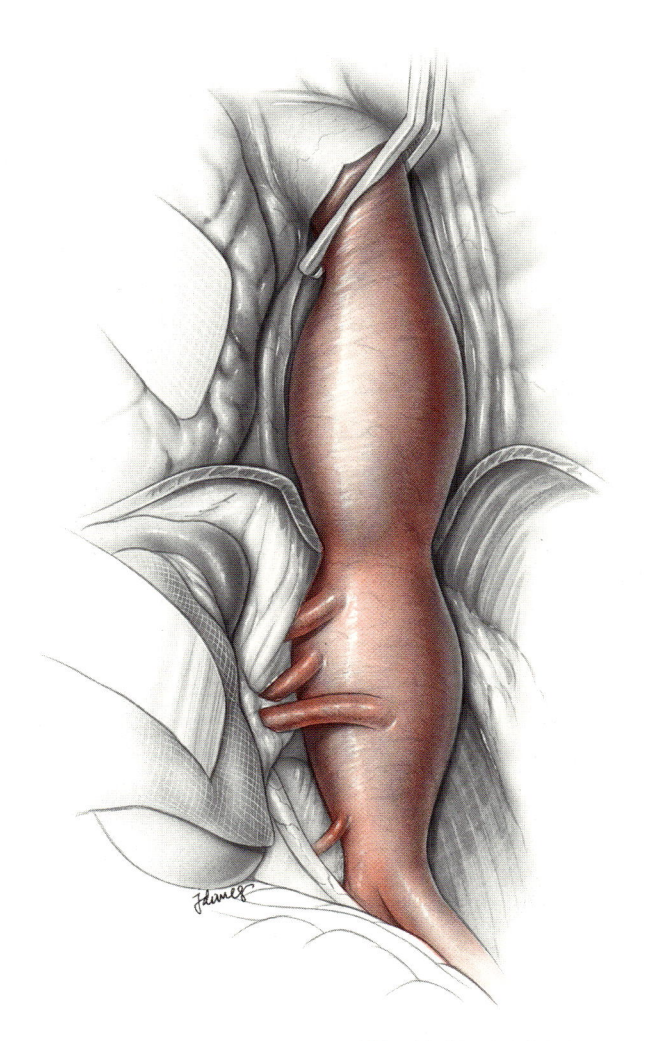

Abb. 13-32 TAAA, Typ II, mit Befall des Großteils der thorakalen Aorta und der gesamten abdominalen Aorta bis zur Bifurkation (Operationssitus).

Ansonsten umsticht man die Interkostalarterien mit Kreuzstich von endoluminal aus. Nach erfolgter zentraler Anastomose zwischen Prothese und Aorta descendens sowie ggf. Reimplantation der Interkostalarterien erfolgt die Freigabe des Blutstroms in den zentralen Teil der Prothese sowie in die reimplantierten Interkostalarterien. Die periphere Aortenklemme wird nun geöffnet, auf die peripher des Aneurysmas gelegene Aorta umgesetzt und die Rekonstruktion durch Anlage der Anastomose fortgesetzt.

2. **Die periphere Aortenklemme wird von Beginn der Operation an auf den peripher des Aneurysmas befindlichen normallumigen Teil der Aorta gesetzt bzw. bei sehr ausgedehnten TAAA auf beide Aa. iliacae communes.** Die Schnittführung bei der Totaleröffnung des Aneurysmas muß im Bereich der intestinalen Organarterienabgänge immer dorsal des Abgangs der linken Nierenarterie erfolgen und auch in einem Minimalabstand von 1–2 cm, damit eine u. U. erforderliche selektive Reimplantation dieses Gefäßes in die Prothese ohne technische Schwierigkeiten möglich ist. Nach Entfaltung der gesamten Aneurysma-Hinter- und -Seitenwand durch Fixierung der Aneurysmaseitenwände mit Haltefäden werden die Abgänge der Organarterien mit Ballonkathetern blockiert bzw. können in beide Nierenarterienabgänge Perfusionskatheter eingebracht werden. Gegebenenfalls vorhandene stenosierende, arteriosklerotische Plaques am Abgang der Organarterien können lokal ausgeschält werden.

Die Durchführung der zentralen Anastomose an der thorakalen Aorta erfolgt nun wie unter 1. beschrieben. Als Prothesenmaterial wird heute im allgemeinen gewobenes Dacron verwendet, als Nahtmaterial monofiler Faden der Fadenstärke 3-0 bzw. 4-0.

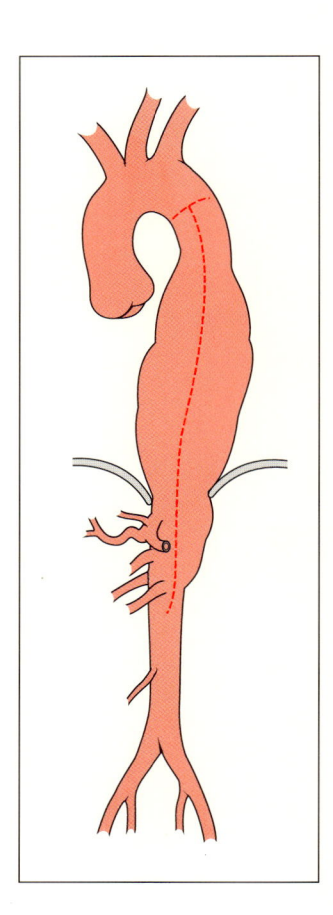

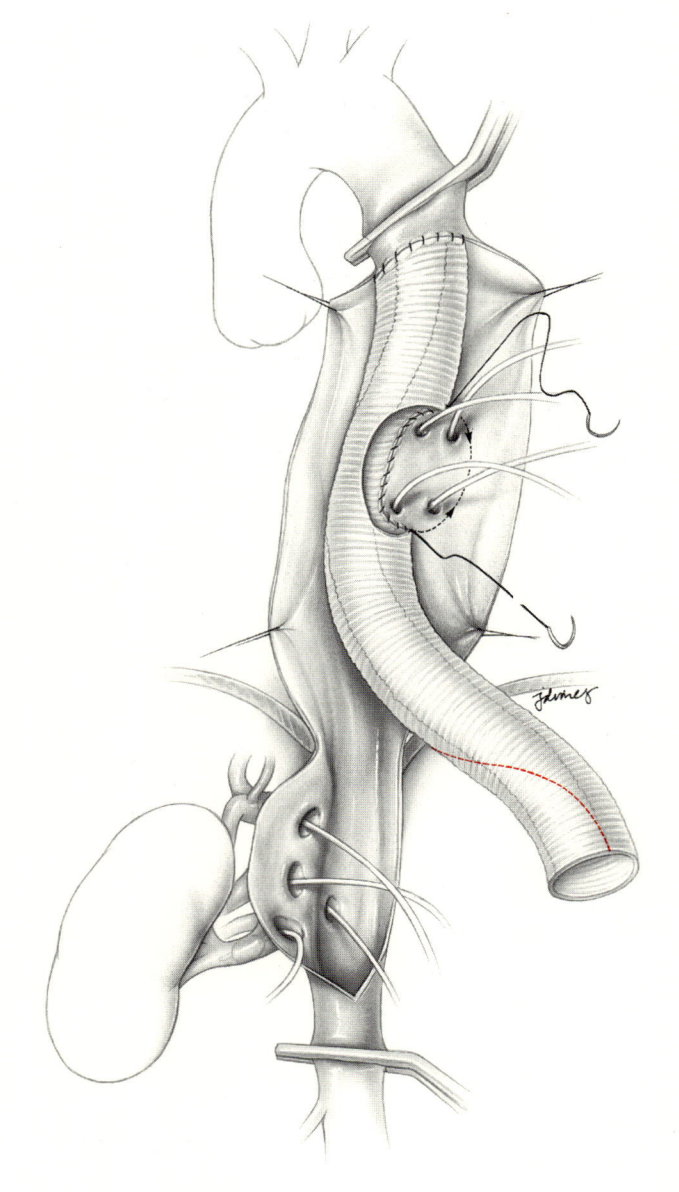

Abb. 13-33 TAAA, Typ I („ingraft technique" nach Crawford):
komplette Längseröffnung des Aneurysmas; zentrale thorakale Aorta descendens ausgeklemmt; zentrale End-zu-End-Anastomose; End-zu-Seit-Einpflanzung von zwei Interkostalarterienpaaren (mit Ballonkathetern abgeblockt) in die Prothese.
Die Abgänge der Organarterien am peripheren Aneurysmaende sind von endoluminal aus dargestellt und abgeblockt. Geplanter Zuschnitt des peripheren Prothesenendes (gestrichelt).
Inset: geplante Schnittführung zur Eröffnung des Aneurysmas.

Varianten der peripheren End-zu-End-Anastomose bei der „ingraft technique" nach Crawford

Während die zentrale End-zu-End-Anastomose zwischen Prothese und deszendierender thorakaler Aorta sowie die Reimplantation von Interkostalarterien bei allen Typen des TAAA immer in gleicher Weise durchgeführt wird (siehe Abb. 13-33), ist die Gestaltung der peripheren Anastomose bei der „ingraft technique" nach Crawford äußerst variantenreich und wird vor allem durch die Längsausdehnung des Aneurysmas sowie durch seine besondere Morphologie in Höhe der Organarterienabgänge bedingt. Folgende Formen werden unterschieden:

1. **End-zu-End-Anastomose beim Typ-I-Aneurysma.** Einfachste Technik unter den Peripheren-Anastomosen-Techniken, da hier sämtliche Organarterienabgänge patchförmig in die periphere angeschrägte Anastomose implantiert werden (Abb. 13-33). Die Prothese wird zu diesem Zweck entsprechend kongruent angeschrägt; dann werden an der Hinterwand, endoluminal beginnend, bis zur Vorderwand der normallumigen Aorta und dann weiter an der freien Zirkumferenz die Intestinalarterien reimplantiert. Während die periphere Anastomose angelegt wird, ist die Prothese knapp oberhalb geklemmt; bei Freigabe des Blutstroms in ggf. reimplantierte Interkostalarterien. Kurz vor Fertigstellung der peripheren Anastomose hat eine genaue Kontrolle des Rückflusses aus jeder einzelnen Organarterie zu erfolgen bzw. muß im Bedarfsfall mittels Ballonkatheter eine Thrombektomie vorgenommen werden (Abb. 13-34).

Nach Komplettierung aller Anastomosen und Überprüfung auf deren Dichtigkeit wird die Prothese mit dem verbliebenen Aneurysmasack umhüllt (Abb. 13-35).

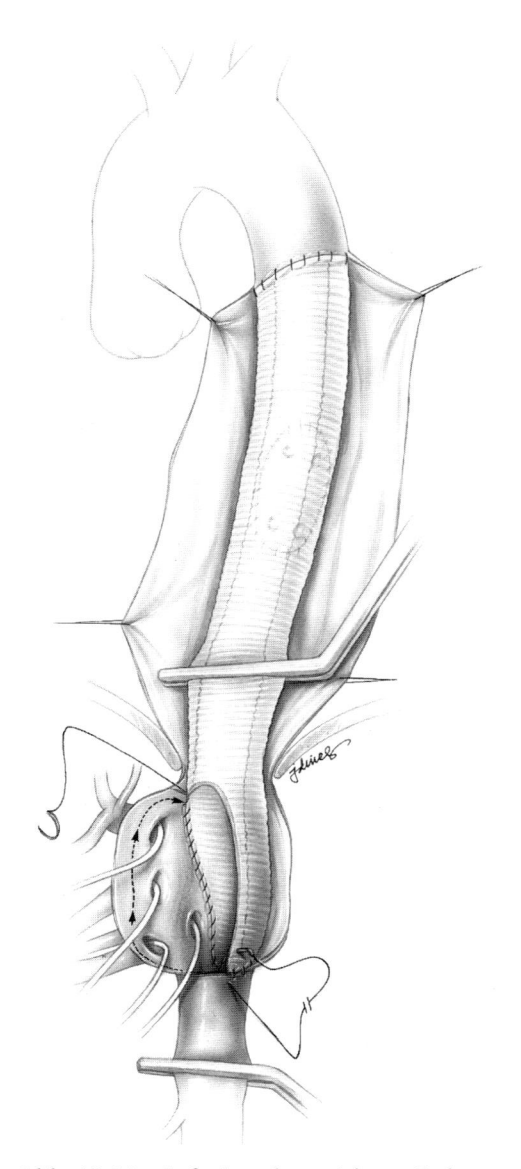

Abb. 13-34 Anfertigen der peripheren End-zu-End-Anastomose: Naht der Hinterwand von endoluminal aus; Komplettierung der Anastomose an der Vorderwand entlang der gestrichelten Linie (siehe auch Kap. 14, Abb. 14-25 bis 14-27).

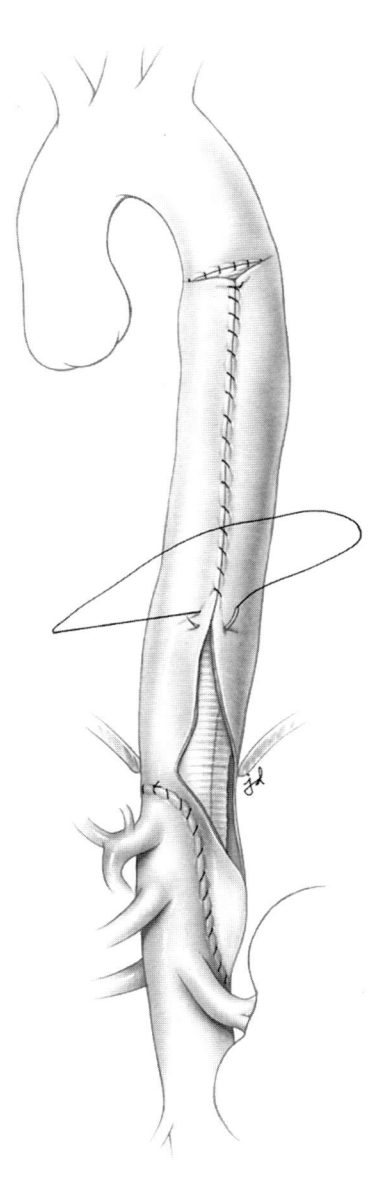

Abb. 13-35 Vernähung des zugeschnittenen Aneurysmasacks über der Prothese (siehe auch Kap. 14, Abb. 14-27).

2. **Periphere End-zu-End-Anastomose in die infrarenale Aorta (Aortenbifurkation) mit End-zu-Seit-Implantation sämtlicher Organarterien.** Typische periphere Anastomose bei Typ-II-Aneurysma. Nach Freigabe des Blutstroms aus der zentralen Aortenanastomose werden sämtliche Organarterienabgänge als ein gemeinsamer Patch in eine hierfür angefertigte längsovaläre Exzision an der rechten Seitenwand der Prothese implantiert (Abb. 13-36a und b). Vor der Freigabe des Blutstroms in die Organarterienabgänge Kontrolle des Rückstroms aus den Organarterien und Kontrolle der Prothese auf evtl. Thromben (Absaugen nach Umsetzen der Prothesenklemme), anschließend Umsetzen der Prothesenklemme nach unterhalb der Organarterienabgänge und End-zu-End-Anastomose der Prothese in die infrarenale Aorta bzw. in die Aortenbifurkation. Umstechung der A. mesenterica inferior bzw. von Lumbalarterien.

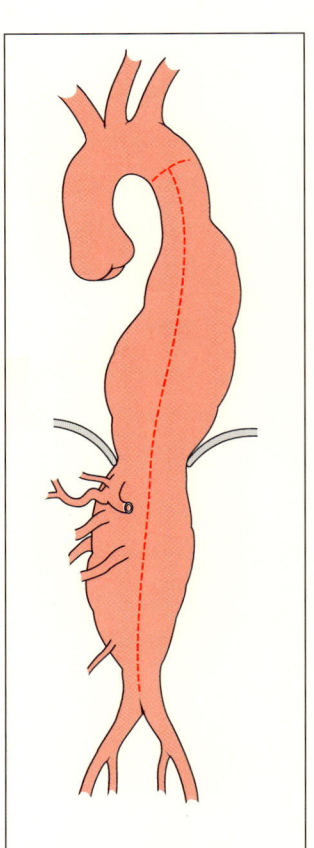

Abb. 13-36 TAAA, Typ II. Rekonstruktion mit der „ingraft technique".
Inset: Schnittführung zur Längseröffnung des Aneurysmas.
a) End-zu-Seit-Implantation sämtlicher Organarterienabgänge in die Prothese. Periphere End-zu-End-Anastomose in die Aortenbifurkation (siehe auch Kap. 14, Abb. 14-25).
b) Periphere End-zu-End-Anastomose zwischen Prothese und Aortenbifurkation.

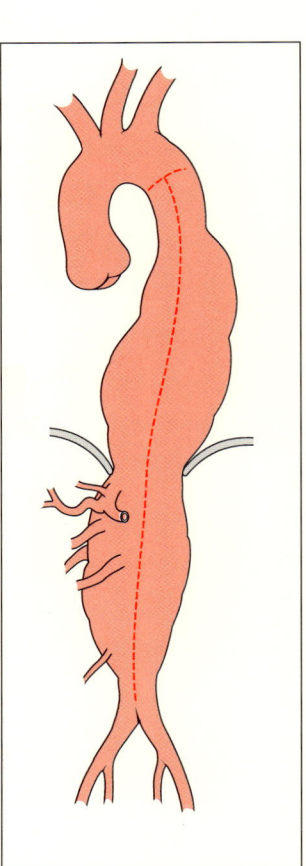

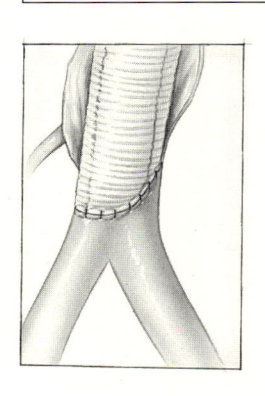

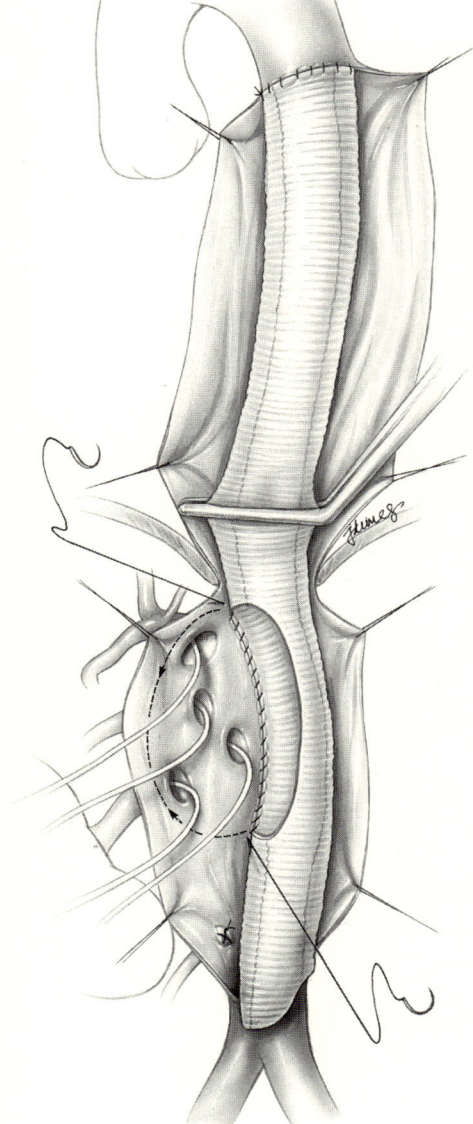

3. **Periphere End-zu-End-Anastomose mit der Aorta, getrennte End-zu-Seit-Implantation von A. mesenterica superior, A. renalis dextra und Truncus coeliacus einerseits sowie der A. renalis sinistra andererseits.**
Diese in Abbildung 13-37a bis c gezeigte Technik ist vor allem dann indiziert, wenn, bedingt durch die Ausdehnung des Aneurysmas, die Abgänge von rechter und linker Nierenarterie so weit auseinanderliegen, daß die Implantation mit einem gemeinsamen Patch technisch nicht möglich ist. Hier muß die linke Nierenarterie selektiv als eigener Patch in die Prothese reimplantiert werden. Entsprechend wichtig ist bei dieser Anastomosenform die Schnittführung bei der Eröffnung des Aneurysmas: Der Abgang der linken Nierenarterie wird kreisrund in nicht zu geringem Abstand vom Lumen der Nierenarterie aus der Aneurysmaseitenwand exzidiert. Dann werden, wie bereits in Abbildung 13-36a gezeigt, zuerst die Abgänge der A. renalis dextra, der A. mesenterica superior sowie des Truncus coeliacus als ein gemeinsamer Patch End-zu-Seit reimplantiert. Anschließend wird der Blutstrom in diese drei Organarterien freigegeben; nach tangentialer Ausklemmung der Prothese erfolgt die Reimplantation der linken Nierenarterie. Periphere End-zu-Seit-Anastomose mit der infrarenalen Aorta.

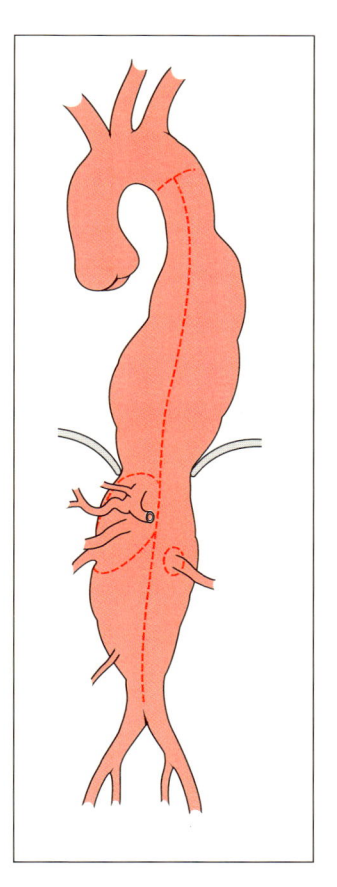

Abb. 13-37 TAAA, Typ II. Rekonstruktion mit der „ingraft technique".
Inset: Schnittführung zur Längseröffnung des Aneurysmas bei geplanter selektiver Implantation der linken Nierenarterie in die Prothese.
a) Getrennte patchförmige End-zu-Seit-Implantation von Truncus coeliacus, A. mesenterica superior und rechter Nierenarterie einerseits und isolierter Implantation der linken Nierenarterie andererseits.
b) Selektive Reimplantation der linken Nierenarterie in die Prothese (Beachte: Blutstrom in die übrigen Organarterien und Aortenbifurkation bereits freigegeben; tangentiale Ausklemmung der Prothese).
c) Komplettierte patchförmige Reimplantation von Truncus coeliacus, A. mesenterica superior, rechter Nierenarterie und isoliert der linken Nierenarterie. Periphere End-zu-End-Anastomose mit der Aortenbifurkation. Umhüllung der Prothese mit dem Aneurysmasack.

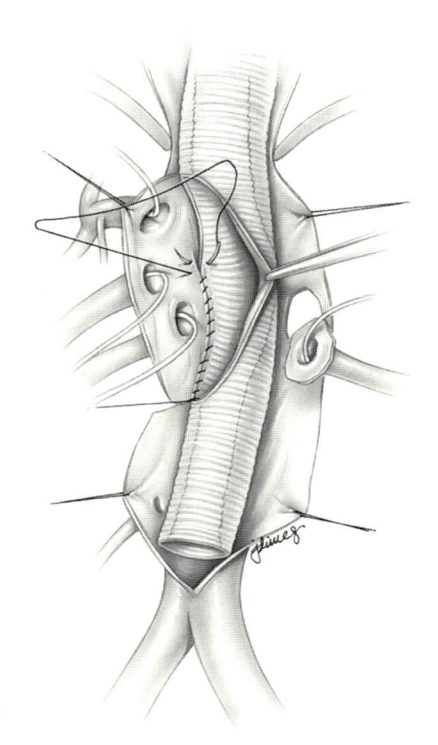

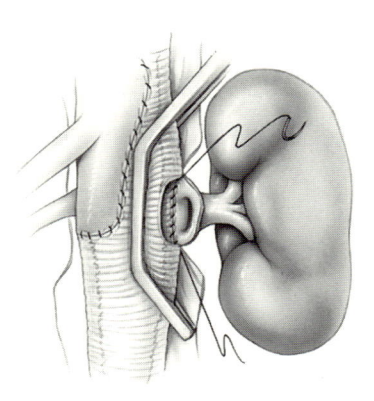

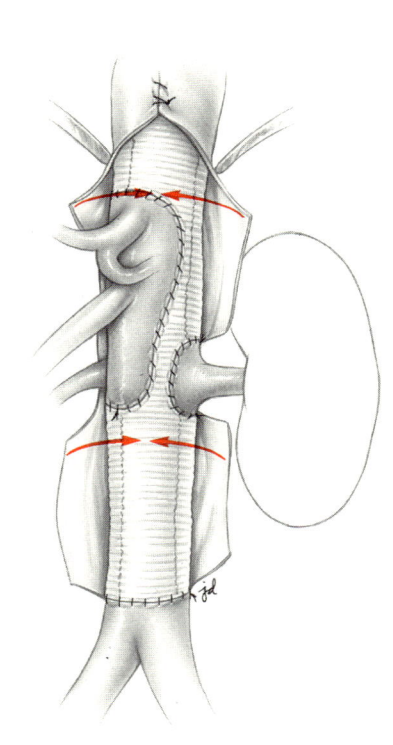

4. Variationen der Reimplantation der Organarterien. Diese in Abbildung 13-38 gezeigten Techniken werden vorzugsweise bei Aneurysmen vom Typ III bzw. bei großen sackförmigen Aneurysmen eingesetzt, bei denen die einzelnen Organarterienabgänge jeweils so weit auseinander liegen, daß sie nicht gemeinsam, sondern im Extremfall jeweils einzeln reimplantiert werden müssen.

Nach Beendigung einer TAAA-Operation mit „ingraft technique" wird die Prothese mit dem verbleibenden Wandanteil des Aneurysmas umhüllt. Sehr wichtig ist, die Organe des Abdomens vor dem Verschluß der Bauchdecke und des Zwerchfells sowie des Thorax wieder in situ zu bringen und auf ihren Durchblutungszustand hin zu überprüfen. Auf ausgedehnte Drainagen des Retroperitoneums sowie des Pleuraraums sollte geachtet werden. Fortlaufender Nahtverschluß des Retroperitoneums entlang des Colon descendens und Verschluß des Zwerchfells mit fortlaufender Naht.

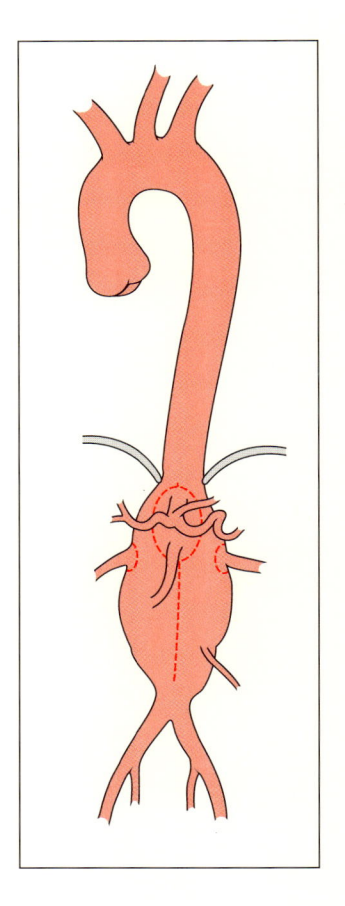

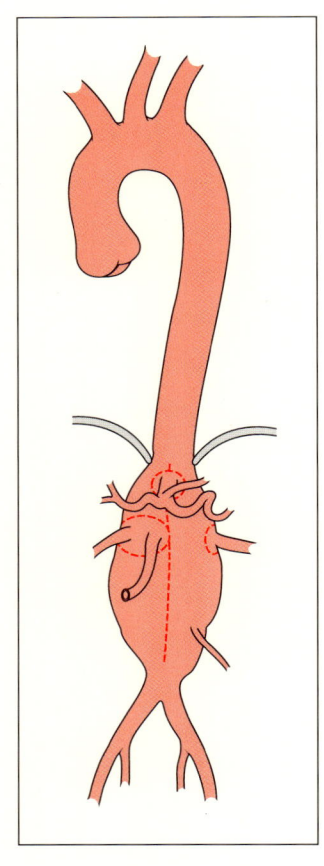

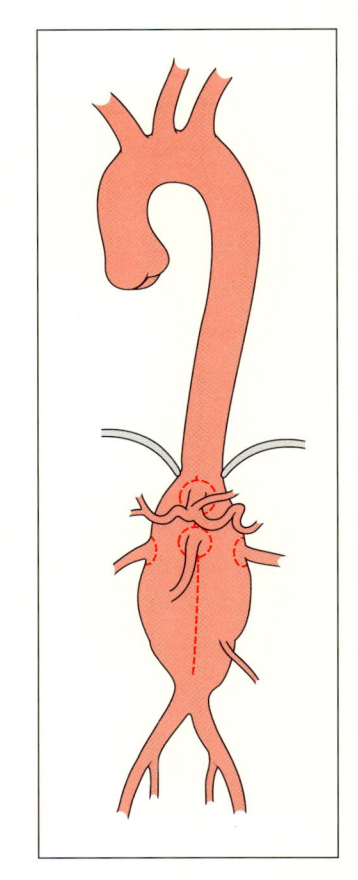

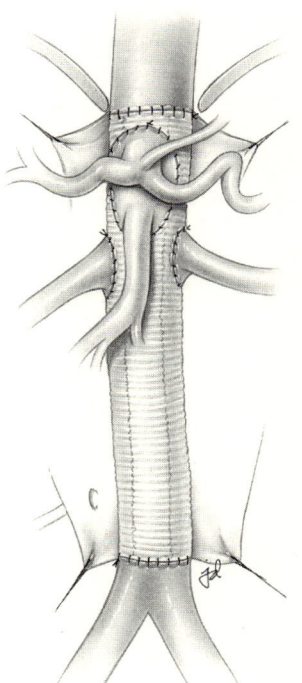

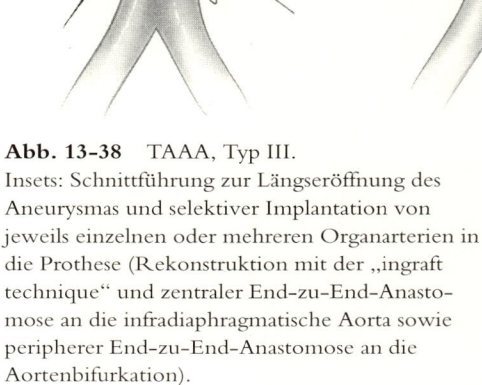

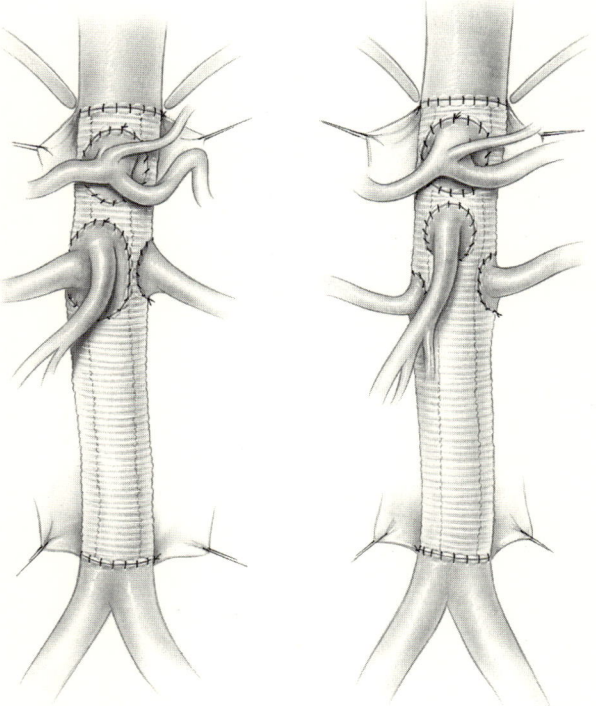

Abb. 13-38 TAAA, Typ III.
Insets: Schnittführung zur Längseröffnung des Aneurysmas und selektiver Implantation von jeweils einzelnen oder mehreren Organarterien in die Prothese (Rekonstruktion mit der „ingraft technique" und zentraler End-zu-End-Anastomose an die infradiaphragmatische Aorta sowie peripherer End-zu-End-Anastomose an die Aortenbifurkation).
Links: Implantation von Truncus coeliacus und A. mesenterica superior sowie getrennte Implantation beider Nierenarterien.
Mitte: Implantation von Truncus coeliacus, kombinierte Implantation von rechter Nierenarterie und A. mesenterica superior sowie isolierte Implantation der linken Nierenarterie.
Rechts: jeweils isolierte Reimplantation aller vier Arterien.

Aortendissektionen

Klassifikation

Aortendissektionen entstehen durch Blutungen im Bereich der Vasa vasorum mit sekundärem Intima-Einriß. Aufgrund therapeutischer Konsequenzen hat sich heute die *Stanford-Klassifikation* zur Einteilung der Aortendissektionen durchgesetzt.

Beim **Typ A** (ca. 65%) hat die Dissektion an der Aorta ascendens knapp oberhalb des Aortenrings ihren Ausgang. Beim **Typ B** (ca. 15%) reißt die Aortenwand im Deszendens-Bereich knapp nach dem Abgang der linken A. subclavia (Abb. 13-39). Der Vorteil der Stanford-Klassifikation besteht darin, daß die Zuordnung der Dissektion nach dem befallenen Aortenabschnitt vorgenommen wird.

Indikationen für ein operatives Vorgehen

Im akuten Stadium können die Aortendissektionen des Typs B sowohl konservativ als auch operativ behandelt werden, wobei Indikationen für ein operatives Vorgehen vor allem bei organbedrohender Minderperfusion der Abdominalorgane sowie bei drohender retrograder Dissektion Richtung Herzbeutel vorliegen. Läßt sich eine Aortendissektion hingegen erfolgreich im Akutstadium konservativ behandeln, so kann sich im weiteren Verlauf die Aortenwand im Bereich des Falschkanals zu einem echten Aneurysma ausweiten. Der Gefäßabschnitt, an dem die Verbindung zwischen echtem und falschem Lumen beginnt, wird als *Entry* bezeichnet. Als *Re-Entry* gilt die peripherste Verbindung zwischen echtem und falschem Lumen.

Lagerung

Die Lagerung des Patienten für den operativen Eingriff hängt davon ab, wie weit sich die Dissektion der Aorta nach peripher erstreckt. Bei einer rein thorakalen Dissektion mit Beschränkung auf die Aorta descendens genügt die Rechtsseitenlagerung, wie in Abbildung 13-9 (Inset) gezeigt, für den Zugang mittels posterolateraler Thorakotomie im 4. oder 5. ICR links.

Im Falle eines langstreckigen Ersatzes der thorakoabdominalen Aorta ist eine Lagerung wie bei der Operation nach Crawford vorzunehmen, mit der Möglichkeit zur antero-lateralen Thorakotomie und medianen Laparotomie. Ist hingegen nur eine Fensterungsoperation im akuten Stadium bei drohender Minderperfusion einer Organarterie indiziert, so genügt die übliche Rückenlage zur Laparotomie.

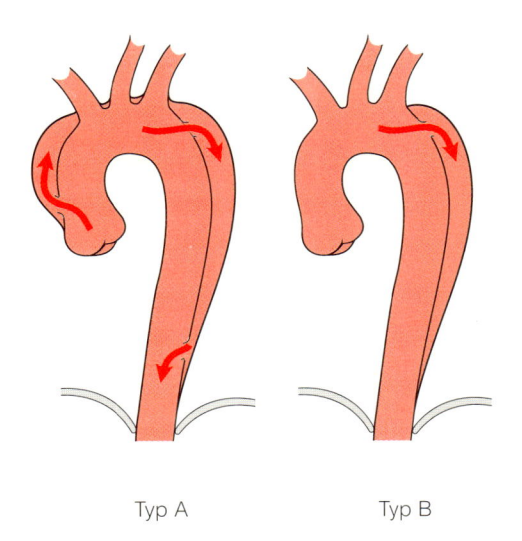

Abb. 13-39 Standford-Klassifikation der Aortendissektionen.
Typ A: Entry Aorta ascendens.
Typ B: Entry Aorta descendens.

Zugang zur rein thorakalen Dissektion

Postero-laterale Thorakotomie im 4. oder 5. ICR. Wie beim arteriosklerotischen Aneurysma Präparation des peripheren Aortenbogens.

Beachte:
Es ist sowohl hier als auch bei der weiteren Präparation der gesamten dissezierten thorakalen Aorta größte Vorsicht geboten, um ein präparatorisch bedingtes Einreißen des Falschkanals und eine damit verbundene meist unstillbare Blutung zu vermeiden. Auch kann es durch zu forsches Vorgehen zu einem weiteren Fortschreiten der Dissektion nach peripher kommen.

Während nach der vorsichtigen Präparation die zentrale Aorta descendens mit einer kräftigen Klemme verschlossen wird, empfiehlt es sich, an die periphere Aorta eine weiche Klemme (z. B. Darmklemme) zu setzen. Danach Längsinzision der Aorta und Eröffnung des Aortenlumens mit Darstellung des wahren und des falschen Kanals. Umstechungen der Interkostalarterien bzw. Abblocken mittels Ballonkatheter und Resektion der freien Ränder der Dissektionsmembran (Abb. 13-40).

Wiederherstellung der Aortenkontinuität durch Interposition einer gewobenen oder kollagenbeschichteten gestrickten Dacron-Prothese. An der zentralen Anastomose kann erfahrungsgemäß mit monofilem Faden der Fadenstärke 3-0 oder 4-0 genäht werden. An der peripheren Anastomose müssen beide Wandanteile, sowohl des falschen als auch des wahren Kanals, durch die Anastomosennaht miterfaßt werden (Abb. 13-41).

Beide Wandanteile können jedoch oft weit auseinanderklaffen, so daß es technisch unmöglich ist, sie und die Prothese mit einem Nahtgang zu erfassen. In diesem Fall müssen die beiden Wandschichten durch einen gesonderten Nahtvorgang zuerst aneinander fixiert und schließlich die fixierten Wandanteile mit der Prothese verbunden werden. Es hat sich im Rahmen einer Aortendissektion bewährt, gerade bei der peri-

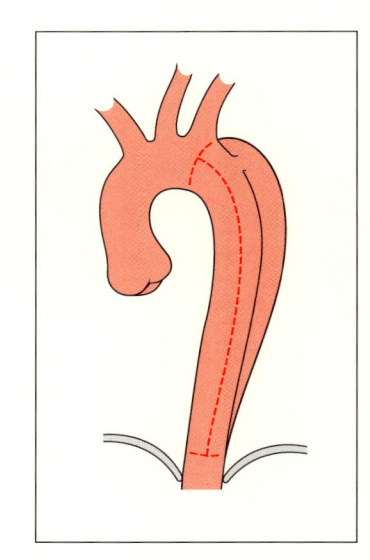

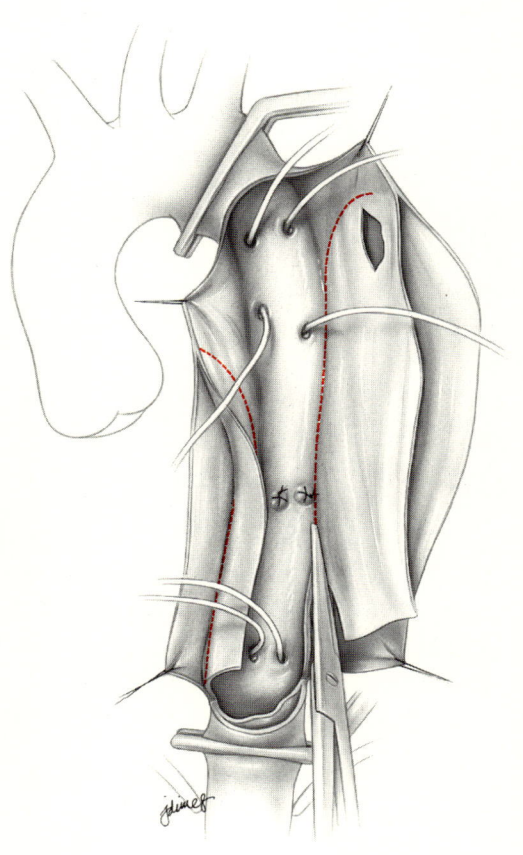

Abb. 13-40 Thorakale Aortendissektion. Inset: Längsinzision der Aorta (gestrichelt). Eröffnetes Aortenlumen mit dargestelltem falschem und echtem Kanal, Resektion der Dissektionsmembran (gestrichelt). Ein Interkostalarterienpaar ist umstochen, die anderen sind abgeblockt.

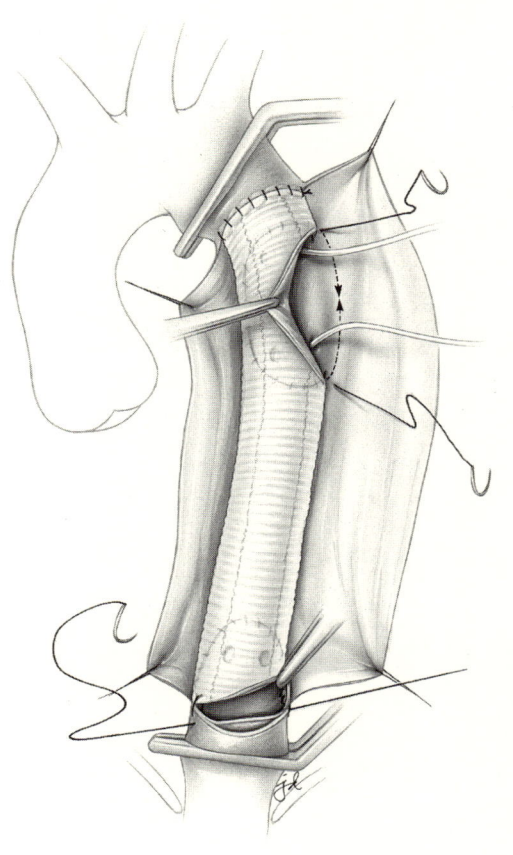

Abb. 13-41 Interposition einer Dacron-Prothese mit angeschrägter zentraler Anastomose. Vor Beendigung derselben werden die in den Interkostalarterien befindlichen Ballonkatheter entfernt.
Naht der peripheren Anastomose mit Erfassung beider Wandschichten.

pheren Anastomose mit Teflonfilz als Widerlager an der Nahtreihe zu arbeiten, um hartnäckige Stichkanalblutungen zu vermeiden (Abb. 13-42). Weitere Maßnahmen sind die Anwendung einer Einzelknopf-Matratzen-Naht und die Verwendung von Fibrinklebern zur Abdichtung der Prothese.

Langstreckige Aortendissektion

Wenn wegen einer drohenden oder bereits erfolgten Ruptur einer Aortendissektion ein langstreckiger Ersatz der Aorta in das Retroperitoneum oder in die Pleurahöhle nötig ist, so werden im allgemeinen die bei der Operation eines arteriosklerotischen TAAA geltenden Grundsätze angewandt. Allerdings weist der langstreckige Aortenersatz bei der Dissektion auch einige wichtige Abweichungen auf:

- Die Anastomosierungstechnik an der thorakalen Aorta kann infolge Auseinanderklaffens der Wand von echtem Kanal und Falschkanal schwierig sein und erfordert ggf. die Teilresektion der Falschkanalwand im Anastomosenbereich mit Fixierung der Prothese in die Wand des Falschkanals.
- Je nachdem, welche der intestinalen Organarterien vom Falschkanal aus versorgt werden, müssen bei der Reimplantation der Organarterien in die Prothese die Abgänge der aus dem Falschkanal versorgten Organarterien besonders sorgfältig inspiziert und dann entweder Trompetentrichter-artig in die Prothese reimplantiert werden, oder aber man entfernt die Lefzen des Falschkanals gleich einer Desobliteration bei arteriosklerotisch bedingter Ostiumstenose mit dem Dissektor. Sie lassen sich erfahrungsgemäß in fast allen Fällen in der Peripherie des betreffenden Gefäßes lösen (siehe auch Abschnitt „Fensterungsoperation").

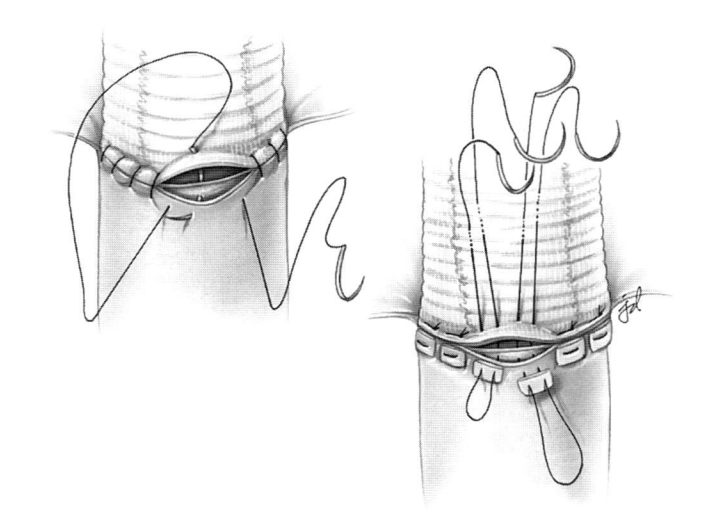

Abb. 13-42 Naht der peripheren Anastomose mit fortlaufender Naht oder mit Einzelknopfnähten unter Zuhilfenahme von Teflonfilz-Widerlagern.

Fensterungsoperation

Indikation

Fensterungsoperationen sind vor allem bei drohender Ischämie einzelner Organarterien – vorwiegend der Nierenarterien – und bei einer durch das Dissektionsgeschehen hervorgerufenen Ischämie der unteren Extremität indiziert. Dabei verschließt das meist in der Aortenbifurkation auslaufende Dissekat eine A. iliaca communis, so daß diese nur noch aus dem Falschkanal versorgt wird und meist minderperfundiert ist (Abb. 13-43).

Beachte:
Typischerweise gelangt man bei Thrombektomien oder Embolektomieversuchen von der Leiste aus mit dem Ballonkatheter ungehindert in Richtung Aorta, kann aber keinen befriedigenden Einstrom erzielen und auch keinen Thrombus fördern.

Lagerung, Zugang und Technik

In Rückenlage des Patienten mediane Laparotomie; Darstellung der infrarenalen Aorta nach Spaltung des Retroperitoneums. Bereits von außen ist die Dissektion an der Aorta sichtbar. Beide Nierenarterien und die suprarenale Aorta müssen freipräpariert werden, um die Ostien beider Nierenarterien nach Klemmung der Aorta genau einsehen zu können.

Cave
vor dem üblichen Unterfahren der Aorta und dem Anschlingen mit Teflon- oder Gummibändchen muß bei der Dissektion gewarnt werden.

Nach erfolgter Klemmung der suprarenalen Aorta sowie beider Aa. iliacae communes und der Nierenarterien wird die Aorta im infrarenalen Bereich längsinzidiert und nach zentral hin bis in die Höhe der Nierenarterienabgänge gespalten. Im Bereich der Ostien der Beckenarterien müssen nach Resektion der Lefzen des Falschkanals die beiden Wandanteile mit fortlaufender Naht fixiert werden (Abb. 13-44). Durch die komplette Entfernung der Dissektionsmembran aus der infrarenalen

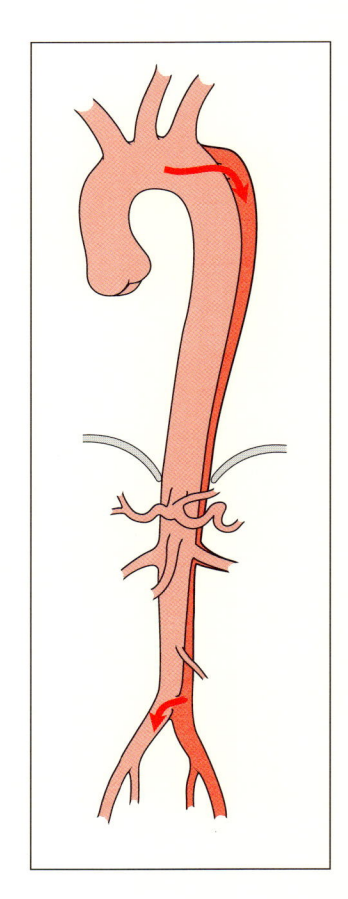

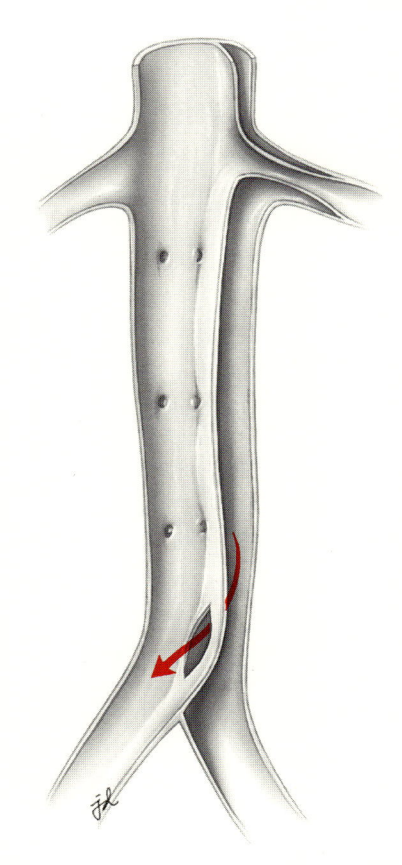

Abb. 13-43 Langstreckige Aortendissektion, Typ B (Inset).
„Reentry" des falschen Kanals in Höhe der Aortenbifurkation.

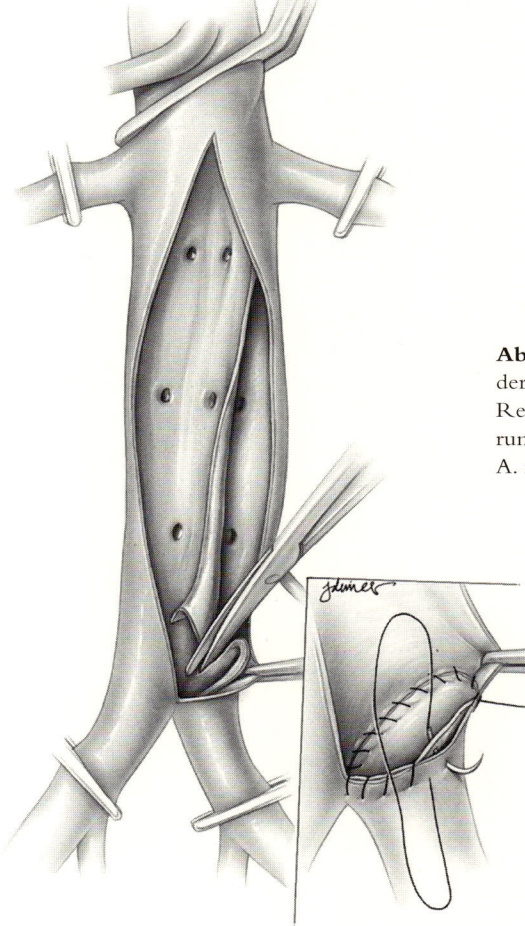

Abb. 13-44 Längseröffnetes Aortenlumen an der „Reentry"-Stelle.
Resektion der Dissektionsmembran und Fixierung der beiden Wandanteile an der linken A. iliaca communis mit fortlaufender Naht.

Aorta können u. U. ursprünglich durch die Dissektion verschlossene Lumbalarterien wieder eröffnet werden. Sie werden mit Kreuzstichnaht umstochen.

Am Abgang der beiden Nierenarterien erfolgt eine genaue Inspektion, welches Gefäß aus dem Falschkanal perfundiert wird. Die Dissektions-Lefze, die erfahrungsgemäß in der Peripherie ausläuft, kann mit Hilfe des Dissektors aus dem Gefäß ausgeschält werden.

Beachte:
Es hat sich bewährt, zuerst das Dissekat im Bereich der Aorta supra- und infrarenal mit der Schere scharf zu resezieren. Auf diese Weise kann man mit dem Dissektor unter Sicht zirkulär den Nierenarterienabgang ausschälen (Abb. 13-45).

Erweist es sich mangels klinischer Symptomatik als nicht nötig, den Abgang der Beckenarterien zu inspizieren und beschränkt man die Fensterungsoperation nur auf den Nierenarterienabgang, so werden die beiden Wandanteile am peripheren Ende der Längsinzision zirkulär fortlaufend aneinander fixiert; die Längsinzision an der Aorta wird üblicherweise mit einer fortlaufenden Naht verschlossen (Abb. 13-46). Nur in Ausnahmefällen ist eine Erweiterungsplastik durch einen Kunststoffpatch notwendig.

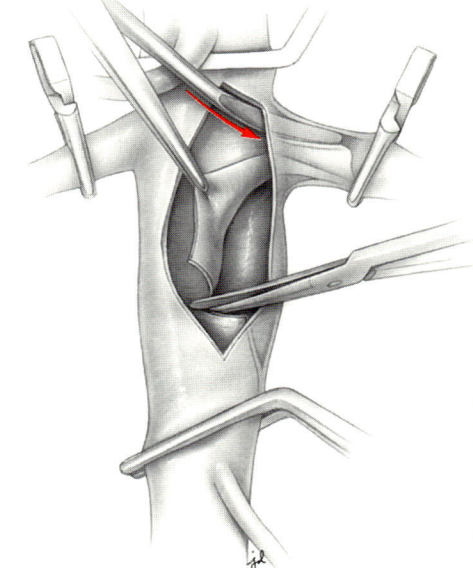

Abb. 13-45 Fensterungsoperation bei Aortendissektion.
Verschluß der linken Nierenarterie durch Dissekat: Längseröffnete Aorta in Höhe der Nierenarterien, Ausschälen der Dissektionslefze mit dem Dissektor. Resektion der Dissektionsmembran an der Aorta.

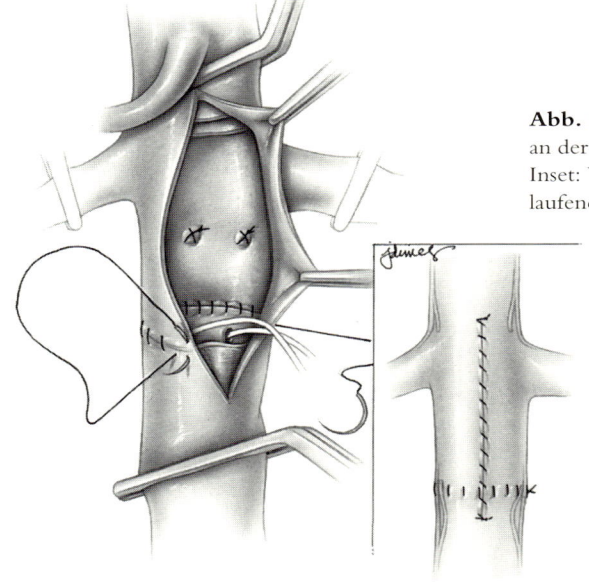

Abb. 13-46 Fixierung der beiden Wandanteile an der Aorta mit fortlaufender Naht.
Inset: Verschluß der Längsaortotomie durch fortlaufende Naht.

Endovaskuläre „stent graft"-Technik als Zukunftsvision zur Behandlung thorakaler Aortenaneurysmen

Diese Alternativmethode zur Chirurgie für die Zukunft wird derzeit an einigen Zentren bereits erfolgreich angewandt. Sie ist vor allem bei Patienten indiziert, die an einem rupturgefährdeten thorakalen Aneurysma leiden, dessen operative Korrektur ein zu großes Risiko darstellt.

Die Grundüberlegung bei dieser Form der Aneurysmakorrektur ist, durch endoluminale Implantation eines prothesenbewährten „stent" den hohen Druck von den Aneurysmawänden zu nehmen und die Kontinuität der Aortenperfusion wiederherzustellen.

Zur Durchführung der „stent graft"-Technik müssen bestimmte morphologische Kriterien erfüllt sein. Am „idealsten" sind kleine kugelförmige Aneurysmen, entweder arteriosklerotischer oder posttraumatischer Genese, die ca. 2 cm peripher des Abgangs der linken A. subclavia beginnen sollten.

Die Eintrittspforte für den Einführungs-„sheath" ist meist die A. femoralis communis. Bei Stenosen an der A. iliaca communis kann auch ein retroperitonealer Zugang gewählt werden. Immerhin beträgt der Durchmesser des „sheath" 18–24 French.

Zur exakten Positionierung und Kontrolle während des Verankerungsvorgangs des „stent graft" in der thorakalen Aorta ist eine ausreichende angiographische Darstellung mittels Katheters von der kontralateralen Leiste her, als auch über die linke A. subclavia, genauso nötig wie die Einführung einer transösophagealen Dopplersonde (Abb. 13-47).

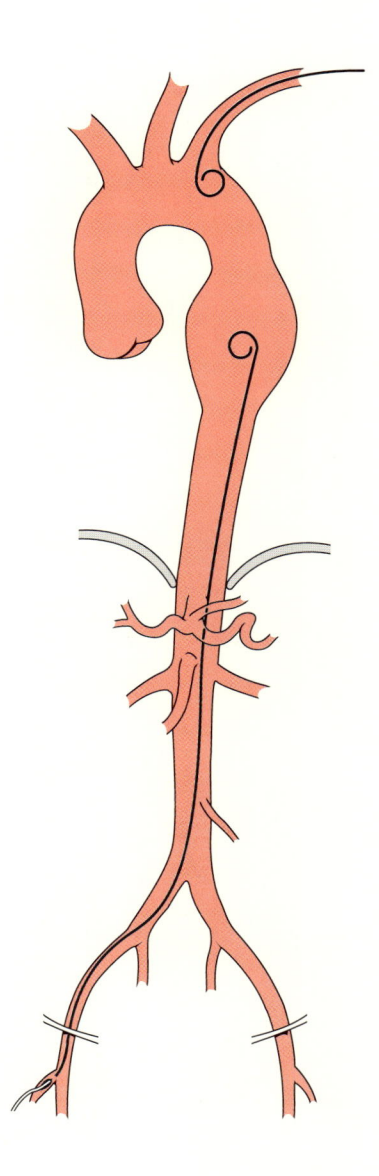

Abb. 13-47 Thorakales Aortenaneurysma (Schema).
Katheter in der linken A. subclavia zur Angiographie und Führungsdraht über die A. femoralis communis dextra zur Implantation eines „stent graft".

13 Aorta ascendens, supraaortale Astabgänge, Aorta thoracica

Der „stent graft" wird mit Hilfe eines Ballons oder aber „self expandable" in der Aortenwand fixiert, wobei im Bereich der thorakalen Aorta der „self expandable stent graft" zur Anwendung kommt (Abb. 13-48 bis 13-50). Während des Verankerungsvorgangs muß der systolische Blutdruck des Patienten extrem niedrig gehalten werden (ca. 50–70 mmHg). Es ist somit bei diesem endovaskulären Vorgehen auch die enge Kooperation mit den Partnern der Anästhesie notwendig.

Die routinemäßige „stent graft"-Behandlung des thorakalen Aortenaneurysmas stellt derzeit noch eine Zukunftsvision dar; die Vervollkommnung der technischen Details ist weiter in Entwicklung.

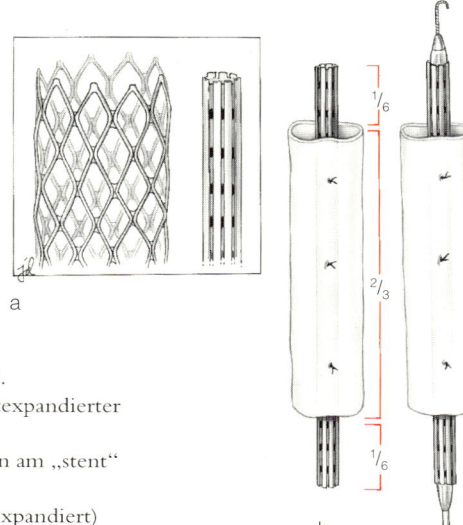

Abb. 13-48a bis c „stent graft".
a) „stent": expandierter und nichtexpandierter Zustand.
b) „stent" und „graft" (mit Nähten am „stent" fixiert).
c) „stent graft" auf Ballon (nicht expandiert) aufgebracht.

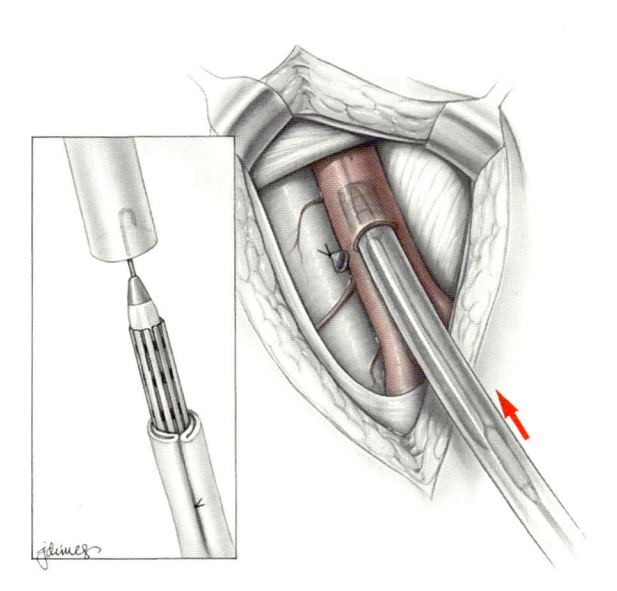

Abb. 13-49 Einführen des Ballons mit dem „stent graft" in das Führungsrohr („sheath"). Einführen des „sheath" durch eine quere Arteriotomie an der A. femoralis communis.

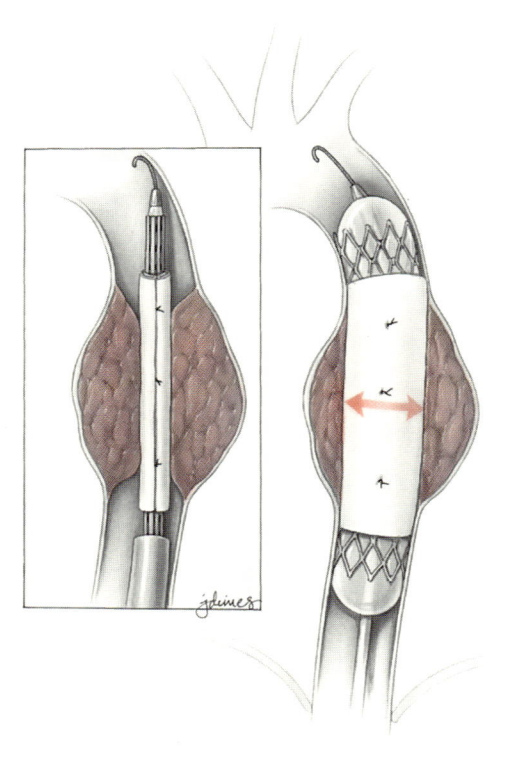

Abb. 13-50 Thorakales Aortenaneurysma mit wandständigem Thrombus.
Inset: „stent graft" in Position und zurückgezogener „sheath".
Fixierung des „stent graft" mittels Ballon; anschließend Entfernung des Ballons.

Weiterführende Literatur

1. Becker, H. M., I. Ramirez, V. Echave, G. Heberer: Traumatic aneurysms of the descending thoracic aorta. Ann. vasc. Surg. 1 (1986) 196–200
2. Crawford, E. S., H. S. Walker, S. H. Saleh, N. A. Norman: Graft replacement of aneurysm in descending thoracic aorta: results without bypass of shunting. Surgery 142 (1981) 1297–1298
3. Crawford, E. S., C. L. Stowe, R. W. Powers: Occlusion of the innominate, common carotid and subclavian arteries: long-term results of surgical treatment. Surgery 94 (1983) 781–791
4. Crawford, E. S., J. L. Crawford, H. J. Safi, et al.: Thoracoabdominal aortic aneurysms: preoperative and intraoperative factors determining immediate and long-term results of operation in 605 patients. J. Vasc. Surg 3 (1986) 389–401
5. Giordano, J. M., R. Y. Leavitt, G. Hoffman, A. S. Fauci: Experience with surgical treatment of Takayasu's disease. Surgery 109 (1991) 252–258
6. Guilmet, D., J. Bachet, B. Goudot, G. Dreyfus, G. L. Martinelli: Aortic dissection: anatomic types and surgical approaches. J. cardiovasc. Surg. (Torino) 34 (1993) 23–32
7. Hunter, J. A., W. S. Dye, H. Javid, H. Najafi, M. D. Goldin, C. Serry: Abdominal aortic resection in thoracic dissection. Arch. Surg. 111 (1976) 1258–1262
8. Svensson, L. G., E. S. Crawford, K. R. Hess, J. S. Coselli, H. J. Safi: Experience with 1509 patients untergoing thoracoabdominal aortic dissection. Vasc. Surg. 17 (1993) 357–370
9. Weimann, S.: Extrathorakale versus transthorakale Methoden zur operativen Korrektur von Stenosen und Verschlüssen der Aortenbogenäste: ein Vergleich. Wien. klin. Wschr. 101 (1989) 740–743
10. Weimann, S., H. Willeit, G. Flora: Direct subclavian-carotid anastomosis for the subclavian steal syndrome. Europ J. vasc. Surg 1 (1987) 305–310

14 Aorta abdominalis und ihre Äste

M. I. Turina und L. K. von Segesser

Einleitung 153

Zugangswege 154

Implantate 158

Bauchaortenaneurysmen 158
Das infrarenale Bauchaortenaneurysma 158
Bemerkungen zur Präparation 158
Technik 159
Das suprarenale Bauchaortenaneurysma 165
Bemerkungen zur Präparation 165
Technik 166

Obstruktive Erkrankungen der Bauchaorta 168

Aneurysmen der Beckenarterien 173

Obstruktive Erkrankungen der Beckenarterien 174
Allgemeine Vorbemerkung 174
Technik 174

Aneurysmen der viszeralen Arterien 176
Truncus coeliacus 176
A. mesenterica superior 178
A. splenica [lienalis] 179
A. hepatica 180

Obstruktive Erkrankungen der viszeralen Arterien 181

Aneurysmen der Nierenarterien 182

Obstruktive Erkrankungen der Nierenarterien 184

Weiterführende Literatur 186

Einleitung

Zu den Prinzipien der Gefäßchirurgie gehört das schonende Präparieren unter Respektierung der anatomischen Strukturen. Allerdings müssen die Zugänge zu den axial angelegten Gefäßbahnen erweiterungsfähig angelegt werden. Nur zu oft ist ein angiographisch zwar noch akzeptables Gefäßlumen bereits soweit pathologisch verändert, daß im gewählten Bereich die Rekonstruktion entweder nicht möglich oder aber nicht sicher ist. Daraus entsteht die Forderung, schon beim Abdecken des Patienten jederzeit mindestens eine Gefäßstation zentral und peripher zu den vorab geplanten ins Operationsfeld einbeziehen zu können.

Daher gehören auch axiale (Längs-) Schnittführungen zu den bevorzugten Zugangswegen des Gefäßchirurgen, obwohl einzelne isolierte Gefäßstationen durch eine andere Schnittführung ebenso gut oder sogar besser dargestellt werden können. Die schrägen, nicht-axialen Zugänge haben in einigen Lokalisationen (extraperitonealer Zugang zur abdominellen Aorta) klare pathophysiologische Vorteile. Das gelegentlich notwendige Vereinigen mehrerer Operationsfelder ist jedoch in jedem einzelnen Fall abzuwägen. Nicht-axiale Zugänge werden deswegen nur bei klar begrenzter Pathologie angewendet.

Dem schonenden Präparieren wird größte Bedeutung zugemessen. Dies zeigt sich insbesondere bei der Darstellung der Gefäße, wo – soweit wie möglich – auf das Anschlingen verzichtet wird. Jeder Gefäßchirurg kennt die Komplikation katastrophaler Blutungen, welche auf aortaler Stufe durch Umfahren kranker Gefäße entstanden sind. Außerdem sind sogenannte Klemmenläsionen oft Anschlingläsionen. Alle Maßnahmen zur Vermeidung von intraoperativen Blutungen werden im Folgenden als *Kontrolle* bezeichnet. Im Gegensatz zu früheren Techniken, welche relativ traumatischen Klemmen den Vorzug gaben, wird deshalb heute die transarterielle Kontrolle mittels Ballonkatheter immer häufiger angewendet. Die Ballonokklusion ist jedoch auch nicht frei von Gefäßschädigungen. Insbesondere Via falsa, Mobilisation von Atherommaterial, Sprengung von verkalkten Gefäßspangen und Ballonruptur müssen hier erwähnt werden.

Zugangswege

Standardzugang zur infrarenalen Bauchaorta ist die **totale mediane Laparotomie** von unterhalb des Processus xiphoideus bis etwas oberhalb der Symphyse.

> **Cave Blase!**

Die entsprechende Lagerung ist auf der Abbildung 14-1 ersichtlich. Die mediane Laparotomie ermöglicht in der Regel eine bequeme Darstellung der Bauchaorta zwischen der linken Nierenvene und der Aortenbifurkation (Abb. 14-2). Durch die zentrale und periphere knöcherne Schnittbegrenzung ist aber sowohl die Darstellung der Nierenarterienabgänge als auch die Darstellung der peripheren iliakalen Gefäße nicht immer einfach.

Für die Darstellung der juxtarenalen Aorta wird gelegentlich die Resektion des Processus xiphoideus empfohlen. Bei isolierter bilateraler Nierenarterien-Chirurgie kann eine bilaterale subkostale Schnittführung oder eine quere Inzision bequemer sein.

Beachte:
Schwierigkeiten bei Schnitterweiterung!

Infrarenale Aorta, aortale Bifurkation und zentrale A. iliaca communis sind von einem **linksseitigen extraperitonealen Zugang** aus gut darstellbar; dieser Zugang ist auch für die Darstellung der A. iliaca externa auf der linken Seite in ihrer ganzen Länge gut

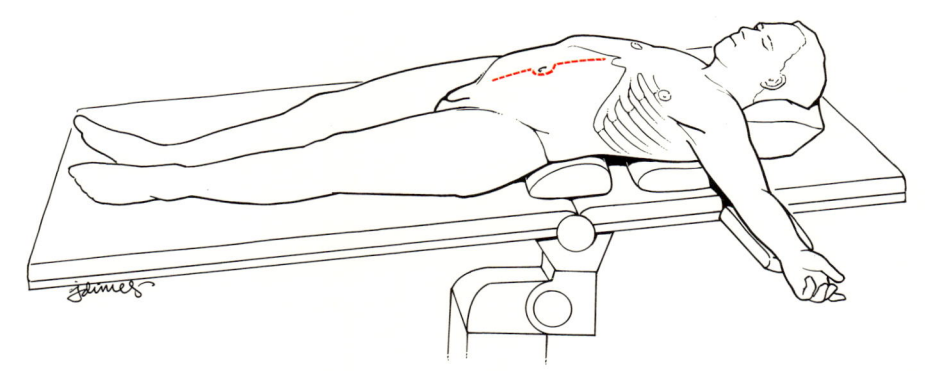

Abb. 14-1 Lagerung für den transperitonealen Zugang zur Bauchaorta und zu deren Ästen (Schema).
Hautschnitt: mediane Laparotomie.

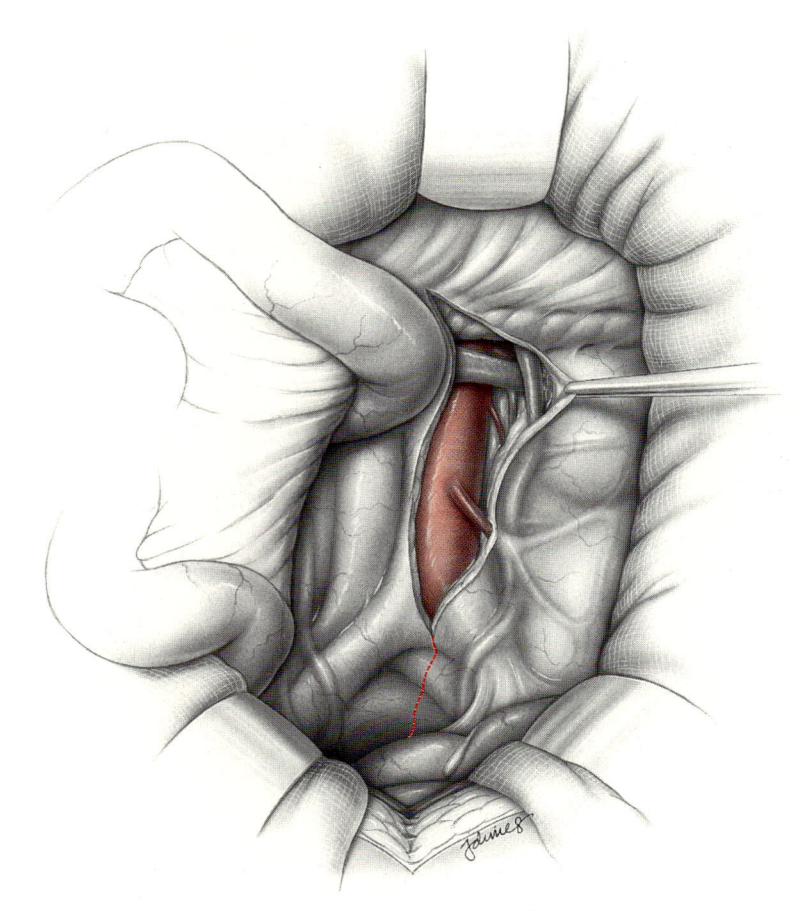

Abb. 14-2 Übersicht nach medianer Laparotomie.
Eröffnetes Peritoneum parietale über dem Relief der infrarenalen Bauchaorta. Kranial erkennt man die linke V. renalis (Cave: Sie kann ausnahmsweise retroaortal verlaufen!). Rechts im Bild unterhalb der Pinzette liegt die V. mesenterica inferior. Peripher davon entspringt aus der Mitte der Bauchaorta die A. mesenterica inferior. Angedeutet erkennt man die beiden Ureteren, welche die iliakalen Hauptäste überqueren (Cave: Ureterverletzung bei der Freilegung der iliakalen Gefäße!).

geeignet. Die entsprechende Lagerung ist aus der Abbildung 14-3 ersichtlich. Sowohl die unteren medianen Aortenabgänge wie auch der linke Nierenhilus können so befriedigend angegangen werden (Abb. 14-4). Dieser Zugang ist bei „Verwachsungsbauch" oder bei Status nach multiplen abdominalen Eingriffen zu wählen. Ein zusätzlicher Vorteil liegt im schnelleren Ingangkommen der Darmtätigkeit.

Der extraperitoneale Zugang ist weniger geeignet bei stark adipösen Patienten. Für aortenferne Revaskularisationen viszeraler Gefäße ist jedoch ein transperitonealer Zugang vorzuziehen. Letzterer ermöglicht auch eine bessere Überwachung der Mikrozirkulation (makroskopisch und/oder mittels Dopplersonde).

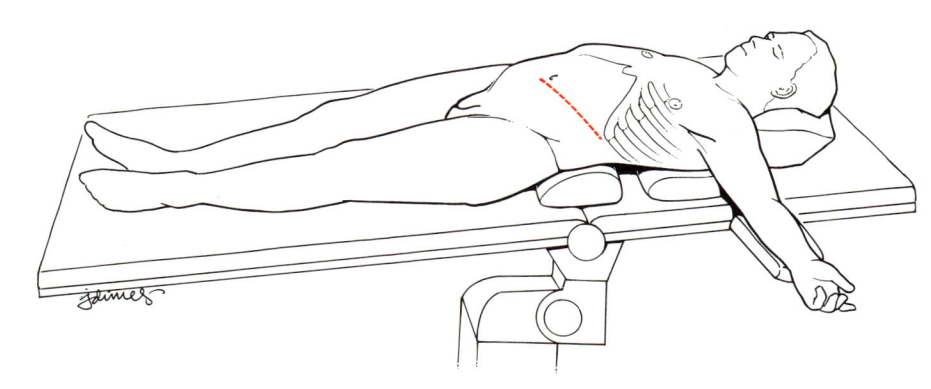

Abb. 14-3 Lagerung für den linksseitigen extraperitonealen Zugang zur Bauchaorta und zu deren linksseitigen bis medianen Abgängen (Schema).
Der Hautschnitt liegt auf der Linie zwischen 11. Rippe und dem Übergang vom zentralen zum mittleren Drittel zwischen Nabel und Symphyse.

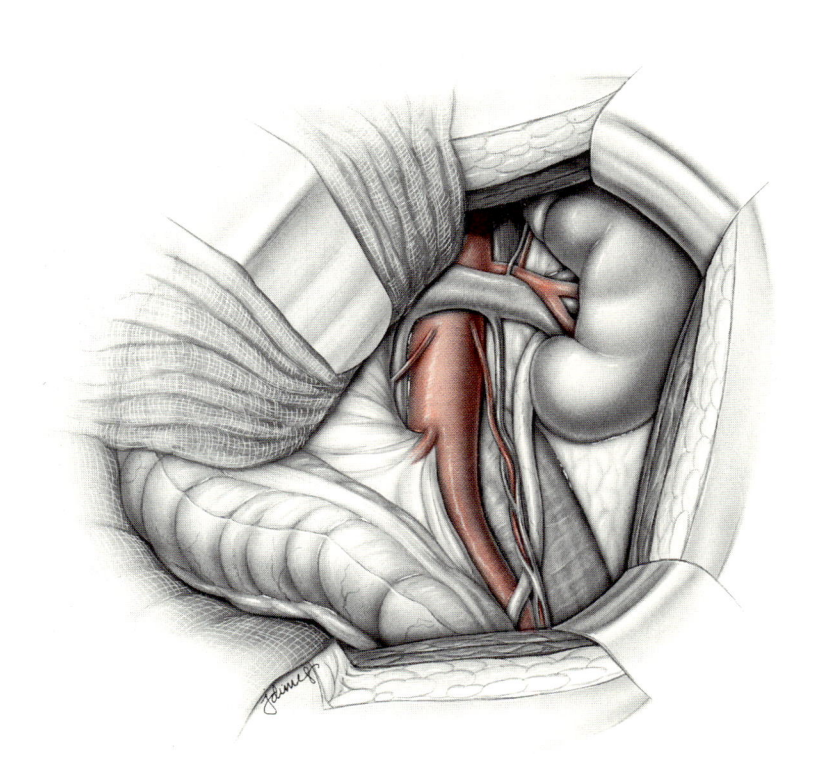

Abb. 14-4 Darstellung der infrarenalen Bauchaorta und des linken Nierenhilus von extraperitoneal links.
Man erkennt die linke Niere, die linke A. renalis, die linke V. renalis, welche normalerweise die Aorta überkreuzt und nach rechts zur V. cava zieht, die A./V. testicularis seu ovarica links, den linken Ureter sowie die A. mesenterica inferior. Das Colon descendens ist mit dem Peritonealsack nach median verlagert. Die Übersicht wird durch Wegkippen des Operationstisches vom linksstehenden Operateur verbessert.

Abbildung 14-5 zeigt die Lagerung für einen **extraperitonealen Zugang rechts.** Dies ist der Standardzugang zur infrahepatischen Vena cava. Auf der arteriellen Seite ist der extraperitoneale Zugang rechts vor allem für Eingriffe an der rechten Beckenachse geeignet.

Abbildung 14-6 zeigt die Freilegung der A. iliaca externa und der A. iliaca interna rechts, welche von hier aus bis zum Foramen obturatum verfolgt werden kann.

> **Cave**
> **Eine Durchtrennung sympathischer Nervenfasern kann zur Impotentia generandi führen!**

Analog zur linken Seite kann bei entsprechender Erweiterung auch der rechte Nierenhilus freigelegt werden, wobei sich hier eine Hepatomegalie entsprechend erschwerend auswirken kann.

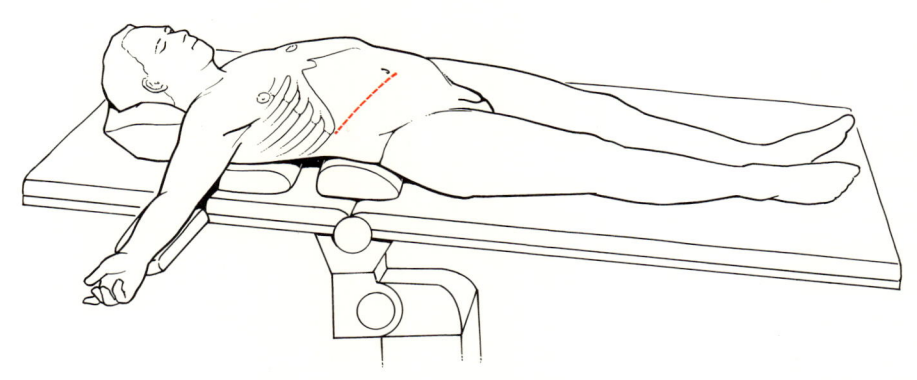

Abb. 14-5 Lagerung für den rechtsseitigen extraperitonealen Zugang zur Bauchaorta und zu den iliakalen Gefäßen (Schema).
Hautschnitt: auf der Linie zwischen 11. Rippe und dem Übergang vom zentralen zum mittleren Drittel zwischen Nabel und Symphyse.

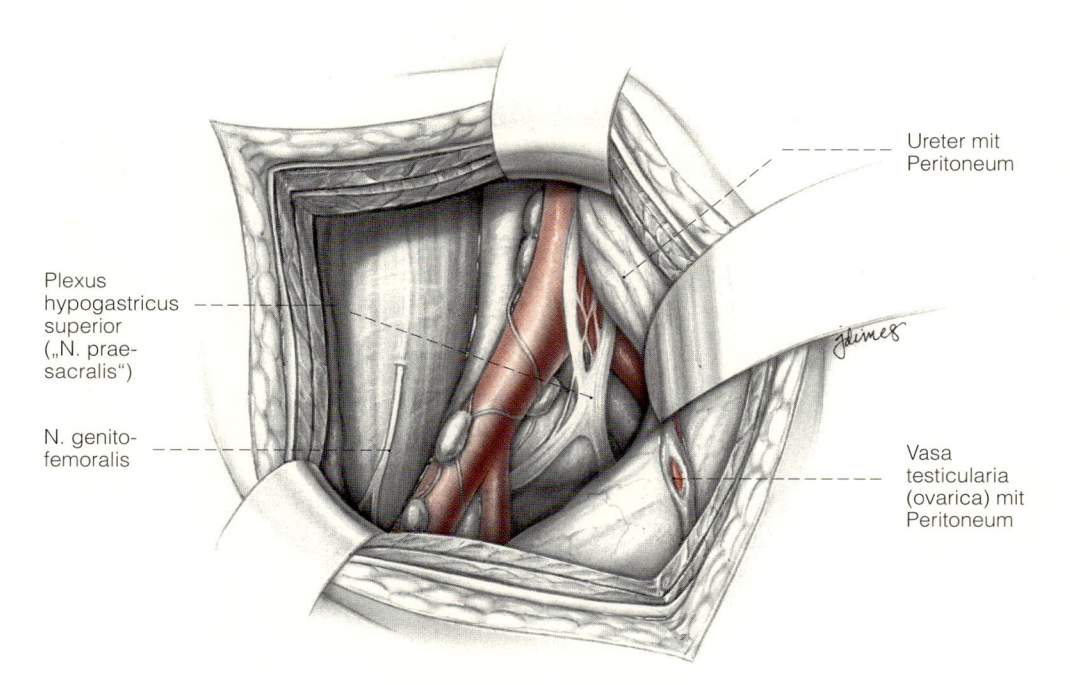

Abb. 14-6 Freilegung der Aortenbifurkation, der A. iliaca communis rechts, der rechten iliakalen Bifurkation sowie der V. cava inferior und ihrer Verzweigung. Außerdem Darstellung der sympathischen Nervenfasern, welche vorwiegend links die iliakalen Gefäße überqueren (Cave: bei Durchtrennung konsekutive Impotentia generandi wegen retrograder Ejaculatio!). Aus dem M. psoas taucht der N. genitofemoralis auf.

14 Aorta abdominalis und ihre Äste 157

Bei suprarenaler Ausdehnung des Aortenbefalls muß ein Zugang gewählt werden, der den Weg zur thorakalen Aorta freihält. Dies ist bei **thorakoabdominaler Schnittführung** (Lagerungsskizze in Abb. 14-7) mit konsekutiver Thorako-Phreno-Laparotomie am besten gewährleistet; besteht doch damit die Möglichkeit, die gesamte Aorta zwischen A. subclavia links und Aortenbifurkation darzustellen.

In Abbildung 14-8 wird der Zugang zur suprarenalen Aorta gezeigt. Je nach zentraler Ausdehnung wird die Thorakotomie in den 6., 7. oder 8. Interkostalraum gelegt und dann schräg zu einer medianen Laparotomie geführt. Nach dem Mobilisieren des Peritonealsacks wird das Zwerchfell parakostal abgelöst, wobei für die spätere Reinsertion genügend Gewebe (2 cm) parietal belassen werden muß. Die parakostale Ablösung gewährleistet am ehesten die Erhaltung der Innervation. Der Klarheit wegen ist in Abbildung 14-8 die linke Niere dekapsuliert dargestellt. In der Regel wird jedoch das perirenale Fettgewebe mit dem Peritonealsack mobilisiert und nach medial luxiert.

Alternativ kann eine radiäre Spaltung des Zwerchfells erwogen werden (hier nicht gezeigt). Die radiäre Spaltung des Zwerchfells ist besonders bei Reoperationen (Ersteingriff mit parakostaler Ablösung) von Nutzen.

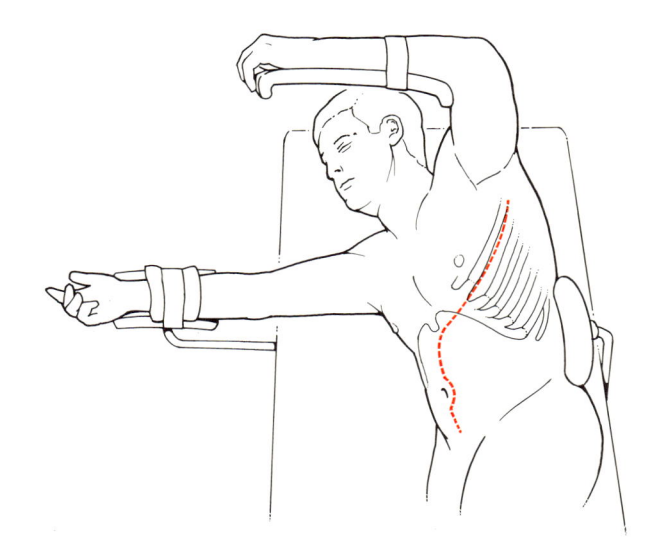

Abb. 14-7 Lagerung für den thorakoabdominalen Zugang zur suprarenalen und thorakoabdominalen Aorta (Schema):
Hautschnitt für Thorako-Phreno-Laparotomie.

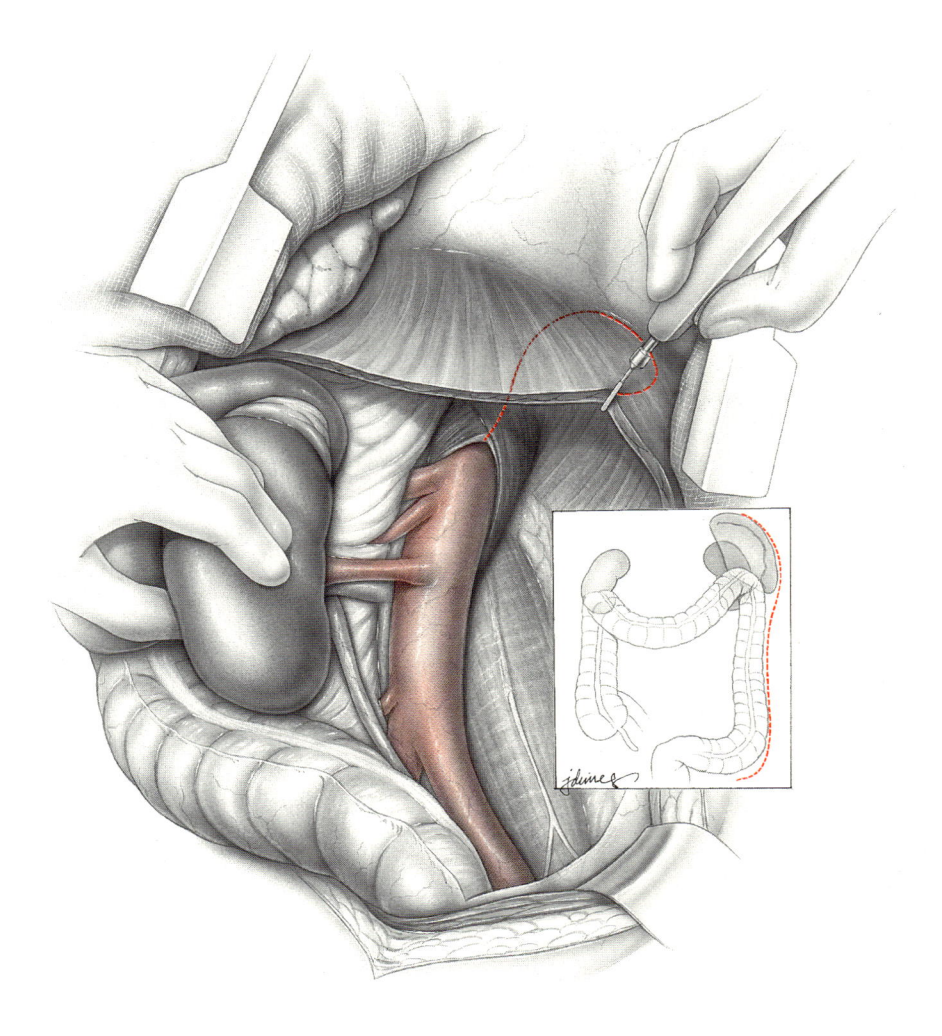

Abb. 14-8 Thorakoabdominaler Zugang zur suprarenalen Aorta mit parakostalem Ablösen des Zwerchfells.
Der ganze Peritonealsack (nicht gezeigt) wird (inklusive Milz) nach median verlagert (Cave: nicht erkannte Milzverletzung bei Kompression!). Gut erkennbar ist die linke Niere mit ihrem vaskulären Stil und dem Ureter. Truncus coeliacus, A. mesenterica superior, Nierenarterienabgang links, A. mesenterica inferior sind ebenfalls gut einsehbar. Die Ablösung des Zwerchfells erfolgt zur Verbesserung der zentralen Kontrolle.

Implantate

Grundsätzlich können für Revaskularisationen der Bauchaorta und ihrer Äste alle bekannten Gefäßersatzmaterialien verwendet werden. Bei den biologischen Grafts kommen neben dem – falls verfügbar immer vorzuziehenden – autologen Material heute auch kryopräservierte Homografts (bei infizierten oder kontaminierten Läsionen) und heterologe Implantate zum Einsatz. Bei den synthetischen Ersatzmaterialien geht der Trend von nicht-dichten Prothesen, die vor dem Einsatz präkoaguliert werden müssen, zu den primär dichten Prothesen; seien es die mit besonderen Verfahren (z. B. Gelatine) abgedichteten textilen Prothesen (aus Polyester-Garnen gestrickt oder gewoben) bei den größeren Kalibern oder extrudierte Prothesen (aus Teflon) bei den kleineren Kalibern.

Um die beim Menschen nach wie vor fehlende Endothelialisierung von synthetischen Gefäßersatzmaterialien zu erreichen, läuft die Entwicklung in Richtung hybrider Grafts (mit eigenen Endothelzellen besiedelte synthetische Grafts – heute im Stadium der klinischen Evaluation).

Für detailliertere Angaben verweisen wir auf die gefäßbezogenen Abschnitte in diesem Kapitel oder allgemein auf das Kapitel 7, „Brückenmaterialien für freie arterielle und venöse Rekonstruktionen". Als Nahtmaterial verwenden wir nicht-resorbierbaren, monofilen Faden (z. B. Polypropylene).

Bauchaortenaneurysmen

Das infrarenale Bauchaortenaneurysma

Bemerkungen zur Präparation

Ein freigelegtes infrarenales Bauchaortenaneurysma ist in Abbildung 14-9 dargestellt (Zugang siehe auch Abb. 14-1 und 14-2). Die Präzisierung „infrarenal" weist darauf hin, daß ein Aneurysmahals peripher der Nierenarterienabgänge vorliegt, der das Setzen einer Klemme ohne Beeinträchtigung der Nierenperfusion ermöglicht. Das Bauchaortenaneurysma beschränkt sich auf die Aorta. Die iliakalen Gefäße sind normalkalibrig und werden mit je einer Klemme peripher des Ursprungs kontrolliert.

Die hier gezeigte Klemmentechnik

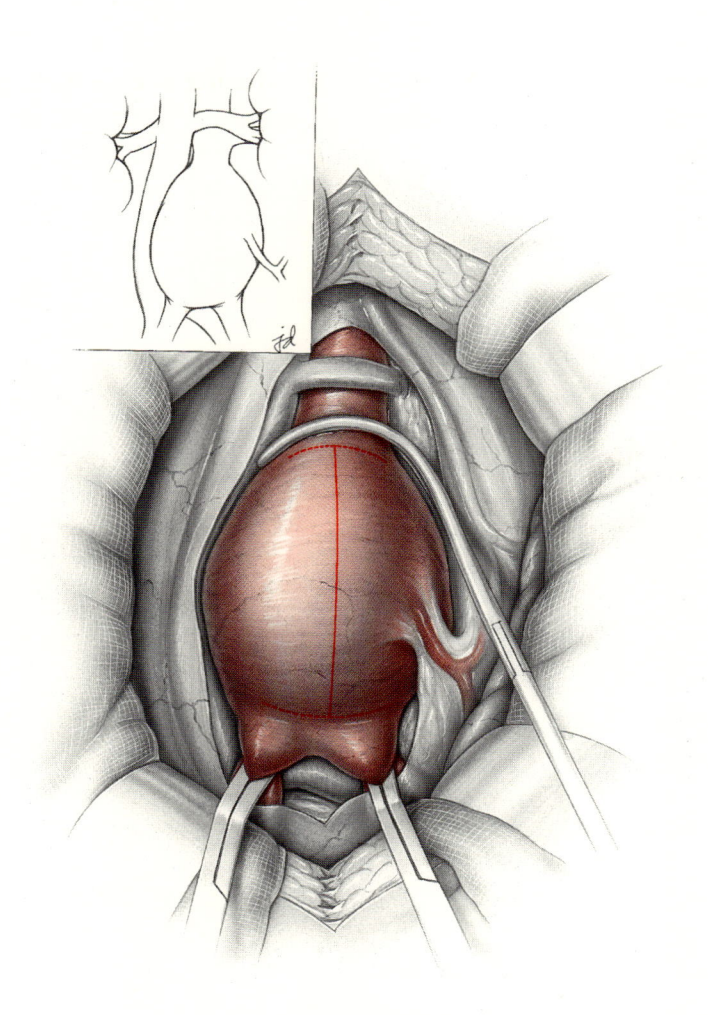

Abb. 14-9 Infrarenales Bauchaortenaneurysma (transperitonealer Zugang). Klassische Technik mit Abklemmung der iliakalen Gefäße.

Die hier gezeigte Klemmentechnik ist weitverbreitet; sie hat jedoch den Nachteil der Klemmenläsion oder der Verletzung benachbarter Strukturen. Demzufolge wird heute meist nur die zentrale Aorta mit einer Gefäßklemme kontrolliert; peripher werden in die beiden Aa. iliacae Ballonkatheter eingeführt. Das Paraplegierisiko bei prothetischem Ersatz eines infrarenalen Aortenaneurysmas wird mit 1–2‰ angegeben.

Besondere Aufmerksamkeit ist bei der Sanierung inflammatorischer Bauchaortenaneurysmen erforderlich, welche bei der computertomographischen Abklärung durch die kontrastmittelaufnehmende Aneurysmakapsel präoperativ erkennbar sind. Bei dieser mit der retroperitonealen Fibrose (Morbus Ormond) verwandten Erkrankung sind nicht nur die Ureteren in die Fibrose einbezogen (Hydronephrose), sondern auch die V. renalis sinistra und das Duodenum sind mit dem Bauchaortenaneurysma fest verbacken.

Beachte:
Die scharfe Freilegung dieser Strukturen endet häufig mit der Eröffnung des einen und/oder anderen Hohlorgans und der konsekutiven Kontaminierung des Operationsfelds oder mit größeren Blutungen. Es wird deshalb dringend von der Präparation der verwachsenen Strukturen abgeraten.

Die Aorta kann suprarenal im nicht befallenen Bereich abgeklemmt werden. Falls dies wegen der Ausdehnung der Fibrose nicht gelingt, wird die Aorta zentral durch einen Ballonkatheter kontrolliert: In einer kurzen Phase medikamentös induzierter Hypotension wird der Katheter durch eine Stichinzision in das Aneurysma eingeführt, nach zentral bis in die suprarenale Aorta vorgeschoben und ebendort gefüllt. Ein Ballonkatheter mit einer formbaren Drahtführung ist dazu besonders geeignet. Durch eine longitudinale, links-laterale Aortotomie gelingt nicht nur die periphere Kontrolle (Okklusionskatheter), sondern auch die Implantation einer Gefäßprothese. Nach Sanierung des Aneurysmas bildet sich die Fibrose meist so weit zurück, daß auch perkutane Nephrostomien nach einiger Zeit wieder entfernt werden können.

Technik

Zurück zum Standardfall: Nach dem Ausklemmen der aneurysmatischen Zone wird die Aorta longitudinal eröffnet (in Abb. 14-9 dargestellt). Abbildung 14-10 zeigt das eröffnete Aneurysma. Die periphere Kontrolle ist hier mit der weniger traumatisierenden transaortalen Ballonokklusion gezeigt (je ein Ballonkatheter in den Aa. iliacae communes). Die in den Aneurysmen meist vorhandenen thrombotischen Massen werden möglichst als zusammenhängender Block entfernt, um der Fragmentierung mit potentieller konsekutiver Embolisierung entgegenzuwirken. Es verbleibt der gereinigte Aneurysmasack mit rückblutenden Lumbalarterien (Abb. 14-11). Die Lumbalarterien werden in der Regel übernäht.

Die ebenfalls blutende A. mesenterica inferior (rechts im Bild) wird mit einer Bulldogklemme vorübergehend kontrolliert. Je nach viszeralarterieller Versorgung ist eine Reimplantation sinnvoll oder unnötig. Bei Verschluß der A. mesenterica inferior durch die thrombotischen Massen des Aneurysmas kann die primäre Übernähung erwogen werden. Bei bereits beeinträchtigter viszeralarterieller Versorgung oder bei Verschluß beziehungsweise geplanter Ligatur der A. iliaca interna empfehlen wir die systematische Reimplantation. Andere Autoren machen die Reimplantation der A. mesenterica inferior vom Stumpfdruck abhängig. Bei einem Stumpfdruck von mehr als 40 mmHg soll auf die Reimplantation verzichtet werden können. Eine spritzende retrograde Blutung aus der A. mesenterica inferior gilt als sicheres Zeichen einer guten kollateralen Blutversorgung: Solche Arterien müssen nicht reimplantiert werden. Im Zweifel ist jedoch sicher eine Reimplantation einer möglichen mesenterialen Ischämie vorzuziehen.

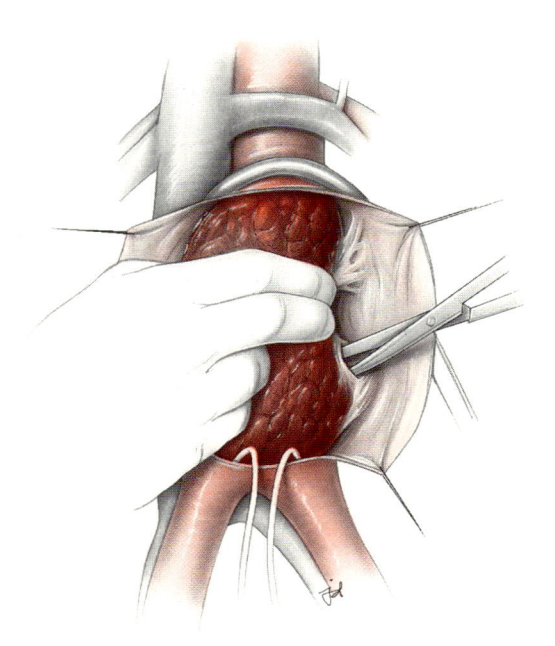

Abb. 14-10 Eröffnen des Aneurysmas und Entfernen der thrombotischen Massen. Modifizierte, weniger traumatische Technik: periphere Kontrolle durch Ballonkatheter.

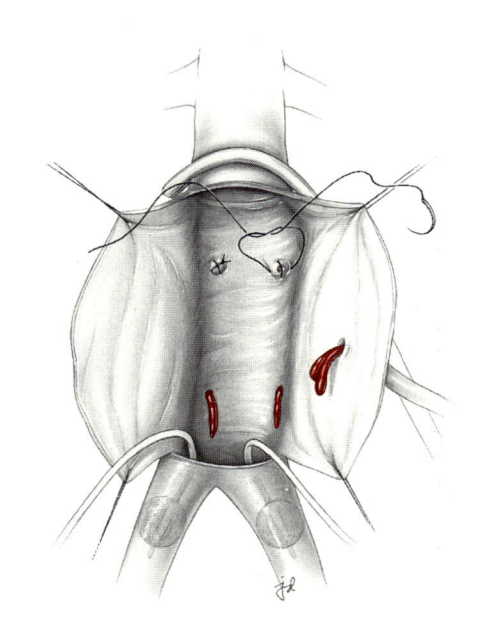

Abb. 14-11 Ausgeräumter Aneurysmasack mit blutenden Lumbalarterien: Übernähen derselben. Rückblutung aus der A. mesenterica inferior (rechts im Bild): Reimplantation bei prekärer viszeralarterieller Versorgung (z. B. Verschluß bzw. Ligatur der A. iliaca interna beidseits).

Abbildung 14-12 zeigt die Vorbereitungen für die Implantation einer geraden Rohrprothese bei gewebesparender zentraler Kontrolle mittels Ballonkatheter. Allerdings liegt der Ballon hier suprarenal, was eine entsprechende Ischämieprophylaxe und eine speditive Anastomosentechnik erfordert. Interessant ist die hier gezeigte Plazierung der Rohrprothese über dem Schaft des Ballonkatheters. Das Operationsfeld ist damit weitgehend frei von hinderlichen Instrumenten.

Das Erstellen der zentralen Anastomose (End-zu-End) zwischen infrarenaler Bauchaorta und Prothese ist in Abbildung 14-13 zu sehen. Die Naht der Hinterwand erfolgt mit fortlaufender Naht (Polypropylene, Fadenstärke 2-0, monofil; atraumatische Nadel) und tiefgreifenden Stichen transaortal durch den Rand des Aneurysmahalses. Die Vorderwand der Aorta wird mit durchgreifenden Stichen genäht.

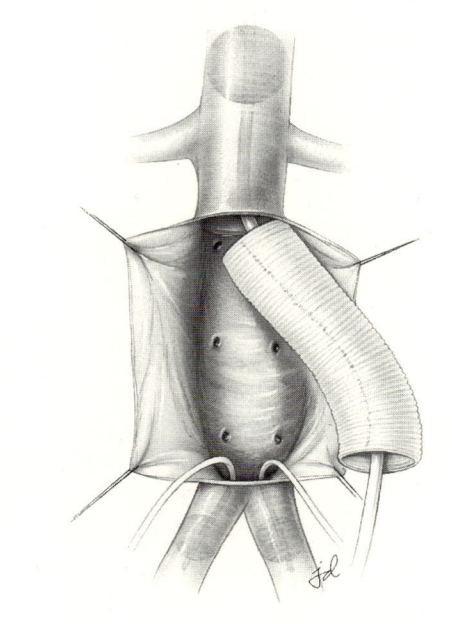

Abb. 14-12 Implantation einer geraden Rohrprothese.
Zentrale Kontrolle mittels Ballonkatheter (suprarenal) bei juxtarenaler Aneurysmaversorgung.

> **Cave**
> **Das Fassen monofiler Fäden mit der Pinzette kann deren Struktur beschädigen und die Reißfestigkeit reduzieren!**

Diese Technik, die eine einfachere Blutstillung ermöglicht, birgt allerdings im hinteren Teil die Gefahr eines Anastomosenausrisses. Bei alternativer Technik wird die Aorta quer durchtrennt und anschließend mit durchgreifenden Nähten mit der Prothese vereinigt (nicht gezeigt). Der besseren Nahtkontrolle steht hier die schwierigere Hämostase gegenüber.

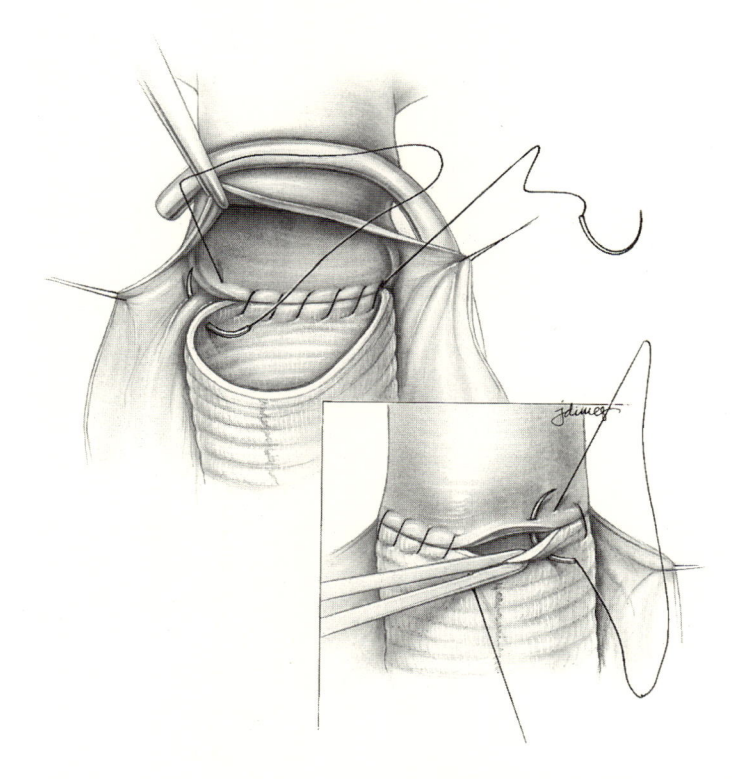

Abb. 14-13 Zentrale Anastomose (End-zu-End).
Oben: Naht der Hinterwand durch den Aneurysmasack mit fortlaufender Nahttechnik.
Unten: Abschluß der zirkulären Anastomose auf der Vorderseite mit durchgreifender Naht.

Nach Abschluß der zentralen Naht wird die Anastomose belastet (Abb. 14-14). Das Übernähen eventueller undichter Stellen ist technisch einfacher, solange der Graft peripher nicht fixiert ist und damit frei luxiert werden kann. Die periphere Anastomose zwischen Rohrprothese und Aortenbifurkation wird in gleicher Manier wie die zentrale erstellt (Abb. 14-15). Die fortlaufende Naht wird im hinteren Bereich transaortal gestochen, während im vorderen Bereich die Nähte wanddurchgreifend geführt werden. Bevor die Zirkulation freigegeben wird, werden Luft und etwaige Gerinnsel antegrad ausgespült.

Abbildung 14-16 zeigt das retrograde Ausspülen von Luft, Gerinnseln und Gewebebröckeln.

Beachte:
Nach Abschluß der Naht ist vor dem Freigeben der Zirkulation die bilaterale Kompression der externen iliakalen Arterien oder der Leistengegenden angezeigt, um Embolisationen in die peripheren Endstrombahnen zu vermeiden.

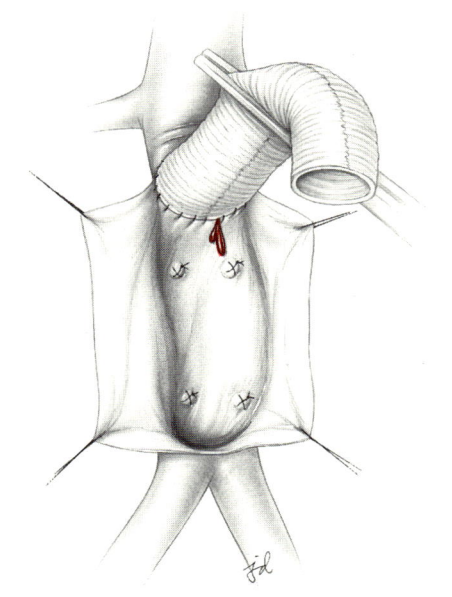

Abb. 14-14 Zentrale Anastomose (End-zu-End).
Belasten der Naht. Übernähen eventueller undichter Stellen ist technisch einfacher, solange der Graft peripher nicht fixiert ist und damit frei luxiert werden kann.

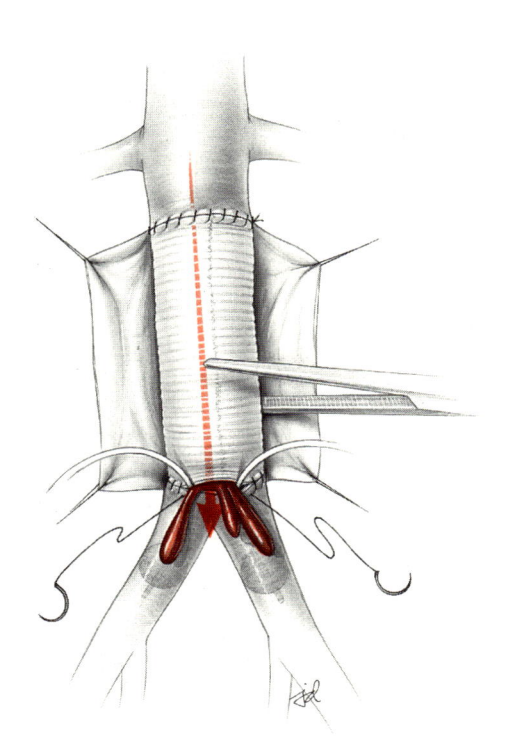

Abb. 14-15 Periphere Anastomose (End-zu-End).
Analoges Vorgehen bei der Anlage oberhalb der Aortenbifurkation mit sorgfältigem Entlüften und Herausspülen eventueller Gerinnsel oder Debris antegrad.

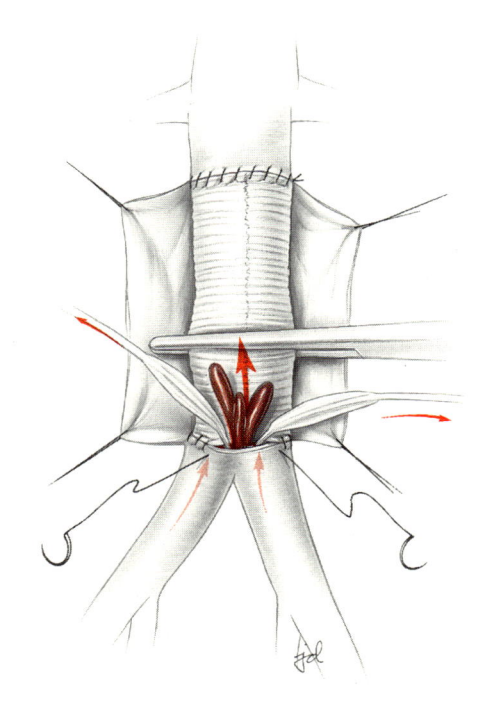

Abb. 14-16 Periphere Anastomose (End-zu-End).
Ausspülen beim Entfernen der Ballonkatheter retrograd.

Bei infrarenaler, aortoiliakaler aneurysmatischer Veränderung ist das Vorgehen im zentralen Bereich grundsätzlich gleich wie beim rein aortalen Aneurysma. Abbildung 14-17 zeigt die zentral abgeklemmte Bauchaorta, welche soeben longitudinal bis in die rechte A. iliaca externa eröffnet wurde.

> **Cave**
> Ureteren überkreuzen die iliakalen Gefäße; links: Gefäße im Mesosigmoid!

Die das Aneurysma teilweise obstruierenden thrombotischen Massen werden sorgfältig, möglichst „en bloc" entfernt, um periphere Embolisationen durch zerfallendes Material zu vermeiden. Das gereinigte Aneurysma ist in Abbildung 14-18 dargestellt. Die iliakalen Arterien sind rechts mit einer Klemme, links mit zwei Okklusionskathetern kontrolliert. Die lumbalen Gefäße sind bereits übernäht. Deutlich sind der zentrale und die beiden peripheren Aneurysmahälse erkennbar, die sich zur Verankerung der posterioren Nähte anbieten (zentral: Polypropylene der Fadenstärke 2-0; peripher: je nach Gefäßkaliber Polypropylene der Fadenstärke 3-0 oder 4-0; alles atraumatisch).

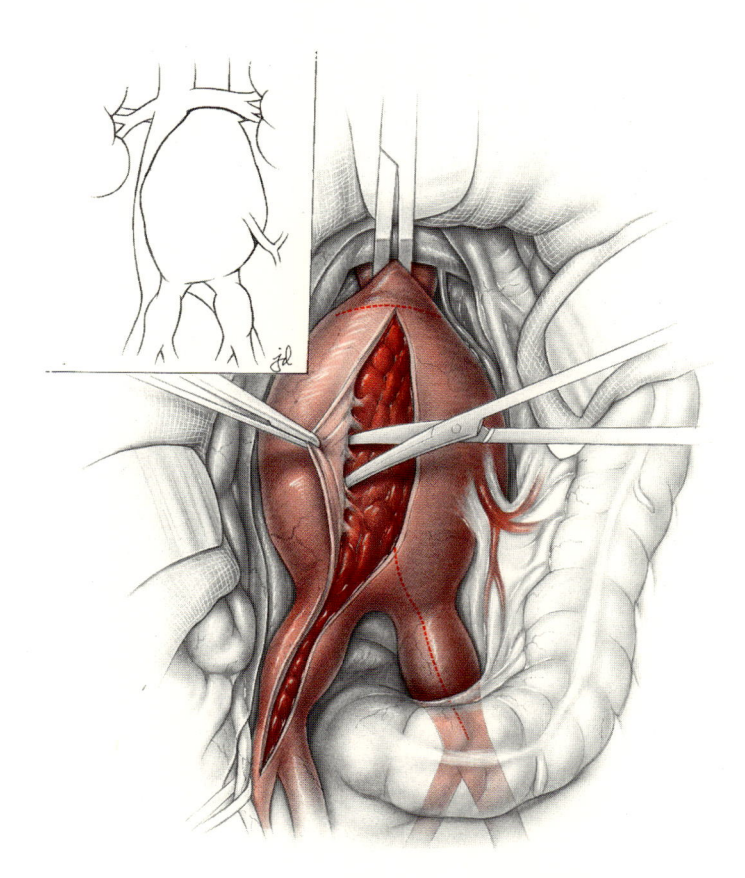

Abb. 14-17 Infrarenales aortobiiliakales Aneurysma.
Zentrale Kontrolle mit Klemme; longitudinales Eröffnen des Aneurysmas aorto-iliakal rechts. Ausräumen der thrombotischen Massen.

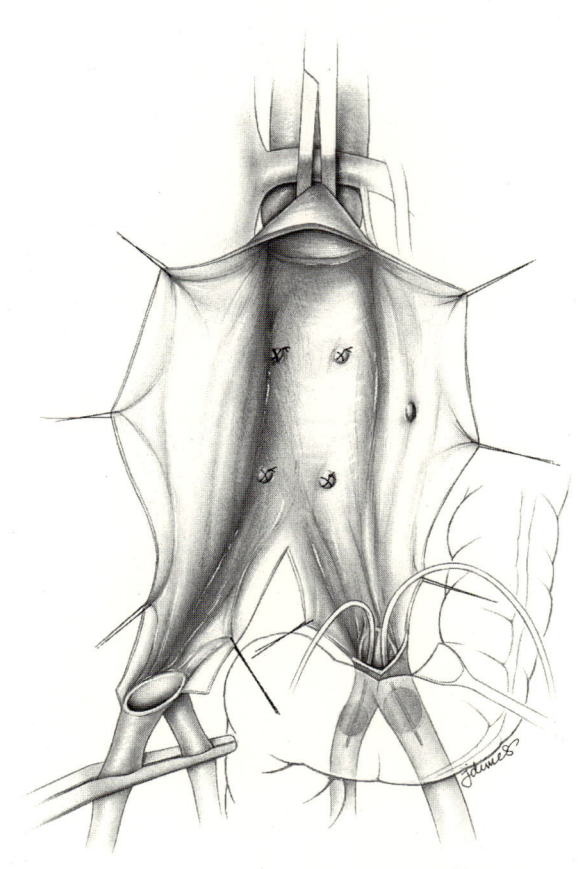

Abb. 14-18 Periphere Kontrolle mit Klemme rechts, mit Ballonkathetern links. Breit offener Aneurysmasack mit übernähten lumbalen Abgängen.

Abbildung 14-19 zeigt das retrograde Ausspülen der linken iliakalen Achse, nachdem bereits antegrad entlüftet wurde. Die rechte Beckenachse ist bereits für die Zirkulation freigegeben.

Falls die A. iliaca interna ebenfalls aneurysmatisch verändert ist, kann deren kranker Anteil ebenso mit einem Interponat versorgt werden. Abbildung 14-20 zeigt die Versorgung der A. iliaca interna mit einem kurzen, in den rechten Prothesenschenkel implantierten Interponat. Alternativ kann ein längeres Prothesenstück in den aortalen Teil der Y-Prothese implantiert werden (nicht gezeigt). Die Revaskularisation der A. iliaca interna empfiehlt sich besonders bei anderweitig eingeschränkter Versorgung des Beckens (z. B. Ligatur oder Verschluß der kontralateralen A. iliaca interna).

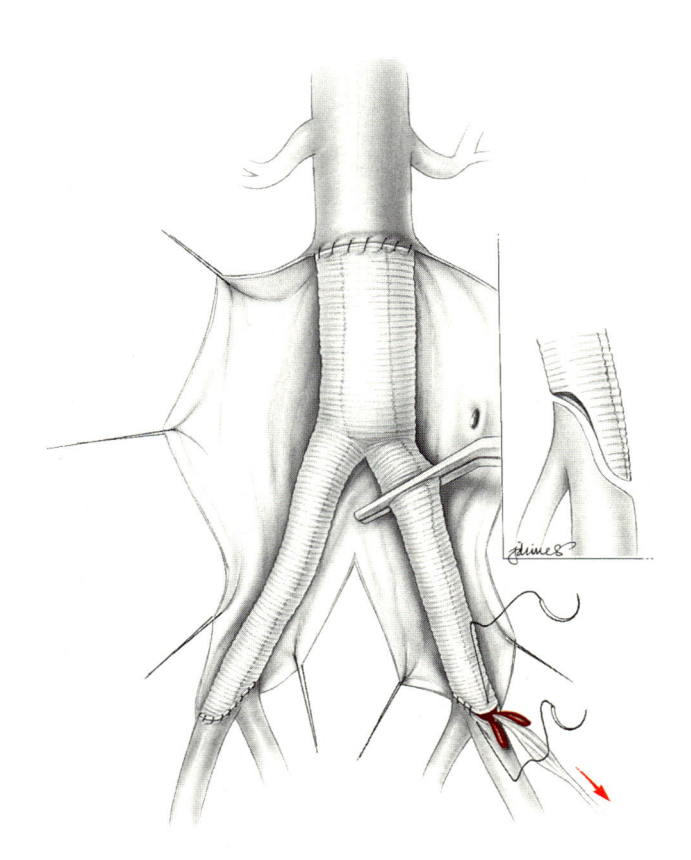

Abb. 14-19 Implantation einer Y-Prothese. Klemmen zentral und rechts peripher sind entfernt; die rechte Peripherie wird bereits wieder perfundiert. Entlüftungsmanöver (Flushen) links auf Höhe der iliakalen Bifurkation. Schräge Anastomosentechnik, die den Abgang der A. iliaca externa erweitert (Inset).

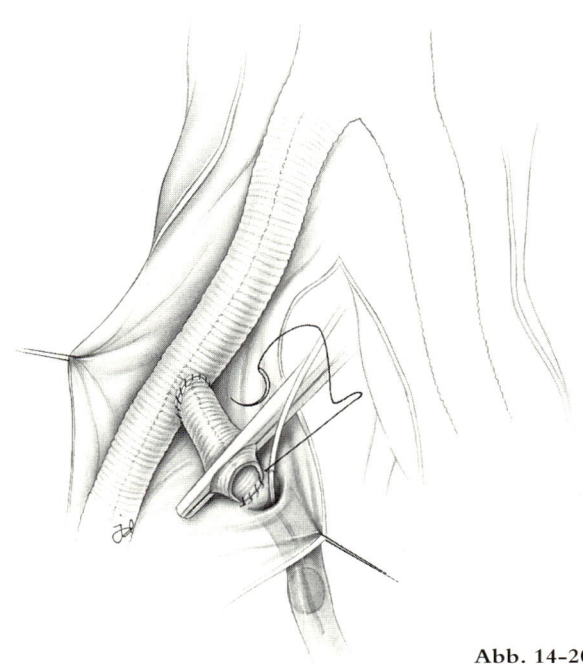

Abb. 14-20 Versorgung der A. iliaca interna mittels separaten Grafts bei aneurysmatisch erweiterter A. iliaca communis und externa.

Wie bereits bei Abbildung 14-11 ausgeführt, ist die Reimplantation der A. mesenterica inferior bei beeinträchtigter Perfusion der Beckengefäße oder anderweitig knapper Viszeralversorgung angezeigt (Abb. 14-21). Für die direkte Implantation (Polypropylene der Fadenstärke 4-0) muß jedoch der aortale Teil der Y-Prothese etwas länger belassen werden als sonst üblich. Ein kurzer aortaler Prothesenteil hat den Vorteil eines engeren Winkels zwischen den beiden Prothesenschenkeln und hilft einen Prothesenschenkel-Abgangsknick zu vermeiden.

Nach Abschluß der Blutstillung wird die Größe der Aneurysmakapsel der Prothese angepaßt und das Implantat inkludiert. Großen Wert legen wir auf adäquates Peritonealisieren (Abb. 14-22). Der Akzent liegt hier allerdings weniger auf dem Wiederherstellen der Ausgangssituation (Spurenverwischung) als vielmehr auf der bewußten Interposition von retroperitonealem Gewebe zwischen Prothese/Aorta einerseits und dem Duodenum andererseits. Dies mit dem erklärten Ziel, einer Duodenalarrosion mit konsekutiver aortoduodenaler Fistel und Graft-Infekt zuvorzukommen (falls es doch zu dieser höchst bedrohlichen Komplikation kommt, empfehlen wir die Rekonstruktion der Aorta mit einem Homograft = Allograft).

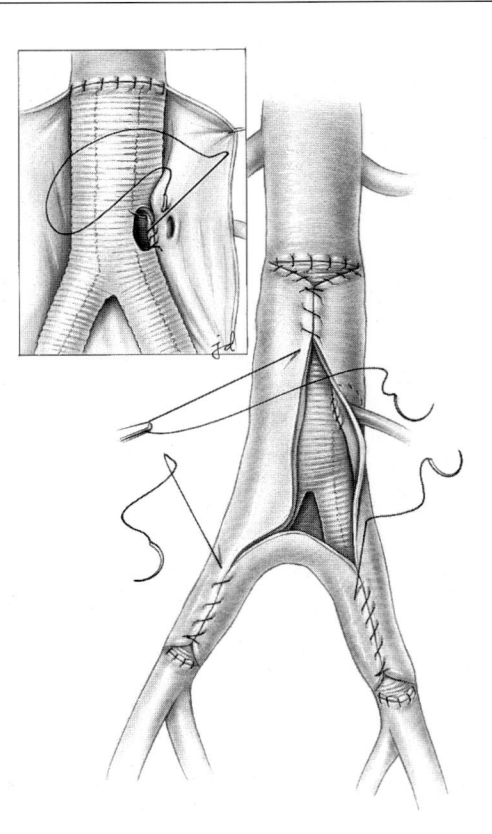

Abb. 14-21 Reimplantation der A. mesenterica inferior (Inset) und anschließend Inklusion des Implantats in die angepaßte Aneurysmakapsel.

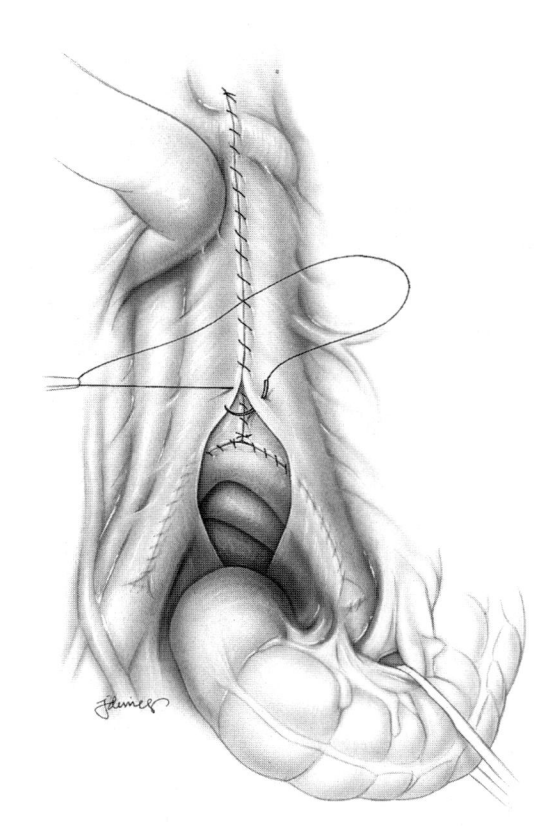

Abb. 14-22 „Peritonealisieren". Zur Vermeidung von aorto-duodenalen Fisteln wird großer Wert auf die Interposition von retroperitonealem Gewebe zwischen Hauptschlagader und Duodenum gelegt.

Das suprarenale Bauchaortenaneurysma

Bemerkungen zur Präparation

Nicht jedes in der diagnostischen Abklärung als „suprarenal" etikettierte Bauchaortenaneurysma beinhaltet wirklich eine aneurysmatisch veränderte suprarenale Aorta. Dies hängt mit den verfahrensbedingten zweidimensionalen Abbildungen einer dreidimensionalen Struktur (Aorta) zusammen. Da die aneurysmatische Aorta sich relativ oft syphonartig ausbuchtet, kommt es häufig zur Darstellung erweiterter Aortenanteile auf Höhe der Nierenarterienabgänge. Dies betrifft sowohl die Angiographie (Projektion des sich vorwölbenden Aneurysmas auf die Nierenarterienregion) wie auch die Computertomographie (simultaner Schnitt durch Nierenarterien und nicht axial verlaufendes Aneurysma).

Entscheidend für die Operationsplanung ist der Querdurchmesser der suprarenalen Aorta im pararenalen Bereich einerseits sowie im Bereich des Truncus coeliacus andererseits. Während bei mäßiger suprarenaler Ausdehnung eines infrarenalen Bauchaortenaneurysmas eine mediane Laparotomie einen akzeptablen Zugang transperitoneal zur pararenalen Aorta ermöglicht, ist bei thorakoabdominaler Ausdehnung eine Thorako-Phreno-Laparotomie mit extraperitonealem Zugang zur thorakoabdominalen Aorta bei weitem vorzuziehen. Die präoperative Unterscheidung dieser beiden Situationen ist von nicht zu unterschätzender Wichtigkeit. Neben den völlig verschiedenen Lagerungstechniken (siehe auch Abschnitt „Zugangswege") muß bei ausgedehnten suprarenalen Aneurysmen auch mit einem signifikant höheren Operationsrisiko nicht nur bezüglich der Mortalität, sondern, unter anderem, insbesondere auch bezüglich einer Paraplegie gerechnet werden. Neben der bedeutend aufwendigeren Installation müssen bei ausgedehnten suprarenalen Aneurysmen auch aufwendigere Anästhesietechniken (kontinuierliche Herz/Zeit/Volumenmessung, Doppellumentubus für separate Lungenventilation bzw. -exklusion) und unter Umständen die periphere Perfusion zur zentralen Druckentlastung (Linksherzbypass, partieller kardiopulmonaler Bypass, Hypothermie) herangezogen werden.

Neben den beschriebenen technischen Problemen ist der Ersatz der Aorta im Bereich des thorakoabdominalen Übergangs, wie bereits erwähnt, mit einem signifikanten Paraplegierisiko behaftet (bis zu 40%). Folgende Hauptursachen werden angeschuldigt:

– Irreversibler Perfusionsausfall des Rückenmarks bei Ligatur beziehungsweise mangelnder Reperfusion der A. Adamkievic oder äquivalenter Interkostalgefäße, welche auf Höhe Th10 erwartet werden müssen, oder einer ihrer Kollateralen.
– Reversibler Perfusionsausfall des Rückenmarks bei temporärer Hypoperfusion wegen der Ausklemmung einerseits oder Blutdruckabfall andererseits.

Entsprechend dem variablen Schädigungsmuster ist zwischen bleibender Paraplegie/Paraparese und einer Restitutio ad integrum mit allem zu rechnen. Entsprechend den dramatischen Folgen für den Patienten muß das Paraplegierisiko, das heute höher als das Mortalitätsrisiko sein kann, präoperativ besprochen werden.

Technik

Abbildung 14-23 zeigt ein Bauchaortenaneurysma mit mäßiger pararenaler Ausdehnung, bei welchem die separate Versorgung der Nierenarterien mittels spezieller Anastomosentechnik umgangen werden kann. Die gezeigte Reduktionsplastik ist bei begrenzter Ausdehnung durchaus transabdominal durchführbar. Bei signifikanter suprarenaler Ausdehnung des Aneurysmas sowie bei Aneurysmen des thorakoabdominalen Übergangs ist dagegen ein thorakoabdominaler Zugang Voraussetzung für eine adäquate Exposition des Befundes. Abbildung 14-24 demonstriert die thorakoabdominale Darstellung des thorakoabdominalen Aortenüberganges. Man erkennt das radiär inzidierte Zwerchfell, die zentral abgeklemmte Aorta, das eröffnete Aneurysma (periphere Kontrolle mit einem Ballonkatheter) sowie die Abgänge der viszeralen Arterien.

Eingriffe dieser Größenordnung werden nach unserer Erfahrung am besten mit partiellem kardiopulmonalem Bypass, heparinbeschichteter Ausrüstung und niedriger systemischer Heparinisierung (100 I.E. pro kg Körpergewicht) durchgeführt. Neben der dadurch möglichen zentralen Entlastung und peripheren Perfusion profitiert der Patient von der zusätzlich möglichen Oxygenierung, der mäßigen Hypothermie zur Verbesserung der Ischämietoleranz und den massiv erhöhten Retransfusionsmöglichkeiten via Kardiotomiesauger (Retransfusionkapazität: temporär 4 l/min oder mehr). Postoperative Blutungen sind mit dieser Technik nicht häufiger. Die Reihenfolge der Anastomosen muß von den pathoanatomischen Gegebenheiten abhängig gemacht werden. Theoretisch ist bei simultaner peripherer Perfusion (Linksherzbypass oder partieller kardiopulmonaler Bypass) die Ausklemmung möglichst kurzer Aortensegmente erwünscht. Nach Möglichkeit wird der Aortenersatz deshalb schrittweise von zentral nach peripher durchgeführt.

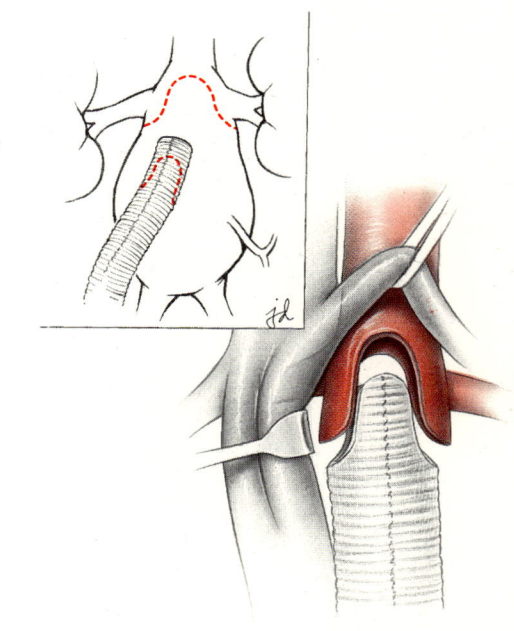

Abb. 14-23 Bauchaortenaneurysma mit mäßiger pararenaler Ausdehnung. Plastische Reduktion der Bauchaorta mit spezieller Anastomosentechnik zur Sicherung der separaten Versorgung der Nierenarterien.

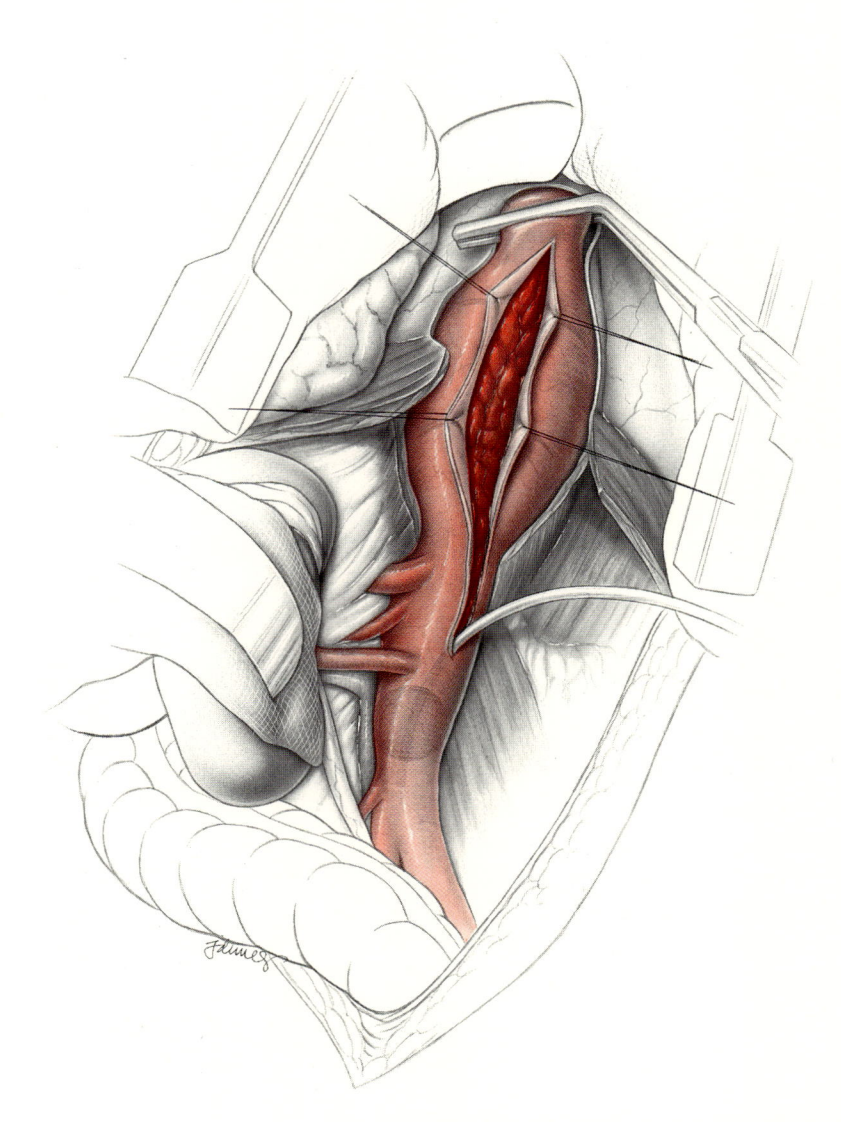

Abb. 14-24 Aneurysma des thorakoabdominalen Überganges (thorakoabdominale Darstellung). Die zentrale Kontrolle durch Abklemmen, periphere Kontrolle mit einem Ballonkatheter.

Die Reimplantation der viszeralen und renalen Arterien (Truncus coeliacus, A. mesenterica superior, A. renalis dextra und A. renalis sinistra) erfolgt „en bloc" in ein Neoostium der aortalen Rohrprothese, die das Aneurysma überbrückt (fortlaufende Naht mit Polypropylene der Fadenstärke 2-0; Abb. 14-25).

Neben der systematischen Reimplantation großer beziehungsweise nicht blutender Interkostalarterien kann das Paraplegierisiko durch das schräge Anlegen der Anastomosen zur Aussparung von Interkostalgefäßen reduziert werden. Abbildung 14-26 demonstriert das Prinzip der Schonung von Interkostalgefäßen im Bereich der zentralen Anastomose.

Nach befriedigender Blutstillung wird die Aneurysmasack über der Prothese verschlossen (Abb. 14-27). Ist zuwenig Aneurysmamaterial vorhanden, kann die Inklusion mit einem Stück Xenoperikard ergänzt werden. Xenoperikard (heterologes, fixiertes Material) eignet sich besonders für diesen Zweck, da es relativ elastisch und primär dicht ist. Auch hält es arterieller Druckbelastung stand.

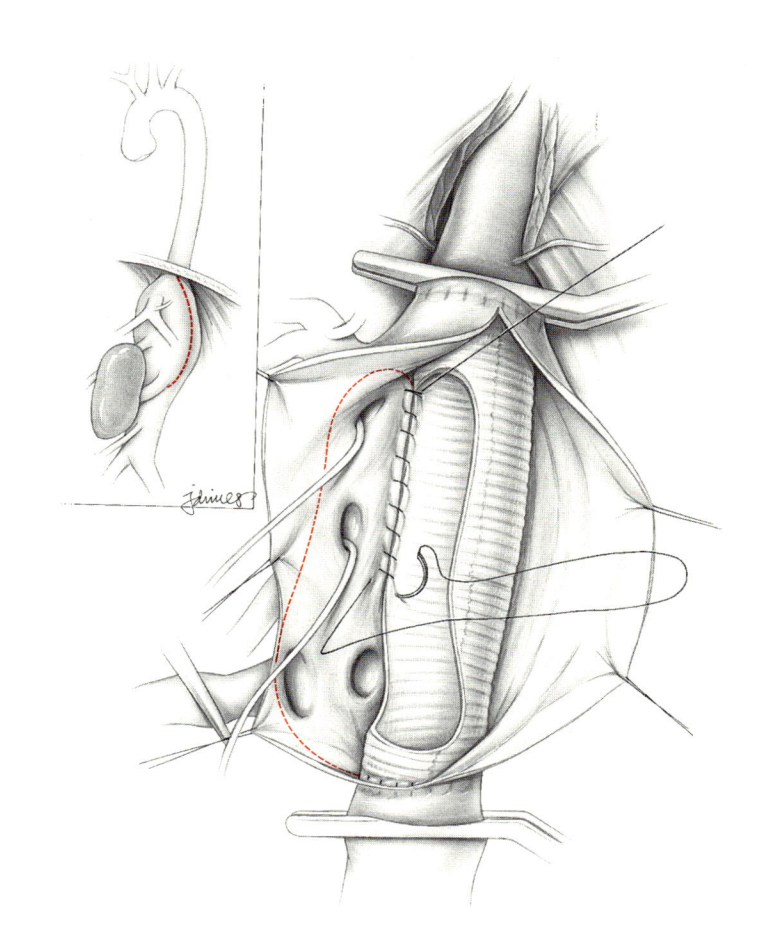

Abb. 14-25 Reimplantation der viszeralen und renalen Gefäße „en bloc" als gemeinsamer Patch.

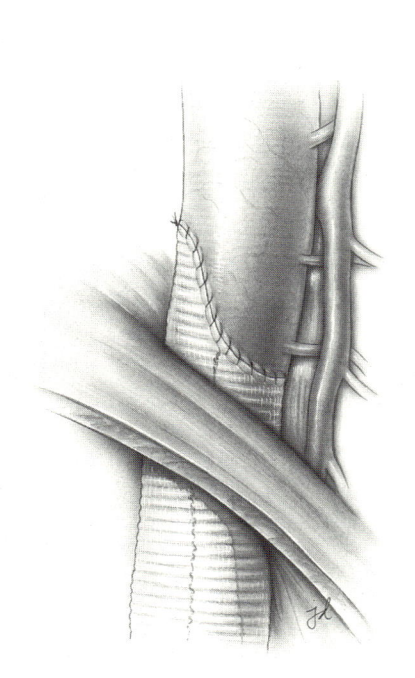

Abb. 14-26 Schonung der Interkostalarterien im kritischen Bereich (Paraplegierisiko!) durch schräges Anlegen der zentralen Anastomose.

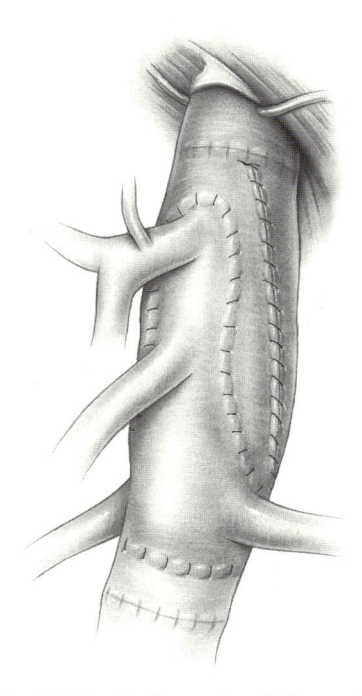

Abb. 14-27 Endzustand nach Ersatz eines suprarenalen Bauchaortenaneurysmas mit Reimplantation der viszeralen und renalen Gefäße als gemeinsamer Patch und anschließender Inklusion der Prothese.

Obstruktive Erkrankungen der Bauchaorta

Grundsätzlich müssen bei Stenosen der Bauchaorta unterschieden werden:

- das Gefäßlumen obstruierende Prozesse bei im übrigen normaler Aortenkonfiguration (Atherosklerose),
- Flußbehinderungen bei reduziertem Aortenkaliber (Coarctatio aortae abdominalis, Takayasu-Arteritis).

Während im ersten Fall mittels Thrombendarteriektomie auf jeden Fall theoretisch ein normales Aortenkaliber wiederhergestellt werden kann, ist dies im zweiten Fall bei primär zu kleiner Aortenanlage (Coarctatio) oder bei sekundärer Schrumpfung (Arteritis) nicht möglich. Dies ist bei der Operationsplanung entsprechend zu berücksichtigen.

Das Schema links oben in Abbildung 14-28 zeigt die häufigste Ausgangssituation bei Patienten mit schwerer obstruktiver Aortenproblematik, wobei ein residuelles aortales Lumen vorhanden sein kann, aber nicht muß. Da die atherosklerotischen Läsionen oft schwer verkalkt sind, kann es notwendig sein, einerseits ein Aortensegment zu resezieren und andererseits den zentralen Aortenstumpf segmentär zu endarteriektomieren, um überhaupt eine Anastomose erstellen zu können. Der Vorteil des gezeigten Verfahrens liegt im wesentlichen in der Möglichkeit, so eine zentrale End-zu-End-Anastomose anlegen zu können, welche bessere hämodynamische Eigenschaften aufweist als eine alternativ mögliche zentrale End-zu-Seit-Anastomose, die nach segmentärer Endarteriektomie ebenfalls durchführbar wäre. Letztere ist technisch etwas einfacher anzulegen, muß doch nur der anteriore Teil der Aorta eröffnet werden, was gelegentlich auch schon mit partieller Ausklemmung gelingt. Gegen eine zentrale End-zu-Seit-Anastomose wird eine höhere Aneurysma-spurium-Rate ins Feld geführt, wobei allerdings keine randomisierten Studien zur Verfügung stehen.

In der Praxis ist es jedoch oft schwierig, genügend retroperitoneales Gewebe zu finden, um bei zentraler End-zu-Seit-Anastomose die präaortal zu liegen kommende Prothese sicher vom Duodenum zu trennen, was wiederum einen Teil der im Spätverlauf beobachteten aorto-duodenalen Fisteln zu erklären vermag. Abbildung 14-29 zeigt die in situ rekonstruierte Aortenverzweigung, wobei alle Anastomosen in End-zu-End-Technik ausgeführt wurden. Der periphere Aortenstumpf und die zentralen iliakalen Stümpfe wurden übernäht. Dies ist gelegentlich erst nach segmentärer Endarteriektomie möglich.

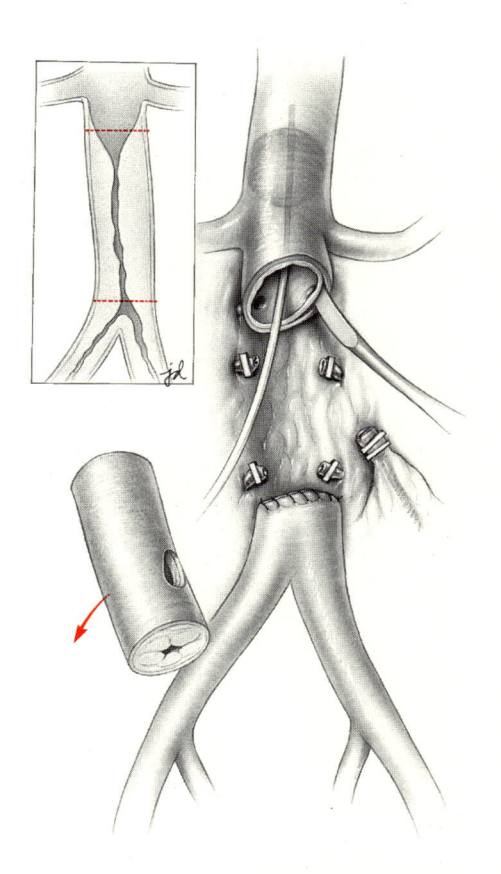

Abb. 14-28 Aortoiliakale Verschlußkrankheit. Schema der Ausgangssituation (Inset). Suprarenale Kontrolle mit Okklusionskatheter, Resektion eines befallenen infrarenalen Segments, Endarteriektomie des zentralen Aortenstumpfs, Klippen der lumbalen Gefäße und der A. mesenterica inferior und Übernähen des peripheren Aortenstumpfs (gelegentlich ist dies erst nach Endarteriektomie möglich).

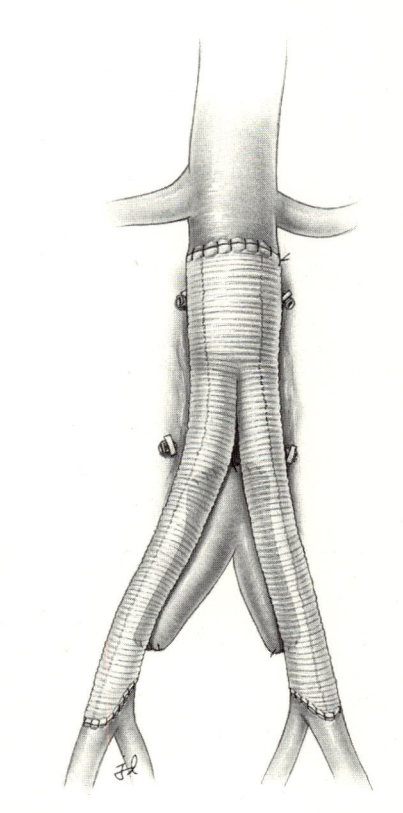

Abb. 14-29 Implantation einer Y-Prothese zur orthotopen Rekonstruktion der schwer stenosierten oder verschlossenen infrarenalen Bauchaorta.
Periphere Anschlußsegmente sind die iliakalen Bifurkationen, die ebenfalls mit End-zu-End-Anastomosen versorgt werden.

Die alternativ erwähnte segmentäre Endarteriektomie der infrarenalen Bauchaorta durch eine longitudinale Arteriotomie mit konsekutiver Implantation einer Y-Prothese (zentrale End-zu-Seit-Anastomose) ist in Abbildung 14-30 dargestellt. Dieses Verfahren hat neben der weniger anspruchsvollen Technik den Vorteil, daß funktionierende Kollateralen zum Becken (Lumbalarterien) weiter perfundiert bleiben. In Abbildung 14-31 ist die Ausklemmung des gewählten Aortensegmentes mit einer einzigen Klemme (Satinsky-Klemme oder ähnlich) gezeigt. Da diese Anastomose relativ tief (kaudal) zu liegen kommt, muß der aortale Teil der Y-Prothese kurz geschnitten werden, um ein Abknicken der Prothesenschenkel am Abgang zu verhindern. Die parailiakal zu liegen kommenden Prothesenschenkel sind hier in idealer Manier plaziert. Man beachte die Markierungslinien, welche eine Prothesenverdrehung vermeiden helfen.

Abbildung 14-32 ruft den Zugang zur rechten Leiste in Erinnerung (siehe auch Kapitel 2, „Zugangsregion Leiste"). Das Leistenband (Verbindung zwischen Spina iliaca anterior superior und Tuberculum pubicum) wird über der iliako-femoralen Gefäßbahn dargestellt. Nach Freilegung der A. femoralis communis und, falls nötig, deren Bifurkation erfolgt – nach Identifikation eines reanastomosierbaren Segments – das Tunnelieren simultan von oben sowie unten antero-lateral und in direktem Kontakt zur A. iliaca externa. Es ist zu empfehlen, wenn immer möglich, die Tunnelierung vor dem eigentlichen gefäßchirurgischen Teil der Operation durchzuführen. Einerseits kann der permanente Fingerkontakt zur gefüllten, eventuell sogar pulsierenden A. iliaca besser gewahrt und damit die Gefahr einer Via falsa minimiert werden, andererseits kann beim Tunnelieren vor der Heparingabe der Bonus der funktionierenden Gerinnung in Anspruch genommen werden.

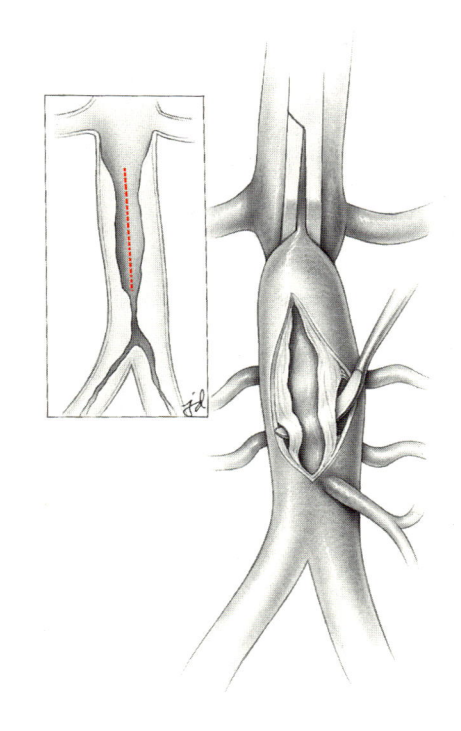

Abb. 14-30 Segmentäre Endarteriektomie der infrarenalen Bauchaorta zur Vorbereitung einer Seit-zu-End-Anastomose (Formulierung in Richtung des Blutflusses) mit einer Y-Prothese.

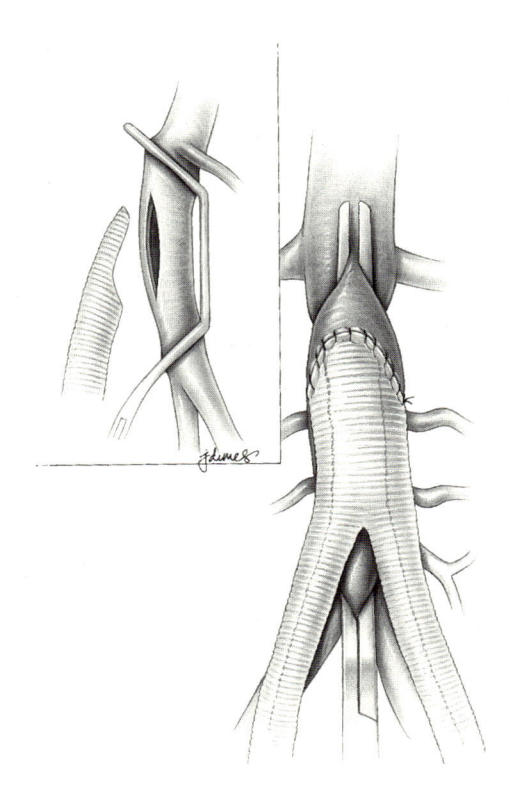

Abb. 14-31 Seit-zu-End-Anastomose mit einer Y-Prothese zur Versorgung der peripheren Gefäßabschnitte.
Man beachte den kurzen Prothesenkörper, welcher die Aortenbifurkation nicht überschreitet. Abknickungen der Prothesenschenkel können so vermieden werden. Die Markierungslinien dienen der Führung der Prothesenschenkel ohne Verdrehung.

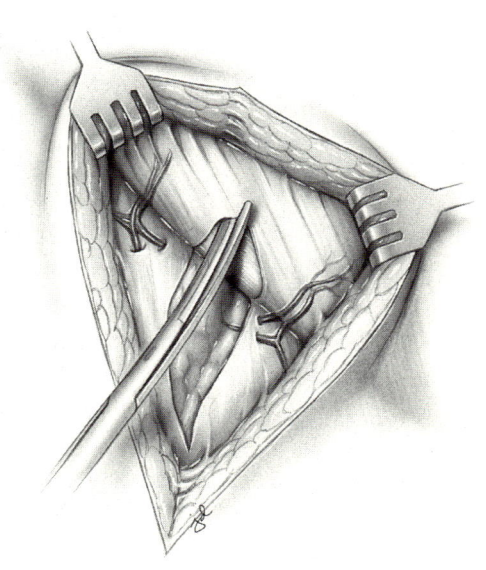

Abb. 14-32 Zugang rechte Leiste zur Darstellung des Leistenbandes und der Femoralis-Bifurkation.
Man erkennt lateral die Vasa circumflexa ilium superficiales und medial die Vasa pudendae externae.

Beachte:
Besondere Aufmerksamkeit beim Tunnelieren muß mit dem zentralen Finger dem Ureter geschenkt werden. Der Graft-Schenkel soll retro-ureteral, aber ante-iliakal zu liegen kommen. Falls der Ureter zwischen Graft-Schenkel und atheromatös veränderter iliakaler Achse zu liegen kommt, ist wegen der periprothetischen und periarteriellen inflammatorischen Prozesse mit einer progressiven Uretereinschnürung und konsekutiver Hydronephrose zu rechnen. Auch über Ureterarrosionen ist berichtet worden. Mit dem peripheren Finger ist unter dem Leistenband zuerst lateral auf die A. circumflexa ilium profunda und dann etwas weiter zentral anterior auf die A. epigastrica inferior besondere Rücksicht zu nehmen (Begleitvene!). Daher die Empfehlung, anterolateral (zwischen den beiden genannten Abgängen) zu tunnelieren.

Abbildung 14-33 zeigt das zentrale Einziehen des rechten Graft-Schenkels mit einer von der Leiste eingeführten langen Klemme. Man erkennt deutlich, daß der Ureter vor den Graft-Schenkel zu liegen kommt.

In Abbildung 14-34 ist der rechte, bis in die rechte Leiste durchgezogene Graft-Schenkel dargestellt. Man beachte die anterior gelegene Markierungslinie auf dem Prothesenschenkel, welche das Verdrehen beim Durchziehen vermeiden hilft (vorausgesetzt wird allerdings, daß das Prothesenschenkelende richtig in die Klemme eingelegt wurde).

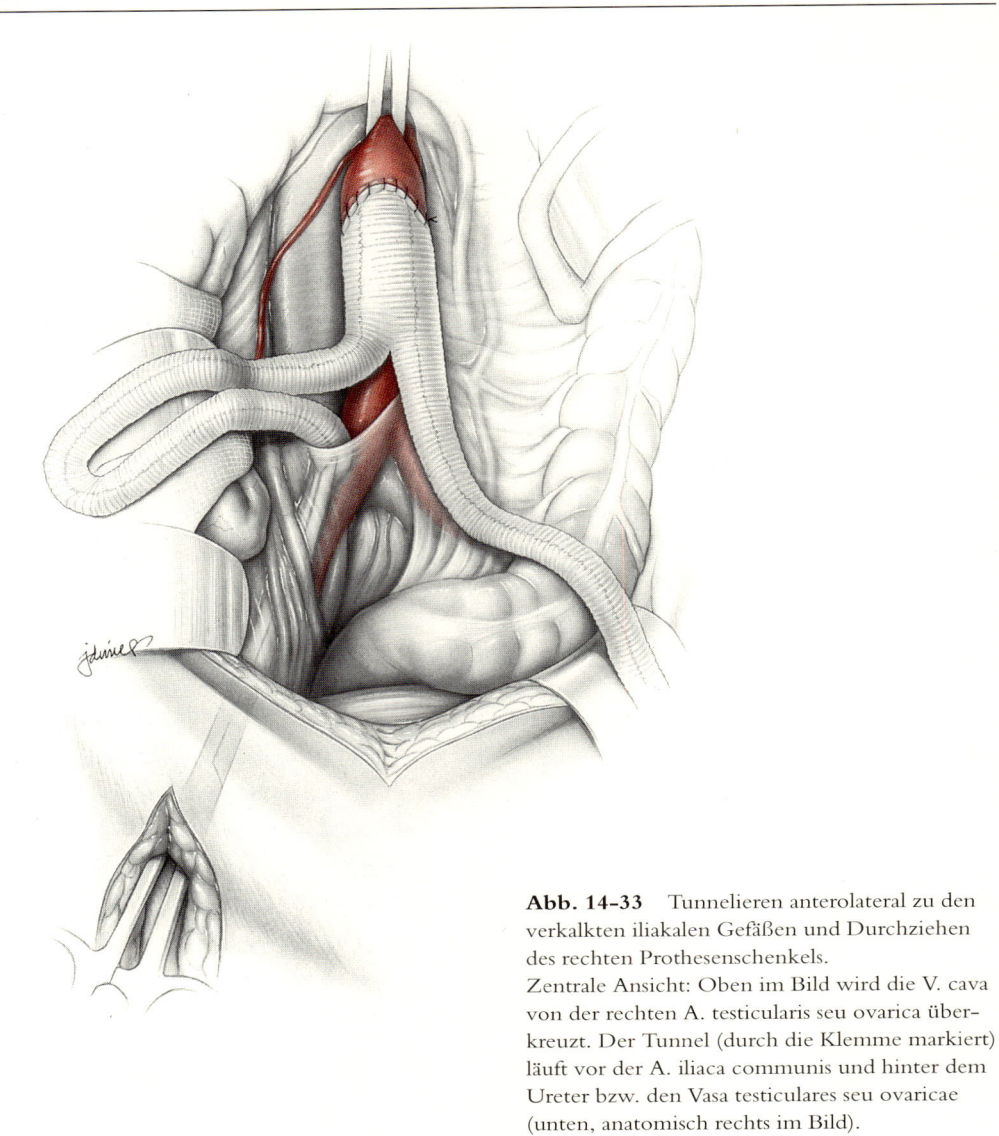

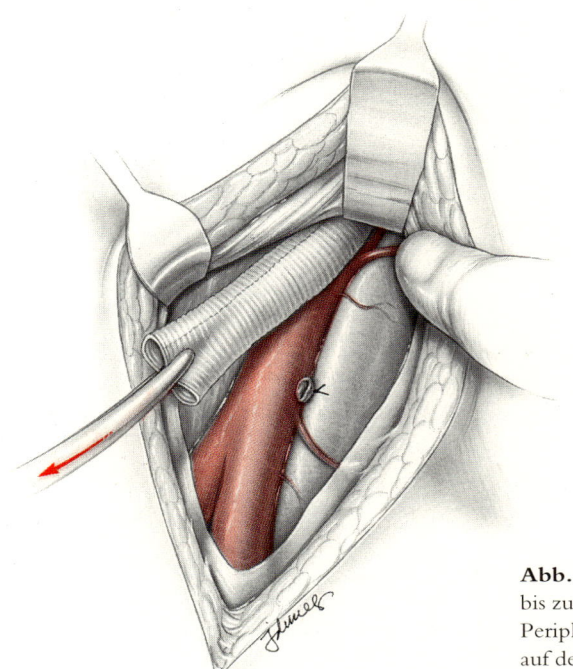

Abb. 14-33 Tunnelieren anterolateral zu den verkalkten iliakalen Gefäßen und Durchziehen des rechten Prothesenschenkels.
Zentrale Ansicht: Oben im Bild wird die V. cava von der rechten A. testicularis seu ovarica überkreuzt. Der Tunnel (durch die Klemme markiert) läuft vor der A. iliaca communis und hinter dem Ureter bzw. den Vasa testiculares seu ovaricae (unten, anatomisch rechts im Bild).

Abb. 14-34 Der rechte Prothesenschenkel ist bis zur Leiste durchgezogen.
Periphere Ansicht: Man beachte die Markierung auf dem Prothesenschenkel, welche zur Vermeidung von Verdrehungen angebracht wird.

14 Aorta abdominalis und ihre Äste 171

Die Ausführung der peripheren Anastomose hängt vor allem vom pathologischen Befall der Oberschenkelarterien ab. Bei verschlossener iliakaler Achse und akzeptabler Peripherie wird die A. femoralis communis am besten quer durchtrennt (Abb. 14-35). Der zentrale Gefäßstumpf wird übernäht. Die Anastomose zum peripheren Gefäßstumpf kann in der Folge End-zu-End ausgeführt werden. Auch hier ist unter hämodynamischen Gesichtspunkten eine End-zu-End-Anastomose einer End-zu-Seit-Anastomose vorzuziehen. Weniger häufige Ausbildung von falschen Aneurysmen wird als weiterer Vorteil der End-zu-End-Anastomose angeführt. Bei verschlossener oder schwerst veränderter A. femoralis superficialis wird die Arteriotomie in die A. femoralis profunda geführt (siehe Schnittführung 1). Bei offener Superficialis-Peripherie mit eventueller Abgangsstenose wird die Arteriotomie in die A. femoralis superficialis gezogen (siehe Schnittführung 2).

Die Technik für die Durchführung einer Erweiterungsplastik am A.-femoralis-superficialis-Abgang ist in Abbildung 14-36 dargestellt. Bei schwer veränderter Femoralis-Bifurkation und noch gesunder A. femoralis profunda kann es unter Umständen vorteilhaft sein, den Prothesenschenkel direkt zur A. femoralis profunda zu führen (Abb. 14-37). Dieses Vorgehen ist relativ kollateralenschonend und läßt eine Endarteriektomie der verschlossenen A. femoralis superficialis vermeiden. Alternativ muß hier eine Profunda-Plastik unter Vereinigung von A. femoralis superficialis mit der A. femoralis profunda erwogen werden (siehe auch Kapitel 17, „Arteria femoralis superficialis, Arteria poplitea").

Eine besondere Problematik stellt die Rekonstruktion der Aortenbifurkation bei Patienten mit chronisch arterieller Verschlußkrankheit, Stadium IV nach Fontaine, und verschlossener iliakaler Achse dar. Wegen der oft über längere Zeit offenen Wunden in der Peripherie muß potentiell mit der Verschleppung von Keimen über die Lymphwege bis in die Leiste

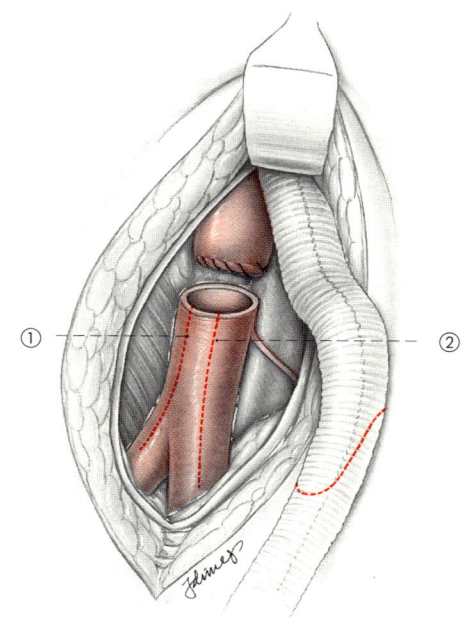

Abb. 14-35 Vorbereitung der peripheren Anastomose zur A. femoralis communis (End-zu-End).
Angedeutet sind die Inzisionen zur Erweiterung der A. femoralis profunda (1) bzw. der A. femoralis superficialis (2).

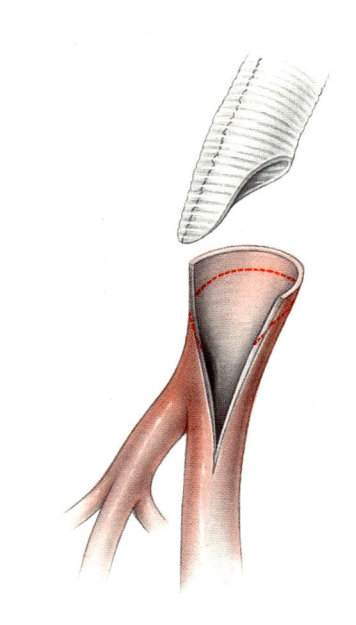

Abb. 14-36 End-zu-End-Anastomose zwischen Prothesenschenkel und A. femoralis communis unter Erweiterung des Abgangs der A. femoralis superficialis.

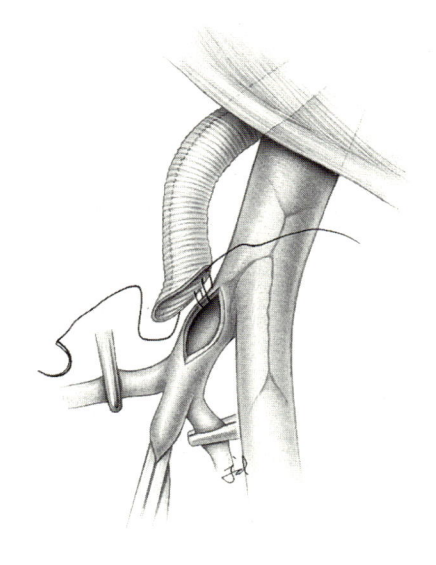

Abb. 14-37 Erstellen der peripheren Anastomose am Abgang der A. femoralis profunda bei schwer veränderter A. femoralis superficialis.

gerechnet werden. Unter diesen Umständen besteht bei der Implantation einer Prothese in die besiedelte Leiste ein substantielles Risiko einer Protheseninfektion. Um die Gefahr dieser Komplikation zu reduzieren, ziehen wir es vor, eine geschlossene Endarteriektomie der A. iliaca externa durchzuführen (Abb. 14-38) und den Graft-Schenkel mit der Iliaka-Bifurkation zu anastomosieren. Abbildung 14-39 zeigt die direkt verschlossene Arteriotomie in der rechten Leiste, welche somit frei von Fremdmaterial bleibt. Die rechte untere Extremität wird via den rechten Prothesenschenkel, dessen periphere Anastomose zur Iliaka-Bifurkation, und die endarteriektomierte A. iliaca externa versorgt. Diese Technik der prothesenfreien Revaskularisation der A. femoralis communis hat den zusätzlichen Vorteil, daß auch die in der Leiste nicht immer zu vermeidenden Lymphfisteln ein bedeutend geringeres Risiko einer Protheseninfektion darstellen. Das gewählte Vorgehen ist relativ sicher, solange keine direkte Verbindung zwischen fremdmaterialfreier Leiste und der Anastomosenregion besteht.

Beachte:
Nach Endarteriektomie ist in der A. femoralis communis ausnahmsweise die Direktnaht einer longitudinalen Arteriotomie möglich. Sonst werden longitudinale Arteriotomien mit einem Patch versorgt, um Stenosen zu vermeiden.

Auch die atherosklerotisch veränderte infrarenale Bauchaorta kann unter bestimmten Umständen durch eine Endarteriektomie wieder durchgängig gemacht werden. Dieses Vorgehen hat bei kurzen Läsionen seine Indikation und kann vor allem bei jüngeren Patienten, denen bei langer Lebenserwartung eventuell noch eine Vielzahl von Eingriffen bevorstehen, das Risiko sogenannter Prothesenkomplikationen aufschieben. Daß meist auf Fremdmaterial verzichtet werden kann, gehört zu den Pluspunkten dieser Technik.

Für eine erfolgreiche Endarteriektomie im aortoiliakalen Bereich ist jedoch ein begrenzter atherosklerotischer Befall Voraussetzung: Es muß möglich sein, die Endarteriektomie peripher befriedigend zu beenden. Abbildung 14-40 zeigt das Vorgehen bei ausschließlich infrarenalem Befall. Ausnahmsweise wurde hier eine quere Arteriotomie gewählt, welche durch eine einfache Direktnaht verschlossen werden kann. Beim geringsten Verdacht eines Befalls der A. iliaca communis ist jedoch eine longitudinale Aortotomie, die in die rechte A. iliaca communis geführt werden kann, vorzuziehen. Die linke A. iliaca wird in der Regel halboffen, das heißt einmal durch die Aorta und durch eine zweite Inzision auf Iliaka-Bifurkations-Höhe endarteriektomiert, um den überkreuzenden Plexus praesacralis zu schonen und eine Impotentia generandi zu vermeiden (siehe auch Abschnitt „Zugangswege").

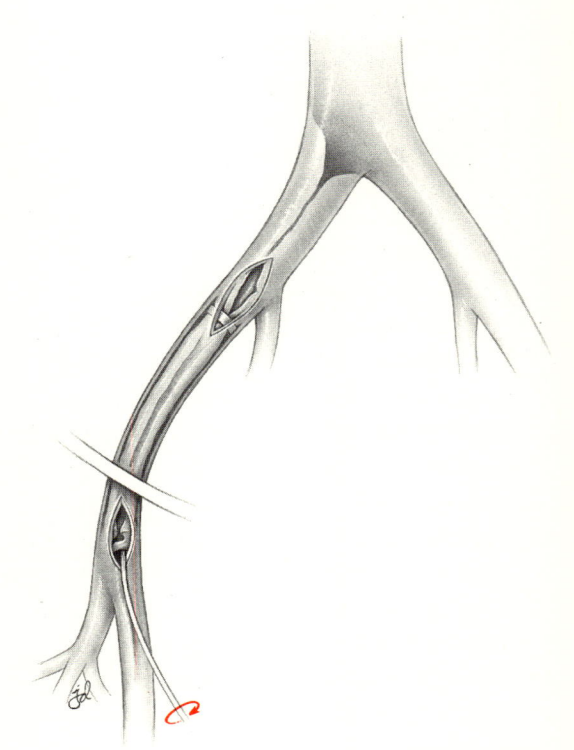

Abb. 14-38 Periphere arterielle Verschlußkrankheit (Stadium IV nach Fontaine) mit peripheren Nekrosen.
Ringdesobliteration der A. iliaca externa zur Verlegung der peripheren Prothesenanastomose ins Retroperitoneum bei Infektgefahr durch lymphangitische Kontamination.

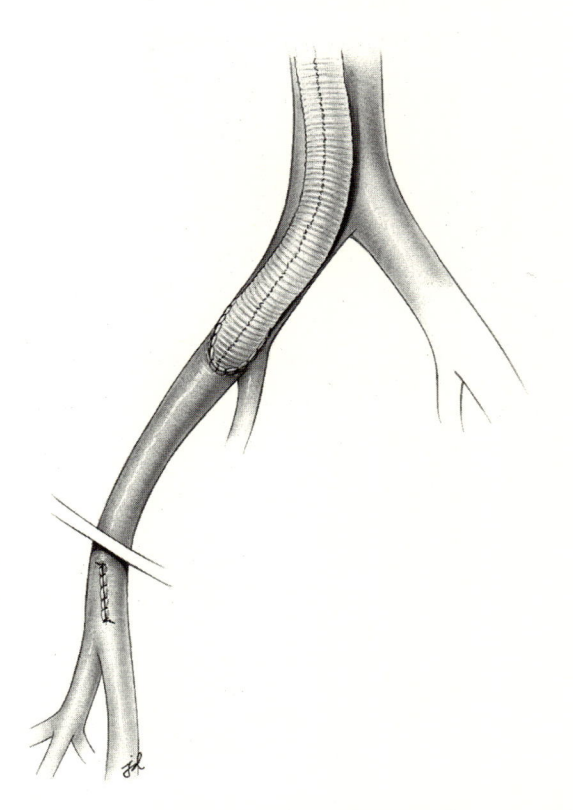

Abb. 14-39 Endzustand nach Endarteriektomie, Erstellen der peripheren Prothesenanastomose zur Iliaka-Bifurkation und Direktnaht der peripheren Arteriotomie nach geschlossener Ringdesobliteration.

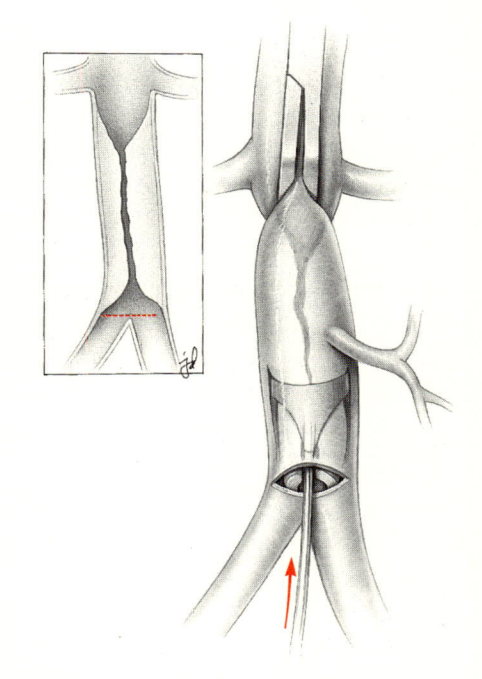

Abb. 14-40 Ringdesobliteration einer auf die infrarenale Bauchaorta beschränkten Atheromatose.
Hauptschwierigkeit ist die saubere Abgrenzung des Endarteriektomiezylinders peripher, wo es gilt, die Entstehung einer Intima-Stufe („Intimaflap") zu vermeiden. Die Ringdesobliteration wird deshalb von peripher nach zentral durchgeführt (unter Umständen muß trotzdem abgehobenes Intima-Gewebe refixiert werden; Nahtmaterial: Polypropylene der Fadenstärke 6-0).

Aneurysmen der Beckenarterien

Für die Chirurgie der Bauchaortenaneurysmen mit iliakaler Ausdehnung verweisen wir auf den Abschnitt „Das infrarenale Bauchaortenaneurysma" und die dort abgehandelten Abbildungen 14-17 bis 14-22. Bei exklusivem aneurysmatischem Befall der iliakalen Gefäße muß der Zugang in Abhängigkeit von der Ausdehnung gewählt werden. Bei unilateralem iliakalem Befall ist ein extraperitonealer Zugang, wie in Abbildung 14-3 bis 14-7 dargestellt, geeignet. Je nach zentraler und/oder peripherer Ausdehnung des Aneurysmas muß der Zugang entsprechend erweitert werden. Abbildung 14-41 zeigt die progressive Freilegung der iliakalen Bifurkation rechts und deren Äste. Der besseren Übersicht wegen werden normalkalibrige Gefäße gezeigt. Vor den gut sichtbaren Begleitvenen sei nochmals gebührender Respekt in Erinnerung gerufen. Von der iliakalen Bifurkation aus kann, je nach Notwendigkeit, bis zum Foramen obturatum vorgedrungen werden (weitere Einzelheiten z. B. zum Obturator-Bypass siehe Kapitel 15, „Extraanatomische Brücken: Rumpf, Becken und Leiste").

Bei großen iliakalen Aneurysmen ist jedoch unter Umständen das ganze Becken durch Aneurysmamassen ausgefüllt. Eine periphere Kontrolle vor der Abklemmung ist dann nicht möglich. Aneurysmatische Läsionen der A. iliaca communis werden mit einem Interponat überbrückt (Abb. 14-42). Vorzugsweise wird auch die A. iliaca interna revaskularisiert (hier mit einem zusätzlichen kurzen Interponat, welches in das Interponat zur A. iliaca externa reimplantiert wurde). Die Verwendung eines zweiten Prothesenstücks ist meist technisch weniger anspruchsvoll als die auch denkbare direkte Reimplantation. Zum Schutz des Ureters und der viszeralen Hohlorgane ist auch hier die Graft-Inklusion nach Möglichkeit erwünscht. Die dadurch verbesserte Hämostase sei nur am Rande erwähnt.

Bilaterale iliakale Aneurysmen können auch durch eine mediane Laparotomie angegangen werden. Dieser Zugang ist bei zentralem iliakalem Befall besonders geeignet (siehe auch Abb. 14-17 und 14-18). Bei peripherem iliakalem und insbesondere A.-iliaca-interna-Befall, wo das ganze kleine Becken von Aneurysmen ausgefüllt sein kann, ist wegen der engen Platzverhältnisse gelegentlich ein transaneurysmatischer Zugang – mit konsekutiver peripherer Kontrolle mittels Ballonkatheter – der einzige gangbare Weg zur Aneurysmasanierung. Je nach Situation müssen die einzelnen Abgänge revaskularisiert oder übernäht werden. Von einer zentralen Ligatur bei einem A.-iliaca-interna-Aneurysma im Sinne einer Thromboexklusion muß aber abgeraten werden, da diese Aneurysmen unter persistierendem Kollateralfluß nicht nur weiter wachsen, sondern auch rupturieren können. Beim dann notwendigen Eingriff handelt es sich um eine Notfalloperation mit entsprechend anspruchsvoller Problematik für Patient und Chirurg.

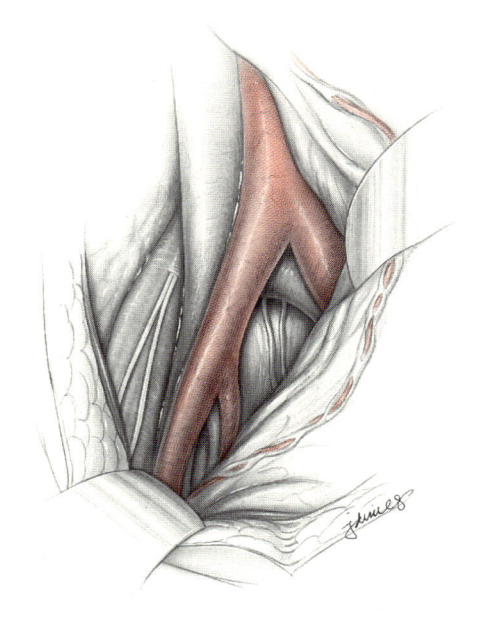

Abb. 14-41 Darstellung der rechten A. iliaca communis von der Aortenbifurkation bis über die Iliaka-Bifurkation hinaus (transperitoneal). Zwischen der Aortenbifurkation ist die V. iliaca communis links erkennbar. Kaudal davon sieht man die A. und V. sacralis mediana, welche bei ausgeprägtem Kollateralkreislauf ein respektables Kaliber aufweisen können (Cave: Blutungen!).

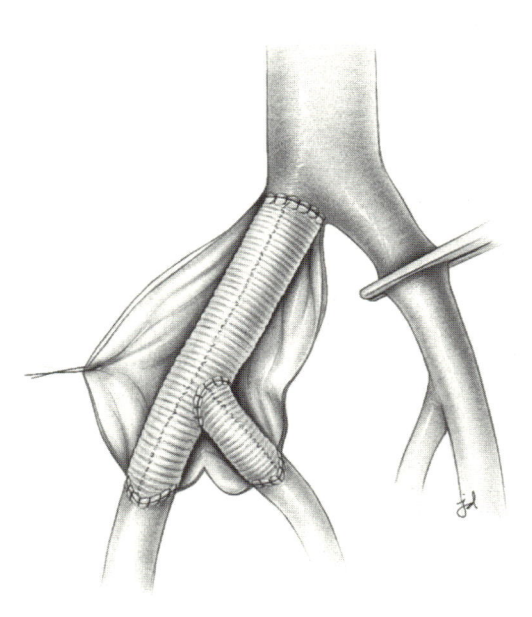

Abb. 14-42 Versorgung eines ausschließlich an den rechten iliakalen Arterien lokalisierten Aneurysmas mit separatem Anschluß der A. iliaca externa und interna.

Obstruktive Erkrankungen der Beckenarterien

Allgemeine Vorbemerkung

Wie bei Stenosen der Bauchaorta muß auch bei Einengungen der iliakalen Achse unterschieden werden:

- das Gefäßlumen obstruierende Prozesse mit normal großem äußerem Gefäßkaliber (atheromatöse Veränderungen),
- Flußbehinderungen bei kleinem Gefäßkaliber (hypoplastische Arteriensegmente, Status nach Bestrahlung bei M. Hodgkin u. ä.).

Besondere Beachtung verdient das obstruierte iliakale Gefäßsegment bei Status nach Thrombendarteriektomie. Während bei Status nach Thrombendarteriektomie mit initial gut perfundierter iliakaler Achse eine erneute Endarteriektomie möglich sein kann, ist bei Frühverschluß der Beckenachse und sekundärer Schrumpfung der endarteriektomierten Gefäßwand ein zweiter Endarteriektomie-Versuch nur in der Frühphase (innerhalb von Tagen) sinnvoll. Im chronischen Stadium mit fixierter Schrumpfung ist ein Interponat kaum zu vermeiden.

Technik

Abbildung 14-43 zeigt eine isoliert die A. iliaca communis befallende atherosklerotische Läsion rechts. Diese wird von der iliakalen Bifurkation aus durch eine longitudinale Arteriotomie angegangen. Nach dem Ablösen des atherosklerotischen Zylinders wird ein Ringdesobliterator eingeführt, der Endarteriektomiezylinder aufgeladen und schließlich von peripher nach zentral halbgeschlossen endarteriektomiert. Bei Vorhandensein eines Restlumens kann mit einem primär eingeführten Führungskatheter das Risiko einer Via falsa reduziert werden. Das Auftreten eines Einrisses kann damit jedoch nicht sicher ausgeschlossen werden. Im Fall einer plötzlich auftretenden signifikanten Blutung muß so schnell wie möglich die zentrale Kontrolle erlangt werden.

Cave
Bei halbgeschlossenen Verfahren mit Blutung ins Retroperitoneum ist dies gelegentlich nur an zunehmenden Schockzeichen zu erkennen!

Die zentrale Kontrolle kann meist durch Freilegen der zentralen Gefäße (A. iliaca communis, Aorta) und Setzen einer Klemme erreicht werden. Hier zeigt sich eindrücklich die im Abschnitt „Einleitung" besprochene Notwendigkeit bei gefäßchirurgischen Eingriffen, die ans Operationsfeld angrenzenden Gefäßstationen ebenfalls für die Operation vorzubereiten und entsprechend abzudecken. Alternativ kann – bei Platzmangel oder unübersichtlichen Verhältnissen – durch das Einführen eines Ballonkatheters (ipsi- oder kontralateral), Füllen desselben und Ausüben leichten, kontinuierlichen Zugs die Hämodynamik des Patienten schneller stabilisiert werden. Aller-

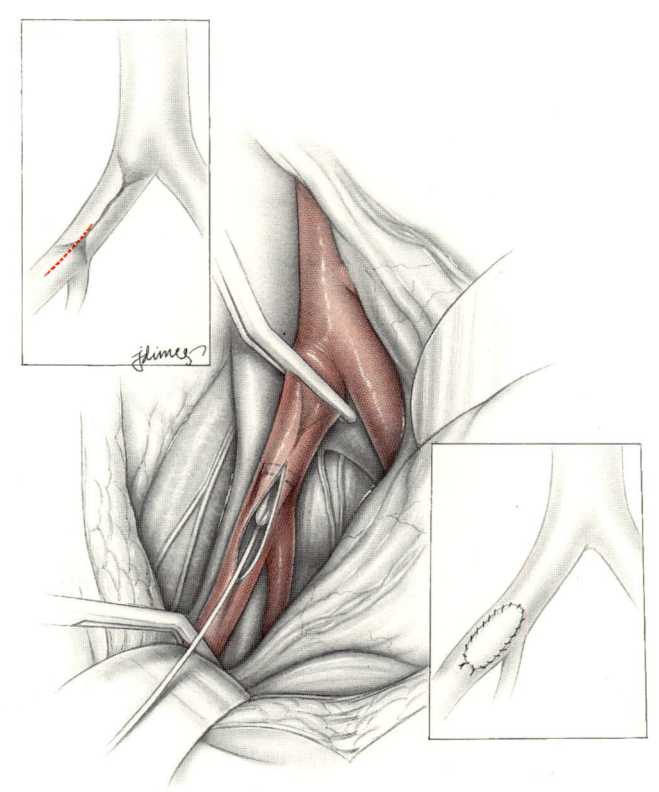

Abb. 14-43 Isolierte atherosklerotische Veränderung der A. iliaca communis (Schema im Inset oben).
Halbgeschlossene Ringdesobliteration der A. iliaca communis mit transiliakalem Zugang. Patchverschluß der Arteriotomie am A.-iliaca-externa-Abgang (Schema im Inset unten).

dings muß man berücksichtigen, daß ab diesem Zeitpunkt bei intraaortaler Lage des Okklusionskatheters die periphere Ischämie bilateral ist und damit zusätzlicher Zeitdruck entsteht.

Rechts in Abbildung 14-43 erkennt man die mit einem Patch verschlossene longitudinale Arteriotomie nach erfolgreicher halbgeschlossener Endarteriektomie. Bei unbefriedigender Endarteriektomie von peripher kann mit einem zweiten Zugang von zentral nachgeholfen werden (Abb. 14-44). Auch hier ist die quere Aortotomie, welche direkt verschlossen werden kann, nur bei gesunder Aortenwand sinnvoll – meist ist jedoch eine longitudinale Arteriotomie vorzuziehen. Diese ermöglicht es, bei unbefriedigender Endarteriektomie der iliakalen Achse entweder auf eine offene Endarteriektomie durch Verbinden diverser longitudinaler Arteriotomien umzusteigen (nicht gezeigt) oder die zentrale Anastomose eines Bypass ebendort (Seit-zu-End) zu erstellen.

Die halbgeschlossene Endarteriektomie der Beckenstrombahn ist auch von der Leiste bis zur Aorta möglich (Abb. 14-45). Gerade oberhalb der Arteriotomie wird das Gefäß mit einem Gefäßbändchen aus Silikon oder Latex angeschlungen. Mit dieser Tourniquetklemmung kann im Gegensatz zu einer Klemme ein variables Gefäßlumen offengehalten und trotzdem während intraarterieller Manipulationen ein exzessiver Blutverlust vermieden werden. Je nach Verkalkungsgrad der atheromatösen Läsionen kann es notwendig sein, über zusätzliche Arteriotomien verschiedene Zylindersegmente der Endarteriektomie separat zu entfernen (Standard: angedeutete Arteriotomien über der iliakalen oder aortalen Bifurkation; s. Abb. 14-45).

Der Erfolg einer Endarteriektomie kann intraoperativ auf verschiedene Arten evaluiert werden:

– Der nach adäquater Vorwarnung einfach durchzuführende „Spritztest" (Blut muß aus dem offenen Gefäß bis zu den Zehen des Patienten spritzen) hat den Vorteil, daß etwaige Gewebeteilchen ausgestoßen werden.

– Wesentlich aufwendiger sind intraoperative Arterioskopie oder Angiographie: Hauptvorteil ist – neben dem diagnostischen Wert für die Lösung intraoperativer Probleme – die Früherkennung residueller Intimalefzen, die zu Gefäßverschlüssen führen und/oder ungenügende periphere Perfusion bedingen (sofortiges Entfernen erspart dem Patienten eine Reoperation).

– Eine informative Lumenüberprüfung erreicht man auch mit dem sachten Durchziehen eines Ballonkatheters.

Beachte:
Bei ungenügender Perfusion und nicht behebbaren Reststenosen ist es selbstverständlich, daß zur Wiederherstellung der peripheren Versorgung sofort ein Bypass angelegt wird.

Vaskulotomie und Verschluß (siehe auch Kapitel 6 „Grundtechnik: ..."):

– Längsarteriotomie: Patchverschluß,
– Querarteriotomie (nicht erweiterbar!): Direktnaht möglich.

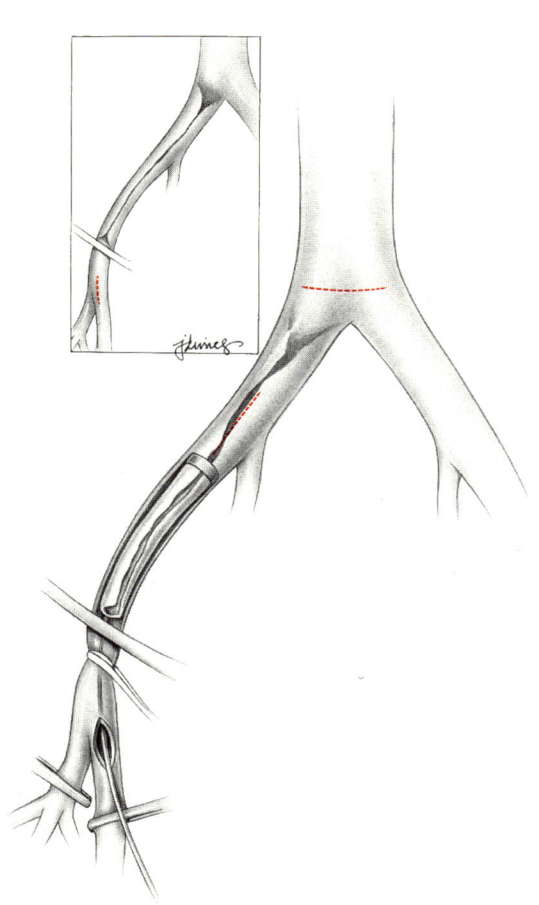

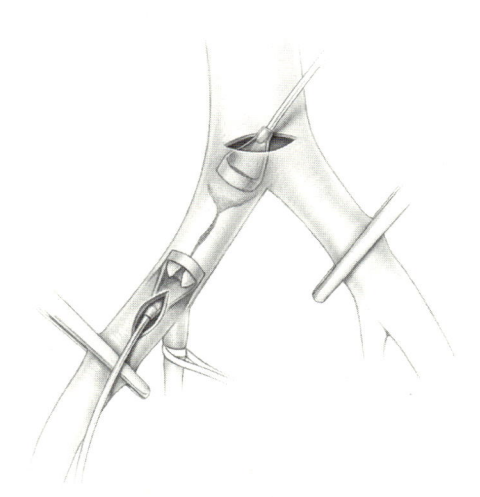

Abb. 14-44 Halbgeschlossene Endarteriektomie der A. iliaca communis von zentral und peripher.

Abb. 14-45 Halbgeschlossene Endarteriektomie der rechten Beckenstrombahn von femoral.
Inset: Arteriotomie über der A. femoralis communis, von wo aus der Endarteriektomiezylinder anpräpariert wird.
Nach dem Aufladen desselben mit dem Ringstripper wird die Endarteriektomie der Beckenstrombahn von peripher nach zentral durchgeführt. Zu diesem Zweck wird der Ringstripper unter abwechselnder Drehung im Uhrzeigersinn bzw. Gegenuhrzeigersinn langsam, jedem größeren Widerstand ausweichend, vorgeschoben. Bei noch offenem Lumen kann nicht nur die Gefahr einer Via falsa durch Schienung mit einem Ballonkatheter reduziert, sondern auch dem Risiko einer Embolisation auf die Gegenseite entgegengewirkt werden. Angedeutet sind ergänzende Arteriotomien über der Iliaka-Bifurkation bzw. der Aorta, welche der Endarteriektomie und/oder der Sequesterentfernung dienen können. Die oberhalb der Arteriotomie durchgeführte Gefäßumschlingung dient der variablen Okklusion des arteriellen Lumens während den intraarteriellen Manipulationen.

Aneurysmen der viszeralen Arterien

Aneurysmen der viszeralen Arterien werden entweder bei Ruptur oder aber anläßlich einer Abklärung aus anderen Gründen entdeckt. Die chirurgische Darstellung ist sowohl bei rupturierten Läsionen wie auch bei Begleitaffektionen (z. B. Pankreatitis) anspruchsvoll. Häufig können zentrale und periphere Kontrolle nur transaneurysmal erfolgen. Bei unsicheren Kontrollverhältnissen muß gelegentlich die suprazöliakale oder die untere thorakale Aorta temporär abgeklemmt werden, bis im Inneren des Aneurysmas Übersicht geschaffen werden konnte.

Es muß an dieser Stelle in Erinnerung gerufen werden, daß besonders die mesenterialen Gefäße (Arterien und Venen) relativ dünnwandig und fragil sind und eine ausdrücklich atraumatische Operationstechnik verlangen.

Truncus coeliacus

Nicht rupturierte Aneurysmen des Truncus coeliacus sind in der Regel symptomarm. Ziel des chirurgischen Eingriffs muß die Elimination des Aneurysmas und die Rekonstruktion der arteriellen Achse sein. Bei einem kleinen Aneurysma kann eine Resektion mit anschließender End-zu-End-Anastomose oder aber direkter Reimplantation in die Aorta erwogen werden. Bei größeren Aneurysmen ist, wie bereits oben erwähnt, die Kontrolle unter Umständen schwierig und bedingt eine temporäre aortale Abklemmung mit transaneurysmaler Kontrolle der zu- und wegführenden Äste.

Zugang: mediane Laparotomie, ggf. Resektion des Processus xiphoideus oder (partielle) Spaltung des Sternums (siehe auch Abschnitt „Zugangswege").

Abbildung 14-46 zeigt das Aufsuchen des Truncus coeliacus und seiner Äste: Leber und Gallenblase werden rekliniert. Das Omentum

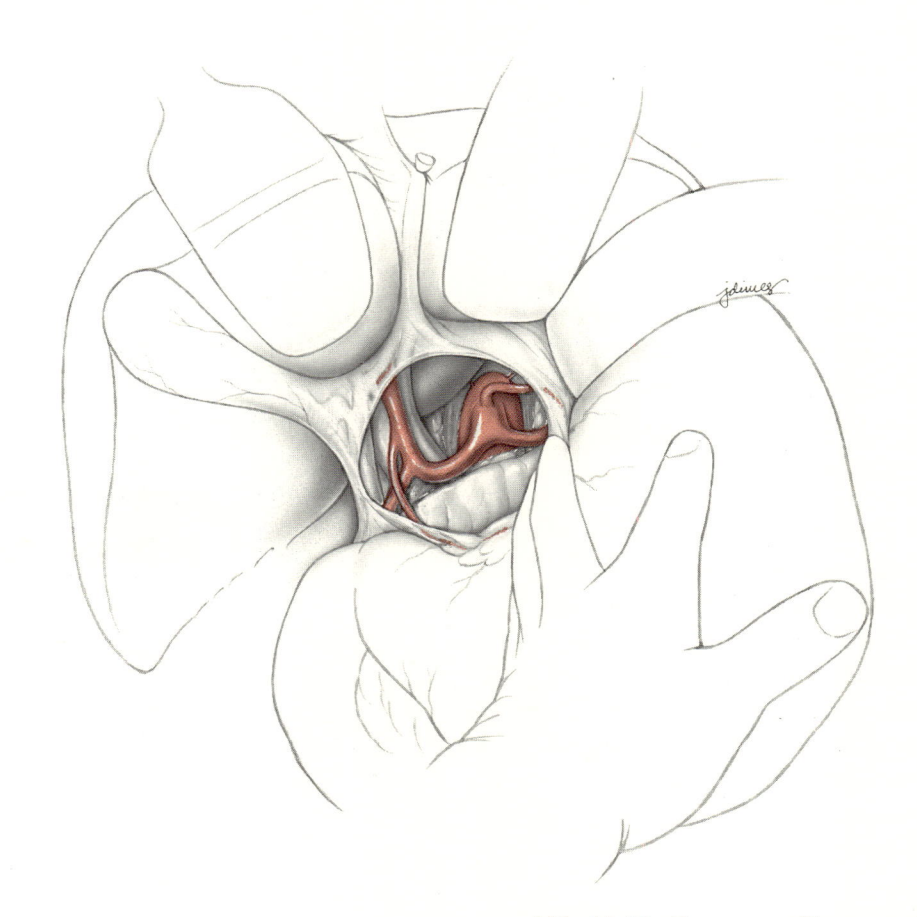

Abb. 14-46 Zugang zum Truncus coeliacus nach dem Eröffnen des Omentum minus. Proximal zur kleinen Kurvatur des Magens können der Truncus coeliacus und seine Äste (im Uhrzeigersinn: A. gastrica sinistra, A. splenica [lienalis], A. hepatica communis) identifiziert werden. Die A. hepatica communis gibt die A. gastroduodenalis ab, welche vertikal nach peripher zieht, und heißt fortan A. hepatica propria. Aus der letzteren zweigt vor ihrer Aufteilung in A. hepatica dextra und sinistra die A. gastrica dextra ab, welche wiederum zur kleinen Kurvatur des Magens zieht.

minus wird durch diskreten Zug am Magen (nach kaudal) angespannt und eröffnet. Oberhalb des Pankreas kann der Truncus coeliacus präaortal identifiziert werden. Zur besseren Darstellung des Ursprungs des Truncus coeliacus sowie der suprazöliakalen Bauchaorta empfiehlt sich die Spaltung der Crura diaphragmatica (Abb. 14-47). Laufende sorgfältige Blutstillung ist notwendig. Zur zuverlässigen Identifikation des Ösophagus muß vor Manipulationen im paraaortalen Bereich vom Anästhesisten eine dicke Magensonde eingelegt werden (fingerdick bei Erwachsenen). Die gut palpable Sonde wird dann mit dem umhüllenden Ösophagus nach links-lateral abgeschoben. Um noch mehr Platz zu gewinnen, kann der linke Leberlappen nach Durchtrennung der Appendix fibrosa hepatis vom Zwerchfell abgelöst und nach rechts luxiert werden.

Cave
Läsionen von Ösophagus, Milz oder Leber durch aggressiv geführte Haken!

Die Rekonstruktion kann endoaneurysmal mit venösen Interponaten erfolgen. Alternativ ist eine **obliterierende Endoaneurysmaraphie** mit konsekutiver Rekonstruktion der hepatischen Achse durch einen Bypass zwischen Aorta und A. hepatica communis zu erwägen. Die Bypassführung kann sowohl antegrad mit zentraler Anastomose (siehe Abb. 14-47) zwischen den Zwerchfellschenkeln (Erstellen der Anastomose bei partieller, tangentieller Ausklemmung der suprazöliakalen Aorta) als auch retrograd mit zentraler Anastomose an einer gut zugänglichen Stelle der infrarenalen Bauchaorta erfolgen (siehe auch Abschnitt „Obstruktive Erkrankungen der viszeralen Arterien").

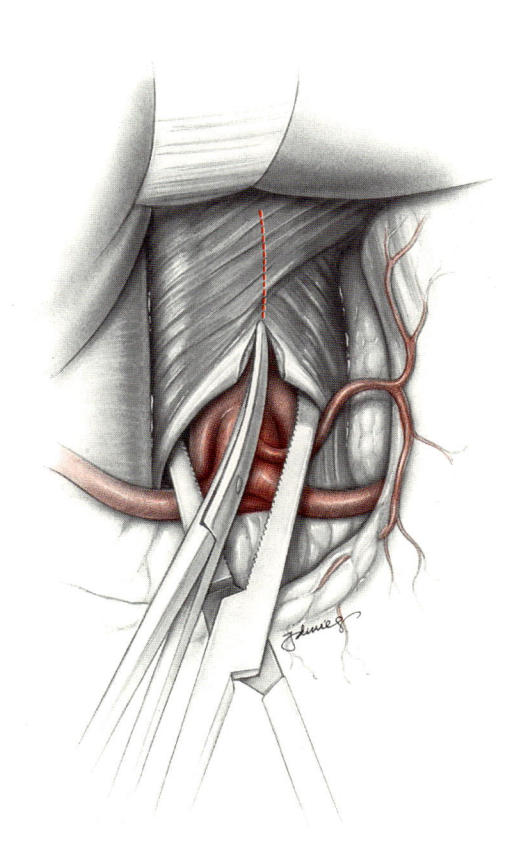

Abb. 14-47 Bei Eingriffen am Truncus coeliacus selbst oder an der suprazöliakalen Aorta empfiehlt es sich, die Crura diaphragmatica, welche die Aorta manschettenartig umschlingen, zu spalten. Die Blutstillung von A. phrenica dextra und sinistra darf nicht vernachlässigt werden!

A. mesenterica superior

Aneurysmen der A. mesenterica superior sind in 60% mykotischer Genese. Dies wird mit dem axialen Abgang der A. mesenterica superior aus der Aorta in Zusammenhang gebracht. Die Assoziation von Bauchschmerzen und Endokarditiden ist suggestiv.

Abbildung 14-48 zeigt die **transmesenteriale Darstellung** der A. mesenterica superior. Bei pulsierendem Gefäß ist dies relativ einfach, da ein pulsierendes Gefäß bis zur Wurzel des Mesenteriums verfolgt und dort das „Meso" eröffnet werden kann. Bei Pulslosigkeit ist die Identifikation der A. mesenterica superior anspruchsvoller. Durch Anheben des Colon transversum kann jedoch die A. colica media im Mesokolon identifiziert und nach zentral bis zum Ursprung aus der A. mesenterica superior verfolgt werden. Die A. mesenterica superior überkreuzt das Duodenum, pars III, unmittelbar medial der Flexura duodenojejunalis. Die entsprechenden Begleitvenen können je nach Ausrollung des Mesenteriums rechts oder links von den Arterien zu finden sein und ziehen zur Pfortader.

Beachte:
Die V. mesenterica superior überkreuzt die A. mesenterica superior je nach Ausbreitung des Mesenteriums anterior oder posterior.

> **Cave**
> **Die mesenterialen Gefäße sind fragil. Schonendes atraumatisches Vorgehen!**

Bei mykotischen Aneurysmen ist die **obliterierende Endoaneurysmaraphie** die Therapie der Wahl; alternativ kann auch ein autologer venöser Bypass durchgeführt werden. Bei einer Sanierung à froid beziehungsweise nicht-infektiöser Genese eines Aneurysmas der A. mesenterica superior kommen sowohl eine direkte Reimplantation in ein Neoostium der Bauchaorta als auch das Anlegen eines Bypass für die Rekonstruktion der arteriellen Achse in Frage.

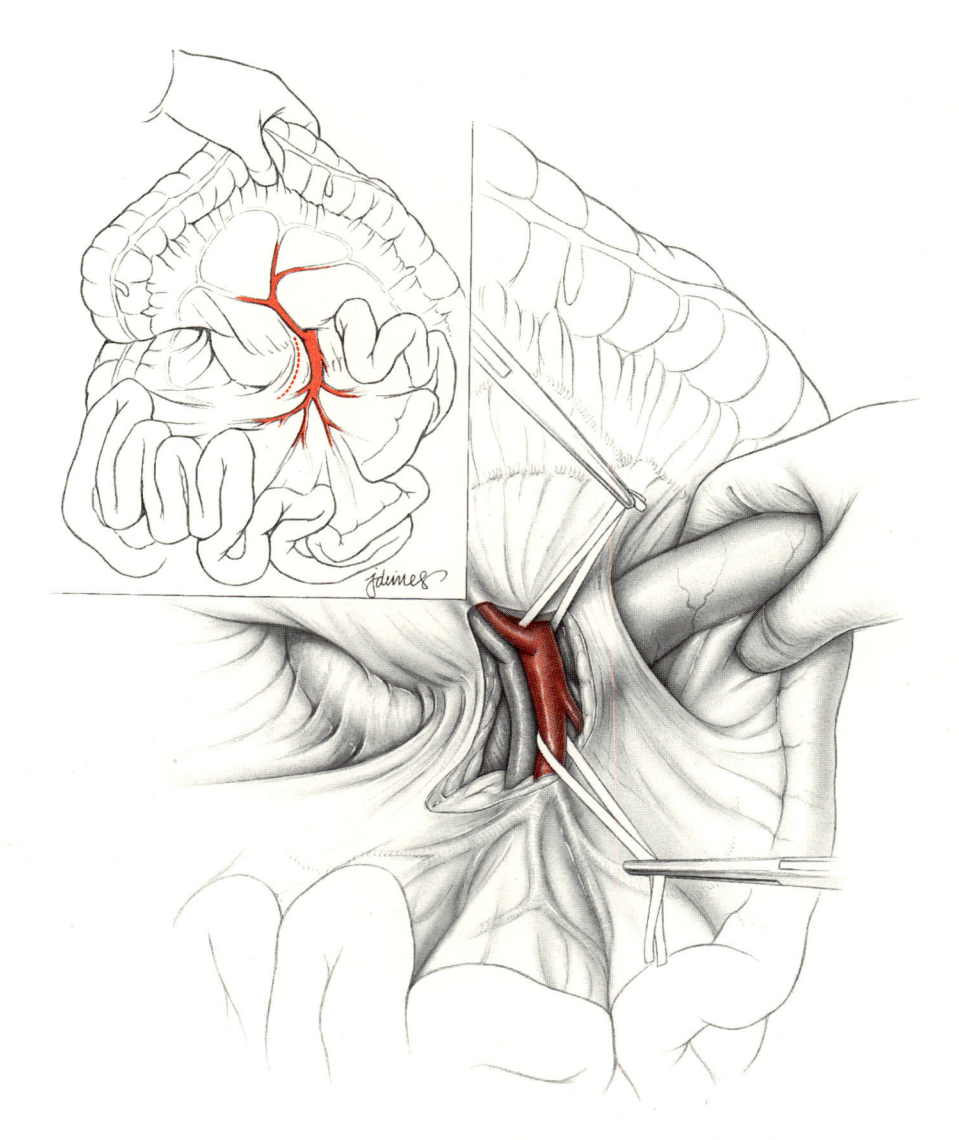

Abb. 14-48 Darstellung der A. mesenterica superior (transmesenterial).
Durch Anheben des Colon transversum kann die A. colica media im Mesokolon identifiziert und nach zentral bis zum Ursprung aus der A. mesenterica superior verfolgt werden (Inset).
Die A. mesenterica superior (angeschlungen) überkreuzt das Duodenum, pars III, unmittelbar medial der Flexura duodenojejunalis (Hand). Parallel dazu sind die entsprechenden Begleitvenen zu finden, welche schließlich nach rechts zur Pfortader ziehen.

A. splenica [lienalis]

Die häufigsten aneurysmatischen Läsionen viszeraler Arterien finden sich an der A. splenica [lienalis]. Die besonderen hormonalen und hämodynamischen Umstellungen während der Schwangerschaft, die portale Hypertension, mykotische Prozesse und die unmittelbare Nachbarschaft zum exokrinen Pankreas begünstigen die Ausbildung von Aneurysmen der Milzarterie.

Die chirurgische Taktik wird im wesentlichen durch die Aneurysmalokalisation bestimmt:

- Bei peripheren Aneurysmen kann die Aneurysmaresektion en bloc mit einer Splenektomie genügen.
- Bei retropankreatischen Aneurysmen wird das Prozedere durch die Größe des Befundes diktiert. Das kleine Aneurysma kann durch das Omentum minus oder das Lig. gastrocolicum angegangen werden. Eine einfache Exzision mit Ligatur der zentralen und peripheren Arterienstümpfe (Abb. 14–49) kann genügen, da die Rekonstruktion der arteriellen Achse in diesem Bereich (Abb. 14–49, Inset) wegen ausreichender Kollateralen nicht zwingend ist. Bei größeren retropankreatischen oder multiplen Aneurysmen der A. splenica [lienalis] kann jedoch eine kombinierte Splenopankreatektomie notwendig sein.
- Juxtazöliakale Aneurysmen der Milzarterie bergen neben dem Problem der technisch anspruchsvollen zentralen Kontrolle des Truncus coeliacus (siehe Abb. 14–46) die Gefahr einer Verletzung der A. hepatica communis. Unter schwierigen Bedingungen genügt eine obliterierende Endoaneurysmaraphie. Unter geregelten Verhältnissen ist jedoch die Rekonstruktion der Milzarterie mit einem venösen Interponat vorzuziehen, da dieses Vorgehen die Erhaltung der Milzfunktion ermöglicht.

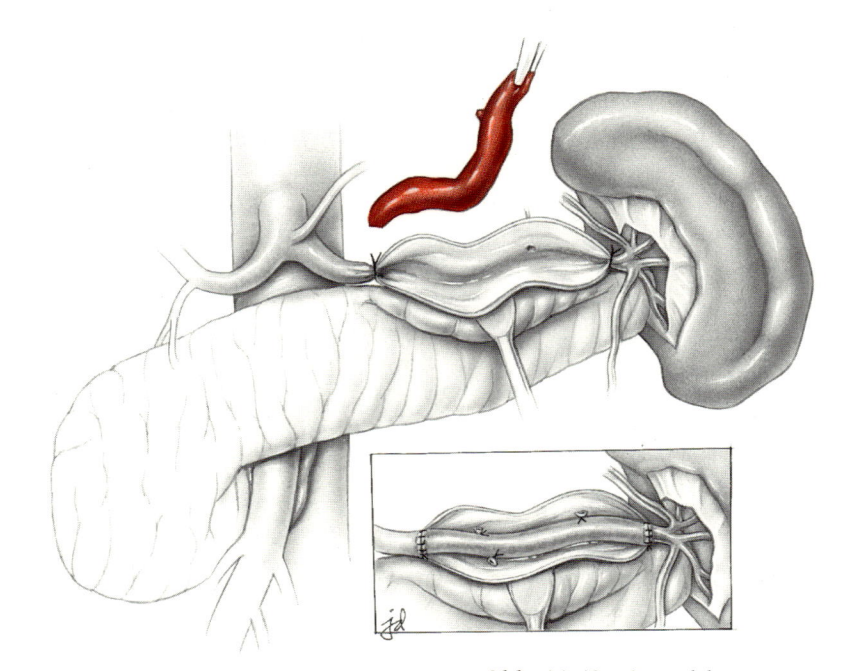

Abb. 14-49 Ausgedehnte aneurysmatische Veränderung der A. splenica [lienalis]. Ausräumung und Ligatur der Arterienstümpfe bei ausreichender Kollateralversorgung; ansonsten Rekonstruktion (Inset).

A. hepatica

Neben der Arteriosklerose als Ursache muß, zurückgeführt auf Läsionen anläßlich von Präparationen des Leberhilus, vor allem mit „iatrogenen" Aneurysmen der Leberarterien gerechnet werden. Schmerzen, Blutungen und Ikterus sind die häufigsten zu erwähnenden Symptome.

Das chirurgische Vorgehen wird auch hier von Lokalisation und Größe des Befundes diktiert. Aneurysmen der A. hepatica communis können sowohl von außen (bei kleineren Aneurysmen) als auch von innen (bei größeren Aneurysmen) kontrolliert werden. Die transaneurysmatische Kontrolle eines Aneurysmas der A. hepatica communis ist in Abbildung 14-50 dargestellt. Truncus coeliacus und A. hepatica propria sind hier mit je einem Okklusionskatheter blockiert. Falls die A. hepatica propria und die A. gastroduodenalis nicht blockiert werden müssen und damit eine Kollateralversorgung der Leber möglich ist, können die Reinigung des Aneurysmasacks und die Rekonstruktion der A. hepatica communis ohne Zeitdruck erfolgen. Andernfalls oder wenn die A. hepatica propria in das Aneurysma mit einbezogen ist, muß die Versorgung wegen der Leberperfusion zügig durchgeführt werden.

In Abbildung 14-51 werden oben die Entlüftungsmanöver („Flushen") und unten das fertiggestellte Veneninterponat bei dem in Abbildung 14-50 präparierten Leberarterienaneurysma gezeigt.

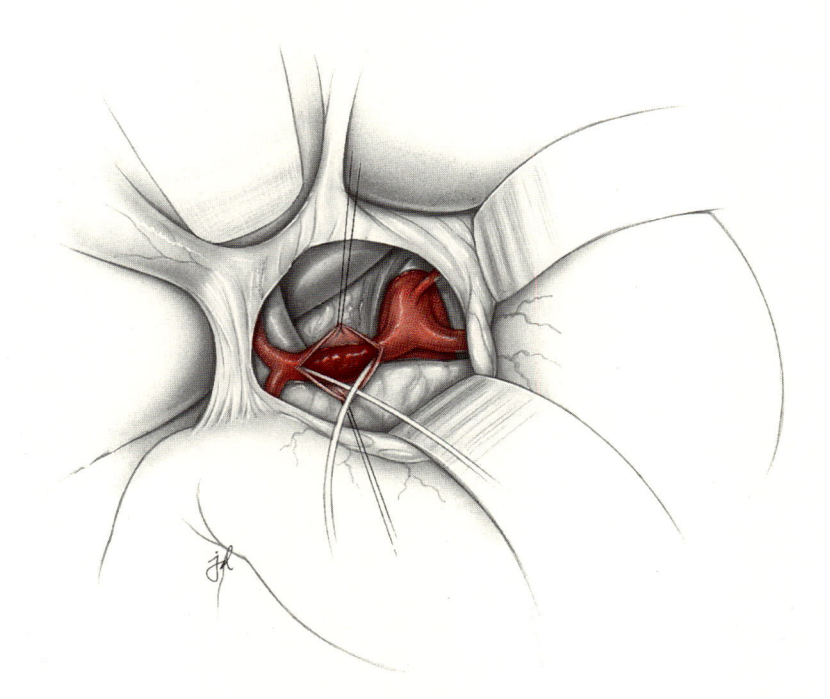

Abb. 14-50 Darstellung eines Aneurysmas der A. hepatica communis.
Eröffnen desselben durch longitudinale Arteriotomie und Kontrolle mit zwei Okklusionskathetern. Es folgt das Entfernen thrombotischer Auflagerungen.

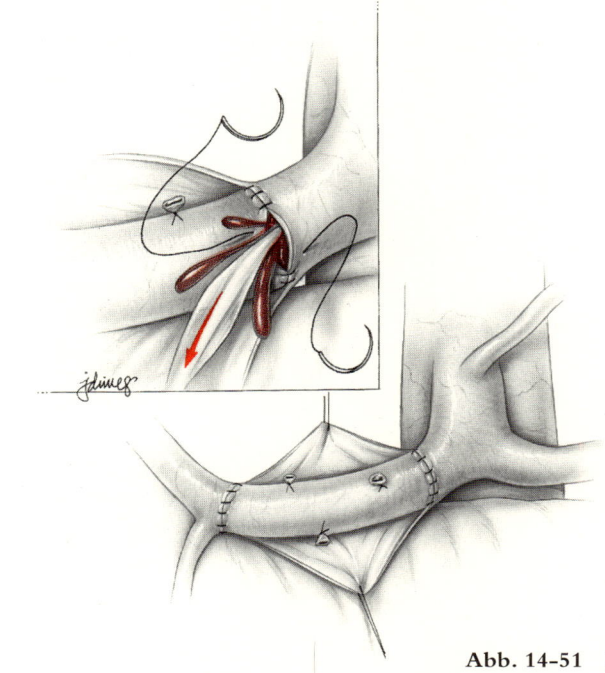

Abb. 14-51 Rekonstruktion der Gefäßstrombahn der A. hepatica communis.
Anlegen eines Veneninterponats, „Flush"-Manöver bei der Entfernung der Okklusionskatheter und Beenden der fortlaufenden Naht (Inset). Fertiggestellte Anastomosen End-zu-End vor Inklusion des Interponats.

Obstruktive Erkrankungen der viszeralen Arterien

Die Versorgung obstruktiver Läsionen der viszeralen Arterien muß von der Ätiologie der Erkrankung abhängig gemacht werden: Beim **akuten Ereignis** und bei einer relativ zentralen Embolie mit erhaltenem Kollateralfluß kann eine einfache **Embolektomie** durch eine quere Arteriotomie (nur bei gesundem Gefäß, ansonsten longitudinale Arteriotomie und Verschluß mit Patch) genügen, und es ist ein ebenso einfacher postoperativer Verlauf zu erwarten. Bei peripheren Embolien oder anderweitig kompromittiertem Kollateralfluß mit der Folge von ischämischen Darmnekrosen muß jedoch im Anschluß an eine an und für sich erfolgreiche Revaskularisation mit der Einschwemmung von toxischen Produkten aus dem nekrotischen Darm beziehungsweise aus dessen Inhalt gerechnet werden, die auch bei initial stabiler Hämodynamik den plötzlichen Tod verursachen können.

Die Resektion kritischer Darmsegmente mit Ausleitung des zentralen und peripheren Stumpfes ist deshalb besonders bei erfolgreicher Revaskularisation akut verschlossener intestinaler Arterien mit konsekutiver Reperfusion ischämisch geschädigter Bezirke zu empfehlen.

Bei der Sanierung **chronisch obstruktiver Prozesse** der viszeralen Arterien, welche bei der Assoziation von Angina abdominalis mit signifikantem Gewichtsverlust unumgänglich wird, muß zwischen luminalen beziehungsweise panarteriellen Läsionen unterschieden werden. Bei luminalen (z. B. atherosklerotischen) Läsionen kann primär eine Endarteriektomie erwogen werden. Diese kann direkt oder, falls abgangsnah, transaortal durchgeführt werden (siehe auch Abschnitt „Obstruktive Erkrankungen der Nierenarterien" sowie Abb. 14-59). Bei panarteriellen Prozessen, welche die Gefäßwand durchdringen (z. B. Takayasu-Arteritis) und eine Gefäßschrumpfung verursachen können, ist eine Endarteriektomie wenig erfolgversprechend und damit ein Bypassverfahren vorzuziehen.

Für die chirurgische Darstellung der einzelnen viszeralen Arterien verweisen wir auf die vorangehenden Abschnitte über die Aneurysmen der entsprechenden Arterien. In Abbildung 14-52 wird die simultane Revaskularisation von zwei viszeralen Versorgungsgebieten mit einem venösen Interponat gezeigt. Die Revaskularisation beginnt mit dem peripheren Graft-Ende, welches in die zentralste Viszeralarterie End-zu-Seit implantiert wird. Auf dem Weg zu einer gesunden Stelle der infrarenalen Bauchaorta werden weitere viszerale Gefäße mit prekärer antegrader Durchblutung mittels Seit-zu-Seit-Anastomosen versorgt. Schließlich wird der venöse „jumpgraft" in ein Neoostium der Aorta eingenäht. Alternativ kann auch ein antegrader Versorgungsmodus gewählt werden, wobei dann die zentrale Graft-Anastomose an der suprazöliakalen Aorta erstellt wird.

Die klassische Graft-Führung ist retrokolisch, aber antepankreatisch.

Es muß hier daran erinnert werden, daß sowohl die Arteriosklerose wie auch die Takayasu-Arteritis Systemerkrankungen sind. Bei der Diagnose „viszerale, arterielle Verschlußkrankheit" müssen alle viszeralen Arterienachsen abgeklärt werden. Dazu sind in der Angiographie neben den üblichen antero-posterioren Projektionen seitliche und schräge Aufnahmen notwendig.

Trotz häufig eindrücklicher Kollateralisation (oder gerade wegen der arteriellen Insuffizienz trotz eindrücklicher Kollateralisation) muß bei obstruktiver Erkrankung multipler viszeraler Gefäße eine komplette Revaskularisation (Truncus coeliacus, A. hepatica, A. mesenterica superior, A. mesenterica inferior) angestrebt werden. In jener Situation, das heißt bei Revaskularisation nur einer Gefäßachse trotz multiplen Befalls, ist der Patient bei einem Verschluß des einzigen Grafts wegen totalen Viszeralinfarkts (Mesenterialinfarkt plus Lebernekrose) unrettbar verloren.

Das sogenannte Lig.-arcuatum-Syndrom („Median-arcuate-ligament-", „Celiac-axis-" oder „Dunbar"-Syndrom) soll hier nur am Rande erwähnt werden. Es handelt sich dabei um eine angeborene Enge im Hiatus aorticus, die auf das den Hiatus aorticus überspannende Lig. arcuatum zurückgeführt wird. Die dadurch postulierte Minderdurchblutung im Truncus-coeliacus-Gebiet kann Angina abdominalis auslösen. Die Problematik steht im Widerspruch zum bekannt guten Kollateralisierungspotential der viszeralen Arterien, und es überrascht deshalb nicht, daß gelegentlich bei der Palpation des Truncus coeliacus anläßlich der Spaltung des Lig. arcuatum atheromatöse Plaques tastbar sind, welche dann zu einer klassischen Revaskularisation veranlassen. Wie bereits oben ausgeführt, muß gerade in diesen Fällen mit im Vergleich zur objektivierbaren Pathologie überproportionalen Symptomatik die präoperative Darstellung aller viszeralen Achsen gefordert werden (siehe Band VI, Kap. 11, „Mesenteriale Ischämie").

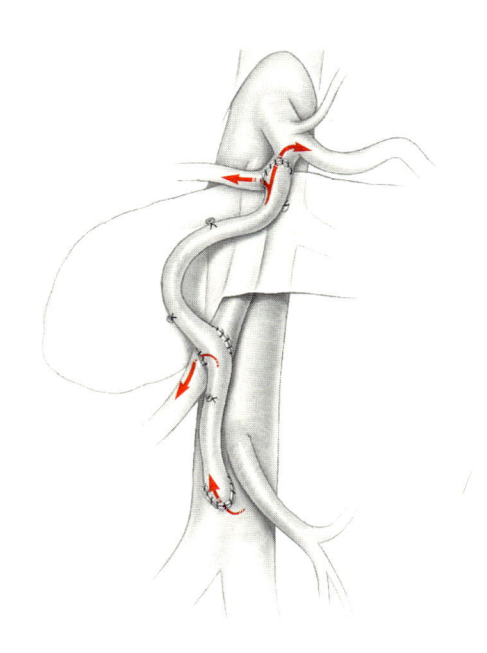

Abb. 14-52 Revaskularisation mehrerer viszeraler Gefäße mit einem venösen retrograden „jumpgraft".
Die Revaskularisation wird am peripheren Graft-Ende begonnen (hier: A. hepatica communis), wo eine End-zu-Seit-Anastomose erstellt wird. Auf dem Weg zu einer gesunden Stelle der infrarenalen Bauchaorta werden weitere viszerale Gefäße mit prekärer antegrader Durchblutung (hier: A. mesenterica superior) mittels Seit-zu-Seit-Anastomosen versorgt. Am Schluß wird das Veneninterponat in ein Neoostium der Aorta implantiert, nachdem ein adäquater Weg um die Wurzel des Mesenteriums gefunden wurde.

Aneurysmen der Nierenarterien

Die Indikationsstellung zur Sanierung von Aneurysmen der Nierenarterien erfolgt einerseits aufgrund des Aneurysmadurchmessers und andererseits im Rahmen einer Hypertonie, welche auf rezidivierende Embolien aus einem Nierenarterienaneurysma zurückgeführt wird. Bei Frauen in gebärfähigem Alter wird die Operationsindikation ab einem Aneurysmadurchmesser von 1 cm gestellt (Gefäßerweichung bei hormonaler Umstellung), während sonst die 2-cm-Regel gilt. Je nach Befall (unilateral oder bilateral) sowie dem Vorliegen von Begleiterkrankungen kann ein transperitonealer (mediane Laparotomie) oder ein extraperitonealer Zugang (Wechselschnitt) gewählt werden (siehe auch Abschnitt „Zugangswege").

In Abbildung 14-53 ist als Variante die Mobilisation der entsprechenden Kolonflexur gezeigt. Dieser Zugang ist besonders für die Darstellung des oberen Nierenpols und der Glandula suprarenalis geeignet. Bei klassischem Zugang zum Nierenarterienhauptstamm von infrarenal kann die Durchtrennung der V. suprarenalis nützlich sein (Abb. 14-54). Weiterer Terraingewinn kann mit der Durchtrennung der A. suprarenalis und der Mobilisation der Niere sowie durch die temporäre Durchtrennung der V. renalis sinistra erzielt werden. Bei erhaltener V. testicularis seu ovarica wird die Abklemmung der linken Nierenvene auch längerfristig toleriert. Andernfalls ist eine Reanastomosierung der beiden Venenstümpfe nach Abschluß der arteriellen Revaskularisation Pflicht (Nahtmaterial: Polypropylene der Fadenstärke 6-0; Naht fortlaufend mit lockerer Knotung am offenen Gefäß).

Abb. 14-53 Darstellung der A. renalis rechts nach dem Abpräparieren der rechten Nierenvene (angeschlungen). Cave: Ureter!
Inset: Zugang zur Niere mit Mobilisation der rechten (bzw. linken) Kolonflexur.

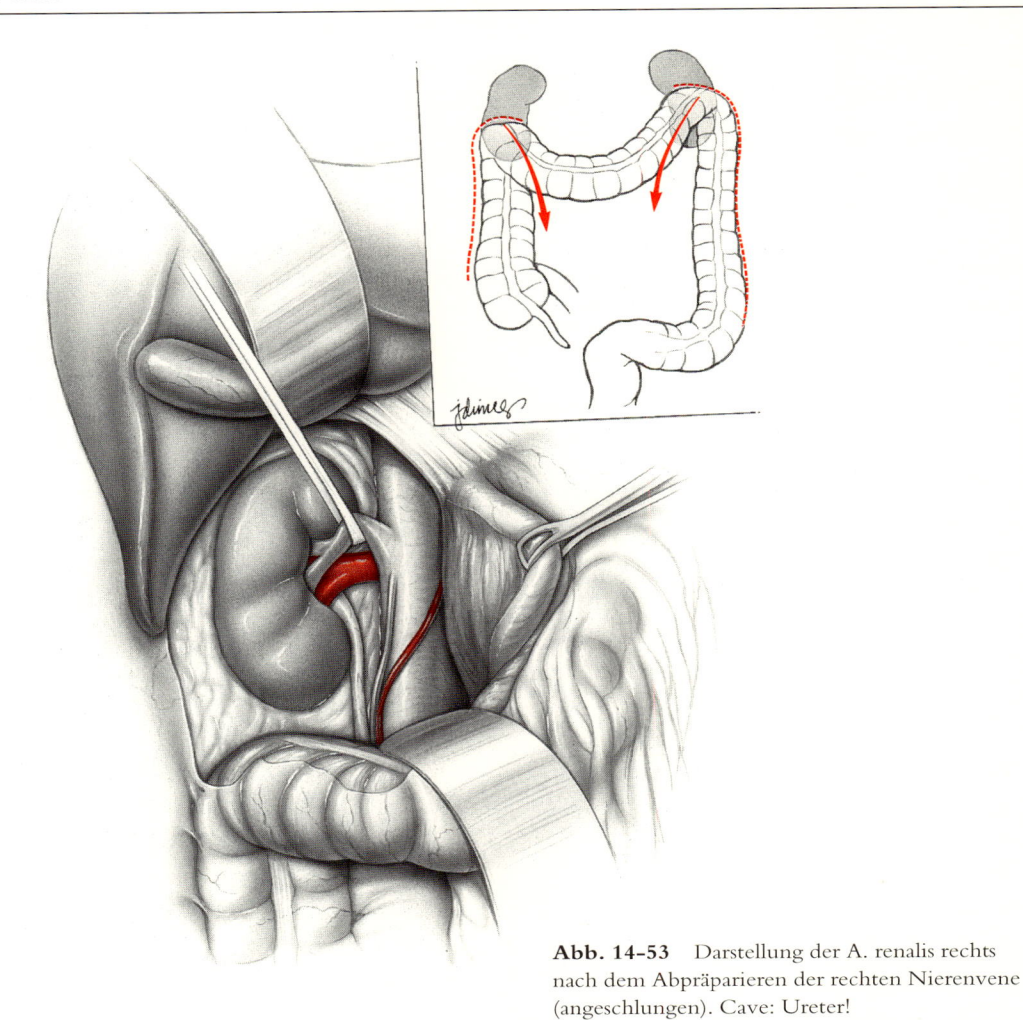

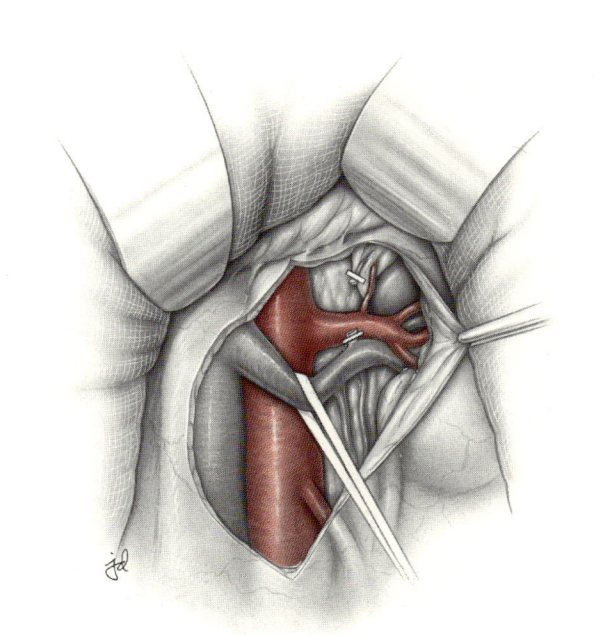

Abb. 14-54 Darstellung der linken Nierenarterie (transperitoneal) nach Mobilisation der linken Nierenvene.
Um mehr Platz zu gewinnen, wurde die V. suprarenalis links geclipt und durchtrennt. Für eine zusätzliche Mobilisation kann das analoge Clippen und Durchtrennen der A. suprarenalis nützlich sein (siehe auch Abb. 14-3 und 14-4).

Bei intrahilären Revaskularisationen ist jedoch die aus der Transplantationschirurgie abgeleitete „Werkbankchirurgie" zu empfehlen: Mobilisation der Niere aus ihrem Lager, Kanülierung der A. renalis und Perfusion der Niere mit kalter Perfusionslösung. In der Regel begnügen wir uns bei der Mobilisation der Niere mit der Durchtrennung von Vene und Arterie, was nach der hilären Rekonstruktion die Replantation der Niere in situ ermöglicht. Bei der früher üblichen Durchtrennung des Ureters (was zweifelsfrei noch mehr Bewegungsfreiheit gibt) war dagegen eine Transposition der Niere ins Becken mit iliakalem Gefäßanschluß und Reimplantation des Ureters in die Blase notwendig (analog einer Nierentransplantation).

In Abbildung 14-55 ist die Sanierung eines Hauptstammaneurysmas einer Nierenarterie gezeigt. Unter partieller Ausklemmung der Aorta wird der aneurysmatisch veränderte Bezirk mit einem Veneninterponat ersetzt. Bei Fehlen von adäquatem Bypassmaterial kommt auch ein prothetischer Ersatz in Frage (Abb. 14-55, Inset).
Bei multiplen Aneurysmen oder solchen, die mehrere hiläre Äste befallen, kommen grundsätzlich zwei Rekonstruktionstechniken in Frage: Größere Äste können mit separaten Grafts versorgt werden. Bei kleineren Ästen und insbesondere auch bei einer Vielzahl von rekonstruktionspflichtigen Anteilen wird man jedoch anstreben, die Bypasszahl durch Vereinigung einzelner kleinerer gesunder Gefäßanteile zu größeren Einheiten (mit entsprechend größerem Blutfluß) zu begrenzen.

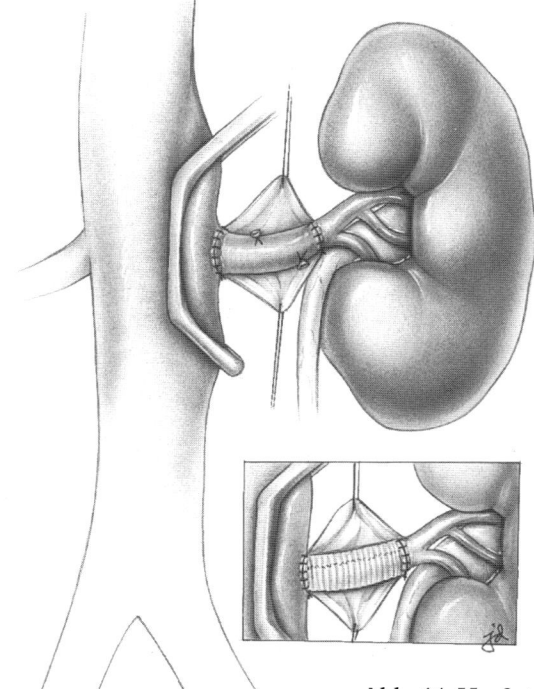

Abb. 14-55 Interponat (Vene bzw. Prothese) bei zentralem Nierenarterienaneurysma links.

Obstruktive Erkrankungen der Nierenarterien

Bei obstruktiven Nierenarterienerkrankungen können grundsätzlich drei Situationen mit verschiedenen Prognosen unterschieden werden:

1. die akute Embolie,
2. der chronisch stenosierende Prozeß,
3. der chronische Nierenarterienverschluß.

Während bei einer akuten Embolie die Embolektomie in der Frühphase indiziert ist, macht dieses Vorgehen bei einer „alten" Embolie wenig Sinn, da die Erhaltung des Nierenparenchyms einen signifikanten Kollateralfluß voraussetzt. Letzteres ist bei chronisch stenosierenden Prozessen in der Regel gegeben und ermöglicht auch bei schlußendlich verschlossenen Nierenarterien-Hauptstämmen die Reaktivierung der Nierenfunktion bei einer beträchtlichen Anzahl von Patienten. In dieser Patientengruppe ist das Vorhandensein eines peripheren Gefäßstumpfes sowie von genügend Nierenparenchym (Faustregel: Nierengröße 7 cm oder mehr) unabdingbare Voraussetzung für eine Revaskularisation mit konsekutiver Verbesserung der Nierenfunktion. Bei der Indikationsstellung zur Nierenarterienrevaskularisation ist also nicht der Stenosegrad, sondern es sind vielmehr die dahinterliegenden Gegebenheiten ausschlaggebend.

Bezüglich des zu wählenden Revaskularisationsverfahrens gilt auch hier wieder, daß nur endoluminale obliterierende Prozesse für eine Endarteriektomie in Frage kommen, wogegen bei transparietalen Erkrankungen von Anfang an ein Umgehungsverfahren zu empfehlen ist. Bei relativ aortennaher Stenose mit gesunder Nierenarterie kann eine Durchtrennung derselben mit Ligatur des zentralen Stumpfes und direkter Reimplantation in ein Neoostium der Aorta erwogen werden (Abb. 15-56). Dazu ist jedoch eine beträchtliche Mobilisation der Niere notwendig, da sich die durchtrennte Nierenarterie primär retrahiert und auch das Nierenarteriengewebe häufig recht zerreißlich ist. Dies ermöglicht eine spannungsfreie Anastomose. Am ehesten ist dieses an sich sehr elegante Verfahren (nur eine Anastomose, kein Interponat) bei Patienten mit einer gewissen Nephroptose und entsprechend langem Gefäßstiel durchführbar.

Bei kürzerem Gefäßstiel oder bei im gewünschten Bereich nicht einwandfreier Aortenwand ist ein Interponat vorzuziehen (Abb. 14-57). Die periphere End-zu-Seit-Technik ermöglicht die Erhaltung eines ante- und orthograden Blutflusses bei noch nicht verschlossenem Gefäß und reduziert das Verlustrisiko für das Organ bei eventuellem Graftverschluß.

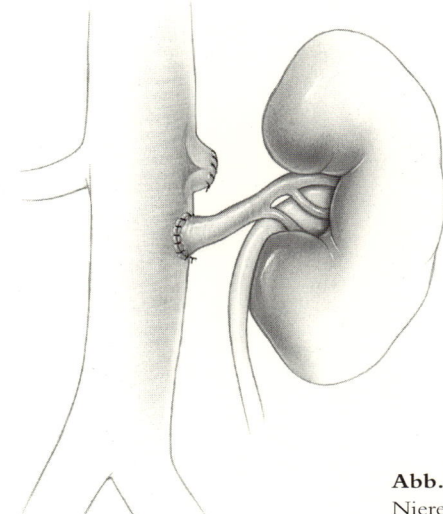

Abb. 14-56 Durchtrennung der linken Nierenarterie und direkte Reimplantation in die Bauchaorta nach Mobilisation der Niere. Der zentrale Stumpf wird ligiert.

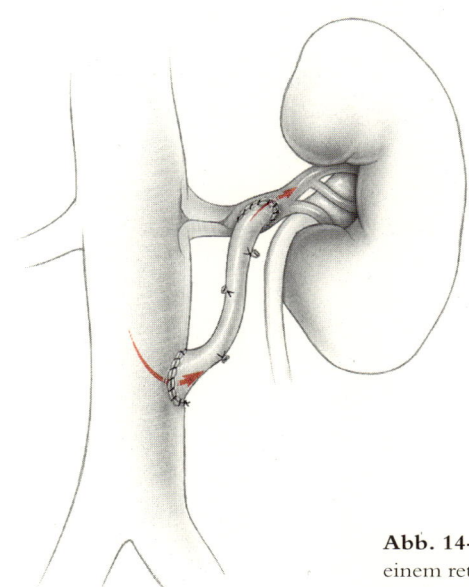

Abb. 14-57 Versorgung der A. renalis links mit einem retrograd angelegten venösen Interponat (End-zu-Seit).

In Abbildung 14-58 ist eine sogenannte offene Nierenarterien-Endarteriektomie dargestellt. Häufig läßt sich der Endarteriektomiezylinder bei den Nierenarterien (analog zu den viszeralen Arterien) auf der Organseite gut fein auslaufend beenden. Dies hängt mit der relativ dünnen Intima dieser Arterienabschnitte zusammen, welche auch die schon erwähnte Fragilität erklärt. Falls die Nierenarterie und/oder deren Verzweigung verdickt ist (palpatorisch oder visuell), muß die Endarteriektomie peripher unter Sicht und eventuell scharf beendet werden. Oft ist dann auch eine Refixation von abgehobenen Intimateilen notwendig (Nahtmaterial: Polypropylene, Fadenstärke 7-0).

Wegen der oft vorhandenen aortalen Begleiterkrankung mußte die Arteriotomie bis in die Aorta gezogen werden, um den Nierenarterienabgang einwandfrei darstellen zu können. Um eine neuerliche Abgangsstenose zu vermeiden, hat der obligatorische Patchverschluß an der longitudinalen Arteriotomie der Nierenarterie bis in die Aorta zu reichen (Abb. 14-58, Inset).

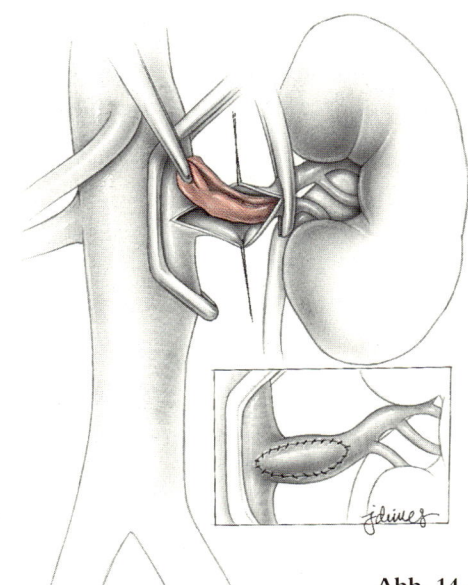

Abb. 14-58 Nach der Ausräumung thrombotischer Auflagerungen Endarteriektomie der A. renalis links und anschließende Patchplastik. Zur Vermeidung einer neuen Stenose müssen die Arteriotomie und der Patch unbedingt bis in die Aorta gezogen werden.

Bei primär aortalem, perirenalem Befall kann eine transaortale Endarteriektomie beider Nierenarterien durchgeführt werden (Abb. 14-59). Bei zarten peripheren Verhältnissen kann trotz geschlossener Endarteriektomie der Nierenarterien – wie oben ausgeführt – mit guten Offenheitsraten gerechnet werden. Eventuelle Zweifel sind mit einer intraoperativen Lumenüberprüfung mittels Arterioskopie auszuschließen. Andernfalls sind eine offene Endarteriektomie beziehungsweise ein Umgehungsverfahren vorzuziehen.

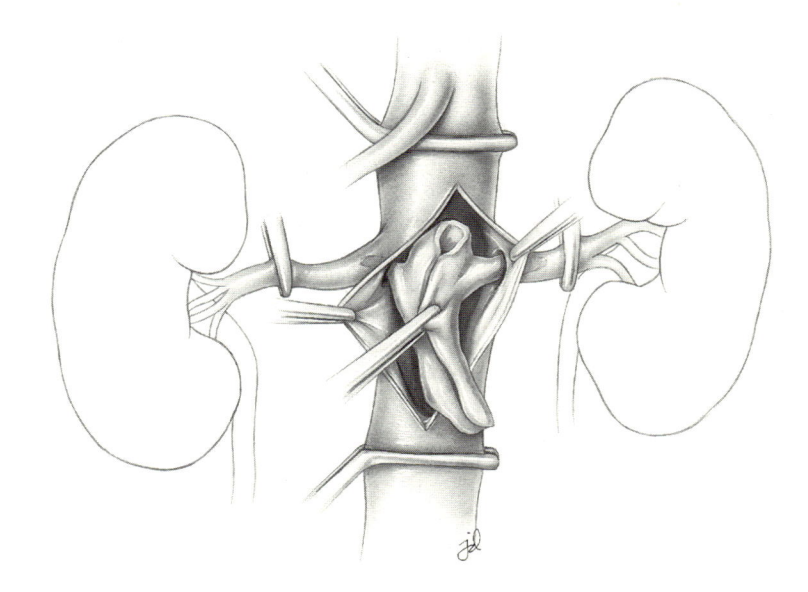

Abb. 14-59 Transaortale Endarteriektomie der Nierenarterienabgänge.

Das transaortale Endarteriektomieverfahren der Nierenarterien (siehe Abb. 14-59) kann auch in Ergänzung zur Sanierung von aortalen Läsionen verwendet werden, wobei man dann die suprarenale Arteriotomie (bei größerem Aortenkaliber) mit einer fortlaufenden Naht verschließt oder (bei kleineren Gefäßen: Gegenstück; siehe Abb. 14-23) eine plastische Erweiterung mit einer anterioren Graft-Zunge durchführt. Alternativ wird das in Abbildung 14-60 gezeigte Verfahren zur kombinierten Versorgung einer aortalen sowie renalen Läsion gewählt. Bei bilateralem Befall der Nierenarterien kann mit dem in Abbildung 14-61 gezeigten Verfahren eine Anastomose gespart werden.

Beachte:
Grundsätzlich empfiehlt es sich, bei kombinierten Revaskularisationen von renalen und aortalen Läsionen einen möglichst hohen Anteil der renalen Revaskularisation vor der Aortenchirurgie durchzuführen, da so der delikatere Teil des Eingriffs in einem relativ trockenen Operationsgebiet durchgeführt werden kann. Allerdings muß die Operation so geplant werden, daß die renale Ischämiezeit möglichst kurz ist (weniger als 20 Minuten bei Normothermie).

Weiterführende Literatur

1. Cooley, D. A.: Surgical Treatment of Aortic Aneurysms. Saunders, Philadelphia 1986
2. Cooley, D. A., D. C. Wukasch: Techniques in Vascular Surgery. Saunders, Philadelphia 1979
3. Crawford, E. S., J. L. Crawford: Diseases of the Aorta. Williams & Wilkins, Baltimore 1984
4. Lambert, W. C., D. B. Doty: Peripheral Vascular Surgery. Year Book Medical Publishers, Chicago 1987
5. McVay, C. B.: Surgical Anatomy. Saunders, Philadelphia 1984
6. Rob, C.: Vascular Surgery. Butterworths, London 1968
7. Segesser, L. K. von, F. Largiadèr, M. Turina: Surgical management of main renal artery disease. In: Lüscher, T. F., N. M. Kaplan (eds.): Renovascular and Renal Parenchymatous Hypertension, pp. 243–258. Springer, Berlin 1992
8. Segesser, L. K. von, I. Killer, R. Jenni, U. Lutz, M. Turina: Improved distal circulatory support for repair of descending thoracic aortic aneurysms. Ann.thorac. Surg. 56 (1993) 1373–1380

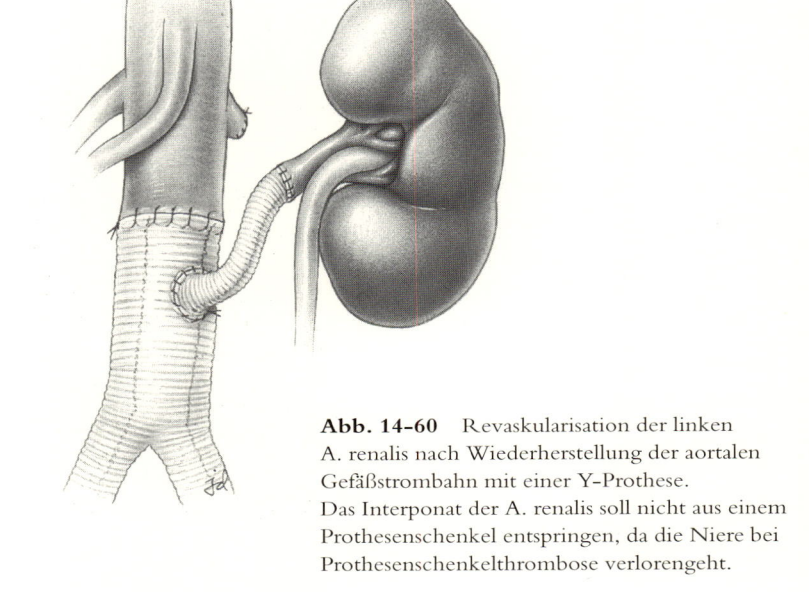

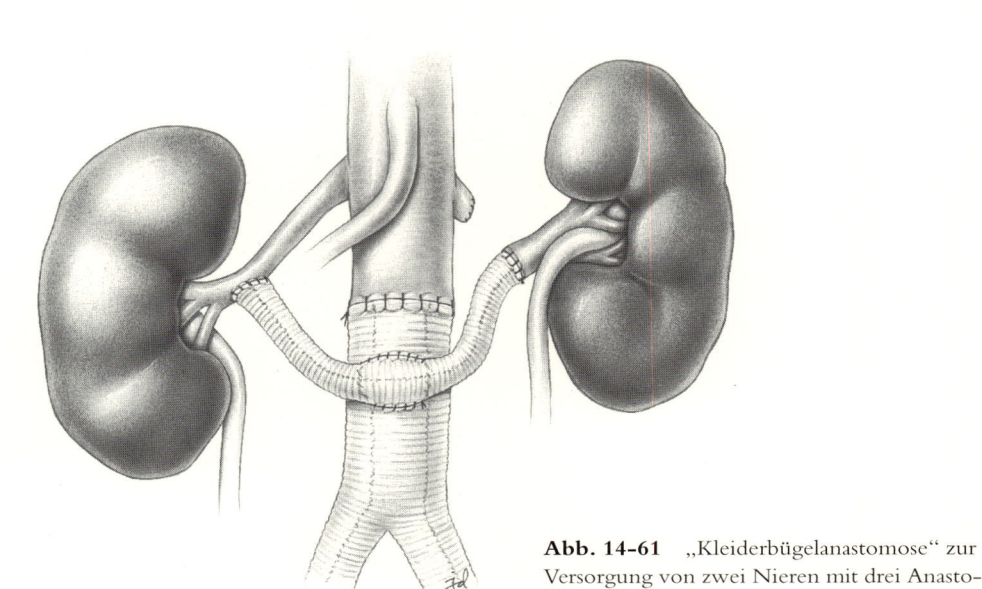

Abb. 14-60 Revaskularisation der linken A. renalis nach Wiederherstellung der aortalen Gefäßstrombahn mit einer Y-Prothese. Das Interponat der A. renalis soll nicht aus einem Prothesenschenkel entspringen, da die Niere bei Prothesenschenkelthrombose verlorengeht.

Abb. 14-61 „Kleiderbügelanastomose" zur Versorgung von zwei Nieren mit drei Anastomosen.

15 Extraanatomische Brücken: Rumpf, Becken und Leiste

K. Prenner, K.-H. Rendl und G. Kretschmer

Allgemeine Vorbemerkungen 189
Definition 189
Indikationen 189
Bewertung der verschiedenen Umleitungsverfahren 189
Wahl des Gefäßersatzmaterials 189
Präoperative Angiographie 189
Operative Belastung 189
Lagerung und Abdeckung 190
Operativer Zugang und Tunnelierung 190

Umleitungsverfahren 191
Axillo-(bi-)femoraler Bypass 191
Zugang 191
Operatives Vorgehen 191
Transversaler (Crossover-)Bypass 193
Zugang 193
Operatives Vorgehen 194
Obturator-Bypass 195
Zugang 195
Operatives Vorgehen 196

Drainagen und Wundversorgung 197

Komplikationen 197
Weiterführende Literatur 198

Allgemeine Vorbemerkungen

Definition

Der Terminus „extraanatomischer Bypass" impliziert die Führung eines Gefäßtransplantates abseits der normalen vaskulären Anatomie [2]. Die üblichen Varianten, die hier zu besprechen sind:

- axillo-mono-(bi-)femoraler Bypass,
- femoro-femoraler (Crossover-) Bypass,
- Obturator-Bypass.

Sie haben das Ziel, die Zirkulation in der unteren (peripheren) Körperhälfte zu erhalten oder wiederherzustellen [2, 5, 15]. Obwohl das Problem klar definiert ist, werden eine Reihe von Unterschieden in der Bewertung dieser Operationsmethoden rasch augenfällig.

Indikationen

Indikationen, bei denen die periphere arterielle Verschlußkrankheit als das zugrundeliegende Behandlungsproblem zu erkennen ist [10]:

- Anerkannte – beinahe absolute – Indikation ist der Infekt, meist im Gefolge einer gefäßrekonstruktiven Maßnahme entstanden, der die orthotope Plazierung eines Transplantates verbietet. Typische Beispiele hierfür sind der aortale Infekt oder die tiefe, aber isolierte Leisteninfektion [7].
- Relative Indikationen liegen vor, wenn das Risiko der Standardoperation an orthotoper Stelle hoch eingeschätzt wird bzw. lokale technische Probleme vermutet werden, die eine weiträumige Umgehung der Problemzone indiziert erscheinen lassen. Man bezahlt – mit einem geringeren Grad an Effizienz sowie vermehrter Häufigkeit von Folgeeingriffen – den Preis für die geringere Mortalität und Morbidität [2, 4].
- Die wohl umstrittenste Indikation ist die Verfahrenswahl des axillo-bifemoralen Bypass zur Umgehung eines infrarenalen symptomatischen Aortenaneurysmas [14], insbesondere da sich in zunehmendem Maße endoluminale Methoden in der Versorgung eines Aortenaneurysmas abzeichnen [8].

Dem stehen Indikationen gegenüber, die auf verschiedenste andere Ursachen zurückgeführt werden können, z. B. Zustand nach radikaler Lymphknotenausräumung der Leistenregion im Rahmen der Tumorchirurgie, therapeutische Röntgenbestrahlung, Infekte im Rahmen diagnostischer und therapeutischer Gefäßzugänge (Dialyseshunt-Chirurgie).

Bewertung der verschiedenen Umleitungsverfahren

Der Crossover-Bypass läßt, verglichen mit dem axillo-monofemoralen Bypass, Resultate erwarten, die einer orthotopen Rekonstruktion gleich- oder wenigstens sehr nahekommen [6]. Der axillo-bifemorale Bypass nimmt eine Zwischenstellung ein.
Erfahrungen mit dem Obturator-Bypass sind derart limitiert (in der Literatur insgesamt etwa 300 Patienten; meistens in kasuistischen Mitteilungen), daß die Indikationen zwar definiert werden konnten, aber Langzeitresultate noch fehlen [2, 13]; nur eine Arbeit hat die bis jetzt vorliegenden Resultate aus der Literatur zusammenfassend bewerten können [12].

Wahl des Gefäßersatzmaterials

Da meistens beträchtliche Distanzen zu überbrücken sind, die V. saphena aber oft nicht in entsprechender Dimension verfügbar oder ihr Einsatz nicht opportun (Zeitfaktor!) ist, sind vorwiegend alloplastische Materialien zu wählen. Im Prinzip kann jedwedes Gefäßersatzmaterial eingesetzt werden. Das Konzept, extern verstärkte Prothesen zu verwenden, ist aus theoretischen Überlegungen zu bevorzugen, obwohl dafür keine einschlägigen Studien zu finden sind.

Präoperative Angiographie

Es ist anerkanntermaßen wertvoll, diejenigen Stellen identifizieren zu können, welche für die Plazierung der Anastomosen geeignet erscheinen. In Notfällen muß jedoch darauf verzichtet werden (etwa bei einer massiven Blutung). Die Anastomosenstellen sind dann nur aufgrund von klinischen Gegebenheiten (Druckmessung, Doppler-Sonographie) oder von präoperativ vorhandenen Arteriographien, die eventuell von einem Voreingriff verfügbar sind, oder durch intraoperative Angiographie bzw. Probefreilegung zu bestimmen.

Operative Belastung

Man muß mit einer Narkosedauer von 2–4 Stunden und einem mittleren Blutverlust von 3 Einheiten rechnen.

Lagerung und Abdeckung

Der Patient wird auf dem Rücken mit leicht erhöhtem Oberkörper gelagert, der Arm auf der Spenderseite nicht maximal abduziert und der Kopf zur Gegenseite gedreht.

Ausnahme: Obturator-Bypass; dabei werden Wirbelsäule und Hüftgelenke überstreckt, um die Führung des Tunnelierungsinstruments durch das Foramen obturatum zu erleichtern. In der Abbildung 15-1 ist die Lagerung für das Vorgehen beim Obturator-Bypass dargestellt.

Das gesamte Abdomen sowie die für das Spender- bzw. Empfängergefäß bestimmte Extremität werden gewaschen und so abgedeckt, daß sie passiv bewegt werden können und ein ausreichender Zugang gewährleistet ist. Wir haben bevorzugt Inzisionsfolien zur Abdeckung der Haut verwendet; besonders dann, wenn die Gefahr einer Keimverschleppung (z.B. aus einer als infiziert anzusehenden Leistenregion) besteht.

Beachte:
Der Zugang für die Anästhesie ist so zu wählen, daß die A. axillaris zur Anlegung der zentralen Anastomose geklemmt werden kann (Blutdruckmonitoring!).

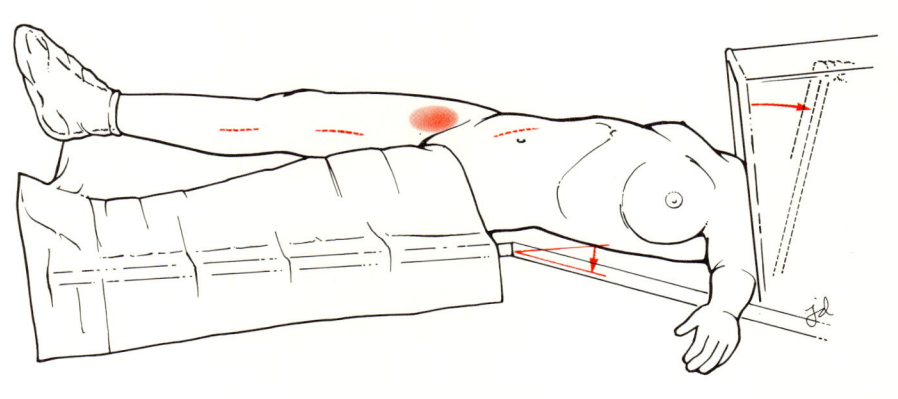

Abb. 15-1 Lagerung für das Vorgehen beim Obturator-Bypass.
Besonders die Überstreckung der Hüfte und die Verschiebung des Anästhesiebügels (siehe Pfeil) sind zu beachten, um die maximale Exkursion des Tunnelierungsinstruments zu ermöglichen. Die Zugangslokalisationen sind gestrichelt dargestellt.

Operativer Zugang und Tunnelierung

Man wählt die Standardzugänge zu den zentralen und peripheren Anschlußstellen. Auf der Stufe Becken ist der extra- oder der transperitoneale Zugang möglich.

Zur Tunnelierung für die langstreckigen Transplantate haben wir die Tupferzange nach Sims-Maier (siehe Abb. 15-10) gewählt, eine 65 cm lange und etwa 20 Grad gekrümmte Zange mit relativ stumpfen Branchen [3]. Um die Bohrung des Tunnels unter Heparinwirkung zu vermeiden, wird erst nach erfolgter Tunnelierung mit 100 I.E./kg KG systemisch heparinisiert.

Umleitungsverfahren

Axillo-(bi-)femoraler Bypass

Zur Anatomie: Wesentlich ist, daß für die zentrale Anastomose jener Abschnitt der A. axillaris herangezogen wird, der noch nicht den Schulterbewegungen ausgesetzt ist, d. h. so weit wie möglich zentral.

> **Cave**
> Nicht ausreichender und unübersichtlicher Zugang durch zu begrenzte Hautdesinfektion und Abdeckung!

Zugang

Durch die Abduktion kommt es am Arm zu einer Verschiebung des Trigonum deltoideopectorale (Mohrenheimsche Grube; Abb. 15-2a und b). Deshalb eignet sich der Zugang durch den oberen Anteil der Pars clavicularis des M. pectoralis major besser. Der Hautschnitt liegt also nicht parallel zur Clavicula, sondern eher in Richtung vorderer Achselbogen [9].

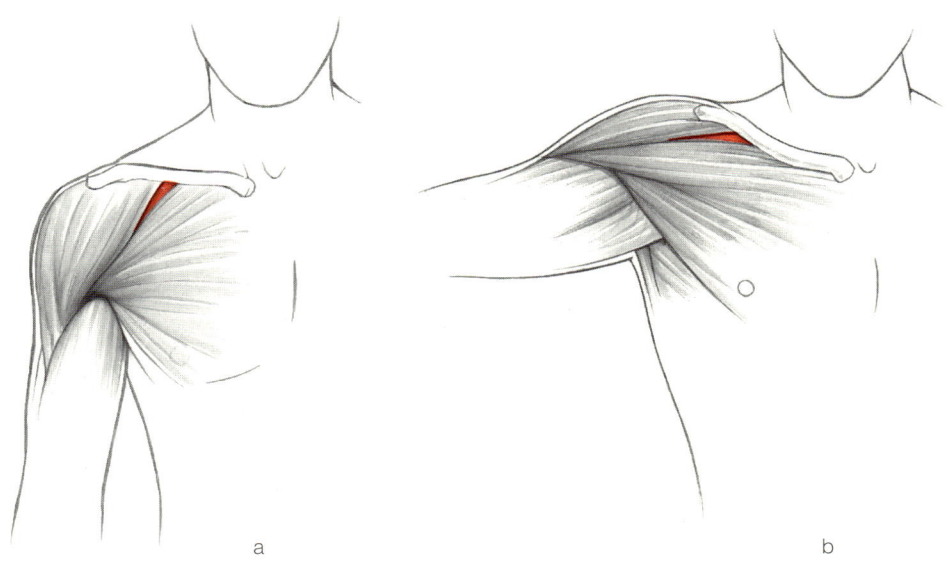

Abb. 15-2a und b In abduzierter Stellung des Arms verschiebt sich das Trigonum deltoideopectorale (Mohrenheimsche Grube). Dies ist für die Lage des Hautschnitts von Bedeutung (in Richtung vorderer Achselbogen).

Operatives Vorgehen

Freilegung der Femoralis-Bifurkation zur Prüfung des Anschlusses (siehe Kapitel 14, „Aorta abdominalis und ihre Äste"). Nach infraklavikulärem Hautschnitt Spalten des M. pectoralis major in Faserrichtung, Durchtrennung der Fascia clavipectoralis. Unter digitaler Pulskontrolle Präparation der A. axillaris durch das Fettgewebe (Abb. 15-3).

Quere Kerbung oder Durchtrennung des M. pectoralis minor von medial her. Wenn die A. thoracoacromialis im Stamm ventro-kaudal gerichtet ist, kann der Abgang nach ovalärem Ausschneiden in die Anastomose einbezogen werden. Die A. axillaris wird in genügendem Abstand (4–5 cm) mit Zügeln unterfahren. Zur Ausklemmung genügt meist eine mittlere Satinsky-Klemme, ein Vorgehen, das Platzvorteile bringt. Sie wird an die ventro-kaudale Zirkumferenz angelegt und nach oben gekippt. Dadurch kommt die Anastomose nach Freigabe nach kaudal ge-

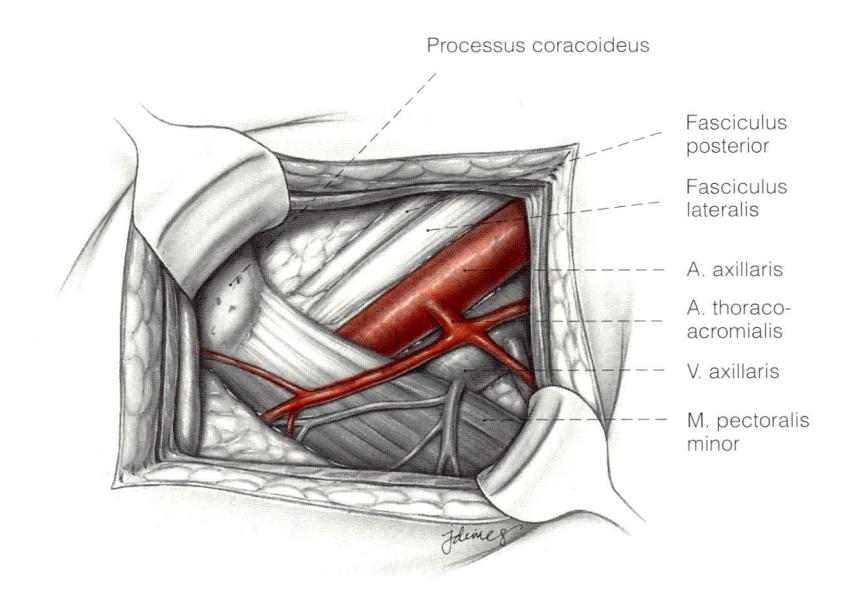

Abb. 15-3 Axillo-(bi-)femoraler Bypass: Zugang zur A. axillaris.
Für einen ausreichenden Zugang von 2–3 cm zur A. axillaris wird der M. pectoralis major in Faserrichtung gespalten.

richtet zu liegen (Abb. 15-4). Die Prothese verläuft meist zentral der V. axillaris. Wir bevorzugen die **rechtwinkelige** Anastomosenform. Die Anastomose kann aber auch geschweift angelegt werden (Abb. 15-5).

Beachte:
Die Naht soll im oberen Winkel begonnen und an der hinteren Zirkumferenz transluminal geführt werden. Bei kleinem Arterienkaliber sind an den Ecken wenigstens drei **Einzelknopfnähte** zu empfehlen; die verbleibende Nahtlinie wird fortlaufend genäht.

Cave
Schlitzung der Arterienwand durch zu festes oder brüskes Anziehen des Fadens (elastischer Bautyp der Arterienwand im supraaortalen Bereich)!

Der Blutstrom in den Arm wird gleich freigegeben, die sofortige Kontrolle des Radialis-Pulses empfiehlt sich. Tunnelierung von zentral dorsal des M. pectoralis major bogig lateral bis in Höhe Rippenbogen. Am Rippenbogen quere Hilfsinzision, anschließend weitere Tunnelierung von der Leiste nach zentral. Der Kanal ist tief subkutan zu führen; im Unterbauch eventuell durch die Externus-Faszie (vorher kerben!) unter Umständen mit einer zweiten Hilfsinzision (Abb. 15-6).

Cave
Torsion des Transplantates!

Die Torsion einer Prothese ohne „guide line" kann durch plattes Ausstreifen vermieden werden – man kann sich auf diese Art an den Kanten orientieren. Bei extern verstärkten Prothesen, die „preclotting" benötigen, verhindern Ringe das vollständige Aussaugen, da das Saugrohr meist zu kurz ist. Das Ausstreifen erfolgt mittels Fogarty-Katheter, oder es wird mit einem Angiokatheter ausgespült.

Beachte:
Längenreserve bei nicht längs-elastischem Prothesenmaterial (z. B. PTFE) berücksichtigen.

Eine PTFE-Prothese nicht „flushen", sondern im Refluxstrom füllen („Schwitzen der Prothese"). Prothesendurchmesser vorwiegend 8 mm, ggf. auch 10 mm.

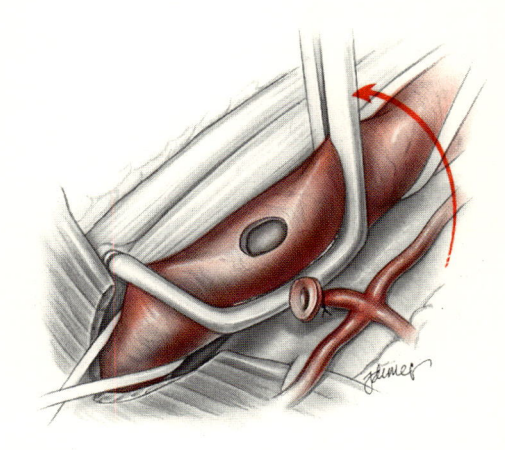

Abb. 15-4 Quere Kerbung (bzw. Durchtrennung) des M. pectoralis minor. Beim Anlegen der Satinsky-Klemme ist die Torsion des Gefäßes nach zentral (kranial) zu berücksichtigen. Zur Anastomosierung wird die A. axillaris – wenn möglich unter Einbeziehung des Ostiums der A. thoraco-acromialis – schmal ovalär eröffnet (Cave: Läsion der Hinterwand!).

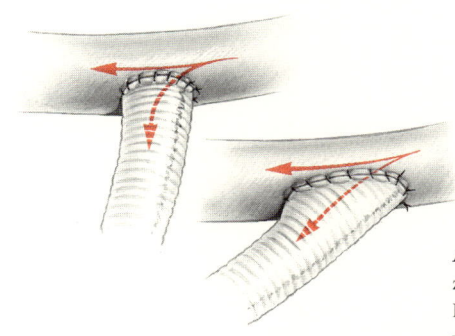

Abb. 15-5 Axillo-(bi-)femoraler Bypass: zentrale Anastomose an der A. axillaris. Nach Detorsion kommt die Anastomose an der vorderen unteren Zirkumferenz zu liegen. Möglicher Verlauf: geschweift oder rechtwinkelig.

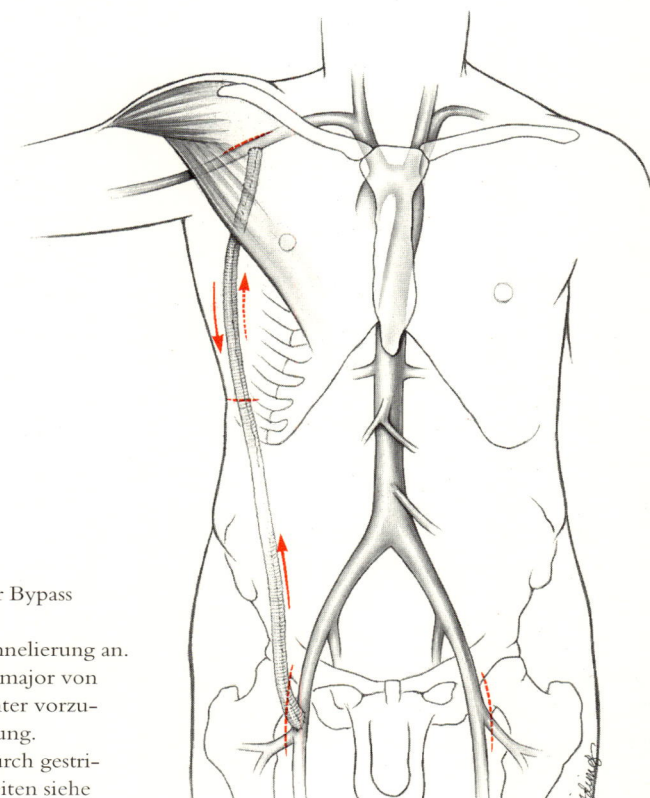

Abb. 15-6 Axillo-(bi-)femoraler Bypass (Schema).
Pfeile geben die Richtung der Tunnelierung an. Diese ist hinter dem M. pectoralis major von kranial nach kaudal technisch leichter vorzunehmen als in umgekehrter Richtung.
Die Lage der Hautinzisionen ist durch gestrichelte Linien bezeichnet (Einzelheiten siehe Text).

Transversaler (Crossover-)Bypass

Spendergefäß: A. femoralis communis, A. iliaca externa (siehe Abb. 15-7a und b) bzw. gegebenenfalls eine axillo-monofemorale Prothese oder ein aortofemoraler Prothesenschenkel (siehe Abb. 15-9c und d).

Zugang

Der Gefäßersatz kann subkutan oder präperitoneal geführt werden.

Vorteile der subkutanen Lage:
Technisch einfacher, die Funktionskontrolle ist durch den Patienten selbst jederzeit leicht möglich (Pulspalpation).

Nachteile der subkutanen Lage:
Bei Verlegung ventral des Lymphbündels ist besonders auf der Empfängerseite ein Knick möglich. Bereits ein subkutaner Infekt würde die Prothese und die benachbarte Anastomose betreffen.

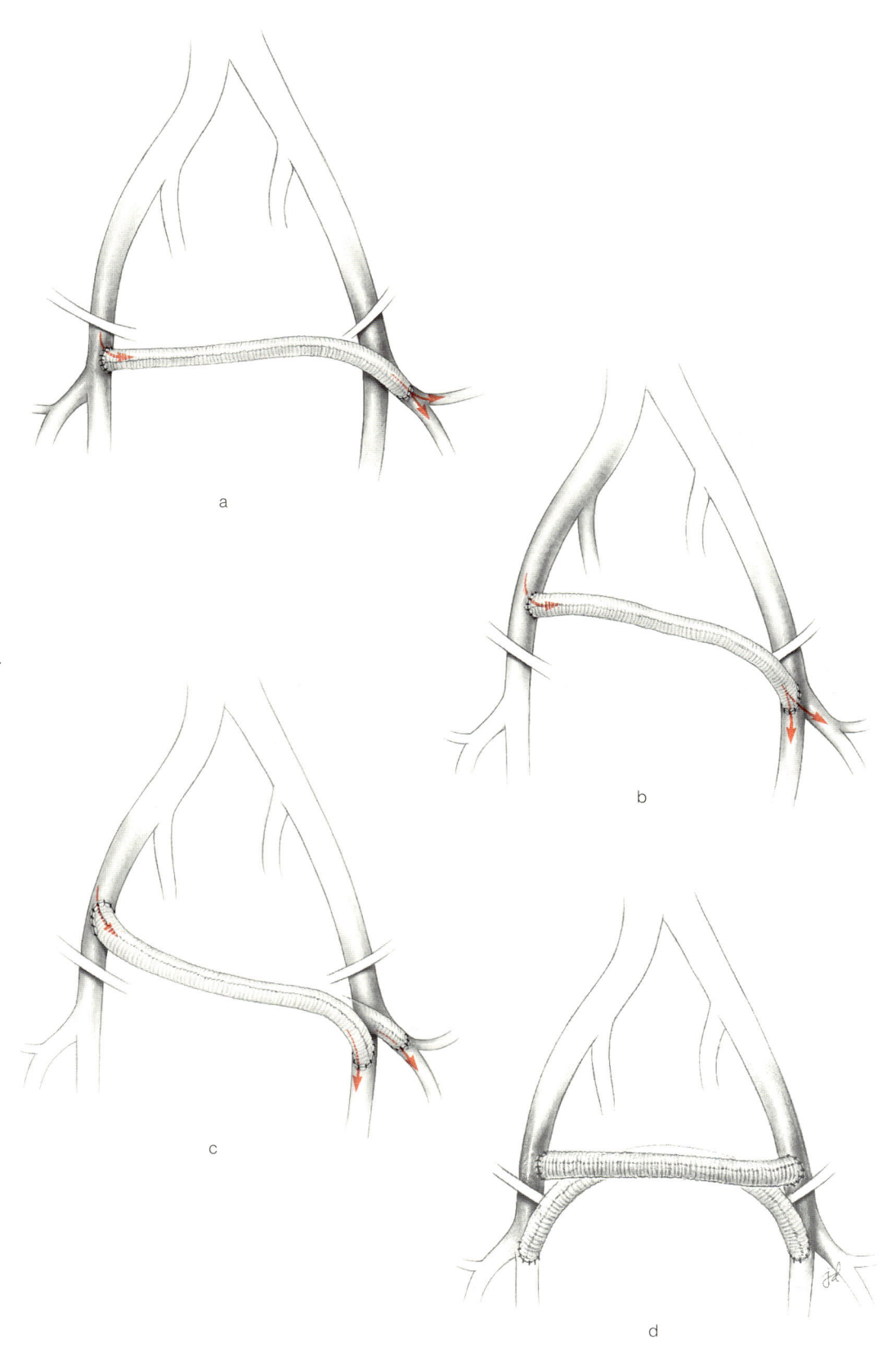

Abb. 15-7a bis d Transversaler (Crossover-) Bypass: Möglichkeiten der Anastomosierung. Auf Spender- und Empfängerseite sind verschiedene Lokalisationen mit mehr rechtwinkeligem Abgang bei Inzision unter dem Leistenband und mehr spitzwinkeligem Abgang bei suprainguinalem Anschluß durchführbar.
a) Rechtwinkeliger Anschluß auf Spenderseite unterhalb des Leistenbands zur A. profunda femoris der Empfängerseite.
b) Rechtwinkeliger Anschluß auf Spenderseite an der A. iliaca externa zur A. femoralis communis der Empfängerseite.
c) Spitzwinkeliger Anschluß an die A. iliaca externa auf Spenderseite. Auf Empfängerseite Anschluß je nach Gefäßmorphologie an die A. profunda femoris oder an die A. femoralis communis bzw. superficialis.
d) Prothesenverlauf präperitoneal quer oberhalb des Leistenbands.
Weitere Möglichkeit: Der sog. C-bogenförmige Prothesenverlauf kann eingesetzt werden, wenn beidseits an der Vorderseite der A. femoralis communis angeschlossen und die Prothese im nach oben gerichteten Bogen (präperitoneal oder subkutan) geführt wird.

Operatives Vorgehen

Wir bevorzugen die präperitoneale Lage im Cavum Retzii (Ausnahme: bei Vorliegen einer größeren Leistenhernie) mit rechtwinkeligem Abgang medial seitlich auf der Spenderseite und schräg verlaufendem Anschluß auf Empfängerseite Richtung Profunda (Abb. 15-7a bis d; Abb. 15-7d zeigt die Sonderform präperitoneal quer). Lage des Transplantates dorsal des Lymphbündels.

Beachte:
Der Unerfahrene neigt irregeleitet durch die *gespreizte* Wunde dazu, das Transplantat zu lange zu bemessen, was bei einer Verlegung ventral des Lymphbündels die Gefahr der Abknickung noch verstärkt (siehe Abb. 15-7b und Abb. 15-8).

Cave
Dissektion auf Spenderseite bei diffuser Sklerose!

Beim primären oder sekundären axillo-(bi-)femoralen Bypass sind auf der Spenderseite verschiedene Anastomosenvarianten möglich, wie sie in der Abbildung 15-9a bis d zusammenfassend dargestellt sind [1].

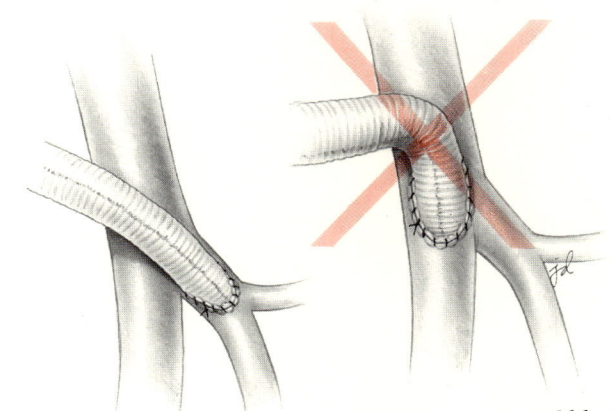

Abb. 15-8 Knickbildung der Prothese auf der Empfängerseite durch verschiedene Kautelen vermeiden (Einzelheiten siehe Text).

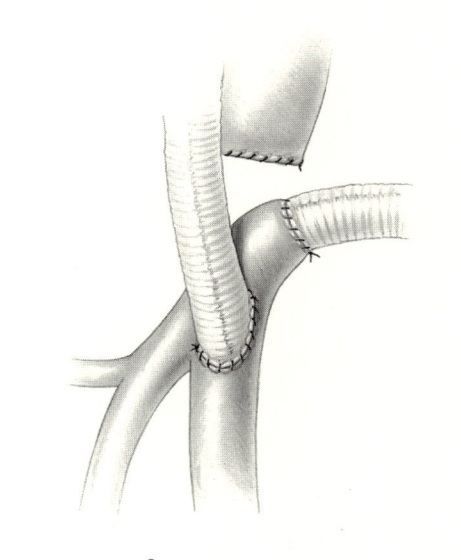

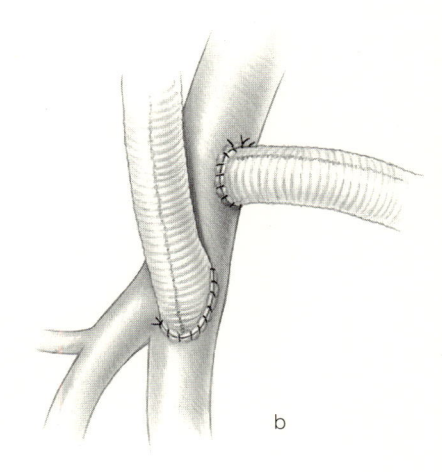

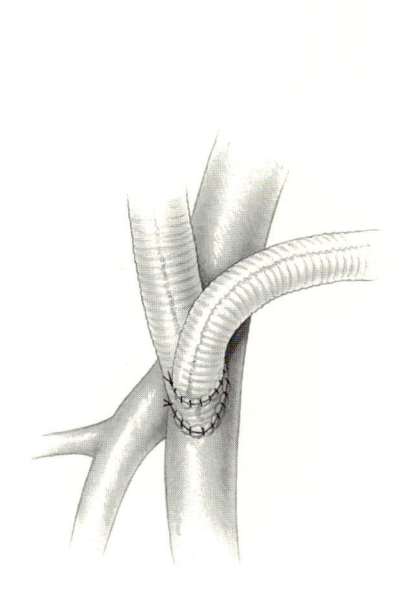

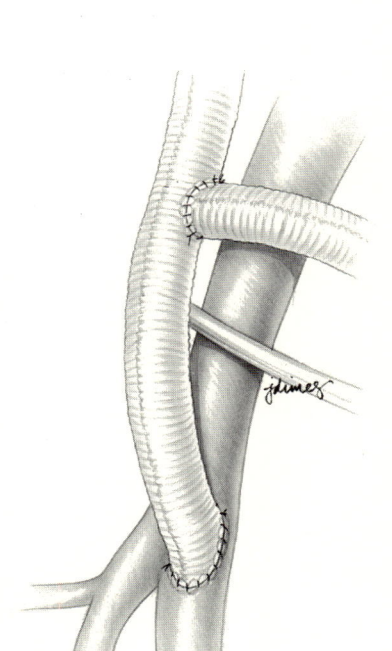

Abb. 15-9a bis d Diverse Crossover-Bypassvarianten bei zusätzlichen oder vorausgegangenen Rekonstruktionsverfahren (axillo-monofemoral, aorto- bzw. iliako-femoral).
a) Crossover-Anschluß quer End-zu-End an die durchtrennte A. femoralis communis als Spendergefäß.
b) Crossover-Anschluß quer Seit-zu-End an die A. femoralis communis.
c) Crossover-Bypass, auf Vorderseite einer zuführenden Prothese in der Leiste aufgesetzt.
d) Rechtwinkeliger Anschluß eines Crossover-Bypass suprainguinal an die axillo-monofemorale Prothese.

Obturator-Bypass

Lagerung des Patienten (siehe Abb. 15-1).

Zugang

Nach extraperitonealer Freilegung der Beckengefäße gibt vorsichtiges Abdrängen des Peritonealsacks mit Blase und Ureter nach medial einen guten Zugang zum Foramen obturatum (Abb. 15-10). Bei adipösen Patienten gelingt die Identifikation des Wegs durch die Membrana obturatoria besser durch digitale Palpation des scharfen Faszienrands als durch tatsächliche Sicht während der Präparation in der Tiefe des Beckens [3].

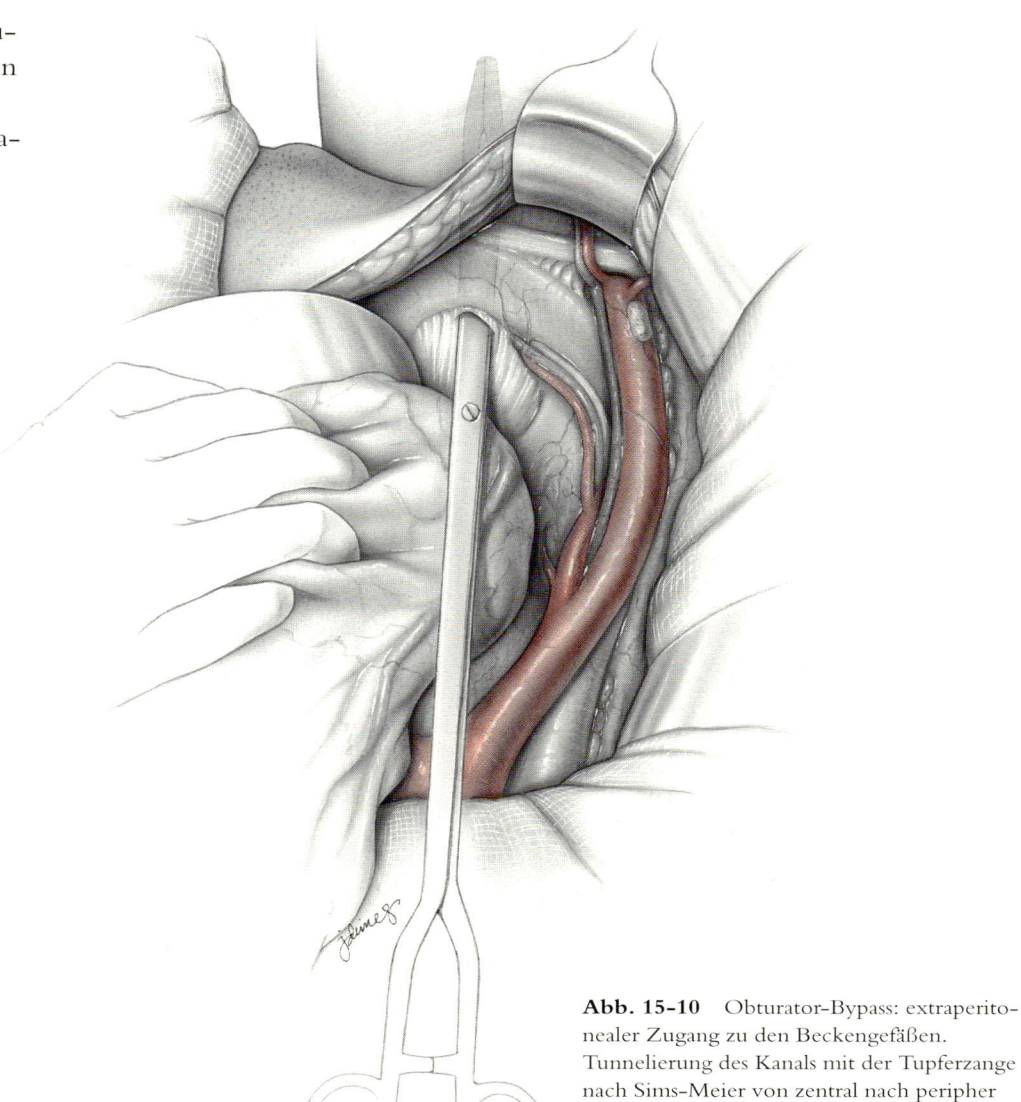

Abb. 15-10 Obturator-Bypass: extraperitonealer Zugang zu den Beckengefäßen. Tunnelierung des Kanals mit der Tupferzange nach Sims-Meier von zentral nach peripher (alternativ: von peripher nach zentral).

Operatives Vorgehen

Der wesentliche Punkt der Operation besteht in der Tunnelierung des Kanals aus dem Beckenbereich auf den Oberschenkel. Die Muskelgruppe der Adduktoren hat die Aufgabe, das neu verlegte Transplantat durch eine Barriere von gesundem Gewebe von der Problemzone Leiste zu separieren (Abb. 15-11).

Die zentrale Anastomose wird in Seit-zu-End-Technik angelegt, wobei die Plazierung (A. iliaca communis, A. iliaca externa) von den lokalen Gegebenheiten abhängig gemacht werden kann (siehe Abb. 15-11). Die periphere Anastomose kann zentral oder peripher des Kniegelenksspalts in Abhängigkeit von der Gefäßmorphologie konstruiert werden.

Beachte:
Richtiges Abmessen der Länge des Transplantates unter Berücksichtigung der Beweglichkeit des Kniegelenks und der Wahl des Gefäßtransplantates (Abb. 15-12).

Die korrekte und am wenigsten für Fehllagen anfällige Methode der Verlegung des Transplantates, ob von zentral nach peripher oder vice versa, ist umstritten. Manche Autoren gehen von zentral nach peripher vor, um der Harnblase und ggf. der Vagina sicher ausweichen zu können [6], während andere das Gegenteil mit der Begründung empfehlen, hinter den Adduktoren leichter das Foramen obturatum entrieren und penetrieren zu können, ohne die Vasa obturatoria in Mitleidenschaft zu ziehen [5].

Beim Rezidiveingriff im Becken haben wir dem transperitonealen Zugang zu den Gebilden des Beckens den Vorzug gegeben.

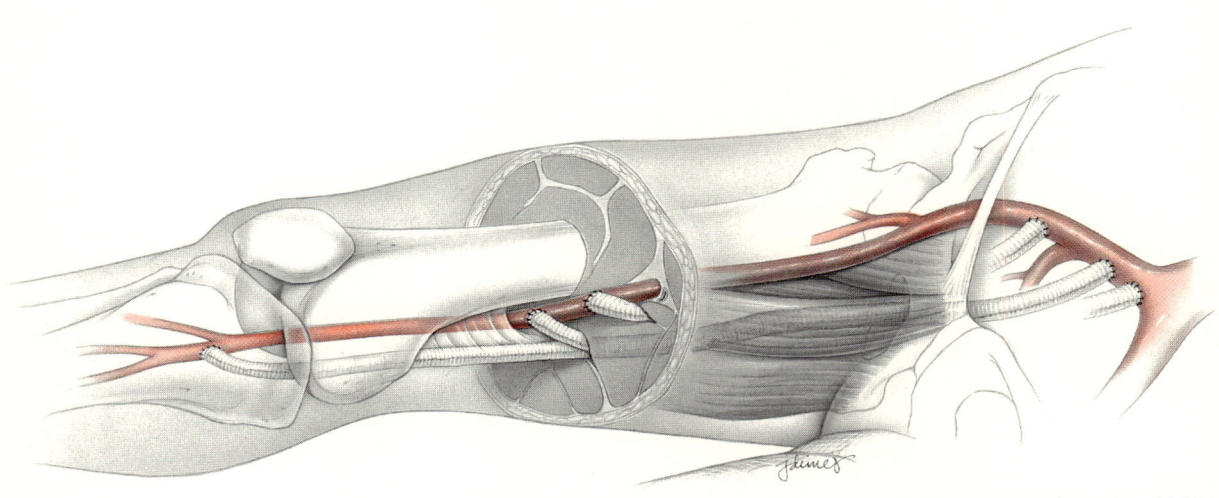

Abb. 15-11 Operationsfeld (von zentral nach peripher; Schema).
Lage des Gefäßtransplantates; Alternativen für die Positionierung der zentralen Anastomose (A. iliaca communis oder externa) und der peripheren Anastomose (supra- bzw. infragenual).

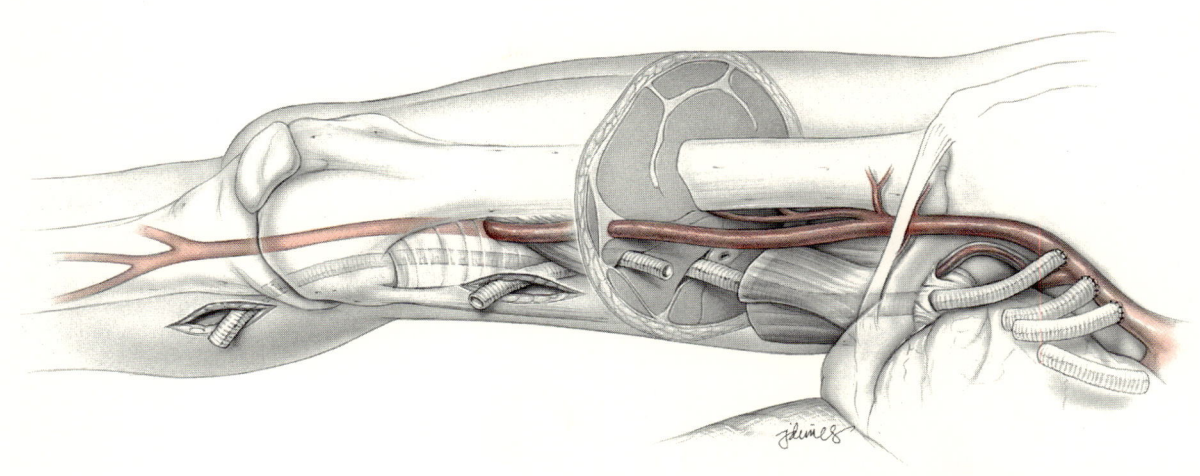

Abb. 15-12 Operationsfeld (von zentral nach peripher; Schema).
Zugang und Verlauf der verschiedenen Tunnelierungsvarianten. (Cave: die Wahl der Länge der Kunststoffprothese bei Kniegelenk-überschreitenden Operationen!)

Drainagen und Wundversorgung

Nach Freigabe der Zirkulation legen wir in aller Regel nahe den Anastomosen Saugdrainagen für 24–48 Stunden ein und schließen die Wunde in Schichten. Dies ist besonders wichtig, wenn nur wenig gesundes Gewebe zur Deckung des Transplantates vorhanden ist.

Wenn indiziert, erfolgt anschließend die Revision infizierter Wunden mit Débridement und Explantation von infiziertem Gefäßmaterial. Resultierende Defekte im Gefäßbaum sind unter dem Gesichtspunkt der sicheren Blutstillung und der maximal möglichen Erhaltung von Kollateralen zu versorgen (besonderes Vorgehen beim Obturator-Bypass in Abb. 15-13).

Um die antibiotische Therapie entsprechend modifizieren zu können, müssen bakterielle Kulturen abgenommen werden.

Komplikationen

Die üblichen Komplikationen nach weiträumigen Umleitungsoperationen können beobachtet werden. Der Zugang zu den Transplantaten ist aufgrund der extraanatomischen Position meist problemlos (oft in örtlicher Betäubung möglich).

Beim Obturator-Bypass bedeutet das Débridement der Leistenwunde eine Ausschaltung bzw. Verschlechterung der Zirkulation der A. profunda femoris in dieser Weise, daß Transplantatreokklusionen dann in aller Regel Ischämie-Syndrome verursachen, welche die Erhaltung der Extremität in Frage stellen. Die Bedeutung dieses Problems läßt sich daran erkennen, daß Nekrosen der Oberschenkelmuskulatur bei permeablem Transplantat – allerdings kasuistisch – mitgeteilt werden [13] und daß bei gegebener Amputationsindikation das Kniegelenk möglicherweise nicht erhalten werden kann.

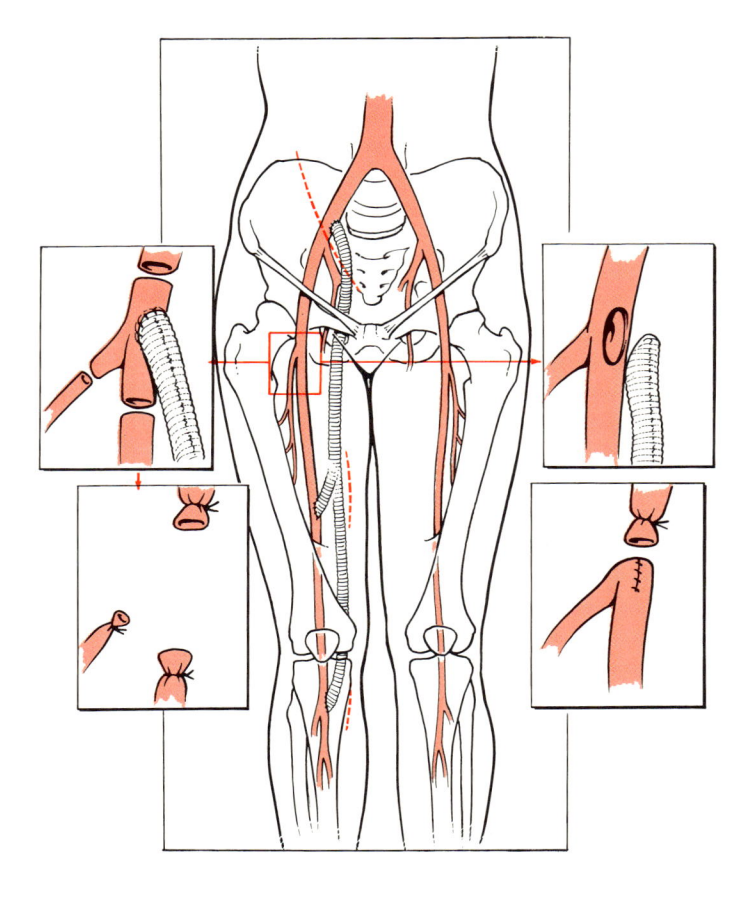

Abb. 15-13 Obturator-Bypass: Versorgung von Defekten im Gefäßbaum (Schema).
Sind nach Transplantatimplantation und Freigabe der Zirkulation das Débridement der infizierten Leistenwunde und ggf. die Explantation von vorhandenen Kunststoffprothesen erfolgt, werden etwaige Dehiszenzen der Arterie übernäht und – mit dem Ziel einer verläßlichen Blutstillung – eventuell die A. femoralis communis, A. profunda femoris und A. femoralis superficialis ligiert (siehe Insets).

Weiterführende Literatur

1. Bergentz, S. E.: Axillofemoral bypass. In: Greenhalgh, R. M. (ed.): Vascular Surgical Techniques. An Atlas, 2nd Edition, pp. 173–179. Saunders, Philadelphia 1989
2. Blaisdell, F. W.: Extraanatomic bypass procedures. World J. Surg. 12 (1988) 798
3. Brücke, P., F. Piza: Zur Indikation des Obturator-Bypass. Zbl. Chir. 93 (1968) 489
4. End, A., M. Staudacher, P. Donath, W. Schreiner: Der extraanatomische Bypass in der Therapie der aortoiliacalen Verschlußkrankheit. Wien. klin. Wschr. 101 (1989) 832
5. Greenhalgh, R. M.: Extra-anatomic and Secondary Arterial Reconstruction. Pitman, London 1982
6. Kretschmer, G., B. Niederle, M. Schemper, P. Polterauer: Extra-anatomic femoro-femoral crossover bypass (FF) vs. unilateral orthotopic ilio-femoral bypass (IF): an attempt to compare results based on data matching. Europ. J. vasc. Surg. 5 (1991) 75
7. Müller-Wiefel, H.: Atypische Umleitungsoperationen bei chronischen arteriellen Verschlüssen (Infektionen, Risikopatienten). In: Heberer, G., R. J. A. M. van Dongen (Hrsg.): Kirschner'sche allgemeine und spezielle Operationslehre, Band: Gefäßchirurgie. Springer, Berlin 1987
8. Parodi, J. C.: Endovascular repair of abdominal aortic aneurysms and other lesions. J. vasc. Surg. 21 (1995) 549
9. Platzer, W.: Bd. 1, Bewegungsapparat. In: Kahle, W., H. Leonhardt, W. Platzer (Hrsg.): Dtv-Atlas der Anatomie in 3 Bänden, 2. Aufl., S. 355. DTV, München; Thieme, Stuttgart 2. Aufl. 1978
10. Prenner, K., K.-H. Rendl, M. Bergmann, H. P. Paulowitz: Der axillofemorale Bypass im Wandel der Zeit (Indikation und Ergebnisse 1971–1988). Angio 12 (1990) 73
11. Rutherford, R. B., A. Patt, W. H. Pearce: Extraanatomic bypass: a closer view. J. vasc. Surg. 6 (1987) 437
12. Sautner, Th., B. Niederle, F. Herbst, G. Kretschmer, P. Polterauer, K.-H. Rendl, K. Prenner: The value of obturator canal bypass. Arch. Surg. 129 (1994) 718
13. Sheiner, N. M., H. Sigman, A. Stilman: An unusual complication of obturator foramen arterial bypass. J. cardiovasc. Surg. (Torino) 10 (1969) 324
14. Trede, M., L. W. Storz, Ch. Petermann, U. Schiele: Pitfalls and progress in the management of abdominal aortic aneurysms. World J. Surg. 12 (1988) 810
15. Weimann, G., G. W. Hagmüller, O. Wagner, P. C. Maurer (Hrsg.): Extraanatomische Eingriffe am Gefäßsystem. 15. Jahrestagung d. Öst. Ges. f. Gefäßchirurgie, Feldkirch 6.–8. Okt. 1983. Angio Archiv 6 (1984)

16 Arteria femoralis communis, Arteria profunda femoris

G. W. Hagmüller

A. femoralis communis 201
Vorbemerkungen zur Präparation 201
Indikationen 201
Technik der Arteriotomie und des Arteriotomieverschlusses 202
Offene Endarteriektomie 202
„Gabelplastik" 203

A. profunda femoris 204
Profunda-Plastik („Bumerangpatch") 204
Profunda-Exzisionsplastik 204
Profunda-Plastik mit autologer A. femoralis superficialis (Schwenkplastik) . . 206
Profunda-Bypass 207

Weiterführende Literatur 208

A. femoralis communis

Vorbemerkungen zur Präparation

Per definitionem erstreckt sich die A. femoralis communis vom Leistenband bis zur Aufgabelung in die A. femoralis superficialis und die A. profunda femoris (Femoralis-Bifurkation). Im Bereich des Leistenbands oder knapp zentral davon liegen die Abgänge der beiden epigastrischen Arterien, die bei der Präparation der A. femoralis communis berücksichtigt werden müssen, aber in anatomischer Definition die periphersten Äste der A. iliaca externa darstellen.

Bei der Präparation der A. femoralis communis ist zu beachten:

1. Die vollständige zirkuläre Freilegung der A. femoralis communis muß nach peripher so weit erfolgen, daß die gesamte Femoralis-Bifurkation in die Präparation mit einbezogen wird. Die A. femoralis superficialis wird 3–4 cm in ihrem Anfangsteil freigelegt.
2. Die A. profunda femoris muß nach den „Regeln der Präparation der A. profunda femoris" bis mindestens 2–3 cm peripher des Abgangs der ersten Perforansarterie auspräpariert werden (siehe Abb. 16-1). *Hinweis:* Die Freilegung ist dann erst als vollständig zu bezeichnen, wenn neben ein bis zwei zarten kreuzenden Venen im Bifurkationsbereich auch die peripher davon kreuzende V. profunda femoris zwischen Unterbindungsligaturen durchtrennt wurde.
3. Die A. circumflexa femoris medialis geht als kleiner Ast im mittleren Bereich der A. femoralis communis nach dorso-medial ab. Die A. circumflexa femoris lateralis geht meist als erster Ast im Abgang der A. profunda femoris nach lateral ab. *Hinweis:* Beide Arterien sind bei jeder Präparation der A. femoralis communis unbedingt operationstechnisch mit zu bedenken, da aus ihnen während der Freilegung Blutungen auftreten können, sowie durch Refluxblutungen aus diesen Arterien nach Gefäßeröffnung die Übersicht über das Gefäßlumen der A. femoralis communis sehr beeinträchtigt werden kann.

Beachte:
Die A. femoralis communis und die Femoralis-Bifurkation sind im Rahmen der gesamten Gefäßchirurgie die am häufigsten freizulegenden Arterienabschnitte. Der Perfektionierung dieses Eingriffs ist daher besonderes Augenmerk zu schenken!

Indikationen

Der Zugang zur A. femoralis communis ist angezeigt:

- für alle indirekten instrumentellen Manipulationen (Embolektomien, Thrombektomien, halbgeschlossene Endarteriektomien) der zu- und abführenden Strombahn;
- für direkte Embolektomien aus dem Bereich der Femoralis-Bifurkation;
- für offene Endarteriektomien der A. femoralis communis;
- als Anschlußstelle bzw. Abgangsstelle fast aller Bypassoperationen für die Revaskularisation der unteren Extremitäten (siehe auch Kapitel 14, 15 und 17 in diesem Band).

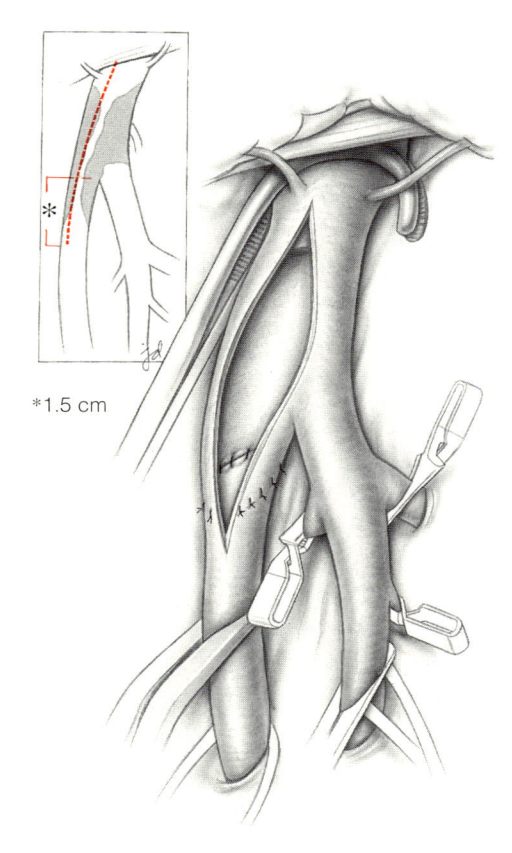

*1.5 cm

Abb. 16-1 Endarteriektomie der A. femoralis communis.
Inset: Längsarteriotomie von der Höhe der abgehenden Vasa epigastrica bis 1,5 cm in die A. femoralis superficialis.
Beachte: dorso-ventrale Gefäßklemmung der A. femoralis communis in Höhe Leistenband; prinzipielle Freilegung der A. profunda femoris über den Abgang der ersten Perforansarterie hinaus.
Fixation der peripheren Intima-Stufe mit transmuralen Einzelknopfnähten; dabei reicht die Arteriotomie über diese Fixationsstufe hinaus.

Technik der Arteriotomie und des Arteriotomieverschlusses

Nach vollständiger Freilegung der Femoralis-Bifurkation wird die A. femoralis communis knapp unterhalb des Leistenbands dorso-ventral geklemmt. Dadurch vermeidet man das Zerbrechen einer arteriosklerotischen Plaque, die meist an der Hinterseite des Arterienlumens gelegen ist (siehe Abb. 16-1).

Die A. femoralis superficialis wird 3–4 cm peripher der Femoralis-Bifurkation mit einer Gefäßklemme geklemmt. Die Äste der A. femoralis communis (A. circumflexa femoris medialis, A. circumflexa femoris lateralis) sowie die Äste der A. profunda femoris werden am besten mit Minibulldogklemmen geklemmt.

Beachte:
Möglichst keine Gefäßbändchen verwenden, da dadurch die Übersichtlichkeit bei der Arteriotomie und beim späteren Nahtverschluß behindert werden kann!

Die Arteriotomie der A. femoralis communis erfolgt prinzipiell parallel zum Gefäßverlauf in ausreichender Länge: Nach Inzision mit dem Stichskalpell wird das Gefäßlumen, von der zentralen Gefäßklemme ausgehend, – je nach Art des geplanten Eingriffs – mindestens 15 mm entweder in die A. femoralis superficialis oder in die A. profunda femoris hinein eröffnet. Nur dadurch erreicht man die erforderliche Übersichtlichkeit auf die Innenverhältnisse des gesamten Arterienabschnitts.

Die Arteriotomie wird nach den Regeln der Grundtechnik bei ausreichender Kaliberstärke entweder direkt mit fortlaufender Naht oder mit Patchplastik verschlossen (siehe Kap. 6, „Grundtechnik …").

Offene Endarteriektomie

Arteriosklerotische Verschlußprozesse im Bereich der A. femoralis communis treten in zwei Erscheinungsformen auf:

1. die typische kontinuierliche arteriosklerotische Obliteration mit einem mehr oder weniger ausgeprägten einengenden Verschlußzylinder;
2. blumenkohlartig endophytisch eingesprossene arteriosklerotische Veränderungen, die im Arteriensystem fast ausschließlich an der A. femoralis communis auftreten.

Die Längsarteriotomie muß sowohl nach zentral als auch nach peripher so weit geführt werden, daß ein einwandfrei zu- und abführendes Lumen erreicht wird. Bei beiden Arten der oben erwähnten Obliterationen wird die Desobliterationsschicht so Adventitia-nah gewählt, daß sämtliche weiß-gelblich durchscheinenden Wandareale mit dem Obliterationszylinder entnommen werden. Erst wenn die neue Innenschicht bläulich glatt durchschimmert, ist die entsprechende Desobliterationsebene erreicht. Das Desobliterat wird zentral mit der Winkelschere glatt quer durchtrennt. In Längsrichtung flottierende Lefzen müssen geglättet werden. Die nach zentral führende Arteriotomie muß in jedem Fall über die quere Durchtrennung des Desobliterates reichen.

Läuft das Desobliterat peripher in der A. femoralis superficialis nicht stufenlos aus, wird es ebenfalls noch im Übersichtsbereich der Längsarteriotomie nicht quer, sondern schräg längs zur Gefäßachse scharf abgetrennt und transmural mit Einzelknopfnähten fixiert (Abb. 16-1).

Der Arteriotomieverschluß erfolgt entweder mit Direktnaht (Abb. 16-2) oder mit Patchverschluß (Abb. 16-3).

Beachte:
- Jede radikal durchgeführte offene Endarteriektomie der A. femoralis communis, muß eine Arteriotomielänge zwischen 35–50 mm aufweisen. Kürzere Arteriotomien und damit Endarteriektomien sind Hinweise für ein unradikales Vorgehen.
- Eine Direktnaht ist nur bei ausreichender Kaliberstärke erlaubt.
- Ein Patchverschluß ist im Zweifelsfall jeder Direktnaht vorzuziehen.

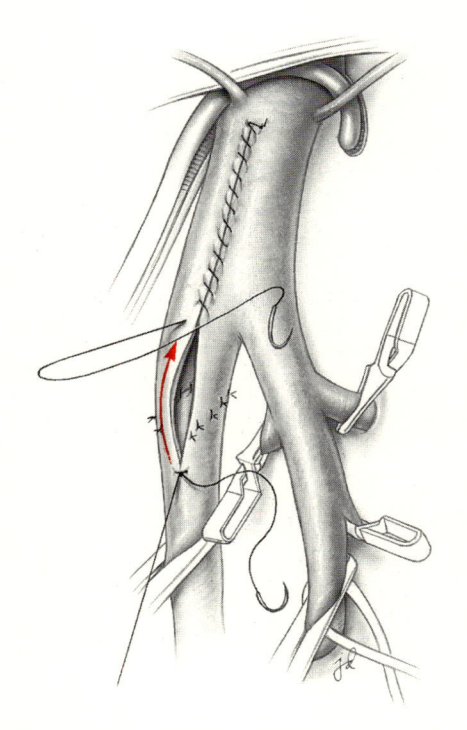

Abb. 16-2 Arteriotomieverschluß der A. femoralis communis.
Direktnaht (ausreichende Kaliberstärke); Nahtrichtung von beiden Arteriotomieenden zur Mitte hin.

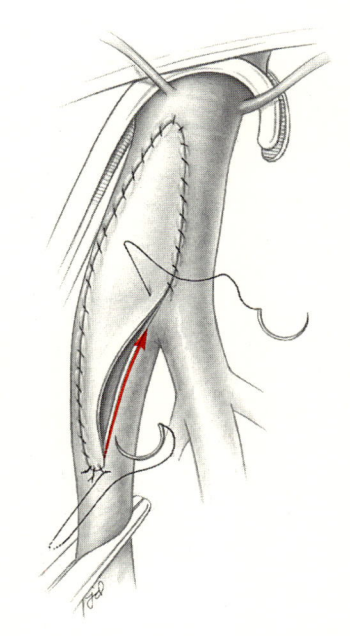

Abb. 16-3 Arteriotomieverschluß der A. femoralis communis.
Patchplastik (autologe Vene oder Kunststoff): Die Patchbreite muß den natürlichen Dimensionen der Femoralis-Bifurkation angepaßt werden. Der periphere Patchwinkel wird mit 3 Einzelknopfnähten ausgespannt. Mit einem Faden näht man zwei Drittel der Gesamtzirkumferenz, mit dem zweiten Faden das Restdrittel.

„Gabelplastik"

Zieht sich der Obliterationszylinder in den Abgang der A. femoralis superficialis und der A. profunda femoris hinein, so bietet sich die sogenannte Gabelplastik zur Rekonstruktion der Femoralarterie an (Abwandlung der offenen Endarteriotomie).

Die von zentral kommende Arteriotomie richtet sich genau an der Vorderseite der A. femoralis communis in die Bifurkation zwischen der A. femoralis superficialis und der A. profunda femoris. Die Arteriotomien in beide Gefäße werden nach peripher so angelegt, daß sie sich gegenüberliegen, d. h., daß die A. femoralis superficialis an ihrer lateralen Seite und die A. profunda femoris an ihrer medialen Seite nach peripher eingeschnitten werden. Nach durchgeführter Endarteriektomie und Entfernung des in beide Oberschenkelarterien hineinreichenden Verschlußzylinders mit entweder stufenlosem Ausgleiten desselben oder peripherer Intima-Stufenfixation erfolgt der Verschluß dann so, daß durch Direktnaht der Hinterwand die Femoralis-Bifurkation entsprechend der Länge beider Arteriotomien nach peripher versetzt wird.

Beachte:
Die Naht muß durch vorsichtigen Fadenzug evertierend erfolgen!

Die Hinterwand wird in fortlaufender Naht zwischen A. femoralis superficialis und A. profunda femoris vereinigt (Abb. 16-4). Sie schwenkt am unteren Arteriotomieende an die Vorderwand. Die so entstandene Längsarteriotomie, die vom zentralen Abschnitt der A. femoralis communis nach peripher zur gesetzten neuen Femoralis-Bifurkation reicht, wird abschließend von beiden Seiten mit fortlaufender Naht verschlossen (Abb. 16-5).

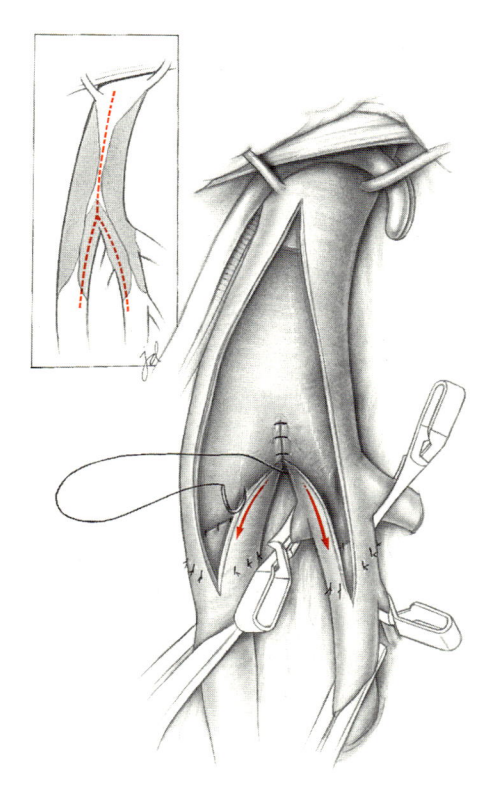

Abb. 16-4 „Gabelplastik" der A. femoralis. Inset: Längsarteriotomie in den Abgangswinkel der Femoralis-Bifurkation; von dort Verlängerung in die A. femoralis superficialis und in die A. profunda femoris an ihren gegenüberliegenden Längsseiten.
Nach Endarteriektomie werden die peripheren Intima-Stufen in der Superficialis und der Profunda mit transmuralen Einzelknopfnähten fixiert. Man beginnt die Naht der Hinterwand mit fortlaufender Gefäßnaht am Abgangswinkel von Superficialis und Profunda nach peripher.

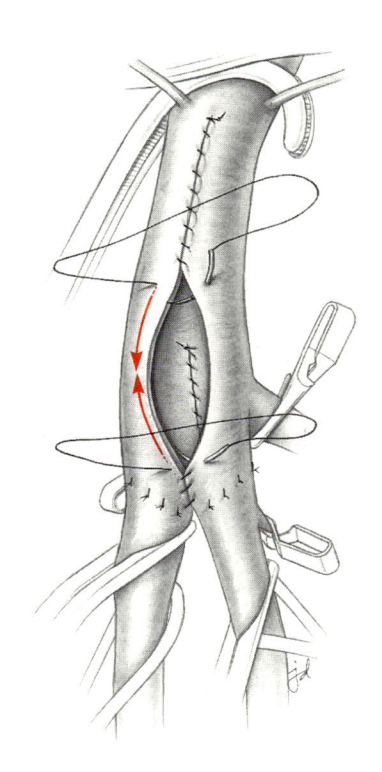

Abb. 16-5 Die Femoralis-Bifurkation wird mit fortlaufender Gefäßnaht der gegenüberliegenden Superficialis- und Profunda-Arteriotomie nach peripher über die Intima-Stufen hinaus verlagert. Den Faden knüpft man zentral und peripher außen. Direktnaht der Vorderwand der „verlängerten" Arteriotomie vom peripheren und zentralen Winkel aus zur Mitte.

A. profunda femoris

Profunda-Plastik („Bumerangpatch")

Bei sehr vielen Verschlußprozessen der A. femoralis communis liegt gleichzeitig ein Totalverschluß der A. femoralis superficialis vor. Ihr Abgang muß daher bei diesen Eingriffen nicht berücksichtigt werden. Das Obliterat reicht dabei aber auch immer in den Anfangsteil der noch offenen A. profunda femoris hinein.

In dieser Situation wird daher die Arteriotomie der A. femoralis communis am Abgang der A. profunda femoris in diese hinein an ihre Vorderseite geschwenkt und immer über die erste Perforansarterie hinaus in den Stamm der A. profunda femoris verlängert.

Beachte:
Die erste Perforansarterie darf nicht mit der oft im Anfangsteil der A. profunda femoris nach lateral abgehenden A. circumflexa femoris verwechselt werden!

Nach den oben beschriebenen Regeln der Endarteriektomie mit Beachtung der peripheren Stufe in der A. profunda femoris (stufenloses Ausgleiten des Desobliterates oder schräges Absetzen des Obliterates mit Intima-Fixation) wird der Arteriotomieverschluß mit einem autologen Venenpatch durchgeführt. Durch den nach latero-dorsal gebogenen Abgang der A. profunda femoris entsteht eine bogenförmige Patchform: „Bumerangpatch" (Abb. 16-6). Das periphere Patchende *muß* über den Abgang der ersten Perforansarterie hinausreichen. Die Länge einer Profunda-Plastik sollte immer mindestens 35–40 mm betragen.

Profunda-Exzisionsplastik

Eine zweite Form der Profunda-Revaskularisation zur Optimierung des Einstroms in die A. profunda femoris ist die Profunda-Exzisionsplastik. Sie wird dann durchgeführt, wenn die A. femoralis superficialis von ihrem Abgang aus der Femoral-Bifurkation chronisch obliteriert ist.

Die A. femoralis superficialis wird ca. 15 mm nach ihrem Abgang mit resorbierbarem Faden ligiert und zentral davon quer durchtrennt. Durch den kurzen Stumpf des Obliterationszylinders bis zum freien Lumen in der A. femoralis communis wird mit der Winkelschere das gesamte Arteriensegment an seiner Vorderseite bis weit in die A. femoralis communis hinein längseröffnet. Nach Identifizierung des Ostiums der A. profunda femoris wird der Reststumpf der A. femoralis superficialis hier quer abgeschnitten.

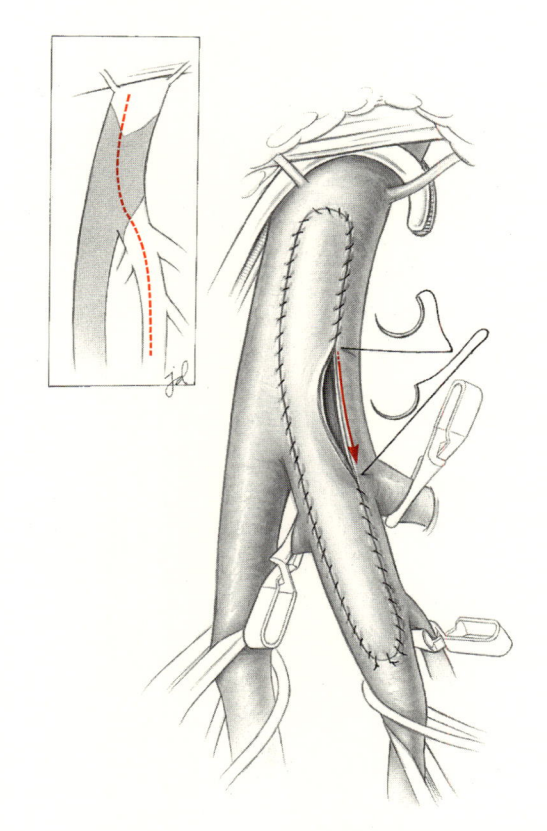

Abb. 16-6 Profunda-Plastik („Bumerangpatch").
Inset: Arteriotomie von der A. femoralis communis in die A. profunda femoris.
Nach Endarteriektomie Patchverschluß mit autologer Vene; Länge der Profunda-Plastik: mindestens 35–40 mm (über den Abgang der ersten Perforansarterie hinaus).

Die Arteriotomie in die A. profunda femoris über den Abgang der ersten Perforansarterie hinaus wird mit der Winkelschere nach peripher verlängert (Abb. 16-7). Die entstandenen „Ohren" im Bereich des ursprünglichen Abgangs der A. femoralis superficialis werden abgetrennt (Exzision des gesamten Abgangs der A. femoralis superficialis; Abb. 16-8).

Der Abschlußsitus zeigt eine Arteriotomie, die bogenförmig von der A. femoralis communis in die A. profunda femoris hineinreicht. Nach erfolgter Endarteriektomie der A. profunda femoris folgt der Verschluß mit autologem Venenpatch (Abb. 16-9).

Beachte:
Peripher am Patchende 3 Einzelknopfnähte! Die Patchbreite wird dem Gefäßverlauf angepaßt.

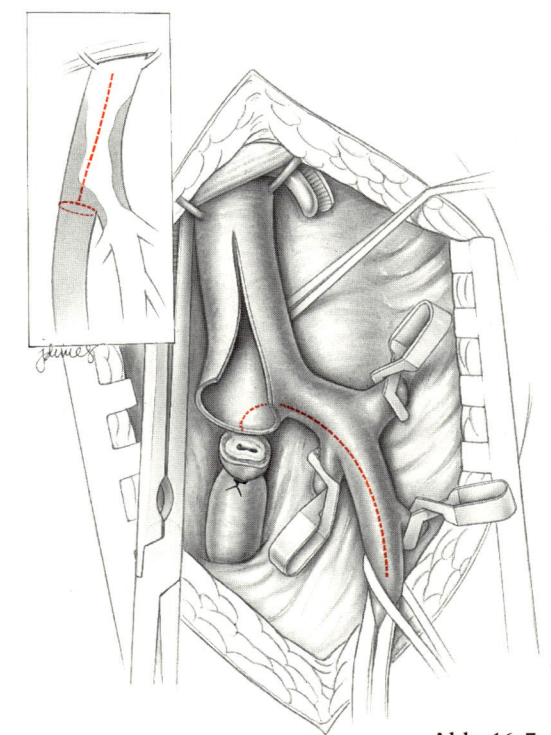

Abb. 16-7 Profunda-Exzisionsplastik.
Inset: queres Absetzen der obliterierten A. femoralis superficialis an der Bifurkation und Schnittführung der Arteriotomie in die A. femoralis communis.
Nach der Querdurchtrennung der obliterierten A. femoralis superficialis an der Bifurkation wird von dort die A. femoralis communis längs eröffnet.

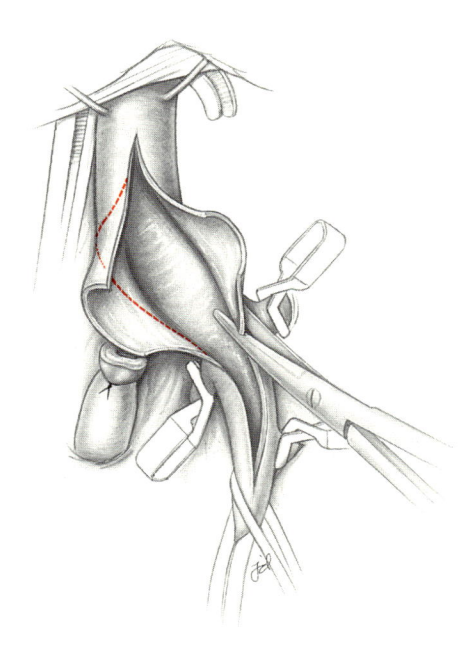

Abb. 16-8 Verlängerung der Arteriotomie in die A. profunda femoris an ihrer medialen Seite bis über den Abgang der ersten Perforansarterie hinaus. Abtrennen der überstehenden „Ohren" (Superficialis-Abgang an der Femoralis-Bifurkation).

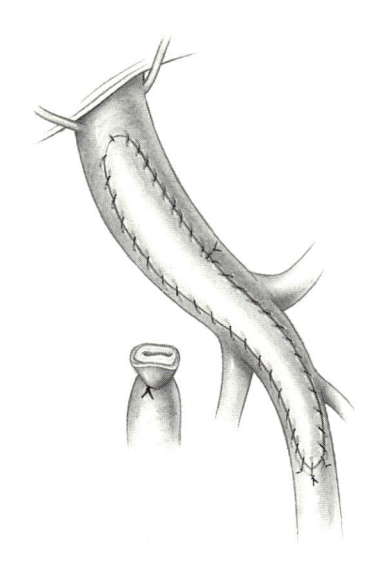

Abb. 16-9 Verschluß nach Endarteriektomie mit einem autologen Venenpatch („Bumerangpatch"; über den Abgang der ersten Perforansarterie hinaus).

Profunda-Plastik mit autologer A. femoralis superficialis (Schwenkplastik)

Will man – aus welchen Gründen auch immer – auf einen Venenpatchverschluß der Arteriotomie verzichten, so bietet sich der zu desobliterierende Anfangsteil der A. femoralis superficialis als Patch zum Verschluß der A. profunda femoris an.

Die Anlage der Arteriotomien in beide Oberschenkelarterien ist wie bei der in Abbildung 16-4 beschriebenen „Gabelplastik" durchzuführen. Die A. femoralis superficialis ist peripher quer durchtrennt und wird übersichtlich radikal desobliteriert. Man beginnt die Nahtreihe wieder mit doppelt armiertem Faden im Abgangszwickel zwischen A. profunda femoris und A. femoralis superficialis (Abb. 16-10). Der Lappen der A. femoralis superficialis wird nach lateral gezogen. Damit wird die mediale Wand der Schwenkplastik bis zum peripheren Arteriotomiewinkel aufgebaut (Abb. 16-11). Hier legt man die Naht an die laterale Seite des Superficialis-Flaps um und beendet den Arteriotomieverschluß in üblicher Weise (Abb. 16-12).

Beachte:
Peripher am Patchende 3 Einzelknopfnähte! Das Lumen der A. femoralis communis wird dem der A. profunda femoris stufenlos trichterförmig über die erste Perforansarterie hinaus angepaßt.

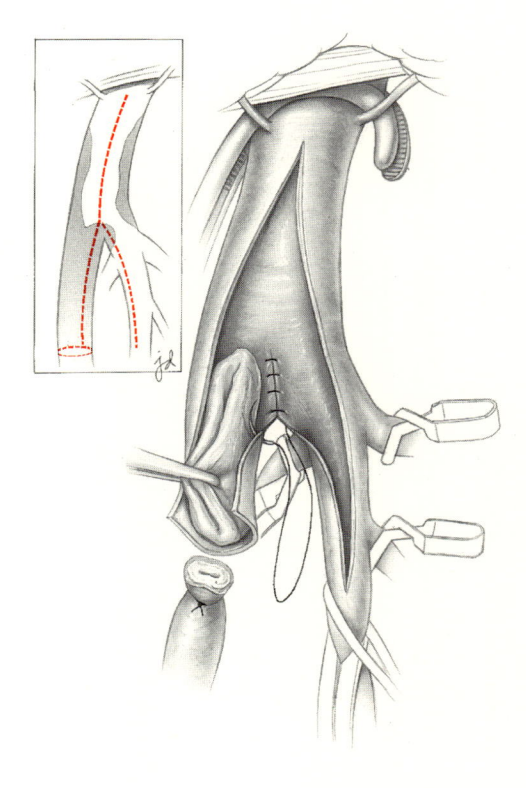

Abb. 16-10 Profunda-Plastik mit autologer A. femoralis superficialis (Schwenkplastik). Inset: Schnittführung.
Die A. femoralis superficialis wird so weit peripher abgesetzt, daß diese Länge für den Patch an der A. profunda femoris über die erste Perforansarterie hinaus ausreicht. Endarteriektomie des obliterierten Segments. Man beginnt die Naht der Hinterwand – wie bei der „Gabelplastik" – vom Abgangswinkel aus nach peripher in evertierender Nahttechnik.

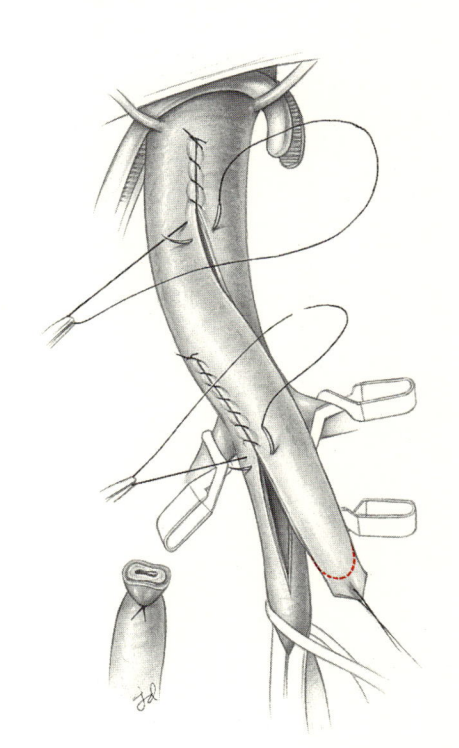

Abb. 16-11 Nach dem Legen der ersten Nähte an der Hinterwand wird der Patch über die Profunda gespannt. Man fährt mit der Direktnaht vom Arteriotomiewinkel der A. femoralis communis nach peripher fort.

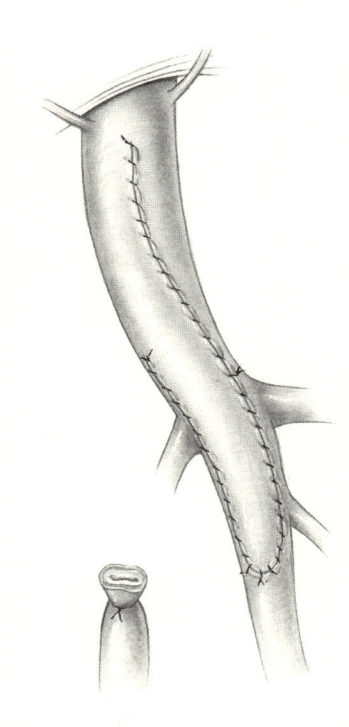

Abb. 16-12 Die Schwenkplastik mit autologer A. femoralis superficialis ist abgeschlossen.

Profunda-Bypass

Ist der Anfangsteil der A. profunda femoris komplett obliteriert und stellt sich der Stamm derselben im Angiogramm erst nach dem Abgang der ersten oder zweiten Perforansarterie dar, so ist es günstiger, die Revaskularisation der A. profunda femoris mit einer Bypassoperation durchzuführen und eine langstreckige Endarteriektomie zu umgehen.

Die Präparation der A. profunda femoris muß in diesen Fällen so weit nach peripher erfolgen, bis ein anschlußfähiges Segment für den Bypass gefunden wird. Die Arteriotomie in der A. profunda femoris führt man nach peripher immer so über eine Gabelstelle hinaus durch, daß der Einstrom der unteren Anastomose des Profunda-Bypass sowohl in den Stamm als auch in die entsprechende Perforansarterie hineinführt.

Es ist technisch einfacher, zuerst die periphere Anastomose nach den Regeln einer End-zu-Seit-Anastomose durchzuführen, dann den Bypass nach zentral zu führen und ihn hier an das entsprechende Empfängersegment der A. femoralis communis oder der A. iliaca externa oder – bei extraanatomischem Bypass – an die kontralaterale Beckenachse oder auch an die homolaterale A. axillaris bei axilloprofundalem Bypass anzuschließen (Abb. 16-13).

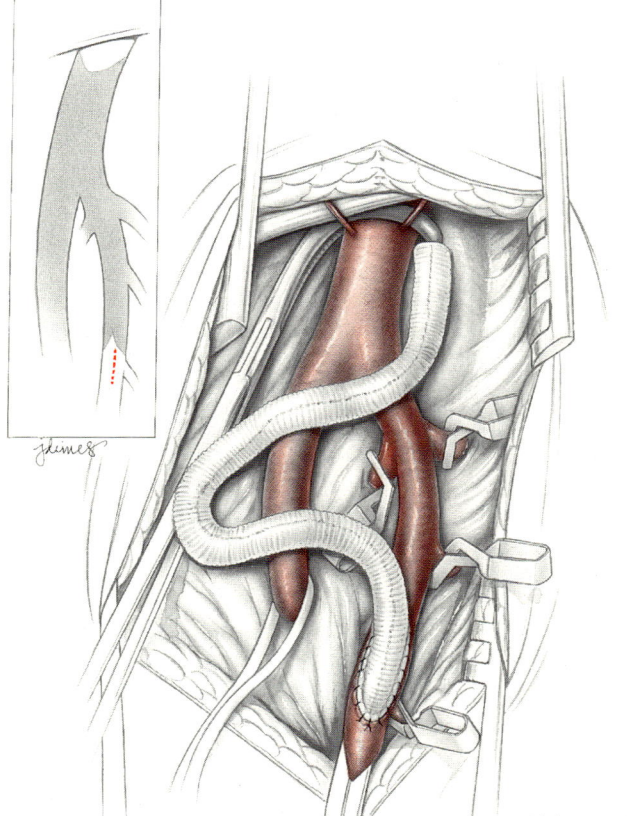

Abb. 16-13 Profunda-Bypass.
Inset: Langstreckige Profunda-Obliteration. Freilegung der A. profunda femoris nach peripher bis zu einem anschlußfähigen Segment. Die periphere End-zu-Seit-Anastomose muß dabei auch einen Einstrom in die entsprechende Perforansarterie ermöglichen (Anlage über der Gabelung). Der zentrale Bypassanschluß kann an jeden freien zuführenden Arterienabschnitt gelegt werden.

Weiterführende Literatur

1. Allenberg, J. R., N. Maeder, H. Meybier: Chronische arterielle Verschlußkrankheit im Femoralis-Popliteabereich. Chirurg 60 (1989) 322
2. Berguer, R., R. F. Higgins, L. T. Cotton: Geometry bloodflow and reconstruction of the deep femoral artery. Amer. J. Surg. 130 (1975) 68
3. Cotton, L. T., V. C. Roberts: Extended deep femoral angioplasty. Brit. J. Surg. 62 (1975) 340
4. Hagmüller, G. W., M. Hold, H. Mendel, H. Denck: Die Bedeutung der Leistenanastomose beim Beckenbypass und Zwei-Etagen-obliteration – Chirurgische Details. Angio Archiv 16 (1988) 28
5. Heyden B., J. Vollmar, E. U. Voss: Principles of operations for combined aortoiliac and femoro-popliteal occlusive lesions. Surg. Gynec. Obstet. 151 (1980) 519
6. Holbach, G., E. Muhl, B. Schaeffer, D. Kummer: Die Bedeutung der isolierten Profundaplastik beim Femoralis-superficialis-Verschluß. Angio Archiv 19 (1990) 112
7. Jamil, Z., R. W. Hobson, T. G. Lynch, R. A. Yeagerm, F. T. Partberg, B. G. Lee, J. L. Porcaro: Revascularisation of the profunda femoris artery for limb salvage. Ann. Surg. 50 (1984) 109
8. Van Dongen, R. J. A. M.: Profundaplastik – einst und jetzt. Angio Archiv 19 (1990) 88

17 Arteria femoralis superficialis, Arteria poplitea

K.-H. Rendl, U. Brunner, H. J. Böhmig und H.-M. Becker

Einleitung	211
Verschlußtyp – Verfahrens- und Materialwahl	213
Lagerung	217
Zugangswege	217
A. femoralis superficialis proximalis et distalis, Hiatus tendineus [adductorius]	218
A. poplitea, pars I	218
A. poplitea, pars II	219
Venenentnahme	220
Tunnelierung	222
Spezielle Operationstechniken	223
Thrombendarteriektomie (TEA)	223
Retrograder Venenbypass	223
Orthograde Bypassverfahren	223
Orthograder freier Venenbypass	223
In-situ-Venenbypass	224
Prothesenbypass	226
Femoropopliteales Aneurysma	227
Frühkomplikationen und ihre Behandlung	229
Spätkomplikationen und ihre Behandlung	230
Weiterführende Literatur	231

Einleitung

Zur Topographie. Die femoropopliteale Arterienstrecke stellt die Brücke von der Leiste zu den kruralen Arterien dar und reicht bei einem Durchmesser von etwa 8 auf 5 mm von der Femoralisgabel bis zum Abgang der A. tibialis anterior. Ihre häufigste Erkrankung ist die Atherosklerose.

Je nach Ausdehnung einer Okklusion wird die Gefäßbahn femoral durch Bypass oder Ausschälung, femoropopliteal oder femoro-peripher durch Bypass rekonstruiert (Abb. 17-1).

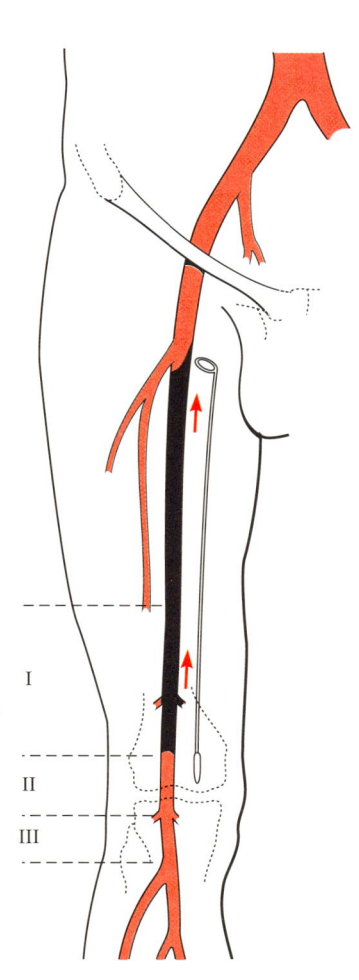

Abb. 17-1 Verschlußausdehnung und Therapiemöglichkeiten:
a) Bypass oder Thrombendarteriektomie (= TEA).
b) Bypass (Cave: kein Anschluß A. poplitea, pars II).

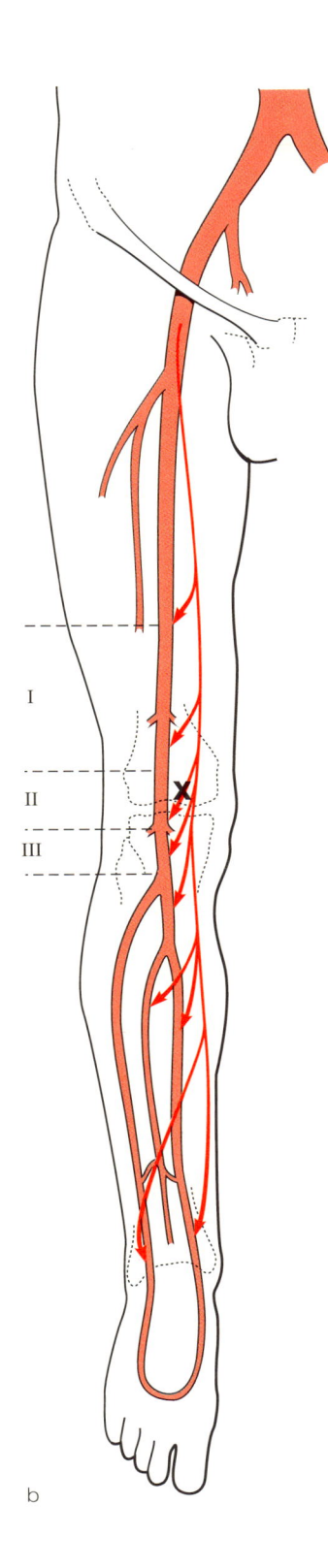

Die Region umfaßt operationstechnisch fünf Abschnitte: A. femoralis superficialis proximalis und distalis, A. poplitea pars I, II und III (Abb. 17-2).

Zur Operationsplanung. Im natürlichen Verlauf werden kurzstreckige femoropopliteale Okklusionen über lokale, langstreckige über profundale Kollateralen umgangen. Zustand und Topographie der A. profunda femoris sind in das Therapiekonzept einzubeziehen.

Auf die A. poplitea allein beschränken sich häufig Aneurysmen, Entrapment-Syndrome und die zystische Adventitia-Degeneration. Die A. poplitea, pars II, ist durch Flexion und Extension des Kniegelenks belastet. Hier sollten Arteriotomien vermieden werden.

Zur Operationsindikation. Eine absolute Operationsindikation besteht bei funktionsfähigen Extremitäten in den Ischämiestadien III und IV (nach Fontaine) mit auch nur einem isolierten Anschlußsegment; eine relative individuelle im Stadium II auf Wunsch des aufgeklärten Kranken. Rekonstruktionen bei funktionsloser Extremität bleiben vom Patienten geforderte Einzelfälle.

Vor Ort sollte das gesamte Therapiespektrum inklusive der endovaskulären Chirurgie, aber auch eine Form der intraoperativen Qualitätssicherung möglich sein. Einzelne taktische Prinzipien sind in Tabelle 17-1 aufgeführt.

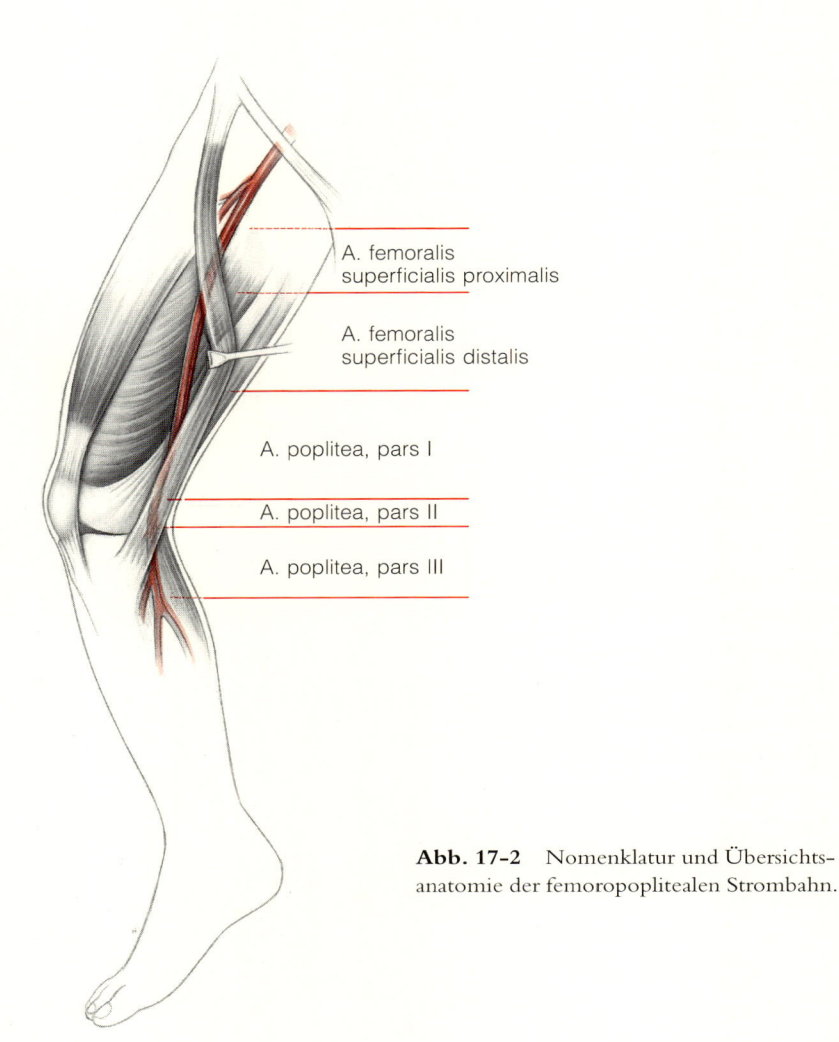

Abb. 17-2 Nomenklatur und Übersichtsanatomie der femoropoplitealen Strombahn.

Tab. 17-1 Taktische Prinzipien bei gefäßchirurgischen Eingriffen im Bereich der A. femoralis superficialis und der A. poplitea.

- Immer systemische und/oder lokale intraoperative Gerinnungshemmung (5000 I.E. gesamt oder 100 I.E./kg Körpergewicht systemisch; 5000 I.E./1000 ml Kochsalz lokal).
- Präoperative Antibiotikatherapie im Stadium IV b entsprechend Antibiogramm.
- Perioperative Antibiotika bei Kunststoffimplantat, beim Rezidiveingriff und im Stadium IV.
- Atraumatische Klemmen; wenn bidigital kein Hinweis auf Wandstarre (= Sklerose); andernfalls und an der A. profunda femoris intraluminale Ballonkatheterblockade vorziehen.
- Verschluß von Längsarteriotomien wegen der kleinen Arterienkaliber nahezu ausnahmslos mit autologem Venenpatch.
- Bei Anastomosen Vene bogenförmig (nicht zu eng) zuschneiden (siehe Kap. 6, „Grundtechnik: …").
- Nahtmaterial der Fadenstärke 5-0 bis 7-0 eines monofilen atraumatischen Fadens.
- Atraumatisches Operieren ist Grundvoraussetzung!

Verschlußtyp – Verfahrens- und Materialwahl

Grundsätzlich sind neben den Ausschälungen und Arterienbrücken Techniken der endovaskulären Chirurgie möglich. Die Ausschälung (Thrombendarteriektomie = TEA) ist bei der Korrektur kurzstreckiger isolierter Verschlüsse, die einer perkutanen transluminalen Angioplastie (PTA) nicht zugänglich sind, die Methode der Wahl, jedoch auch bei langstreckigen supragenuidalen Okklusionen denkbar, sofern sich leicht zu trennende Desobliterationsschichten ergeben.

Die autologe Vene ist als femoropoplitealer Gefäßersatz unübertroffen, jedoch in 10–40% nicht verfügbar. Deshalb ist sie sparsam zu verwenden.

Bei supragenuidalem Bypass, besonders im Fall eines isolierten Anschlußsegments (keine krurale Embolisationsgefahr!), sind Kunststoff- oder Bioprothesen vorzuziehen. Im Stadium IV (nach Fontaine) ist allerdings das erhöhte Infektionsrisiko zu beachten.

Die elektive PTA beschränkt sich in den Stadien II bis III auf Läsionen von kleiner als 5 cm Länge, wird jedoch im höheren Stadium trotz des Wissens um ungünstige Langzeitergebnisse auch auf längere Okklusionen erweitert.

Die Abbildung 17-3a bis d zeigt die Verschlußausdehnung und Verfahrenswahl bei uneingeschränkt nutzbarer Vene.

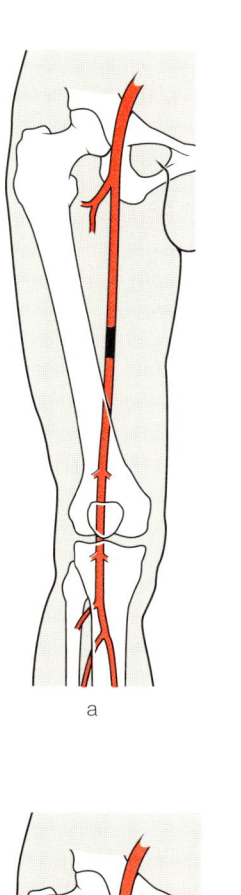

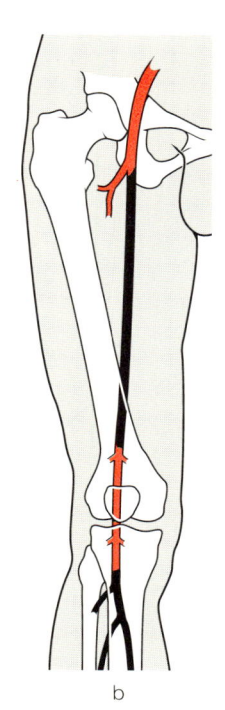

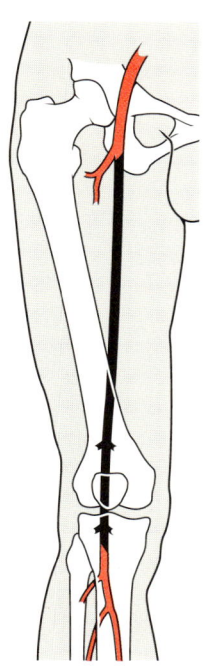

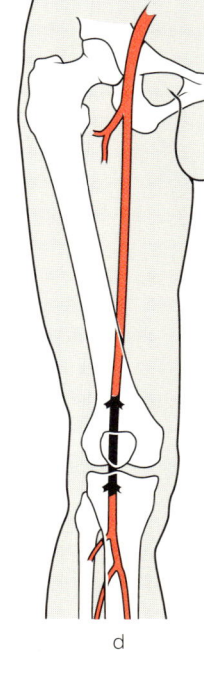

Abb. 17-3 Verschlußausdehnung und Verfahrenswahl bei uneingeschränkt nutzbarer autologer Vene.
a) Verschluß kürzer als 5 cm: PTA;
   Verschluß länger als 5 cm:
   1. Wahl: TEA offen,
   2. Wahl: Interponat oder Bypass.
b) Venenbypass, TEA halbgeschlossen oder Kunststoffbypass.
c) Venenbypass (infragenuidal lang).
d) Venenbypass (infragenuidal kurz).

Im Fall kniegelenküberschreitender Brücken gilt die Reihenfolge:

- autologe V. saphena magna ipsilateral/kontralateral,
- V. saphena parva,
- (Armvenen).

Kombinationen, Vene/TEA oder Vene-Prothese, bei nur partiell brauchbarer autologer Vene sind denkbar (Abb. 17-4a bis f).

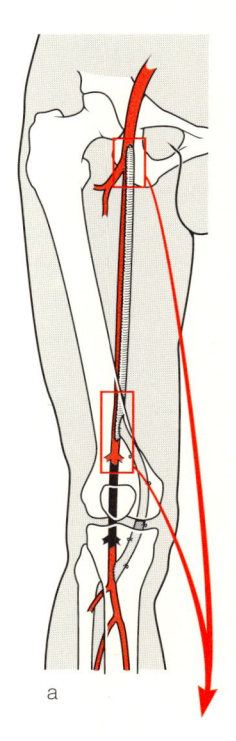

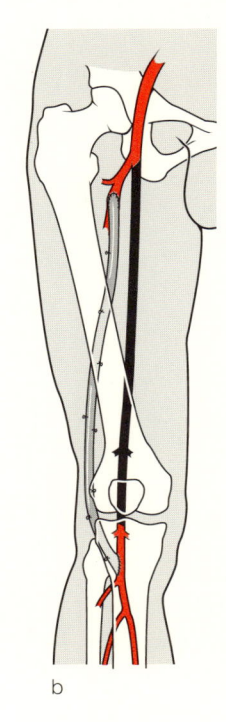

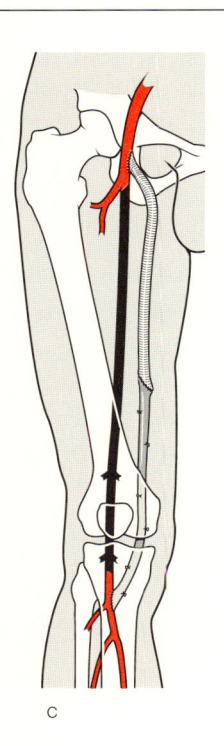

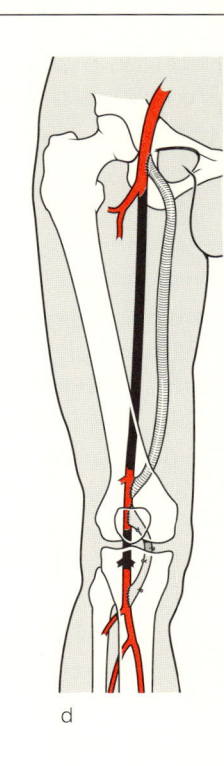

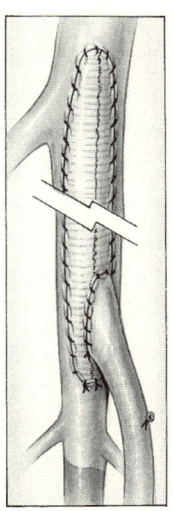

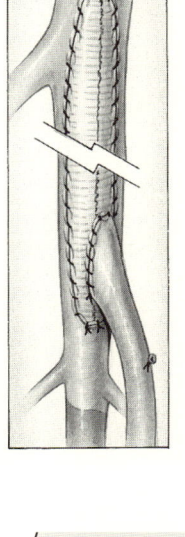

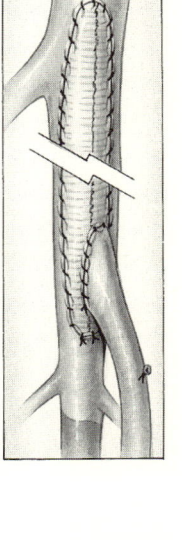

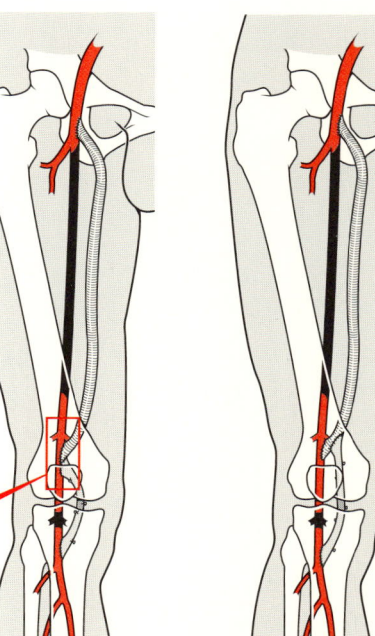

Abb. 17-4 Verschlußausdehnung und Verfahrenswahl bei partiell nutzbarer autologer Vene.
a) TEA und Venenbypass (oben). Die zentrale TEA wird offen durchgeführt; die Arteriotomie wird vorwiegend mit Venenpatch (oder auch Kunststoffpatch) verschlossen. Der zentrale Bypassanschluß erfolgt im peripheren Patchanteil (Detailansicht unten).
b) Profundo-poplitealer Venenbypass; Voraussetzung ist eine offene A. profunda femoris (sonst: TEA und Versorgung wie bei Abb. 17-4a).
c) Composite-Graft (Prothese und Vene als Bypass).
d) Zweisprungbypass: Über ein kurzes offenes Arteriensegment wird das Blut von der zentralen Prothese zur peripheren kniegelenküberschreitenden Venenprothese geleitet.
e) Zweisprungbypass: Prothese und Vene stoßen direkt aneinander und werden in halber Zirkumferenz anastomosiert (Detailansicht links).
f) „Lambda"-Bypass: Die kniegelenküberschreitende Venenprothese wird zentral lateroterminal mit der zu einem offenen Arteriensegment geführten Prothese anastomosiert.

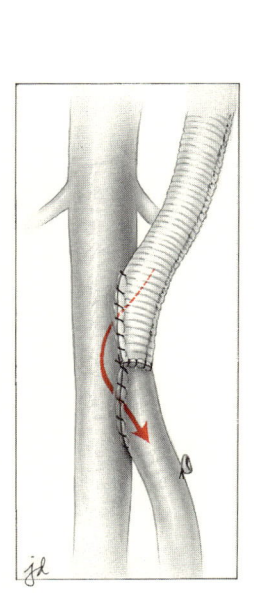

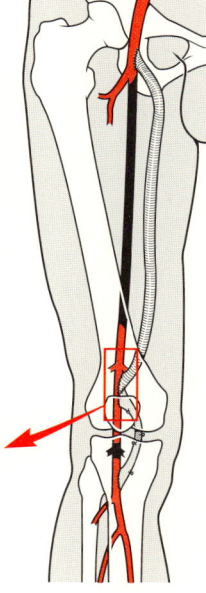

Fehlt eine geeignete Vene gänzlich, muß man auf die TEA oder Gefäßersatzmaterialien zurückgreifen oder die Angioplastie in das Konzept einbeziehen (Abb. 17-5a und b).

Bei sklerosierter A. femoralis superficialis erfolgt die zentrale Anastomose an der A. femoralis communis oder A. profunda femoris. An die A. profunda femoris bietet sich der Anschluß bei etwas zu kurzer Vene oder bei Profunda-Abgangsstenose nach gleichzeitiger Korrektur derselben an. Nach Profunda-Revaskularisation wird die Vene mit langem auslaufendem Patch oder mit Linton-Patch eingenäht. Die Anastomosen erfolgen jeweils Seit-zu-End unter Schonung des Abstroms (Abb. 17-6 und 17-7).

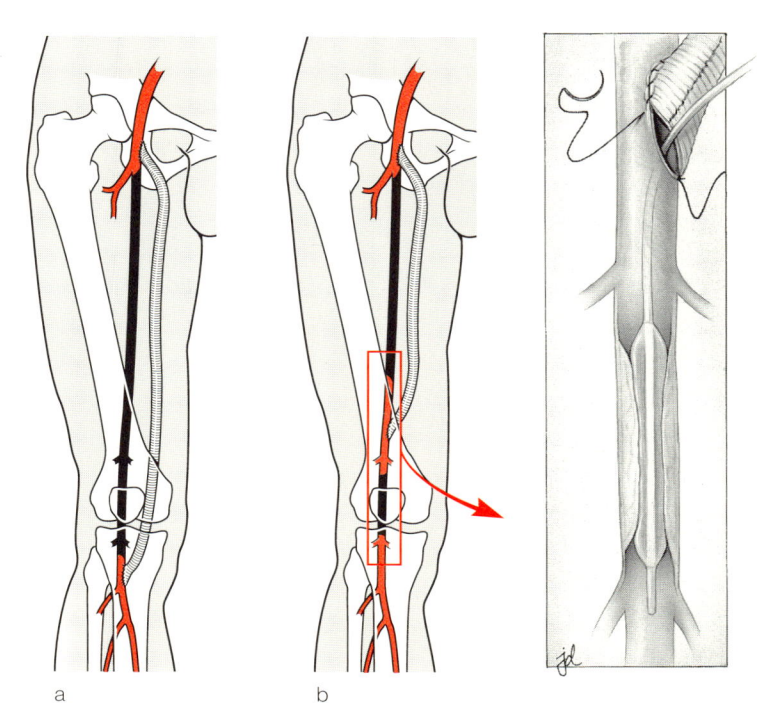

Abb. 17-5 Verschlußausdehnung und Verfahrenswahl bei fehlender autologer Vene.
a) PTFE- oder Bioprothesen.
b) Supragenuidaler Prothesenbypass (alternativ: supragenuidale TEA) und intraoperative transluminale Angioplastie (ITA) der Ausstrombahn (Detailansicht rechts).

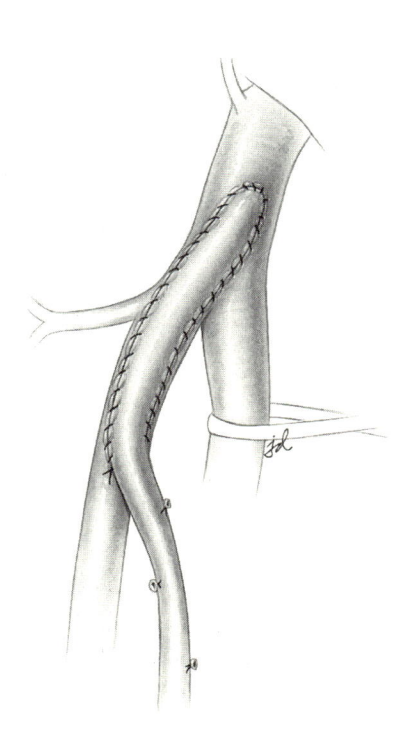

Abb. 17-6 Zentraler Bypassanschluß an die A. profunda femoris mit auslaufendem Venenpatch (bei gleichzeitiger Korrektur einer Abgangsstenose der A. profunda femoris zu empfehlen).

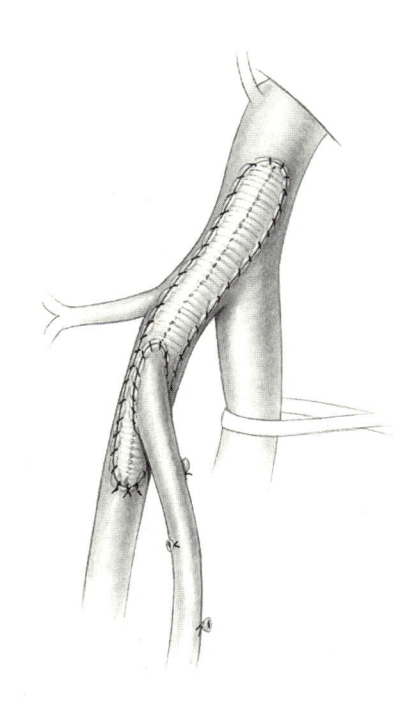

Abb. 17-7 Zentraler Bypassanschluß an die A. profunda femoris, die nach TEA oder Profunda-Plastik mit einem Dacron-Patch verschlossen wurde (empfohlenes Vorgehen bei nicht ausreichendem autologem Material).

Erscheint das zentrale Segment der A. femoralis superficialis sklerose- und stenosefrei, kann und soll es aus Gründen der Venenprotektion und der guten Funktionsrate kurzer Arterienbrücken im Fall eines inversen oder orthograden freien Venenbypass möglichst peripher als Spendergefäß dienen. Zentrale End-zu-End-Verbindungen zwischen A. femoralis communis und Bypass mit oder ohne offene TEA der Einstrombahn sind wegen der beim inversen Venenbypass auftretenden Kaliberdifferenzen zwar technisch problematisch, jedoch hämodynamisch von Vorteil und nur über Anastomosenmodifikationen sinnvoll (Abb. 17-8 und 17-9b).

Der zentrale Anschluß an der durch geschlossene Ringdesobliteration eröffneten A. femoralis superficialis ist wegen der bekannten Frühstenosen im Ausschälungsgebiet abzulehnen (Abb. 17-9).

Empfehlung der Autoren: Im Fall einer zu kurzen Bypassvene „Composite Graft" oder „Lambda-Bypass" (siehe Abb. 17-4c und f). Geschlossene TEA der A. femoralis superficialis meist zweite Wahl!

Beachte:
- Das Therapiekonzept ist so anzulegen, daß ein Mißerfolg die Beindurchblutung nicht verschlechtert und operative Alternativen offenbleiben: Kollateralen schonen, keine perfundierten Segmente der Strombahn opfern!
- Ein Vorbefund „Keine brauchbare Bypassvene" muß im Fall einer Revision überprüft werden!

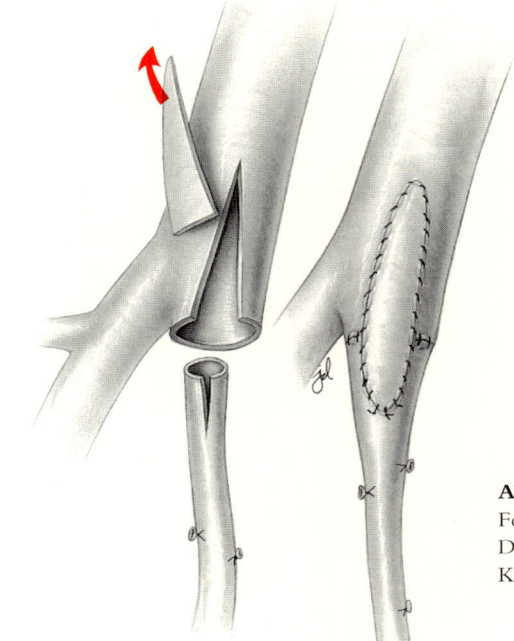

Abb. 17-8 Zentraler Bypassanschluß an die Femoralis-Bifurkation.
Durch einen Erweiterungspatch können abrupte Kaliberdifferenzen ausgeglichen werden.

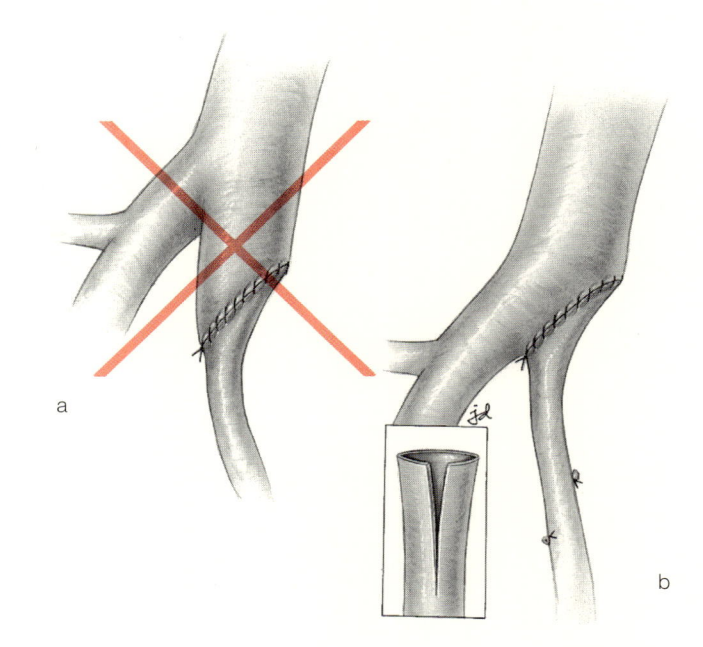

Abb. 17-9 Zentraler Bypassanschluß an die Femoralis-Bifurkation (schräge Anastomose als technische Alternative zu Abb. 17-8).
a) Der Anschluß an ein ausgeschältes kurzes Segment der A. femoralis superficialis ist zu meiden.
b) Schräge Anastomose.

Lagerung

Ventro-mediale Expositionen erfolgen bei Rückenlage des Patienten am tiefgelegten, gebeugten, außenrotierten und abduzierten Bein. Bei lateralem Zugang (A. poplitea, pars I) wird das Knie stärker (etwa 90 Grad) gebeugt; der Tisch vom Operateur weggedreht. Beim dorsalen Zugang zur A. poplitea, pars II und pars III, ist Bauchlage unumgänglich (siehe auch Kap. 3, „Zugangsregion Kniekehle…").

Hautdefekte werden steril abgedeckt. Die Hautdesinfektion reicht einseitig vom Nabel bis unter das obere Sprunggelenk. Ferse oder Zehen sind weich unterlegt. Ein durchsichtiger lockerer Folienbeutel erlaubt den Blick auf die akrale Mikrozirkulation (Abb. 17-10).

Cave
Einschnürende Abdeckungen oder extreme Gelenkfixationen des Fußes vermeiden!

Beachte:
Wiederholtes intraoperatives Umlagern der Extremität, um Dekubitalnekrosen (Ferse!) zu vermeiden.

Zugangswege

Anastomosenorientierte kurze Hautschnitte sind angezeigt. Beim Bypass mit V. saphena magna folgen die Hautinzisionen deren Verlauf. Sollte die Vene belassen werden oder nicht brauchbar sein, geht man mindestens 3 cm ventro-lateral von ihr nach doppelter Ligatur ihrer Seitenäste in die Tiefe. Die Vene wird dadurch geschont (Cave: Spreizer!). Der Hautschnitt liegt weitgehend über der Arterie (siehe Abb. 17-10). Spezielle operationstechnische Hinweise für den Zugang sind in Tabelle 17-2 beschrieben.

Tab. 17-2 Spezielle operationstechnische Hinweise für den Zugang.

- Nerven schonen.
- Scharfe Präparation der Arterie; wegen zirkulär eng anliegender Venen nahe der Arterienwand erforderlich.
- Arterienverletzung beim etwaigen Spalten der Sehne des M. adductor magnus. Die Sehne nicht nähen!
- Dorsaler Zugang nur, wenn die Rekonstruktion auf die A. poplitea beschränkt bleibt.
- Naht an der A. poplitea, pars II, vermeiden.

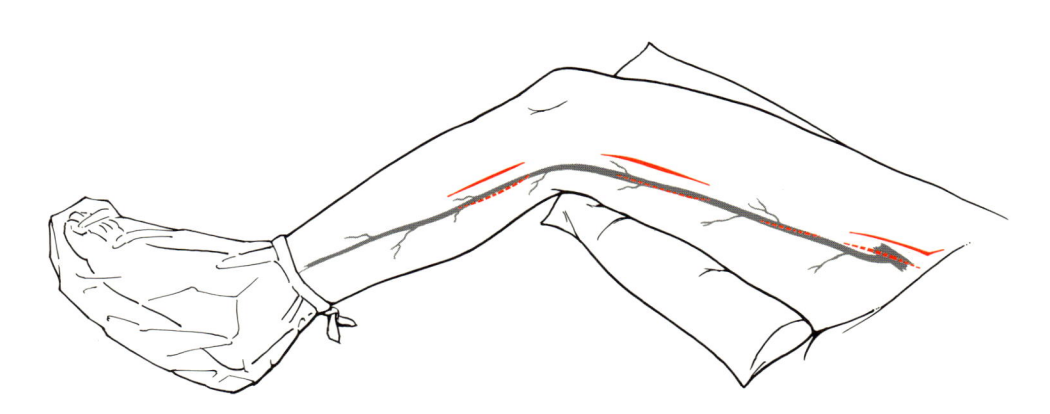

Abb. 17-10 Lagerung der Extremität und Hautschnitte.
Beobachtung der akralen Mikrozirkulation durch einen Folienbeutel. Bei geplanter Entnahme der V. saphena magna Hautinzisionen über ihrem Bett (gestrichelte Linien); sonst 3–5 cm weiter ventral (durchgezogene Linien).

A. femoralis superficialis proximalis et distalis, Hiatus tendineus [adductorius]

Längsinzision der Haut in Höhe des jeweiligen Arterienabschnittes und Spalten der Fascia lata. Im zentralen Oberschenkeldrittel wird der M. sartorius nach lateral, peripher nach medial abgeschoben. Die distal in die Membrana vastoadductoria übergehende Faszienschicht (Vagina vasorum) wird am Rand des M. vastus medialis longitudinal eröffnet.

Als Leitgebilde für den Adduktorenkanal dienen ein Nervenast zwischen N. saphenus und N. cutaneus femoris medialis und ein Muskelast der A. femoralis superficialis, die beide durch die Faszie treten; des weiteren im Hiatus tendineus [adductorius] selbst der N. saphenus und die A. descendens genicularis.

Ventrale Inzision des periarteriellen Bindegewebes und Freilegung des Gefäßes (Abb. 17-11).

Die Sehne des M. adductor magnus schimmert meist durch eine dünne Fettgewebsschicht, die genau wie die Sehne selbst belassen, aber auch vorsichtig unter Schonung der darunter liegenden Gebilde durchtrennt werden kann. Der Adduktorenkanal mit seinen Gebilden liegt frei (Abb. 17-12).

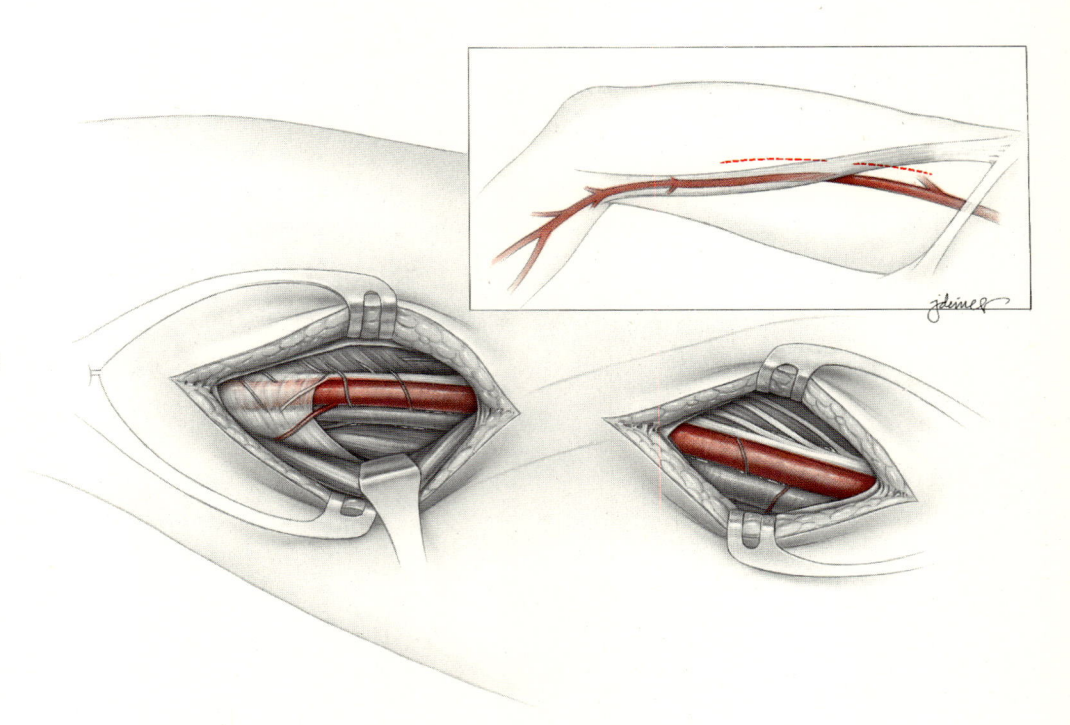

Abb. 17-11 Anatomiegerechter Zugang zur A. femoralis superficialis.
Der M. sartorius teilt zentrales und peripheres Segment der Arterie.

A. poplitea, pars I

Die Freilegung erfolgt in der Regel von medial (erste Wahl); selten von lateral (Rezidiveingriff).

Medialer Zugang: Hiatus tendineus und N. saphenus werden als Leitgebilde dargestellt. Die Gefäße peripher dieser Gebilde werden nach Längsinzision unregelmäßiger Faszienbündel präpariert und angeschlungen (siehe Abb. 17-12).

Lateraler Zugang (insbesondere bei tiefen Infektionen geeignet; selten erforderlich): Die Präparation geht knapp oberhalb des Kniegelenks zwischen Tractus iliotibialis und M. biceps femoris in die Fossa poplitea. Das neurovaskuläre Bündel wird in der Tiefe palpiert, die Arterie

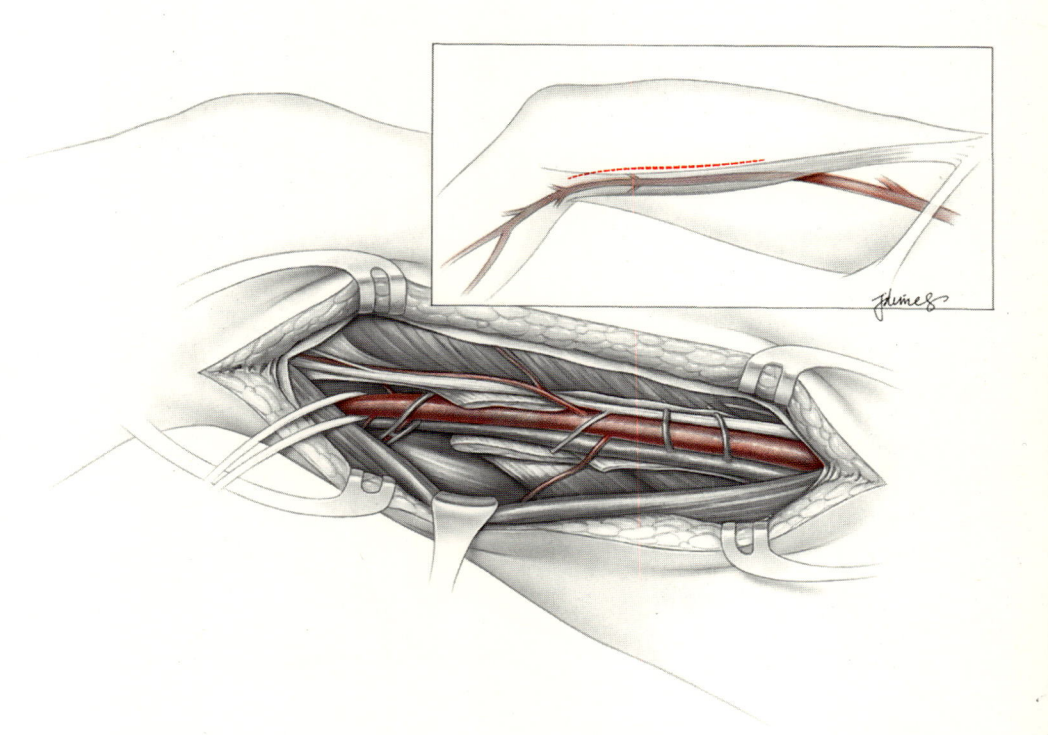

Abb. 17-12 Zugang zum femoropoplitealen Übergang und zur A. poplitea, pars I: Hiatus tendineus [adductorius] ist gespalten; Canalis adductorius ist eröffnet.

von den begleitenden Gebilden befreit und an die Oberfläche gezogen (Abb. 17-13).

A. poplitea, pars II

Medialer Zugang: Eine übersichtliche Exposition über diesen Weg ist nur mit Spaltung des M. gastrocnemius, Caput mediale, und des Pes anserinus möglich, die dann allerdings unvernäht bleiben. Wegen der verzögerten Rehabilitation sollte dieser Zugang nach Möglichkeit vermieden werden.

Dorsaler Zugang: In Bauchlage (mit Zehendruckschutz) erfolgt der Hautschnitt zum Ausschluß von Wundrandnekrosen ohne spitze Ecken S- oder Z-förmig. Die Fascia poplitea wird längs inzidiert. Neben der V. saphena parva, den Nn. tibialis und fibularis [peroneus] communis erreicht man in der Tiefe zwischen den Gastroknemiusköpfen unter Schonung der konkomittierenden Lymphbahnen die meist von zwei Venen dorsal begleitete Arterie. Diese kann nach zentral bis zum Hiatus tendineus [adductorius], nach peripher – allerdings in größerer Tiefe – bis zur Teilung der A. poplitea verfolgt werden. Der Zugang zur A. poplitea, pars III, siehe auch Kapitel 3.

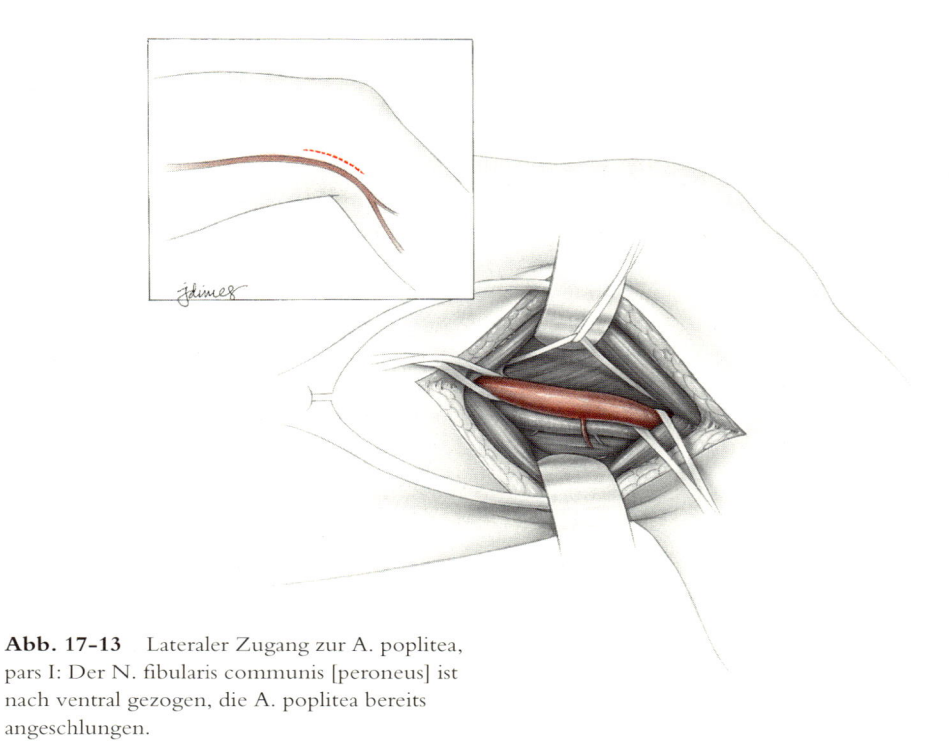

Abb. 17-13 Lateraler Zugang zur A. poplitea, pars I: Der N. fibularis communis [peroneus] ist nach ventral gezogen, die A. poplitea bereits angeschlungen.

Venenentnahme

Die Vene muß im Fall eines retrograden (= inversen, reversierten, umgedrehten) und eines orthograden freien Venenbypass zur Gänze entnommen werden. Beim In-situ-Venenbypass werden nur ihre anastomosennahen Abschnitte präpariert (siehe Abschnitt „Spezielle Operationstechniken").

Die Vene wird präoperativ am stehenden Patienten markiert. Der kleinste brauchbare Venendurchmesser liegt für den retrograden Bypass bei 4 mm, für den orthograden bei 2,5 mm.

Die Entnahme erfolgt ohne Berühren der Vene mit Finger oder Instrument (Endotheltrauma!). Der Hautschnitt beginnt 5 cm peripher der peripheren Rekonstruktionsgrenze. Manche Autoren ziehen mehrere kurze, andere eine durchgehende Inzision vor.

Das perivenöse Bindegewebe wird mit der Pinzette angehoben und mit der Schere unter Schonung etwaiger Lymphgefäße längs durchtrennt. Die Vene wird auf Brauchbarkeit inspiziert. Auf dem hautnahen Venenrücken präpariert man zum ersten Seitenast. Dieser wird in situ mit Faden der Fadenstärke 4-0 bis 6-0 (chirurgischer Knoten oder Umstechung) venennahe unterbunden. Der Aststumpf wird durch Ligatur oder Clip versorgt. Mit lang belassenen Fäden wird das Transplantat zur weiteren Exzision manipuliert (Abb. 17-14). Bei zweigeteilter Vene zieht man den kaliberstärkeren Ast vor. In seltenen Fällen muß man aber bei gleich dicken Ästen mit einem jeweils kleineren Durchmesser als 4 mm beide Teile entfernen und als Doppelbypass implantieren.

Erst nach Vorbereitung der arteriellen Anastomosenareale entziehen wir das Transplantat seiner Durchströmung. Peripher wird die Vene unterbunden, zentral – im Fall eines retrograden Venenbypass an der Einmündung in die V. femoralis communis – mit Doppel- oder Durchstechungsligatur gesichert. Ist ein orthogrades Verfahren vorgesehen, so muß man die Vene zentral scharf an der Mündung mit dem Skalpell durchtrennen und das Leck der V. femoralis mit einer nicht stenosierenden Naht der Fadenstärke 5-0 über einer atraumatischen Klemme fortlaufend vernähen (Abb. 17-15).

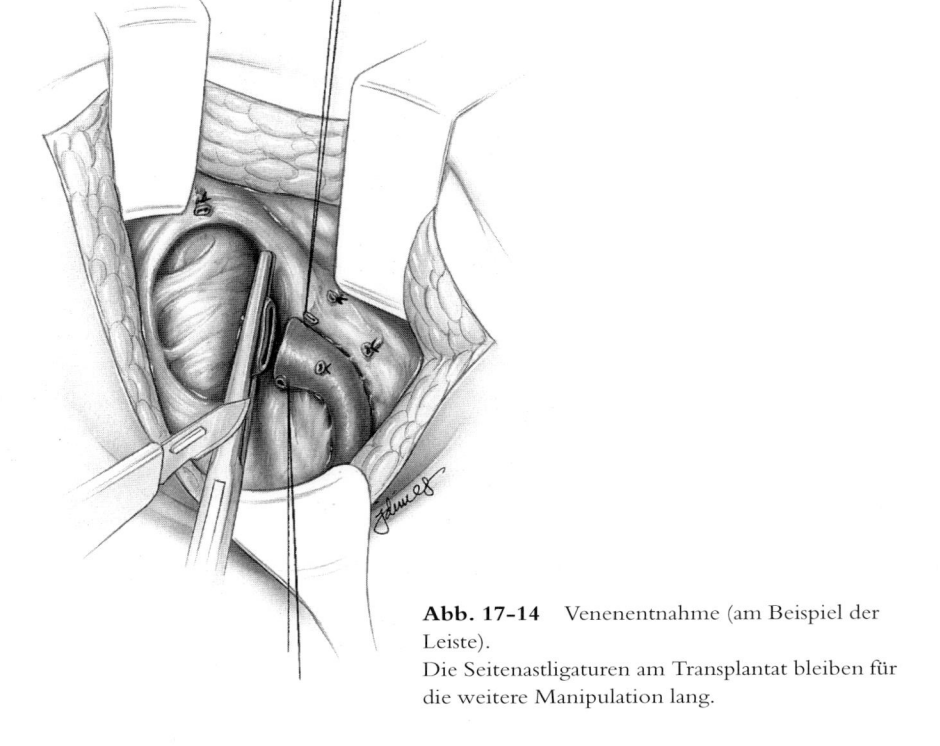

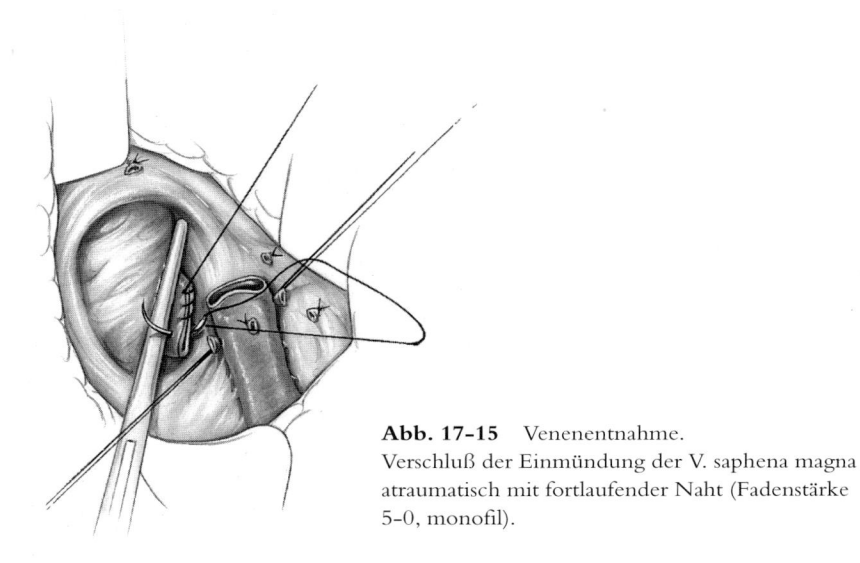

Abb. 17-14 Venenentnahme (am Beispiel der Leiste).
Die Seitenastligaturen am Transplantat bleiben für die weitere Manipulation lang.

Abb. 17-15 Venenentnahme.
Verschluß der Einmündung der V. saphena magna atraumatisch mit fortlaufender Naht (Fadenstärke 5-0, monofil).

Das Transplantat wird mit Heparin-Kochsalz-Lösung oder heparinisiertem Blut (5000 I.E. Heparin/1000 ml NaCl 0,9% oder Blut) vorsichtig (ggf. unter Messung des Dilatationsdruckes) gedehnt (Abb. 17-16).

Korrekturen etwaiger Unzulänglichkeiten des Transplantats erfolgen vor der Implantation: Stenosierende Reste der Adventitia werden zart durchtrennt (Abb. 17-17a), kleine Wandlücken und Varixknoten mit einer U-Naht der Fadenstärke 7-0 verschlossen (Abb. 17-17b). Stenosierte Venenbezirke und Varixknoten beseitigt man durch Resektion mit folgender schräger End-zu-End-Anastomose (Abb. 17-17c).

Als Alternative umhüllen wir die Varixknoten mit einer Kunststoffmanschette.

Beachte:
Die Ligaturen der Seitenäste des Transplantats müssen genau gesetzt werden (Abb. 17-17d).

Cave
Transplantatstenosen durch Ligaturen oder Nähte vermeiden!
Ligaturen nicht zu weit von der Venenwand!
Blindsack!

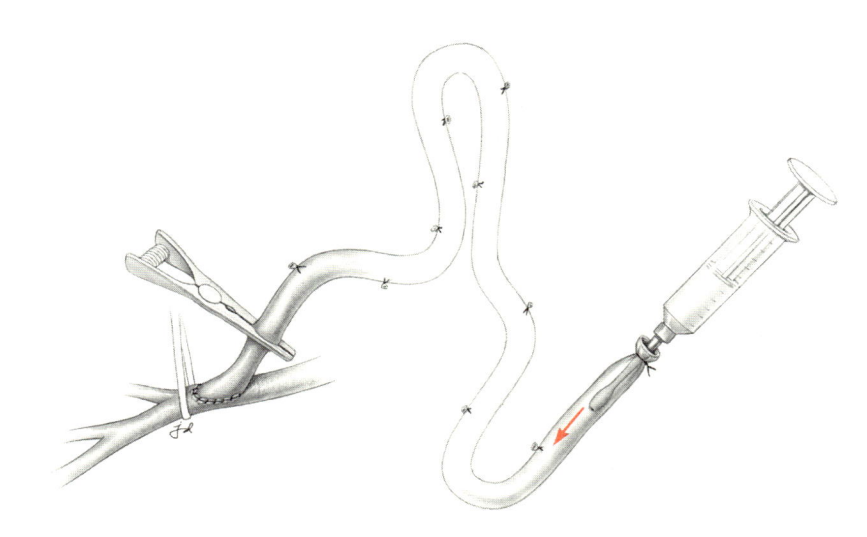

Abb. 17-16 Nach Entnahme wird das Transplantat vorsichtig hydraulisch gedehnt.

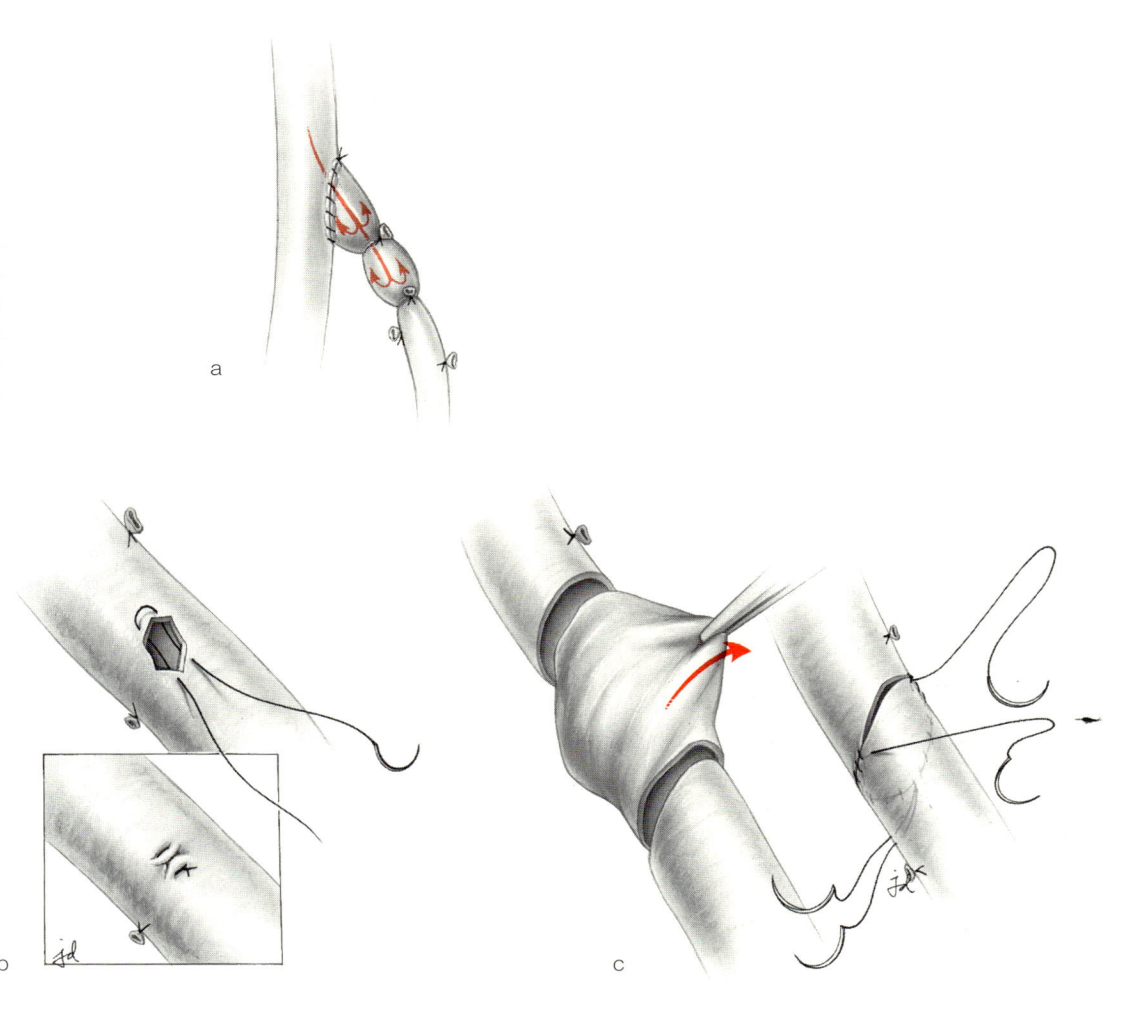

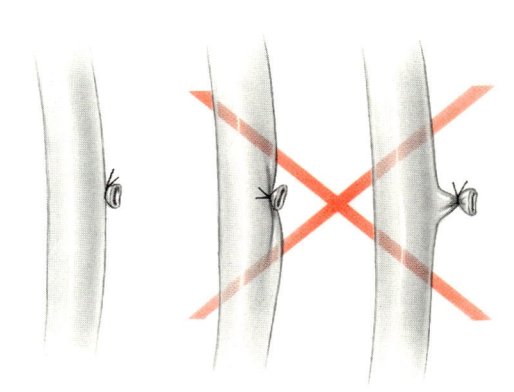

Abb. 17-17 Transplantatkorrektur vor Implantation.
a) Stenosierende Adventitia-Ringe behindern die Durchströmung und müssen mit der Schere zart durchtrennt werden.
b) Kleine Wandlücken oder Varixknoten der Vene werden mit U-Naht verschlossen (Cave: iatrogene Stenosen).
c) Umschriebene Stenosen oder Dilatationen werden reseziert. Die Kontinuität wird durch schräge termino-terminale Anastomosen wiederhergestellt.
d) Ligaturen der Seitenäste dürfen weder einengen noch Blindsäcke hinterlassen.

Tunnelierung

Man bedient sich eines speziellen Tunnelierungsinstruments (Abb. 17-18) oder einer 65 cm langen und 7–10 mm dicken, an der Spitze um 20 Grad gebogenen Zange (Abb. 17-19), die nach bidigitaler Vorbereitung subfaszial oder entlang der Arterie vorgeschoben werden. Beide erfordern eine Hilfsinzision am peripheren Oberschenkel, die entweder von der Venenentnahme her schon vorhanden ist oder, im Fall eines Prothesenbypass, zusätzlich angelegt werden muß.

Wichtiger als die Bypasstopographie – subkutan, subfaszial oder entlang der Arterie, beim In-situ-Venenbypass ohnehin vorgegeben – ist, daß der Bypass ohne Einschnürung, ohne Rotation und sowohl in Extension als auch in Flexion des Kniegelenks ohne Knick liegt. Dies prüft man, indem man den schon durchgezogenen Bypass von zentral her mit Heparin-Kochsalz-Lösung oder mit dem Blutstrom pulsierend durchströmen läßt und in Beugung und Streckung die periphere Pulsqualität beurteilt.

Beachte:
Nach Freigabe vom Bypassflow muß der Puls an der peripheren Anastomose unter Streckung und Beugung des Kniegelenks unverändert sein!

Cave
Verletzung benachbarter Gewebe (Venen, Nerven, Bursen, Gelenkkapseln etc.) vermeiden!

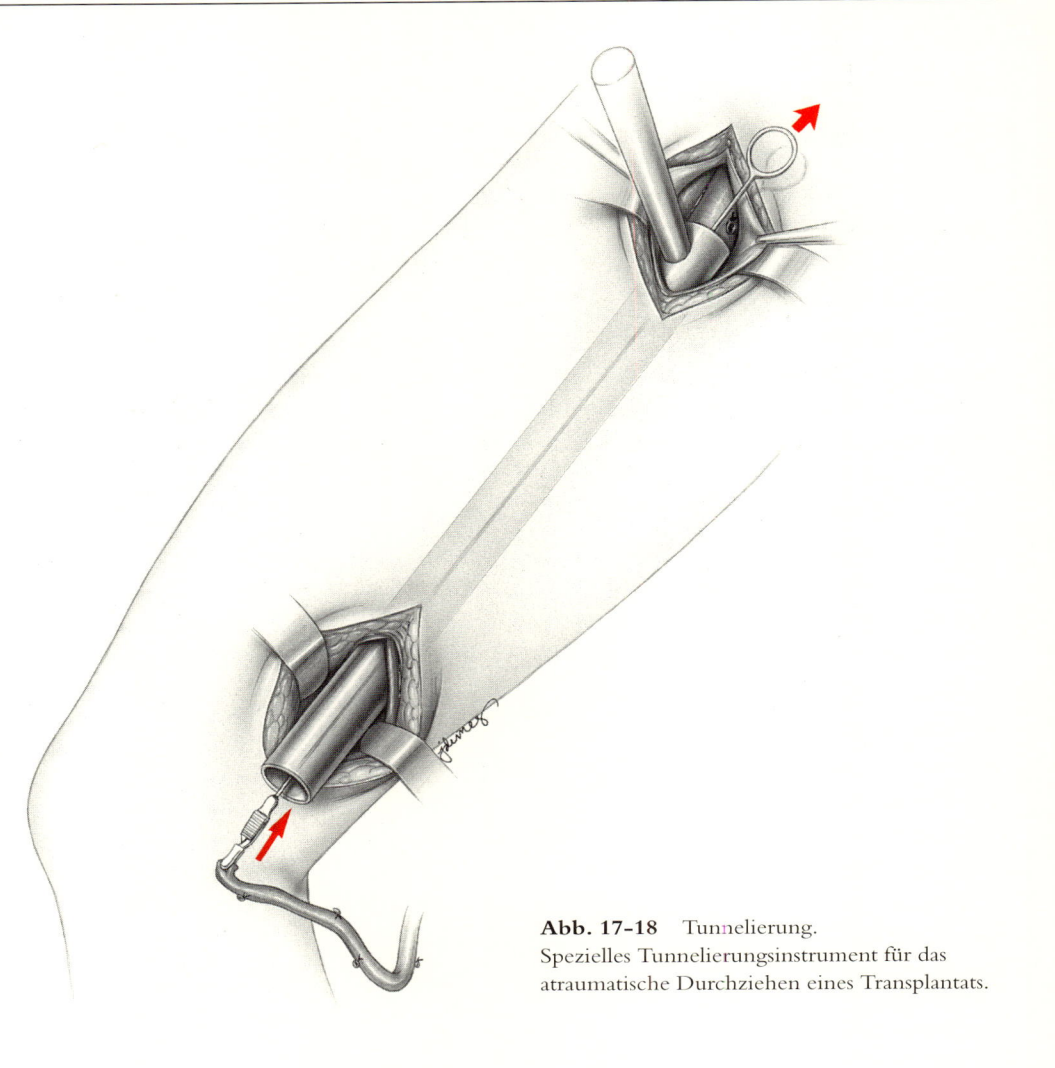

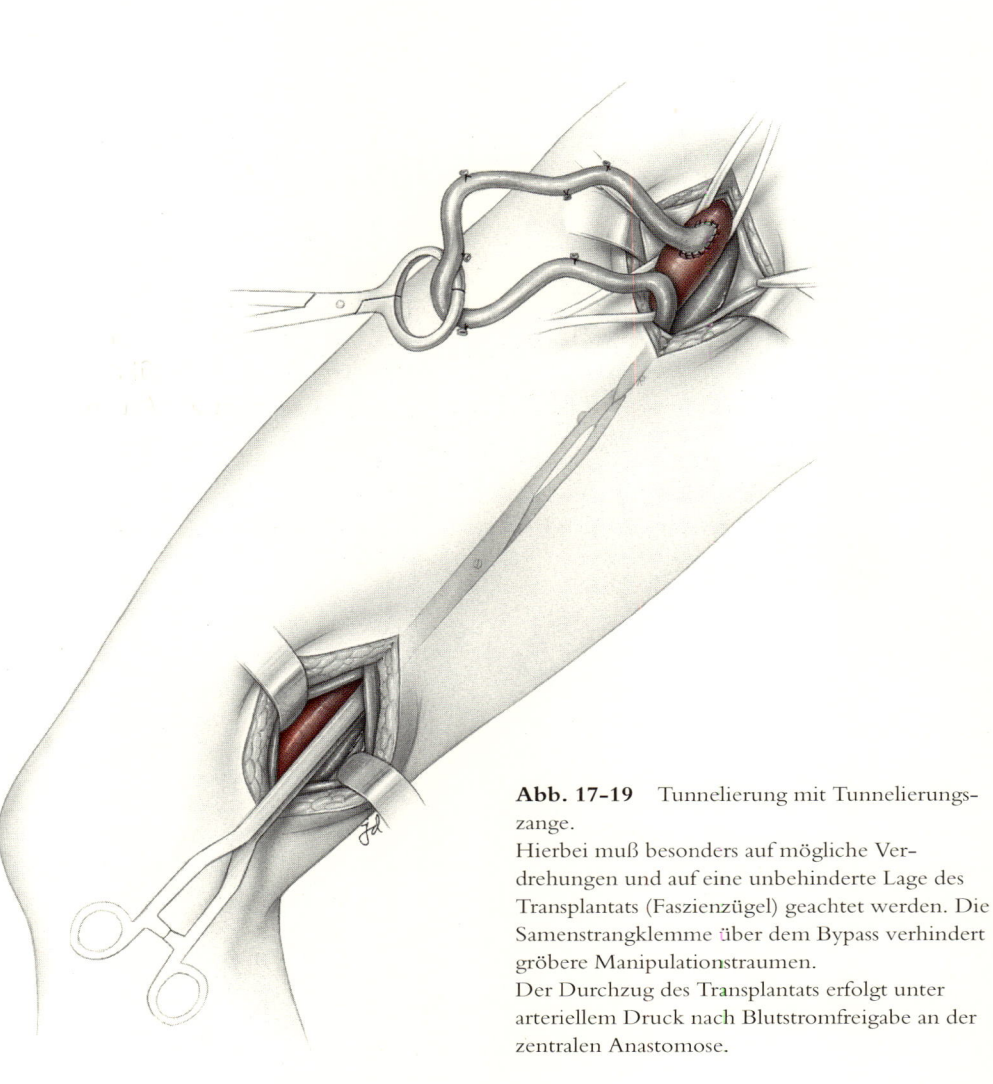

Abb. 17-18 Tunnelierung.
Spezielles Tunnelierungsinstrument für das atraumatische Durchziehen eines Transplantats.

Abb. 17-19 Tunnelierung mit Tunnelierungszange.
Hierbei muß besonders auf mögliche Verdrehungen und auf eine unbehinderte Lage des Transplantats (Faszienzügel) geachtet werden. Die Samenstrangklemme über dem Bypass verhindert gröbere Manipulationstraumen.
Der Durchzug des Transplantats erfolgt unter arteriellem Druck nach Blutstromfreigabe an der zentralen Anastomose.

Spezielle Operationstechniken

Thrombendarteriektomie (TEA)

Kurze Verschlüsse werden offen, langstreckige halbgeschlossen desobliteriert. Der Arterienverschluß erfolgt zentral und peripher ausschließlich mit Patchplastik; im Fall einer Transsektionstechnik nach van Dongen. Technische Einzelheiten sind im Kapitel 6, „Grundtechnik", beschrieben.

Beachte:
Bei fehlender Desobliterationsschicht ein anderes Verfahren wählen!
Bei halbgeschlossener Technik immer eine angioskopische oder angiographische Ergebniskontrolle!

**Cave
TEA nie erzwingen!**

Retrograder Venenbypass

Nach Freilegung beider Anschlußstellen wird die Bypassvene präpariert (siehe Abschnitt „Venenentnahme") und umgedreht implantiert. Die Längsarteriotomie an den Anastomosen beträgt zumindest den doppelten Venendurchmesser. Die Frage nach dem optimalen zeitlichen Ablauf – zentrale oder periphere Anastomose zuerst – oder nach der Anastomosenform – termino-lateral versus termino-terminal – wird unterschiedlich beurteilt.

„Zentral vor peripher" bedeutet weitgehenden Ausschluß einer Bypassrotation, da die Vene unter pulsierendem Blutdruck durchgezogen wird. Die umgekehrte Reihenfolge erleichtert manchem die periphere Anastomose.
Die **End-zu-Seit-Anastomose** ist immer möglich und wird wegen des erhaltenen bidirektionalen Abflusses zentral und peripher vorgezogen. In der Tiefe erfordert sie höhere nahttechnische Fähigkeiten.
Eine **End-zu-End-Anastomose** weist bei Kalibergleichheit technische und hämodynamische Vorteile auf. Voraussetzung ist jedoch, daß keine Kollateralen geopfert werden und der jeweilige Anschluß direkt an der Verschlußgrenze erfolgt.

Die zentrale Anastomose an der A. femoralis communis oder A. profunda femoris erfolgt gewöhnlich Seit-zu-End. Nur bei Abgangsverschluß der A. femoris superficialis kann die Anastomose mit dieser End-zu-End schräg direkt distal der A. profunda femoris, aber immer in die A. femoralis communis hineinreichend, angelegt werden. Eine Erweiterungsplastik ist in diesen Fällen wegen der Kaliberdifferenz Arterie zu Vene meist unumgänglich (siehe Abb. 17-8 und 17-9).
Nach Vollendung der jeweiligen Erstanastomose wird die hydraulisch dilatierte, nicht in sich rotierte Vene durchgezogen (siehe Abb. 17-16), noch einmal auf Durchgängigkeit geprüft (siehe Abschnitt „Spezielle Operationstechniken") und bei gestrecktem Bein leicht gespannt ergänzend anastomosiert.

Empfehlung der Autoren: Im Zweifel immer End-zu-Seit-Anastomose.

Orthograde Bypassverfahren

Das Hauptproblem jedes orthograden Bypass stellt die Ausschaltung der Venenklappenfunktion dar. Zusätzlich unterscheiden sich diese Verfahren von der retrograden Modifikation dadurch, daß die zentrale Anastomose immer zuerst hergestellt wird.

Orthograder freier Venenbypass

Die Vene wird als freies Transplantat mit ihrer ampullären Mündung verwendet (siehe Abschnitt „Venenentnahme"). Nach vorsichtiger hydraulischer Dehnung werden ihre Klappen intraluminal mit der Venenklappenschere ausgeschaltet (siehe Abb. 17-20). Die Schere ist für den orthograden freien Venenbypass, für die Exzision der Mündungsklappen oder auch den freigelegten In-situ-Venenbypass unter Sicht des Auges geeignet.

Vorgehen. Die Scheren werden unter hydraulischer Dehnung von zentral her mit geschlossenen Branchen intraluminal bis zum ersten klappenbedingten Widerstand geführt, etwas zurückgezogen, mit offenen Branchen erneut vorgeschoben und die Klappensegel durchschnitten. Der stabilisierende Klappenring darf nicht verletzt werden. Die freie Transplantatpassage wird mit der nochmals an der Wand vorgeschobenen Schere und durch Perfusion mit Heparin-Kochsalz-Lösung sichergestellt (Abb. 17-20). Die Vene verbleibt bis zur Implantation in physiologischer Kochsalzlösung. Nach Herstellung der zentralen Anastomose wird deren Blutstrom freigegeben und unter arteriellem Druck das nicht rotierte, am Ende geklemmte Transplantat nach peripher gezogen (siehe Abb. 17-18 und 17-19). Nach zentraler Klemmung, nach Anpassung der Venenlänge und nach retrogradem Spülen der Vene mit Heparin-Kochsalz-Lösung über einen Katheter wird die periphere Anastomose genäht.

In-situ-Venenbypass

Beim In-situ-Venenbypass bleibt die V. saphena magna mit Ausnahme der anastomosennahen Abschnitte im Gewebsverband (Abb. 17-21). Deshalb ist die Methode von der individuellen topographischen Beziehung Arterie zu Vene abhängig. Spezielle Probleme entstehen durch die perfundierten venösen Seitenäste und durch die unbedingt erforderliche intraoperative morphologische Kontrolle.

Vorgehen. Nach Zuschneiden der Vene wird die Mündungsklappe transluminal mit der Venenklappenschere oder einem spitzen Skalpell exzidiert (siehe Abb. 17-20). Anschließend anastomosiert man die Vene möglichst an der Femoralisgabel oder zentral davon. Die V. epigastrica superficialis wird als Zugangsweg für die Angiographie lang belassen.

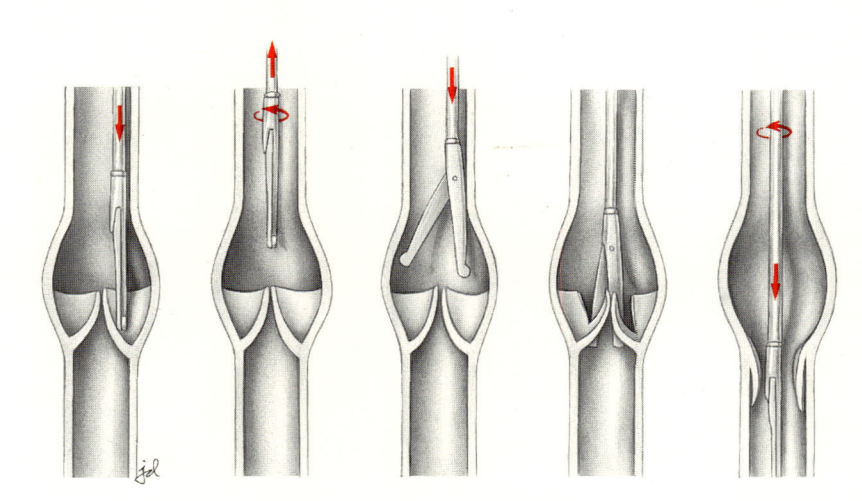

Abb. 17-20 Ausschaltung der Venenklappenfunktion mit der Klappenschere (Einzelheiten im Text).

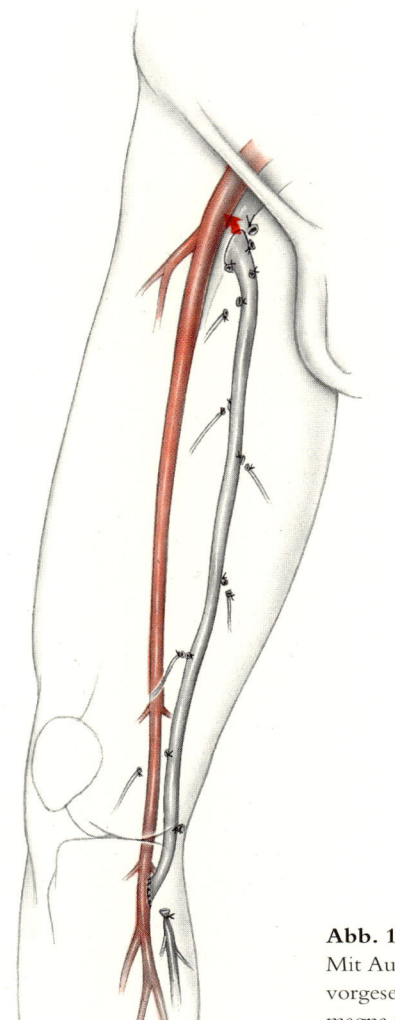

Abb. 17-21 In-situ-Venenbypass (Schema). Mit Ausnahme kurzer Abschnitte nahe den vorgesehenen Anastomosen bleibt die V. saphena magna im Gewebsverband. Die Seitenäste werden über einzelne Hautinzisionen aufgesucht, unterbunden und durchtrennt.

Da die V. saphena magna in der Leiste etwa 2 cm medial der Arterie verläuft, muß sie zur Arterie herübergeschlagen werden. Die Arteriotomie in der Leiste sollte wegen der Distanz entweder medial längs oder ventral schräg angelegt werden, um eine Rotation oder Knickbildung zu vermeiden (Abb. 17-22).

Die publizierten Methoden zur Klappenausschaltung sind zahlreich. Rupturierende Techniken zerreißen die Klappen und verursachen ein beträchtliches Klappen- und Wandtrauma. Die Nebenwirkungen inzidierender Verfahren, bei denen die Klappensegel scharf durchtrennt werden, sind geringer; ektomierende Methoden sind entweder zeitaufwendig oder klinisch noch nicht ausreichend geprüft (Abb. 17-23). Entsprechende technische Hinweise geben die jeweiligen Beschreibungen.

Ein Venenklappenstripper, alternativ ein Valvulotom, wird von peripher mit dem größtmöglichen Durchmesser in die Vene bis zur zentralen Anastomose eingeführt und unter dem arteriellen Strom von Klappe zu Klappe vorsichtig nach peripher gezogen (Abb. 17-24). Dabei zerreißen die Klappen oder werden inzidiert. Ein peripher gut pulsierender Blutstrom zeigt eine unbehinderte Durchgängigkeit des Transplantats. Das Verfahren ist vor allem für langstreckige In-situ-Bypasses von Vorteil, weil damit zusätzliche Venotomien vermieden werden können.

Ist dies nicht der Fall, kann eine Transplantatstenose, aber auch ein vermehrter Abstrom über große insuffiziente venöse Seitenäste die Ursache sein. Die obligate Angiographie oder -skopie bringt Aufklärung. Restklappen können mit diversen Spezialinstrumenten, mit der Venenklappenschere oder offen über eine quere Venotomie ausgeschaltet werden.

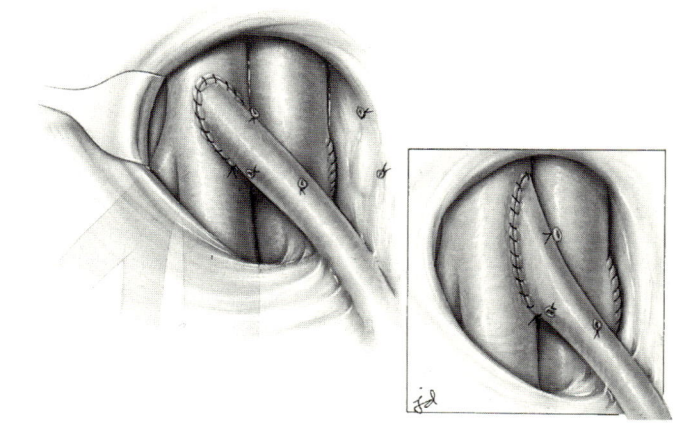

Abb. 17-22 In-situ-Venenbypass; zentrale Anastomose.
Die Vene ist nur begrenzt mobilisiert. Um Rotation und Knickbildung zu vermeiden, muß die zentrale Anastomose deshalb entweder an der ventralen Arterienwand schräg (Ansicht links) oder ventro-medial longitudinal (Ansicht rechts) erfolgen.

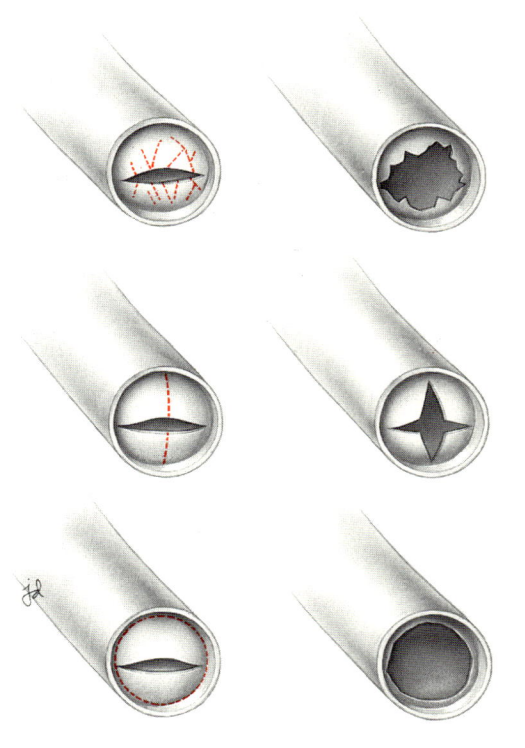

Abb. 17-23 Methoden der Venenklappenausschaltung und jeweiliges Ergebnis:
oben: rupturierend – zerrissene Restklappen;
Mitte: inzidierend – glatte Restklappen;
unten: ektomierend – keine Restklappen.

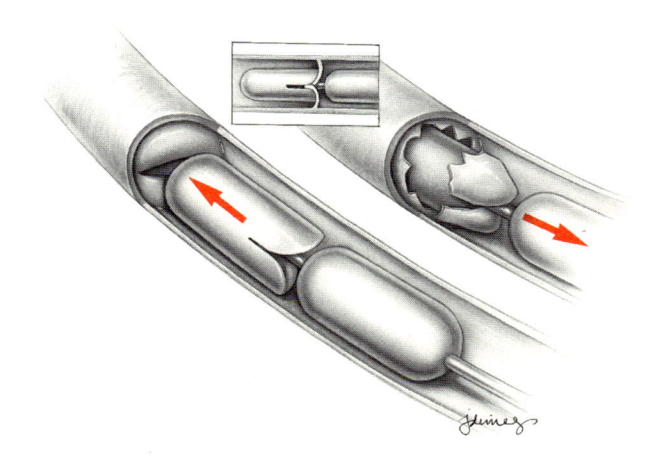

Abb. 17-24 Indirekte Ausschaltung der Venenklappenfunktion.
Venenklappenstripper (stumpf), Valvulotom (scharf).

Die periphere Anastomose, wohl ausschließlich am III. Poplitea-Segment oder krural gelegen, sollte möglichst peripher erfolgen, um eine stenosierende Knickbildung über dem Pes anserinus bzw. dem Epicondylus medialis zu verhindern.

Topografisch und hämodynamisch günstiger ist es, sofern keine wichtigen Kollateralen oberhalb der Anastomose vorhanden sind, die veno-arterielle Verbindung End-zu-End anzulegen. Die Arterie kann der Bypassvene im Bogen entgegenlaufen (Abb. 17-25).

Seitenäste der V. saphena magna werden nach angiographischer oder angioskopischer Lokalisation sorgfältig über gesonderte paravenöse Inzisionen, die etwas lateral des Bypass liegen, ohne Läsion der Lymphbahnen und des perivenösen Bindegewebes unterbunden.

Empfehlung der Autoren: Bei Zweifel über die Abstromqualität der A. poplitea, pars I und pars II, infragenuidalen Bypass vorziehen!

> **Cave**
> Kann bei der indirekten subkutanen Klappenausschaltung das Instrument nicht mehr bewegt werden, darf keinesfalls forciert vorgegangen werden. Gefahr der Venenverletzung!

Man legt das betroffene Venenareal frei und inspiziert es (Seitenast, Kalibersprung).

Prothesenbypass

Gegenüber dem freien Venenbypass bestehen in der Operationstaktik keine Änderungen. Der orthotope Verlauf des Bypass verlangt dem autologen Venenbypass ähnliche Zugangswege (siehe Abschnitt „Zugangswege"). Die Tunnelierung sollte wegen der niedrigen Prothesencompliance und des vorgegebenen Durchmessers sparsam erfolgen. Die Prothese selbst wird vor der Implantation extraluminal in einer antiseptischen Lösung gebadet. Sofern sie temporär dem arteriellen Blutstrom ausgesetzt war (Abdichten, Derotation), sollte ihr Lumen vor der endgültigen Implantation von Blutresten freigespült werden. Die longitudinale Anpassung muß sowohl in Streckung als auch in Beugung der Extremität einen durchgängigen Blutleiter gewährleisten.

Für die Anastomose muß die Prothese sehr exakt und so zugeschnitten werden, daß sie keine Stenose, aber auch keine übermäßige Dilatation an den Verbindungsstellen hervorruft. Man muß im Langzeitverlauf mit einer Pseudointimadicke von etwa 1 mm rechnen. Dementsprechend ist ein geringfügig erhöhter Durchmesser im Anastomosenbereich sinnvoll.

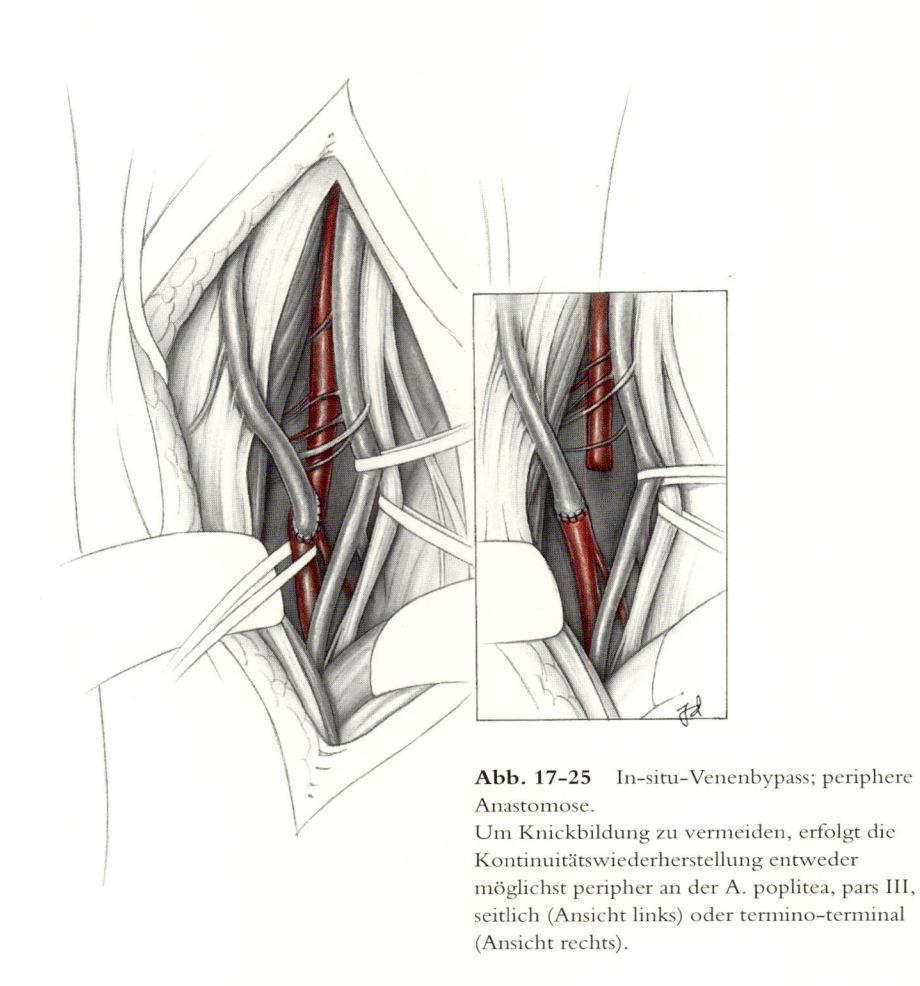

Abb. 17-25 In-situ-Venenbypass; periphere Anastomose.
Um Knickbildung zu vermeiden, erfolgt die Kontinuitätswiederherstellung entweder möglichst peripher an der A. poplitea, pars III, seitlich (Ansicht links) oder termino-terminal (Ansicht rechts).

Femoropopliteales Aneurysma

Das femoropopliteale Aneurysma weist einige operationstaktische und -technische Eigenheiten auf:

– Als Erstsymptom besteht häufig eine akute Ischämie nach thrombotischem Aneurysmaverschluß. Die Ausstrombahn ist durch Embolisationen aus dem Aneurysma teilweise verlegt. Nicht selten ist eine hohe Amputation die Folge. Eine notfallmäßige Revaskularisation ist anzustreben.
– Aneurysma und Begleitvenen sind oft eng verwachsen, die Venen verzogen.

Vorgehen. Das Aneurysma wird wegen der Gefahr von Venenverletzungen nicht reseziert, sondern mittels Ligaturen ausgeschaltet und mit autologer Vene überbrückt. Ausnahmen bilden Aneurysmen mit symptomatischer Kompression anliegender Venen oder Nerven.

Der operative Zugang erfolgt von medial zum Hiatus tendineus [adductorius] einerseits und zur A. poplitea, pars III, andererseits (Abb. 17-26; siehe auch Kap. 3, „Zugangsregion Kniekehle …").

Im speziellen ist zu beachten:
– Als erster Schritt wird das Aneurysma peripher unterbunden, um eine intraoperative Embolisation zu verhindern.
– Anschließend erfolgt die periphere Thrombembolektomie, evtl. die regionale Lyse der Ausstrombahn.
– Aneurysmen beginnen meist am femoropoplitealen Übergang und beschränken sich entweder auf die A. poplitea, pars I und pars II, oder reichen im Falle schlauchförmiger Dilatationen auch in den Truncus tibiofibularis. Um diese Prädilektionsstellen zu meiden, werden Überbrückungen oberhalb des Hiatus tendineus [adductorius] abgeleitet und an einem tauglichen peripheren, meist weitkalibrigen Empfängersegment angeschlossen (Abb. 17-27).

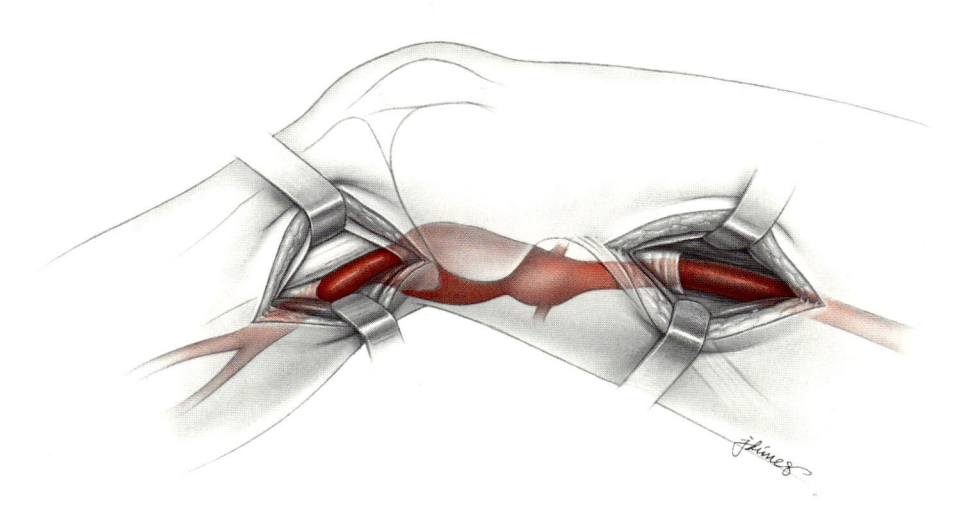

Abb. 17-26 Femoropopliteales Aneurysma; Zugangswege:
zentral – von medial zum Hiatus tendineus [adductorius];
peripher – von medial zur A. poplitea, pars III.

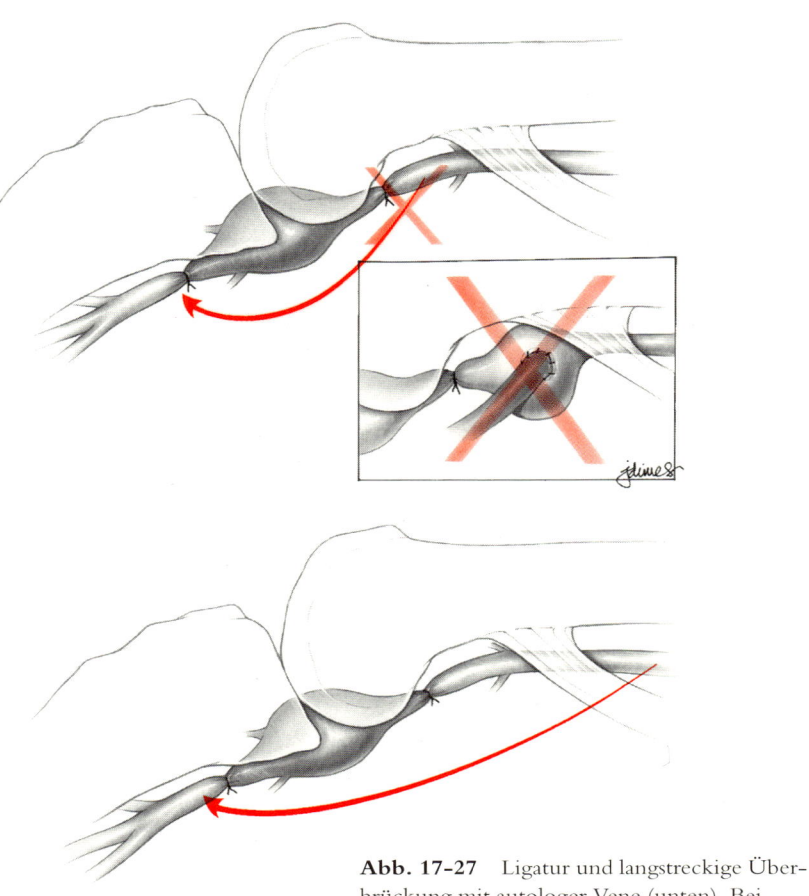

Abb. 17-27 Ligatur und langstreckige Überbrückung mit autologer Vene (unten). Bei zentraler Anastomose unterhalb des Hiatus tendineus [adductorius] besteht die Gefahr einer frühen neuerlichen Dilatation (oben, Mitte).

Die Anastomosentechnik erfolgt unter Berücksichtigung der Kaliberdifferenzen nach den oben angegebenen Grundsätzen (siehe Abschnitt „Spezielle Operationstechniken").

Wenn der Aneurysmadurchmesser die orthotope Bypassführung verhindert, kann das Aneurysma unter Schonung normal oder aberrant verlaufender Venen gerafft werden (Abb. 17-28). Muskeln und Sehnen der medialen Kniegelenkregion sind dabei zu schonen. Der Bypass wird entweder orthotop, in situ oder extraanatomisch an die Anterior geführt.

Der letzte Schritt ist die zentrale Aneurysmaligatur; dies deshalb zuletzt, da etwaige Kollateralen aus dem Aneurysma heraus während der Abklemmzeit helfen, Ischämieschäden zu vermeiden.

In bis zu 90% aller femoropoplitealen Aneurysmen finden sich auch aortoiliakale Aussackungen (Morbus aneurysmaticus), nach denen routinemäßig gesucht werden sollte.

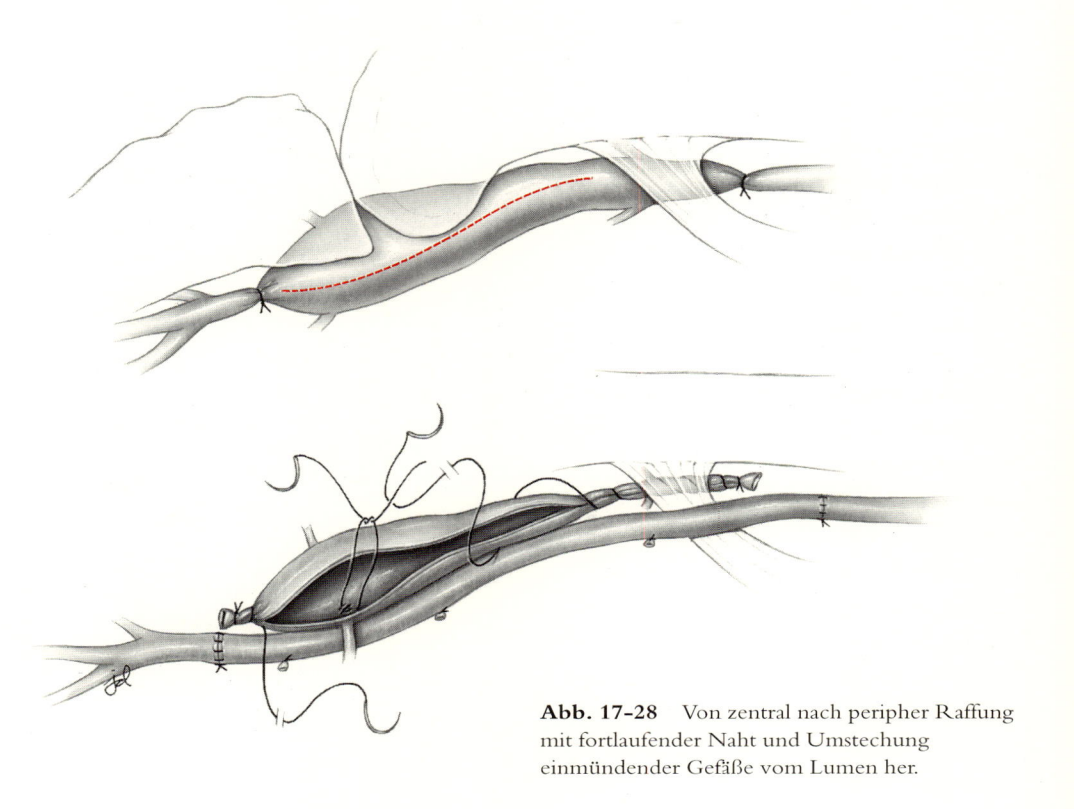

Abb. 17-28 Von zentral nach peripher Raffung mit fortlaufender Naht und Umstechung einmündender Gefäße vom Lumen her.

Frühkomplikationen und ihre Behandlung

Zu den Frühkomplikationen zählen die Nachblutung (0,5%), der Sofort- und Frühverschluß (15% und mehr) und die Frühinfektion (zu letzterer siehe Kap. 26, „Infekt").

Nachblutungen sind Folge einer Gerinnungsstörung, eines Anastomosenlecks oder der insuffizienten Ligatur eines Seitenastes des Bypass.

Akute schmerzhafte Vorwölbungen oder Hb-wirksame Blutungen bedürfen der Therapie. Gerinnungsstörungen werden durch Faktorenersatz korrigiert. Ein großes Hämatom muß entleert werden. Defekte der Anastomosenlinie werden mit monofilem Faden der Fadenstärke 6-0 zum Stillstand gebracht, Stichkanäle und Seitenäste mit der Fadenstärke 7-0 intramural umstochen, Venen- und Arterienwandläsionen mit einem kleinen Venenpatch versorgt.

Ein **Sofort- oder Frühverschluß** kann durch die in Tabelle 17-3 aufgeführten allgemeinen oder operationstechnischen Ursachen bedingt sein. Abbildung 17-29 zeigt mögliche Verschlußursachen eines Bypass an seiner zentralen Anastomose.

Eine Reoperation mit Thrombektomie über eine quere anastomosennahe Bypassangiotomie oder über eine der Anastomosen selbst mit konsekutiver intraoperativer Angiographie ist absolut indiziert.

Bypass mit autologer Vene erfordert den ehestmöglichen Eingriff.

In allen Fällen ist unbedingt auch der Zustand der vor- und nachgeschalteten Strombahn zu beurteilen.

Beim orthograden Venenbypass und beim Bypass mit Protheseninterponat kann der Thrombektomiekatheter in beiden Richtungen eingeführt werden, beim inversen nur von zentral (Venenklappen!).

Sofern im Angiogramm keine Stenosen sichtbar sind, können stufenweise Druckmessungen im Verlauf und/oder eine intraluminale Doppler- oder Duplex-Sonographie Engen quantifizieren.

Restlefzen wie Restklappen werden nach Lokalisation über eine umschriebene Längsangiotomie offen entfernt; die Gefäßinzision wird mit Venenpatch verschlossen.

Ist der Abstrom ungenügend, kann in Einzelfällen versucht werden, die Rekonstruktion nach peripher zu verlängern.

Ein im Durchmesser oder in der Länge nicht passendes Transplantat wird gekürzt, verlängert oder ausgetauscht, wobei autologe Vene vorzuziehen ist, Prothesen jedoch nicht immer vermieden werden können. Die Vene schaltet man dort ein, wo sie dem Kaliber nach am besten paßt. Eine Prothese wird immer zentral interponiert, um damit nicht das Kniegelenk überbrücken zu müssen.

Adventitiaringe werden mit einer zarten Schere durchtrennt, wandbedingte umschriebene Engen durch Patchplastik erweitert, Rotationen nach querer Durchtrennung des Bypass, Derotation und adäquater Neuanastomosierung korrigiert.

Manchmal kann ein Bypassversagen retrospektiv nicht erklärt werden.

Tab. 17-3 Folgende Ursachen des Sofort- oder Frühverschlusses sind bekannt:

Allgemein:
- Insuffizienter Abstrom
- Hyperkoagulabilität (AT-III-Mangel?)

Operationstechnisch:
- Nach TEA: Restlefzen
  - Intimadissektionen
  - Stripperperforation
- Nach Bypass: Transplantat zu eng, zu weit, zu kurz, zu lang
  - Transplantatstenosen (Adventitia, Ligatur, Venenwandnaht, Klemmtrauma, Parietalthromben)
  - Endothelschaden nach iatrogenem Venentrauma
  - Transplantatrotation
  - Anastomosenstenosen (technisch)
  - Stenose/Verschluß der Ausstrombahn
  - Restklappen (orthograder Venenbypass)
  - Fehlanastomose peripher (Vene statt Arterie)

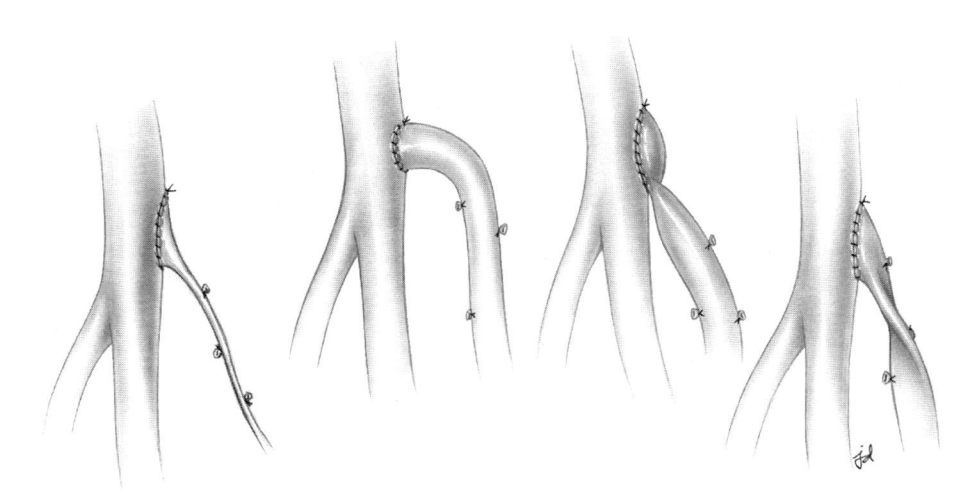

Abb. 17-29 Verschlußursachen eines Bypass an seiner zentralen Anastomose (von links):
- zu kleiner Bypassdurchmesser (< 4 mm);
- zu langer Bypass mit ungünstigem Anastomosenwinkel;
- Anastomosenstenose durch Adventitia-Ring bzw. zu weitem Stich am Anastomosenwinkel;
- Bypassrotation.

Spätkomplikationen und ihre Behandlung

Thrombendarteriektomien und autologe Venenbrücken entwickeln mitunter charakteristische Stenosen nach überschießenden Intimaproliferationen. Werden solche Engen im Rahmen von Verlaufskontrollen rechtzeitig oder nach einem thrombektomierten Verschluß erkannt, sind sie umschriebenen Eingriffen zugänglich, für die der Ausdruck „Service-Operationen" gebräuchlich ist.

„**Service-Operation**". Die Stenose wird über eine Längsarteriotomie dargestellt und ausgeschält (Abb. 17-30 und 17-31). Der Arteriotomieverschluß erfolgt mit Venenpatch. Alternativ wird das Stenosesegment reseziert und autologe Vene interponiert. Die autologen Rekonstruktionen können dadurch erhalten werden.

Nach Gefäßprothesen treten Proliferationen vorwiegend an der peripheren Anastomose auf. In diesen Fällen ist eine Verlängerung des Bypass über die periphere Stenose hinweg ratsam.

Grundsätzlich sind alle diese Bypassstenosen primär auch den Kathetertechniken der endovaskulären Chirurgie zugänglich, wenngleich deren Ergebnisse unter dieser Indikation widersprüchlich beurteilt werden.

Für die Behandlung von **akuten** oder **chronischen Rezidivverschlüssen** gilt:

1. Schritt: Katheterlyse/Katheterextraktion oder chirurgische Thrombektomie.
2. Schritt: Arteriographie mit der Ortung von Verschlußursachen.
3. Schritt: Beseitigung örtlicher Verschlußursachen.
4. Schritt: Zweitüberbrückung von einem sicheren Einflußsegment auf ein tragfähiges Ausflußsegment außerhalb der alten vernarbten Anastomosenbereiche (extra-anatomische Verfahren).

Die in Kapitel 9 dargestellte Qualitäts- und Verlaufskontrolle hilft, erste Zeichen drohender Rezidivverschlüsse frühzeitig zu erkennen und zu beheben. Eine erhebliche Compliance der Patienten ist Voraussetzung.

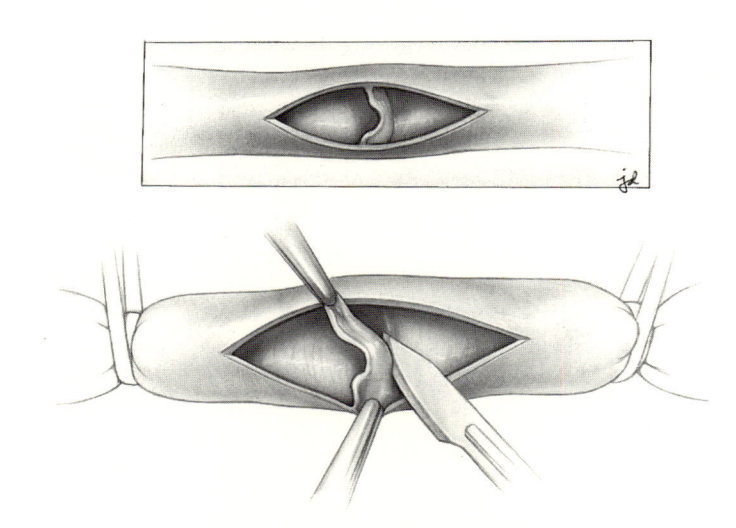

Abb. 17-30 „Service-Operation". Ältere Bypassstenose: Anschlingen des Gefäßes mit Gefäßbändchen, Längsarteriotomie und Ausschälung mit dem Skalpell.

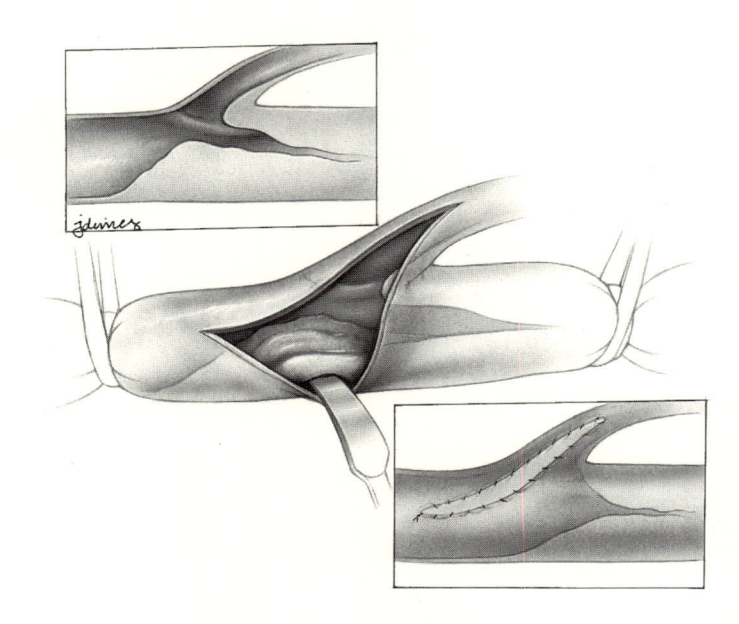

Abb. 17-31 „Service-Operation". Anastomosenstenose: Korrektur mit Patchplastik.

Weiterführende Literatur

1. Becker, H. M., V. Sciacca: Early complications of autogenous saphenous vein bypass. In: Stipa, S., A. Cavallaro (eds.): Peripheral Arterial Diseases: Medical and Surgical Problems; pp. 319–330. Academic Press, London 1982
2. Böhmig, H. J., G. Zeidler, J. Berenberg-Gossler, F. Schmöller: Orthograder freier Venenbypass: Technik und Ergebnisse. Angio Archiv 17 (1988) 97–101
3. Enzler, M. A.: Der „In-situ"-Venenbypass. Thieme, Stuttgart–New York 1991
4. Gottlob, R., G. Zinner: Über die Regeneration geschädigter Endothelien nach hartem und weichem Trauma. Virchows Arch. path. Anat. 336 (1962) 16–731
5. Gruß, J. D., M. H. Vargas, W. Hiemer: Technische Tricks und taktische Tips nach 14jähriger Erfahrung mit dem In-situ-Bypass. Angio Archiv 17 (1988) 104–109
6. Rendl, K. H.: Kritische Wertung des femoropopliteokruralen in-situ Venen-bypass – Experimente zur Klappenausschaltung und Hämodynamik. Vasa (Bern) Suppl. 31 (1991)
7. Szilagyi, D. E., J. H. Hageman, R. F. Smith, J. P. Elliott, F. Brown, P. Dietz: Autogenous vein grafting in femoropopliteal atherosclerosis: The limits of its effectiveness. Surgery 86 (1979) 836–851
8. Vollmar, J.: Rekonstruktive Chirurgie der Arterien. Thieme, Stuttgart–New York 1975

18 Arteriae crurales

J. Largiadèr

Einleitung 235

Zugangswege 236
Truncus tibiofibularis 236
A. tibialis anterior 236
A. tibialis anterior, zentraler Anteil 236
A. tibialis anterior, mittlerer Anteil 237
A. tibialis anterior, peripherer Anteil 238
A. tibialis posterior 238
A. tibialis posterior, zentraler Anteil 239
A. tibialis posterior, mittlerer Anteil 239
A. tibialis posterior, peripherer Anteil 240
A. fibularis [peronea] 240

Bypassführung 242

Bypassmaterial 242

Direkte End-zu-End-Anastomose mit autologer Vene 243

Peripherer Abflußwiderstand 244
Weiterführende Literatur 244

Einleitung

Kniegelenküberschreitende Bypasses, insbesondere solche mit einem Anschluß an ein infrapopliteales Segment, sind problematischer als Rekonstruktionen in den vorgeschalteten Gefäßetagen. Dafür gibt es mehrere Gründe:

1. Die periphere Anastomose liegt, je weiter die Rekonstruktion der Gefäßstrombahn in die Peripherie reicht, zunehmend in ischämisch vorgeschädigtem Gewebe. Die Wundheilung ist hier durch die unmittelbare Nachbarschaft gangränöser Veränderungen wie auch durch die ausgeprägtere postischämische Schwellungsneigung kompromittiert.
2. Die Dimensionen distal der A. poplitea werden immer kleiner, so daß sich schon geringste technische Fehler folgenschwer auf das Früh- und Spätresultat auswirken können.
3. Mit kleiner werdendem Ausflußbett in der Peripherie wird der Abflußwiderstand am Graft-Ende immer größer. Damit sinkt die Flußgeschwindigkeit in den oft langen Transplantaten, und die Gefahr einer Stagnationsthrombose steigt.
4. Vielfach fehlt für die oft langen Überbrückungsdistanzen ausreichendes autologes Material, so daß man gezwungen ist, partiell oder vollständig auf Alternativverfahren auszuweichen, welche in dieser Position immer schlechter abschneiden.
5. Die Thromboseneigung wird zusätzlich durch das chronische Trauma bei der Kniegelenksbewegung gefördert. Besonders folgenschwer ist diese Schädigung bei unvorteilhafter Bypassführung und bei Verwendung von nichtautologem Bypassmaterial.

Operationstechnik und Operationstaktik müssen dieser speziellen Ausgangssituation angepaßt werden. Die **Indikation** zu einer peripheren Arterienrekonstruktion soll deswegen mit wenigen Ausnahmen (beispielsweise das A.-poplitea-Aneurysma) erst bei amputationsbedrohter Extremität gestellt werden. Der Eingriff am Unterschenkel muß auf das absolut Notwendige beschränkt werden. Ausgedehnte Rekonstruktionen wie multiple periphere Anschlüsse sollen vermieden werden.

Die Integration mikrochirurgischer Techniken in die allgemeinen Prinzipien der Gefäßchirurgie ist ebenso erforderlich wie der atraumatische Umgang mit dem ischämisch vorgeschädigten Gewebe.

Das Durchtrennen von Muskelgruppen oder deren großflächige Desinsertion sind zu vermeiden, weil ein solches Vorgehen neben verzögerter Wundheilung oft Ursache von langdauernden Schmerzen, Dysfunktionen und erschwerter Rehabilitation ist.

Verletzungen von Nervenstämmen und deren Seitenästen, die oft in unmittelbarer topographischer Nähe der Stammgefäße liegen, führen zu Hypästhesien, Parästhesien oder eventuell auch zu passageren oder persistierenden Lähmungen.

Verletzungen von Begleitvenen oder Kollateralen können zu einer vermehrten Schwellungsneigung wie auch zu einer Erhöhung des Abflußwiderstandes führen.

Aus dieser komplexen Problematik erklärt sich die Wichtigkeit der operativen Zugangswege, auf die im Folgenden genau eingegangen wird. Daneben wird auf die **Bypassführung,** die Probleme des **Bypassmaterials,** die **Anastomosentechnik –** soweit diese nicht im Teil „Allgemeine Operationslehre" behandelt wurden – sowie auf einige **operationstaktische Aspekte** hingewiesen.

Zugangswege

Truncus tibiofibularis

Wie die Aufteilung der A. poplitea, so zeigt auch der Truncus tibiofibularis eine große Variabilität. In der Regel haben A. tibialis posterior und A. fibularis [peronea] einen gemeinsamen Stamm von 2–5 cm Länge.

Der Truncus tibiofibularis wird von medio-krural über einen erweiterten Zugang nach Szilagy freigelegt (siehe Kap. 3; Abb. 3-4 bis 3-8). Durch Spalten des Arcus tendineus musculi solei nahe der Tibia kann der Truncus auf ganzer Länge bis über seine Aufteilung in die A. tibialis posterior und A. fibularis [peronea] freigelegt werden.

Cave
Verletzungen des hier stark ausgebildeten Venenplexus (siehe Kap. 3; Abb. 3-8)!

A. tibialis anterior

Die A. tibialis anterior entspringt in der Regel als erstes Unterschenkelstammgefäß aus der A. poplitea. Von ihrem Ursprung unterhalb des M. popliteus durchquert sie die Membrana interossea cruris und verläuft auf dieser ventral bis zu ihrem Übergang in die A. dorsalis pedis unter dem Retinaculum musculorum extensorum inferius (Abb. 18-1).

A. tibialis anterior, zentraler Anteil

Im zentralen Anteil liegt die A. tibialis anterior zwischen M. tibialis anterior und M. extensor digitorum longus; im peripheren Anteil zwischen M. tibialis anterior und M. extensor hallucis longus. Unter dem Retinaculum musculorum extensorum inferius unterkreuzt sie die Sehne des M. extensor hallucis longus und verläuft als A. dorsalis pedis parallel und lateral zu dieser Sehne.

Die Inzision zur Freilegung des anterioren Gefäßbündels erfolgt auf der Geraden, die die Mittelpunkte zwischen Malleolus lateralis und Malleolus medialis peripher sowie Tuberositas tibiae und Caput fibulae zentral verbindet (Abb. 18-2).

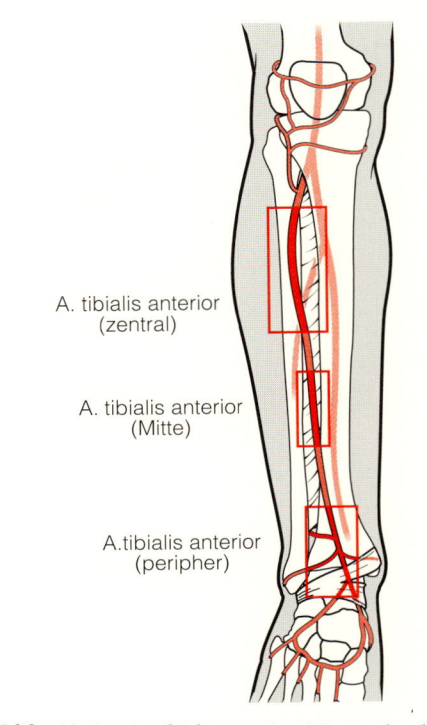

Abb. 18-1 A. tibialis anterior (Unterschenkel von ventral).
Verlauf auf der Membrana interossea cruris. Peripher unterkreuzt sie das Retinaculum musculorum extensorum inferius und wird zur A. dorsalis pedis.

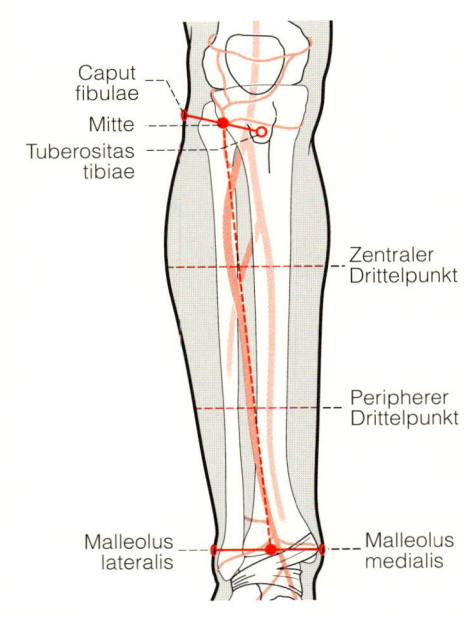

Abb. 18-2 Zugang zur A. tibialis anterior. Orientierungspunkte zur Festlegung der Inzisionslinie.

Im zentralen Anteil genügt eine Hautinzision von 5–7 cm. Die kräftige Fascia cruris wird längs eröffnet. M. tibialis anterior und M. extensor digitorum longus werden größtenteils stumpf auseinandergedrängt (Abb. 18-3).

Vor allem im oberflächlichen Teil müssen einige sich überkreuzende Muskelfasern scharf durchtrennt werden. Ebenso sind einige überkreuzende Kollateralen zu koagulieren.

Cave
Unmittelbare Nachbarschaft des N. fibularis [peroneus] profundus, der das Gefäßbündel lateral begrenzend begleitet.

Vor allem im zentralen Anteil gibt er viele muskuläre Seitenäste ab, die das Gefäßbündel überkreuzen (siehe Abb. 18-3). Verletzungen dieser Seitenäste können zu störenden muskulären Ausfällen führen.

Die Separation der Stammarterie aus den begleitenden Venen kann schwierig sein. Überkreuzende Brückenvenen müssen ligiert oder mit einem Clip unterbunden werden. Koagulation nur mit der Bipolator-Pinzette.

A. tibialis anterior, mittlerer Anteil

Die Exposition der A. tibialis anterior im mittleren Anteil erfolgt auf gleiche Weise. Zu beachten ist, daß hier der N. fibularis [peroneus] superficialis, der zwischen M. fibularis [peroneus] longus und M. fibularis [peroneus] brevis verläuft, im Bereich des mittleren und peripheren Unterschenkels an die Oberfläche gelangt und deswegen bei der Inzision der Faszie verletzt werden kann (Abb. 18-4).

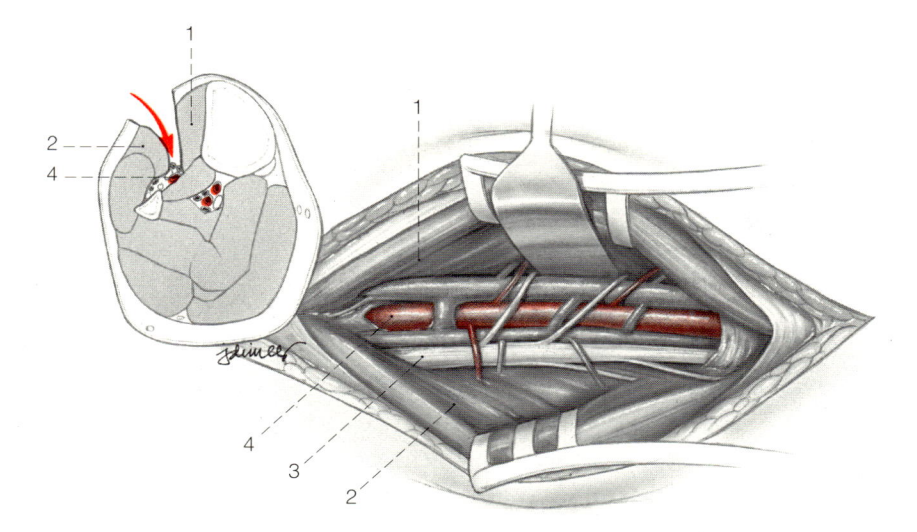

Abb. 18-3 Freilegung der A. tibialis anterior im zentralen Anteil (Querschnitt und Situs).
1 M. tibialis anterior;
2 M. extensor digitorum longus;
3 N. fibularis [peroneus] profundus;
4 A. tibialis anterior.

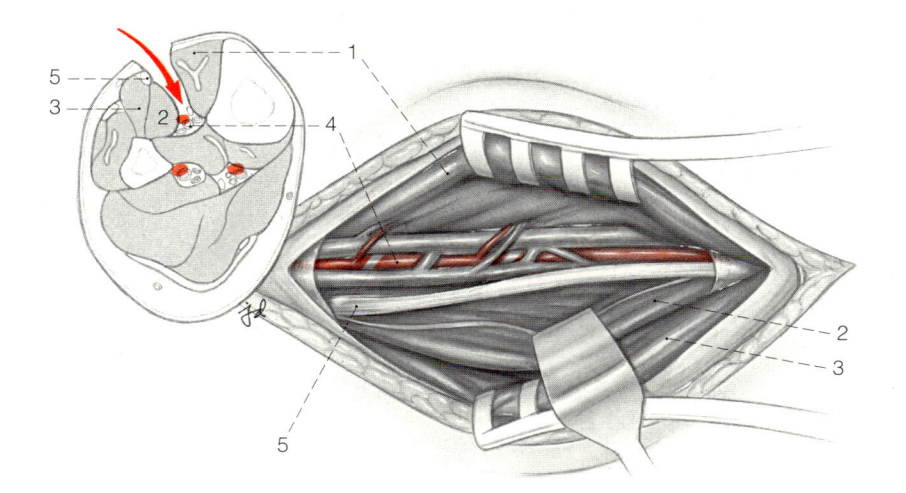

Abb. 18-4 Freilegung der A. tibialis anterior im mittleren Unterschenkelbereich (Querschnitt und Situs).
1 M. tibialis anterior;
2 M. extensor digitorum longus;
3 M. extensor hallucis longus;
4 A. tibialis anterior;
5 N. fibularis [peroneus] superficialis.

A. tibialis anterior, peripherer Anteil

Im peripheren Anteil wird die A. tibialis anterior unter dem Retinaculum musculorum extensorum superius freigelegt. Dieses wird in Längsrichtung gespalten.

> **Cave**
> N. fibularis [peroneus] superficialis bzw. N. cutaneus dorsalis medialis, der in diesem Bereich verletzt werden kann.

Nach Spalten des Lig. transversum cruris (Retinaculum musculorum extensorum superius) kann die periphere A. tibialis anterior durch stumpfes Auseinanderdrängen der Sehne des M. tibialis anterior und der Sehne des M. extensor hallucis longus freigelegt werden. Auch hier liegt der N. fibularis [peroneus] profundus in unmittelbarem Kontakt mit der A. tibialis anterior (Abb. 18-5).

Anastomosen auf die A. dorsalis pedis sind selten notwendig. Die A. dorsalis pedis kann durch Spalten des Retinaculum musculorum extensorum inferius (Lig. cruciforme) lateral der Sehne des M. extensor hallucis longus freigelegt werden.

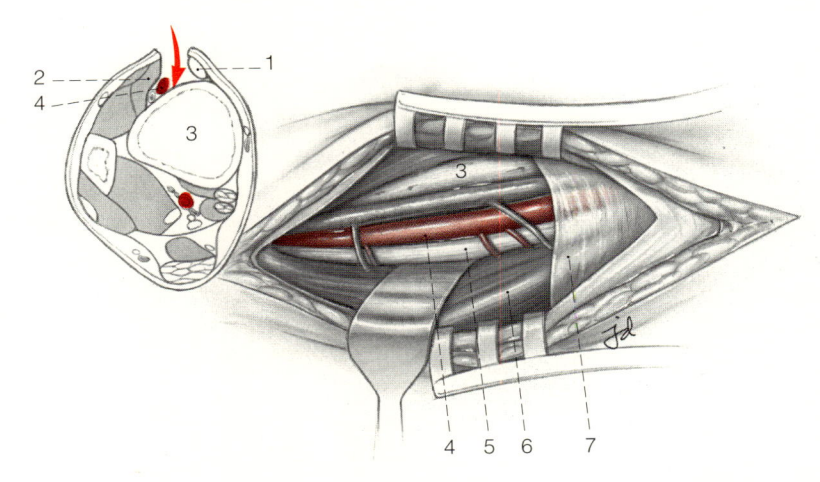

Abb. 18-5 Freilegung der A. tibialis anterior im peripheren Anteil (Querschnitt und Situs).
1 M. tibialis anterior, Tendo;
2 M. extensor hallucis longus;
3 Tibia;
4 A. tibialis anterior;
5 N. fibularis [peroneus] profundus;
6 N. fibularis [peroneus] superficialis;
7 Retinaculum musculorum extensorum inferius.

A. tibialis posterior

Die A. tibialis posterior verläuft nach ihrem Abgang aus dem Truncus tibiofibularis medio-krural auf ganzer Länge zusammen mit dem N. tibialis. Ihr zentraler Anteil liegt unter der Soleusmuskulatur direkt dem M. tibialis posterior und dem M. flexor digitorum longus auf. Im peripheren Anteil wird sie ventral von der Sehne der langen Zehenbeuger und dorsal von der Achillessehne und der Sehne des M. flexor hallucis longus eingefaßt (Abb. 18-6).

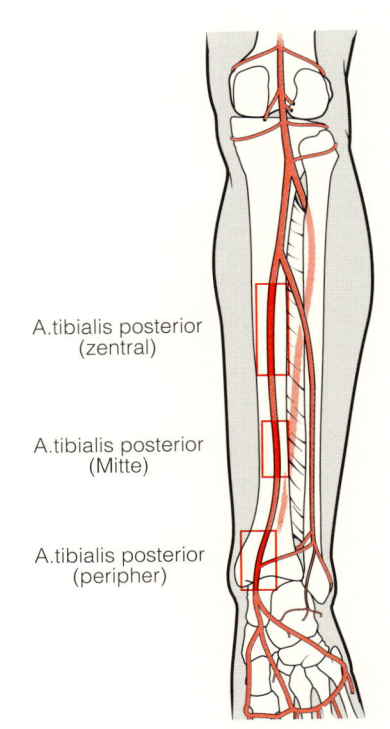

Abb. 18-6 A. tibialis posterior (Unterschenkel von dorsal).

A. tibialis posterior, zentraler Anteil

Im zentralen Anteil erfolgt der Zugang über eine Längsinzision von 5–7 cm 2 Fingerbreit dorsal der hinteren Tibiakante. Nach Eröffnen der Fascia cruris wird die Soleusmuskulatur kurzstreckig vor der Tibia desinseriert und nach dorsal mobilisiert. Auf diese Weise kann das posteriore Gefäßbündel zwar ohne Durchtrennung von Muskelgewebe freigelegt werden, doch muß zur Mobilisation der Soleusmuskulatur diese langstreckig von der Tibia abgelöst werden (Abb. 18-7).

Als Alternative kann die Soleusmuskulatur kurzstreckig unter Belassen einer 1–2 cm großen Muskelmanschette längs durchtrennt werden.

Bei *beiden* Varianten muß der N. saphenus, der häufig im Operationsbereich zu liegen kommt, geschont werden (Abb. 18-8).

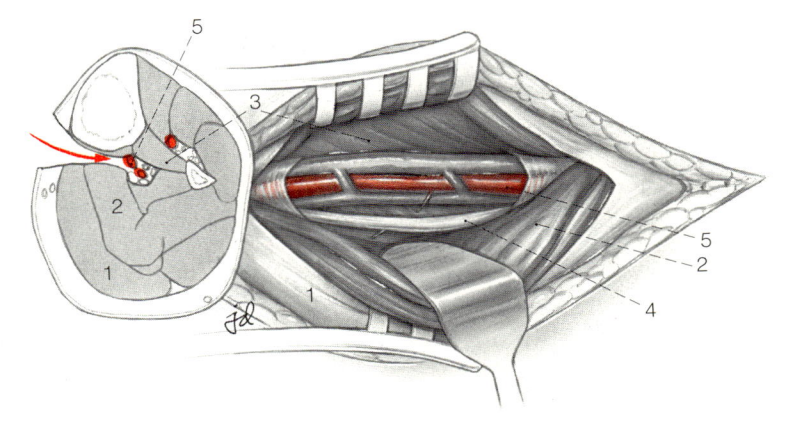

Abb. 18-7 A. tibialis posterior im zentralen Anteil (Querschnitt und Situs).
1 M. gastrocnemius;
2 M. soleus;
3 M. tibialis posterior;
4 N. tibialis;
5 A. tibialis posterior.

A. tibialis posterior, mittlerer Anteil

Im mittleren Bereich erfolgt die Inzision wiederum 1–2 Fingerbreit dorsal der Tibiahinterkante.

**Cave
N. saphenus!**

Nach Spalten der Fascia cruris wird die Soleusmuskulatur vom M. flexor digitorum longus getrennt. Auf diese Weise wird das gesamte Gefäßnervenbündel gut zugängig (Abb. 18-9).

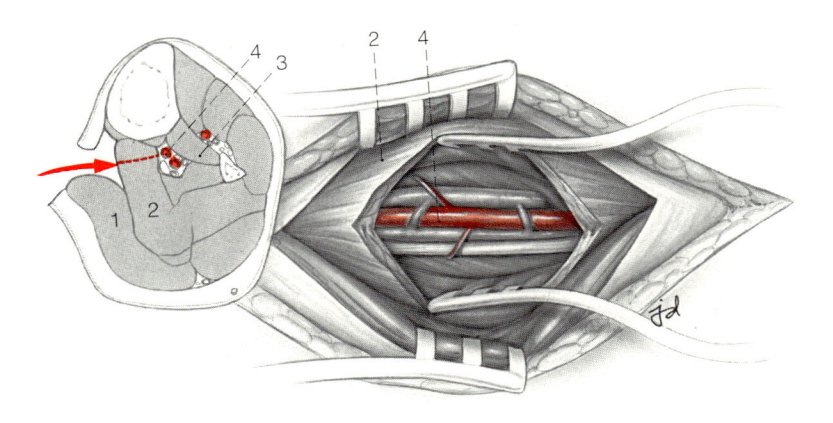

Abb. 18-8 Freilegung der A. tibialis posterior im zentralen Anteil (Zugang durch die Soleusmuskulatur; Querschnitt und Situs).
1 M. gastrocnemius;
2 M. soleus;
3 M. tibialis posterior;
4 A. tibialis posterior.

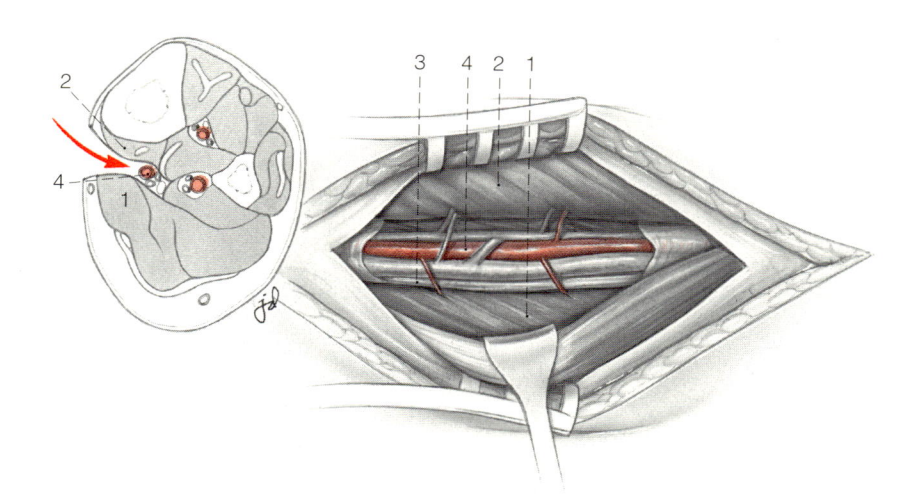

Abb. 18-9 Darstellung der A. tibialis posterior im mittleren Unterschenkelbereich (Querschnitt und Situs).
1 M. soleus;
2 M. flexor digitorum longus;
3 N. tibialis;
4 A. tibialis posterior.

A. tibialis posterior, peripherer Anteil

Im peripheren, retromalleolären Bereich erfolgt die Hautinzision 1 cm ventral der Achillessehne (Tendo calcaneus). Das Retinaculum musculorum flexorum wird längs eröffnet. Das Gefäßnervenbündel liegt direkt unter der Faszie; es wird dorsal von der Achillessehne und dem M. flexor hallucis longus und ventral von dem M. flexor digitorum longus begrenzt (Abb. 18-10).

Häufig kann eine V. perforans der Cockett-Gruppe als Leitlinie dienen.

Anastomosen an die Aa. plantaris medialis und lateralis sind selten notwendig. Dazu muß der M. abductor hallucis kurzstreckig mobilisiert werden.

> **Cave**
> N. tibialis und seine Aufteilung in diesem Bereich.

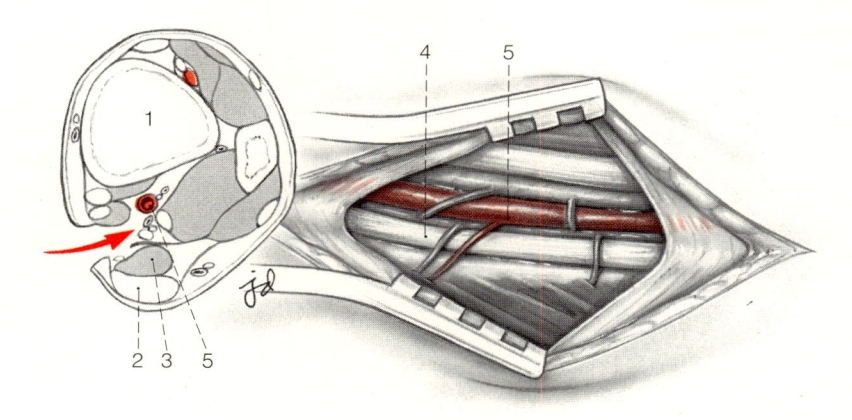

Abb. 18-10 Darstellung der A. tibialis posterior im peripheren Anteil (Querschnitt und Situs).
1 Tibia;
2 Achillessehne (Tendo calcaneus);
3 M. flexor digitorum longus;
4 N. tibialis;
5 A. tibialis posterior.

A. fibularis [peronea]

Die A. fibularis [peronea] ist am tiefsten in die Unterschenkelmuskulatur eingebettet. Wie die A. tibialis posterior entspringt sie dem Truncus tibiofibularis, zieht dann aber nach lateral in die Tiefe und verläuft größtenteils durch den M. flexor hallucis longus verdeckt, eng der Fibula anliegend auf dem M. tibialis posterior (Abb. 18-11).

Im peripheren Unterschenkelbereich teilt sich die A. fibularis [peronea] in den Ramus communicans posterior und den Ramus communicans anterior auf. Diese Rami communicantes stellen die Verbindung zu den beiden Tibialisarterien her. Der operative Zugang zu diesem tiefliegenden Stammgefäß ist entsprechend aufwendig.

Im zentralen Anteil wird die A. fibularis [peronea] von medio-krural her freigelegt (Abb. 18-12).

Hautschnitt 1 Fingerbreit dorsal der Tibiahinterkante.

> **Cave**
> N. saphenus und V. saphena magna.

Abb. 18-11 A. fibularis [peronea] (dorsal).

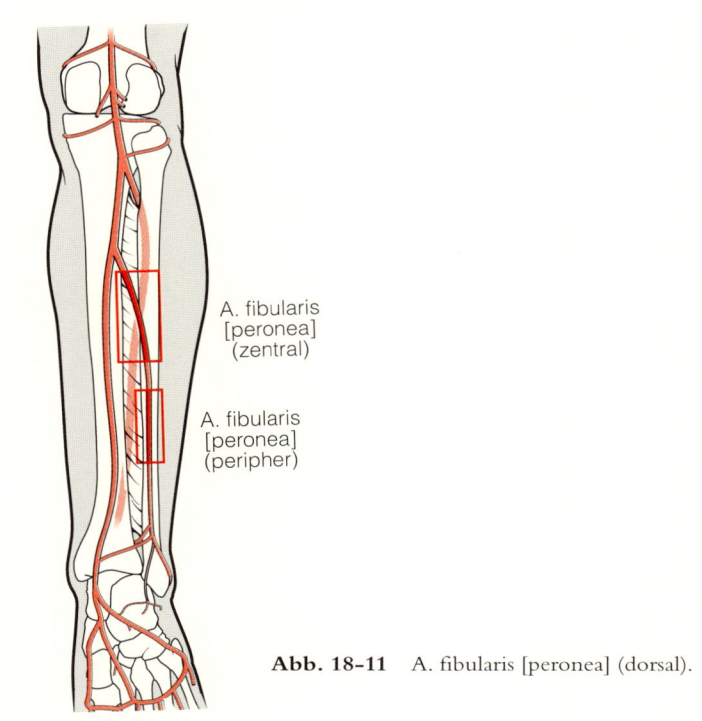

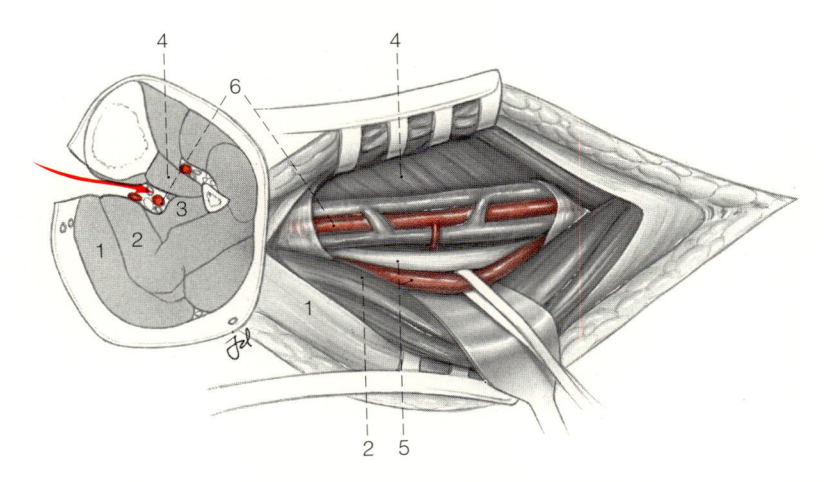

Abb. 18-12 Darstellung der A. fibularis [peronea]; zentraler Unterschenkel (Querschnitt und Situs).
1 M. gastrocnemius;
2 M. soleus;
3 M. flexor hallucis longus;
4 M. tibialis posterior;
5 posteriores Gefäßbündel mit N. tibialis;
6 A. fibularis [peronea].

Eröffnen der Fascia cruris. Die Soleusmuskulatur wird an der hinteren Tibiakante mobilisiert und nach dorsal abgeschoben. Damit wird die Sicht auf das posteriore Gefäßbündel, das ebenfalls nach dorsal weggehalten wird, frei. Die Präparation erfolgt nun zwischen M. tibialis posterior und M. flexor hallucis longus. Die Präparation in diesem Gebiet erfordert große Aufmerksamkeit, da das Gefäßbündel durch zahlreiche kleine Gefäße mit der medialen Fibulakante verknüpft ist. Koagulation nur mit dem Bipolator!

Im **mittleren Bereich** kann die A. fibularis [peronea] von lateral und von medial freigelegt werden (Abb. 18-13):

Von **medial** her erfolgt die Inzision an der hinteren Tibiakante. Eröffnen der Fascia cruris und Präparation zwischen Soleusmuskulatur, M. flexor digitorum longus, dann Abschieben des posterioren Gefäßbündels und Präparation zwischen M. tibialis posterior und M. flexor hallucis longus (Abb. 18-14).

Cave
Venenplexus und Verletzungen des N. tibialis!

Von **lateral** her liegt das fibulare Gefäßbündel weniger tief: Inzision im Bereich der hinteren Fibulakante. Eingehen durch das Septum intermusculare posterius. Desinsertion des M. flexor hallucis longus von der Fibula, wobei man direkt auf die A. fibularis [peronea] trifft (Abb. 18-15).

Cave
Verletzungen der Begleitvenen, die in diesem Bereich besonders vulnerabel sind.

Für diesen Zugang empfiehlt es sich, das Bein im Kniegelenk zu flektieren und den Oberschenkel kräftig zu adduzieren. Eine Fibulotomie ist nicht notwendig.

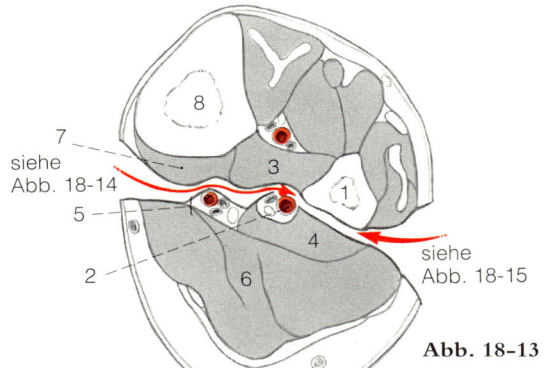

Abb. 18-13 Zugangswege zur A. fibularis [peronea] von medial und lateral; mittlerer Unterschenkel (Querschnitt).
1 Fibula;
2 A. fibularis [peronea];
3 M. tibialis posterior;
4 M. flexor hallucis longus;
5 posteriores Gefäßbündel;
6 M. triceps surae;
7 M. flexorum digitorum longus;
8 Tibia.

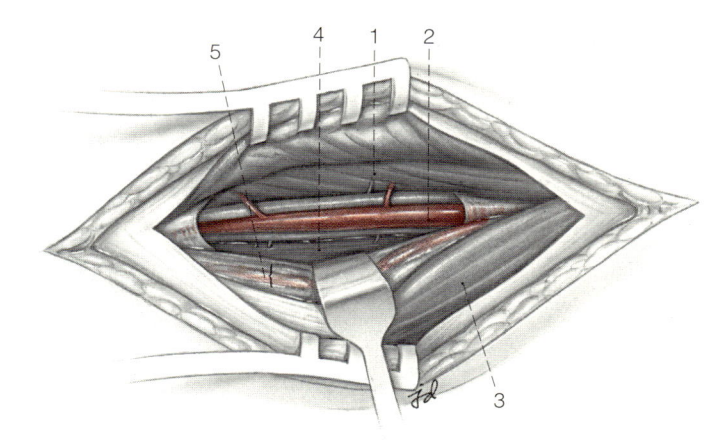

Abb. 18-14 Darstellung der A. fibularis [peronea] im mittleren Unterschenkelbereich (medio-kruraler Zugang; Situs).
1 M. tibialis;
2 A. fibularis [peronea];
3 M. soleus;
4 M. flexor hallucis longus;
5 posteriores Gefäßbündel.

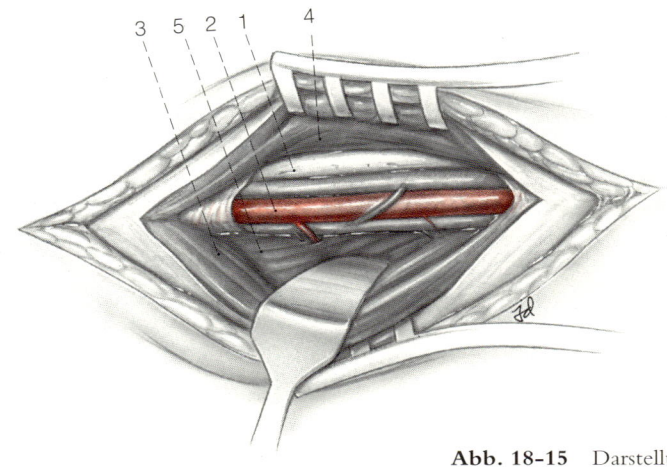

Abb. 18-15 Darstellung der A. fibularis [peronea] im mittleren Unterschenkelbereich (latero-kruraler Zugang; Situs).
1 Fibula;
2 A. fibularis [peronea];
3 M. soleus;
4 M. fibularis [peroneus];
5 M. flexor hallucis longus.

Bypassführung

Grundsätzlich wird die orthotope Bypassführung bevorzugt. Sie bildet am Oberschenkel und Unterschenkel die kürzeste Verbindung zwischen zentraler und peripherer Anastomose. Zudem bietet sie den besten Schutz gegen äußere Traumatisierung und garantiert eine günstige Hämodynamik.

Von dieser anatomischen Bypassführung wird nur in wenigen Ausnahmen (wie folgt) abgewichen:

- bei Infekten nach vorangegangenen Gefäßrekonstruktionen in den vorgeschalteten Gefäßetagen (Umgehung der infizierten Region);
- bei ausgedehnten Vernarbungen nach multiplen Gefäßrekonstruktionen (Vermeidung von Verletzungen durch erschwerte Präparation);
- bei sehr alten Patienten mit hohem Operationsrisiko (schnellere und einfachere Operation);
- bei anatomischen Engpässen, z. B. am Arcus tendineus musculi solei (Vermeidung der Kompression des Bypass sowie der Begleitvenen und Kollateralen).

Der einzige Engpaß am Unterschenkel ist der Arcus tendineus musculi solei. Dieser Engpaß muß vor allem bei Rekonstruktionen zur A. fibularis [peronea] passiert werden. Bei anatomisch engen Varianten lohnt es sich, den Arcus tendineus zu spalten. Vor allem aber bei Rekonstruktionen zur distalen A. tibialis posterior verzichten wir auf die direkte anatomische Bypassführung und legen den Bypass im peripheren Anteil subfaszial, im zentralen Anteil zwischen M. soleus und Gastroknemiusmuskulatur zur A. poplitea hoch (Abb. 18-16).

Bypassmaterial

Das Bypassmaterial erster Wahl ist die autologe Vene. Alle anderen Bypassmaterialien zeigen deutlich schlechtere Langzeitresultate. Darüber herrscht weitgehende Einigkeit im Schrifttum.

Da die autologe Vene nicht immer für die ganze Rekonstruktion zur Verfügung steht, sollte mit Vorrang der Anteil am Unterschenkel mit autologer Vene überbrückt werden. Ob eine In-situ- oder eine inverse Bypasstechnik verwendet wird, spielt weniger eine Rolle. Allerdings erlaubt die direkte orthotope Rekonstruktion in Umkehrtechnik die Verwendung auch von kurzen Venensegmenten sowie eine Venenentnahme am kontralateralen Bein.

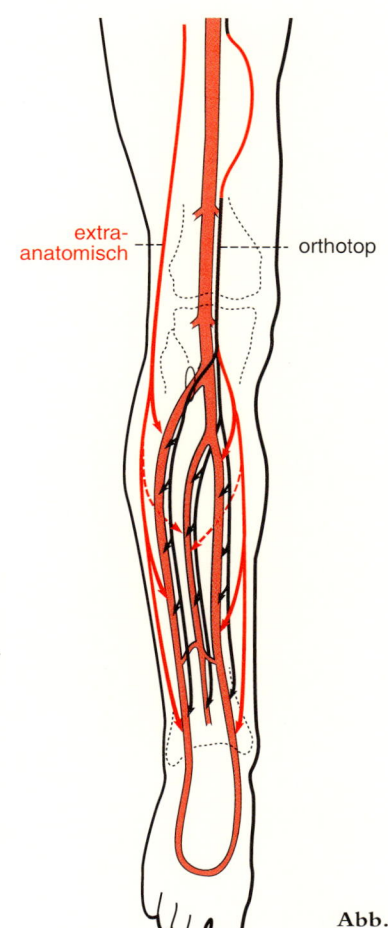

Abb. 18-16 Bypassführung: rot – extraanatomisch; schwarz – orthotop.

Direkte End-zu-End-Anastomose mit autologer Vene

Die Venenentnahme und Präparation als Bypass wurde im Teil „Allgemeine Operationslehre" besprochen. Da die autologe Vene und die Unterschenkelarterien häufig ein ähnliches Kaliber aufweisen, ist meist eine direkte End-zu-End-Anastomose in Einzelknopfnähten möglich. Diese Technik hat mehrere Vorteile:

- Wegen der völlig symmetrischen Topographie ist die Hämodynamik – ohne störende Wirbelbildung – ausgezeichnet.
- Das Stammgefäß muß nur kurzstreckig aus seiner Umgebung herausgelöst werden. Dadurch wird die Gefahr von Verletzungen an Begleitvenen und Kollateralen verringert.
- Diese Anastomose toleriert als einzige Kaliberschwankungen; dies ist vor allem bei Rekonstruktionen an zarten Unterschenkelarterien bei jungen Patienten von Bedeutung.
- Korrekturen von Anastomosen durch PTA können bei dieser Technik problemlos durchgeführt werden.

Das Gefäß wird kurzstreckig aus der Umgebung herausgelöst. Bypass und Arterie werden mit einem nahezu isokalibrischen, weichen Latexschlauch intubiert. Man näht die Anastomose bei liegendem Katheter, über den der „Backflow" abgeleitet wird (Abb. 18-17 und 18-18). Vor dem Entfernen des Katheters wird die Anastomose mit Liquemin®-versetzter Ringer-Lösung auf Dichtigkeit überprüft.

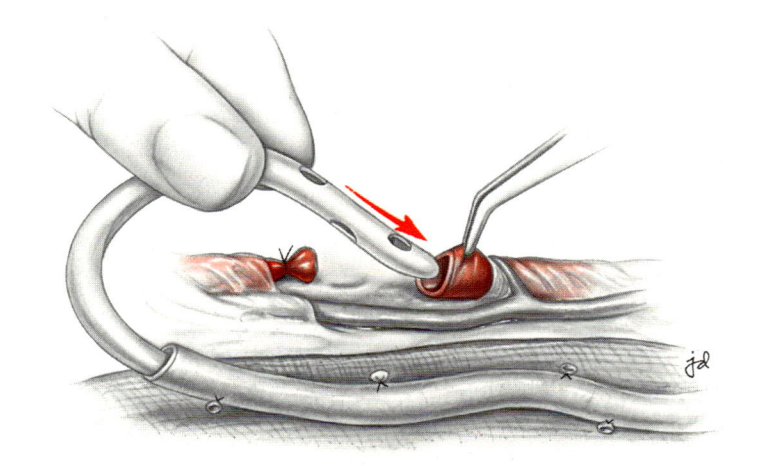

Abb. 18-17 Periphere End-zu-End-Anastomose in Einzelknopfnähten. Ein weicher Latexkatheter, der bereits durch den Venenbypass hindurchgezogen wurde, wird in das Empfängergefäß eingebracht.

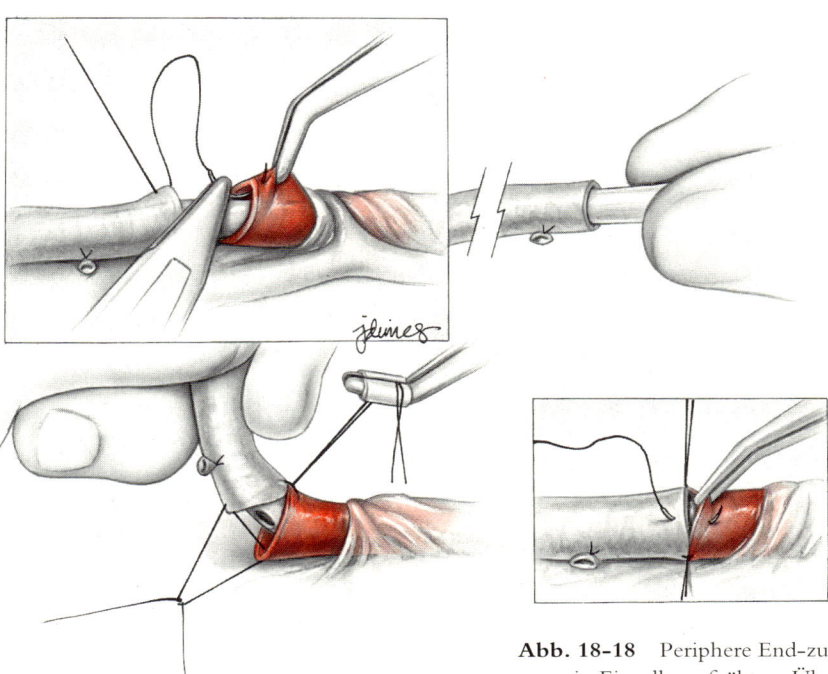

Abb. 18-18 Periphere End-zu-End-Anastomose in Einzelknopfnähten. Über dem liegenden Katheter wird die Anastomose mit Einzelknopfnähten gefertigt. Dichtigkeitsprüfung und Entfernen des Katheters.

Peripherer Abflußwiderstand

Neben dem Bypassmaterial hängt das Schicksal kruraler Rekonstruktionen im wesentlichen von dem peripheren Abflußwiderstand ab. Es gibt verschiedene Methoden, diesen Abflußwiderstand zu senken:

- peripherer End-zu-Seit-Anschluß,
- peripherer Mehrfachanschluß,
- lumbale Sympathektomie,
- periphere adjuvante arteriovenöse Fistel,
- endoluminale Dilatation der Ausflußbahn,
- medikamentöse Thrombolyse und Vasodilatation.

Die medikamentöse Beeinflussung der Ausflußbahn hat in letzter Zeit an Bedeutung zugenommen und die anderen Verfahren weitgehend abgelöst. Durch die Implantation eines perkutan abgeleiteten Katheters kann diese Medikation perioperativ und postoperativ während einiger Tage bis zu mehreren Wochen appliziert werden. Über diesen Katheter kann gleichzeitig eine exakte Flußmessung durchgeführt und damit der therapeutische Erfolg quantifiziert werden.

Bei Verwendung eines autologen Venenbypass bewährt es sich, nahe der Anastomose einen Seitenast zu erhalten und den Katheter darüber einzuführen. Auf diese Weise können bei Entfernen des Katheters eine Blutung und die konsekutive Hämatombildung weitgehend verhindert werden (Abb. 18-19).

Der Erfolg kruraler Rekonstruktionen ist von vielen Faktoren abhängig. Der Chirurg, der sich mit dieser Therapie beschäftigt, muß über eine breite therapeutische Palette verfügen und die entsprechenden Techniken individuell der jeweiligen Angiomorphologie anpassen. Die Behandlung beginnt mit der Indikation für die Operation und dauert über periodische Kontrollen bis zum Tode des Patienten.

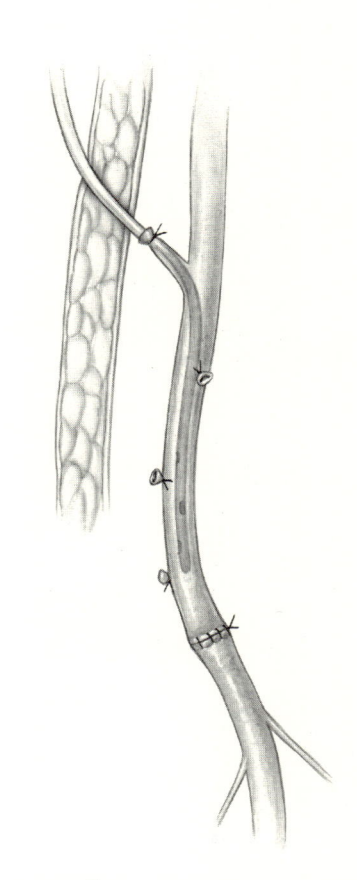

Abb. 18-19 Über einen Seitenast wurde ein perkutaner Katheter zur postoperativen medikamentösen Therapie und Flußmessung gelegt.

Weiterführende Literatur

1. Ascer, E., F. J. Veith, L. Morin, M. L. Lesser, S. K. Gupta, R. H. Samson, L. A. Scher, S. A. White-Flores: Components of outflow resistance and their correlation with graft patency in lower extremity arterial reconstruction. Vasc. Surg. 1 (1984) 817–828
2. Behrendt, Ch., U. Stockmann: Atlas der cruralen Gefäßchirurgie. Springer, Berlin–Heidelberg 1985
3. Brunner, U.: Die Kniekehle. Aktuelle Probleme in der Angiologie 28. Huber, Bern–Stuttgart–Wien 1980
4. Brunner, U.: Die Knöchelregion. Aktuelle Probleme in der Angiologie 40. Huber, Bern–Stuttgart–Wien 1980
5. Campell, H., P. L. Harris: Patency of the primary pedal arch, blood flow through a femorotibial graft, and the role of a distal arteriovenous shunt. J. cardiovasc. Surg (Torino) 24 (1983) 490–492
6. Dardik, H., B. Sussmann, I. M. Ibrahim, M. Kahn, J. J. Svoboda, D. Mendes, J. J. Dardik: Distal arteriovenous fistula as an adjunct to maintaining arterial and graft patency for limb salvage. Surgery 94 (1983) 478–486
7. Denton, M. J., D. Hill, J. Fairgrieve: In situ femoropopliteal and distal vein bypass for limb salvage: Experience of 50 cases. Brit. J. Surg. 70 (1983) 358–361
8. Largiadèr, J.: Technik und Langzeitresultate kruraler Rekonstruktionen. Vasa (Bern) Suppl. 9 (1982) 15
9. Largiadèr, J.: Clinical experience with 300 crural arterial reconstructions: Analysis and conclusions. Thorac. cardiovasc. Surg. 32 (1983) 69–70
10. Largiadèr, J.: Experience with 350 crural arterial reconstructions: Analysis and conclusions. Thorac. cardiovasc. Surg. 33 (1985) 146–156
11. Largiadèr, J.: Lehrbuch und Atlas der Gefäßchirurgie am Unterschenkel. Huber, Bern 1987
12. Raithel, D., F. Franke: The tibio-peroneal reconstruction in reocclusion after femoropopliteal procedures. J. cardiovasc. Surg. (Torino) 21 (1980) 337–340
13. Veith, F. J., S. K. Gupta, R. H. Samson, S. W. Flores, G. Janko, L. A. Scher: Superficial femoral and popliteal arteries as inflow sites for distal bypasses. Surgery 90 (1981) 980–990

19 Akute Arterienverschlüsse

M. Staudacher

Der embolische Arterienverschluß 247
Einleitung 247
Klinik und Diagnostik 247
Therapie 247
Embolektomie der A. femoralis (Aorta, A. iliaca communis und externa) 247
Embolektomie der A. poplitea 251
Die Freilegung der Knöchelarterien 253
    Embolektomie der A. tibialis posterior 253 – Embolektomie der A. dorsalis pedis 253
Die Faszienspaltung am Unterschenkel 254
    Folgen nach Fasziotomie 255
Embolektomie der A. brachialis 256
Allgemeine Maßnahmen nach einer Embolektomie 258

Die akute arterielle Thrombose 258
Therapie 258
Der akute thrombotische Verschluß der A. femoralis superficialis (bzw. der A. poplitea) 259
Nachbehandlung 260

Weiterführende Literatur 260

Der embolische Arterienverschluß

Einleitung

Akute Arterienverschlüsse treten dann auf, wenn ein arterielles Gefäß plötzlich durch Verlegung des Lumens oder durch Kompression von außen verschlossen wird. Das geschieht meistens durch einen sogenannten Embolus, der dorthin verschleppt – wörtlich „hineingeschossen" – wurde, oder durch eine lokale Thrombose aufgrund vorbestehender arteriosklerotischer Wandveränderungen.

Ätiologie der arteriellen Embolie:
- Mitralklappenstenose, Mitralklappeninsuffizienz,
- Vorhofflimmern, Vorhofflattern,
- Z.n. Myokardinfarkt mit parietaler Vorhof- oder Ventrikelthrombose,
- Aneurysma oder arteriosklerotische Wandveränderung vorgeschalteter Gefäßabschnitte,
- paradoxe Embolie (offenes Foramen ovale, Z.n. tiefer Beinvenenthrombose),
- unbekannt (ca. 3%),
- selten: Tumorembolie, Geschoßembolie, periphere Cholesterinembolie („Blue-Toe-Syndrom").

Klinik und Diagnostik

Die „sechs P's" zur Diagnostik [6]:

- „**p**ain,
- **p**ulslessness,
- **p**allor,
- **p**aresthesia,
- **p**aralysis,
- **p**rostration".

Ganz entscheidend bei Beurteilungen der klinischen Situation einer peripheren Embolie ist der Wadenmuskeldruckschmerz – bestes klinisches Symptom zur Beurteilung des Ischämiegrades!

Beachte:
Eine **Angiographie** ist unbedingt erforderlich!

Therapie

Konservative oder semiinvasive Therapieverfahren (sehr teuer im Gegensatz zu gefäßchirurgischem Vorgehen [2]):

- lokale Thrombolyse [4],
- perkutane Embolektomie [7],
- systemische Fibrinolyse (ungeeignet),
- Embolektomie (chirurgisch).

Embolektomie der A. femoralis (Aorta, A. iliaca communis und externa)

Mit dieser Operation werden der embolische Verschluß der Leistenschlagader direkt und die Aorten-, A.-iliaca- und A.-poplitea-Embolie indirekt beseitigt [8]. Von entscheidender Bedeutung ist dabei die Möglichkeit der indirekten Beseitigung der sogenannten reitenden Aortenembolie (Lèriche-Syndrom). Diese lebensgefährliche Erkrankung (früher in der sogenannten Vor-Fogarty-Ära mit einer Mortalität von 70% belastet) kann nun durch diesen indirekten Eingriff beherrscht werden. Die Mortalität wurde auf 10% gesenkt. Die besondere Gefährlichkeit dieses Eingriffs liegt in den postoperativen Komplikationen und dem sogenannten Postischämie-Syndrom, welches sich durch Nierenversagen infolge der Überschwemmung des Organismus mit toxischen Gewebstrümmern definiert.

Die Operation erfolgt in Rückenlage des Patienten. Geschildert wird hier die Vorgehensweise bei einer Embolektomie in Lokalanästhesie (die allerdings nicht immer die gewünschte Schmerzfreiheit bringt und vor allem bei unruhigen Patienten recht unbefriedigend sein kann, da die Patienten das periadventitielle Spreizen mit der Schere und auch die intraarteriellen Injektionen von Kontrastmittel oder Heparin-Lösung verspüren).

1. Einführen eines Blasenkatheters und Ableitung des Harns nach hinten, unten.
2. Steriles Waschen (zirkulär) 6–8mal der gesamten unteren Extremität und des Unterbauches mit Ausnahme des Vorfußes, der von der OP-Assistenz während des Waschvorgangs hochgehalten wird. Abdecken des Genitalbereichs mit „Hawaii"-Tuch, steriles Unterlegen der Extremität und sterile Abdeckung nach oben. Einpacken des Vorfußes. Grundsätzlich sollte immer die Region oberhalb und unterhalb der zu operierenden Gefäßprovinz steril gewaschen und abgedeckt sein (also für die A. femoralis in der Leiste: die A. iliaca externa und die A. poplitea).
3. Lokalanästhesie: Injektion von 30–40 ml einer 1%igen Novocain-Lösung (ohne Adrenalin-Zusatz), rautenförmig über vier Injektionsstellen in den Operationsbereich. Bei Pulslosigkeit der A. femoralis halbiert man eine gedachte Linie zwischen Spina iliaca anterior und Symphyse und infiltriert hier den gewünschten Operationsbereich knapp unterhalb des Leistenbandes (Abb. 19-1).
4. Gerader Schnitt längs oder leicht gebogen von ca. 10 cm Länge; Durchtrennung und Unterbindung der hier typischerweise die Arterie überkreuzenden Venen (keine Elektrokoagulation, da bei späterer Antikoagulanziengabe Hämatom- und Infektionsgefahr besteht).

   Einsetzen eines Wundspreizers. Freilegung der Femoralisgabel durch scharfes Präparieren. Immer sollten die drei Hauptstämme des Gefäßes freipräpariert werden und dann mit dünnen Plastikschläuchen oder „vessel-loops" (rot oder blau) angeschlungen werden. Diese Anschlingungen werden so ausgeführt, daß man eine Verletzung der V. femoralis sicher vermeidet. Dazu sollte eine rechtwinkelig gebogene Präparierklemme verwendet werden. Der Sinn der Gefäßanschlingungen besteht in einer Sicherung der Hämostase nach erfolgter Desobliteration (Abb. 19-2).

   Bei der Präparation der sehr dünnwandigen A. profunda femoris achte man auf die hier kreuzende V. profunda femoris oder einen größeren Ast derselben – Ligatur oder Schonung.

   Zumeist kann man bei der Präparation den schwärzlich bläulichen, durch die Gefäßwand schimmernden Embolus schon erkennen.
5. Der Patient erhält 5000 I.E. Heparin intravenös, und die drei Gefäße werden mit atraumatischen De-Bakey-Klemmen geklemmt („Einzahnklemmung" = atraumatische Klemme nie „durchrasseln" lassen, sondern nur mit ein bis zwei Zähnen klemmen – eben genau soviel als zur Hämostase gerade notwendig ist). Die Klemmung kann dann unterbleiben, wenn das Gefäß prall mit Blutgerinnseln ausgestopft ist.

   Die A. femoralis communis wird nun in einer **Länge von 0,6 cm oberhalb ihrer Verzweigung** mit dem Stichskalpell (Skalpell Nr. 11) quer eröffnet. Die quere Gefäßeröffnung ist nur bei *gesunden* Gefäßen zulässig, d. h. bei Patienten, bei denen keinerlei arteriosklerotische Wandveränderungen palpatorisch festzustellen sind.

   Bei älteren Patienten, bei denen eine Kombination aus Arteriosklerose und embolischem Verschluß besteht, und man zumeist an der Hinterwand des Gefäßes arteriosklerotische Plaques tasten kann, sollte das Gefäß eher längseröffnet werden. Die Stichinzisionen der Gefäße werden jeweils mit der Potts-Schere verlängert.

In Stichpunkten:

– Präparation der Femoralisgabel,
– atraumatisches Klemmen („Einzahnklemmung"),
– Vorsicht bei zarten Gefäßen jugendlicher Patienten,
– quere Eröffnung der A. femoralis communis,
– Längseröffnung bei vorgeschädigten Gefäßen (Hinterwand verkalkt).

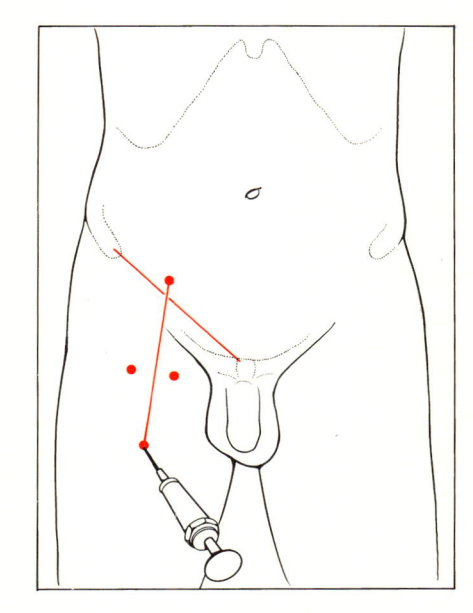

Abb. 19-1 Injektionsstellen für die Lokalanästhesie bei geplanter Freilegung der A. femoralis.
Zugang: Schnittführung auf der halbierten Linie zwischen Spina iliaca anterior und Symphyse.

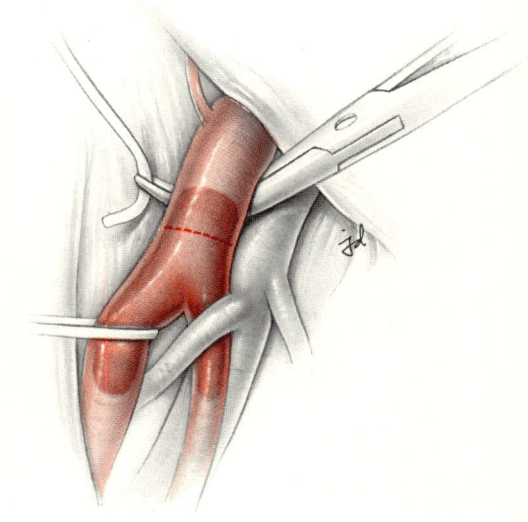

Abb. 19-2 Anschlingung der A. femoralis communis mit Gummibändchen. Die A. femoralis superficialis ist bereits angeschlungen. Man erkennt den durch die Gefäßwand schimmernden Embolus. Die A. profunda femoris muß noch angeschlungen werden – Vorsicht! V. profunda femoris.
Geplante quere Arteriotomie der A. femoralis communis (bei gesunder Arterie).

Zumeist quillt schon Embolus oder Abscheidungsthrombus aus dem Gefäß. Dieser Thrombus wird mit der gebogenen Klemme extrahiert. Dann wird mit dem Fogarty-Katheter (Nr. 4; rot) in die A. femoralis superficialis eingegangen. Der Katheter läßt sich bei unveränderter femoropoplitealer Gefäßachse bis auf Knöchelebene herunterschieben. Damit der Katheter besser am Thrombus vorbei oder durch diesen hindurchgleitet, taucht man seine Spitze in steriles Paraffinöl (oder zumindest in Wasser). Dann wird der Fogarty-Katheter, den man vorher auf Dichte und Funktion überprüft hat, mit Luft gefüllt (Luft ist günstiger als Flüssigkeit, da man das Volumen des Ballons rascher und gefühlvoller steuern kann) und vorsichtig zurückgezogen. Spürt man Widerstände dabei, muß mit dem Füllungsvolumen zurückgegangen werden.

Cave
Nie ruckartig oder mit Gewalt den Fogarty-Katheter zurückziehen!

Die atraumatische Klemmung kann überdies nicht nur ausschließlich mit De-Bakey-Klemmen, sondern auch mit Fogarty-Kathetern erfolgen.

Die „Fogarty-Manöver" müssen meistens mehrfach wiederholt werden – man kann auch versuchen, zwischen den einzelnen Desobliterationsvorgängen mit verdünnter Heparin-Lösung (5000 I. E. Heparin auf 100 ml Ringer-Lösung), welche mit einer stumpfen Kanüle unter Druck in die Arterie injiziert wird, festhaftende Thromben abzulösen und anschließend mit dem Fogarty-Katheter zu extrahieren.

Zumeist können die „Fogarty-Manöver" beendet werden, wenn wieder ein hellroter Rückfluß aus dem Gefäß austritt. Man injiziert nochmals eine „Heparin-Plombe" (20 ml verdünnte Heparin-Lösung) und setzt die atraumatische Klemmung („Einzahnklemmung") auf die A. femoralis superficialis. Dieses sogenannte Rückflußzeichen ist jedoch unsicher und vor allem beim kompletten (höherliegenden) Verschluß, bei dem auch die für den Rückfluß zuständigen Kollateralen blockiert sind, negativ. Besseren Aufschluß ergibt da die **intraoperative Angiographie:** Man injiziert 20 ml wasserlösliches Kontrastmittel (Jopamiro 300®) intraarteriell (ohne Blutstrombeigabe) und erhält eine gute Übersicht über die popliteale Gefäßverzweigung und eventuelle Restthromben, die dann durch nochmalige „Fogarty-Manöver" von inguinal aus oder durch eine gesonderte Freilegung und Arteriotomie der A. poplitea entfernt werden können (siehe unten).

Bei jüngeren Patienten kann es zu **peripheren Spasmen** der Gefäße kommen. Man erkennt das am konischen, engen Gefäßverlauf im Angiogramm. Hier injizieren wir intraarteriell Papaverin-Lösung (5 ml einer 2,5%igen Papaverin-/HCl-Lösung in 10 ml Ringer-Lösung, d. h. 25 mg pro ml). Damit lassen sich die Gefäßspasmen gut beeinflussen. Andernorts wurden auch gute Erfahrungen mit der Injektion von Reserpin-Lösung gewonnen [1].

Dann muß immer die **Austastung der A. profunda femoris** erfolgen [8]. Bei der Embolie der Femoralisgabel (die ja wie die Embolie der Aortengabel „reitet") sind fast immer Embolusanteile in die Äste der A. profunda femoris hineingeschossen, die extrahiert werden müssen (Abb. 19-3). Man beachte, daß die Vorderwand der A. profunda femoris außerordentlich dünn und zerreißbar ist, und daß sich dieses Gefäß nicht wie die A. femoralis superficialis behandeln läßt: Hier muß man besonders schonend vorgehen.

Auch hier „Heparin-Plombe" und atraumatische Klemmung oder Fogarty-Ballonblockierung.

Es folgt die Embolektomie der A. femoralis communis, die sich meist sehr einfach durchführen läßt, da der arterielle Blutdruck die Fogarty-Manöver unterstützt und die Gerinnsel exprimiert. Zumeist ist nur ein einmaliges Fogarty-Manöver erforderlich – man erkennt den ungehinderten arteriellen Zufluß durch „Schäumen" des Blutes. Die vorher durchgeführte Anschlingung des Gefäßes erlaubt nun eine Drosselung des arteriellen Zuflusses und das Setzen einer größeren atraumatischen Klemme.

Der Verschluß der Arteriotomie wird mit einfacher Naht, fortlaufend, Fadenstärke 5-0 oder 6-0 und einem monofilen Faden (Prolene® oder Deklene®) vorgenommen, wobei der Operateur am besten in der von ihm entfernten Ecke anfängt und dann auf sich zu näht. Der fortlaufende Faden wird in der entfernten Ecke geknüpft und nun außen/innen/innen/außen genäht, wobei die untere Lefze der Arteriotomie stets von innen gefaßt werden soll, um eine Dissektion durch den Blutstrom zu vermeiden (Abb. 19-4). Die Verwendung des monofilen Nahtmaterials erlaubt (bei gleitendem Faden) die Inspektion der Arteriotomie von innen während der Naht und die sichere Fassung aller Wandschichten.

In der zweiten Ecke wird nun der Faden mit sich geknüpft, nachdem vorher durch „Flushen" (d. h. ein kurzes Öffnen der atraumatischen Klemmen) wieder neu gebildete Gerinnsel oder auch Luft entweichen konnten. Nach dem Einbringen einer Redon-Drainage (Verbleib für 48 Stunden) erfolgt der Wundverschluß.

Bei einer etwa wegen verkalkter Gefäße angelegten Längsarteriotomie muß diese durch einen Venenpatch verschlossen werden (siehe Abschnitt „Embolektomie der A. poplitea").

Beachte:
- keine ruckartigen oder gewaltsamen „Fogarty-Manöver";
- Vorsicht: zarte Wand der A. profunda femoris;
- nach Embolektomie der A. femoralis superficialis unbedingt Austastung der A. profunda femoris;
- bei peripheren Gefäßspasmen: Injektion von Papaverin-Lösung;
- quere Arteriotomie: einfache Naht;
- Längsarteriotomie: Venenpatchplastik.

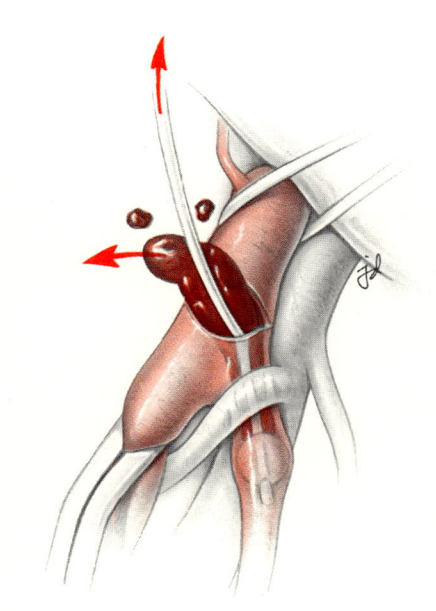

Abb. 19-3 Zustand nach Embolektomie der A. femoralis superficialis. Unbedingt notwendig sind Austastung und Embolektomie der A. profunda femoris (fast immer sind Blutgerinnsel in dieser Arterie) – Vorsicht! Die A. profunda femoris ist sehr dünnwandig und verletzlich.

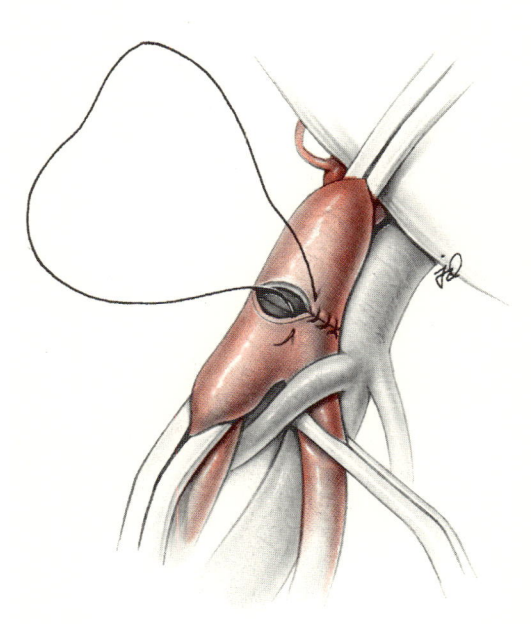

Abb. 19-4 Zustand nach Embolektomie. Die Gefäße sind atraumatisch geklemmt. Mit fortlaufender Naht wird die quere Arteriotomie nach „Flushen" geschlossen.

Embolektomie der A. poplitea

Der Patient befindet sich in Rückenlage. Das betroffene Bein wird durch eine Rolle unter dem Kniegelenk leicht gebeugt. Die A. poplitea wird durch einen Längsschnitt an der Innenseite des zentralen Schienbeinkopfes freigelegt (Abb. 19-5).

Beachte:

Den Verlauf der V. saphena magna. Das Gefäß ist möglichst zu schonen! Wichtig: Der mediale Zugang ist unbedingt zu empfehlen, weil hier eventuell eine Bypassoperation notwendig ist (– wenn die Entfernung eines im Adduktorenkanal befindlichen Thrombus infolge Gefäßverkalkung unmöglich ist).

Nach Spaltung der Fascia cruris und schräger Durchtrennung der Sehnen des Pes anserinus (Abb. 19-6) gelangt man in einen lockeren Gleitraum, hält den medialen Kopf des M. gastrocnemius nach unten weg, setzt einen Wundspreizer ein und stößt auf den N. tibialis und die V. poplitea. Die Vene ist in einer gemeinsamen Scheide mit der weiter hinten gelegenen A. poplitea verbunden (Abb. 19-7). Nach Längsspaltung dieser faszienähnlichen Scheide läßt sich die A. poplitea auslösen, auf einer Länge von 2 cm freilegen und anschlingen.

Soll der Anfangsteil der A. tibialis anterior und auch die Aufzweigungsstelle in A. tibialis posterior und A. fibularis [peronea] erfolgen, dann soll 2–3 cm weiter peripher die quere Durchtrennung des Lig. popliteum obliquum und des Anfangsteils des M. popliteus vom Schienbein erfolgen.

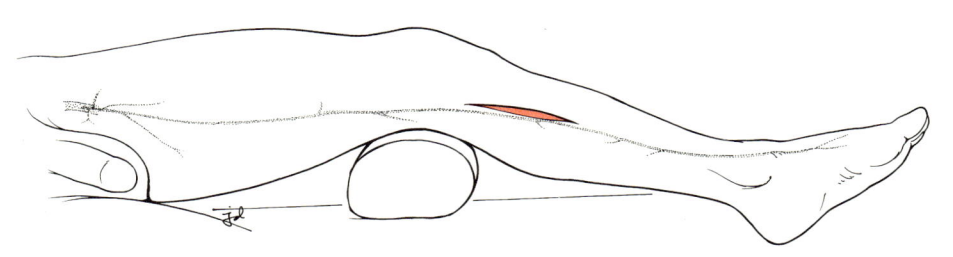

Abb. 19-5 Freilegung der A. poplitea von medial; typische Schnittführung. Vorsicht! V. saphena magna (soll unbedingt geschont werden).

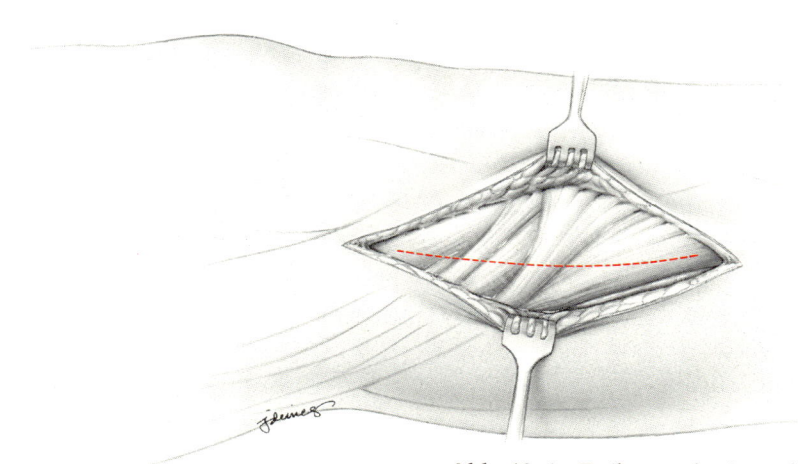

Abb. 19-6 Freilegung der A. poplitea. Spaltung der Fascia cruris und Durchtrennung der Sehnen des Pes anserinus.

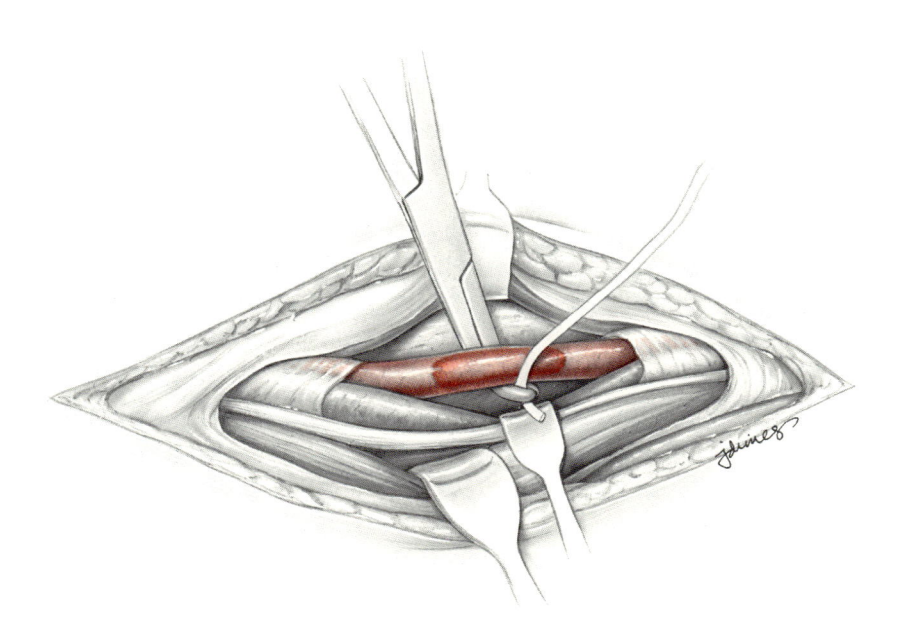

Abb. 19-7 Anschlingung der A. poplitea. Dabei werden V. poplitea und N. tibialis nach unten weggehalten, nachdem eine sehr enge Gefäßscheide, welche Vene und Arterie zusammenhält, gespalten wurde. Durch die Gefäßwand sieht man den Embolus.

Hier bestehen immer große Venen (Abb. 19-8), die zur V. poplitea fließen und die gut und sicher (am besten durch Durchstechungsligatur) versorgt werden müssen.

Jetzt läßt sich der Anfangsteil der A. tibialis anterior anschlingen (und eventuell ein Fogarty-Katheter unter Sicht des Auges und Fingerführung auch hineindirigieren). Nach Heparin-Gabe wird die A. poplitea längseröffnet (Stichskalpell, Potts-Schere). Die Ränder der Arteriotomie werden mit Haltefäden leicht gespreizt. Zunächst erfolgt wieder die periphere Embolektomie (eventuell auch gezielt der Unterschenkelgefäße), dann führt man die intraoperative Angiographie durch und setzt schließlich die „Heparin-Plombe". Für diese Embolektomiemanöver wird der Fogarty-Katheter Nr. 3 (grün) empfohlen.

Sodann erfolgt die Embolektomie von zentral, die sich meistens leicht ausführen läßt. Wenn diese Embolektomie infolge von Widerständen im Bereich des Adduktorenkanals nicht gelingt, muß eine Bypassoperation ausgeführt werden (siehe Kap. 6, „Grundtechnik ...", oder Kap. 17, „Arteria femoralis superficialis, Arteria poplitea").

Nach Beendigung der Fogarty-Manöver erfolgt der Verschluß der A. poplitea durch einen Venenpatch. Diesen Patch gewinnt man am besten aus benachbarter V. saphena magna, der man ja schon vorher präfaszial begegnet ist. Zur Naht wird ein monofiler Faden der Fadenstärke 6-0 verwendet. Dabei wird der Patch in der einen Ecke angenäht und geknüpft, dann werden ¾ bzw. ¼ der Nahtreihe ausgeführt und in der Technik außen/innen/innen/außen fortgesetzt. Immer den Venenpatch zuerst stechen und dann die Arteria von innen, um eine Dissektion zu vermeiden. Dann Knüpfen der Fäden nach „Flushen".

In Stichpunkten:
— A. poplitea: immer Längseröffnung;
— bei Notwendigkeit periphere Präparation (Achtung: kreuzende Venen!);
— intraoperative Angiographie,
— Verschluß durch Venenpatch,
— bei Unmöglichkeit der Überwindung eines Hindernisses im Adduktorenkanal: Venenbypass.

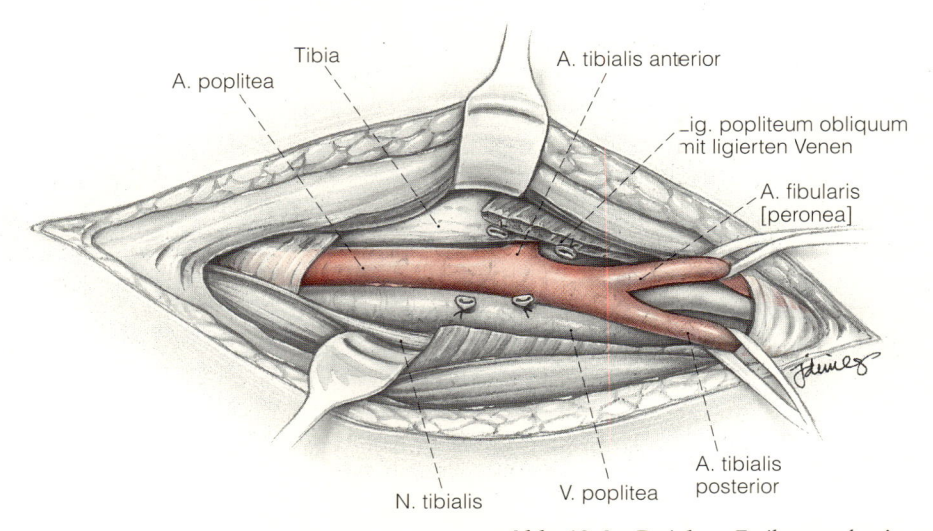

Abb. 19-8 Periphere Freilegung der A. poplitea mit ihrer Aufzweigung. Vorsicht! Kreuzende Venen im Bereich der hier bereits gespaltenen Fasern des M. popliteus. Nach oben ist der Abgang der A. tibialis anterior zu erkennen; A. fibularis und A. tibialis posterior sind bereits angeschlungen.

Die Freilegung der Knöchelarterien

Sie wird dann ausgeführt [9], wenn sich ganz periphere Blutgerinnsel von popliteal nicht entfernen lassen oder von femoropopliteal in die Peripherie embolisiert wurden, oder wenn extreme periphere Gefäßspasmen vorliegen. Sie kann auch angewendet werden, wenn keine intraoperative Angiographie zur Verfügung steht, bzw. wenn nach einer zentralen Embolektomie keine peripheren Pulse tastbar sind.

Embolektomie der A. tibialis posterior

Zugang: ein kleiner Längsschnitt oberhalb und hinter dem inneren Knöchel, etwas zentral der typischen Pulsstelle.

Nach Spaltung der hier schon sehr dünnen Fascia cruris läßt sich die Arterie leicht finden und von einer oder zwei anliegenden Begleitvenen abpräparieren (Abb. 19-9). Die Arterie wird quer eröffnet und mit einem kurzen Fogarty-Katheter (Nr. 2; violett) entriert. Der Katheter wird in beide Richtungen vorgeschoben, und es gelingt oftmals, kleine Gerinnsel auch von peripher her sowie einen gewissen Rückfluß zu erzielen.

Periphere **Spasmen der Unterschenkelarterien** lassen sich mit dem Fogarty-Katheter gut *dehnen*, und schließlich läßt sich nach Desobliteration des zentralen Anteils ein pulssynchroner, weit herausspritzender Blutstrom erzielen [9]. Die Hämostase zur Naht der queren Arteriotomie erfolgt am schonendsten durch doppelte Anschlingung und Zug mit dünnen Gummischlingen, welche sich besser als die atraumatischen Klemmen eignen. Die Naht sollte mit 3 bis 4 Einzelknopfnähten mit monofilem Faden (Prolene® oder Deklene®) der Fadenstärke 7-0 ausgeführt werden.

Embolektomie der A. dorsalis pedis

Zugang: ein kleiner Längsschnitt in Fußrückenmitte zwischen erstem und zweitem Strahl (Abb. 19-10). Die A. dorsalis pedis tritt – allerdings inkonstant – nach Unterkreuzung der Sehne des M. extensor hallucis brevis hervor und kann hier aufgesucht werden. Es folgen dann die gleichen Manöver wie bei der Embolektomie der A. tibialis posterior.

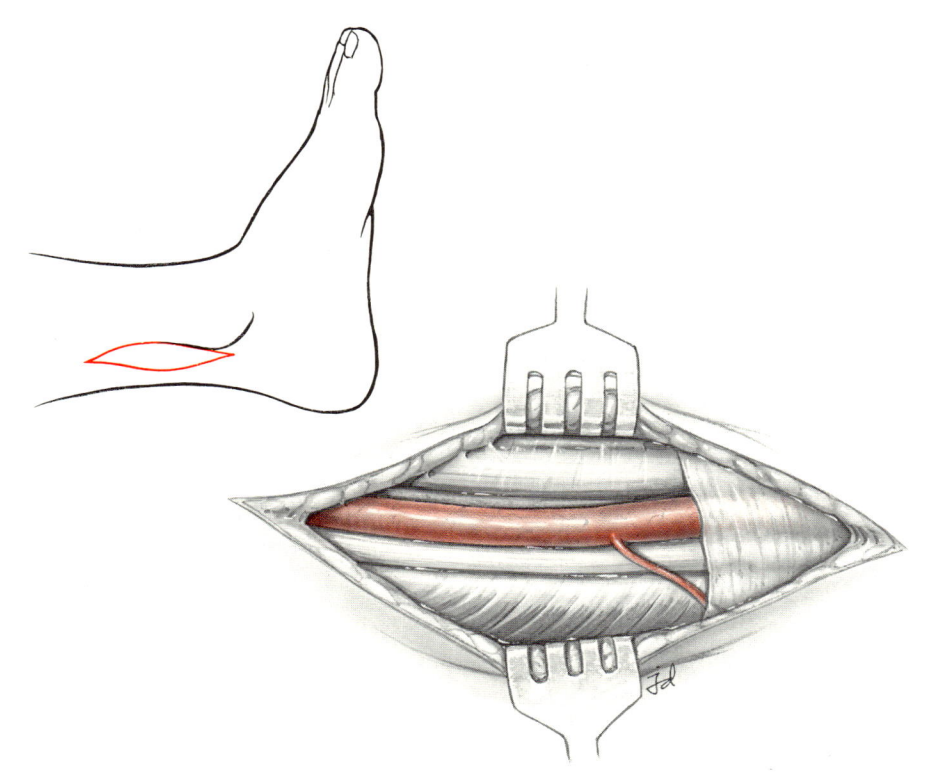

Abb. 19-9 Freilegung der A. tibialis posterior. Spaltung der sehr dünnen Fascia cruris, Aufsuchen des Gefäßes – Vorsicht! Begleitvenen sehr verletzlich.

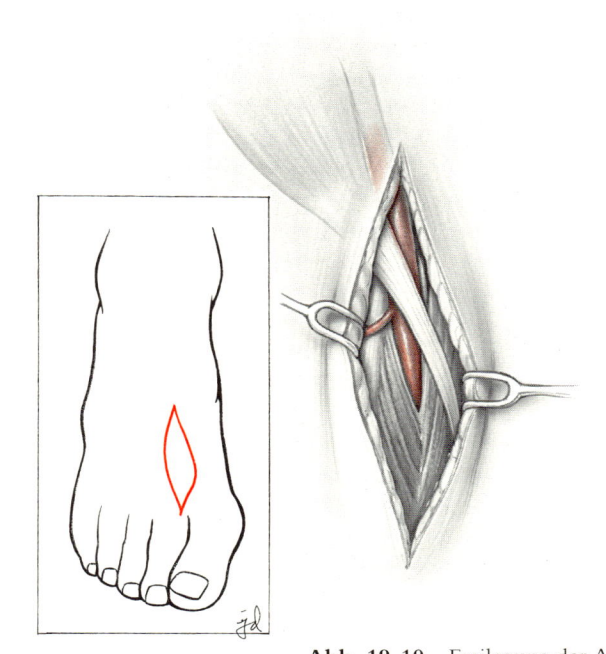

Abb. 19-10 Freilegung der A. dorsalis pedis. Häufigster Verlauf unterhalb der Sehne des M. extensor hallucis brevis (anatomische Varianten nicht selten).

Die Faszienspaltung am Unterschenkel

Es handelt sich dabei um eine Maßnahme, deren Wichtigkeit nicht genug betont werden kann. Sie hat den Sinn, die postischämisch stark anschwellende Muskulatur, welche durch die engen Faszienräume eingeschnürt wird, zu befreien und dadurch deren Nekrose zu verhindern. Zusätzlich werden durch diese engen Faszienlogen die gerade vorher desobliterierten Unterschenkelgefäße neuerlich komprimiert, es kommt zu einem „vernichtenden circulus vitiosus". Zusätzlich werden die durch die Ischämie schon vorgeschädigten Unterschenkelnerven durch die Kompression neuerlich geschädigt und reagieren mit Ausfall. Durch die Fasziotomie kann also eine Lähmung, vor allem die der Fußheber, verhindert werden.

Die Fasziotomie soll dann durchgeführt werden, wenn:

- vor der Operation ein extremer Druckschmerz der Wadenmuskulatur bestand;
- eine komplette Ischämie des Beines bestand (d.h. Zirkulationsstillstand in sämtlichen Arterien einer Extremität, starker Druckschmerz der Wadenmuskulatur oder Herabsetzung der Sensibilität als Ausdruck ischämischer Nervenschädigung oder sogar schon Muskelparesen);
- eine länger als 2 Stunden andauernde Durchblutungsnot des Beines bestand;
- sich der Operateur über das Ausmaß der ischämischen Schädigung nicht sicher ist.

In Abhängigkeit von den Schweregraden der Durchblutungsnot des Beines werden zwei Arten der Fasziotomie vorgestellt. Es handelt sich dabei um:

1. die übliche Fasziotomie und
2. die radikale Fasziotomie.

Die **übliche Fasziotomie** wird dann ausgeführt, wenn es sich um ein ischämisches Zustandsbild handelt, bei dem noch keine Sensibilitätsstörungen oder gar Muskelparesen vorliegen. Sie reicht im allgemeinen in 90% der Fälle aus und wird hier beschrieben:

Es genügt, die engen Faszienhüllen der Anteriorloge und der medialen Unterschenkelmuskulatur zu spalten.

Die Anteriorloge wird am besten von lateral erreicht. Mit zwei bis drei kleinen Längsschnitten wird an der Streckseite des Unterschenkels eingeschnitten, bis zur Faszie präpariert und diese dann subkutan (mit einer langen Schere, die durch Hilfsschnitte von zentral nach peripher geführt wird) total längsgespalten (Abb. 19-11). Der erste kleine Hautschnitt sollte etwa 1–2 cm vor dem Fibulaköpfchen erfolgen, um eine Verletzung der N. fibularis [peroneus] zu vermeiden.

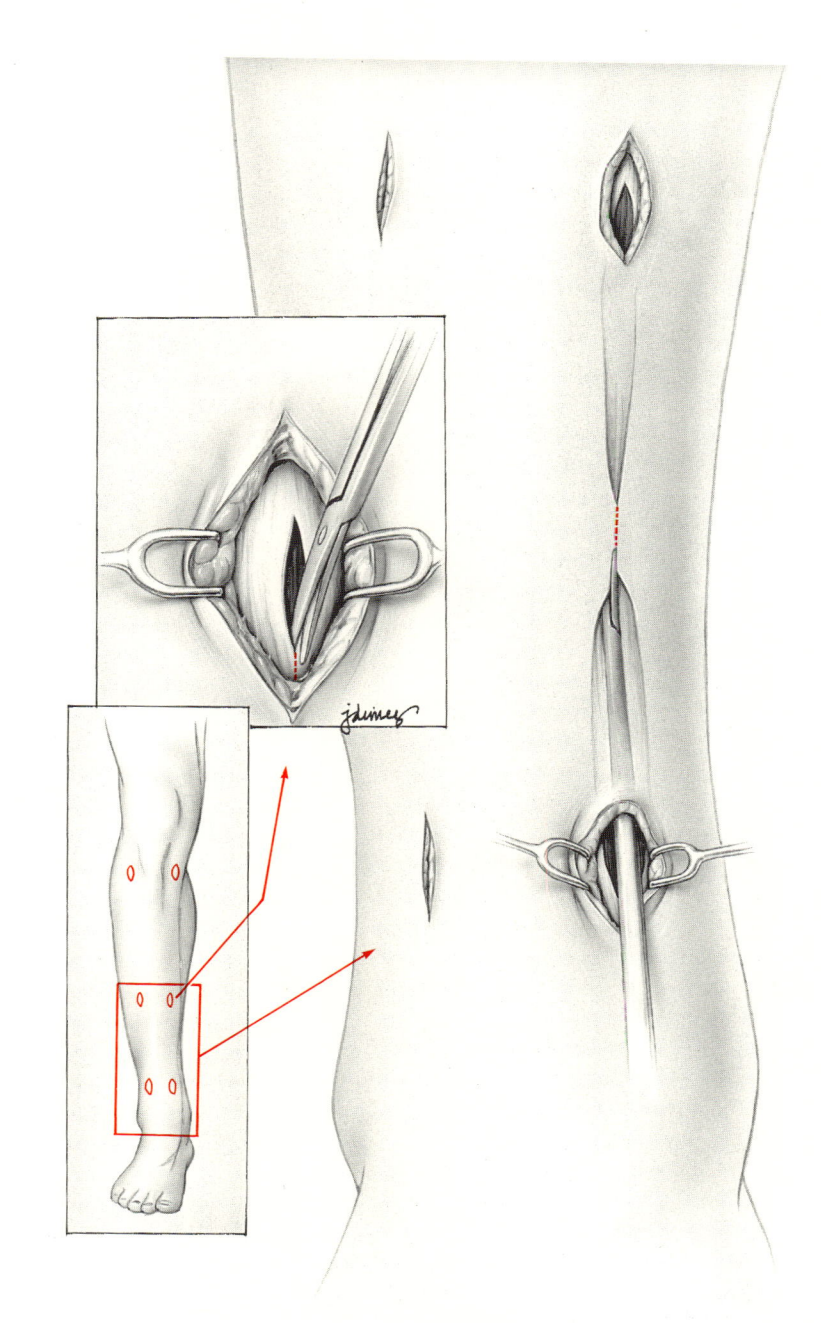

Abb. 19-11 Fasziotomie (übliches Vorgehen). Kleine Hautinzisionen und subkutanes Führen der Schere zur Faszienspaltung. Vorsicht! Lateraler Verlauf des N. fibularis [peroneus] – Schnittführung eher ziemlich weit medial vor dem Fibulaköpfchen.

Die Faszie soll komplett gespalten werden (etwa im Sinne der Spaltung eines Unterarmgipsverbandes bei einer frischen Unterarmfraktur). Die Spaltung der medialen Muskelfaszie erfolgt von einer Inzision an der Medialseite des Unterschenkels zentral (ähnlich dem Zugang zur A. poplitea) und wird ebenso wie über der Streckmuskulatur unter Zuhilfenahme von zwei bis drei Hilfsschnitten nach peripher verlaufend ausgeführt.

Der Sinn der Fasziotomie wird besonders deutlich, wenn man sieht, wie der anfänglich blaß-bräunliche (lehmfarbene) Muskel nun wieder rötlich und gut durchblutet wird und wie er die Ränder der gespaltenen Faszie um mindestens 1 cm auseinanderdrängt.

Die **radikale Fasziotomie** wird dann ausgeführt, wenn die schwere ischämische Schädigung der Extremität schon über mehrere Stunden zurückliegt und bereits Sensibilitätsstörungen und Muskellähmungen aufgetreten sind. Hier genügt es nicht mehr, die Haut mit kleinen Schnitten zu öffnen, sondern es muß an Außen- und Innenseite des Unterschenkels die Haut und die darunterliegende Faszie ebenfalls vollkommen längsgespalten werden. Zusätzlich muß auch die M.-soleus-Loge eröffnet werden (siehe Zugang zur peripheren A. poplitea), wobei vor allem auf die hier kreuzenden Venen zu achten ist. Meistens fällt bei der Spaltung der M.-soleus-Loge auf, daß die A. poplitea bereits von einer ödematösen Scheide umgeben wird. Hier sollte die Arterie nicht mehr berührt werden, da die Wand außerordentlich verletzlich ist (Abb. 19-12). Diese Methode der Fasziotomie sowie der Spaltung der M.-soleus-Loge ist eine Operationsmethode, die in die Hand des geübten Gefäßchirurgen gehört.

Folgen nach Fasziotomie

Die Befreiung der vorher ischämisch geschädigten Muskulatur aus ihrer engen Faszienumhüllung bewirkt eine besondere Gefährdung des Patienten, da durch die zugrundegegangene Muskulatur der Organismus von einer Fülle von „toxischen" Substanzen überschwemmt wird (Myoglobinmoleküle, Kaliumionen, Gewebshormone, freie Sauerstoffradikale etc.). Es kommt zur Azidose, und ein Nierenversagen steht bevor. Eine gewisse Einschätzung der Gefährlichkeit der Situation erlaubt die Bestimmung der Creatininkinase (CK), deren Normalwert bis 70 mU/l liegt und die in extremen Fällen bis zu 20 000 mU/l gemessen werden kann.

Das Ausmaß der Zerstörung der Skelettmuskulatur läßt sich durch die Bestimmung des freien Myoglobins im Serum nachweisen, welches normalerweise bis zu 80 ng/l beträgt und in Extremfällen auf 100 000 ng/l ansteigen kann. Auch bei traumatisierten Patienten mit erheblicher Zerstörung der Muskelmasse können solche hohen Myoglobinwerte bestimmt werden.

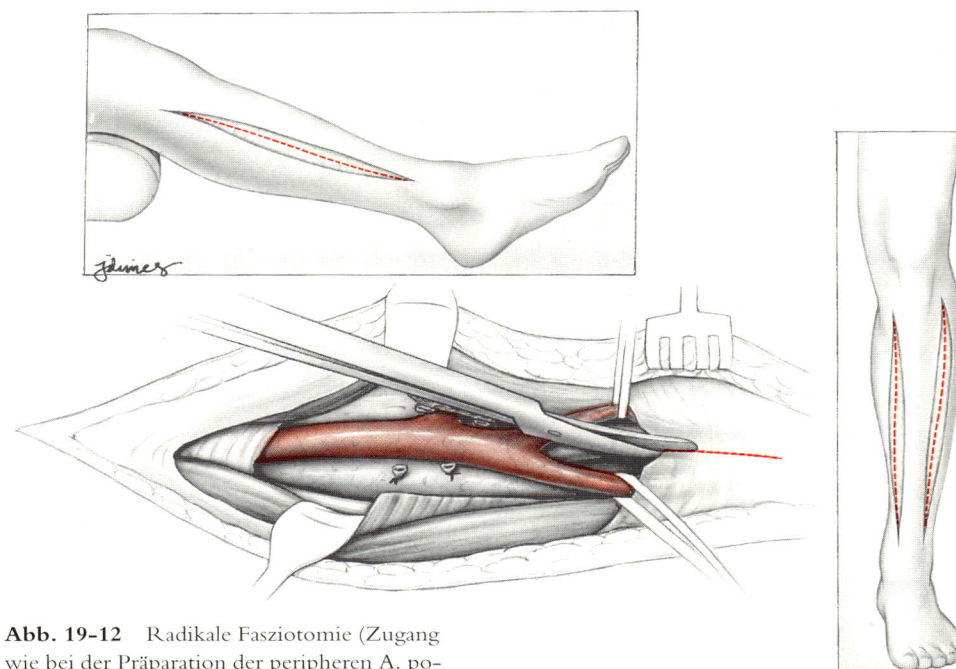

Abb. 19-12 Radikale Fasziotomie (Zugang wie bei der Präparation der peripheren A. poplitea).
Vorsicht! Kreuzende Venen.
Durchtrennung des M. popliteus und der sehnigen Anteile des M. soleus.

Die Bestimmung des Serumlaktatspiegels kann ebenfalls hilfreich sein, um die Situation des Patienten hinsichtlich einer Hämofiltration oder Hämodialyse beurteilen zu können.

Die ganze Problematik dieses sogenannten **Postischämie-Syndroms** wird in manchen Fällen besonders deutlich, in denen nur eine Oberschenkelamputation der vorher revaskularisierten Extremität imstande ist, das Leben des Patienten zu retten, da nur so die weitere Ausschwemmung dieser toxischen Zerfallsprodukte verhindert werden kann („Leg-or-Life-Prinzip"). Eine ausgezeichnete Übersicht über die gesamte Pathophysiologie der Mikrozirkulation der Skelettmuskulatur nach Ischämie und Reperfusion findet sich bei Menger und Messmer [5].

Embolektomie der A. brachialis

Die A. brachialis (bzw. die A. cubitalis) ist das Gefäß, von dem aus die meisten embolischen Verschlüsse an den oberen Extremitätenarterien entfernt werden können [3]. Die Schulter- und Oberarmgefäße haben eine ganz andere Wertigkeit hinsichtlich einer Arteriosklerose. Sie sind auch bei schwerem arteriosklerotischem Befall der Beinschlagadern meist zart und frei von Wandveränderungen. Dementsprechend sollen *alle gefäßchirurgischen Maßnahmen an den Armschlagadern mit außerordentlicher Sorgfalt und Zartheit ausgeführt werden* – hier sind ruckartige Fogarty-Manöver besonders hinsichtlich der Gefahr von Intima-Einrissen zu vermeiden [10].

Die A. brachialis (bzw. die A. cubitalis) wird durch eine S-förmige Inzision in der Ellenbeuge aufgesucht (Abb. 19-13). Dabei gelangt die V. basilica zur Ansicht, die unterbunden wird. Die Arterie läßt sich nun unter Schonung des N. cutaneus antebrachii nach Spaltung des Lacertus fibrosus gut bis in ihre Aufzweigung in A. ulnaris und A. radialis verfolgen.

Das Gefäß wird nach Anschlingung (doppelte Anschlingung mit „vessel-loops" zur Hämostase) knapp oberhalb der Gabelung in einer Länge von 3 mm quer eröffnet. Auch eine Längsarteriotomie ist zulässig – doch bedarf sie beim Verschluß unbedingt eines Venenpatch.

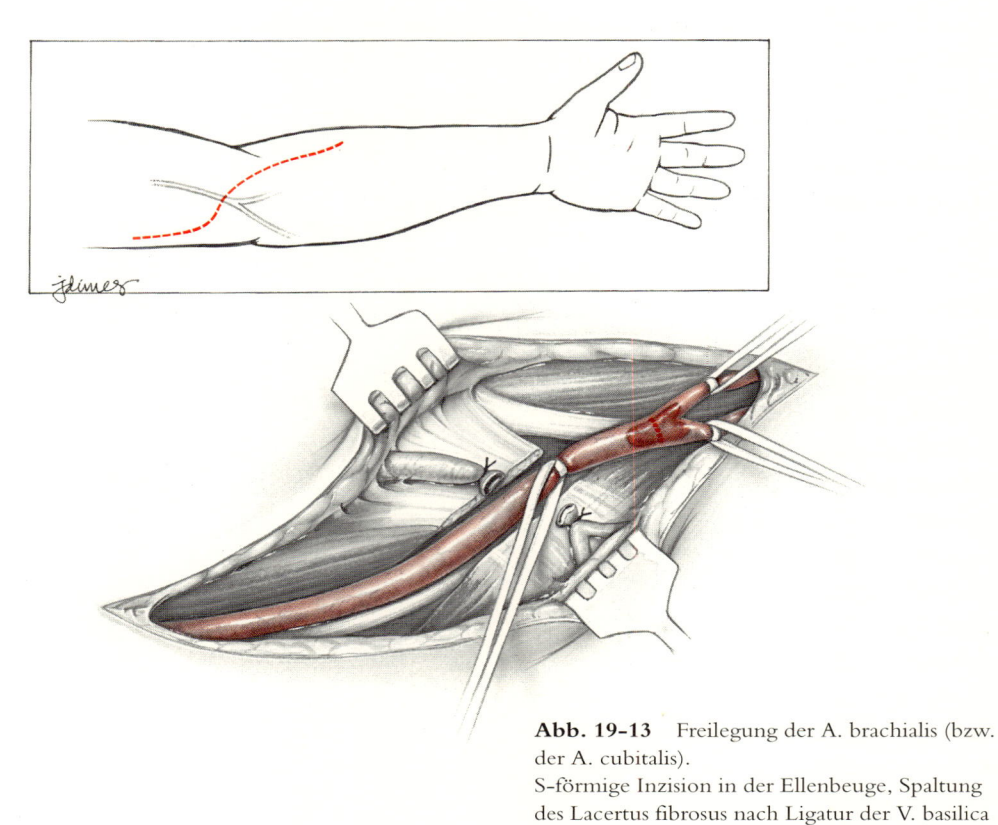

Abb. 19-13 Freilegung der A. brachialis (bzw. der A. cubitalis).
S-förmige Inzision in der Ellenbeuge, Spaltung des Lacertus fibrosus nach Ligatur der V. basilica und Freipräparation des Gefäßes (Embolus durch die Gefäßwand schimmernd); dann Anschlingen und quere Arteriotomie.

Mit dem Fogarty-Katheter (Nr. 3; grün) wird zunächst nach peripher eingegangen. Beide Unterarmgefäße können nun unter Sicht des Auges mit dem Fogarty-Katheter intubiert werden; den Katheter sieht man auch beim Zurückziehen in aufgeblasenem Zustand im Bereich der A. radialis und A. ulnaris am Handgelenk. Die Fogarty-Manöver werden so lange ausgeführt, bis ein etwas hellerer Rückfluß als vorher austritt. Daraufhin folgen „Heparin-Plombe" und atraumatische Klemmung.

Nun wird mit dem Fogarty-Katheter nach zentral eingegangen. Beim Zurückziehen des Fogarty-Katheters ist oft ein elastischer Widerstand zu spüren. Dieser kommt durch das Hängenbleiben des Ballons im Bereich des Abgangs der A. profunda brachii und dem daraus resultierenden Kaliberverlust der A. axillaris (bzw. der A. brachialis) zustande und sollte keinesfalls durch gewaltsame Manöver in der Annahme fest haftender Thromben überwunden werden, sondern lediglich durch zarte Maßnahmen und Ablassen des Füllungsvolumens des Fogarty-Ballons passiert werden. An dieser „Schicksalsstelle" des axillo-brachialen Übergangs können sonst Intima-Risse mit nachfolgender Thrombose der gesamten A. brachialis auftreten, die außerordentlich unangenehm sind und trotz wiederholter Revisionen und komplizierter Rekonstruktionsverfahren zur Oberarmamputation führen können (Abb. 19-14).

Nach Herstellung eines guten arteriellen Zustroms („es schäumt") und „Heparin-Plombe" wird die Anschlingung der A. brachialis zugezogen und so Hämostase erzielt. Hat man eine quere Inzision gewählt, so erfolgt der Verschluß der Arteriotomie durch eine einfache fortlaufende Naht mit Polypropylen (Prolene® oder Deklene®) der Fadenstärke 6-0 oder 7-0. Wundverschluß nach dem Einbringen einer Redon-Drainage (für 48 Stunden); der durchtrennte Lacertus fibrosus bleibt unversorgt.

Eine Faszienspaltung der medialen Unterarmfaszie kann meist unterbleiben; sie wird nur für besonders extreme schwere ischämische Schädigungen empfohlen und entspricht den Richtlinien der Fasziotomie des Unterschenkels.

Entsprechend den Prinzipien der peripheren Freilegung – wie im Abschnitt „Embolektomie der A. tibialis posterior (bzw. der A. dorsalis pedis) beschrieben – können auch einmal die A. radialis oder die A. ulnaris für ein peripheres Embolektomiemanöver aufgesucht werden.

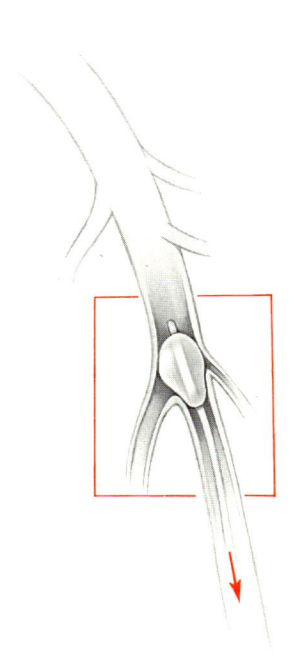

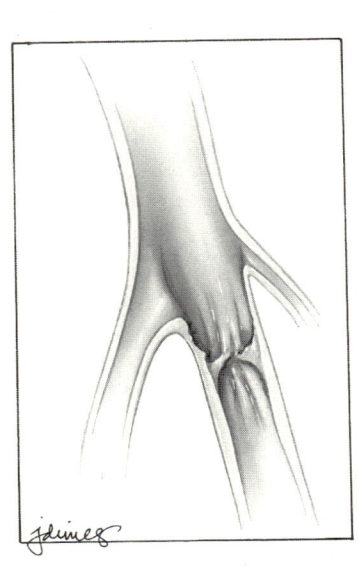

Abb. 19-14 Gefahrenstelle bei der Embolektomie der A. axillaris (bzw. der A. brachialis). Vorsicht! Arterie ist nach Abgang der A. profunda brachii besonders verletzbar – bei zu großen und zu ruckartigen Fogarty-Manövern kommen hier Intima-Risse vor, die zur Rethrombose und folgenschweren Nachoperationen führen.

Allgemeine Maßnahmen nach einer Embolektomie

1. Grundsätzlich **histologische Untersuchung** des geborgenen embolischen und thrombotischen Materials (Vorhofmyxom).
2. **Antikoagulation:** zunächst Heparin-Dosierung von 3–4mal 5000 I.E. Depot-Heparin pro 24 Stunden, später Dicumarol (wenn keine Kontraindikation besteht), eventuell auch „Low-Dose"-Heparin-Injektionen durch den Patienten selbst.
3. **Antibiotische Kurzprophylaxe,** die grundsätzlich bei allen Eingriffen an Arterien ausgeführt werden sollte: vor Operationsbeginn und für 24 Stunden etwa zweimal 2,2 g Augmentan®/d oder dreimal 2 g Mandokef®/d.
4. **Beachtung der Nierenfunktion:** Wie schon im Kapitel Fasziotomie beschrieben, kommt es nach allen postischämischen Zuständen zur Beeinträchtigung der Nierenfunktion: daher besonders aufmerksame Beachtung der Nierenwerte, eventuell Infusionstherapie, Hämofiltration, Hämodialyse!
5. **Suche nach der Emboliequelle:** Sonographie, Echokardiographie und/oder Angiographie und spätere Ausschaltung derselben.

Die akute arterielle Thrombose

Im Gegensatz zum embolischen Arterienverschluß entsteht die akute arterielle Thrombose lokal und aufgrund von arteriosklerotischen Intima-Veränderungen, Aneurysmen oder anderen anatomischen Varianten (z. B. Sehnenanomalien). Es ist daher zumeist in der Anamnese des akuten Verschlusses die Symptomatik nicht so blitzartig wie bei der arteriellen Embolie, sondern es bestehen schon vorher „Claudicatio"-Beschwerden, die sich nun akut verschlechtert haben. Dementsprechend ist der klinische Verlauf auch nicht so dramatisch wie bei der arteriellen Embolie.

Nicht so selten sind **Mischformen,** d. h. ein von zentral her ausgeschleuderter Embolus verschließt akut ein arteriosklerotisch vorgeschädigtes Gefäß. Hier kann der Chirurg (und manchmal auch der Pathologe) oft nicht unterscheiden, ob es sich nun um eine Embolie oder um eine Thrombose gehandelt hat. Es kann auch zusätzlich bei kardialer Dekompensation zu (finalen) peripheren Thrombosen kommen.

Die Diagnose einer arteriellen Thrombose ist nur **angiographisch** möglich: Arteriosklerotische Veränderungen anderer Gefäßprovinzen weisen ebenso auf eine arterielle Thrombose hin wie Kollateralen im Bereich der betroffenen Extremität (im Gegensatz zur Embolie: angiographisch keine Kollateralen).

Therapie

Da die A. femoralis superficialis (bzw. die A. poplitea) am häufigsten von der akuten arteriellen Thrombose befallen wird, soll dieser Gefäßabschnitt im Folgenden herausgegriffen und dargestellt werden.

Der akute thrombotische Verschluß der A. femoralis superficialis (bzw. der A. poplitea)

Zunächst wird der Patient wie im Abschnitt „Embolektomie der A. femoralis ..." beschrieben (mit sterilem Waschen der angrenzenden Gefäßprovinzen) vorbereitet. Die Operation wird am zweckmäßigsten in Spinal- oder Epiduralanästhesie ausgeführt.

Zugang: Längsschnitt in der Leiste und Freipräparation der Femoralisgabel. Es fallen schon rein palpatorisch schwere arteriosklerotische Gefäßwandveränderungen auf. Nach Gabe von 5000 I.E. Heparin intravenös atraumatisches Klemmen der Gefäße und **Längseröffnung** der A. femoralis communis in Höhe des Abgangs der A. profunda femoris. Zumeist ist der Abgang der A. femoralis superficialis durch einen älteren arteriosklerotischen Prozeß chronisch verschlossen.

Mit dem Fogarty-Katheter (Nr. 4; rot) wird in die A. profunda femoris eingegangen und thrombektomiert. Ist ersichtlich, daß die Ursache der Thrombose eine hochgradige Abgangsstenose der A. profunda femoris ist, so wird die Arteriotomie in den Anfangsteil der A. profunda femoris fortgesetzt und diese mit dem Spatel desobliteriert, was sich meist auslaufend bewerkstelligen läßt (Abb. 19-15). Zu diesem Zweck muß die A. profunda femoris weit in die Peripherie präpariert werden. Die hier kreuzende V. profunda femoris muß ligiert und durchtrennt werden. Nach Thrombektomie und Desobliteration hängt es nun von der Erfahrung des Gefäßchirurgen ab, ob dieser Eingriff zur Erhaltung der Extremität ausreicht. *Kriterien* dieser Beurteilung sind:

– *Wie weit* kann der Fogarty-Katheter in die A. profunda femoris *vorgeschoben* werden? Bei schon vorbestehender Kollateralisierung eines älteren A.-femoralis-superficialis-Verschlusses läßt sich der Fogarty-Katheter wesentlich weiter als beim „normalen" embolischen Verschluß vorschieben (ca. 25 cm gegenüber 10–12 cm).
– Sind die extrahierten Thromben vollständig, d. h. sind sie auslaufend und haben *Schwanzanteile?* Dies ist der überzeugende Beweis der Vollständigkeit der Thrombektomie.
– Ist der *Rückfluß* aus der desobliterierten A. profunda femoris besonders kräftig, stärker als bei einer „normalen" Embolektomie?

Sind diese Voraussetzungen erfüllt, kann im allgemeinen die periphere Situation als günstig angesehen werden. Nun wird mit dem Fogarty-Katheter nach zentral eingegangen. Gelingt es von inguinal aus die Thromben aus der Beckenetage zu extrahieren und einen guten „schäumenden" Zustrom zu gewinnen, so kann man die Operation mit einer **Profunda-Plastik** (siehe auch Kap. 16) abschließen.

Besteht ein unüberwindliches Hindernis im Bereich der Beckenarterien, so kann ein *vorsichtiger* Versuch mit dem Ringstripper unternommen werden (Perforationsgefahr!). Manchmal kann man dadurch die Beckenstrombahn wieder eröffnen.

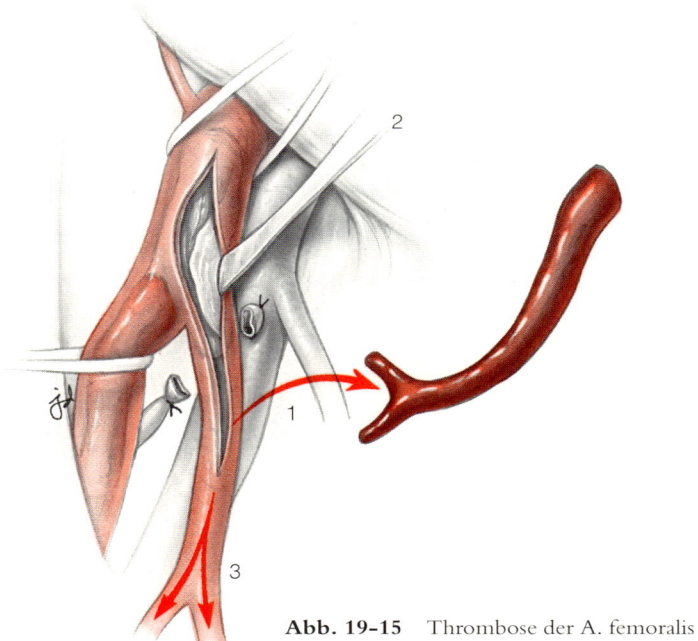

Abb. 19-15 Thrombose der A. femoralis communis und der A. profunda femoris bei chronischem Verschluß der A. femoralis superficialis. Längseröffnung der A. femoralis communis in die A. profunda hinein.
1 Thrombektomie – Vollständiger Thrombus mit Schwanzanteilen!
2 Desobliteration mit dem Spatel – möglichst auslaufend.
3 Rückflußprüfung!
Verschluß immer mit Venenpatch.

Mißlingt auch dieses, so bleibt nur (entsprechend dem präoperativem Angiogramm) die retroperitoneale Freilegung der A. iliaca communis und die Anlegung eines iliako-femoralen (ggf. profundalen) Bypass mit einer Gefäßprothese (siehe Stichwort). Ist bereits die A. iliaca communis verschlossen, so kann nur die transperitoneale Freilegung der infrarenalen Aorta und die Durchführung eines aorto-femoralen (ggf. profundalen) Bypass helfen (siehe Stichwort). Bei alten Menschen und bei Risikopatienten ist diese Freilegung der Aorta zu belastend und die Durchführung einer **extraanatomischen Umleitung** zu empfehlen.

Sind die Kriterien eines guten Rückflusses aus der A. profunda femoris nicht gegeben, so wird die Entscheidung eine Ebene tiefer gelegt und die A. poplitea dargestellt, längseröffnet und thrombektomiert. Wieder erfolgt die Inspektion der Thromben und die Beurteilung des poplitealen Rückflusses. Die **intraoperative Angiographie** erlaubt die Beurteilung der Peripherie und die Einschätzung der Abgänge der Unterschenkelgefäße. Im schlechtesten Fall (und vor allem beim Diabetiker) sind die Abgänge der Unterschenkelgefäße verschlossen und es müssen femoro-krurale Verfahren zur Erhaltung der Extremität eingesetzt werden (siehe Kap. 18 oder Stichwort).

Ist aber mindestens ein Unterschenkelgefäß am Abgang offen, so wird ein femoropoplitealer Bypass (beim älteren Patienten aus PTFE, beim jüngeren Patienten aus Vene) eingesetzt. Diese gefäßchirurgischen Eingriffe sind aber schon „hohe Schule" der Gefäßchirurgie und sollten nur von erfahrenen Gefäßchirurgen ausgeführt werden.

Nachbehandlung

Auch bei einer gelungenen Thrombektomie und länger bestehendem Ischämie-Syndrom muß an die Durchführung einer **Fasziotomie** (siehe Abschnitt „Die Faszienspaltung am Unterschenkel") gedacht werden. In der Nachbehandlung gelten dieselben Empfehlungen wie nach einer vollzogenen Embolektomie.

Weiterführende Literatur

1. Arneklo-Nobin, B., L. Nogren, K. Johansen: Beneficial effects of intra-arterial reserpine after upper-extremity embolectomy: a prospective randomised trial. Europ. J. vasc. Surg. 2 (1988) 305–308
2. Dacey, L. J., R. W. Dow, M. D. McDaniel, D. B. Walsh, R. W. Zwolak, J. L. Cronenwett: Cost-effectiveness of intra-arterial thrombolytic therapy. Arch. Surg. 123 (1988) 1218–1223
3. Dregelid, E.: Diameter of the brachial artery: the selection of arteriotomy site for embolectomy. Ann. Chir. Gynaec. 76 (1987) 222–225
4. Grabenwöger, F., W. Dock, W. Appel, F. Pinterits: Fibrinolysetherapie thromboembolischer Gefäßverschlüsse: primäre Erfolgsrate und Langzeitergebnisse. Fortschr. Röntgenstr. 148 (1988) 615–618
5. Menger, M. D., K. Messmer: Die Mikrozirkulation des Skelettmuskels nach Ischämie und Reperfusion. Wien. med. Wschr. 78 (1993) 143, 148–158
6. Mörl, H.: Gefäßkrankheiten in der Praxis. Kapitel: Akuter peripherer Arterienverschluß; 4. Aufl., S. 197–204. VCH (edition medizin), Weinheim–Basel–Cambridge–New York 1989
7. Schneider, E.: Lokale Thrombolyse, perkutane Thrombenextraktion kombiniert mit perkutaner transluminaler Angioplastie bei akuten oder subakuten Verschlüssen der Extremitätenarterien. In: Maurer, P. C., J. Dörrler, S. von Somoggy (Hrsg.): Gefäßchirurgie im Fortschritt; S. 200–206. Thieme, Stuttgart–New York 1991
8. Staudacher, M.: Beitrag zur Erweiterung der operativen Technik der Embolektomie. Der Chirurg 42 (1971) 421–423
9. Staudacher, M.: Acute Peripheral Vascular Surgery. Revised and enlarged translation of Akute periphere Gefäßchirurgie. Springer, Wien–New York 1985
10. Staudacher, M., C. Böhm, A. End, C. Haberzettl, M. R. Müller: Der embolische Verschluß der oberen Extremitätenarterien. Vasa (Bern) 20 (1991) 358–364

20 Sympathikus-Chirurgie

B. Nachbur

Die thorakale Sympathektomie 263
Die transaxilläre Sympathektomie 263
Die Video-assistierte thorakoskopische Sympathektomie 265

Die lumbale Sympathektomie 266
Vorgehen bei der offenen lumbalen Sympathektomie 266

Weiterführende Literatur 268

Die thorakale Sympathektomie

Zwei Methoden stehen zur Verfügung:
1. die transthorakale offene sympathische Ganglionektomie von der Axilla aus und
2. die thorakoskopische Sympathektomie.

Die transaxilläre Sympathektomie

Das transthorakale Vorgehen von der Axilla aus wird heute durch die wesentlich schmerzlosere, minimal invasive und in gleicher Sitzung bilateral durchführbare thorakoskopische Sympathektomie zu Recht verdrängt und soll deshalb an dieser Stelle nur in knappen Worten geschildert werden [1, 2, 7]:

Lagerung des Patienten in Seitenlage, der Arm auf der zu behandelnden Seite seitwärts abduziert und in der Ellenbeuge rechtwinklig flektiert; der Vorderarm auf einer Stütze ruhend.

Hautinzision am Unterrand der behaarten Axilla, dem palpablen Verlauf der 3. Rippe folgend vom lateral hinteren Rand des M. pectoralis major bis zum lateralen Vorderrand des M. latissimus dorsi reichend (Abb. 20-1). Vertiefung der Wunde senkrecht zur Brustwand; Achtung: Schonung des axillären Fettpropfes mit den Lymphknoten; Thorakotomie im 2. Interkostalraum u. U. mit Teilresektion der 3. Rippe; Eröffnen des Pleuraraums und Abschieben der Lunge mit einem weichen Spatel nach kaudal.

Das dorsale parietale Blatt der Pleura wird über dem durchscheinenden Grenzstrang gespalten, wobei eine akzidentelle Verletzung der Interkostalgefäße zu vermeiden ist. In der Abbildung 20-2 wird der auf der Wirbelsäule liegende Grenzstrang zwischen dem 3. und 4. Thorakalganglion nach Plazieren eines Clips (fakultativ) durchtrennt. Ein zweiter Clip liegt zwischen dem Thorakalganglion 1 und dem Ganglion stellatum. Da diese klare Unterscheidung meist nicht sicher ausgemacht werden

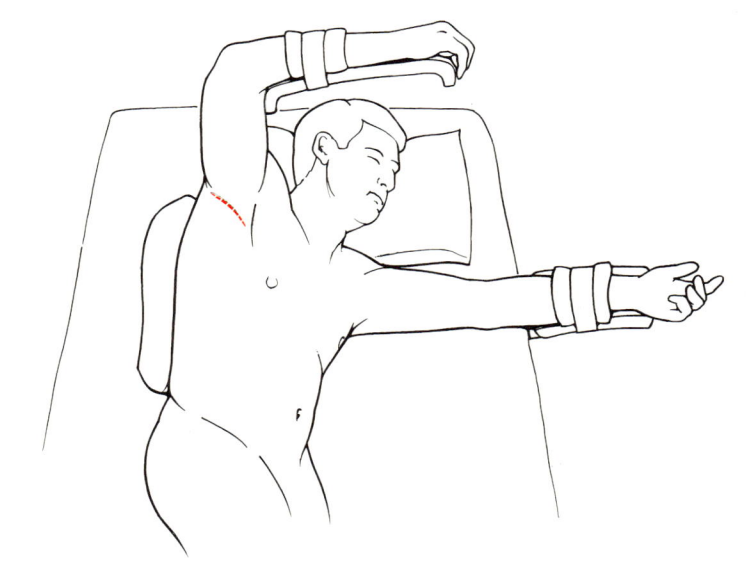

Abb. 20-1 Seitenlagerung für die einseitige thorakale Sympathektomie.
Quere Hautinzision am Unterrand der Achselhöhlenbehaarung zwischen seitlichem Rand des M. pectoralis major vorne und des M. latissimus dorsi hinten. Vertiefung des Schnittes senkrecht auf die Brustwand.

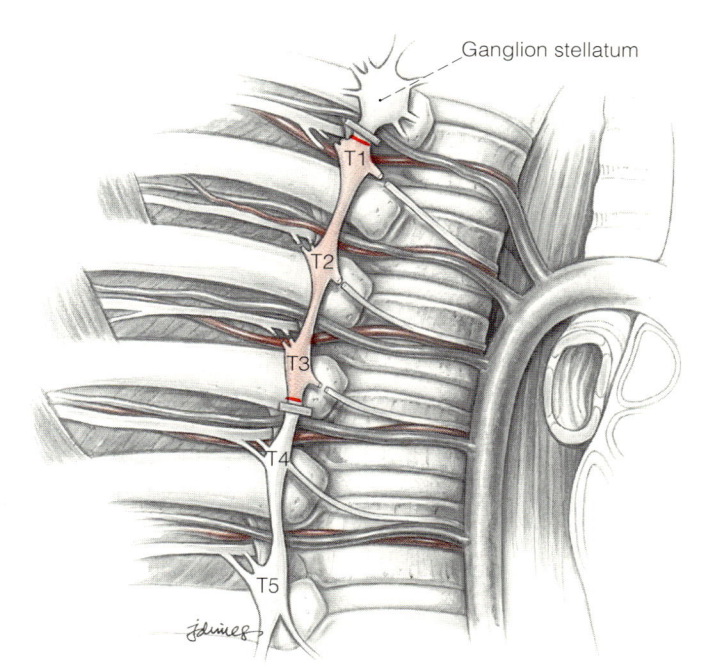

Abb. 20-2 Sympathektomie.
Identifikation der Wirbelsäule mit V. azygos rechts und Aorta thoracica links. Der Grenzstrang ist auf den Köpfchen der Kostovertebralgelenke subpleural durchschimmernd gut erkennbar. Nach Längsinzision der Pleura parietalis entlang dem Grenzstrang wird ein Clip am unteren Pol des Ganglion stellatum gesetzt (Achtung: Verletzung des Ganglion stellatum vermeiden! Hornersches Syndrom, gustatorischer Reflex!). Ein zweiter Clip wird zwischen dem 3. und 4. thorakalen Ganglion plaziert, evtl. zwischen 4. und 5. Ganglion. In der Abbildung sind die Rami communicantes grisei et albi, die prä- und postganglionären Fasern, durchtrennt.

kann und das 1. Thorakalganglion an der äußeren Gestaltbildung des Ganglion stellatum teilnimmt (unterer Pol des Ganglion stellatum), ist es ratsamer, die kraniale Sympathektomie zwischen dem 1. und 2. Thorakalganglion zu wählen.

Beachte:
Die Resektion der kaudalen Anteile des Ganglion stellatum oder die vollständige Ganglion-stellatum-Ektomie bringen eine kosmetische Entstellung durch dauernden Hornerschen Symptomenkomplex mit sich.

Dafür empfiehlt sich die Verlängerung der Sympathektomie nach kaudal unter Resektion des 4. oder gar auch des 5. Thorakalganglions. *Merke:* Für die Schweißsekretion in der Achselhöhle ist vor allem das 3. Thorakalganglion verantwortlich.

In der Abbildung 20-3 ist die inzidierte parietale Pleura und das Abtragen des Grenzstrangs mit den Thorakalganglien 2–4 dargestellt:

Beachte:
Die Rami communicantes albi et grisei, die prä- und postganglionären Fasern, sind einzeln durchtrennt worden (siehe Abb. 20-2).

Nach Linder, Friedel und Toomes [3, 5] genügt es, vor allem die postganglionären Fasern zu durchtrennen, ebenso wie die die Sympathikuskette überquerenden Verbindungsfasern. Die Ganglien selbst können dann in situ belassen werden. Die Erfahrung zeigt aber, daß durch die hier beschriebene Technik der Ganglionektomie diese Querverbindungen zwangsläufig ebenfalls unterbrochen werden. Die Ganglionektomie bringt keine Nachteile mit sich, die Belassung derselben könnte unter Umständen der Sympathikusregeneration förderlich sein. Thoraxdrainage für 2–3 Tage.

Bemerkung: Nachteile der offenen Sympathektomie durch Thorakotomie sind längere Hospitalisationsdauer und größere postoperative Schmerzen. Deshalb ist eine doppelseitige thorakale Sympathektomie (für Hyperhidrosis notwendig!) in ein und derselben Sitzung nicht ohne weiteres zumutbar. Die einigerorts praktizierte **zervikale Sympathektomie** hat den Vorteil, in gleicher Sitzung doppelseitig durchgeführt zu werden; eine Sympathektomie von der Ausdehnung Th2 bis Th5 ist technisch jedoch nicht einfach realisierbar.

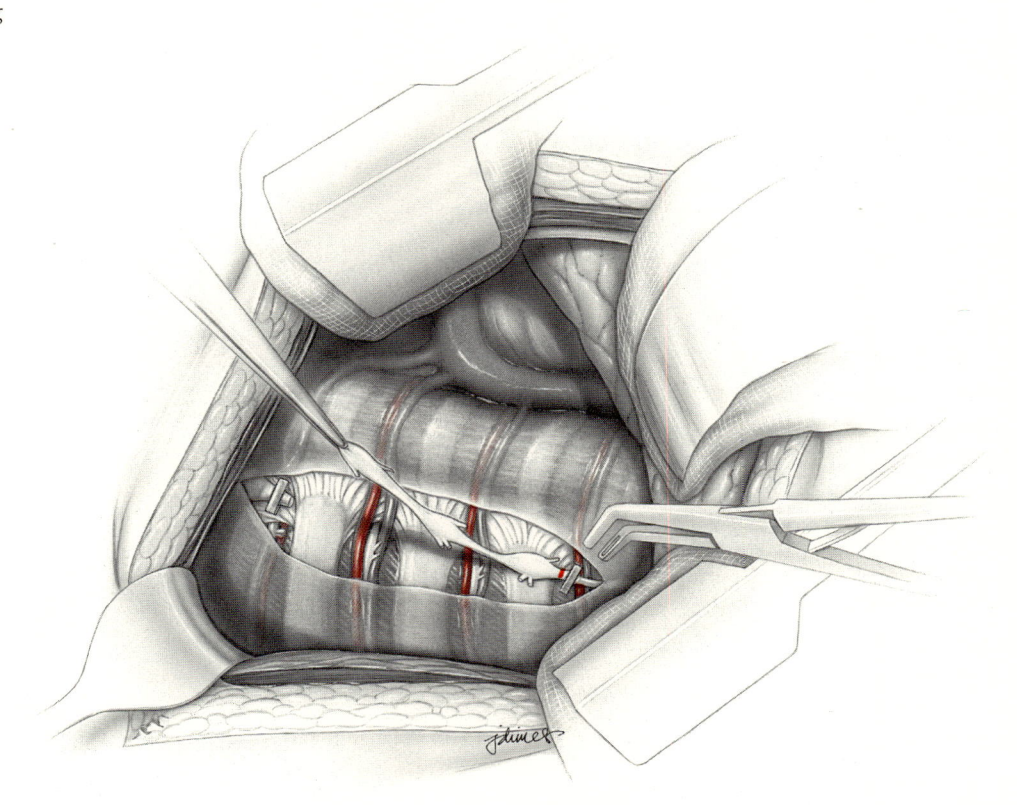

Abb. 20-3 Selektive Abtragung des thorakalen Grenzstrangs mit den Ganglien Th1–3. Achtung: Jede Verletzung der Interkostalgefäße vermeiden! Vorsicht bei etwaiger Verwendung des Elektrokauters zur Blutstillung.

Die Video-assistierte thorakoskopische Sympathektomie

Die thorakoskopischen Interventionen erfordern eine gezielte Schulung und die über einen längeren Zeitraum erworbene Erfahrung. Auf Einzelheiten der Narkosetechnik und des notwendigen Instrumentariums kann hier nicht eingegangen werden; es wird auf die einschlägige Literatur hingewiesen [3, 4, 6].

Vorgehen. Standardlagerung des Patienten in Seitenlage. Der Oberarm auf der zu thorakoskopierenden Seite soll nicht über das Schulterniveau reichen, um das Verstellen der Optiken und Instrumente nicht zu behindern. Doppellumenintubation.

Drei Miniinzisionen werden im muskelarmen Dreieck, welches aus Achselhöhle, Hinterrand des M. pectoralis major und Vorderrand des M. latissimus dorsi gebildet wird, geplant (Abb. 20-4). In Seitenlage kommt der erste Hautstich ausnahmslos vor dem M. latissimus dorsi im 4. Interkostalraum zu liegen. Zweit- und Dritteinstiche werden dreieckförmig im Bereich der Interkostalräume 2 bis 8 in ausreichendem Abstand voneinander angebracht; bei installiertem Doppellumentubus wird die betreffende Lunge zuvor aus der Beatmung ausgeschaltet. Grundsätzlich dienen die drei Zugänge zur Einführung von Optik, Taststab oder Zange und Resektionsinstrumenten (z. B. Schere, Clip-Applikator oder Koagulationssonde usw.) mittels Trocarts verschiedener Fabrikation.

Grundsätzlich wird in ähnlicher Weise vorgegangen, wie für die konventionelle, offene transaxilläre Sympathektomie beschrieben (siehe Abschnitt „Die transaxilläre Sympathektomie"). Die parietale Pleura wird entlang dem Verlauf des thorakalen Grenzstrangs mit der Koagulationssonde längsinzidiert (Abb. 20-5).

Fassen des Grenzstrangs mit der Mikrofaßzange und Abheben desselben von der Unterlage. Nach Bestimmung der zu resezierenden Ganglien werden diese mitsamt ihren Verbindungen zu den Interkostalnerven (Rr. communicantes albi und grisei) mit der monopolaren Koagulationssonde oder aber mit der Schere durchtrennt (Abb. 20-6).

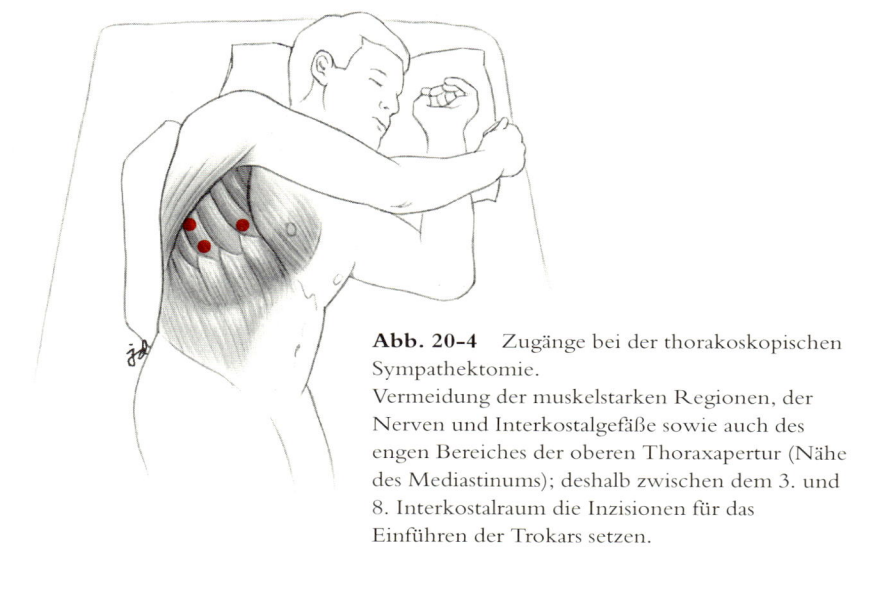

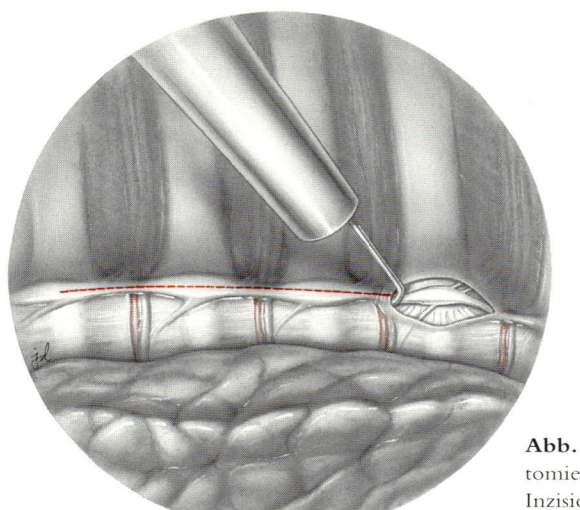

Abb. 20-4 Zugänge bei der thorakoskopischen Sympathektomie.
Vermeidung der muskelstarken Regionen, der Nerven und Interkostalgefäße sowie auch des engen Bereiches der oberen Thoraxapertur (Nähe des Mediastinums); deshalb zwischen dem 3. und 8. Interkostalraum die Inzisionen für das Einführen der Trokars setzen.

Abb. 20-5 Thorakoskopische Sympathektomie.
Inzision der Pleura parietalis mit der Hakenelektrode, mit der durch Koagulation geschnitten wird. Das Instrument wird auch für eine ggf. nötige Adhäsiolyse verwendet.

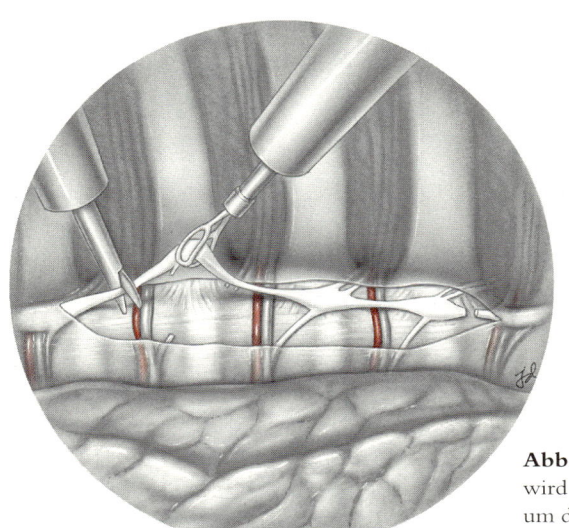

Abb. 20-6 Der Grenzstrang (Th1–3 oder Th4) wird mit einer Faßzange gepackt und angehoben, um die Durchtrennung mit der monopolaren Koagulationssonde oder der Schere zu ermöglichen, wobei die prä- und postganglionären Fasern mit der Hakenelektrode durchtrennt werden.

Die Wirksamkeit der Sympathektomie läßt sich augenblicklich durch thermometrische Kontrolle der Hauttemperatur an der Palma manus nachweisen. Diese **perioperative thermographische Kontrolle** ist in jedem Fall von thorakaler Sympathektomie angezeigt.

Am Schluß des Eingriffs Einlegen zweier Thorax-Drains unter Benützung der anderen Stichinzisionen.

Bemerkungen: Bei der Hauptindikation zur thorakalen Sympathektomie (Hyperhidrosis) ist die doppelseitige thorakale Sympathektomie in gleicher Sitzung wünschenswert. Zu diesem Zweck empfehlen wir die Lagerung des Patienten auf dem Rückenbett mit beidseits abduzierten Armen. Linder führt die bilaterale thorakale Sympathektomie in Bauchlage durch (persönliche Mitteilung).

Die lumbale Sympathektomie

Dazu stehen drei Methoden zur Verfügung:
1. die perkutane Phenol-Sympathektomie unter radiologischer Kontrolle,
2. die laparoskopische Sympathektomie und
3. die offene Sympathektomie mittels Lumbotomie.

Zuverlässig erprobt, standardisiert, technisch sicher und bei korrekter Indikation wirksam ist der retroperitoneale Zugang durch vordere Lumbotomie, wie im folgenden beschrieben wird.

Vorgehen bei der offenen lumbalen Sympathektomie

Lagerung des Patienten in Rückenlage. Der Operationstisch ist in Lendenhöhe gebrochen, um das Abdomen anzuheben. Eine schräge Inzision einige Zentimeter unterhalb der Spitze der 11. Rippe beginnend und bis in die suprasymphysäre Region reichend, erlaubt den Zugang (Abb. 20-7).

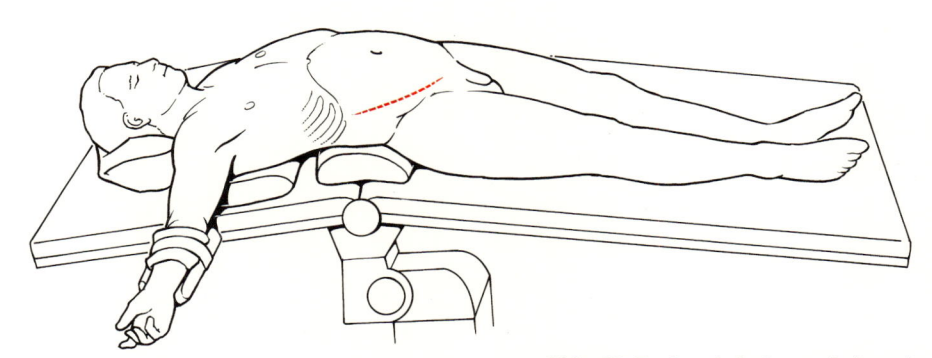

Abb. 20-7 Lumbale Sympathektomie. Lagerung des Patienten auf dem Rücken, der Operationstisch auf Lendenhöhe leicht gebrochen, um das Abdomen nach vorne zu bringen. Vordere Lumbotomie im Mittel- und Unterbauch punktiert angedeutet.

Kulissenartiges Eingehen durch die Bauchvorderwand, Abschieben des uneröffneten Peritonealsacks nach medial und Aufsuchen des lumbalen Grenzstrangs auf den Querfortsätzen der Lendenwirbelsäule. Zu diesem Zweck müssen rechts die untere Hohlvene, links die Aorta abdominalis mit einem tiefen gekröpften Haken vorsichtig nach medial weggezogen werden (Abb. 20-8).

Der Grenzstrang wird knapp hinter diesen beiden großen Gefäßen durch Betasten mit dem Zeigefinger an der erhöhten strangartigen Konsistenz erkannt. Lateral liegt der M. psoas mit den darüberliegenden Nn. genitofemoralis und ilio-inguinalis.

Die Präparation des Grenzstrangs beginnt vorzugsweise auf dem Promontorium am Oberrand der gleichseitigen V. iliaca communis. Vermehrte Übersicht wird in diesem anatomischen Bereich gewonnen durch sanften Hakenzug an der A. iliaca communis nach medial.

Beachte:
Besondere Vorsicht ist beim sanften Wegziehen der leicht verletzbaren V. iliaca communis geboten!

Die lumbale Sympathektomie ist wahrscheinlich bei Patienten, die überhaupt darauf ansprechen können, bereits nach Resektion des Lumbalganglions 4 ausreichend wirksam. Bei der perkutanen Phenol-Sympathektomie kann bestenfalls auch nur ein Ganglion durch Alkohol ausgeschaltet werden. Die offene lumbale Sympathektomie sieht jedoch die Entfernung eines zusammenhängenden Stücks des Grenzstrangs mit den Ganglien L2 bis L4 vor. Besondere Vorsicht gebietet der Umstand, daß der Grenzstrang von den Lumbalästen der V. cava überkreuzt wird. Energisches Hantieren mit einem möglichen Ausriß der Lumbalvene aus der unteren Hohlvene ist deshalb zu vermeiden. Durch Präparation mit dem Dissektor und unter Verwendung von Clips für die Hämostase und die Durchtrennung der Rami communicantes läßt sich der Grenzstrang hinter den Lumbalvenen vorbei mobilisieren und auf Höhe des Lumbalganglions 2 durchtrennen (Abb. 20-9).

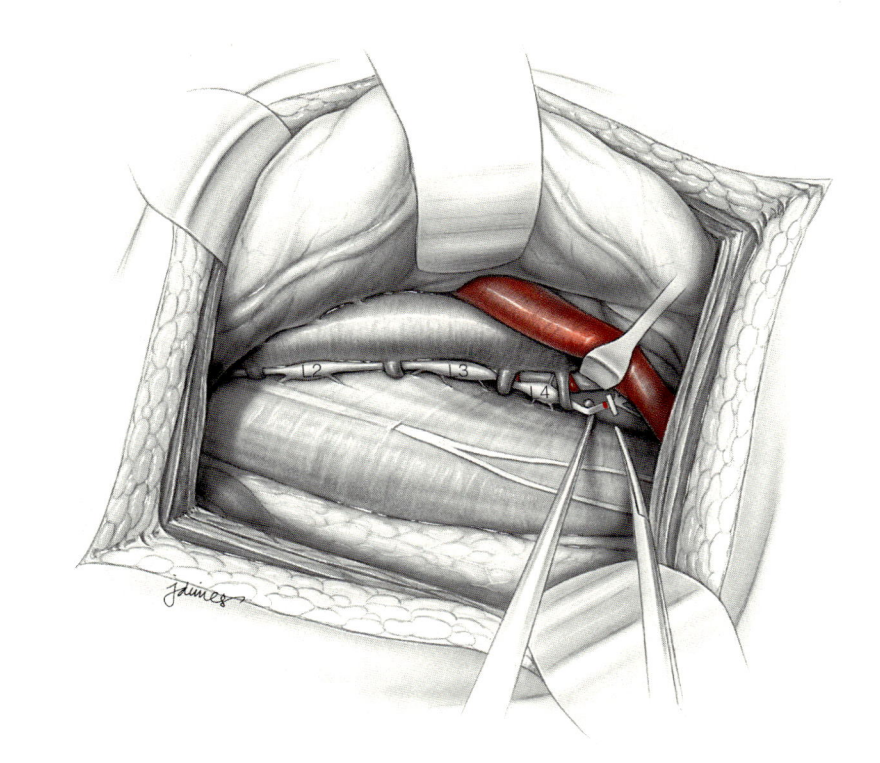

Abb. 20-8 Schichtweise Durchtrennung der vorderen Bauchwand (Spalten der M.-obliquus-externus-Aponeurose, Durchtrennung des M. obliquus internus und des M. transversalis), stumpfes Abschieben des uneröffneten Peritonealsackes, Darstellen des M. psoas mit seinen darüberliegenden Nn. genitofemoralis und ilio-inguinalis. Zwischen V. cava inf. und M. psoas rechts, bzw. Aorta abdominalis und M. psoas links tastet man auf den Köpfchen der Querfortsätze den konsistenten Grenzstrang. Achtung: Auf der rechten Seite muß besonders auf die überkreuzenden Lumbalvenen geachtet werden!

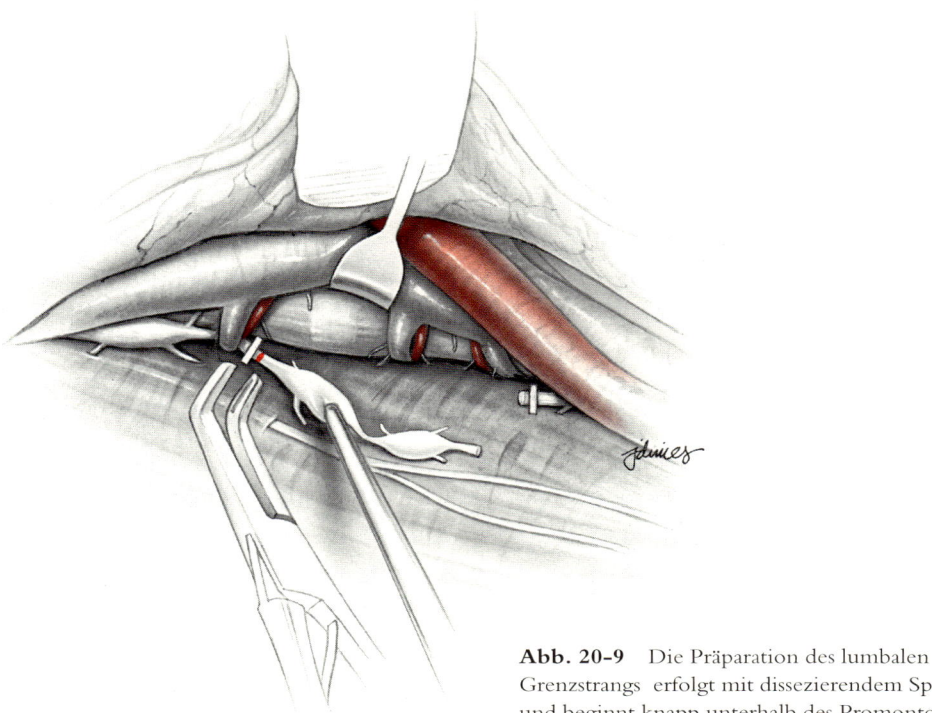

Abb. 20-9 Die Präparation des lumbalen Grenzstrangs erfolgt mit dissezierendem Spatel und beginnt knapp unterhalb des Promontoriums an derjenigen Stelle, an der der Grenzstrang die V. iliaca communis unterkreuzt und sich aufzufasern anschickt. Setzen eines Clips an dieser Stelle und Fortsetzung der Dissektion des Grenzstrangs zentralwärts, rechts sorgfältig die überkreuzenden Lumbalvenen schonend; dabei werden untere Hohlvene bzw. Aorta abdominalis und Peritonealsack nach medial gehalten. Man reseziert den N. sympathicus mit zwei bis drei Ganglien.

Zur Darstellung des zentralen Anteils des lumbalen Grenzstrangs bedarf es eines vorsichtig plazierten und recht kraftvollen Zuges am Peritonealsack mittels eines gekröpften Wundhakens. Es folgen die Kontrolle der Blutstillung, Redon-Drainage und der schichtweise Wundverschluß.

Bemerkungen: Der Grenzstrang ist von relativ zäher Konsistenz und reißt beim Fassen mit der O´Shaugnessy-Zange nicht leicht ein. Darin unterscheidet sich die benachbarte Lymphknotenkette, die bei leichtem Zug einreißt. Bei Verwendung der Thermokoagulation ist darauf zu achten, daß der Ureter (dem Peritonealsack anliegend) nicht unabsichtlich mitkoaguliert wird (Cave: Ureterfistel!).

Retroperitoneale Hämatome sind durch sorgfältige Hämostase vermeidbar, z. T. durch Plazieren von Redon-Drains evakuierbar.

Ungeklärt ist das in etwa 3–5% auftretende Postsympathektomie-Syndrom, das sich in der Regel unmittelbar nach der Entlassung nach Hause besonders nachts durch brennende Schmerzsensationen an der Oberschenkelvorderseite unangenehm und beängstigend bemerkbar macht. Es spricht auf nicht-steroidale Antiphlogistika relativ gut an und klingt nach etwa 2–3 Wochen spontan ab (Reizung der Nn. ilio-inguinalis und genito-femoralis und/oder mechanische Schädigung auch des N. cutaneus femoris lateralis?).

Die lumbale Sympathektomie führt noch während des Eingriffs zu einer Temperaturerhöhung von durchschnittlich 2 °C; bei alten Patienten mit hochgradiger peripherer arterieller Durchblutungsstörung wird dieser erwünschte hyperkalorische und hyperämisierende Effekt meist vermißt.

Weiterführende Literatur

1. Brunner, U., Barbara Fischer, F. Fischer: Technik und klinische Ergebnisse der oberen thorakalen Sympathektomie. Vasa (Bern) 6 (1977) 52–55
2. Buri, P.: Sympathicuschirurgie. In: Kappert, A. (Hrsg.): Lehrbuch und Atlas der Angiologie; 12. Aufl., S. 379–382. Huber, Bern 1987
3. Friedel, G., A. Linder, H. Toomes: Selective video-assisted thoracoscopic sympathectomy. Thorac. cardiovasc. Surg. 41 (1993) 245–248
4. Inderbitzi, R.: Sympathektomie. In: Inderbitzi, R. (Hrsg.): Chirurgische Thorakoskopie; S. 107–111. Springer, Berlin–Heidelberg–New York 1993
5. Linder, A., G. Friedel, H. Toomes: Palmar thermometry for intraoperative success control of thoracic sympathectomy. Thorac. cardiovasc. Surg. 41 (1993) 242–244
6. Toomes, H., A. Linder: Thorakoskopische Sympathektomie bei Hyperhidrosis. Pneumologie 43 (1989) 107–108
7. Wittmoser, R.: Possibilities of using sympathectomy for treatment of pain syndromes. Appl. Neurophysiol. 47 (1984) 203–207

Venenchirurgie

21 Oberflächliches Venensystem (Varizen)

U. Brunner

Allgemeine Gesichtspunkte 271
Chirurgische Behandlungsziele 271
Voraussetzungen 271
Risikofaktoren 271
Operationsplanung 272

V. saphena magna 273
Hohe Magna-Ligatur 273
Anatomische Gegebenheiten 273
Operationstechnik 274
Extraktion der Vene 276
Pathologische Füllungsquellen und Schweregrade der oberflächlichen
venösen Insuffizienz. 276
Operationstechnik 277

V. saphena parva 281
Hohe Parva-Ligatur 281
Anatomische Gegebenheiten 281
Operationstechnik 282
Extraktion der Vene 283
Pathologische Füllungsquellen und Schweregrade der venösen Insuffizienz 283
Operationstechnik 283

Exzision trunkulärer und retikulärer Seitenäste 284
Operationstechnik 285

Subfasziale Diszision insuffizienter Vv. perforantes 286
Operationstechnik für die offene subfasziale Diszision 286
Operationstechnik für die endoskopische Diszision 287

Rezidivvarikosen 288
Leiste 288
Kniekehle 289
Unter- und Oberschenkel 289

Weiterführende Literatur 290

Allgemeine Gesichtspunkte

Chirurgische Behandlungsziele

Hier sind bei der Varikose folgende Punkte zu nennen:

1. Abriegelung pathologischer Füllungsquellen:
- Mündungen Vv. saphena magna/parva (zentrale Insuffizienz),
- insuffiziente Vv. perforantes,
- variköse Seitenzweige mit anderem zentralem Insuffizienzpunkt;
2. Extraktion der insuffizienten Stammvenen (Vv. saphena magna/parva);
3. Exzision variköser Seitenzweige.

Voraussetzungen

Voraussetzungen zur kurativen Anpassung obiger Absichten an den Einzelfall sind:

1. präoperative Diagnostik (Anamnese, klinische Untersuchung, nicht-invasive apparative Untersuchungen, Phlebographie mit gezielter Fragestellung):
- Funktionszustand des tiefen Venensystems (Leitvenen),
- Typisierung der Varizen nach kausalen, zugehörigen topographischen [23] und kalibrigen Gesichtspunkten (Tab. 21-1);
2. Klinische Wertung bereits durchgemachter Komplikationen von Varikose und chronischer venöser Insuffizienz: Variko-„Phlebitis", Hypodermitis, Stauungsekzem, Ulcus cruris, Lymphangitis/Lymphadenitis, Erysipel, chronische Lymphostase, Tendinose, Periostose, Kontraktur im oberen und unteren Sprunggelenk.

Risikofaktoren

Risikofaktoren mit einschränkender Bedeutung für die Operationsindikation umfassen:

- arterielle Durchblutungsstörung,
- chronisches Phlebödem,
- primäres/sekundäres Lymphödem,
- Fußmykose,
- Übergewicht,
- Schwangerschaft.

Tab. 21-1 Gesichtspunkte für die Einteilung von Varizen in gefäßchirurgischer Sicht.

Ursache	– *primäre Varikose* (konstitutionell-hereditär)
	– *sekundäre Varikose*
	• Schwangerschaft, Ovulationshemmer, Hormonbehandlung
	• Zustand nach tiefer Thrombose
	• Agenesie/Dysplasie der tiefen Venenklappen
	• Beckensporn nach Thurner-May-Cockett
	• Tumoren großer Venen
	• Kompression großer Venen von außen durch Tumoren
	• arterielle Aneurysmen, Lymphknotenschwellungen
	• Abszesse, Hernien
	• komplexe Angiodysplasien (mit und ohne arterio-venöse Fisteln)
	• traumatische Fisteln
	– *Rezidivvarikose*
	• ab Leiste
	• ab Kniekehle
	• ab Perineum
	• ab Ober-/Unterschenkel (insuff. Perforantes/Seitenäste)
Einzugsgebiete	– V. saphena magna
	– V. saphena parva
	– V. pudenda
	– V. marginalis lateralis (als Beispiel für persistierende Embryonalvenen)
Topographie	– *Oberschenkel*
	• V. saphena magna
	• V. saphena accessoria medialis/lateralis
	• V. pudenda
	• V. femoropoplitea (Giacomini)
	• Vv. perforantes femoris
	• V. marginalis lateralis (als Beispiel für persistierende Embryonalvenen)
	– *Unterschenkel*
	• V. saphena parva
	• V. arcuata cruris posterior = R. descendens lateralis posterior der V. saphena magna = hintere Bogenvene
	• V. arcuata cruris anterior = R. descendens lateralis anterior der V. saphena magna = vordere Bogenvene
	• V. praepatellaris
	• Vv. perforantes cruris
	• V. marginalis lateralis (als Beispiel für persistierende Embryonalvenen)
	– *Fuß*
	• V. malleolaris medialis/lateralis
	• Plexus venosus dorsalis pedis
	• Vv. perforantes pedis
Kaliber	– Stammvenen (Magna/Parva)
	– Seitenzweige oder Nebenschlüsse
	• trunkulär
	• retikulär
	• „Besenreiser"

Operationsplanung

Vorsichtsmaßregeln und flankierende Maßnahmen für alle Planungen erstrecken sich auf folgende Punkte:

1. Ausschaltung aller Ursachen für Wundinfektionen.
2. Operation nur am entstauten Bein.
3. Markierung der zu entfernenden varikösen Segmente am stehenden Patienten mit nicht abwaschbarer Hauttinte durch den Operateur selbst. In diese „Kartographie" werden ausschließlich jene Varikositäten eingezeichnet, die tatsächlich entfernt werden sollen. Weil sich die venöse Flußlandschaft über den Tag hin prominenter zeigt, empfiehlt sich für die Markierung der Vorabend; bewährt hat sich das Myersbraun-Schema (Acid pyrogalloli 5,0/Azeton 50,0/Fesesquichloratum sol Ph. H. V. 40,0/Spiritus ad 100,0). Erfolgt die Markierung am Operationstag, geht der Patient vorher mindestens 10 Minuten ohne Bandage.

Cave
Filzschreiber wegen möglicher Inkrustation!

4. Aufklärung des Patienten über die operativen Entschlüsse und Risiken bis spätestens 18 Uhr am Vorabend (forensische Gründe), wenn der Patient am nächsten Vormittag operiert wird.

Anästhesiologische Verfahren werden je nach Erfahrungsgut und Indikationen eingesetzt. Sie umfassen nach Wahl: Allgemein-, Regional-, Leitungs- oder Lokalanästhesie.

Blutleere oder Blutsperre: Ihr temporärer Einsatz – ausschließlich am Oberschenkel angelegt – bringt den Vorteil eines übersichtlichen Operationsfelds bei massiven Varizen am Unterschenkel und die Kontrolle des oft unterschätzten Blutverlusts [6]. Dies gilt vor allem für verwachsene Varizen im Rahmen einer chronischen venösen Insuffizienz und für die Varikose der V. saphena parva. Sie erleichtert auch den Klebeverschluß der Hautinzisionen. Zur endoskopischen Perforanten-Diszision ist sie unerläßlich.

Es gelten indessen auch für die Varizen-Chirurgie die Grundregeln und Vorsichtsmaßnahmen der allgemeinen Chirurgie bei der Verwendung einer Blutsperre. Dabei ist insbesondere die Überlagerung postischämischer Hyperämie mit allgemeiner Schwellneigung operierter „Varizenbeine" hinsichtlich Nachblutungen und neuro-muskulärer Schädigungen in Betracht zu ziehen. Vor diesem Hintergrund kann ihre Anwendung nur differenziert empfohlen werden.

Hat man sich zur Verwendung einer Blutleere oder Blutsperre entschlossen, werden „Krossektomie" und Intubation mit dem Stripper sowie Exzisionen von Seitenzweigen am Oberschenkel **vor** ihrer Installation ausgeführt. Die Extraktion der Stammvene von zentral nach peripher gelingt dann leicht auch unter der Manschette hindurch. Nach Abschluß der chirurgischen Maßnahmen ist der Kompressionsverband vor Lösung der Blutsperre anzulegen und das Bein unmittelbar hochzulagern.

Operation einseitig oder beidseitig in der gleichen Sitzung: Operationstechnische Fragen spielen im Zusammenhang mit den Gesichtspunkten für die Einteilung von Varizen eine Rolle (siehe Tab. 21-1). Im weiteren sind sozial-familiäre, operationstechnische, thromboseprophylaktische und rehabilitative Gründe für das Vorgehen ausschlaggebend.

Operationsphilosophie in varizenchirurgischer Sicht bedeutet schließlich:

– differenzierter Einsatz der operativen Schritte gemäß Einteilung von Varizen und Zielvorstellungen (siehe Tab. 21-1),
– konservierende Denkweise gegenüber suffizienten Segmenten der oberflächlichen Stammvenen,
– sanfter Umgang mit Haut und Subkutangewebe,
– Beachtung ästhetischer Gesichtspunkte,
– Vermeidung eingriffsbezogener Komplikationen insbesondere von lymphologischer Seite (Tab. 21-2).

Im konkreten Vorgehen sind obige allgemeine Gesichtspunkte – jeweils schrittentsprechend – in die technischen Abläufe eingearbeitet.

Tab. 21-2 Peri- und postoperative Komplikationen bei Varizenoperation.

– großvaskuläre Zwischenfälle (A. und V. femoralis communis)
– lokale Hämatome, in der Kniekehle evtl. komprimierend
– Kanalhämatome
– flächenhafte Hämatome
– thrombosierte Seitenzweige
– perfundierte Restvarizen
– verzögerte Wundheilungen
– Allergien auf Desinfektionsmittel und Heftpflaster
– Narbenprobleme (Dyschromie, Hypertrophie)
– neurologische Probleme
  • Dysästhesie/Anästhesie (N. saphenus, N. suralis)
  • Paresen (N. fibularis, N. tibialis)
– sekundäre „Besenreiser"
– Lymphödeme (sekundär, primär postoperativ dekompensiert)

V. saphena magna

Das operative Spektrum umfaßt die hohe Magna-Ligatur, die Extraktion variköser Abschnitte der V. saphena magna, die Exzision variköser Seitenzweige und die Abriegelung insuffizienter Vv. perforantes.

Hohe Magna-Ligatur

Dieser Eingriff wird auch als „Krossektomie" bezeichnet (vgl. franzӧs. „la crosse" = Bischofskrummstab).

Die entscheidenden Schritte erstrecken sich auf Identifikation und Freilegung der V. saphena magna, Ausforstung aller zulaufenden Äste im Mündungsbereich und Absetzung der oberflächlichen Stammvene an ihrem Zusammenlauf mit der V. femoralis communis.

Anatomische Gegebenheiten

Die V. saphena magna mündet im Regelfall 2,5–3 cm medial und 2,5–3 cm peripher des Tuberculum pubicum bogenförmig in die V. femoralis communis („Krosse"). Vielfältige Varianten sind in anatomischen Atlanten prozentual aufgezeichnet [12, 14, 21]. Ihre Mißachtung kann zu großvaskulären Zwischenfällen führen [2].

Das Mündungssegment nimmt in der Regel von zentral, lateral und medial vier kleinkalibrige Zuflüsse von chirurgischer Relevanz auf (Confluens venosus subinguinalis oder Venenstern; Nomenklatur siehe Kap. 2, „Zugangsregion Leiste", Abb. 2-1). Diese können zu Rezidivvarikosen ab Leiste Anlaß geben, wenn sie während des Ersteingriffs nicht reseziert worden sind (siehe Abb. 21-29). Im Interesse der Übersicht müssen jedoch auch an sich irrelevante Äste beseitigt werden. Nicht im Mündungssegment direkt, aber 2–10 cm peripher davon wird die V. saphena magna zudem von zwei Nebenschlüssen stärkeren Kalibers erreicht. Im anatomischen Schrifttum sind sie als akzessorische Venen zur V. saphena magna bezeichnet (Abb. 21-1a und b).

In der Tiefe des Hiatus saphenus kreuzt die A. pudenda externa in Begleitung von zwei entsprechenden Venen die V. femoralis communis, mitunter aber auch die V. saphena magna. Die unerkannte Verletzung dieser Arterie auf dem Weg zur Darstellung der Saphena-Mündung kann zu erheblichen inguinalen Nachblutungen führen.

Von medial her läuft gelegentlich die V. pudenda profunda in die V. femoralis communis oder mündungsnah in die V. saphena magna (siehe Abb. 21-4). Auch sie kann zu Rezidivvarikosen ab Leiste führen, wenn sie nicht reseziert wird.

Das Mündungssegment der V. saphena magna liegt im Einzugsbereich des Lymphabflusses der Leiste (siehe Kap. 2, „Zugangsregion Leiste", Abb. 2-1) und sollte deshalb nach Möglichkeit nicht aus dem leicht verletzlichen lymphologischen „Flaschenhals" der Beinwurzel ausgeschält werden müssen.

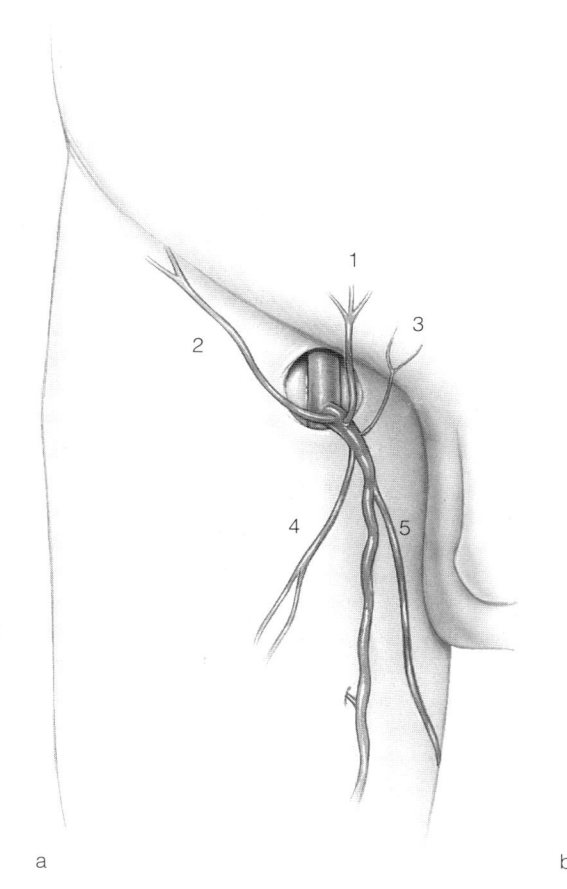

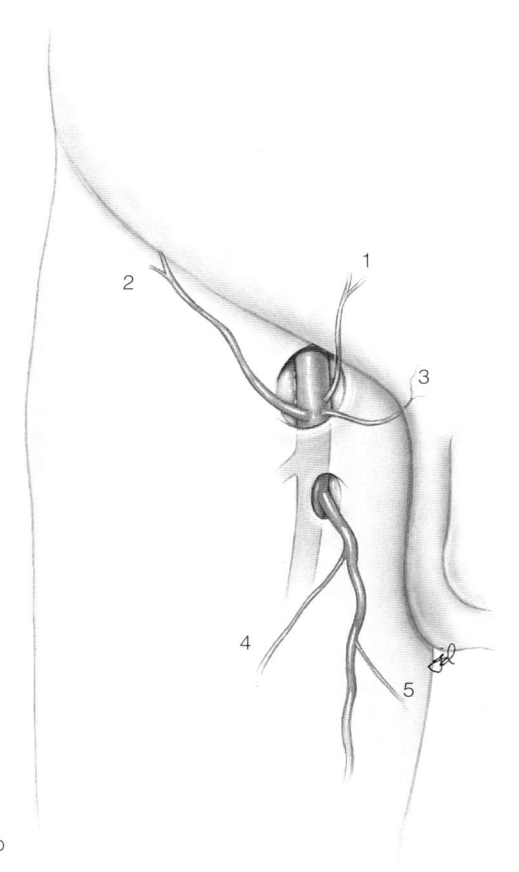

Abb. 21-1a und b Mündungsgebiet der V. saphena magna (nach Kubik [12] und Staubesand [21]).
a) Hiatus saphenus: reguläre Mündung der V. saphena magna in die V. femoralis communis. Dieses bogenförmige Mündungssegment wird als „Krosse" bezeichnet (franzӧs.: „la crosse" = Bischofskrummstab.) Regelfall der zufließenden Nebenäste:
1 = V. epigastrica superficialis
2 = V. circumflexa ilium superficialis
3 = Vv. pudendae externae
4 = V. saphena accessoria lateralis
5 = V. saphena accessoria medialis
b) Atypische periphere Mündung der V. saphena magna (1%).

Operationstechnik

5–6 cm langer Hautschnitt parallel zur Leistenbeuge auf Höhe des Tuberculum pubicum als suprainguinaler Zugang (Abb. 21-2). Zur Ortung der Einmündungsstelle der V. saphena magna ist es ratsam, sich nach diesem Knochen zu richten und nicht nach der Beugefalte in der Leiste; bei mageren Patienten liegt die Mündung unterhalb, bei korpulenten Patienten oberhalb derselben [12]. Geläufig ist aber auch die Inzision in der Leistenbeuge selbst; von einem Zugang darunter ist aus ästhetischen Gründen abzuraten.

Scharfe Durchtrennung der Subkutanfaszie in der Schnittrichtung. Identifizierung der V. epigastrica superficialis oder der V. circumflexa ilium superficialis durch sorgfältiges Längs- und Querspreizen des subkutanen Gewebes; gelegentlich trifft man dabei direkt auf die V. saphena magna.

Behutsames stumpfes Abstreifen des Hüllgewebes entlang einer dieser Venen in Richtung Leiste führt zwangsläufig zum Mündungssegment der V. saphena magna (Abb. 21-3). Fortschreitende Freilegung derselben, digital oder mit stumpfer Schere (Abb. 21-4). Die kleinkalibrigen Zuläufe werden **schrittweise** zwischen je zwei Ligaturen reseziert. Die eine Ligatur liegt an der V. saphena magna, die andere mit resorbierbarem Faden weit peripher (Abb. 21-5). Um die Übersicht zu wahren, wird davon abgeraten, das Operationsfeld mit gebündelten Klemmen zu verlegen. Ligatur der eventuell verletzten A. oder V. pudenda externa.

Einsetzen von drei stumpfen Haken oder Wundspreizern (siehe Abb. 21-5). Anschlingen des nun skelettierten Saphena-Stamms und Präparation desselben bis zu seiner Mündung in die V. femoralis communis mit stumpfer Schere oder stumpfer Klemme. Identifizierung des zu- und abführenden Schenkels der V. femoralis communis, ohne dieselbe zu mobilisieren oder anzuschlingen. Die Wandung eines erheblich erweiterten Mündungssegments ist leicht verletzlich, kollabiert aber prompt in Kopftieflage des Patienten.

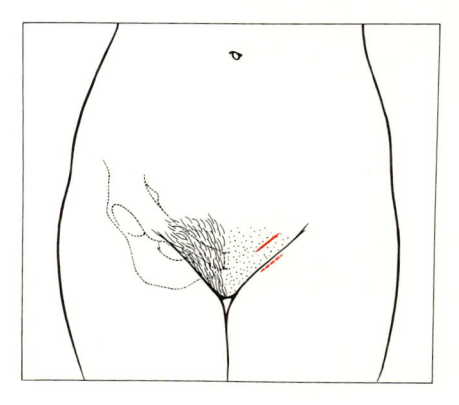

Abb. 21-2 Mögliche Schnittführungen für den Zugang zur hohen Magna-Ligatur in der Leistenbeuge und suprainguinal.

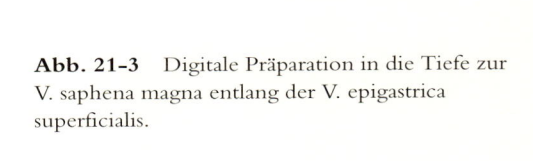

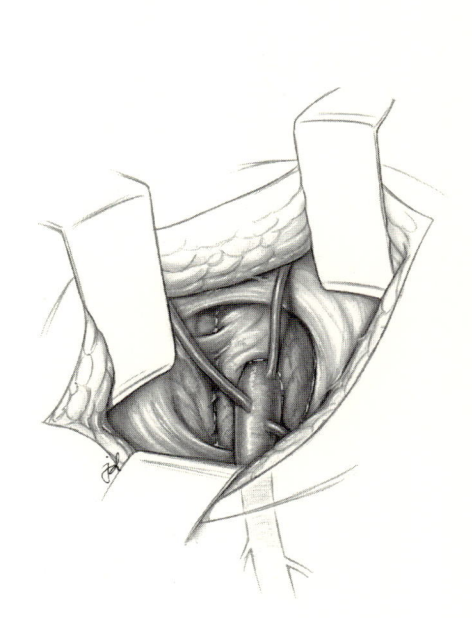

Abb. 21-3 Digitale Präparation in die Tiefe zur V. saphena magna entlang der V. epigastrica superficialis.

Abb. 21-4 Identifikation der V. saphena magna mit ihren Zuflüssen (sog. Venenstern).

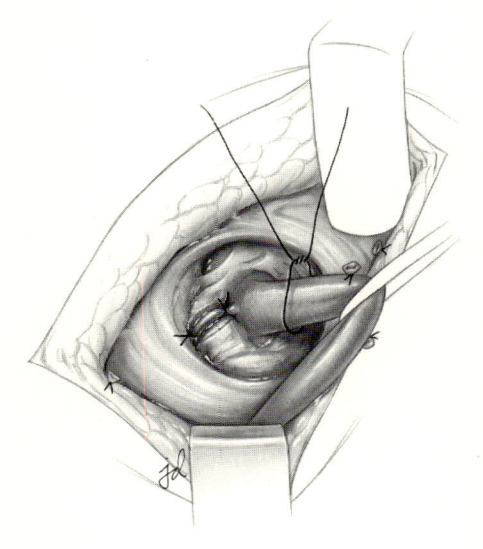

Abb. 21-5 Die Seitenäste sind abgesetzt, in situ eingeblendet steht noch die V. pudenda profunda, die ebenfalls unter Ligaturen zu durchtrennen ist. Das so mobilisierte Mündungssegment der V. saphena magna kann über die Hautoberfläche hochgezogen werden (modifiziert nach Fischer [3]).

Präparation der V. pudenda profunda: Durch Abspreizen des Oberschenkels im Hüftgelenk „stemmt" sich diese, wenn vorhanden, dem Operateur entgegen (Abb. 21-6); Resektion zwischen zwei Ligaturen.

Aufsuchen und Ligatur der Vv. saphena accessoria medialis oder lateralis unter Hochziehen des peripheren Hakens so peripher wie möglich.

Wenn das Mündungssegment der V. saphena magna nach den genannten präparatorischen und ligierend-resezierenden Schritten aus dem Operationsfeld über die Hautoberfläche hochgezogen werden kann, ist eine Verwechslung mit der V. femoralis communis kaum mehr möglich (siehe Abb. 21-5). Eine zusätzliche Erleichterung der Identifikation der V. saphena magna bringt die vom peripheren Insuffizienzpunkt aus intraluminal hochgeschobene Drahtsonde. Mit einem Handgriff (siehe Abb. 21-10) wird der Kopf derselben aber in der Leiste, vor Eintreten in die V. femoralis communis, abgefangen, weil er in der Mündungszone Perforationsverletzungen verursachen könnte. Schwerwiegende Fehlinterpretationen können sich auch dann ereignen, wenn der Stripper über die Mündung der V. saphena magna hinaus in die V. femoralis communis vorgedrungen ist und dann diese vermeintlich ligiert, durchtrennt und beim Strippen zerfetzt wird (Abb. 21-7). Eben im Hinblick auf solche Täuschungsmöglichkeiten ist auch die Empfehlung gerechtfertigt, den Stripper erst von peripher her einzuführen, wenn die V. saphena magna in der Leiste bereits abgesetzt ist.

Ligatur der V. saphena magna niveaugleich mit der V. femoralis communis durch nicht oder langsam resorbierbares Fadenmaterial mit chirurgischem Knoten (siehe Abb. 21-5). Durchtrennung der V. saphena magna unter Belassung eines 5 mm langen Stumpfes. Kontrolle auf Blindsack oder Stenose (Abb. 21-8).

Ist die hohe Saphena-Ligatur das einzige Operationsziel, wird jetzt ein möglichst langes Stück der V. saphena magna reseziert.

Eine Saugdrainage wird aus dem Saphena-Kanal nach zentral in den behaarten Bereich ausgeleitet. Lockere Subkutannaht.

Hautnaht mit Einzelknopfnähten oder intrakutan.

Cave
Bei Verletzung der V. femoralis communis hüte man sich vor ungezieltem Einsatz von Klemmen. Bewußt geduldige Wundtamponade und Kopftieflagerung des Patienten führen meistens zur Beruhigung unerwarteter venöser Blutungsursachen (rekonstruktive Konsequenzen siehe Kap. 22, „Tiefes Venensystem: Venenverletzungen").

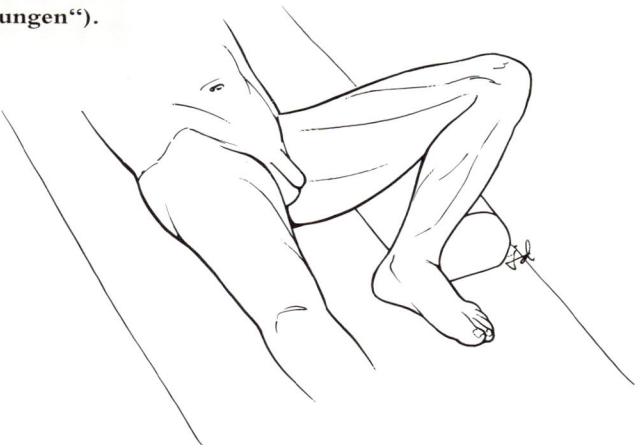

Abb. 21-6 Abduktion des Oberschenkels beim Patienten verdeutlicht eine vorhandene V. pudenda profunda im Operationsfeld.

Abb. 21-7 Beispiel für eine Fehlinterpretation der inguinalen Mündungsverhältnisse mit fehlerhaften Ligaturen und Zerreißung der V. femoralis communis als großvaskuläre Komplikation bei der Extraktion der V. saphena magna (rekonstruktive Konsequenzen siehe Kap. 22, „Tiefes Venensystem: Venenverletzungen").

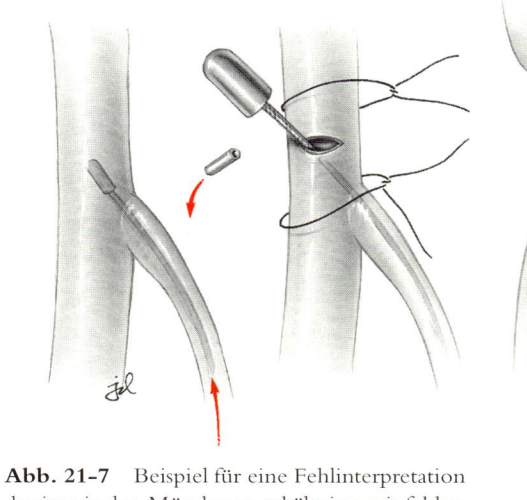

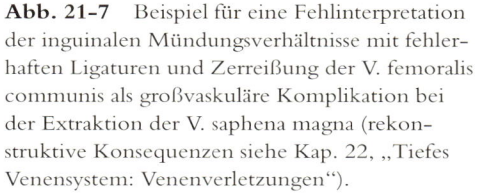

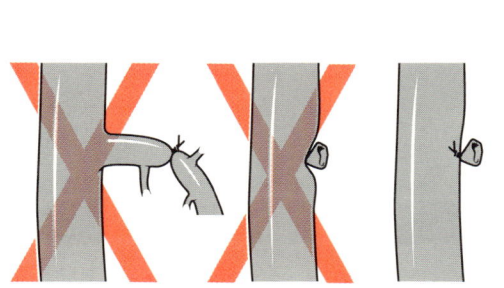

Abb. 21-8 Korrekte Ligatur der V. saphena magna niveaugleich mit der V. femoralis communis (rechts); Vermeidung von Blindsack (links) oder Stenose (Mitte).

Extraktion der Vene

Diese Form der Ausschälung der V. saphena magna wird auch als „Stripping" bezeichnet (vgl. engl. „to stripe" = abziehen, abstreifen, ausschälen).

Pathologische Füllungsquellen und Schweregrade der oberflächlichen venösen Insuffizienz

Die Extraktion erstreckt sich, wenn immer möglich und sinnvoll, nur auf insuffiziente Abschnitte vom sog. zentralen zum sog. peripheren Insuffizienzpunkt [7]. In den meisten Fällen von primärer Stammvarikose liegt der zentrale Insuffizienzpunkt auf Stufe der insuffizienten Mündungsklappe. Als Folge dieser pathologischen Füllungsquelle schreitet die variköse Aussackung fußwärts fort, endet aber je nach Krankheitsverlauf auf verschiedenen Stufen nach peripher hin mit einer kompetenten Venenklappe. Diese Stelle wird als peripherer Insuffizienzpunkt bezeichnet. Der weiter peripher gelegene gesunde Anteil der Stammvene wird in situ belassen. Aus obigem ergeben sich für den Regelfall vier Stadien oder Schweregrade der oberflächlichen venösen Insuffizienz nach Hach [7]:

I Insuffizienz der Mündungsklappe des Stamms mit Seitenastvarikose der V. saphena accessoria medialis oder lateralis (Abb. 21-9a).

II Insuffizienz des Stamms ab Leiste bis Mitte Oberschenkel (handbreit oberhalb des Kniegelenks): Häufig füllt sich ab dem peripheren Insuffizienzpunkt ein voluminöser Seitenzweig (Abb. 21-9b).

III Insuffizienz des Stamms ab Leiste bis handbreit peripher des Kniegelenks. Fortleitung der Aussackung in die vordere und hintere Bogenvene mit Anschluß an die Vv. perforantes der Lintonschen Linie (Abb. 21-9c).

IV Insuffizienz des Stamms ab Leiste bis Knöchelgegend und Fuß mit Varikose aller erdenklicher Seitenäste am Unterschenkel. Dieser Schweregrad führt auch bei intaktem tiefem Venensystem zu Zeichen von chronischer venöser Insuffizienz (Abb. 21-9d).

Beachte:
In Fällen mit primärer Varikose selten – bei sekundärer Varikose häufiger – ist die pathologische Füllungsquelle für die V. saphena magna eine insuffiziente Perforansvene. Der zentrale Insuffizienzpunkt liegt dann auf einer dafür typischen Stufe des Ober- oder Unterschenkels.

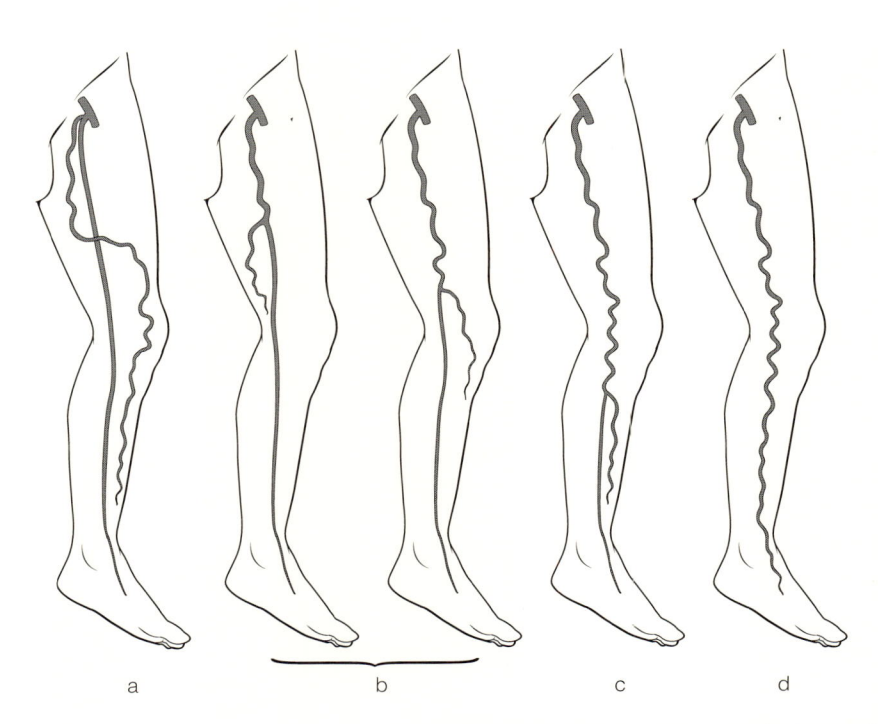

Abb. 21-9a bis d Schweregrade der insuffizienten V. saphena magna (nach Hach [7]).
a) Grad I: Insuffizienz der Mündungsklappe.
b) Grad II: Insuffizienz der V. saphena magna ab Leiste bis mittleres Drittel des Oberschenkels (links) mit retrograder Füllung von peripatellären Seitenästen (rechts).
c) Grad III: Insuffizienz der V. saphena magna ab Leiste bis unterhalb Kniegelenk mit retrograder Füllung von vorderen (und hinteren) Bogenvenen (siehe auch Tab. 21-1).
d) Grad IV: Insuffizienz der V. saphena magna ab Leiste bis in die mediale Knöchelgegend mit möglicher Auslösung lokaler Zeichen von chronischer venöser Insuffizienz.

Operationstechnik

Das Instrument der Wahl für die Extraktion des varikösen Stammsegments ist eine flexible, endoluminal geführte Spezialsonde, die Stripper genannt wird. Diese Sonde wird am peripheren Insuffizienzpunkt in die Vene eingeführt, nach zentral bis zum zentralen Insuffizienzpunkt vorgeschoben und mit aufgeladener Varize in peripherer Richtung zurückgezogen. Die Oliven zur Sondierung und diejenigen zur Extraktion sind über einem endständigen Gewinde auswechselbar. Im Detail gibt es dafür diverse Modifikationen (siehe Abb. 21-11).

Im Standardverfahren oder konventionellen Vorgehen wird die V. saphena magna an ihrem peripheren Insuffizienzpunkt über eine kurze Längsinzision freigelegt, nach peripher ligiert und mit Stripper und Führungsolive von peripher nach zentral bis in die Leiste intubiert (Abb. 21-10). Hier ist die Stammvene im Rahmen der hohen Saphena-Ligatur bereits skelettiert und abgesetzt worden. Für das konventionelle Stripping werden die Oliven jetzt ausgewechselt (Abb. 21-11) und der Stripper zur Extraktion nach peripher gezogen.

Beachte:
Je langsamer und behutsamer dies erfolgt, um so wahrscheinlicher kommen auch mündungsnahe Seitenzweige zum Saphena-Hauptstamm mit. Spannen sich größere Seitenzweige an, von außen durch Einziehung sichtbar, werden sie durch kleine Stichinzisionen herausgehäkelt und ligiert, um flächenhafte Hämatome zu vermeiden. Entlang der extrahierten Stammvene entsteht je nach Kaliber der gewählten Olive ein Kanal mit möglicher, unerwünschter Einblutung. Gelegentlich ist dafür auch eine abgerissene, klinisch nicht sichtbare V. femoropoplitea verantwortlich. Es kann deshalb empfohlen werden, den Saphena-Kanal über einen eingezogenen und später zu entfernenden Katheter mit Kochsalzlösung zu spülen (Abb. 21-12).

Beachte:
Ab peripherem Oberschenkel und über den ganzen Unterschenkel hin kann der N. saphenus infolge seiner engen Nachbarschaft zur V. saphena magna lädiert werden, dies insbesondere im Rahmen periphlebitischer Verwachsungen oder bei Zustand nach Sklerotherapie. Solche Nervenläsionen ereignen sich um 10% weniger häufig, wenn von zentral nach peripher gestrippt wird.

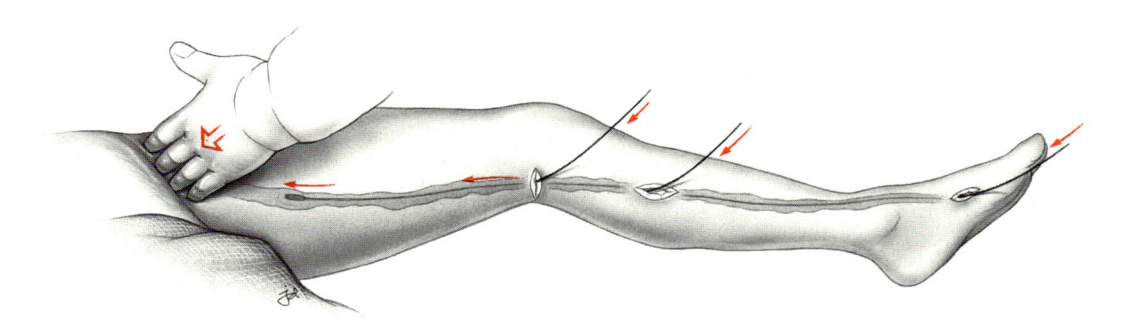

Abb. 21-10 Intubation der V. saphena magna von den peripheren Insuffizienzpunkten aus. In der Leiste wird die Führungsolive des Strippers manuell abgefangen, um die V. femoralis communis zu schützen.

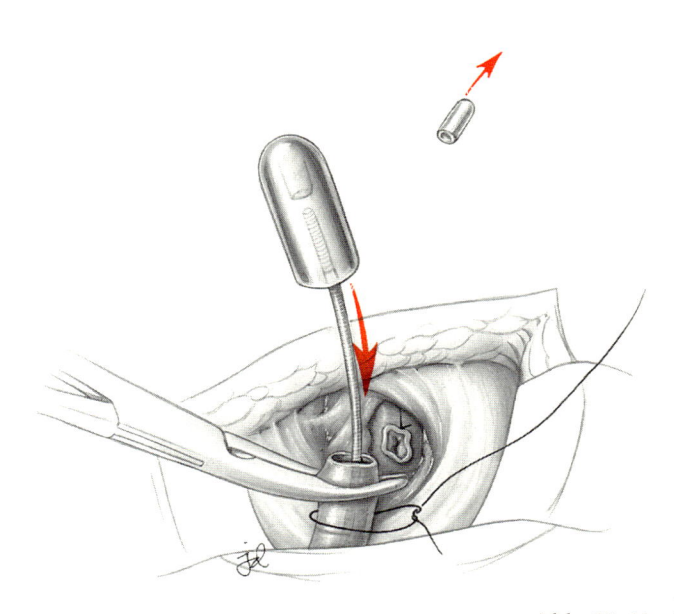

Abb. 21-11 Nach erfolgter hoher Ligatur und Intubation der V. saphena magna wird die Führungsolive gegen die Extraktionsolive ausgewechselt.

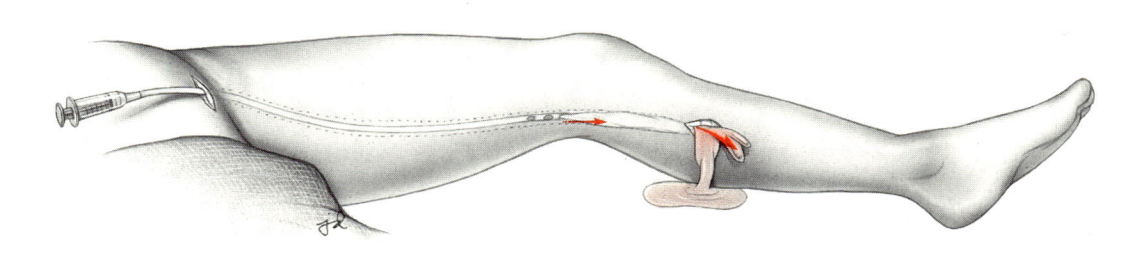

Abb. 21-12 Ausspülung von Gerinnseln aus dem Saphena-Kanal nach konventioneller Extraktion.

Ein **modifiziertes Verfahren** des Stripping bedient sich der sog. Invaginationsextraktion [4, 19]. Dazu wird der abgesetzte Venenschlauch derart an einem von peripher eingeführten Stripper mit kleinster bzw. gar keiner Olive (Abb. 21-13) oder mit einem Faden der Stärke 2-0 so verankert, daß sich ihre Außenwand beim Rückzug einstülpt und somit eine invertierende Ausschälung stattfindet (Abb. 21-14). Diese hinterläßt ein weniger traumatisiertes Lagergewebe mit geringer Tendenz zu einem Kanalhämatom und weniger Traktion am N. saphenus. Besonders gewebe- und nervenschonend ist dieses Verfahren am Unterschenkel.

Beachte:
Weil die echt variköse, phlebitisch oder sklerotherapeutisch veränderte Venenwand infolge ihrer Brüchigkeit aber segmentär einreißen kann, wird von zentral her ein langer Faden der Stärke 2-0 mit eingezogen, an welchem die Extraktoren bei offensichtlichen Inkohärenzen wieder rückwärts luxiert werden können, um auf ein konventionelles Stripping umzusteigen. Die Ligatur bzw. Extraktion anhängender Seitenzweige erfolgt gemäß dem Standardverfahren.

Zur Vermeidung typischer Komplikationen (siehe Tab. 21-2) können flankierend für beide Extraktionsverfahren folgende operativen Modifikationen empfohlen werden:

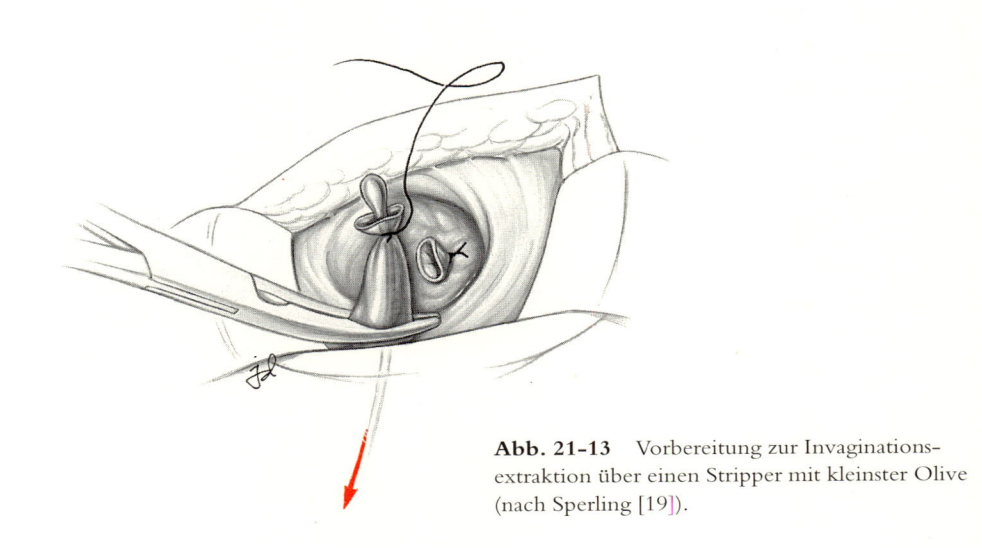

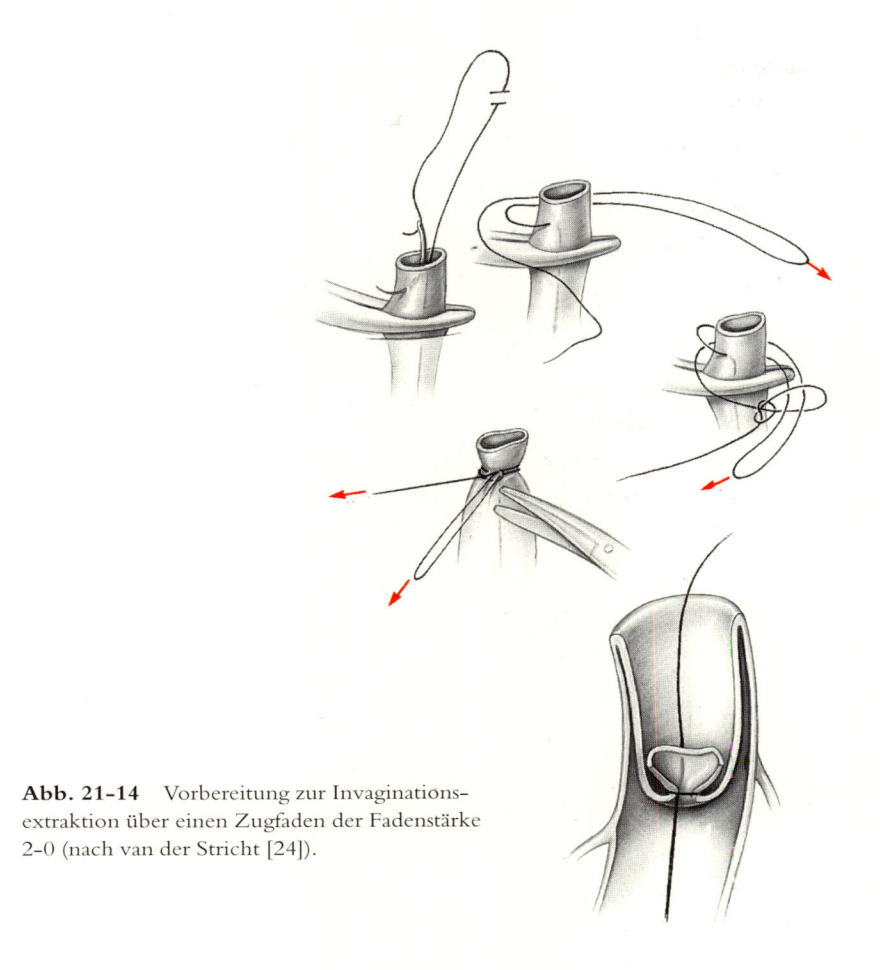

Abb. 21-13 Vorbereitung zur Invaginationsextraktion über einen Stripper mit kleinster Olive (nach Sperling [19]).

Abb. 21-14 Vorbereitung zur Invaginationsextraktion über einen Zugfaden der Fadenstärke 2-0 (nach van der Stricht [24]).

Inzision auf dem Fußrücken: Reicht die Stamminsuffizienz ab Leiste bis zur Stufe Knöchel und Fuß (Schweregrad IV), wird die periphere Inzision vorteilhafterweise direkt über der V. saphena magna auf die Stufe Mittelfuß gelegt (Abb. 21-15). Die zulaufenden Seitenzweige sind getrennt zu ligieren. Narben über dem Innenknöchel fallen ästhetisch auf und führen mitunter zu lästigen Druckerscheinungen in Sportschuhen aller Art.

Drängt sich ein Stripping von der Leiste bis zum Fußrücken auf, ist auf der Stufe Unterschenkel je nach Lage dortiger Konvolute eine Zwischeninzision angezeigt (Abb. 21-16). Der bis dahin in zentrifugaler Richtung mit großkalibriger Olive herausgestrippte Varizenschlauch wird vom Stripper abgestreift und entfernt. Um das Segment im Unterschenkel weiter konventionell zu strippen, wird eine kleinere Olive aufgeschraubt, oder die Auslösung erfolgt invaginierend weiter zentrifugal.

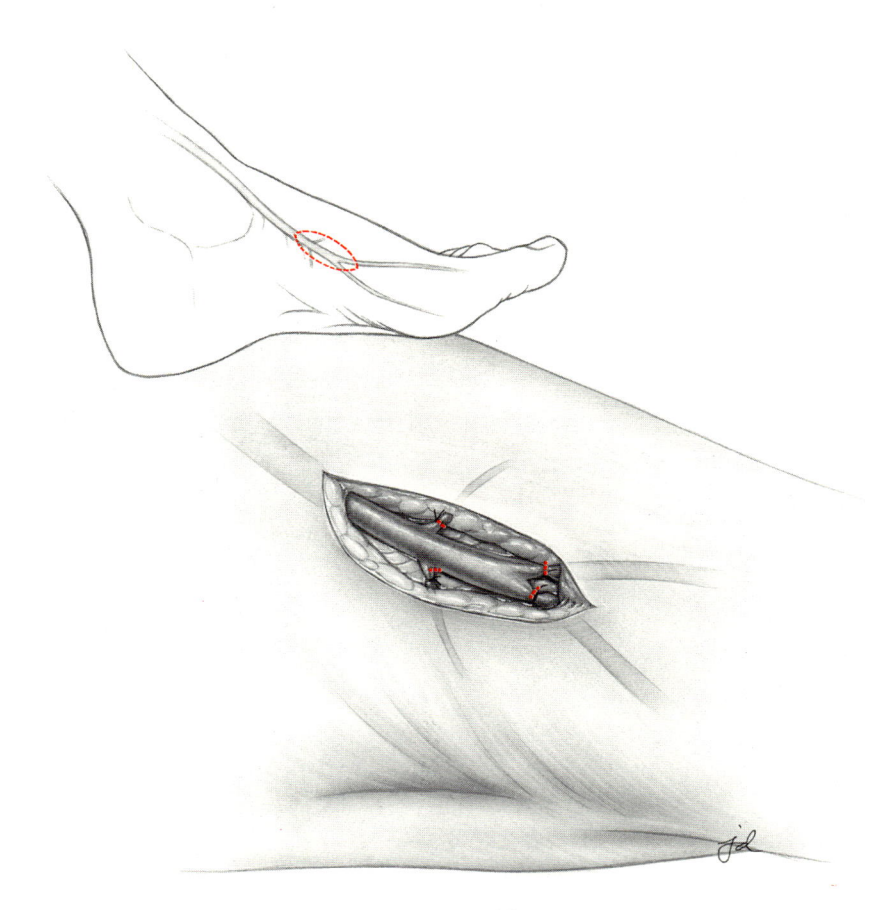

Abb. 21-15 Grad IV der venösen Insuffizienz: periphere Inzision auf Stufe Mittelfuß.

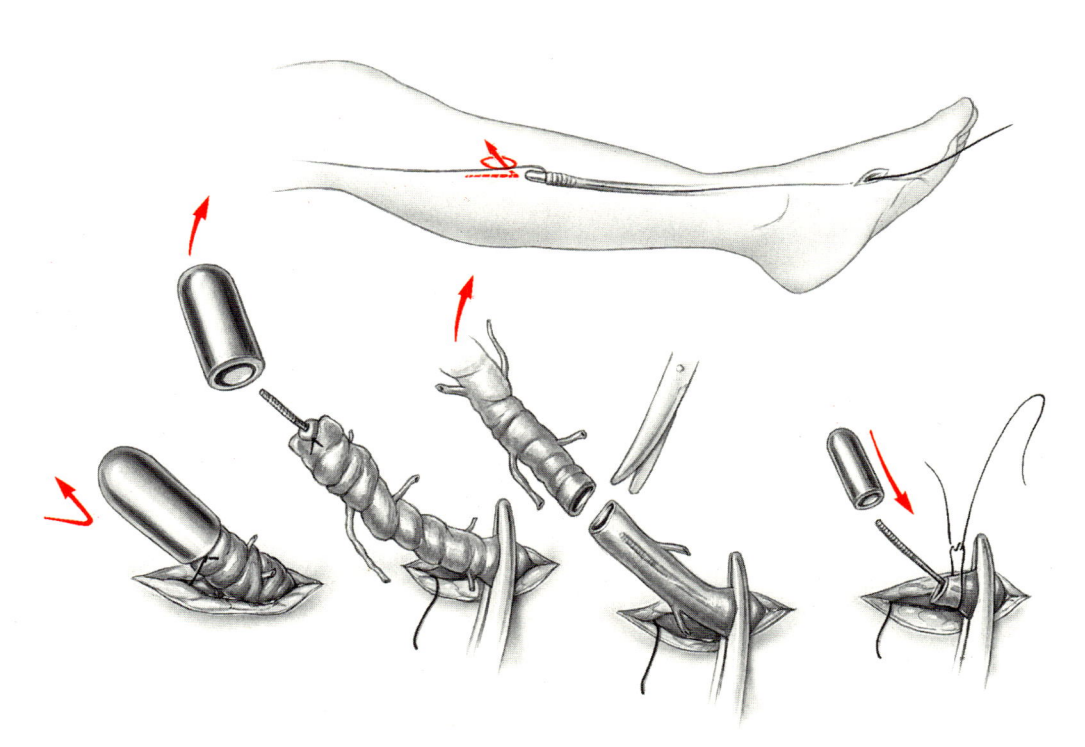

Abb. 21-16 Konventionelle zentrifugale Extraktion der V. saphena magna mit Zwischeninzision an einem Ort der Wahl, um von der großkalibrigen auf eine kleinkalibrige Olive umzusteigen.

Kurzes Stripping (französ. = „stripping court"): Liegt der periphere Insuffizienzpunkt handbreit unterhalb des Kniegelenks (siehe Abb. 21-17), wird im Standardverfahren von zentral nach peripher nur bis auf diese Stufe gestrippt. Die Inzision dazu wird möglichst dorsal gelegt, da diese Region zu hypertropher Narbenbildung neigt. Ist auf der Stufe Kniegelenk zur Ausräumung hier typischer Konvolute (Schweregrad II bzw. III) eine Inzision nötig, liegt diese aus Gründen der Wundheilung quer (siehe Abb. 21-10).

Beachte:
Eine Kombination von konventionellem und invaginierendem Extraktionsverfahren erlaubt, die periphere Inzision möglichst kurz und demzufolge ästhetisch unauffällig zu halten.

Nach konventionell-zentripetal eingeführtem Stripper wird bis zu einer Zwischeninzision ab Leiste nach peripher gestrippt, von peripher her dann aber zentralwärts, entweder mit kleinster Olive oder invaginierend. Die Inzision auf dem Fußrücken bleibt so minimal klein (Abb. 21-17).

Wenn sich im Rahmen eines Schweregrads III der Stripper von der Leiste her nach peripher einführen läßt, kann die Extraktion durch den Oberschenkel in gleicher Weise erfolgen, wobei die Inzision unterhalb des Kniegelenks ästhetisch vorteilhaft minimal klein gehalten werden kann.

Im Rahmen eines Schweregrads I mit Zusammenlauf einer insuffizienten V. saphena accessoria im Mündungsbereich der Stammvene kann zwischen drei Verfahren gewählt werden:

– Bei kaum manifester Mündungsinsuffizienz der V. saphena magna: Ligatur der V. saphena accessoria niveaugleich mit der Stammvene.
– Bei erkennbarer Insuffizienz der Mündungsklappe: Weil die deszendierende Insuffizienz der V. saphena magna bereits vorprogrammiert ist, empfiehlt sich die „Krossektomie" mit segmentärer Resektion der V. saphena magna und peripherer Ausschälung der akzessorischen Äste. Eventuelle Raffung des Ansatzrings von außen und Ligatur der V. saphena accessoria niveaugleich mit der Stammvene gehören in das Gebiet der venösen Rekonstruktion.
– Bei massiver Insuffizienz des Mündungssegments und/oder der V. femoralis superficialis: konventionell hohe Saphena-Ligatur.

Der akzessorische variköse Zufluß wird in allen drei Modifikationen stufenweise extrahiert, streckenweise kann er auch intubiert und gestrippt werden.

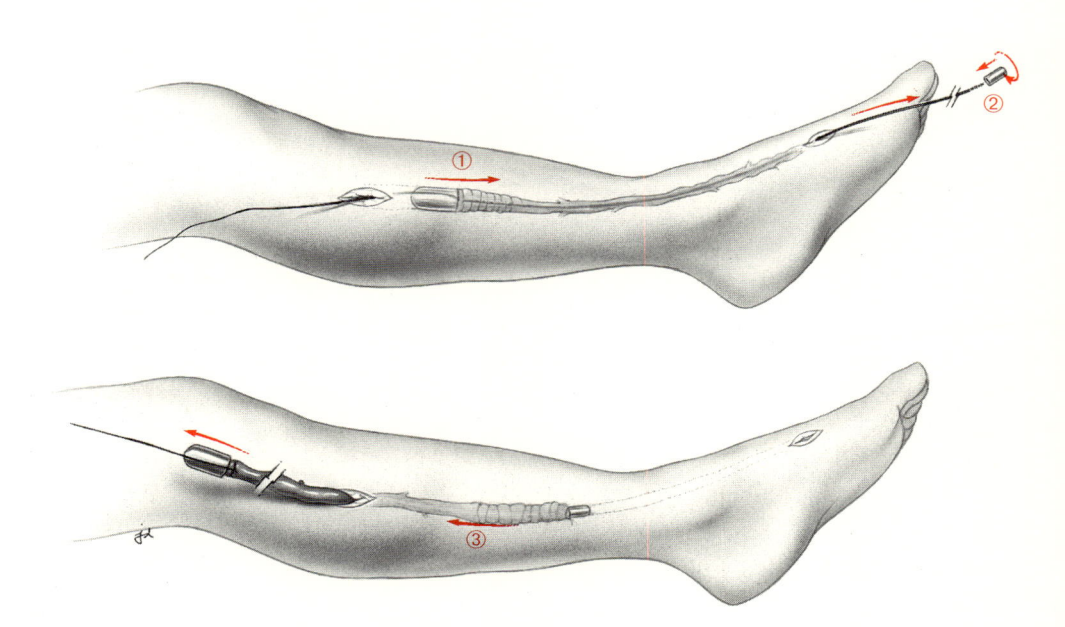

Abb. 21-17 Kombination von konventionell zentrifugaler mit zentripetaler oder invaginierender Extraktion über eine Zwischeninzision an einem Ort der Wahl. Auf diese Weise können die peripheren Inzisionen minimal klein gehalten werden.

V. saphena parva

Hohe Parva-Ligatur

Anatomische Gegebenheiten

Die V. saphena parva sammelt sich in der lateralen Retromalleolargrube, verläuft zunächst epifaszial, dringt meist im mittleren Unterschenkeldrittel (Abb. 21-18), aber auch auf variabler Höhe in die Muskelloge ein und zieht darin direkt unter der Fascia cruris zur Kniekehle. Auf ihrem ganzen Verlauf wird die Stammvene vom N. suralis begleitet. Phlebitische und sklerotherapeutische Verschwielungen haben Verwachsungen zur Folge. Bei der hohen Parva-Ligatur und bei der Exhärese wird der Nerv deshalb leicht lädiert.

Beachte:
In 80% der Fälle steht die Varikose der V. saphena parva im klinischen Rahmen einer chronischen venösen Insuffizienz [9].

Die eigentlichen Mündungsverhältnisse sind bei dieser Vene erheblich vielseitiger als bei der V. saphena magna in der Leiste. In der einen anatomischen Referenzmonografie sind sie zwar aufgezeigt, aber nicht analysiert [14], in anderen Beiträgen im Detail kartografiert [12, 20]. Diese sind mit präoperativer Diagnostik und intraoperativem Augenmerk möglichst aufzuklären; bei unklaren Verhältnissen kann ein intraoperatives Phlebogramm empfohlen werden. Die Präparation der Mündungsverhältnisse mit der dazu nötigen Übersicht ist demnach anatomisch anspruchsvoller als bei der V. saphena magna. Sie wird erleichtert, wenn das Kniegelenk des Patienten in leichte Beugelage gebracht wird (Abb. 21-18, Inset).

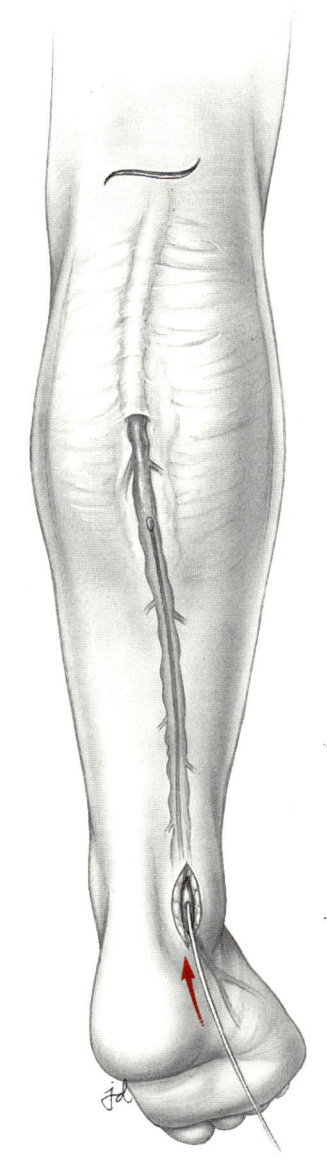

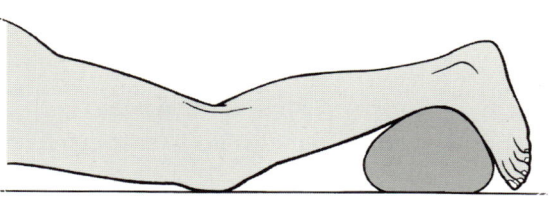

Abb. 21-18 Intubation der V. saphena parva von der lateralen Retromalleolargrube aus. Hautinzision in der Kniekehle, leicht von medial nach lateral geschwungen.
Inset: Lagerung des Beines.

Operationstechnik

Bauchlage des Patienten. Leicht von medial nach lateral geschwungene Hautinzision quer durch die Fossa poplitea. Stumpfe Darstellung der Fascia poplitea, welche die V. saphena parva durchschimmern läßt.

Beachte:
Da die V. saphena parva in 80% der Fälle zwischen 3–5 cm oberhalb der Kniegelenksspalte mündet, in 20% aber auch höher, kann zwischen Quer- oder Längsinzision der Faszie gewählt werden.

Anschlingen der V. saphena parva, die im Regelfall bogenförmig zwischen den Gastroknemiusköpfen in die Tiefe vordringt. Man spricht deshalb auch hier von „Krosse" und meint damit das gekrümmte Mündungssegment. Auf dieser Stufe nimmt die V. saphena parva eine variable Anzahl von Zuflüssen auf, mitunter auch Muskelvenen aus den Soleusbäuchen. Diese Seitenzweige werden schrittweise, unter Schonung des N. suralis, zwischen Ligaturen abgesetzt. Ein oft für Nachblutungen verantwortliches Gefäß ist die V. femoropoplitea, die entsprechend ihrer Klappenstellung vom Mündungssegment abgeht und meist in der tiefen Gefäßloge nach zentral verläuft [14]. Eine seltene Variante derselben stößt ins subkutane Gewebe und verläuft dann dorsomedial über den Oberschenkel, um schließlich Anschluß an die V. saphena magna oder ihren Seitenzweigen zu finden (Vene von Giacomini). Dieser Ast wird im poplitealen Operationsfeld so fern wie möglich ligiert und exzidiert.

Im Mündungsbereich trifft die V. saphena parva von lateral her auf die laterale der beiden Vv. popliteae und unterquert im Situs den N. tibialis (Abb. 21-19).

**Cave
Hakendruck!**

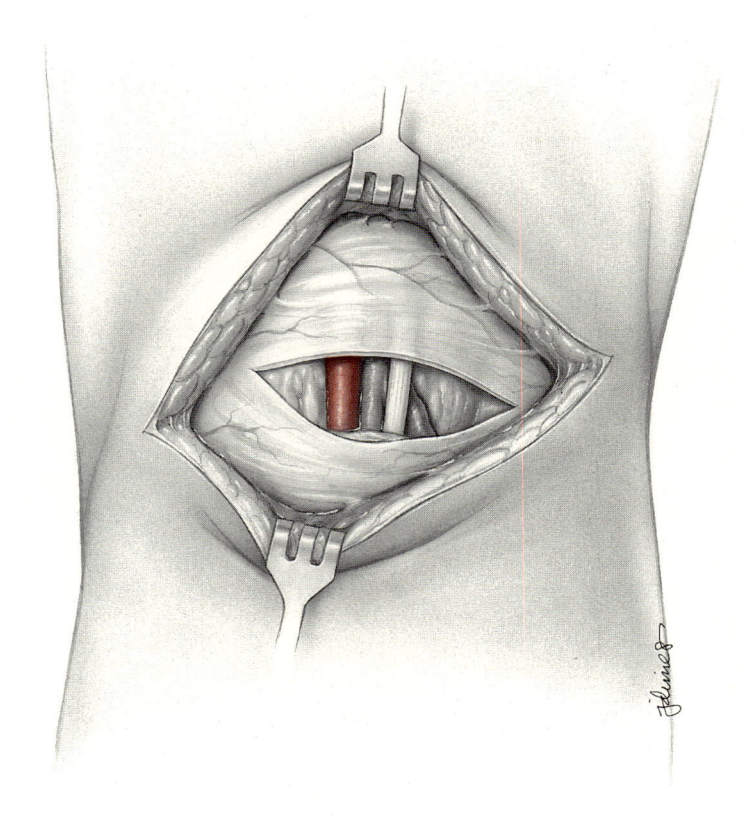

Abb. 21-19 Quere Inzision der Fascia cruris. Mündung der V. saphena parva von lateral her unter dem N. tibialis hindurch.

Die skelettierte V. saphena parva wird niveaugleich mit ihrer Empfängervene ligiert (Abb. 21-20). Erfolgt die Ligatur unter Belassung eines langen Parva-Stumpfs, ist in Analogie zur V. saphena magna – und hier speziell aus pathophysiologischen Gründen – ein lokales Rezidiv vorprogrammiert [9].

Beachte:
Sorgfältige Hämostase in der Kniekehle. Anders als in der Leiste wirken Hämatome in den engen poplitealen Raumverhältnissen schnell komprimierend auf V. poplitea, N. tibialis und N. fibularis. Aus diesem Grund ist auch eine Saugdrainage angezeigt.

Extraktion der Vene

Pathologische Füllungsquellen und Schweregrade der venösen Insuffizienz

In Analogie zur V. saphena magna sind folgende Schweregrade für die Bemessung der Exhärese maßgebend [7]:

I Insuffizienz der Mündungsklappe allein,
II Insuffizienz des Stamms ab Kniekehle bis mittlere Höhe Unterschenkel,
III Insuffizienz des Stamms ab Kniekehle bis zum äußeren Knöchel.

Operationstechnik

Blutleere oder Blutsperre am Oberschenkel empfehlenswert. Freilegung der V. saphena parva über dem mittleren Insuffizienzpunkt oder in der lateralen Retromalleolargrube, unter Schonung des N. suralis. Die Zuflüsse sind getrennt zwischen Ligaturen zu resezieren. Intubation der Vene mit dem Stripper. Weil derselbe über der Wadenmuskulatur in der Kniekehle palpatorisch nur unsicher abgefangen werden kann (siehe Abb. 21-10), muß zur Vermeidung von Perforationen davor gewarnt werden, ihn ab dem peripheren Insuffizienzpunkt in die Fossa poplitea hinaufzuschieben, bevor ihr Mündungsbereich offen identifiziert worden ist.

Die Extraktion erfolgt von zentral nach peripher mit konventioneller Olive oder invaginierend, wenn es die Wandverhältnisse erlauben.

Im Hinblick auf die häufige Assoziation mit einer chronisch venösen Insuffizienz und dem zentral subfaszialen Verlauf ist eine gezielte Kontrolle auf Nachblutung angezeigt.

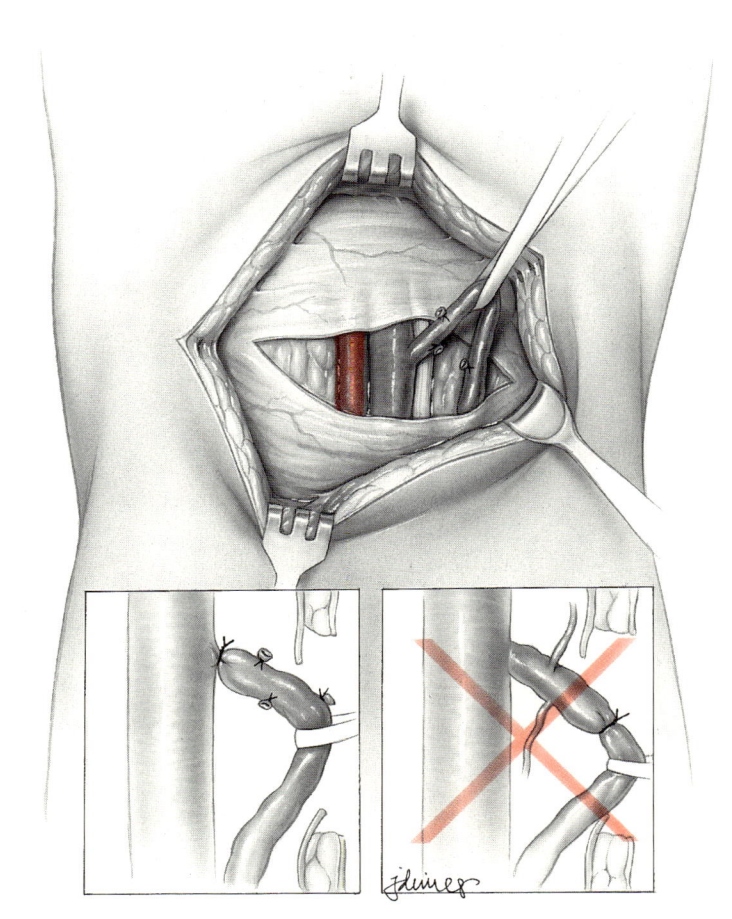

Abb. 21-20 Skelettierung und Ligatur der V. saphena parva niveaugleich mit der V. poplitea – in Analogie zur Technik der hohen Magna-Ligatur (Zeichnung und Inset links). Aus pathophysiologischen Gründen disponiert ein langer Parva-Stumpf zu Rezidivvarizen ab Kniekehle (Inset rechts).

Exzision trunkulärer und retikulärer Seitenäste

Groß- und mittelkalibrige Seitenäste werden über gezielte Inzisionen extrahiert. Aus lymphologischen Gründen sind Längsschnitte zu empfehlen (Abb. 21-21); rund um das Kniegelenk und die Knöchelgabel jedoch – entsprechend den Langerschen Spaltlinien – eher quere.

Beachte:
Besonders zu pathologischen Narben (Dyschromie, Hypertrophie) disponierende Hautbezirke liegen aber gerade auf der Stufe der Knie- und Knöchelgegend, dazu auf der medialen Wadenseite sowie der Innen- und Außenseite des Oberschenkels. Wenn es die variköse Flußlandschaft erlaubt, sind deshalb in diesen Bereichen nach Möglichkeit keine Inzisionen zu legen.

Zur sanften und ästhetisch vorteilhaften Exzision empfiehlt sich die **Hakenextraktion.** Je weniger brüchig die Venenwand, desto längere Segmente lassen sich zusammenhängend extrahieren. Als Instrumentarium der Wahl dienen schmale Spatel und scharfspitzige Häklein, die sich auf dem Markt namentlich durch ihre Griffe unterscheiden.

Die Hakenextraktion läßt sich in eine umfassende Varizenoperation einbauen oder elektiv, und dann vorzugsweise auch ambulant, ausführen. Die dosierte Unterspritzung mit Lokalanästhetikum (0,25–0,5%ige Lösung) vermag das Angeln nach Seitenzweigen zu erleichtern und die lokale Hämostase zu fördern.

Im ambulanten Bereich hat sich der Ausdruck „minichirurgische Phlebektomie" eingebürgert.

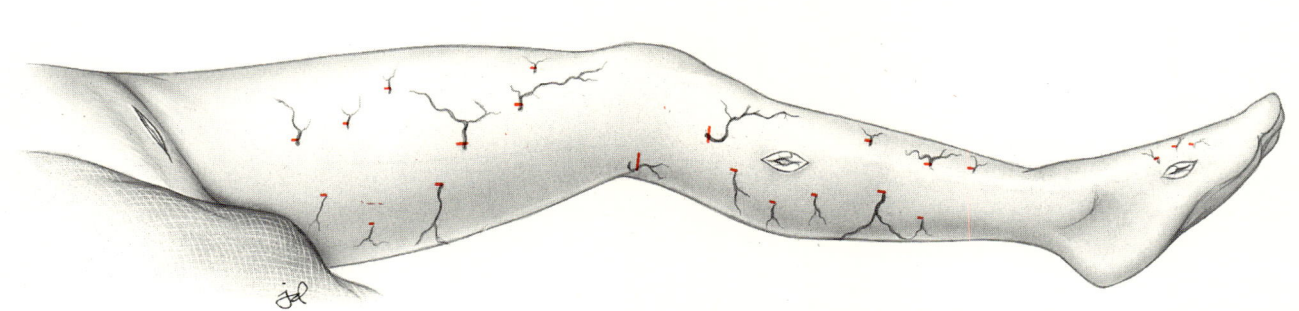

Abb. 21-21 Exzision tubulärer und retikulärer Seitenäste über kleinste Hautinzisionen mit der Häkelmethode nach R. Muller [17].

Operationstechnik

Stichinzision von 2–5 mm Länge durch die ganze Haut, wenn möglich, ohne die anvisierte Vene zu verletzen. Subkutanes Ausschälen des Venensegments mit dem Spatel (Abb. 21-22).

Anspießen der nun entblößten Venenwand mit dem scharfspitzigen Häklein (Abb. 21-23) und sanfte Luxation des geangelten Segments vor die Haut. Durchtrennung der Schlinge zwischen Ligaturen oder Klemmen.

Beachte:
Wird die Vene tatsächlich harpuniert und nicht unterfahren, kann die Hautinzision sichtlich kleiner gehalten werden.

Nachmobilisieren der Schenkel in beiden Richtungen. Abstreifen sensibler Begleitnerven.

Schließlich Aushülsen des Seitenzweigs durch Zug (Abb. 21-24) oder Winden (Abb. 21-25) in beide Richtungen bis die Fragmente abreißen oder an tastbaren Adhärenzen nach neuen Inzisionen rufen. Je nach Zerreißungstendenz kommen diese in Abständen von 2–10 cm zu liegen.

Beachte:
Von blinder Exhärese mit Klemmen aller Art ist zur Schonung des tragenden Fettgewebes und ubiquitärer sensibler Nervengeflechte abzuraten (Abb. 21-26).

Feinste Nähte oder Klebeverschluß der Haut.

„Besenreiser": Die Versorgungsgefäße (Wurzeln) sind der Hakenextraktion mit feinsten Instrumenten zugänglich [18], deren Äste aber wegen intrakutaner Lage nicht. Mit multiplen Stichelungen kann es indessen gelingen, diese auszuschalten. „Blutpunkte" sind jedenfalls sichere Zeichen dafür, daß der Einzelstich getroffen hat [25]. Lupenbrille empfohlen.

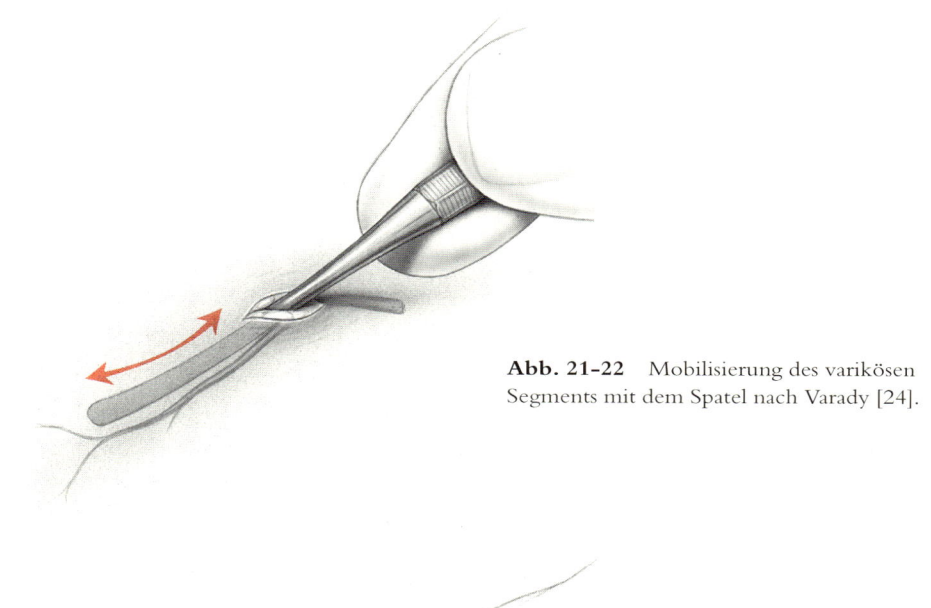

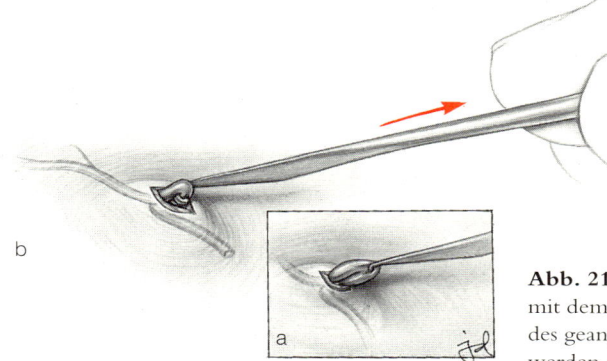

Abb. 21-22 Mobilisierung des varikösen Segments mit dem Spatel nach Varady [24].

Abb. 21-23 Anspießen der ausgeschälten Vene mit dem scharfspitzigen Häklein und Luxation des geangelten Segments vor die Haut (a): Hier werden die Manipulationen zur Extraktion vorgenommen (b).

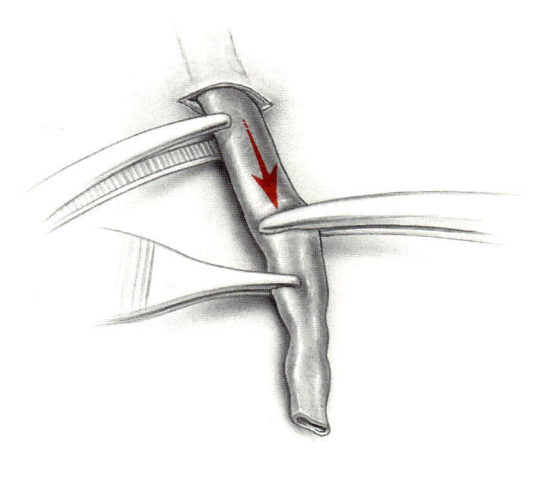

Abb. 21-24 Extraktion des varikösen Seitenastes durch Zug nach zentral und peripher.

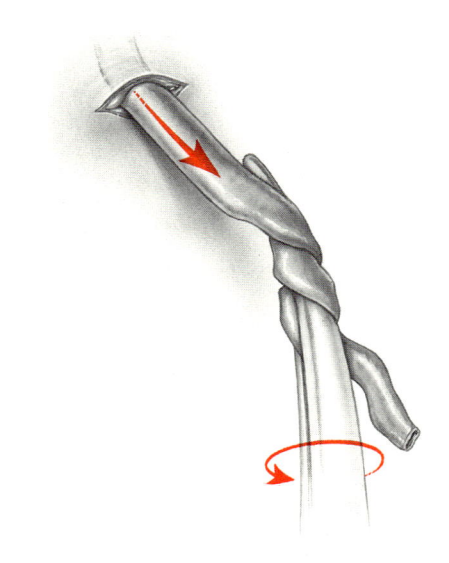

Abb. 21-25 Extraktion des varikösen Seitenastes durch Torsion.

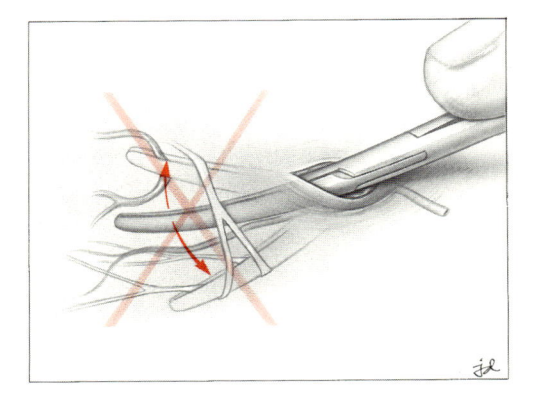

Abb. 21-26 Bei blinder Exhärese mit Klemmen werden sensible Nerven leicht verletzt. Diese Methode ist deshalb nicht empfehlenswert.

Subfasziale Diszision insuffizienter Vv. perforantes

Die wichtigsten Vv. perforantes, die für die Zeichen von chronischer venöser Insuffizienz verantwortlich sein können, liegen in der medialen Gamaschenzone. Ihre Topographie ist in anatomischen Monografien und Beiträgen kartografiert [13, 16, 22]. Bildgebende Verfahren erlauben präoperativ eine immer treffsicherere Lokalisation und Abschätzung ihrer hämodynamischen Bedeutung.

Die chirurgischen Probleme der Abriegelung insuffizienter Vv. perforantes liegen in den Sekundärfolgen der chronisch venösen Insuffizienz mit gekoppelter Lymphostase und konsekutiven Wundheilungsstörungen. Zwei Verfahren für die Gamaschenzone versuchen diesen zuvorzukommen – die eine unter Bildung eines fasziokutanen Lappens, direkt und offen [15], die andere auf endoskopischem Wege, indirekt und halboffen [5]. Für beide Verfahren ist Blutleere aus Übersichtsgründen unerläßlich. Die Eingriffe können elektiv oder in Verbindung mit einer erweiterten Varizenoperation durchgeführt werden.

Auch mögliche insuffiziente Vv. perforantes der dorsalen Region sind topografisch identifiziert [10].

Ambulante Verfahren zur Exhärese georteter Vv. perforantes in örtlicher Betäubung des Patienten bedienen sich gestielter, stumpfendiger Haken. Diese werden durch eine kleine Hautinzision in das Subkutangewebe eingeführt, laden die Perforansvene blind auf, zerreißen sie und fördern schließlich Teile davon mit anhaftenden Seitenzweigen. Diese Methoden gehören nicht zum chirurgischen Arsenal im engeren Sinne.

Operationstechnik für die offene subfasziale Diszision

Diese Methode ist in Abbildung 21-27 dargestellt. Scharfer Schnitt durch Haut, Subkutangewebe und Faszie, leicht dorsal der Lintonschen Linie. Das subfasziale Kompartiment ist meist ödematös aufgelockert, aber nicht narbig verändert.

Stumpfes Aufsuchen der insuffizienten Vv. perforantes und Durchtrennung derselben zwischen Ligaturen zusammen mit ihren Begleitarterien, wenn möglich, niveaugleich mit der zugehörigen tiefen Stammvene und oberflächlich mit den meisten Seitenzweigen der V. saphena magna.

Ist das subkutane Gewebe lokal hochgradig induriert oder mit Fettgewebsnekrosen durchsetzt, kann eine Tranche davon zusammen mit der Faszie, unter Wahrung der Hautdurchblutung, tangential reseziert werden. Die darin enthaltenen Lymphgefäße sind unter solchen Umständen ohnehin schon obliteriert.

Saugdrainage. Alles durchgreifender Wundverschluß ohne Fasziennähte.

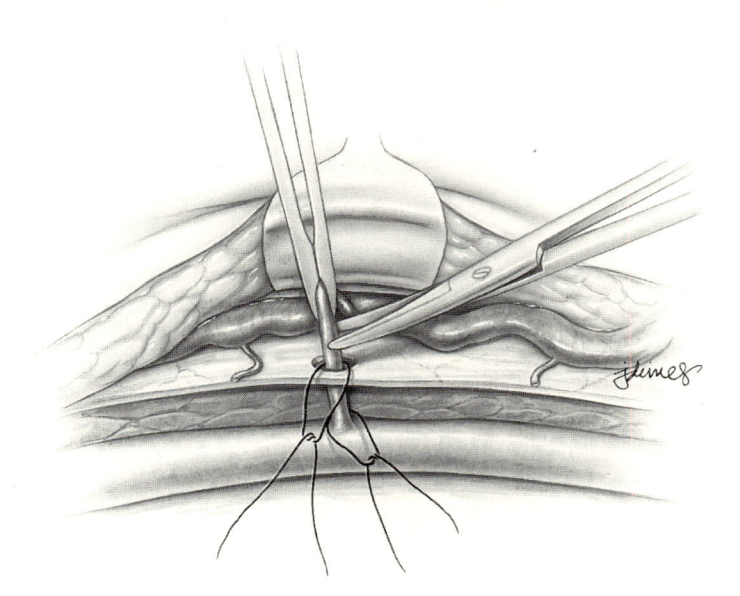

Abb. 21-27 Inzision zur offenen subfaszialen Diszision insuffizienter Verbindungsvenen nach Linton [15].
Bildung eines faszio-kutanen Lappens; Teilresektion der Faszie je nach nutritiver Situation der Haut.

Operationstechnik für die endoskopische Diszision

Diese Methode ist in Abbildung 21-28 dargestellt. Gerader Längsschnitt durch Haut, Subkutangewebe und Faszie im zentralen Unterschenkeldrittel, etwas dorsal der Lintonschen Linie (2 cm dorso-medial der medialen Tibiakante). Schonung des N. saphenus.

Zunächst digitale Erweiterung des subfaszialen Kompartiments als Aktionsraum für das Endoskop. Das Grundinstrumentarium wird im Falle maximaler Ausrüstung folgendermaßen eingesetzt:

- Führungstubus zur Tunnelierung, unter Schonung des N. tibialis (parallel zur Tibiakante und 2 cm dorso-medial davon).
- Kaltlicht-Tubus zur Exploration.
- Operationsoptik mit evtl. videoassistierter Kamera.
- Bipolare Koagulationszange zur Unterbrechung der Vv. perforantes zusammen mit ihren Begleitarterien (evtl. resorbierbare Clips, evtl. Laser).
- Endoskopische Schere zur Durchtrennung der unterbrochenen Vv. perforantes.

Saugdrainage; Hautverschluß ohne Fasziennähte.

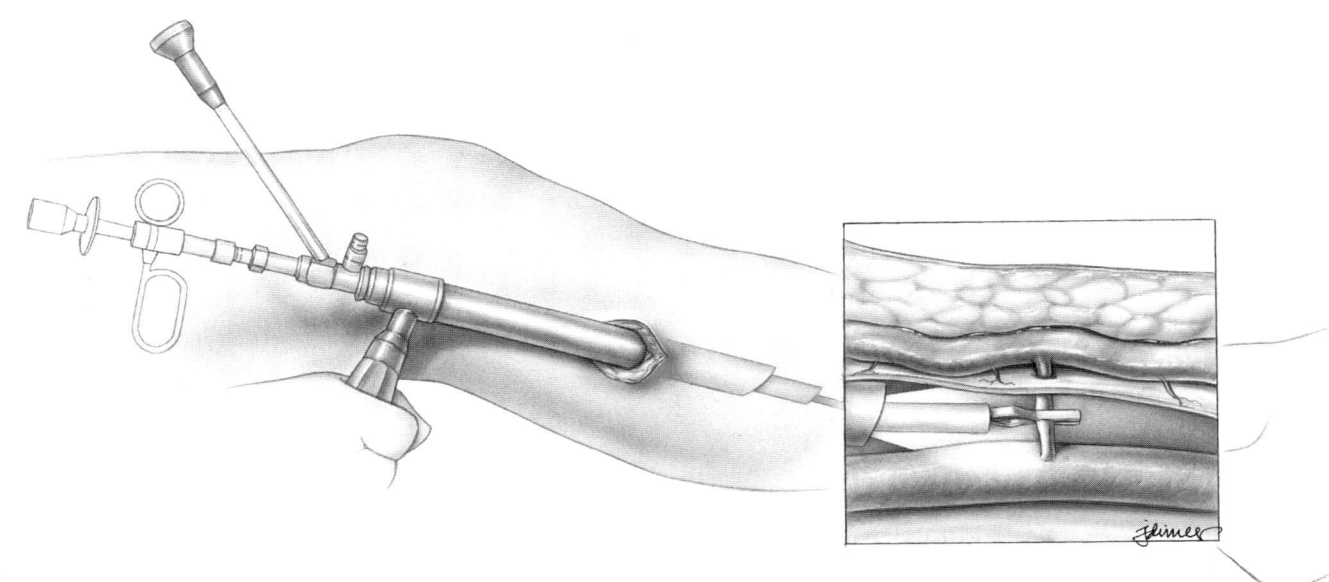

Abb. 21-28 Endoskopische subfasziale Diszision nach Hauer [8, siehe auch 5].
Der Führungstubus wird über eine Inzision 2 cm dorso-medial der medialen Tibiakante subfaszial eingebracht und aus dieser Position parallel zur Tibiakante nach peripher geführt.

Rezidivvarikosen

Rezidivvarizen nach einmal entfernter V. saphena magna oder parva nehmen ihren Ausgangspunkt gemäß Tabelle 21-1 von den ehemaligen Mündungsbereichen der oberflächlichen Stammvenen oder aus damals noch nicht manifest insuffizienten bzw. vernachlässigten Vv. perforantes und Seitenzweigen.

Rezidivquellen mit erheblichem operativem Schweregrad für Zweiteingriffe sind Leiste und Kniekehle. Beide Regionen bilden Engpässe für arterielle, venöse und lymphologische Hauptleiter mit gelegentlich massiven gegenseitigen Verwachsungen als Folge des Ersteingriffs. Die operativen Zugangsverfahren sind deshalb bei Zweiteingriffen anders als beim Ersteingriff.

Leiste

Im klinisch-phlebographischen Vergleich können fünf Rezidivquellen [1] unterschieden werden, deren präoperative Typisierung das operative Vorgehen bestimmt (Abb. 21-29).

Beachte:
Alle Versuche, durch die rezidivierten Konvolute hindurch in die Tiefe zu gelangen, bergen die Gefahr venöser Blutungen mit Erschwerung der Orientierung. Anatomische Fehlbeurteilungen und ungenaue Verrichtungen sind die Folge.

Das Grundsätzliche des Zweiteingriffs liegt darin, über einen lymphgefäßschonenden Zugang die A. und V. femoralis communis zunächst außerhalb des erstmaligen Operationsfelds freizulegen, um sich dann von diesen gesicherten Segmenten aus niveaugleich durch verschiedenste Verwachsungen in die ursprüngliche Mündungszone der V. saphena magna vorzupräparieren und dort die Füllungsquelle ebenso niveaugleich abzusetzen.

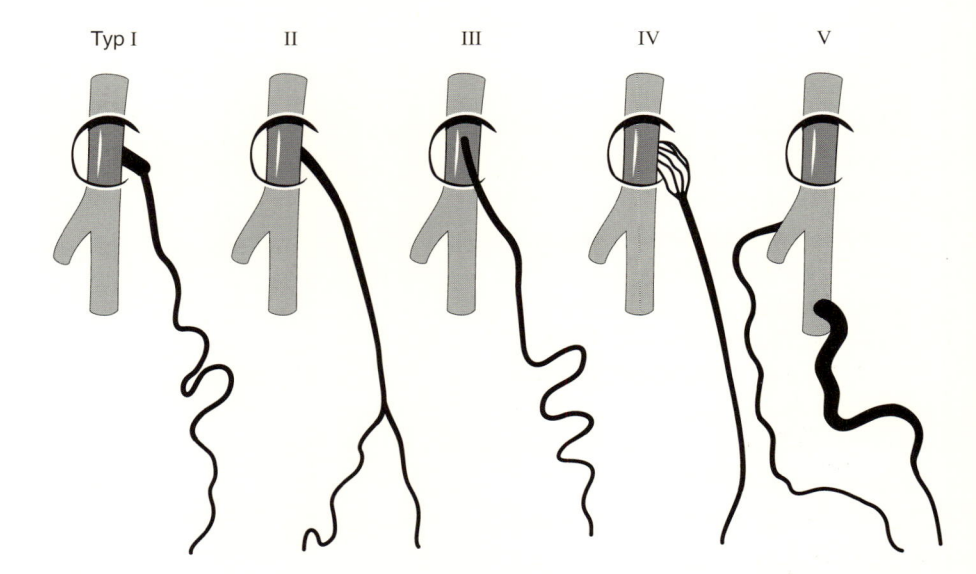

Abb. 21-29 Rezidivvarikose ab Leiste: kausale Typisierung [1].
Typ I: Langer Saphena-Stumpf.
Typ II: Doppelläufige V. saphena magna.
Typ III: Direkte Zuflüsse zu V. femoralis communis und V. profunda femoris.
Typ IV: Multiple kleinstkalibrige Venenbrücken von der V. femoralis communis zur V. saphena magna (nach hoher Saphena-Ligatur) oder zu einer V. saphena accessoria.
Typ V: Seitenäste zur V. femoralis superficialis oder V. profunda femoris mit Mündung außerhalb des früheren Operationsfelds zur hohen Magna-Ligatur.

Operationstechnik
(Abb. 21-30)
Lateraler Zugang (siehe Kap. 2, Abb. 2-4): Gerader Längsschnitt durch Haut, Subkutangewebe und Fascia lata am medialen Rand des M. sartorius. Identifikation und Darstellung von A. und V. femoralis communis zentral des ursprünglichen Operationsfelds in der Fossa iliopectinea.

Suprainguinaler Zugang
(Abb. 21-30)
Hautschnitt auf Höhe des Tuberculum pubicum (siehe Abb. 21-2 und 21-3). Dieser Zugang eignet sich wegen Narbenbildungen nur dann, wenn er nicht bereits beim Ersteingriff verwendet wurde.

Identifikation und Darstellung von A. und V. femoralis communis zentral des ursprünglichen Operationsfelds.
Schrittweise Durchtrennung des Narbengewebes auf der Ventro-Lateral-Seite der V. femoralis communis bis zur Wurzel der Füllungsquelle und zirkuläre Ausschälung derselben.

Beachte:
Die Wandung dieser Rezidivmündung oder ihrer analogen Substrate ist extrem brüchig. Temporäre Kopftieflage des Patienten wirkt entlastend.

Ligatur der rezidivierten Zuflüsse unter Schonung der V. femoralis communis mit chirurgischem Knoten und nicht oder langsam resorbierbarem Nahtmaterial. Von primären Umstechungen wird wegen Brüchigkeit – auch der Stammvene – abgeraten. Nach Bereinigung des ursprünglichen Operationsbereichs kann die Topographie entsprechend Abbildung 21-4 und 21-5 behutsam inspiziert werden. Man hüte sich aber dabei vor Einrissen gestauter oberflächlicher Konvolute.
Das subkutane Geäder wird schließlich aus der Tiefe gegen die Oberfläche ausgeschält, soweit der Zustand der Wandung dies erlaubt; wenn nicht, wird, wo nötig, lymphgefäßschonend durchstochen.

Kniekehle

Prinzip und Technik folgen den obengenannten Grundsätzen für die Region Leiste, wobei auf dieser Stufe zusätzlich noch der N. tibialis zu identifizieren ist (siehe Abb. 21-19 und 21-20).

Unter- und Oberschenkel

Insuffiziente Vv. perforantes: Die Möglichkeiten der operationstechnischen Vorgehensweise entsprechen denen bei Ersteingriffen.

Insuffiziente Seitenäste: Die Hakenextraktion wird durch die Brüchigkeit der Venenwand mitunter erschwert. Hier ergibt sich eine vorteilhafte Differentialindikation zur Sklerotherapie.

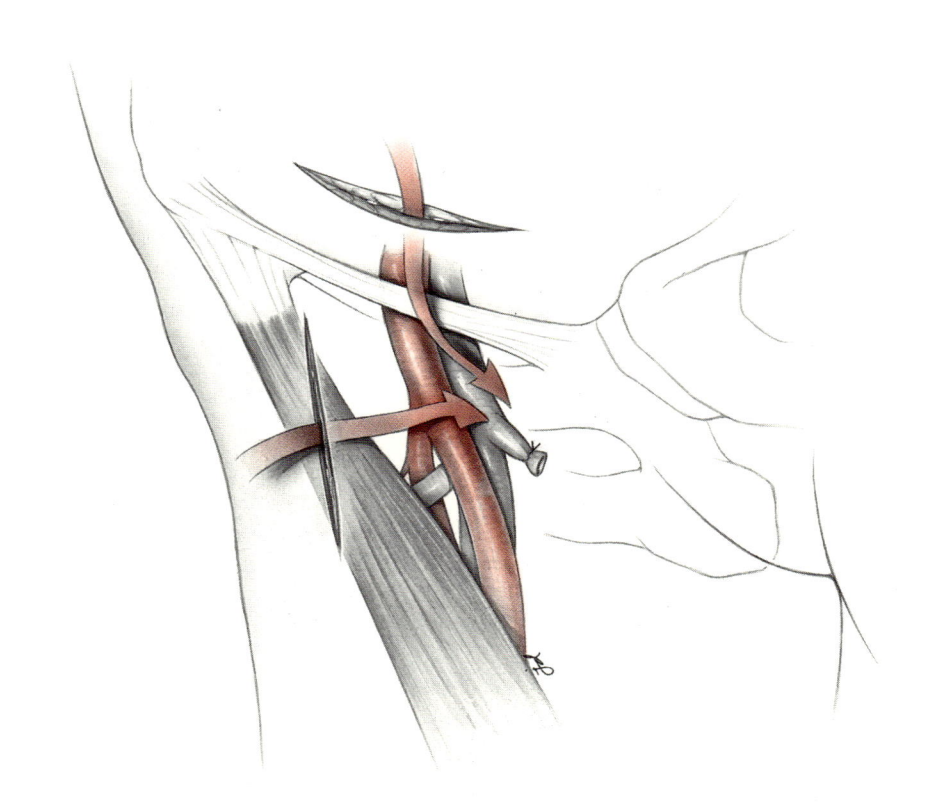

Abb. 21-30 Rezidivvarikose ab Leiste. Zugangsinzisionen von lateral nach Junod [11] oder von suprainguinal in die Fossa ileopectinea. Identifizierung der A. femoralis communis und – über diese hinweg – der V. femoralis communis. Präparation und Ausschaltung der Füllungsquellen unter Schutz der beiden Stammgefäße. (Cave: Wegen erheblicher Blutungsgefahr ist von direkten Zugängen durch rezidivierte Varizenknäuel abzuraten.)

Weiterführende Literatur

1. Brunner, U., G. P. Pouliadis, A. Thürlemann: Zur Vermeidung von Rezidivvarikosen ab Leiste. In: Brunner, U. (Hrsg.): Die Leiste. Huber, Bern–Stuttgart–Wien 1979
2. Brunner, U.: Haftpflichtfragen im Zusammenhang mit großvaskulären Komplikationen bei Operationen der V. saphena magna. In: Häring, R. (Hrsg.): Chirurgie und Recht. Blackwell, Berlin 1993
3. Fischer, R.: Die chirurgische Behandlung der Varizen. Huber, Bern–Stuttgart–Wien 1976
4. Fischer, R.: Zur Technik des invaginierenden Strippens in der Varizenchirurgie. Vasa (Bern) 22 (1993) 316
5. Fischer, R., G. Sattler, R. Vanderpuye: Die endoskopische Perforantensanierung (EPS). Heutiger Stand. Vasa (Bern) 22 (1993) 3
6. Fischer, R.: Erfahrungen mit der Blutleere oder Blutsperre bei Varizenoperation. Phlebol. 23 (1994) 1
7. Hach, W.: Phlebographie der Bein- und Beckenvenen, 3. Aufl. Schnetztor, Konstanz 1985
8. Hauer, G., J. Barkun, I. Wisser, S. Deiler: Endoscopic subfascial discision of perforating veins. Surg. Endoscop. 2 (1988) 5
9. Hauser, M., U. Brunner: Neue pathophysiologische und funktionelle Gesichtspunkte zur Insuffizienz der Vena saphena parva. Vasa (Bern) 22 (1993) 338
10. Heim, M., J. Staubesand: Zur Topographie der Perforansvenen in der Regio cruris posterior. Phlebol. 21 (1992) 2
11. Junod, J. M.: Varices et leurs complications: traitement chirurgical des cas difficiles. Helv. chir. Acta 38 (1971) 167
12. Kubik, St.: Anatomie des Oberschenkels in vaskulärer Sicht. In: Brunner, U. (Hrsg.).: Der Oberschenkel. Huber, Bern–Stuttgart–Wien 1984
13. Kubik, St., B. Schwarzenbach, S. Bankoni: Gefäßanatomie des Unterschenkels unter besonderer Berücksichtigung des tiefen Venensystems. In: Brunner, U. (Hrsg.): Der Unterschenkel. Huber, Bern–Stuttgart–Toronto 1988
14. Lang, J., W. Wachmuth: Praktische Anatomie. 1/IV Bein und Statik. Springer, Berlin–Heidelberg–New York 1972
15. Linton, R. R.: The postthrombic ulceration of the lower extremity: its etiology and surgical treatment. Ann. Surg. 138 (1953) 415
16. May, R.: Die Nomenklatur der chirurgisch wichtigsten Verbindungsvenen. In: May, R., H. Partsch, J. Staubesand (Hrsg.): Venae perforantes. Urban & Schwarzenberg, München–Wien–Baltimore 1981
17. Muller, R.: La phlébectomie ambulatoire. Helv. chir. Acta 54 (1987) 555
18. Ramelet, A. A.: Die Behandlung der Besenreiservarizen: Indikation der Phlebektomie nach Müller. Phlebol. 22 (1993) 163
19. Sperling, M.: Die Invaginationsextraktion – ein Operationsverfahren bei der Stammvarikose. Angio 12 (1980) 63
20. Staubesand, J.: Angiologische Aspekte zur Anatomie der Kniekehle. In: Brunner, U. (Hrsg.): Die Kniekehle. Huber, Bern–Stuttgart–Wien 1975
21. Staubesand, J.: Kleiner Atlas zur vaskulären Anatomie der Leistenregion. In: Brunner, U. (Hrsg.): Die Leiste. Huber, Bern–Stuttgart–Wien 1979
22. Staubesand, J.: Anmerkungen zur vaskulären Anatomie der Knöchelregion. In: Brunner, U. (Hrsg.): Die Knöchelregion. Huber, Bern–Stuttgart–Wien 1980
23. Staubesand, J., Yi Li: Die offizielle anatomische Terminologie der oberflächlichen Beinvenen – Theorie und Realität. Phlebol. 21 (1992) 161
24. Van der Stricht, J.: Chirurgie des varices – techniques, indications et association du traitement sclerosant. Phlebologie 18 (1965) 335
25. Varady, Z.: Möglichkeiten der Varizenoperation. Angio 8 (1986) 385

22 Tiefes Venensystem: akute und chronische Verschlüsse der Bein- und Beckenvenen, Venenverletzungen

H. Loeprecht

Phlebothrombose	293
Allgemeine Gesichtspunkte	293
Deszendierende Form	293
Aszendierende Form	293
Mitbeteiligung der V. cava inferior bzw. der kontralateralen Beckenvene	293
Operationsindikation	294
Operationsplanung	294
Lagerung	295
Transfemoraler Zugang	296
Phlebothrombektomie der Beckenetage	297
Thrombektomie mit dem Ballonkatheter	297
Fehlsondierung	297
Kombinierte Desobliteration (Ballonkatheter und Ringstripper)	298
Absaugung von Gerinnseln aus der V. iliaca interna	298
Intraoperative Kontrolle der Desobliteration	299
Kava-Thrombektomie	300
Quere Kavotomie und Thrombektomie	300
Längs-Kavotomie und Thrombektomie	301
Thrombektomie der V. femoralis und der V. poplitea	302
Retrograde Ballonkatheter-Desobliteration	302
Retrograde kombinierte Desobliteration (Ballonkatheter und Ringstripper)	303
Freilegung der V. poplitea	304
Orthograde Thrombektomie der V. poplitea und der V. femoralis	304
Thrombektomie mit Spezialkatheter	305
Manuelle Gerinnselexpression	305
Temporäre arterio-venöse Fistel	306
Vorgehen in Höhe Leistenband	306
Vorgehen in Höhe Adduktorenkanal	307
Verschluß der arterio-venösen Fistel	308
Vorgehen bei akut geschwollenem Bein	309
Chronischer Beckenvenenverschluß	309
Allgemeine Gesichtspunkte	309
Femoro-femoraler Bypass (nach Palma und Esperon)	309
Operatives Vorgehen	309
Iliako-iliakaler Bypass („hoher Palma")	311
Operatives Vorgehen	311
Autologer iliako-iliakaler Bypass (Cockett-Operation)	312
Ersatz der V. cava inferior im Rahmen der Tumor-Chirurgie	313
Tumorthrombektomie bei Tumorthrombose (Hypernephrom)	313
Ersatz der V. cava inferior	314
Venenverletzungen	315
Laterale Verletzung einer tiefen Leitvene	315

Substanzdefekt einer tiefen Leitvene 317
Verletzung der V. cava inferior 319

Weiterführende Literatur 320

Phlebothrombose

Allgemeine Gesichtspunkte

Die Genese tiefer Beinvenenthrombosen ist vielfältig und entzieht sich in der Hälfte der Fälle unserem kausalen Erklärungsbedürfnis. Vordergründig lassen sich jedoch einige Ausgangssituationen finden, die als thrombosefördernd anzusehen sind, wie Immobilisation im Krankenbett, lang dauernde Autofahrten oder Interkontinentalflüge. Ein großes Kontingent stellen daneben aber auch posttraumatische Zustände sowie Wochenbett und die Einnahme von Ovulationshemmern dar.

Das klinische Krankheitsbild kann durch die drastische Störung des venösen Rückflusses in den tiefen Beinvenen mit Schmerzen und gravierender Schwellung des Beines auffällig werden und für den Patienten äußerst unangenehm sein. Daneben kommen jedoch auch – vor allem unter Ruhigstellung durch Verbände – wesentlich weniger spektakuläre Krankheitsbilder vor.

Die gesundheits- und sozialmedizinischen Probleme liegen weniger in dem akuten Geschehen mit Verlegung der tiefen Leitvenen, sondern vielmehr in der Gefahr der Verschleppung von Gerinnseln in die Lungenstrombahn. Diese Gefährdung liegt bei Iliako-femoral-Venenthrombosen bei 60–80%, im Bereich der Unterschenkelvenen lediglich in einer Größenordnung von 15–30%.

Neben den akuten Auswirkungen der Gerinnselverschleppung steht im Vordergrund die Defektheilung, d.h. die bindegewebige Organisation oder Rekanalisation der obturierenden Gerinnsel, wobei in jedem Fall der Klappenapparat zugrunde geht. Postthrombotische Spätfolgen sind vor allem bei Mehretagenverschlüssen in bis zu 25% zu erwarten.

Nach dem Entstehungsmechanismus kann man grundsätzlich zwei unterschiedliche Formen der Thrombusentwicklung unterscheiden: Zum einen ist es die *deszendierende* Form mit Beginn in der Beckenetage und schrittweisem Fortschreiten nach peripher; zum anderen die *aszendierende* Form, die sich meist aus Muskelvenen im Unterschenkelbereich oder den Gastroknemiusvenen entwickelt und pfropfförmig in die tiefen Leitvenen fortsetzt, d.h. in die V. poplitea hineinragt und erst bei totaler Verlegung der tiefen Leitvenen zu manifester klinischer Symptomatik führt.

Deszendierende Form

Die Entwicklung der Phlebothrombose beginnt üblicherweise im Bereich der V. iliaca communis mit einer Dominanz auf der linken Seite (durch anatomische Gegebenheiten: die Überkreuzung der V. iliaca communis durch die rechte A. iliaca communis oder die Prävalenz eines Venensporns, der bei Erwachsenen bis zu 20% vorkommt und als Lokalisationsfaktor wirkt). Die Thrombosierung der V. iliaca communis und meist simultan der V. iliaca externa führt zu einer raschen Dekompensation der venösen Zirkulation und damit zu einem frühzeitigen erheblichen Anschwellen der betroffenen Gliedmaße, d.h., die klinische Symptomatik ist frühzeitig präsent, und das Alter der Thrombose nach klinischen Kriterien ist einigermaßen zutreffend abzuschätzen.

Aszendierende Form

Bei dieser Form der Phlebothrombose, vorwiegend mit einem Ausgangspunkt in den Muskelvenen der Wade oder in den Gastroknemiusvenen, kommt es durch Propagation der Thromben aus den Mündungstrichtern der Venen heraus in die tiefen Leitvenen, d.h. vor allem in die V. poplitea, zu einer schrittweisen Verlegung der tiefen Venen. Erst bei kompletter Lumenobstruktion ist eine klinische Symptomatik zu erwarten. Dies bedeutet, daß das Thrombosealter zum Zeitpunkt des Auftretens der Symptomatik deutlich verschoben sein kann – mit ältesten Anteilen in den Muskelvenen und relativ frischen Gerinnseln in den Leitvenen. Andererseits hat diese Form der Thrombose einen evolutiven Charakter, so daß u.U. zwiebelschalenförmig alte und frische Gerinnsel sich aneinanderreihen. Die Thrombosierung schreitet nach zentral fort und umfaßt häufig auch die Femoralregion, wobei jedoch fast nie die V. iliaca communis betroffen ist.

Mitbeteiligung der V. cava inferior bzw. der kontralateralen Beckenvene

Es ist nicht ungewöhnlich, daß bei der iliako-femoralen Venenthrombose der Thrombus auf die linke Seite begrenzt ist. Allerdings kann es unter den gegebenen hämodynamischen Verhältnissen durchaus zu einer Propagation in die V. cava inferior kommen, wobei der Thrombus meist wandnah zungenförmig vorwächst und u.U. auch deszendierend in die kontralaterale V. iliaca communis appositionell hineinwächst.

Beachte:
Da diese Situation für das operative Vorgehen fundamentale Bedeutung hinsichtlich der Planung des Zugangswegs und der Thrombektomie sowie der Gefährdung des Patienten beim Thrombektomiemanöver hat, ist präoperativ unbedingt eine Darstellung der kontralateralen Beckenvene und der V. cava inferior zu fordern. Dies kann ebenso wie die primäre Thrombosediagnostik durch Ultraschalluntersuchung mit dem farbkodierten Doppler erfolgen oder durch eine aszendierende Phlebographie bzw. auch zum Nachweis oder Ausschluß einer Becken- und Kavathrombose auf der kontralateralen Seite durch Direktpunktion der V. femoralis communis auf der nicht okkludierten Seite.

Operationsindikation

Die Behandlungsstrategie der tiefen Venenthrombose muß mit Einbeziehung aller therapeutischen Optionen – Lysetherapie, konservative Behandlung, operative Thrombektomie – erfolgen. Eine weitgehende Gerinnselentfernung ist bei der Iliako-femoral-Venenthrombose möglich, da es sich meist um ein einzeitiges Geschehen in großkalibrigen Venen handelt. Bei aszendierender Phlebothrombose mit unterschiedlich alten Thrombusanteilen ist dies viel schlechter zu erreichen. Die frühzeitige bindegewebige Organisation verhindert dabei allzuoft eine komplette Desobliteration. Gerade aber im Bereich der V. poplitea und der V. femoralis sowie der Unterschenkelvenen zeigt die Lyse Wiedereröffnungsraten bis zu 70%.

Kritisch zu bedenken ist, daß operative Therapie und Lysetherapie ergänzende Verfahren sind und in vielen Situationen, wie während der Gravidität, postpartal und postoperativ, zur Phlebothrombektomie keine Alternative besteht. Die Dringlichkeit zur operativen Therapie wird durch das klinische Bild mitbestimmt: Bei *Phlegmasia coerulea dolens* mit weitgehender Verlegung der tiefen Venen besteht dringender Handlungsbedarf, da die venöse Gangrän droht. Bei *Phlegmasia alba dolens* besteht lediglich eine relative Operationsindikation. Alle akuten Verschlußprozesse in der Konfluenz wichtiger Venen („Konfluenz-Syndrom") mit gravierender venöser Dekompensation bedeuten dementsprechend operativen Handlungsbedarf. Das nominelle Alter der Patienten ist eine relative Größe, und die Indikation wird sich jeweils am Allgemeinzustand des Patienten orientieren.

> **Cave**
> **Bei Patienten mit Iliako-femoral-Venenthrombose jenseits des 50. Lebensjahres ist in einem hohen Prozentsatz mit einem zugrundeliegenden Malignom als pathogenetischem Faktor für die Thrombusentstehung zu rechnen. Es ist deshalb in jedem Fall sinnvoll, sonographisch zu untersuchen, ob eine Tumorummauerung im Becken vorliegt oder eine Kompression der Venen durch Lymphknotenpakete.**

Operationsplanung

Die wesentlichsten intraoperativen Gefahrenmomente stellen die Gerinnselverschleppung und erhebliche Blutverluste über die Venotomie beim Akt der Thrombusexprimierung oder beim Zurückziehen des Ballonkatheters dar. Deshalb ist eine enge Kooperation mit den Partnern der Anästhesie unabdingbar. Es muß dafür Sorge getragen werden, daß ausreichend venöse Zugänge vorhanden sind, um bei größeren Blutverlusten rasch und effizient eine Substitution durchführen zu können. Eine arterielle Kanüle für kontinuierliche arterielle Druckmessung und Blutgasanalyse ist unentbehrlich. Um ein Druckgefälle von Herzhöhe Richtung Phlebotomie zu erhalten, ist in der Phase der Desobliteration der Beckenetage eine PEEP-Beatmung notwendig und zusätzlich beim Vorschieben der Desobliterationsinstrumente ein inspiratorischer Atemstillstand zu empfehlen.

Grundsätzlich ist eine Phlebothrombektomie in örtlicher Betäubung transfemoral möglich, zumal der Patient aktiv mitarbeiten kann, um z.B. ein Valsalva-Manöver durchzuführen, welches zu einem Druckgradienten führt. Hierbei können Druckwerte bis 60 mmHg in der unteren Hohlvene und Beckenvene erreicht werden; jedoch können die Patienten normalerweise diese Druckspitzen nur kurzfristig halten. In Allgemeinnarkose ist üblicherweise ein PEEP von 20–30 mmHg ausreichend.

Größere Blutverluste erfordern unmittelbare Volumensubstitution (Kooperation mit den Partnern der Anästhesie).

Beachte:
Der Operateur muß sich vergegenwärtigen, daß bei unerklärlichen Blutdruckabfällen u.U. eine intraabdominelle Rupturblutung durch z.B. Ballonüberdehnung in der Beckenvene eingetreten sein kann, eine Situation, die sofortiges chirurgisches Eingreifen erfordert.

Lagerung

Für das operative Vorgehen wird der Patient in Rückenlage so auf den Operationstisch positioniert, daß der gesamte Operationstisch um 30 Grad nach kaudal abgesenkt werden kann, um einen Druckgradienten zwischen unterer Hohlvene und der Phlebotomie aufzubauen und damit einer Gerinnselverschleppung vorzubeugen (Abb. 22-1).

In jedem Fall ist eine großflächige Desinfektion erforderlich, die nicht nur das betroffene Bein, sondern auch großflächig das Abdomen einschließt, um im Bedarfsfall extra- oder transperitoneal an die Beckenvene bzw. untere Hohlvene zu gelangen. Durch entsprechendes Absenken am Operationstisch wird eine leichte Überstreckung der Leistenbeuge für den Routinezugangsweg bewerkstelligt. Das gesamte Bein wird beweglich abgedeckt. Der Fuß ist steril mit einem Tuch oder mit einem sterilen Handschuh zu verpacken, um das Auswickeln des Beines oder die manuelle Kompression von Unter- und Oberschenkel durchführen zu können.

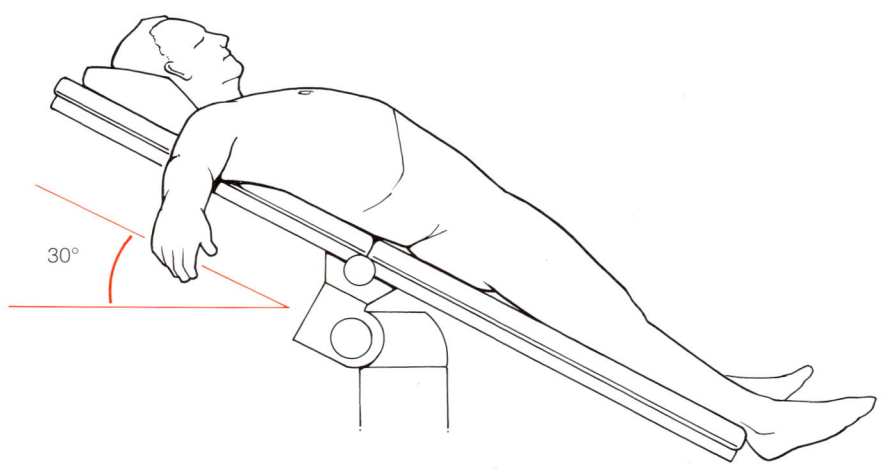

Abb. 22-1 Lagerung des Patienten für das Vorgehen bei Thrombektomie der Beckenetage mit Kippung des Operationstisches um 30 Grad fußwärts. Zur Thrombektomie der femoropoplitealen Etage kann wieder in Horizontallage übergegangen werden.

Transfemoraler Zugang

(siehe auch Kap. 2, „Zugangsregion Leiste", und Kap. 4, „Zugangslymphologie")

Bei einer Iliako-femoral-Venenthrombose ist das betroffene Bein stark geschwollen, und die Konturen sind in der Leiste häufig verstrichen. Die Hautinzision erfolgt unter lymphologischen Gesichtspunkten lateral. Die A. femoralis communis läßt sich in Leistenbandhöhe gut palpieren; 2 cm lateral davon wird eine 10 cm lange Inzision durchgeführt, die über das tastbare Leistenband nach zentral reicht. Lateral wird die subkutane Faszie durchtrennt, auf die Muskelfaszie eingegangen und auf dieser nach medial präpariert. Im Subkutangewebe finden sich durch die venöse Abflußstörung erheblich gestaute kleine Venen, deren Blutung sorgfältig gestillt werden sollte, um unangenehme postoperative Hämatome zu vermeiden. Medial der Arterie wird die V. saphena magna als das wichtigste Leitgebilde aufgesucht.

Die V. saphena magna wird angezügelt und bis zur Mündung in die V. femoralis communis in der Fossa ovalis verfolgt. Medial abgehende Seitenäste können ligiert werden, jedoch sollten kaliberstarke laterale Äste wie die V. saphena accessoria lateralis für die später zu konstruierende arterio-venöse Fistel erhalten werden.

Die Fossa ovalis wird Richtung Leistenband gespalten, ebenso einige Zentimeter nach peripher. Üblicherweise besteht eine erhebliche entzündliche Reaktion um die thrombosierte V. femoralis und – abhängig vom Alter der Thrombose – auch eine ödematöse Aufquellung der Venenwand. Je älter die Thrombose, um so stärker die Reaktion der Venenwand, so daß u. U. Wandstärken bis zu 1,5 mm resultieren können.

Die V. femoralis sollte in ihrem Aufhängeapparat belassen und deshalb auch nur die ventrale Zirkumferenz vorsichtig freigelegt werden. Gelegentlich kann die Distanz zwischen der Mündung der V. saphena magna und dem Leistenband relativ klein sein; in diesem Fall ist eine Einkerbung des Leistenbands zu empfehlen, um genügend Platz für die Blutungskontrollen der V. femoralis communis zu erreichen.

Durch die Entzündungsreaktion um die Vene finden sich auch häufig Lymphknotenvergrößerungen. Bei der Freilegung der V. femoralis besteht die Gefahr einer *Lymphbahn- oder Lymphknotenschädigung,* deshalb ist subtiles Präparieren erforderlich und bei derartigen Läsionen eine entsprechende Umstechung oder Umbindung anzuraten. Nach Möglichkeit sollte keine Traumatisierung der Vene erfolgen, d.h. keine Applikation von Gefäßklemmen bzw. keine zirkuläre Freilegung der Vene und Anbringen eines Tourniquets. Es werden hierdurch nur zusätzliche Endothelläsionen initiiert, die konsekutiv wieder zu Rethrombosierung oder narbigen Strikturen führen können. Die Blutungskontrolle sollte deshalb zentral der Phlebotomie durch Kompression der Vene, peripher der Phlebotomie digital oder durch Stieltupfer erfolgen (Abb. 22-2).

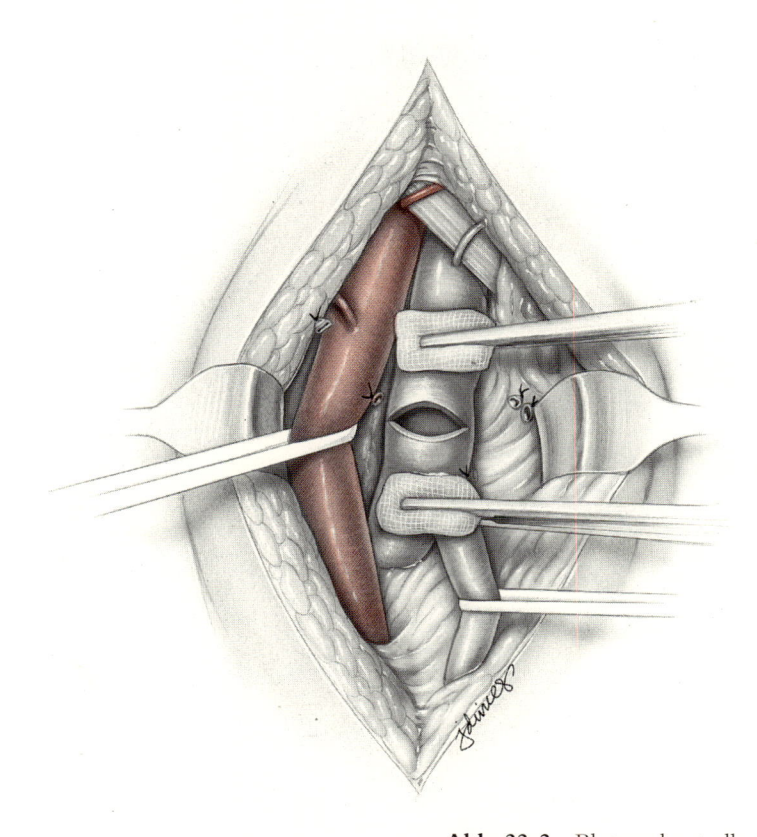

Abb. 22-2 Blutungskontrolle durch Kompression mit Stieltupfer oder durch digitale Kompression.
Beachte: nach Möglichkeit keine zirkuläre Isolation der tiefen Venen!

Phlebothrombektomie der Beckenetage

(siehe auch Kap. 5, „Venöse Gegebenheiten und Anforderungen")

Thrombektomie mit dem Ballonkatheter

Im Bereich der freigelegten V. femoralis communis erfolgt zentral der Mündung der V. saphena magna eine quere Phlebotomie in der halben Zirkumferenz der Vene. Die vorliegenden Gerinnsel werden mit der Pinzette vorsichtig entfernt. Anschließend wird in inspiratorischem Atemstillstand und PEEP-Beatmung ein venöser Thrombektomiekatheter (Füllungsvolumen 10 ml) bis in die untere Hohlvene vorgeschoben, wobei diese Distanz ungefähr 20 cm beträgt. Der Ballon wird über die aufgesetzte Luer-lock-Spritze mit Kochsalz-Lösung voll aufgefüllt und zurückgezogen. Im Bereich der Konfluenz der Beckenvene kann der voll blockierte Ballon nicht passieren, deshalb wird Flüssigkeit aus dem Ballon zurückgezogen, bis der Katheter eben wieder zu gleiten beginnt. Durch vorsichtiges Zurückziehen tritt das Gerinnselmaterial aus der Beckenetage über die Phlebotomie zutage und wird sukzessive extrahiert (Abb. 22-3).

Im Bereich der Iliaka-Konfluenz ist wieder ein Widerstand zu spüren – hier muß nochmals das Füllungsvolumen des Ballons reduziert werden. Dieses Manöver ist so lange zu wiederholen, bis keine Gerinnsel mehr gewonnen werden und normalerweise auch ein Reflux aus der Beckenvene erfolgt.

Fehlsondierung

Beachte:
Beim Vorschieben des Ballonkatheters kann dieser unbeabsichtigt in die V. iliaca interna oder in die V. lumbalis ascendens gelangen, da die Spitze des Katheters relativ flexibel ist. Auffällig wird diese Fehlsondierung dadurch, daß der Katheter nicht frei bis zur Länge von ca. 30 cm vorgeschoben werden kann, sondern auf Widerstand stößt. In dieser Phase ist es gefährlich, den Ballon voll zu blockieren. Eine Wandruptur in der sondierten Vene mit eventueller unkontrollierbarer retroperitonealer Blutung wäre die Folge.

Vorbeugend besteht die Möglichkeit, nach *Eklöf* den Thrombektomiekatheter mit abgeknickter Spitze einzuführen, so daß keine Tendenz des Katheters beim Vorschieben besteht, in einen Seitenast zu gelangen (Abb. 22-4). Unter Umständen kann das Vorschieben allerdings auch durch eine anatomische Anomalie (z. B. Venensporn) behindert sein, die eine Passage in die untere Hohlvene unmöglich macht. Auf die Sicherung dieser Diagnose wird im Abschnitt „Intraoperative Kontrolle der Desobliteration (Gefäßendoskopie)" eingegangen.

Abb. 22-3 Thrombektomie mit dem Ballonkatheter.
Der Thrombektomiekatheter (Füllungsvolumen 10 ml) wird bis in die untere Hohlvene vorgeschoben und anschließend geblockt zurückgezogen. Bei Widerstand durch Kalibersprung der Gefäße ist vorsichtige Reduktion des Füllungsvolumens erforderlich.

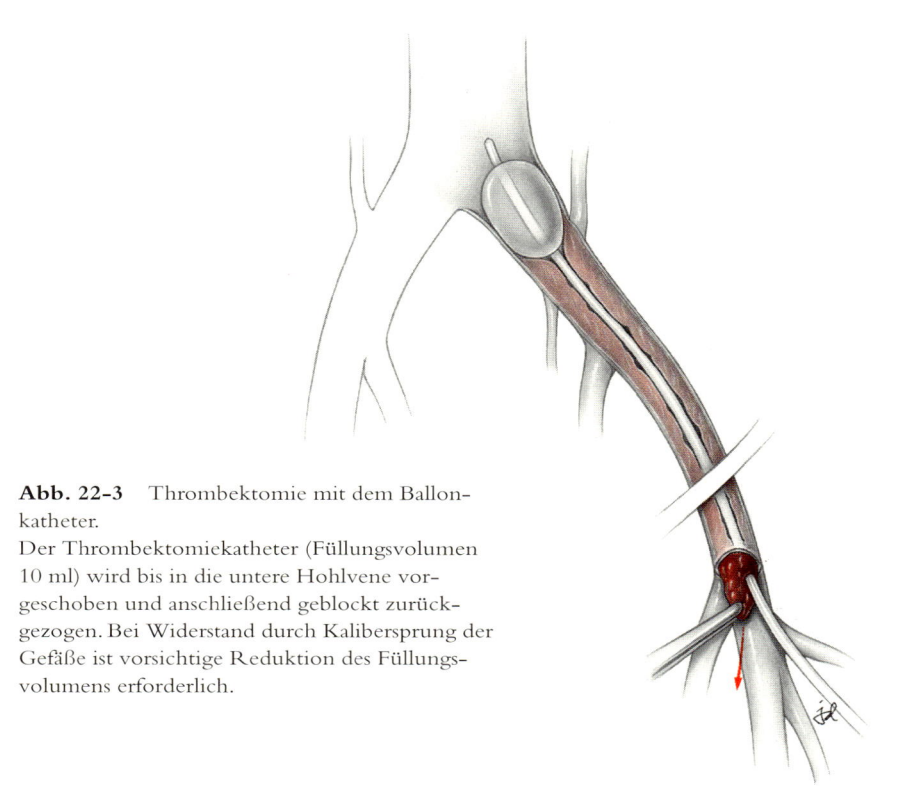

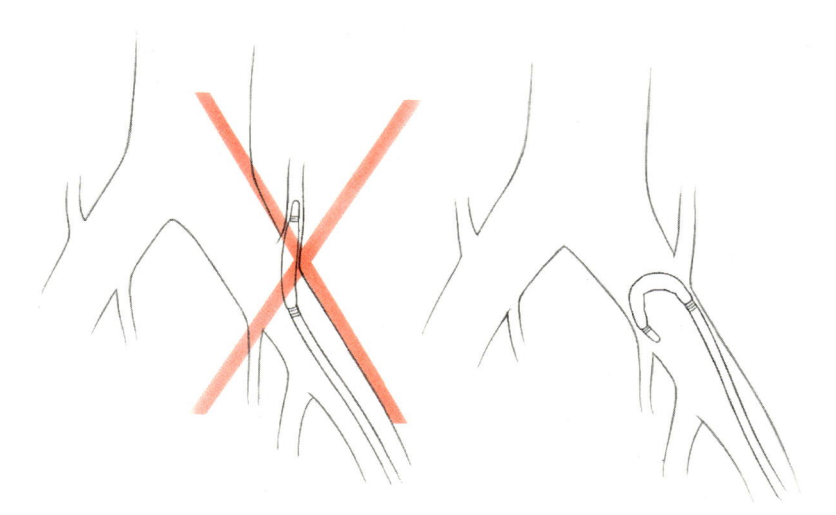

Abb. 22-4 Fehlsondierung.
Das Abgleiten der Thrombektomie-Katheterspitze (links) kann verhindert werden durch ein vorgebogenes Ballonkatheterende (rechts).

Kombinierte Desobliteration (Ballonkatheter und Ringstripper)

Frische Gerinnsel lassen sich mit dem Ballonkatheter relativ gut von der Venenwand abstreifen, da hier noch keine feste Verbindung besteht. Das Ausbleiben weiteren Gerinnselmaterials täuscht dann u.U. eine komplette Desobliteration vor. Um die vollständige Ausräumung zu überprüfen, besteht die Möglichkeit, ein kombiniertes Manöver mit dem Ballonkatheter und dem Ringstripper durchzuführen. Dies hat den Vorteil, daß der bessere Abstreifeffekt des Ringstrippers ausgenutzt werden kann, wobei gleichzeitig bei geblocktem Katheter keine Gerinnsel abgeschwemmt werden können. Der Ballonkatheter wird dazu zunächst durch den Metallring des Ringstrippers geführt und als erstes Instrument über die Phlebotomie bis zur Hohlvene vorgebracht und geblockt. Nach Zurücknahme des Ballons bis in die Konfluenz der Beckenvene wird der Ringstripper – angepaßt an den Venendurchmesser – eingeführt und unter rotierenden Bewegungen bis zum leicht gespannt gehaltenen Ballon vorgeführt. Der Ring muß dabei ca. 180 Grad nach links und rechts gedreht werden, volle 360-Grad-Drehungen würden den Führungskatheter des Ballons aufwickeln. Mit diesem Vorgehen können auch wandständige Gerinnsel üblicherweise gut von der Venenwand abgelöst werden (Abb. 22-5).

Absaugung von Gerinnseln aus der V. iliaca interna

Gerinnsel in der V. iliaca interna sind für ein kombiniertes Manöver (Ballonkatheter und Ringstripper) nicht direkt zugänglich. Da es sich aber meist um kohärente Gerinnsel handelt, die aus der V. iliaca interna hervorragen, können sie u.U. mit einem Saugkatheter aspiriert und extrahiert werden (Abb. 22-5). Dieses Manöver sollte nur bei gleichzeitiger Ballonblockade im Bereich der V. iliaca communis erfolgen, um wiederum eine Abschwemmung von Gerinnselmaterial zu verhindern. Sobald nach klinischen Kriterien eine komplette Desobliteration erreicht ist, kann regional neben der systemischen Heparinisierung noch Heparin lokal installiert werden (Mischung: 5000 I.E. auf 100 ml Kochsalz-Lösung).

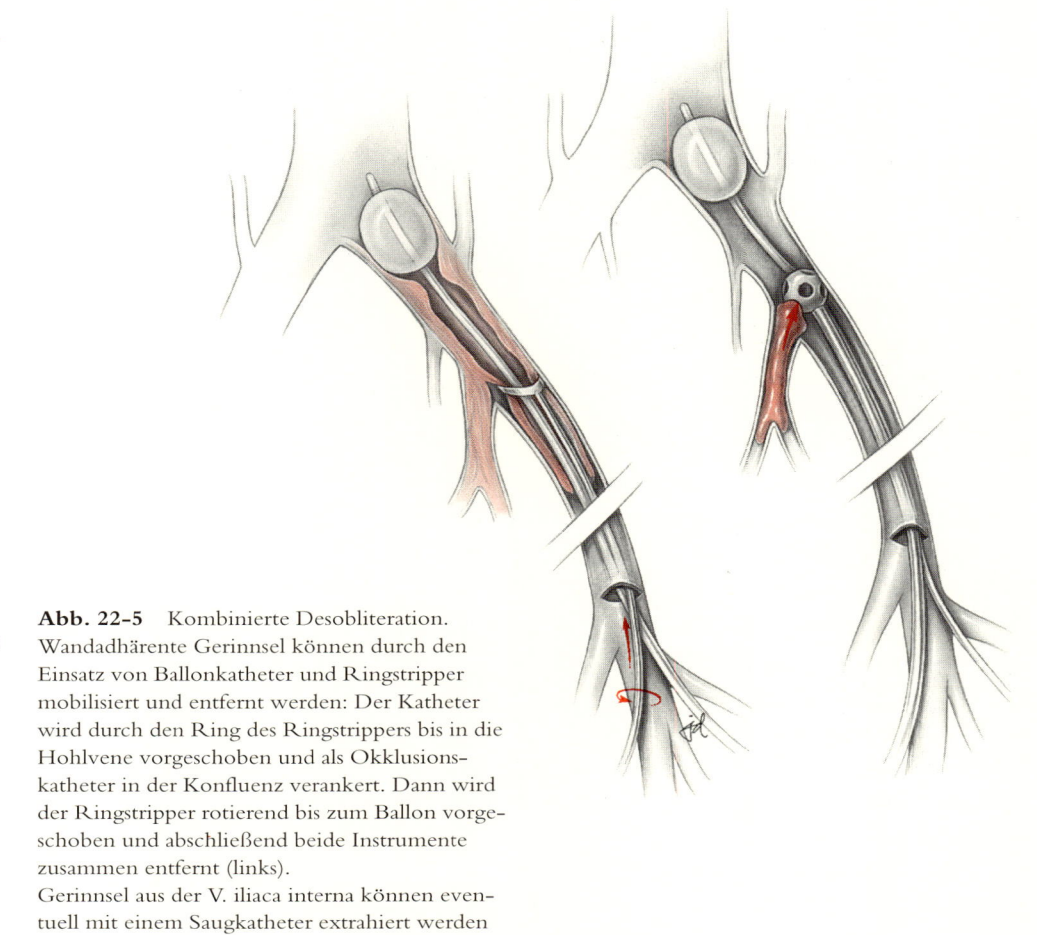

Abb. 22-5 Kombinierte Desobliteration. Wandadhärente Gerinnsel können durch den Einsatz von Ballonkatheter und Ringstripper mobilisiert und entfernt werden: Der Katheter wird durch den Ring des Ringstrippers bis in die Hohlvene vorgeschoben und als Okklusionskatheter in der Konfluenz verankert. Dann wird der Ringstripper rotierend bis zum Ballon vorgeschoben und abschließend beide Instrumente zusammen entfernt (links).
Gerinnsel aus der V. iliaca interna können eventuell mit einem Saugkatheter extrahiert werden (rechts).

Intraoperative Kontrolle der Desobliteration

Die Qualität der operativen Maßnahme ist abhängig von der Güte der intraoperativen Kontrollmöglichkeiten. Es ist nur zu verständlich, daß das Austasten mit Ring und Ballon nichts als einen inkompletten Eindruck von der Vollständigkeit der Desobliteration ergeben kann. Deshalb wurden in den Anfängen der Phlebothrombektomie in den 60er Jahren Versuche unternommen, das Ergebnis der Desobliteration zu überprüfen. Die älteste Möglichkeit stellt die **intraoperative Phlebographie** mit Einzelbildaufnahme bei untergelegter Röntgenplatte oder Durchleuchtung mit dem C-Bogen dar. Für die Injektion genügen 40–60 ml eines nicht-ionischen Kontrastmittels. *Nachteil* dieser Methode ist, daß es sich um eine zweidimensionale Darstellung handelt und damit die Komplettheit der Desobliteration nur approximativ beurteilt werden kann.

Aus diesem Grund wurde von *Vollmar* bereits Anfang der 70er Jahre die **Gefäßendoskopie** als intraoperative Routine bei der Phlebothrombektomie eingeführt. Vorbedingung für die Gefäßendoskopie ist, daß man ein blutfreies Medium schafft, um die Venenwand beurteilen zu können, und gleichzeitig flexible Endoskope zur Verfügung hat. Diese Endoskope müssen zusätzlich einen Spülkanal haben, um das Verdrängen des Blutes zu bewerkstelligen.

Vorgehen: Es wird zunächst ein Ballonkatheter in die Konfluenz der Beckenvene vorgeschoben und blockiert. Anschließend wird mit einem 6-mm-Endoskop (z. B. Bronchoskop) eingegangen und über den Arbeitskanal Ringer-Lösung über Schwerkraftperfusion oder über eine spezielle Angioskopiepumpe eingebracht. Bei Schwerkraftperfusion genügt eine Ringer-Lösung in einem Plastiksack, um den eine Druckmanschette angebracht und auf 200–300 mmHg aufgeblasen wird. Schrittweise kann dann die Venenwandung vom Blockadeballon rückwärts bis zur Leiste inspiziert werden (Abb. 22-6).

Beachte:
Gelegentlich kommt ein starker venöser Einstrom aus der V. iliaca interna, der die Sicht unmöglich machen kann. In diesem Fall ist es zweckmäßig, den Ballon bis in die Iliaka-Konfluenz zurückzunehmen, so daß man anschließend die V. iliaca externa in einem separaten Gang untersuchen kann. Sind bei dieser Inspektion Gerinnsel vorhanden, können sie durch neuerliches Ballonkatheter- oder kombiniertes Ballonkatheter- und Ringstripper-Manöver extrahiert werden.

Nach jedem derartigen Manöver ist eine neuerliche Endoskopie erforderlich. Desgleichen können über die Gefäßendoskopie sicher auch Gefäßanomalien, wie ein Venensporn oder eine Venenklappe, in der V. iliaca externa erkannt werden. Die Spülmenge bei der venösen Gefäßendoskopie kann dabei durchaus Größenordnungen von 1–2 l erreichen, wobei jedoch ein Großteil der Spülflüssigkeit über die Phlebotomie die Zirkulation wieder verläßt. In jedem Fall ist es aber notwendig, die Anästhesie über den Verbrauch an Spülflüssigkeit zu informieren.

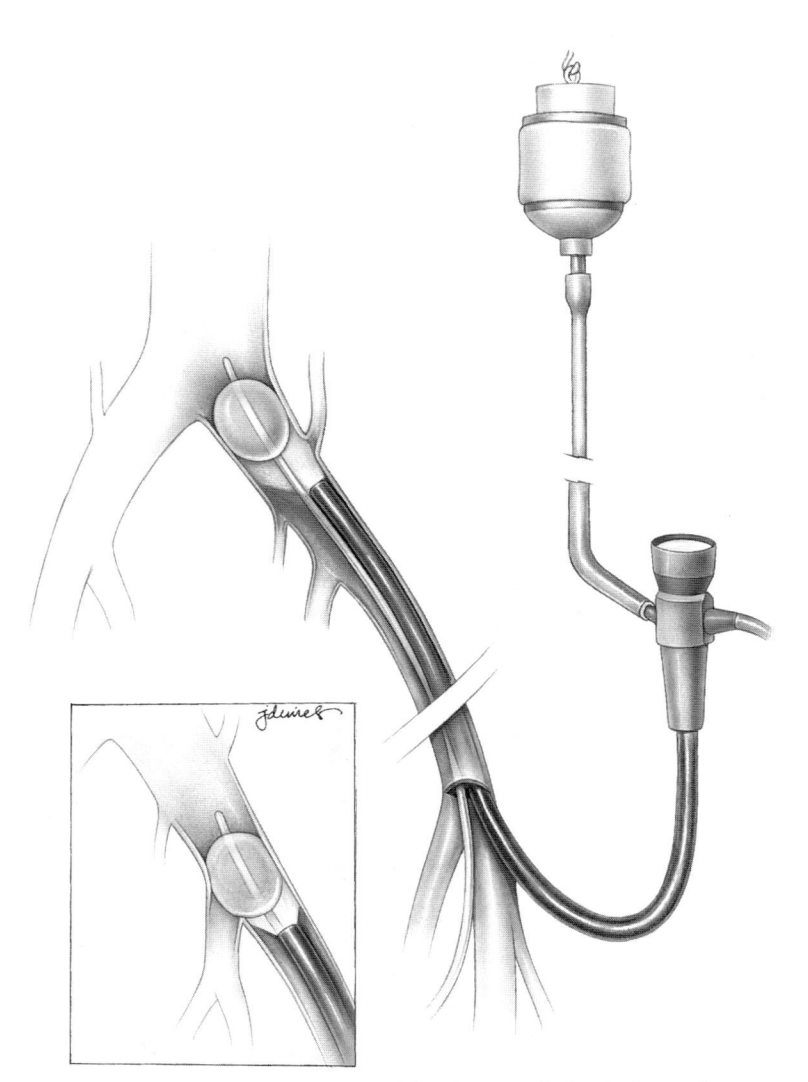

Abb. 22-6 Endoskopie der Beckenvenen. Plazieren eines Blockadekatheters in der Konfluenz, anschließend Vorschieben eines 6-mm-Bronchoskops mit Spülkanal bis zum Ballon und Spülung des Gefäßlumens. Durch direkte Sicht oder über Monitor kann die Beckenvene endovaskulär exakt kontrolliert werden.
Bei starkem Anstrom aus der V. iliaca interna wird der Ballonkatheter in der Iliaka-Konfluenz so plaziert, daß die Inspektion der V. iliaca externa möglich wird (Inset).

Kava-Thrombektomie

Es gibt zwei Zustände, bei denen eine Thrombektomie der V. cava angezeigt ist:

1. Der primäre Verschluß der gesamten V. cava inferior, z.B. von der Konfluenz bis in Höhe der Nierenvene.
2. Propagation eines Thrombus aus der Beckenvene in die V. cava inferior, meist am links-lateralen Rand, zungenförmig, u.U. bis in Höhe der Nierenvene, oder eine deszendierende Propagation der Thrombose in die kontralaterale V. iliaca communis.

In beiden Fällen ist die Thrombektomie von der Leiste her unkontrollierbar und führt nur zu leicht zur Fragmentierung von Gerinnseln und zur massiven Lungenembolie. Deshalb ist hier der direkte Zugang zur unteren Hohlvene zur Desobliteration notwendig.

Quere Kavotomie und Thrombektomie

Handelt es sich um ein zungenförmiges Vorwachsen des Thrombus in die V. cava inferior oder in die V. iliaca communis, ist üblicherweise eine quere Phlebotomie der V. cava knapp oberhalb der Konfluenz ausreichend. Der Zugang erfolgt über einen Flankenschnitt rechts mit Durchtrennung der Externusmuskulatur bzw. -aponeurose, querer Durchtrennung der Internus- und Transversusmuskulatur und dem Abschieben des Peritonealsacks.

Bei der V. cava inferior handelt es sich um ein großkalibriges Gefäß, bei dem die Gefahr der narbigen Strikturbildung weniger dramatisch ist. Die Kava wird zentral des tastbaren Thrombus zirkulär mit einem Tourniquet (Silikon, 1 mm Durchmesser) komprimiert und im Bereich der kontralateralen V. iliaca communis ebenso, wobei das Anzügeln am besten im Bereich der Iliaka-Konfluenz erfolgt, da in diesem Bereich die Vene von der Arterie wieder gut abgrenzbar ist (Abb. 22-7). Nach erfolgreicher Hämostase wird zentral der Konfluenz eine quere Phlebotomie durchgeführt, und man entfernt die vorliegenden Gerinnsel. Die Gerinnsel aus der Beckenvene können retrograd oder durch ein kombiniertes Manöver bei freiliegender Leiste und Phlebotomie der V. femoralis communis extrahiert werden. In jedem Fall sollte nach Desobliteration nochmals eine gefäßendoskopische Überprüfung erfolgen. Die Phlebotomie der V. cava kann entweder durch eng gesetzte fortlaufende Naht verschlossen werden, ohne daß ein Raffeffekt erfolgt, oder besser durch eine Serie von Einzelknopfnähten, so daß sich die Vene wieder voll entfalten kann. Vor Verschluß der Phlebotomie werden die Tourniquets gelockert, um einen Bluteinstrom und den Austritt von Luft zu erreichen.

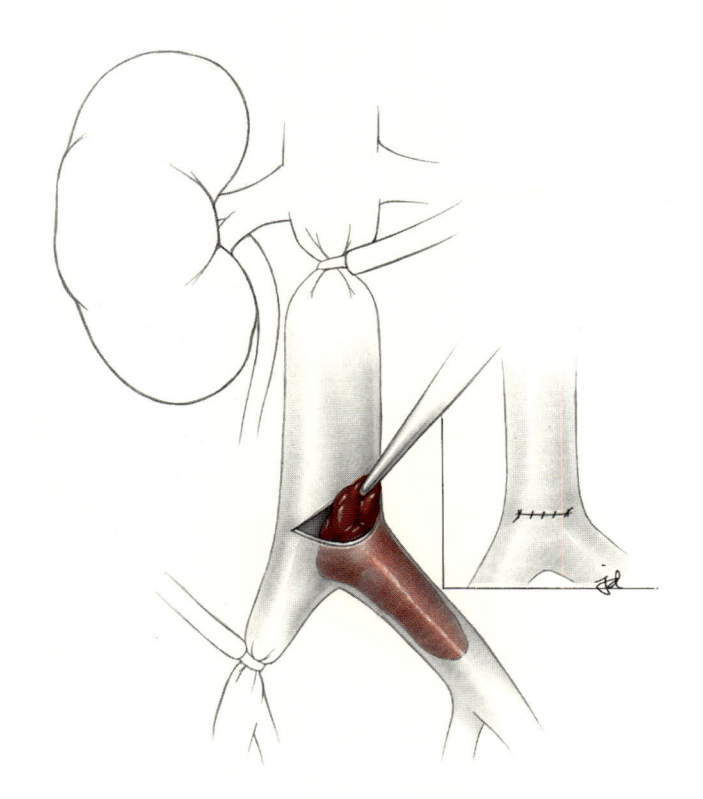

Abb. 22-7 Kava-Thrombektomie. Quere Kavotomie zur Entfernung eines in die V. cava inferior reichenden Gerinnselanteils bei unilateralem Beckenvenenverschluß. Verschluß der Venotomie durch Einzelknopfnaht oder fortlaufende Naht mit engem Stichabstand (Inset).

Längs-Kavotomie und Thrombektomie

Handelt es sich um kompakte Gerinnsel, die hoch in die Kava reichen, ist die extraperitoneale Freilegung üblicherweise durch die Begrenzung nach zentral stark eingeschränkt. In dieser Situation ist die mediane Laparotomie zu empfehlen. Nach Eröffnen des Peritoneums und Einsetzen eines Bauchrahmens werden das Colon ascendens und das Caecum im Bereich der Peritonealumschlagsfalte bis Höhe der rechten Kolonflexur umschnitten (Abb. 22-8). Anschließend läßt sich das Kolon nach links-lateral mobilisieren. So gelangt man direkt auf die untere Hohlvene (Abb. 22-9). Unterhalb der Nierenvenen kann die V. cava inferior mit einem Tourniquetzügel gesichert werden; dies verhindert gleichzeitig eine etwaige Gerinnselabschwemmung.

Cave
Bei der Umfahrung der V. cava inferior kann es u. U. zu Verletzungen kleinerer segmentärer Lumbalvenen kommen. Unangenehme Blutungen sind die Folge, die häufig sehr schwer einstellbar sind. Deshalb in dieser Phase behutsame und vorsichtige Präparation!

Ebenso wird im Bereich der kontralateralen Beckenvene ein Tourniquet angelegt und anschließend nach erfolgter Hämostase eine Längs-Kavotomie durchgeführt und das vorliegende Gerinnselmaterial extrahiert (Abb. 22-10). Die Kava wird mit Heparin-Kochsalz-Lösung ausgespült. Wie bereits dargestellt, führt man auch eine gefäßendoskopische Überprüfung der desobliterierten Anteile der Beckenvene durch.

Die Kavotomie in Längsrichtung kann mit fortlaufender Naht in eng gesetzter Stichfolge mit monofilem Faden der Fadenstärke 6-0 verschlossen werden (Abb. 22-10, Inset). Auch hier erfolgt vor Freigabe des Blutstromes zunächst eine Auffüllung der V. cavia inferior zur Entlüftung. Anschließend wird auch der Blutstrom wieder freigegeben. Nach Fertigstellung und Blutdichtigkeit werden das gesamte Colon ascendens und das Caecum reponiert und das Retroperitoneum wieder verschlossen.

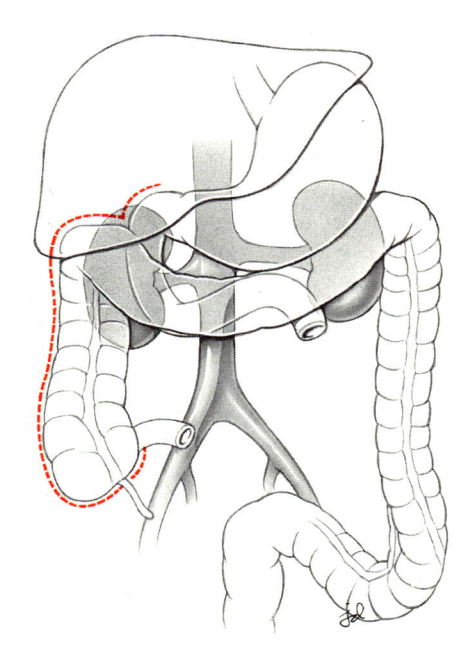

Abb. 22-8 Längs-Kavotomie und Thrombektomie.
Zugang zur V. cava inferior über eine mediane Laparotomie mit Umschneiden des Caecums und des Colon ascendens bis zur rechten Kolonflexur.

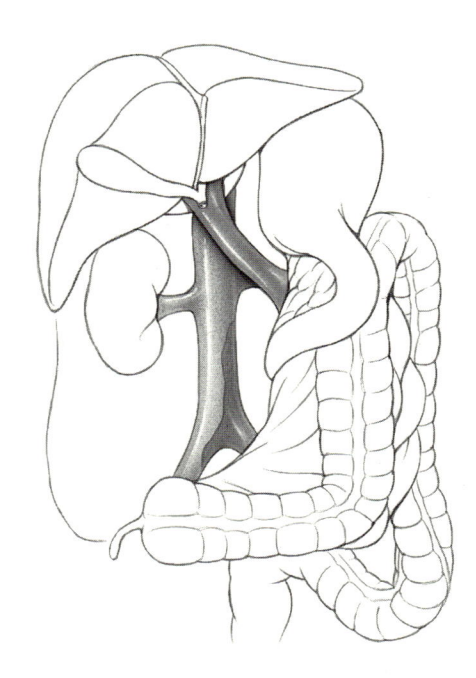

Abb. 22-9 Mobilisation und Verlagerung des Caecums und des rechten Hemikolons nach links, anschließend liegt die V. cava von der Konfluenz bis zur Leberunterfläche frei.

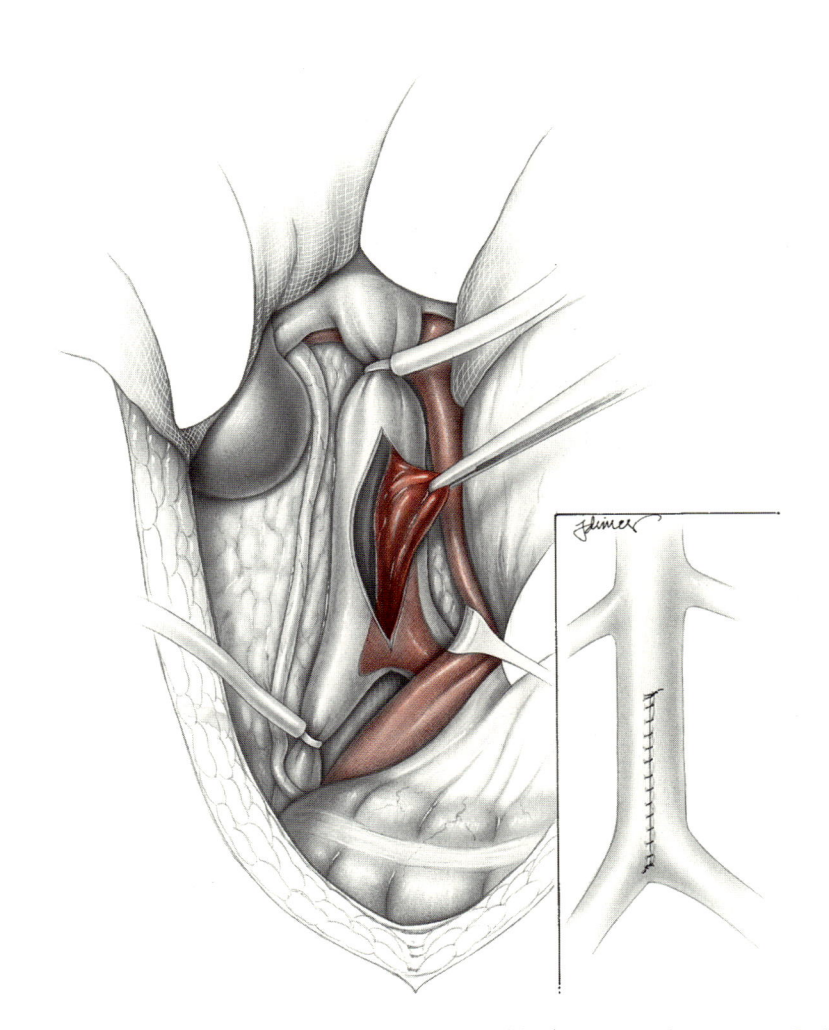

Abb. 22-10 Entfernung von Gerinnseln aus der V. cava inferior über eine Längsinzision mit Blutungskontrolle durch Tourniquetanlage. Verschluß der Kavotomie mit fortlaufender Naht mit engem Stichabstand (Inset).

Thrombektomie der V. femoralis und der V. poplitea

(siehe auch Kap. 5, „Venöse Gegebenheiten und Anforderungen")

Isolierte Beckenvenenthrombosen stellen bei der deszendierenden Iliakofemoral-Venenthrombose die kleinste Gruppe dar. In der Mehrzahl der Fälle ist die wichtige Konfluenz in der Leistenbeuge übersprungen, und die Thrombose reicht bis in die V. poplitea. Deshalb ist bei einer transfemoralen Phlebothrombektomie so gut wie immer die Desobliteration der Oberschenkeletage erforderlich. Hauptproblem beim zentral-peripher gerichteten Vorgehen ist die Zahl der Venenklappen, die u.U. überwunden werden müssen.

Retrograde Ballonkatheter-Desobliteration

Von der queren Phlebotomie der V. femoralis communis aus wird der Thrombektomiekatheter (6 French mit einem Füllungsvolumen des Ballons von 4 ml) in die V. femoralis superficialis eingeführt und vorsichtig bis zum Klappenwiderstand vorgeschoben (Abb. 22-11a bis c). Der Ballon wird nun geblockt, so daß sich die Spitze des Katheters zentral einstellt. Im Anschluß wird die Ballonblockade wieder bei gleichzeitigem vorsichtigem Vorwärtsschieben des Katheters aufgehoben, wobei dieser durch die zentrale Ausrichtung durch die Klappensegel in die nächste Etage hinabgleitet. Auf diese Weise können die ca. 3–5 Klappen der Oberschenkeletage bis zur V. poplitea von zentral her überwunden werden.

Üblicherweise kann der Katheter von der Leiste aus um etwa 30–40 cm nach peripher geführt werden. Ein weiteres Vordringen nach peripher ist normalerweise nicht möglich, da die Vielzahl der Unterschenkelvenen ein selektives Sondieren verhindert. Der Ballon wird nun wieder geblockt und vorsichtig mit dem nötigen Wandgefühl nach zentral extrahiert, wobei vorhandene Gerinnsel durch den Abstreifeffekt über die Venotomie zutage treten und entfernt werden können.

Beachte:
Beim Einführen des Katheters in die V. femoralis superficialis muß die Katheterspitze sorgfältig dirigiert werden, da diese nur zu leicht in die V. profunda femoris gelangt.

Cave
Beim Füllen des Ballons kann u.U. wegen der nach peripher zunehmenden Diameterreduktion die Gefahr der Wandüberdehnung und Gefäßruptur bestehen.

Sollten nach Desobliteration der V. femoralis superficialis auch aus der V. profunda femoris noch Gerinnsel hervortreten, kann die selektive Sondierung dieses Gefäßabschnitts mit dem Ballonkatheter erfolgen.

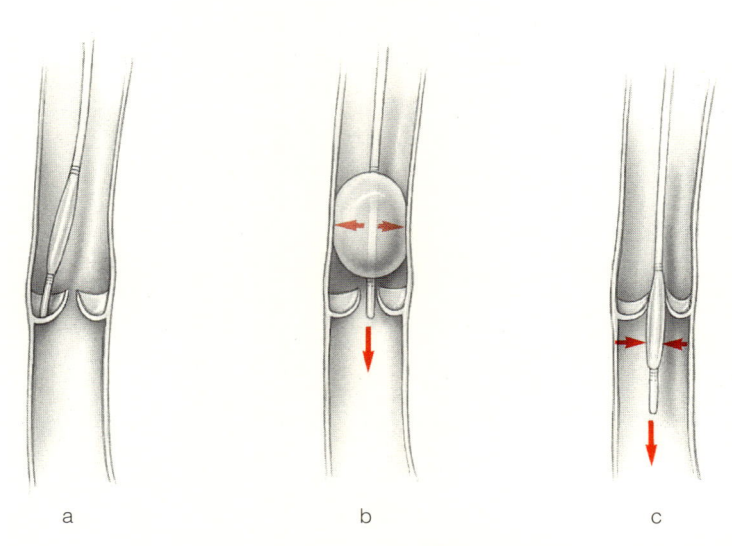

Abb. 22-11a bis c Retrograde Thrombektomie der V. femoralis superficialis.
a) Vorschieben des Ballonkatheters von der Leiste bis zum ersten Klappensegel.
b) Füllen des Ballonkatheters, so daß sich die Katheterspitze zentral einstellt.
c) Entblocken des Ballons und gleichzeitiges Vorschieben des Katheters bis zur nächsten Klappenebene.

Retrograde kombinierte Desobliteration (Ballonkatheter und Ringstripper)

An bereits wandständig fixierten Thromben ist der Abstreifeffekt des Ballonkatheters unzureichend. Er gleitet an solchen Arealen vorbei, und die komplette Desobliteration wird nur vorgetäuscht. Sollte deshalb bei der intraoperativen angioskopischen Kontrolle noch Gerinnselmaterial in der V. femoralis superficialis vorhanden sein, bietet sich eine kombinierte Desobliteration an, wie sie bereits im Abschnitt „Thrombektomie der Beckenetage" beschrieben wurde. In der angegebenen Technik wird der Katheter durch den dem Venendurchmesser angepaßten Ring hindurchgeführt und bis zur V. poplitea vorgeschoben. Der Ballon wird geblockt, anschließend führt man unter leicht rotierenden Bewegungen um jeweils 180 Grad nach rechts und links den Ringstripper bis zum Ballon vor und zieht beide Instrumente langsam zurück (Abb. 22-12). Dieses Manöver sollte wiederholt werden, bis angioskopisch kontrolliert alle vorhandenen Gerinnsel entfernt sind. Häufiger als bei alleinigem Einsatz des Ballonkatheters kann es bei diesem kombinierten Vorgehen zu Verletzungen der Klappensegel kommen.

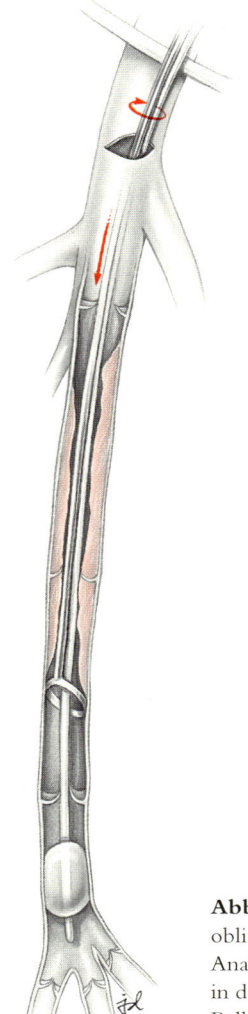

Abb. 22-12 Retrograde kombinierte Desobliteration.
Analog dem Vorgehen in der Beckenetage kann in der Oberschenkeletage ein kombiniertes Ballonkatheter-Ringstripper-Manöver durchgeführt werden: Zunächst wird der Ballon in der in Abbildung 22-11 angegebenen Weise bis zur V. poplitea vorgeschoben, mit einem Ringstripper entlang dem Katheter bis zum geblockten Ballon vorgegangen, und abschließend werden beide Instrumente zusammen retrahiert.

Freilegung der V. poplitea

Unter zwei Umständen ist die zusätzliche Freilegung der V. poplitea supra- oder infragenual – in Addition zur inguinalen Freilegung der V. femoralis – indiziert:

1. bei reinen femoro-poplitealen Venenthrombosen;
2. wenn bei Iliako-femoral-Venenthrombosen die Poplitea-Etage nicht ausreichend sicher desobliteriert werden kann.

Die Freilegung erfolgt je nach Verschlußausdehnung in Höhe Adduktorenkanal von einer Längsinzision aus: Spalten der Faszie, Abdrängen des M. sartorius und Eingehen auf die Gefäße peripher des Adduktorenkanals. Der Adduktorenkanal wird nach Identifikation der Gefäße und Schonung des N. saphenus durchgespalten. Lateral der Arterie und etwas tiefer gelangt man an die Vene, die bei Phlebothrombose meist etwas entzündlich mit der Umgebung und der benachbarten Arterie verbacken ist. Auch in dieser Situation wird nur der ventrale Teil der Vene dargestellt, um den Aufhängeapparat möglichst zu erhalten.

Das Freilegen der Konfluenz der V. poplitea erfolgt von einer paratibialen Inzision, wobei das zentrale Ende der Inzision entsprechend dem Tibiaplateau leicht nach dorsal reicht (siehe auch Kap. 3, „Zugangsregion Kniekehle …"). Nach Spalten der Faszie und Abdrängen des Gastroknemiusmuskels wird ein Sperrer eingesetzt und die Vene zwischen N. tibialis und A. poplitea aufgesucht. Auch hier gilt das Primat der sorgfältigen und vorsichtigen Präparation sowie des Freilegens lediglich der ventralen Zirkumferenz der Vene. Jede direkte Traumatisierung der Vene sollte vermieden werden. Die Blutstillung erfolgt nur durch Tupferkompression.

Orthograde Thrombektomie der V. poplitea und der V. femoralis

Die Desobliteration von peripher nach zentral ist unter dem Aspekt der Schonung der hauchdünnen Klappensegel vorteilhafter. Dies ist insbesondere für das Spätergebnis von eminenter Bedeutung.

Als Zugangsweg in die V. poplitea supra- oder infragenual erfolgt eine kurze Längs- oder eine quere Phlebotomie, um die spätere nahtbedingte Einengung möglichst auszuschließen. Der konventionelle venöse Thrombektomiekatheter kann orthograd nicht durch die Vene dirigiert werden. Hingegen kann mit einem kleinen Hilfsmittel, einem Ringstripper adäquater Größe, durchaus der Katheter orthograd durch die Vene hindurchgebracht werden. Zu diesem Zweck wird auf die Spitze des Führungsdrahts des Ringstrippers eine kleine Gummikappe als Schutz gegen Perforationen aufgebracht und der Ringstripper mit dem Führungsdraht voraus von der V. poplitea zur V. femoralis communis hochgeführt und über die dort vorhandene Phlebotomie hervorluxiert (Abb. 22-13). Anschließend kann der Katheter von peripher nach zentral unter rotierenden Bewegungen durchgezogen werden, wobei thrombotisches Material mit entfernt wird. Dieses Manöver muß mehrfach wiederholt werden und anschließend eine angioskopische Überprüfung erfolgen, um die Komplettheit der Desobliteration zu garantieren.

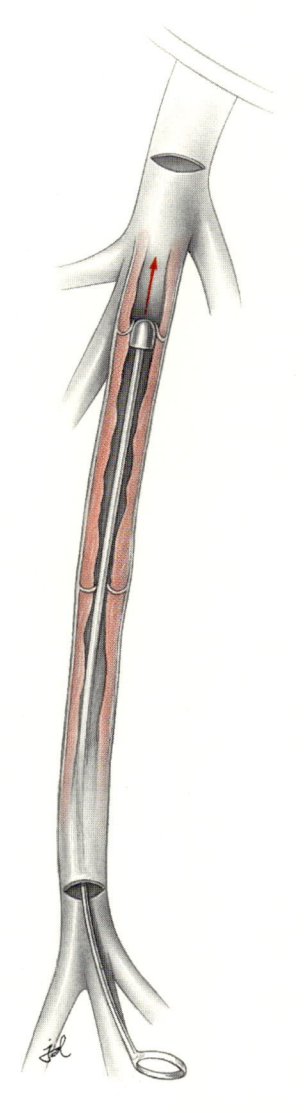

Abb. 22-13 Orthograde Thrombektomie der femoropoplitealen Etage. Einführen des Ringstripperdrahts – geschützt durch eine Gummikappe – von peripher bis zur femoralen Inzision, Hervorluxieren des Führungsteiles und orthograde Ringdesobliteration.

Thrombektomie mit Spezialkatheter

Um die Problematik der orthograden Einführung des venösen Ballonkatheters in der femoropoplitealen Etage zu überwinden, ist ein Spezialkatheter erhältlich, der einen endständigen Ballon und am gegenüberliegenden Ende ein Schraubgewinde hat, auf das eine stumpfe Katheterspitze aufgeschraubt werden kann. Damit kann der Katheter orthograd von der V. poplitea zur V. femoralis vorgeschoben werden. Nach Hervorluxieren der Spitze aus der Phlebotomie wird die stumpfe Katheterspitze abgeschraubt und durch einen Luerlock-Ansatz ersetzt, so daß der Ballon mit einer aufgesetzten Spritze gefüllt werden kann. In diesem Zustand wird der Katheter nach zentral durchgezogen, und streift dabei das Gerinnselmaterial ab (Abb. 22-14a bis c). Dieses Manöver muß, gefolgt von einer angioskopischen Kontrolle, mehrfach wiederholt werden (Abb. 22-15).

Manuelle Gerinnselexpression

Da im Unterschenkel die Venen paarig dem Verlauf der Arterien folgen, ist die selektive Sondierung dieser Venen praktisch unmöglich. Es bleibt für diese Etage zum einen die manuelle Expression der Gerinnsel, d.h., von peripher wird segmentweise durch manuelle Kompression der Druck auf die tiefen Venen so erhöht, daß inwendige Gerinnsel nach zentral zur Venotomie verschoben werden und dort extrahiert werden können. Ein ähnlicher Effekt gelingt durch konsequente Auswickelung vom Fußbereich her mit einer Esmarchschen Gummibinde. Das Manöver kann auch bei Poplitealvenenthrombosen und lediglich femoralem Zugang versucht werden. Sollte es endoskopisch kontrolliert zu einer kompletten Desobliteration gekommen sein, was vor allem bei frischen, nicht wandadhärenten Gerinnseln üblicherweise der Fall ist, ist eine wie eben beschriebene additive Freilegung der V. poplitea nicht notwendig.

Abb. 22-14a bis c Orthograde femoropopliteale Thrombektomie mit Spezialkatheter.
a) Auf das Schraubgewinde wird eine flexible Spitze aufgedreht, der Katheter von peripher nach zentral eingeführt und über die Venotomie der Femoralis hervorluxiert.
b) Das Führungsteil wird gegen einen Luer-lock-Ansatz ausgewechselt.
c) Mit geblocktem Ballon wird im Anschluß die orthograde Thrombektomie unter Schonung des Klappenapparats durchgeführt.

Abb. 22-15 Endoskopie der femoropoplitealen Etage.
Von peripher läßt sich ein flexibles Endoskop orthograd problemlos einführen. Ein zusätzlicher Blockadekatheter ist normalerweise nicht erforderlich, da die Spülflüssigkeit ausreicht, um das Blut wegzubringen. Ebenso ist eine retrograde Angioskopie von der Leiste aus möglich – ebenfalls ohne zusätzlichen Blockadekatheter. (Cave: Besonders bei der Klappenpassage ist Vorsicht geboten, um Verletzungen tunlichst zu vermeiden!)

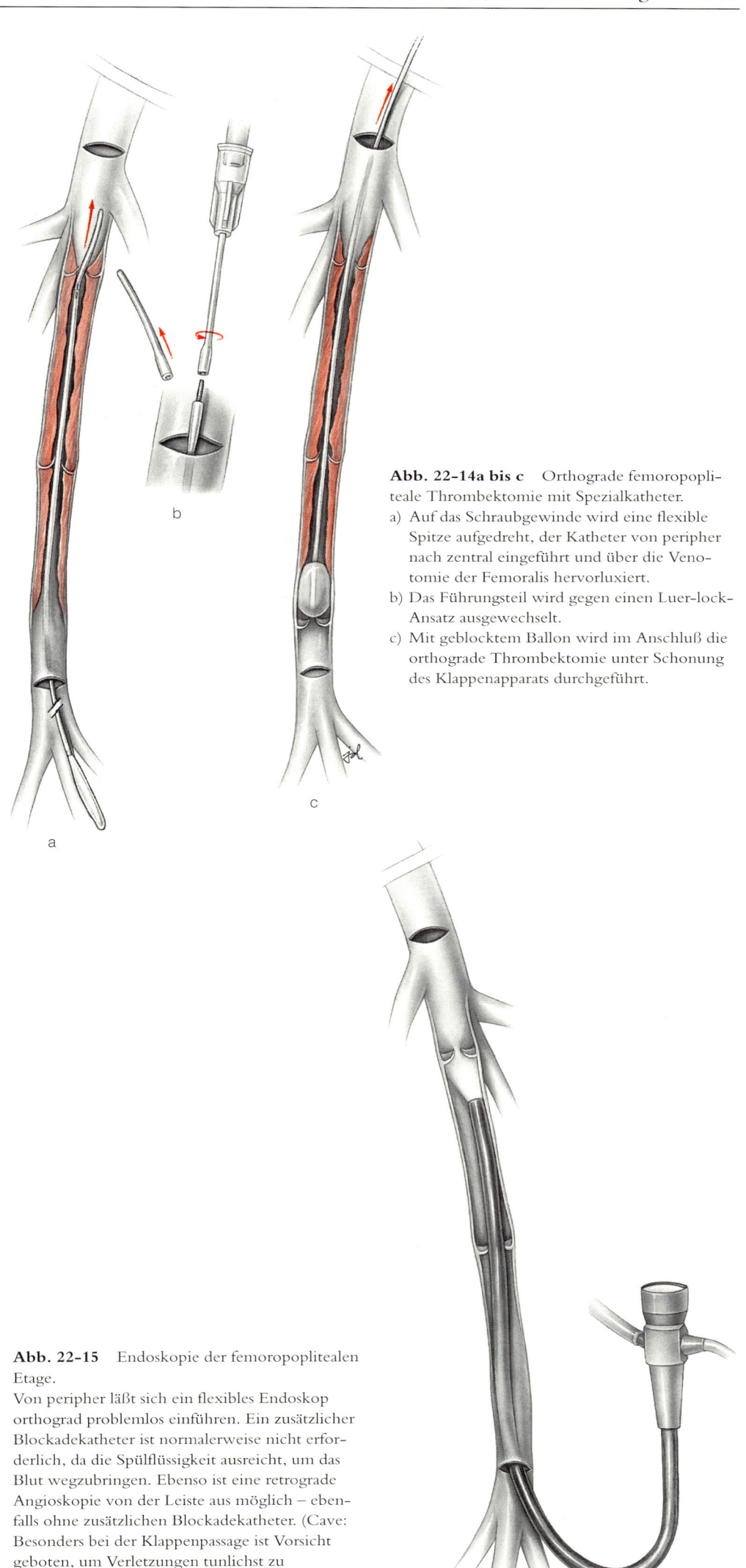

Temporäre arterio-venöse Fistel

Zunächst wird die quere Phlebotomie beim transfemoralen Vorgehen mit Einzelknopfnähten mit monofilem Nahtmaterial der Fadenstärke 6-0 oder 5-0 verschlossen, um keine Stenosierungen hervorzurufen. Um die Durchströmung des desobliterierten Beckensegments zu erhöhen, kann eine arterio-venöse Kurzschlußverbindung unter Verwendung der V. saphena magna oder eines kaliberstarken Seitenasts – normalerweise der V. saphena accessoria lateralis – durchgeführt werden.

Hierbei gilt grundsätzlich, daß der Hauptstamm der V. saphena magna nur dann benützt werden sollte, wenn es sich um bereits länger bestehende Thrombosen mit erheblicher Venenwandverdickung handelt. In allen übrigen Fällen sollte ein kaliberstarker Seitenast genommen werden, um die etwaige Kollateralfunktion der V. saphena magna nicht zu gefährden. Zu diesem Zweck wird die V. saphena accessoria lateralis oder der Hauptstamm der V. saphena magna langstreckig präpariert. Ziel muß es sein, daß die ausgewählte Vene ohne Knickbildung zur benachbarten Arterie herübergeführt werden kann. Insbesondere bei Verwendung eines Seitenasts ist dieser mit Heparin-Kochsalz-Lösung aufzudehnen, um sicherzustellen, daß es sich um eine Vene mit adäquatem Kaliber handelt. Anderenfalls besteht die große Gefahr, daß es zu einem Spontanverschluß der Kurzschlußverbindung kommt.

Vorgehen in Höhe Leistenband

Die Spenderarterie, normalerweise die benachbarte A. femoralis superficialis, wird vorsichtig zirkulär isoliert und angezügelt und bei systemischer Heparinisierung mit einer Satinsky-Klemme ausgeklemmt. Nach ventraler Inzision der Arterie im ausgeklemmten Bereich wird die Vene bogenförmig zur Arterie geführt. Es folgt der Zuschnitt der Vene in adäquater Länge zur Arteriotomie. Mit einem Faden der Fadenstärke 6-0 erfolgt eine fortlaufende Naht, wobei insbesondere von der Venenwand nur minimale Bruchteile gefaßt werden sollten. Vor Komplettieren der Nahtreihe erfolgt ein kurzes „Flushen" der Anastomose; anschließend wird die Nahtlinie komplettiert. Nach Entfernen der Klemme und Freigabe des Blutstromes kommt es normalerweise zur sofortigen Aufdehnung der Vene und zu tastbarem Schwirren durch den hohen Einstrom aus der Arterie (Abb. 22-16a und b).

Sollte bei der korbhenkelartigen Anlage der arterio-venösen Fistel eine zu starke Knickbildung resultieren, kommt auch eine gestreckte Variante in Frage, d.h., der Seitenast oder der Hauptstamm der V. saphena magna wird weiter peripher in die A. femoralis superficialis inseriert. Die Fistel hat dadurch einen gestreckten schrägen Verlauf (Abb. 22-16c).

Die temporäre arterio-venöse Fistel wird normalerweise für 3 Monate belassen. Um das Auffinden der Fistel im Narbengewebe bei der Revisionsoperation zu erleichtern, ist es ratsam, einen nichtresorbierbaren gefärbten Faden um die Fistel zu legen und im Subkutangewebe so zu plazieren, daß er beim Zweiteingriff als Wegweiser dient.

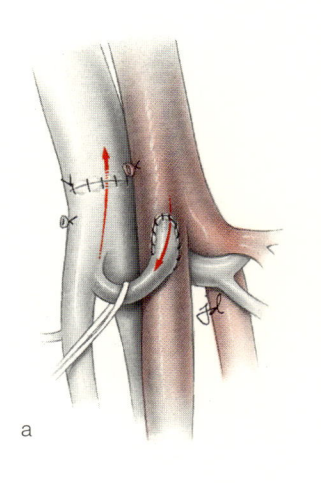

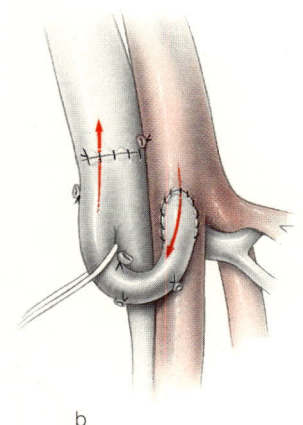

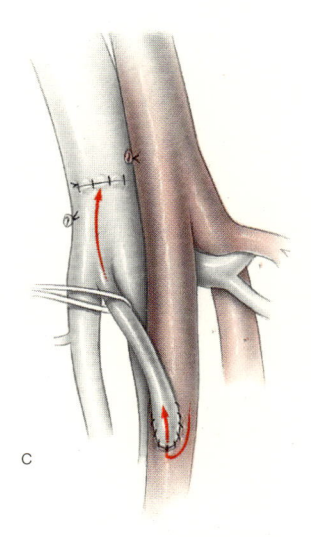

Abb. 22-16a bis c Anlage der arterio-venösen Fistel in Höhe Leistenband.
a) Auswahl eines kaliberstarken Seitenasts (V. saphena accessoria lateralis), der korbhenkelförmig zur A. femoralis superficialis herübergeschlagen wird.
b) Hauptstammfistel, wenn kein kaliberkräftiger Seitenast vorhanden ist oder es sich um eine bereits länger bestehende Thrombose mit erheblicher Venenwandverdickung handelt.
c) Bei Gefahr der Knickbildung Insertion einer mehr gestreckt verlaufenden a.-v. Fistel.

Vorgehen in Höhe Adduktorenkanal

Der Zugangsweg zur V. poplitea in Höhe Adduktorenkanal und/oder im Konfluenzbereich der V. poplitea infragenual wurde bereits im Abschnitt „Freilegung der V. poplitea" dargestellt. Die Besonderheiten der arterio-venösen Fistelanlage in dieser Etage liegen darin, daß normalerweise keine kaliberstarken Venenäste mit adäquatem Verlauf vorhanden sind. In Höhe Adduktorenkanal bietet es sich an, einen kaliberstarken Muskelarterienast der A. femoralis superficialis – wie von *Brunner* vorgeschlagen – zu verwenden, wenn dieser ein ausreichendes Stromzeitvolumen garantiert. Dazu muß die in Aussicht genommene Arterie langstreckig präpariert und aufgedehnt und mit subtiler Nahttechnik in die Phlebotomie eingenäht werden. Die Problematik liegt vor allem darin, daß das Stromzeitvolumen häufig zu klein ist und es daher in einem hohen Prozentsatz zum Spontanverschluß dieser arteriovenösen Fistel kommt.

Die Fortschritte insbesondere interventioneller Techniken haben dazu geführt, daß ein Verschluß der a.-v. Fistel auf diesem Wege möglich ist. Um dies zu gestatten, sind jedoch längerstreckige a.-v. Fisteln notwendig, um ein Verhaken oder eine Verankerung der okkludierenden Materialien zu ermöglichen. Aus diesem Grund ist es in Höhe Adduktorenkanal ratsam, eine **Interpositions-a.-v.-Fistel** unter Verwendung eines Segments der V. saphena magna zu konstruieren, welches von gleicher Höhe aus dem Subkutangewebe entnommen werden kann. Diese Interpositions-a.-v.-Fistel sollte mindestens 4–5 cm lang sein. Es bestehen grundsätzlich zwei Möglichkeiten, diese Interposition durchzuführen:

- in gestreckter Form, so daß zunächst die A. poplitea im ersten Segment ausgeklemmt und ventral inzidiert wird und in die Arteriotomie das zentrale Ende des um 180 Grad gedrehten Saphena-Segments durch fortlaufende Naht eingenäht wird. Anschließend wird die Vene zur Phlebotomie heruntergeführt und hier eingenäht, so daß insgesamt ein schräg verlaufender Shunt resultiert (Abb. 22-17a).
- Nach Herstellen der arteriellen Anastomose wird das Saphena-Segment bogenförmig zur Phlebotomie herübergeführt, so daß eine L-förmige Konfiguration resultiert.

Beide Verfahren garantieren eine ausreichende Strecke, um einen interventionellen Verschluß der Fistel zu ermöglichen. Der Vorteil dieser Technik ist darin zu sehen, daß durch das Kaliber der V. saphena magna bedingt ein ausreichend hohes Stromzeitvolumen resultiert (Abb. 22-17b).

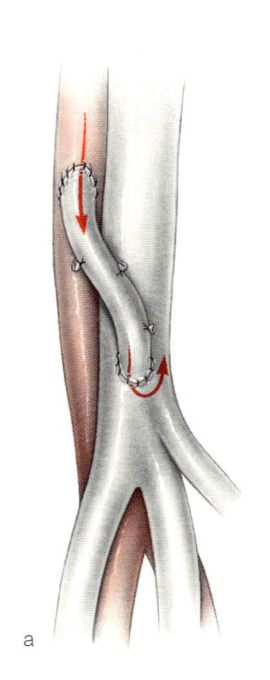

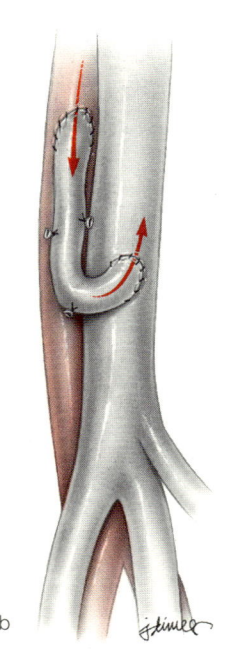

Abb. 22-17a und b Interpositions-a.-v.-Fistel mit V.-saphena-magna-Interponat in Höhe Adduktorenkanal oder Konfluenz der V. poplitea:
a) gestrecktes Transplantat zwischen Arterie und Vene (N-Form);
b) leicht bogenförmiges Transplantat (L-Form).

Verschluß der arterio-venösen Fistel

Durch die Anlage der arterio-venösen Fistel kommt es zu einem sich mit der Zeit steigernden Blutdurchlauf, d.h., das zunächst in der Größenordnung von 200–600 ml/min liegende Shuntvolumen kann bis zu 1000 ml/min ansteigen. Eine derartige arterio-venöse Fistel sollte deshalb nur eine begrenzte Zeit – in der Regel 3 Monate – belassen werden, um eine Volumenüberladung des tiefen Venensystems oder eine kardiale Gefährdung auszuschließen.

Der **operative Verschluß** der arterio-venösen Fistel erfolgt normalerweise durch einen neuerlichen Eingriff, der in Spinal- oder Vollnarkose durchgeführt werden kann. Zunächst wird das Punctum maximum des Fistelgeräusches lokalisiert und in diesem Bereich nach steriler Abdeckung die Narbe exzidiert. Im Subkutangewebe läßt sich üblicherweise der Markierungsfaden wieder auffinden. Durch vorsichtige Präparation entlang diesem Faden gelangt man auf die arterio-venöse Fistel, die palpatorisch bereits an dem typischen Schwirren zu erkennen ist.

Beachte:
Die Präparation der Fistel muß äußerst behutsam erfolgen, um ein unbedachtes Einreißen der Fistelvene zu vermeiden, da hier erhebliche Blutungskomplikationen auftreten können. Geduld ist hier mehr gefragt als forsches Operieren. Ist die Fistelvene zirkulär isoliert, genügt eine Ligatur am arteriellen und venösen Ende des Fistelbogens, um die arterio-venöse Kurzschlußverbindung zu unterbrechen. Es empfiehlt sich die Einlage einer Redon-Drainage.

Gelegentlich ist die Präparation bedingt durch das Narbengewebe äußerst mühsam, und man kann die arterio-venöse Fistel nicht sicher lokalisieren. Es ist dann wesentlich einfacher, sich weiter peripher die unbeschädigte Arterie aufzusuchen und entlang dieser auf die arterielle Anastomose hin zu präparieren.

> **Cave**
> Jedes unüberlegte, blinde Schneiden gefährdet sowohl die V. femoralis wie auch die A. femoralis und kann zu erheblichen Blutungskomplikationen führen. Der Verschluß einer derartigen temporären arterio-venösen Fistel ist keine Anfängeroperation!

Die gelegentlichen Schwierigkeiten des operativen Fistelverschlusses haben *Eklöf* und *Endrys* veranlaßt, nach Wegen eines **interventionellen Verschlusses** einer derartigen arterio-venösen Fistel zu suchen. Ihnen gelang der Fistelverschluß mit abkoppelbaren Ballons, die über einen Katheter in die Fistel eingebracht werden. Nachteil dieser Technik ist, daß die Rückhaltekraft der Ballons am Katheter häufig sehr gering ist, und die Ballons abreißen oder abgeschwemmt werden.

Üblicherweise wird man dazu in Lokalanästhesie von der gegenseitigen A. femoralis aus in Crossover-Technik mit einem Führungsdraht die Fistelvene von der arteriellen Seite aus aufsuchen. Um das hohe Stromzeitvolumen zu reduzieren, wird über den Führungsdraht ein Ballonkatheter vorgebracht, der den Einstrom in die Fistelvene durch Aufblasen des Ballons blockiert und damit die Flußgeschwindigkeit drastisch reduziert (Abb. 22-18). Nun kann über diesen endständig offenen Katheter ein großlumiger „Coil" in der Fistelvene plaziert werden. Der „Coil" sollte aber auf keinen Fall in die V. femoralis reichen. Ist dieser „Coil" plaziert, können 3–5 kleinere „Coils" vor diesem blockierenden Fremdkörper plaziert werden, und es kommt konsekutiv meist zur spontanen Thrombosierung der arterio-venösen Fistel und somit zur Unterbrechung des arterio-venösen Kurzschlusses. Vorteil dieser Methode ist, daß die Patienten einen neuerlichen operativen Eingriff vermeiden und normalerweise nach 24 h wieder entlassen werden können.

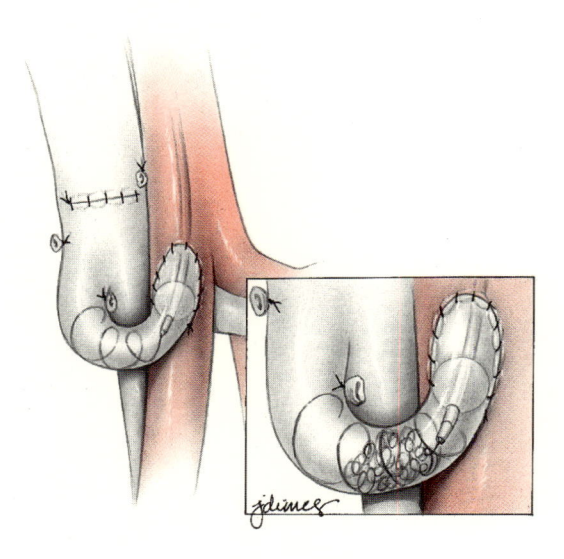

Abb. 22-18 Interventioneller Fistelverschluß. Voraussetzung hierfür ist ein genügend langes Transplantat. Von der kontralateralen Seite wird über einen Führungsdraht ein Ballonkatheter in der Fistel plaziert und der Ballonkatheter geblockt, um den Einstrom zu reduzieren. Zunächst wird ein großer „Coil" plaziert, anschließend 3–5 kleinere zur Obturation des Lumens (Inset). Bei nachgewiesenem Verschluß des Lumens kann der Katheter retrahiert werden.

Vorgehen bei akut geschwollenem Bein

Bei akut geschwollenem Bein besteht zunächst die Notwendigkeit der Diagnosesicherung: entweder mittels farbkodierter Doppler-Sonographie (erfahrener Untersucher!) oder durch aszendierende Phlebographie. Grundsätzlich ist bei deszendierenden Formen mit Beckenbeteiligung die kontralaterale Beckenvene und die untere Hohlvene sonographisch bzw. phlebographisch zu kontrollieren. Ein klinisch mehrzeitiges Geschehen schließt das operative Vorgehen eher aus.

Die Operationsindikation hängt von Kontraindikationen zur Lyse und von der Dringlichkeit des Krankheitsbildes (Phlegmasia coerulea dolens, Phlegmasia alba dolens) ab. Der Zugangsweg bei der iliako-femoralen Phlebothrombose ist normalerweise transfemoral unter lymphbahnschonender lateraler Inzision. Die Vene ist möglichst atraumatisch ohne Tourniquets freizulegen; quere Phlebotomie und zunächst die Desobliteration der Beckenetage unter systemischer Heparinisierung und PEEP-Beatmung mit Atemstillstand folgen. Ist die Beckenetage desobliteriert und kontrolliert, kann anschließend retrograd die Desobliteration der Oberschenkeletage unter Schonung des Klappenapparates durchgeführt werden.

Bei primär popliteo-femoraler Phlebothrombose oder akutem Konfluenz-Syndrom in dieser Etage ist die zusätzliche Phlebotomie der V. poplitea erforderlich. Die Phlebothrombektomie erfolgt orthograd mit adäquatem Instrumentarium. In jedem Fall ist eine endoskopische Lumenüberprüfung erforderlich.

Zur Sicherung des Desobliterationsergebnisses wird eine temporäre a.-v. Fistel in Höhe Leistenband oder Etage V. poplitea angelegt. Diese Anlage sollte in einer Technik durchgeführt werden, die auch einen interventionellen Verschluß der Fistel ermöglicht.

Chronischer Beckenvenenverschluß

(siehe auch Kap. 5, „Venöse Gegebenheiten und Anforderungen")

Allgemeine Gesichtspunkte

Angezeigt ist ein operatives Eingreifen bei unilateralem Beckenvenenverschluß unter zwei Aspekten:

1. Wenn nach Phlebothrombektomie die Beckenetage permanent verschlossen bleibt und durch die gleichzeitig angelegte a.-v. Fistel z.B. das desobliterierte Segment der V. femoralis communis oder der V. iliaca externa offengehalten wird: Wird die a.-v. Fistel operativ oder interventionell verschlossen, besteht große Gefahr, daß das präokklusive Venensegment ebenfalls neuerlich thrombosiert. Hämodynamische Untersuchungen zur Indikationsstellung sind in dieser Situation nicht durchführbar, und im Vordergrund steht das klinische Bild. Je stärker die Schwellneigung bei offener a.-v. Fistel, um so dringlicher ist die Indikation für eine Umleitungsoperation unter dem Schutz der noch bestehenden a.-v. Fistel.
2. Bei chronischen unilateralen Beckenvenenverschlüssen ist eine genaue Abklärung der hämodynamischen Relevanz des Verschlußprozesses erforderlich. Zahlreiche Untersuchungen haben gezeigt, daß der alleinige Beckenvenenverschluß normalerweise über die V. iliaca interna, die V. lumbalis ascendens oder über pudendale und epigastrische Venen gut kollateralisiert wird. Nach den Empfehlungen von *May* ist es in dieser Situation sinnvoll, eine blutige Beckenvenendruckmessung durchzuführen, um einen Druckgradienten zwischen präokklusiver Beckenvene und nichtalterierter Beckenvene festzustellen. Zudem sollte unter Betätigen der Wadenmuskelpumpe der Druckanstieg im Minimum das Dreifache des Druckgradienten zwischen okkludierter und nichtokkludierter Seite sein. Daneben besteht aber noch die Notwendigkeit der phlebographischen Abklärung, um sicherzustellen, daß ein ausreichender Einstrom von peripher bis zum Anschlußsegment – normalerweise in der V. femoralis communis – besteht.

Häufig täuscht jedoch die Phlebographie, da das Lumen der Vene inkomplett rekanalisiert und mit spinnwebenartigen fibrösen Polstern durchsetzt wird. In jedem Fall ist eine äußerst kritische Untersuchung der hämodynamischen Relevanz notwendig.

Femoro-femoraler Bypass (nach Palma und Esperon)

Die größte klinische Bedeutung bei unilateralen Beckenvenenverschlüssen hat die von Palma und Esperon 1959 inaugurierte Operation. Da hierbei die V. saphena magna der nichtokkludierten Seite subkutan zur Verschlußseite herübergeführt werden muß, ist eine sterile Abdeckung beider Beine und des Unterbauchs erforderlich. Das Bein der nichtokkludierten Seite sollte beweglich abgedeckt werden, um die V.-saphena-magna-Entnahme einfacher zu ermöglichen.

Operatives Vorgehen

Die Qualität der Operation entscheidet sich am Zustand der präokklusiven Spendervene. Deshalb wird zunächst beim chronischen Verschluß von einer Längsinzision aus oder von der Exzision der Narbe aus (Zustand nach Phlebothrombektomie bei akutem Beckenvenenverschluß) auf die V. femoralis communis präpariert. Diese Präparation stellt höchste Anforderungen, da in dem Narbengewebe die Identifikation vaskulärer und nervaler Strukturen sehr erschwert ist. Es sollte auch hier möglichst nur die Ventralfläche der Vene präpariert werden und keine zirkuläre Denudierung der Vene erfolgen. Normalerweise läßt sich bereits palpatorisch erfassen, ob intravasal in der Vene stärkere fibröse Leistenbildungen vorhanden sind oder die Vene weitgehend durchgängig ist.

Bei adäquaten Verhältnissen wird eine Inzision über der nichtokkludierten Leiste im Verlauf der V. saphena magna durchgeführt (Abb. 22-19). Im Subkutangewebe sucht man die Vene auf, zügelt sie an und bewegt sie möglichst atraumatisch.

Die Vene wird zunächst bis zur Mündung in die V. femoralis communis im Hiatus in der Fossa ovalis präpariert, und sämtliche Seitenäste werden abgetrennt.

Beachte:
Um die Vene als Transplantat verwenden zu können, sollte sie mindestens einen Gefäßdurchmesser von 4–5 mm aufweisen.

Anschließend wird die Vene nach peripher präpariert und von einer weiteren Inzision aus in einer Gesamtlänge von etwa 26 cm mobilisiert. Die Vene wird peripher durchtrennt, der Stumpf ligiert und die gewonnene Strecke anschließend mit Heparin-Kochsalz-Lösung gefüllt und die maximale Aufdehnbarkeit unter leichtem Druck untersucht.

Digital wird ein präpubischer subkutaner Kanal gebildet und ein Tunnelierungsinstrument hindurchgeführt. Besonders auf der Verschlußseite ist es wichtig, daß das Transplantat in lockerem Bogen zur V. femoralis communis heruntergeführt werden kann. Durch das Tunnelierungsinstrument wird die V. saphena von der nichtokkludierten Seite aus hindurchgeführt, wobei darauf zu achten ist, daß die Vene in lockerem Winkel von der V. femoralis communis kommt, damit keine Abknickung oder Thrombosierung erfolgt. Ebenso wird die Vene auf der Verschlußseite locker zur V. femoralis communis heruntergeführt, die V. femoralis mit Tupfern komprimiert und eine ventrale Inzision bei systemischer Heparinisierung durchgeführt.

Sollten kleinere intraluminäre fibröse Stränge vorhanden sein, können diese exzidiert werden. Anschließend wird die Vene entsprechend der Phlebotomie zugeschnitten und mit Einzelknopfnähten in diese eingenäht, um Raffeffekte und Stenosierungen zu vermeiden. Nach Freigabe des Blutstromes sollte es zur guten Aufdehnung kommen. Ist bereits eine a.-v. Fistel – wie nach Phlebothrombektomie bei persistierendem Verschluß – angelegt, müßte es sofort zu einer kräftigen Aufdehnung und tastbarem Schwirren kommen.

Bei chronischen Verschlüssen wird in einem zweiten Akt die V. saphena magna der Verschlußseite bzw. ein kaliberstarker Ast in ähnlicher Weise wie im Abschnitt „Temporäre arteriovenöse Fistel, Vorgehen in Höhe Leistenband" beschrieben, arteriell anastomosiert. Nach dem Einlegen von Redon-Drainagen werden die Wunden verschlossen. Es ist postoperativ eine PTT-wirksame Heparinisierung erforderlich. Die Patienten können und müssen sofort mit Kompression beider Beine mobilisiert werden. Ein Fistelverschluß kann auch hier nach 3 Monaten entweder operativ oder interventionell erfolgen.

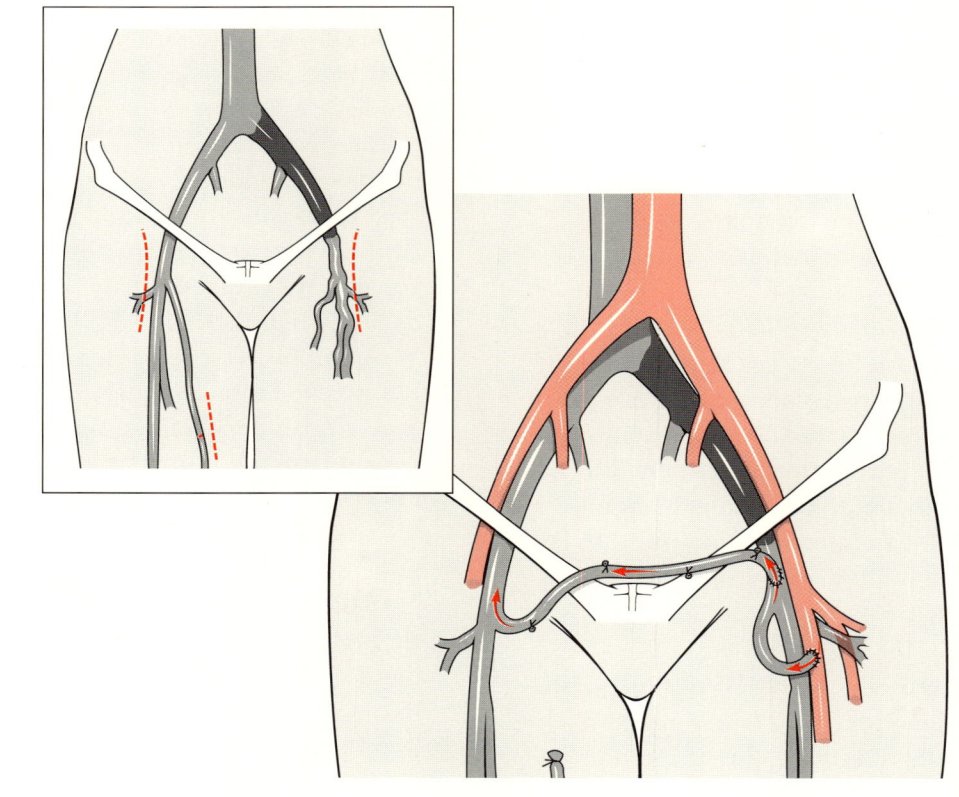

Abb. 22-19 Femoro-femoraler Bypass (nach Palma und Esperon) bei unilateralem chronischem Beckenvenenverschluß.
Entnahme der V. saphena magna auf der nichtokkludierten Seite von zwei Inzisionen aus (Inset), Tunnelierung eines suprapubischen Kanals, Durchführen der Vene zur Gegenseite, End-zu-Seit-Anastomose und Anlage einer a.-v. Fistel.

Iliako-iliakaler Bypass ("hoher Palma")

Die Indikation für einen derartigen Eingriff besteht nach Phlebothrombektomie bei persistierendem Beckenvenenverschluß mit Stauungssymptomatik, d.h., daß bei offener a.-v. Fistel eine massive Schwellneigung des betroffenen Beines vorliegt. Die suprainguinale Anlage eines iliako-iliakalen Interponats beinhaltet den Vorteil, daß das Transplantat aus PTFE-Material kaliberadäquat gewählt und zusätzlich in einem Bereich plaziert werden kann, wo es vor Knickbeanspruchung geschützt ist. Hierzu sollte nur ringverstärktes PTFE-Material verwandt werden, damit zum einen nicht der Gewebedruck eine Kompression des Bypass bewirkt und zum anderen die Anastomose über die externen Ringe genäht werden kann und somit gleichsam ausgespannt wird.

Operatives Vorgehen

Der Zugang zur V. iliaca auf beiden Seiten erfolgt von einer suprainguinalen Inzision mit Durchtrennung der Externusmuskulatur in Faserrichtung und querer Durchtrennung der Internus- und Transversusmuskulatur. Danach kann der Peritonealsack abgeschoben werden, und die Vene läßt sich medial der Arterie gut auffinden.

Die Vene muß in dem für die Anastomose vorgesehenen Bereich zirkulär isoliert werden. In gleicher Weise wird auf der nichtokkludierten Seite vorgegangen. Digital wird ein präperitonealer Kanal durch das Cavum Retzii zwischen beiden Iliakalgefäßen hergestellt. Unter systemischer Heparinisierung wird mit Tourniquets die Empfänger-V.-iliaca-externa ausgeschaltet und medial gelegen eine oväläre Exzision der Venenwand ausgeführt, so daß eine 10–12-mm-ringverstärkte Prothese inseriert werden kann.

Die Prothese wird dazu im Bereich eines Rings abgesetzt und ihre Hinterwand mit Distanznaht in die Venotomie eingenäht. Anschließend kann die Anastomose in fortlaufender Nahttechnik vervollständigt werden, wobei die Stiche jeweils über den Ring erfolgen und die Anastomose dadurch über dem Ring ausgespannt wird. Anschließend wird die Prothese ausgeklemmt und der Blutstrom in die Beckenvene wieder freigegeben.

Das Interponat wird zur Gegenseite durchgeführt und hier in gleicher Weise End-zu-Seit und unter Benutzung des Rings als Suspensionswiderlager eingenäht (Abb. 22-20). Normalerweise ist die Naht der präokklusiven Vene schwieriger, da die Venenwand durch den Entzündungsprozeß deutlich stärker ist. Sobald die Anastomose fertiggestellt ist, wird der Blutstrom freigegeben, und über die bereits etablierte a.-v. Fistel kommt es normalerweise zu einer hohen Durchströmung. Nach Einlegen von Redon-Drainagen werden die Wunden schrittweise verschlossen. Noch auf dem OP-Tisch werden beide Beine stramm elastisch gewickelt, und die Antikoagulation wird weitergeführt. Die Patienten sind sofort mobilisationsfähig und können auf eine orale Antikoagulation umgestellt werden. Nach 3 Monaten (nach Absetzen der Cumarinprophylaxe) kann die a.-v. Fistel wieder operativ oder interventionell verschlossen werden (siehe Abschnitt "Verschluß der arterio-venösen Fistel").

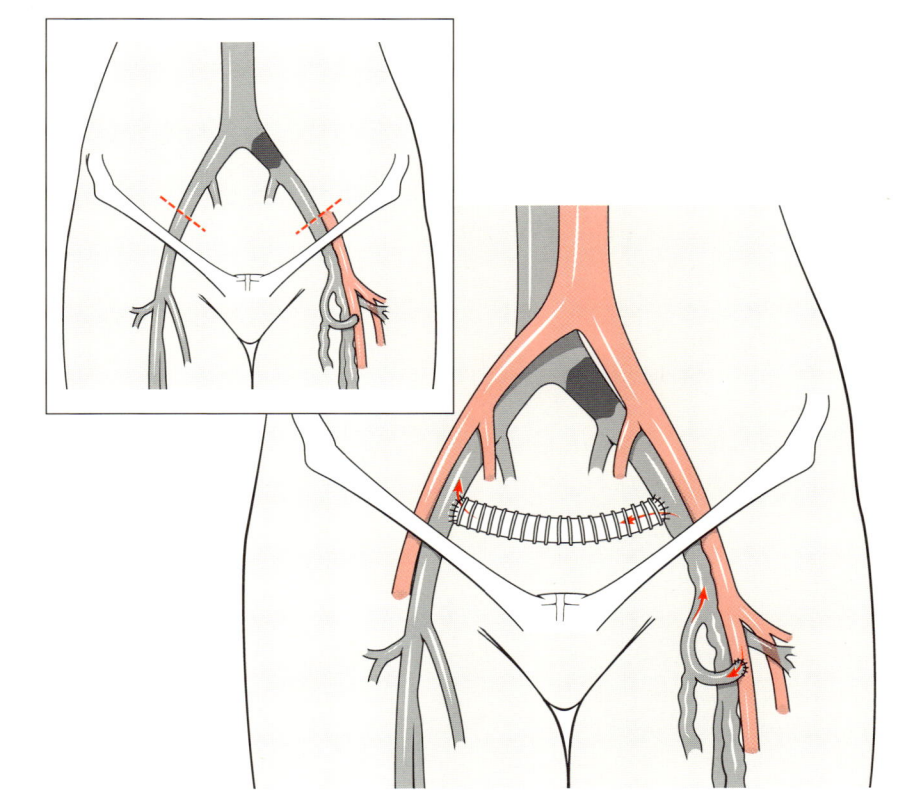

Abb. 22-20 Iliako-iliakaler Bypass ("hoher Palma").
Freilegen der Venen von suprainguinalen Inzisionen aus (Inset) und Plazieren der Rohrprothese durch das Cavum Retzii.

Autologer iliako-iliakaler Bypass (Cockett-Operation)

Kurzstreckige Verschlüsse der V. iliaca communis an der Konfluenz oder ein hämodynamisch relevanter Beckenvenensporn stellen nach Nachweis der hämodynamischen Relevanz in Einzelfällen die Indikation für einen iliako-iliakalen Bypass. Meistens wird hierzu prothetisches Material mit Ringverstärkung verwandt. Alternativ ist es auch möglich, mit der mobilisierten autologen V. iliaca externa und partiell der V. iliaca communis eine derartige Querverbindung herzustellen.

Das Abdomen und die Inguinalregion müssen zur Operation großflächig abgedeckt werden. Zunächst erfolgt eine suprainguinale Inzision mit Verlängerung in die Externusmuskulatur. Nach Durchtrennung der Externusmuskulatur und querer Durchtrennung der Internus- und Transversusmuskulatur kann der Peritonealsack nach medial und zentral mobilisiert werden, und man erreicht einen Überblick über die Vene medial der Arterie von Leistenbandhöhe bis zur Überkreuzungsstelle mit der rechten A. iliaca communis. Die V. iliaca externa wird zirkulär isoliert, vorsichtig aus der Umgebung gelöst, und kleinere Seitenäste werden zwischen Ligaturen durchtrennt. Nach Mobilisation der A. iliaca interna muß die V. iliaca interna sorgfältig abgesetzt werden.

Unmittelbar peripher der Konfluenz wird die Vene nach plötzlichem Einriß mit einer Satinsky-Klemme abgesetzt und der zentrale Stumpf fortlaufend übernäht. Sollten im Absetzungsbereich Reste eines Sporns oder bindegewebige Organisation vorhanden sein, können diese ausgeschnitten werden (Abb. 22-21).

Anschließend erfolgt eine kleine suprainguinale Inzision auf der rechten Seite. Hier wird in gleicher Weise die Externus-, Internus- und Transversusmuskulatur durchtrennt und der Peritonealsack abgeschoben. Die V. iliaca wird im ventralen und medialen Bereich vorsichtig mobilisiert. Man schafft digital durch das Cavum Retzii einen Kanal und zieht das Transplantat zur nichtokkludierten Seite herüber.

Unter systemischer Heparinisierung erfolgt die Unterbrechung des Blutstromes in der V. iliaca externa mit Tourniquet, medial wird entsprechend dem Kaliber des Transplantates ein ovaläres Segment aus der V. iliaca externa exzidiert und das Transplantat End-zu-Seit in die Öffnung eingenäht, wobei es sich empfiehlt, die dorsale Zirkumferenz fortlaufend zu nähen und die Anastomose ventral mit Einzelknopfnähten zu komplettieren, um einen möglichst kaliberadäquaten Verschluß zu erreichen.

Dieses Vorgehen besticht durch die Vermeidung von Kunststoffmaterial, ist allerdings mit erheblichem präparatorischem Aufwand in der Tiefe des Beckens verbunden.

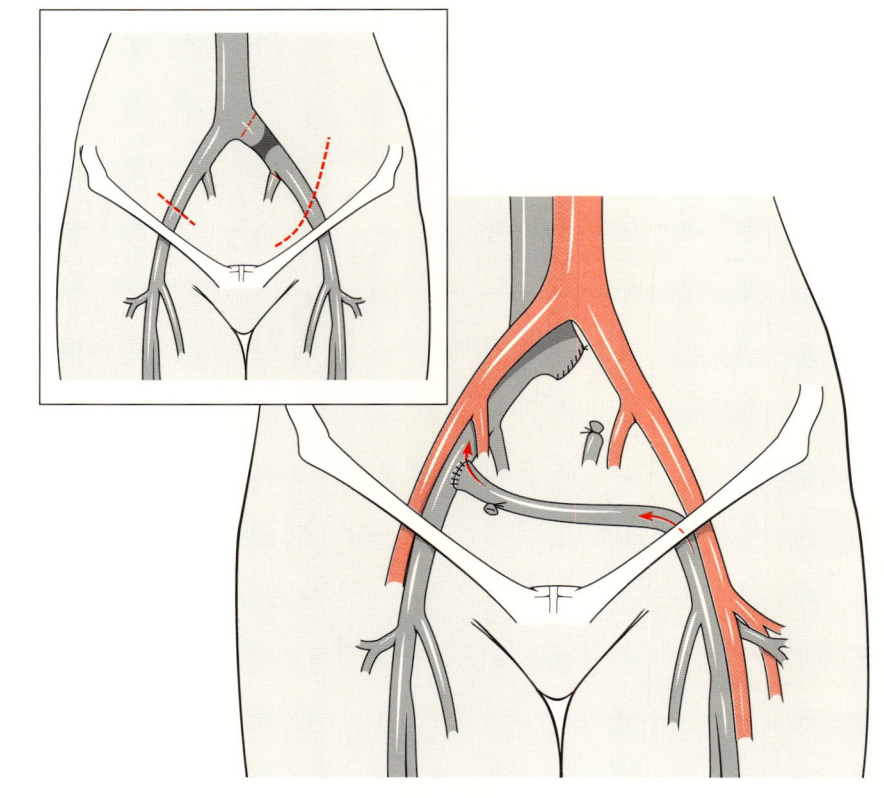

Abb. 22-21 Der quere autologe iliako-iliakale Bypass (Cockett-Operation).
Kurzstreckiger Verschluß der V. iliaca communis an der Konfluenz; Zugang (gestrichelt).
Die mobilisierte V. iliaca communis und die V. iliaca externa werden durch das Cavum Retzii zur Gegenseite durchgeführt. Dort stellt man von einer suprainguinalen Inzision aus die Anastomose her.

Ersatz der V. cava inferior im Rahmen der Tumor-Chirurgie

(siehe auch Kap. 28, „Tumor")

Tumoren des Gastrointestinaltrakts und des Retroperitoneums respektieren die großen Gefäße. Es kommt ausnahmsweise in Spätfällen zur Infiltration der Gefäßwand. Wesentlich häufiger sind tumorbedingte Kompressionen großkalibriger Arterien, der Aorta und der V. cava inferior. Hierdurch ist die Indikation zu Eingriffen mit lediglich palliativer Zielsetzung sehr begrenzt.

Anders verhält es sich bei einigen Tumoren, die über die V. cava inferior Tumorzapfen ausbreiten können, wie z. B. das Hypernephrom und das Leiomyom oder Leiomyosarkom der V. cava inferior. Beim Hypernephrom kommt es vorwiegend bei Befall der rechten Niere über die kurze rechte V. renalis zu einem Vorwachsen des Tumorthrombus in die untere Hohlvene – die Radikalität des Eingriffs erfordert die komplette Entfernung des Tumorthrombus. Beim Leiomyom bzw. Sarkom der V. cava inferior handelt es sich um einen Tumor der Kavawandung mit verschiedenen Spielformen des Wachstums (entweder Obturation des Lumens oder vorwiegend extravasales Wachstum mit Kompression des Lumens). Für die genaue Abgrenzung ist die CT- bzw. NMR-Darstellung der Situation von entscheidender Bedeutung. Hiermit können die zentrale und die periphere Begrenzung sowie die Beziehung zu Nachbarstrukturen exakt bestimmt werden.

Tumorthrombektomie bei Tumorthrombose (Hypernephrom)

Da es sich bei diesem Eingriff meist um eine gemeinsame Arbeit von Urologen und Gefäßchirurgen handelt, ist der Zugangsweg abhängig von der Operationsplanung hinsichtlich Radikalität. Der Zugang kann transperitoneal erfolgen, wie bei der Thrombektomie der V. cava inferior beschrieben, oder über einen thorako-retroperitonealen Zugang mit genügender Übersicht. In beiden Fällen läßt sich die V. cava inferior problemlos von der Konfluenz bis zur Leber verfolgen.

Die V. cava wird zentral und peripher des Tumorthrombus-tragenden Segments zirkulär isoliert und mit einem Tourniquet versorgt. Eine Tumorthrombektomie ist möglich, wenn sich zeigt, daß noch keine komplette Wandadhärenz des Tumorthrombus in der V. cava inferior vorliegt. Zu diesem Zweck legt man in Höhe des renalen Kavasegments eine Längsinzision. Der flottierende Tumor wird bis in die Nierenvene hinein extrahiert und sämtliches verdächtige Material subtil entfernt. Nach Absetzen der Nierenvene und Ligatur derselben wird die Kavotomie mit fortlaufender Naht verschlossen, wobei darauf zu achten ist, daß sehr wenig Venenwand gefaßt wird und die Stichabstände sehr gering sind (Abb. 22-22a bis c). Auf diese Weise läßt sich am besten ein Raffeffekt und eine dadurch induzierte Sanduhrstenose vermeiden. Vor Komplettieren der Nahtlinie wird der periphere Tourniquet gelockert, der Blutstrom freigegeben und bei voll entfalteter V. cava inferior der Endfaden geknüpft, um eine möglichst gute Expansion der V. cava inferior zu erreichen.

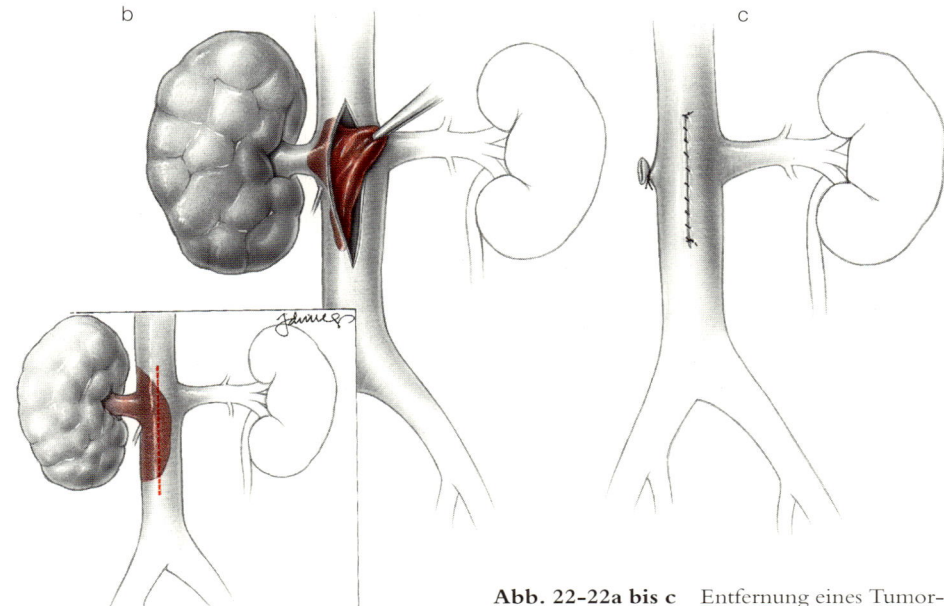

Abb. 22-22a bis c Entfernung eines Tumorthrombus bei Hypernephrom.
a) Freilegung der V. cava inferior und Drosselung der Blutzufuhr durch Tourniquets, Kavotomie (gestrichelt).
b) Längseröffnung und Extraktion des Tumorthrombus aus der Nierenvene.
c) Absetzen des Tumors und der Nierenvene, fortlaufende Verschlußnaht der Kavotomie in engem Stichabstand.

Ersatz der V. cava inferior

Besteht zwischen dem Tumorthrombus und der Wand der V. cava inferior ein fester Kontakt, ist es ratsamer, die betroffene Kavawandung zusammen mit der Niere zu exzidieren und den entstandenen Defekt mit einer ringverstärkten, primär dichten PTFE-Prothese zu überbrücken. Hierbei kann die V. cava inferior auch zungenförmig unter Erhalt des Mündungstrichters der kontralateralen Nierenvene exzidiert werden.

Als Interponate werden großkalibrige ringverstärkte PTFE-Prothesen mit einem Durchmesser von 20–24 mm benötigt. Für den zentralen Anteil kann die Anastomosierung über einen terminalen Ring erfolgen, so daß die Anastomose gut ausgespannt bleibt. Der Zuschnitt, vor allem wenn es sich um ein zungenförmiges Interponat handelt, kann durch die Ringe hindurch erfolgen, so daß eine Stabilisierung der Wandung noch gegeben ist. Für die fortlaufende Naht kann ein Faden der Fadenstärke 5-0 verwendet werden (Abb. 22-23 a und b). Auch hier wird vor Komplettieren der Nahtlinie der periphere Tourniquet gelockert, und erst bei Prallfüllung von V. cava inferior und Interponat knüpft man die Enden ab. Postoperativ ist eine konsequente orale Antikoagulation über 1 Jahr empfehlenswert.

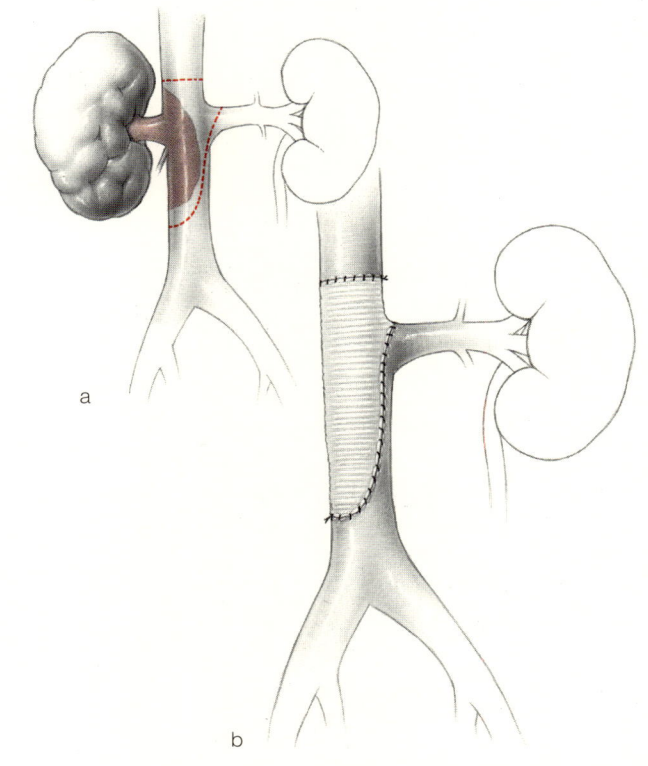

Abb. 22-23 a und b Ersatz der V. cava inferior bei wandadhärentem Tumoranteil.
a) Resektion der V. cava inferior (hier im Bild) mit Erhalt der kontralateralen Nierenvenenmündung.
b) Defektüberbrückung mit Kunststoff-Transplantat.

# Venenverletzungen

(siehe auch Kap. 5, „Venöse Gegebenheiten und Anforderungen")

Bis in die jüngste Zeit war es Praxis, bei Verletzung größerer Venen eine zentrale und eine periphere Ligatur durchzuführen, unter der Vorstellung, daß durch die Unterbrechung der Vene keine gravierende Reduktion des Blutrückflusses erfolgt, da genügend Kollateralbahnen vorhanden sind. Gerade aber durch experimentelle Untersuchungen und die Ergebnisse der Kriegschirurgie in Vietnam konnte gezeigt werden, daß die Amputationsrate nach Verletzung und Unterbrechung großer Gliedmaßenvenen wesentlich höher ist, verglichen mit der Rekonstruktion. Dies ist einleuchtend, da durch die Ligatur einer Leitvene der periphere Widerstand um das 2–3fache gesteigert wird und – gesetzt den Fall, es liegt eine zusätzliche arterielle Verletzung vor – auch das Ergebnis dieser Arterienrekonstruktion in Frage gestellt ist, weil der Blutdurchsatz durch die Rekonstruktion niedrig bleibt. In jedem Fall ist es verpflichtend, die tiefen Leitvenen zu rekonstruieren; allerdings ist es gerechtfertigt, bei mehrfach angelegten Venen wie im Unterschenkelbereich und unter Instabilität der Kreislaufverhältnisse mit der Ligatur den kürzest möglichen Eingriff vorzunehmen.

Laterale Verletzung einer tiefen Leitvene

Verletzungen der venösen Hauptblutleiter führen zum massiven Blutverlust. Prinzipiell unterscheidet man hierbei stumpfe und scharfe Verletzungen. Meist ist bei den stumpfen Verletzungen die Gewebezerstörung und damit die Wandschädigung der Venen wesentlich größer. Längs- oder Schrägeinrisse einer größeren Vene werden zentral und peripher des Einrisses mit Tupfern so komprimiert, daß eine Blutungskontrolle erreicht ist. Unregelmäßig verlaufende Wandanteile werden exzidiert. Anzustreben ist ein möglichst lumenkongruenter Verschluß des Defekts.

Beachte:
Die Direktnaht würde in dieser Situation fast regelmäßig zu einer Sanduhrstenose führen. Deswegen ist es empfehlenswert, den Defekt mit einem Venenstreifen zu verschließen.

Defektverschluß mit Patchplastik:
Hierzu wird ein Segment in entsprechender Länge an der V. saphena magna oder parva entnommen und vorsichtig mit Heparin-Kochsalz-Lösung distendiert. Anschließend wird die Vene in Längsrichtung aufgeschnitten und in Kanten abgerundet. Unter Beachtung der Klappenrichtung wird das Streifentransplantat mit einem Faden der Fadenstärke 6-0 und möglichst atraumatischer Nahttechnik im zentralen Winkel der Verletzung eingenäht. Mit der Pinzette sollte möglichst nur die Adventitia gefaßt werden. Die Nahtlinie darf nur unter Fassen von möglichst wenig Wandmaterial im engen Stichabstand erfolgen. Nach Zuschnitt wird das Streifentransplantat in fortlaufender Technik eingenäht und vor Komplettieren der Nahtlinie durch Lösung des peripheren Tupfers eine Prallfüllung der Vene provoziert, so daß die Endfäden kaliberadäquat geknüpft werden können (Abb. 22-24a bis c).

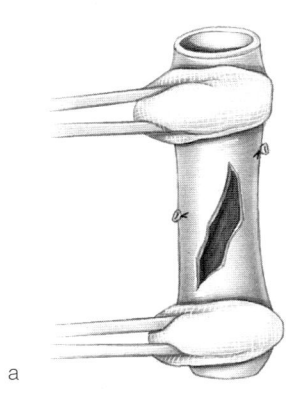

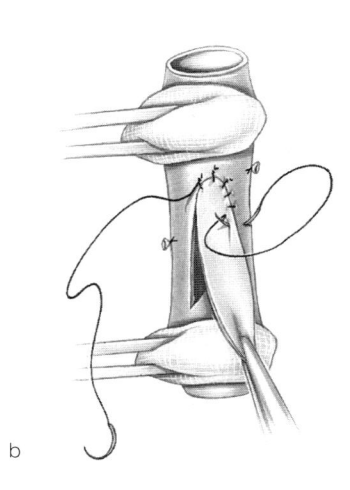

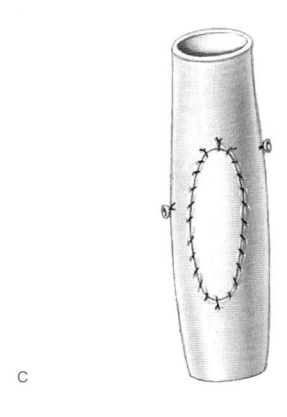

Abb. 22-24a bis c Laterale Leitvenenverletzung: Defektverschluß mit Patchplastik.
a) Begradigen der Ränder.
b) Einnähen eines V.-saphena-magna-Streifentransplantates.
c) Nach Zuschnitt Fertigstellen der Anastomose mit kaliberadäquater Rekonstruktion.

Direkte Naht: Sollte es sich bei der Verletzung einer tiefen Leitvene um einen kurzstreckigen, vorwiegend auch mehr quer oder schräg verlaufenden Riß handeln, der nicht mehr als 50–75% der Zirkumferenz erfaßt, besteht die Möglichkeit, eine direkte Naht durchzuführen. Diese darf in keinem Fall im Verlauf der Verletzungsrichtung an der Venenwand, sondern sollte bei vorsichtiger Mobilisation der Vene durch plastischen Verschluß erfolgen. Unter systemischer Heparinisierung wird dazu ein Haltefaden in der Mitte der Verletzungsstrecke angebracht – jeweils am medialen und lateralen Wandanteil – und anschließend die Verletzungsstelle quer verzogen (Abb. 22-25a bis c). Die so eingestellte, sozusagen quere Venotomie kann durch Einzelknopfnähte oder aber mit fortlaufender Naht mit enger Stichfolge und unter Fassung von möglichst wenig Wandmaterial verschlossen werden. Auch hier wird vor Komplettieren der Nahtlinie die periphere Kompression der Vene entfernt und erst bei Prallfüllung der Vene die Naht geknüpft.

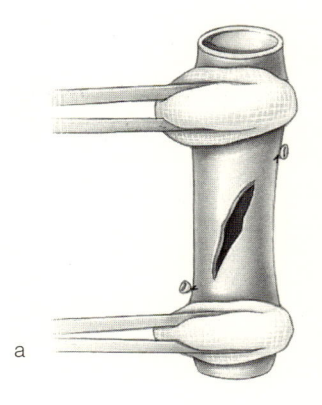

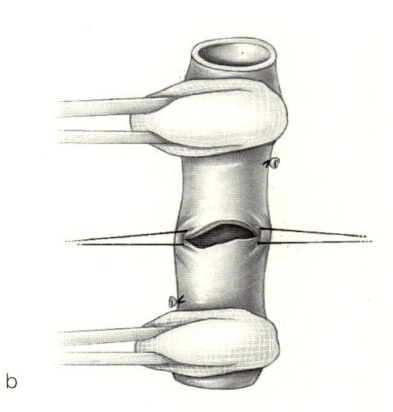

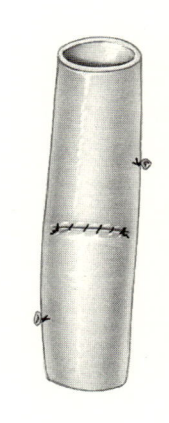

Abb. 22-25a bis c Laterale Leitvenenverletzung: direkte Naht.
a) Kleinere Einrisse, die nicht mehr als 50% der Zirkumferenz einnehmen, können durch plastischen Verschluß kaliberadäquat rekonstruiert werden.
b) In der Hälfte der Längsausdehnung der Verletzung werden Haltenähte plaziert und quer verzogen.
c) Die Restlücke wird mit Einzelknopfnähten verschlossen.

Substanzdefekt einer tiefen Leitvene

Substanzdefekte großer Leitvenen erfordern meist einen kompletten Ersatz der Vene durch ein Rohrtransplantat. Das zur Verfügung stehende autogene Material, also die V. saphena magna bzw. parva, weist in der Regel ein Kaliber von nur 4–6 mm Durchmesser auf. Mit diesem Transplantat kann also ein Venendefekt mit einem Durchmesser von 8–14 mm nicht überbrückt werden. Aus diesem Grund sind hier alternative Möglichkeiten zu suchen.

Es besteht die Möglichkeit, sich aus der V. saphena magna **zusammengesetzte Transplantate** durch Naht herzustellen, oder es kann – bei großer Dringlichkeit und weitgehend aseptischen Wundverhältnissen – vor allem im Bereich der Beckenvene und unteren Hohlvene eine ring- oder spiralverstärkte PTFE-Prothese eingesetzt werden (Abb. 22-26a bis d).

Autologes Spiraltransplantat: Die V. saphena magna wird langstreckig entnommen und nach der Entnahme mit Heparin-Kochsalz-Lösung (5000 I.E. auf 100 ml) vorsichtig distendiert und in voller Länge aufgeschnitten. Über einem Mandrin mit einem Durchmesser analog der Größe des zu rekonstruierenden Venenabschnitts (z.B. Tunnelierungsinstrument) wird die Vene spiralförmig im entsprechenden Durchmesser aufgewickelt (Abb. 22-27a und b). Die benachbarten Wände der Vene werden durch fortlaufende Naht vom peripheren bis zum zentralen Pol miteinander verbunden. Es ist bei der Präparation darauf zu achten, daß die Vene regelmäßig angefeuchtet wird, damit sie nicht am Mandrin festklebt und danach nicht mehr abgezogen werden kann. Nach Fertigstellung der Naht wird die Vene im zentralen und peripheren Bereich horizontal zugeschnitten. Das fertige Konduit kann nun zur Defektüberbrückung verwendet werden.

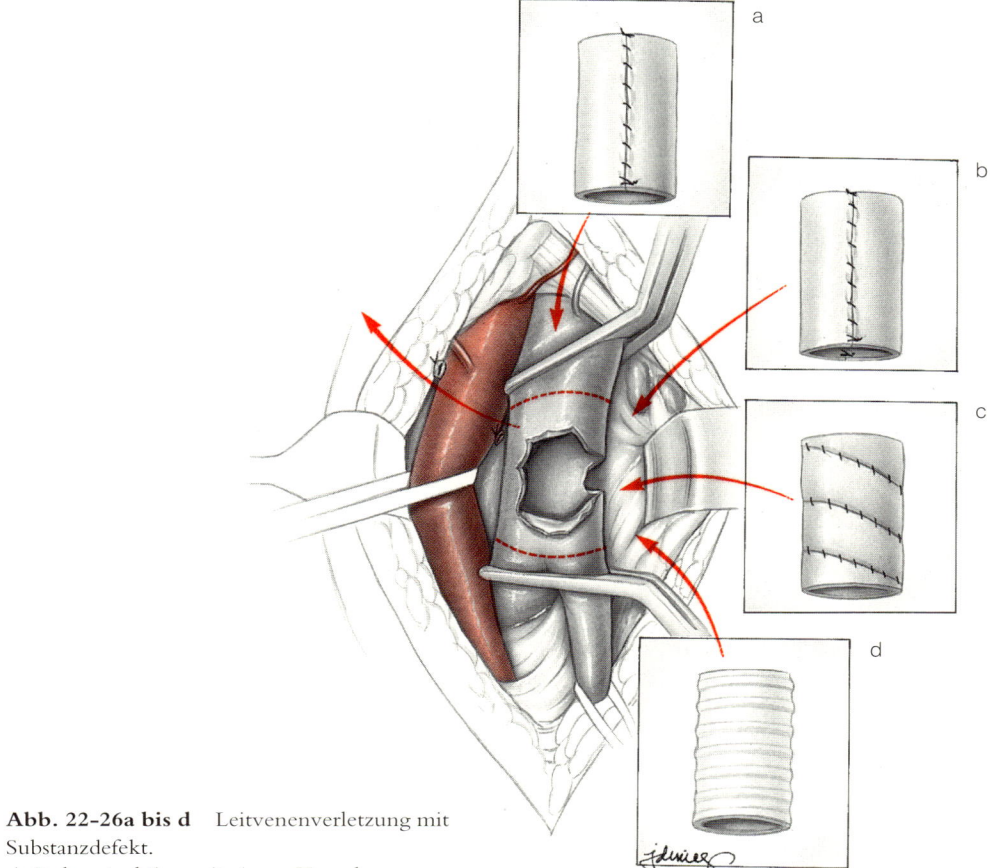

Abb. 22-26a bis d Leitvenenverletzung mit Substanzdefekt.
a) Rekonstruktion mit einem V.-saphena-magna-Segment, das längs gespalten und quer vernäht wird. (Cave: Nur kurze Defekte sind damit zu überbrücken!)
b) Für längerstreckige Rekonstruktionen ein zusammengesetztes Transplantat aus zwei Streifen der V. saphena magna.
c) Rekonstruktion großlumiger Venenanteile durch ein Spiraltransplantat.
d) Bei Verletzungen der V. cava inferior bzw. superior: Möglichkeit der Rekonstruktion mit Protheseninterponat bei nicht kontaminierten Wunden.

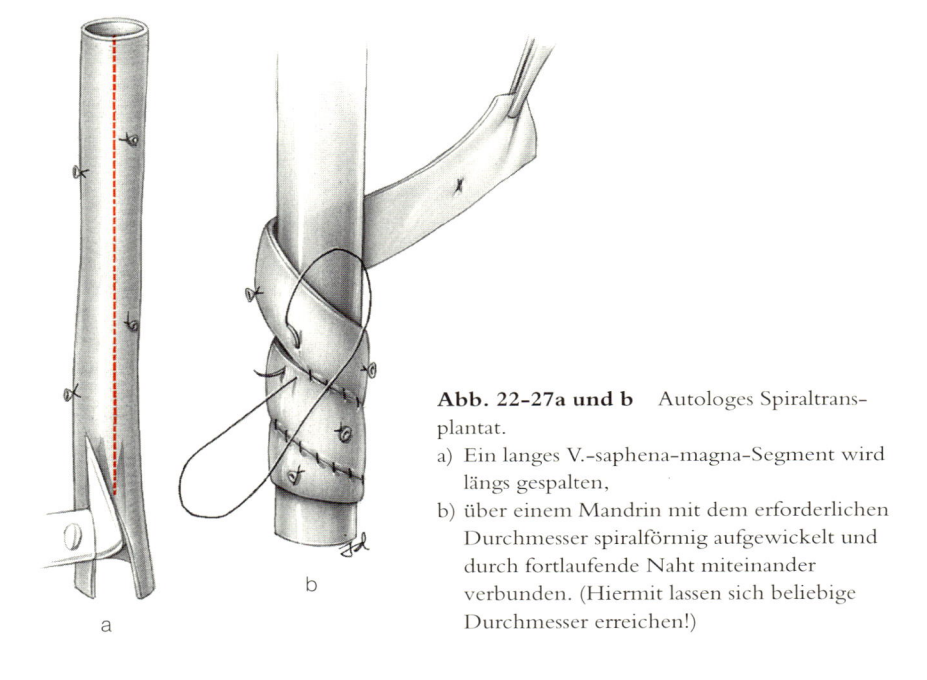

Abb. 22-27a und b Autologes Spiraltransplantat.
a) Ein langes V.-saphena-magna-Segment wird längs gespalten,
b) über einem Mandrin mit dem erforderlichen Durchmesser spiralförmig aufgewickelt und durch fortlaufende Naht miteinander verbunden. (Hiermit lassen sich beliebige Durchmesser erreichen!)

Zusammengesetztes autologes Streifentransplantat: Eine Modifikation liegt darin, daß das entnommene Segment der V. saphena magna längs aufgetrennt wird und am besten ebenfalls über einem Mandrin mit dem gewünschten Durchmesser quer ausgebreitet wird, und daß die Enden nach entsprechender Durchmesserherstellung an der Querseite fortlaufend überwendlich vernäht werden (Abb. 22-28a bis c). Hierbei können jedoch nur kurze Segmente mit dem gewünschten Durchmesser erreicht werden. Ist eine längere Defektüberbrückung erforderlich, empfiehlt es sich, zwei längs aufgetrennte Segmente der V. saphena magna durch fortlaufende Naht miteinander zu vereinigen, so daß das doppelte Kaliber des ursprünglich bestehenden Saphena-Durchmessers resultiert (Abb. 22-29a und b). Für noch größere Durchmesser wird wiederum auf das Spiraltransplantat als die einfachere Methode verwiesen.

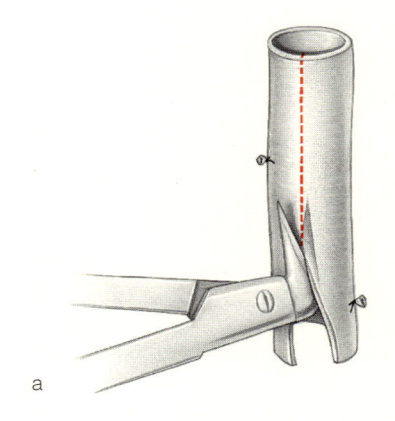

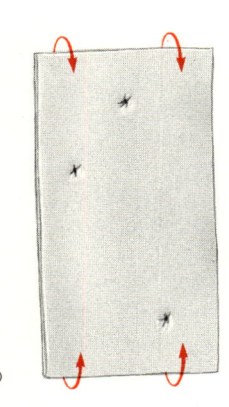

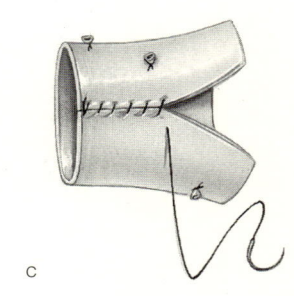

Abb. 22-28a bis c Autologes Streifentransplantat.
a) Ein Segment der V. saphena magna wird in Längsrichtung aufgeschnitten.
b) Das Transplantat wird in dem erforderlichen Durchmesser quer zusammengeführt – möglichst über einem Mandrin –
c) und fortlaufend vernäht. (Es resultieren nur kurzstreckige Konduits.)

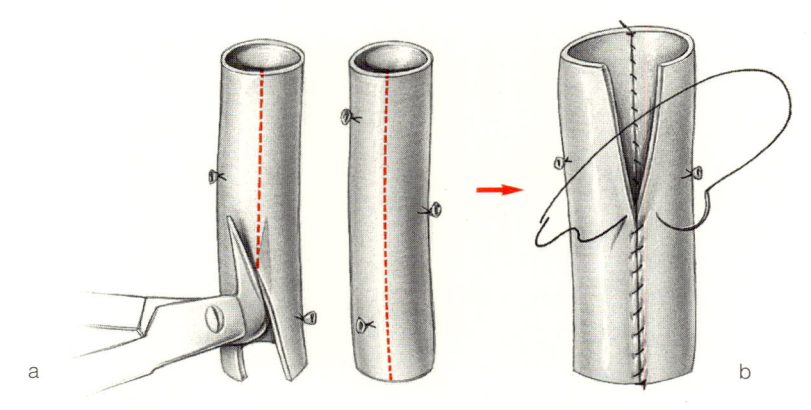

Abb. 22-29a und b Autologes Streifentransplantat aus zwei Segmenten.
a) Zwei Segmente der V. saphena magna werden in Längsrichtung aufgetrennt,
b) beide Teile werden an den Schnittkanten miteinander verbunden; es resultiert ein Konduit des doppelten Saphena-Durchmessers.

Verletzung der V. cava inferior

Verletzungen der V. cava inferior sind üblicherweise penetrierende Verletzungen durch Schuß, Stich oder Profilteile. Verbunden sind damit regelmäßig Verletzungen auch anderer Intestinalorgane. Deshalb ist in jedem Fall ein ausreichend großer und übersichtlicher Zugang erforderlich. Primat hat die Versorgung der Verletzung der V. cava wegen des profusen Blutverlusts. Die Blutstillung kann ohne größere Präparation nach dem Abpräparieren der rechten Kolonflexur durch manuelle Kompression oder Kompression mit dem Stieltupfer erfolgen. Jede ausgiebige Mobilisation provoziert nur sekundäre Verletzungen. Nach dem Erreichen der Hämostase bleibt zu überprüfen, ob lediglich die Ventralwand beschädigt ist oder ob auch die Hinterwand der V. cava inferior mit verletzt ist.

Handelt es sich lediglich um einen ventralen Einriß, kann die Einrißstelle mit einer fortlaufenden Naht unter dem komprimierenden Finger verschlossen werden (Abb. 22-30). Handelt es sich dagegen um eine penetrierende Verletzung mit Schädigung der Kavarückwand, sollte im Bedarfsfall der ventrale Einriß der Kava erweitert werden und transluminär eine fortlaufende Naht der Dorsalwandverletzung erfolgen. Im zweiten Schritt wird die ventrale Wand der V. cava inferior unter Fassen von möglichst wenig Kavawand und in engem Stichabstand fortlaufend verschlossen (Abb. 22-31).

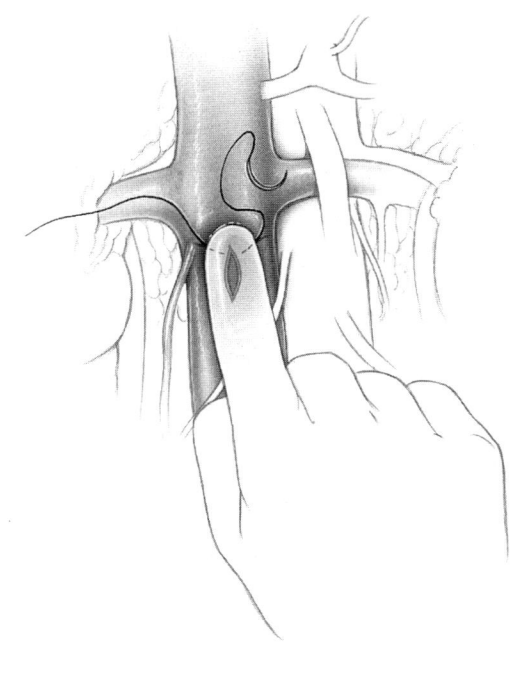

Abb. 22-30 Verletzungen der V. cava inferior an der anterioren Venenwand können durch fortlaufende Naht unter dem komprimierenden Finger (bzw. mit Tupferkompression) versorgt werden.

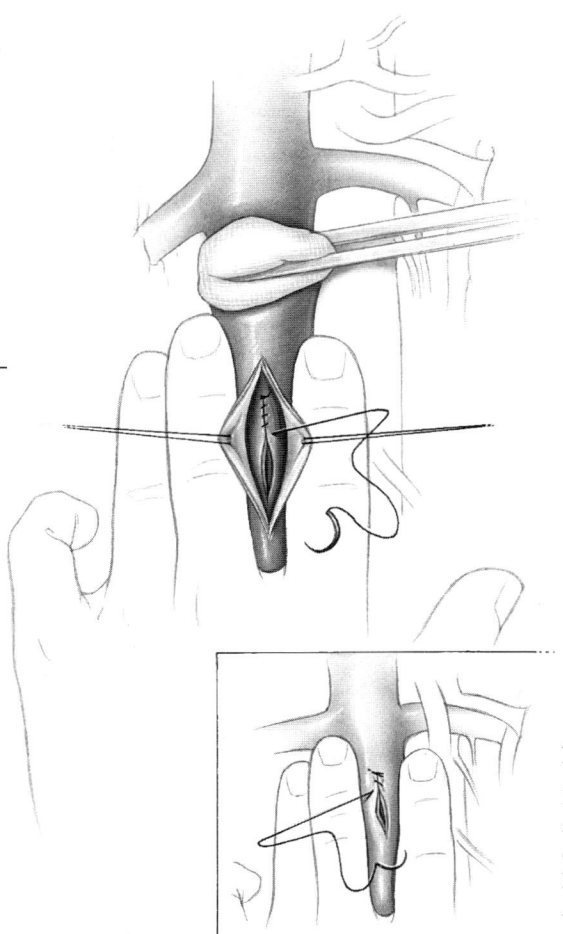

Abb. 22-31 Penetrierende Verletzung an der V. cava inferior.
Nach Blutungskontrolle wird die ventrale Verletzungsstelle notfalls etwas erweitert und zunächst die Verletzung der Rückwand durch transluminäre Naht versorgt.
Anschließend wird die ventrale Verletzungsstelle der Kavawandung ebenfalls durch fortlaufende Naht verschlossen (Inset).

Weiterführende Literatur

1. Bergan, J., J. S. T. Yao: Venous Disorders. Saunders, Philadelphia 1991
2. Brunner, U.: Die femoroiliakale Thrombose als evolutive Venenobstruktion: Probleme in chirurgischer Sicht. Vasa (Bern) 3 (1974) 22–27
3. Denck, H., F. Olbert: Die Bedeutung von angeborenen und erworbenen Veränderungen der Beckenvenen und der Vena cava inferior für Therapieentscheidungen. Angio 6 (1984) 299–308
4. Endrys, J., B. Eklöf, P. Neglen et al.: Percutaneous closure of femoral arteriovenous fistula after venous thrombectomy. J. cardiovasc. intervent. Radiol. 12 (1989) 226
5. Gruss, J. D., D. Bartels, H. Vargus-Montano et al.: Über den heutigen Stand der rekonstruktiven Chirurgie am Venensystem. Angio 6 (1984) 273–287
6. Kieffer, E.: Chirurgie de la veine cava inferieure et de ses branches. Expansion Scientifique Française, Paris 1985
7. May, R., A. Kriessmann: Periphere Venendruckmessung. Thieme, Stuttgart–New York 1978
8. Vollmar, J.: Der quere Beckenvenenbypass („der hohe Palma"). Vasa (Bern) 9 (1980) 62
9. Vollmar, J., H. Loeprecht, S. Hutschenreiter: Advances in vascular endoscopy. Thorac. cardiovasc. Surgeon 35 (1987) 334–341
10. Winter, G., H. Weber, H. Loeprecht: Surgical treatment of iliofemoral vein thrombosis: technical aspect. Int. Angiol. 8 (1989) 188

Lymphgefäße

23 Reduzierende Eingriffe bei Lymphödemen der Gliedmaßen

L. Clodius und U. Brunner

Allgemeine Gesichtspunkte 323
Bemerkungen zur Grundkrankheit 323
Bemerkungen zu den operativen Möglichkeiten 323

Kombinierte oder komplexe physikalische Entstauungstherapie 323

Technik der Keilresektion 324

Chylöser Reflux 325
Weiterführende Literatur 325

Allgemeine Gesichtspunkte

Bemerkungen zur Grundkrankheit

Das **primäre Lymphödem** der unteren Extremitäten ist durch eine Verminderung der epifaszialen Sammelrohre (siehe auch Kapitel 4), insbesondere des ventro-medialen Bündels, gekennzeichnet. Die Ursache dieser Minusvariante ist noch nicht restlos aufgeklärt. Vieles spricht für eine Fehlbildung. Im Frühstadium ist die Schwellung über Nacht noch **reversibel** und klinisch ausdrückbar, im fortgeschrittenen Stadium entleert sie sich während nächtlicher Bettruhe nicht mehr; klinisch ist der Schwellungscharakter dann hart und durch Fingerdruck kaum mehr bewegbar. Dieser Zustand wird als **irreversibel** bezeichnet. Im Extremfall kommt es zur lymphostatischen Elephantiasis.

Beim **sekundären Lymphödem** des Beins oder des Arms sind tiefes oder oberflächliches Lymphgefäßsystem, mitunter beide zusammen, posttraumatisch, postoperativ, parasitär, entzündlich, neoplastisch oder mit einer chronisch venösen Insuffizienz entweder in ihrer Funktion behindert, überlastet oder anatomisch zerstört. Die Folgen der Lymphostase im Gewebe und die klinischen Verläufe des Schwellungscharakters sind denjenigen des primären Lymphödems ähnlich. Ausführliche Darstellungen finden sich in Monographien [2, 11].

Bemerkungen zu den operativen Möglichkeiten

Idealziel jeglicher Chirurgie des chronischen Lymphödems wäre eine dauerhafte Beseitigung der Schwellung. Pathophysiologisch würde dies eine stabile Wiederherstellung des Gleichgewichts zwischen der herabgesetzten lymphangiösen Transportkapazität und der normalen lymphpflichtigen Last bedeuten [10]. Bei einem primär oder sekundär weitgehend gestörten Lymphgefäßsystem (initialer Kapillarplexus, Präkollektoren, Kollektoren, Lymphknoten) ist jedoch eine chirurgische Rekonstruktion einzelner Komponenten nicht mehr möglich. Dies gilt vor allem für das irreversible und elephantiastische Stadium.

In der Geschichte der chirurgischen Lymphödemtherapie finden sich viele Ansätze zu physiologischen und resezierenden Operationen. Die Vielfalt versuchter Methoden belegt indessen, daß kein operatives Verfahren in jedem Fall befriedigt. Ausführliche Darstellungen finden sich in Monographien [2, 3, 8, 9]. Indikation und Ausführung einzelner pathophysiologischer Verfahren gehören in die Hände von Spezialisten aus den Fachbereichen Mikrochirurgie und Plastische Chirurgie. Gefäßchirurgischem Denken am vertrautesten ist der Ansatz zu autologen Lymphgefäßtransplantationen [1]. Wie im arteriellen oder tiefen venösen Sektor bleibt diese Methode für die Überbrückung lokalisierter Kollektorendefekte reserviert, wenn die Funktionstüchtigkeit der lymphangiösen Einflußbahn von peripher her postoperativ wieder ganz in Gang zu kommen verspricht.

Im Rahmen der allgemeinen Gefäßchirurgie kann deshalb einzig die Kombination von physikalischer Entstauungstherapie mit einer wenig traumatisierenden Reduktionsoperation empfohlen werden (adjuvante Chirurgie).

Im Therapieplan der beiden Komponenten kommt der Operation ausschließlich die Bedeutung zu, die konservativ entstauten Gliedmaßen einer adäquaten Bestrumpfung zugänglich zu machen. In dieser Hinsicht sind reduzierende Operationen als flankierende oder adjuvante Maßnahmen einzustufen.

Kombinierte oder komplexe physikalische Entstauungstherapie

Unter den physikalischen Maßnahmen zur Entstauung erweist sich eine speziell auf das Lymphgefäßsystem ausgerichtete Gymnastik im reversiblen Stadium bereits als erfolgreich [6]. Die Kernmaßnahme liegt aber in einer lymphbewußten Verfeinerung der klassischen Handmassage, die auf E. Vodder zurückgeht [15]. Die Kompressionstherapie mit Bandagen und medizinischen Strümpfen ist ein integrierter Bestandteil des Behandlungsplans [7, 14]. Eine konsequente Entstauung hinterläßt schließlich schlaffe Lappensäcke (elastische Insuffizienz dieser Hautregion), die geradezu nach einer Keilresektion rufen.

Technik der Keilresektion

Operationsgeschichtlich geht die Technik auf von Miculicz, beschrieben von Schmidt [12], und Sistrunk [13] zurück. Der jetzt wieder aktualisierte Eingriff gliedert sich in folgende Schritte:

- Faltung des überschüssigen Gewebemantels auf der Stufe, wo sich eine Resektion aufdrängt: Unterschenkel medial (Abb. 23-1), Unterschenkel dorsal, Oberschenkel medial, Unter- und Oberarm medial.
- Markierung der geplanten wetzsteinförmigen Hautschnitte unter besonderer Beachtung, daß sich die Hautränder nach der Keilresektion spannunglos wieder vereinigen lassen (Abb. 23-2).
- Esmarchsche Blutleere. Einseitige Schnittführung durch Haut und Subkutangewebe bis auf die Faszie. Das Fettgewebe erscheint mit weißen, fibrinoiden Septen durchsetzt und trieft je nach Entstauungszustand vor interstitieller Flüssigkeit. Entfernung des umschnittenen Gewebeteils (Abb. 23-3).
- Aus den Randsäumen werden im Sinne langer 2:1-Lappen zusätzliche tangentiale Fettgewebskeile reseziert.
- V. saphena magna und N. saphenus bzw. V. saphena parva und N. suralis werden nach Möglichkeit geschont und im Fettgewebsblock belassen.
- Resektion der Muskelfaszie zur Verbesserung der Lappenheilung: entweder flächenhaft oder streifig.
- Lösung der Esmarchschen Blutleere. Sorgfältige Blutstillung. Multiple Saugdrainagen. Einschichtiger Hautverschluß.
- Kompressionsverband nach den Grundregeln der allgemeinen Chirurgie. Intermittierende Kompression mit Druckstiefel bis zur Wundheilung.
- Antibiotikaprophylaxe nach den Regeln der Pharmakolymphologie [4].

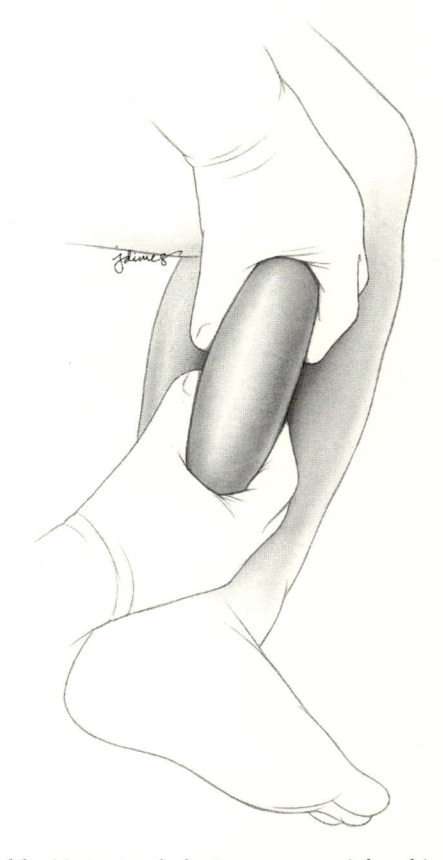

Abb. 23-1 Nach der Entstauung mit kombinierter physikalischer Therapie sind überschüssige Lappensäcke bereit für eine Keilresektion (Stufe: Unterschenkel).

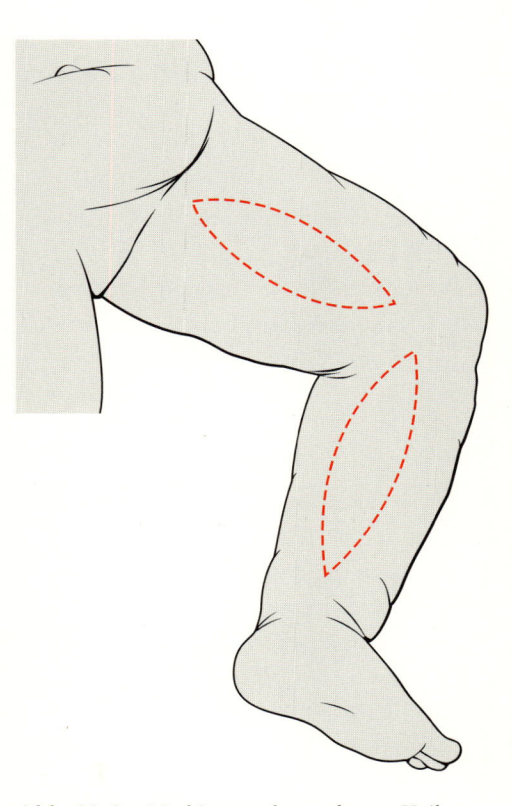

Abb. 23-2 Markierung der geplanten Keilresektion (Stufen: Unter- und Oberschenkel).

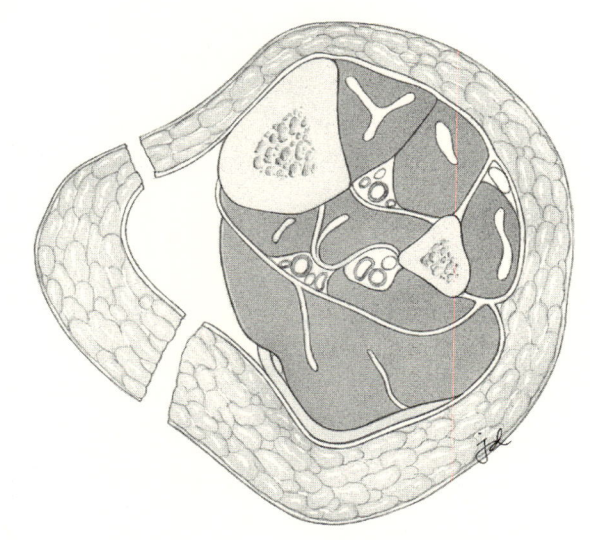

Abb. 23-3 Keilförmige Entfernung eines Gewebeteils aus Haut, subkutanem Fettgewebe und Muskelfaszie (Stufe: Unterschenkel).

Chylöser Reflux

Der chylöse Reflux ist die Folge einer Dysfunktion der Region der Cysterna chyli. Ursächlich stehen dafür sekundäre Blockaden oder eine echte primäre Lymphgefäßektasie mit valvulärer Insuffizienz im Rahmen einer lymphangiösen Angiodysplasie. Die damit verbundene lymphödematöse Schwellung des Beins manifestiert sich zunächst im Oberschenkel und schreitet dann nach peripher fort [5].

Die chirurgische Methode der Wahl zur Beseitigung des chylösen Refluxes liegt in einer möglichst radikalen Exzision der insuffizienten Lymphgefäßanteile im retroperitonealen Raum und im Bereich der Leiste [3]. Diese Maßnahme ist für den Chylusreflux eine kausale Therapie, weil damit gewissermaßen ein „Zapfen" in die Füllungsquelle eingeschlagen wird. Falls möglich, sind im Beckenbereich lympho-venöse Anastomosen in Erwägung zu ziehen.

Beachte:
Von einer Ligatur des Ductus thoracicus ist wegen seiner Drainagefunktion über die ganze Längsachse des Rumpfs abzuraten.

Das mit dem chylösen Reflux verbundene Lymphödem des Beins wird nicht beeinflußt und benötigt weiterhin konservative Therapie.

Weiterführende Literatur

1. Baumeister, R. G. H.: Autologe Lymphgefäßtransplantation. In: Heberer, G., R. J. A. M. van Dongen (Hrsg.): Gefäßchirurgie, S. 823–827. Berlin–Heidelberg–New York–Tokyo–London–Paris 1987
2. Brunner, U.: Das Lymphödem der unteren Extremitäten. Huber, Bern–Stuttgart–Wien 1969
3. Brunner, U.: Resezierende Operationen in der Behandlung primärer und sekundärer Lymphödeme. In: Heberer, G., R. J. A. M. van Dongen (Hrsg.): Gefäßchirurgie. Springer, Berlin–Heidelberg–New York–Tokyo–London–Paris 1987
4. Brunner, U., St. Geroulanos, H. J. Leu: Infektlymphologie und Zugangslymphologie – Zwei neue Begriffe in der peripheren Gefäßchirurgie. Vasa (Bern) 17 (1988) 275–282
5. Brunner, U.: Zur Ikonografie der deszendierenden Verlaufsform des primären Lymphödems. In: Brunner, U. (Hrsg.): Das Becken, S. 220–227. Huber, Bern–Göttingen–Toronto 1991
6. Brunner, U., C. Fleischlin: Entstauungsgymnastik. Vasa (Bern) 21 (1992) 206
7. Brunner, U., C. Fleischlin: Gegenwärtiger Stand der kombinierten physikalischen Entstauungstherapie beim primären und sekundären Lymphödem der Beine. Vasa (Bern) 22 (1993) 8–14
8. Clodius, L.: Lymphoedema. In: McCarthy, I. (Hrsg.): Plastic Surgery, Vol. 6, pp. 2120–4093. Saunders, Philadelphia–London–Toronto–Montreal–Sydney–Tokyo 1990
9. Clodius, L.: Operative Behandlung des Lymphödems. In: Földi, M., St. Kubik (Hrsg.): Lehrbuch der Lymphologie, 3. Aufl., S. 300–307. Fischer, Stuttgart–Jena–New York 1993
10. Földi, E., M. Földi: Physiologie und Pathophysiologie des Lymphgefäßsystems. In: Földi, M., St. Kubik (Hrsg.): Lehrbuch der Lymphologie, 3. Aufl., S. 219–262. Fischer, Stuttgart–Jena–New York 1993
11. Földi, E., M. Földi: Das Lymphödem. In: Földi, M., St. Kubik (Hrsg.): Lehrbuch der Lymphologie, 3. Aufl., S. 263–299. Fischer, Stuttgart–Jena–New York 1993
12. Schmidt, G.: Über die operative Behandlung der Elephantiasis des Beines. Bruns' Beitr. klin. Chir. 44 (1904) 595
13. Sistrunk, W. E.: Certain modifications of the Kondoleon-operation for elephantiasis. Ann. Surg. 85 (1927) 185
14. Strössenreuther, R., P. D. Asmussen, Ch. Ertel, O. Gültig, A. Knauer: Praktische Hinweise für Physiotherapie. In: Földi, M., St. Kubik (Hrsg.): Lehrbuch der Lymphologie, 3. Aufl., S. 455–523. Fischer, Stuttgart–Jena–New York 1993
15. Vodder, E.: Kirtel-Draeneringen – en ny terapeutisk metode i skønhedens tjeneste. Ny. TID. OG. VI Nr. 9, Nov. 1936
sowie: Vodder, E.: Lymphdrainage ad modum Vodder. Aesthet. Med. 14 (1965) 190–191

Integraltechnik

24 Arterienverletzungen

L. W. Storz

Allgemeine Vorbemerkung	329
Initiale Versorgung	329
Diagnostik	330
Operationsplanung	331
Operationstaktik	332
Flankierende Maßnahmen	334
Perioperative Antibiotikagabe	334
Heparinisierung	334
Lokale Maßnahmen	334
Komplikationsmanagement bei Ischämie und Reperfusionsschäden	334
Halsgefäße	335
A. carotis	335
A. vertebralis	335
Zentrale Aortenbogenäste	336
Truncus brachiocephalicus	336
A. subclavia	336
Armarterien	336
A. axillaris	336
A. brachialis	336
A. radialis, A. ulnaris	337
Abdominelle Gefäße	337
Aorta abdominalis	337
Viszeralarterien (Truncus coeliacus, A. mesenterica superior)	337
Nierenarterien	337
Iliakalarterien	338
Beinarterien	339
A. femoralis communis	339
A. femoralis superficialis, A. profunda femoris	340
A. poplitea	340
Unterschenkelarterien	340
Weiterführende Literatur	340

Allgemeine Vorbemerkung

Arterielle und venöse Gefäßverletzungen stellen Notfälle hoher und mitunter höchster Dringlichkeit dar. Sie finden sich isoliert oder in Kombination mit anderen Läsionen. Die Symptomatik kann durch begleitende Verletzungen und Schock überlagert sein.

Beachte:
Entscheidend ist es, an die Möglichkeit einer Gefäßverletzung zu denken!

Bei jedem entsprechenden Verletzungsmechanismus müssen drei Fragen beantwortet werden:

– **Wo** liegt die vermutete Verletzung?
 = Lokalisation.
– **Wie** kam sie zustande?
 = Verletzungsmechanismus.
– **Wie lange** besteht sie?
 = Ischämiedauer / Ischämietoleranz.

Bei direkten, scharfen oder stumpfen Verletzungen (95% aller Gefäßtraumen) bieten Art und Lokalisation der Wunde, Blutung bzw. Ischämie Hinweise auf das Vorliegen einer solchen. Weichteilschwellung, Schock und Sistieren der Blutung durch Einrollen der Intima bzw. Gerinnsel im Venenstumpf können das tatsächliche Ausmaß des Schadens maskieren.

Beachte:
Bei indirekten stumpfen Läsionen mit Intima-Ruptur wird die Gefäßverletzung nicht selten übersehen; Beispiele: Kniegelenkluxation, Ellengelenkluxation!

Initiale Versorgung

Die initiale Versorgung von Gefäßverletzungen verfolgt zwei Ziele:

– vorläufige Blutungskontrolle,
– Vermeiden ischämiebedingter Schäden.

Die Blutungskontrolle am Unfallort und während des Transports erfolgt bei gut zugänglichen Gefäßen (Extremitäten) durch direkte Kompression mit Finger, Faust, Kompresse oder mittels direkt über der Verletzung suprasystolisch aufgepumpter Blutdruckmanschette.

Beachte:
Meist wirkungslos und schädlich sind zentrale Tourniquets. Auf keinen Fall darf unter unkontrollierten Bedingungen mit ungeeignetem Instrumentarium „voroperiert" werden, da der angerichtete Schaden größer als der Nutzen wäre. Bei zentralen Verletzungen ist eine direkte Blutungskontrolle nicht möglich. Der Verletzte muß unverzüglich unter massiver Volumensubstitution einer Notoperation zugeführt werden!

Bei der Lagerung müssen druckbedingte und thermische Schäden vermieden werden. Dies bedeutet weiche Polsterung, auf keinen Fall aber Wärmflasche oder gar Eisbeutel!

Beachte:
Der schnelle Transport in ein entsprechend ausgerüstetes Krankenhaus ist entscheidend!

Diagnostik

Die **Pulskontrolle** muß immer erfolgen, kann jedoch durch Schockzustand oder Verwechslung mit dem eigenen Kapillarpuls unzuverlässig sein!

Beachte:
Nur der sicher kräftig tastbare Puls sagt etwas aus.

Bei unsicherem Befund oder durch Weichteilschwellung erschwerter Untersuchung muß eine **Doppleruntersuchung** sofern möglich mit Messung des peripheren Perfusionsdrucks durchgeführt werden. Ein Druckunterschied von mehr als 50% zwischen dem systolischen Druck an der unverletzten Extremität und dem peripher der Verletzung zu messenden Wert weist auf eine Arterienverletzung hin. Differentialdiagnostisch ist an eine chronische arterielle Verschlußerkrankung zu denken.

Liegt keine schwere Blutung nach außen vor und erlaubt es der Zustand des Verletzten, so sollte die Indikation zur **Arteriographie** großzügig gestellt werden. Eine klare Beziehung zwischen Verletzungsmuster und Gefäß macht hingegen ein Arteriogramm überflüssig. Die Ischämietoleranz des betroffenen Organbezirks (Extremität: 6 h; Leber, Niere, Darm: 30–45 min) muß allerdings berücksichtigt werden. Die Arteriographie bedarf nicht immer modernster Einrichtungen. Im Notfall kann eine direkte Punktion mit Darstellung über eine unter die Extremität gelegte Kassette ausreichend sein.

Bei zentralen Verletzungen bietet eine orientierende **Ultraschalluntersuchung** Hinweise über das Ausmaß der Blutung. Sie ist gleichzeitig von entscheidender Bedeutung bei der Suche nach Verletzungen parenchymatöser Organe, wie Leber, Milz oder Niere.

Eine **Computertomographie** ist in den meisten Fällen nicht erforderlich. Eine Ausnahme stellt die partielle Wandruptur größerer zentraler Gefäße (Aorta) beim stumpfen Trauma mit Ausbildung eines falschen Aneurysmas dar.

Beachte:
Bei ausgedehntem Trauma muß geklärt werden, wie und in welcher Reihenfolge vorgegangen wird. Dazu gehört die diagnostische Sicherung begleitender Verletzungen: Stark blutende, vital bedrohliche Organverletzungen (Lunge, Leber, Milz, Niere) haben immer Vorrang.

Bei Verletzungen der supraaortalen Äste, aber auch beim Kombinationstrauma der Extremitäten ist die Erhebung des **Neurostatus** unumgänglich.

Auf die Reihenfolge bei der Behandlung von Frakturen mit begleitender Gefäßläsion wird im weiteren eingegangen.

Operationsplanung

Man sollte auf alles vorbereitet sein!
Diese Forderung bezieht sich auf das Instrumentarium, den Blut- und Volumenersatz, den Zugangsweg und vor allem auf den Operateur. Die Folgen der Verletzung, wie Blutverlust, Störungen von Organfunktionen (z. B. Crush-Niere), Störungen im Gerinnungssystem sowie Infektgefahr bei offenen Verletzungen, müssen bereits initial behandelt werden. So ist es unerläßlich, bei offenen Verletzungen zu Behandlungs- bzw. Narkosebeginn eine breite systemische Antibiose einzuleiten.

Ziel der Operation muß die technisch und funktionell suffiziente Wiederherstellung der Durchblutung sein. Es gilt die Regel „*einfach, schnell und sicher*"; einfach vor allem dann, wenn der Operateur mit gefäßchirurgischen Techniken nicht sehr vertraut ist. Ein ungeübter Chirurg kann mehr Schaden als die Verletzung selbst anrichten.

Der Zugangsweg muß, allgemein gesagt, so gewählt werden, daß eine sichere Exposition der Verletzung sowie der vor- und nachgeschalteten intakten Gefäßabschnitte möglich ist. Eine zu sparsame Exposition kann zu unbeherrschbaren Blutungen führen. Die Entnahme eines autologen Venentransplantats (V. saphena magna, V. cephalica) sollte bereits beim Abwaschen und Abdecken eingeplant werden.

Beachte:
Bei Kombinationsverletzungen (Knochen und Gefäße und evtl. Nerv) ist die richtige Reihenfolge der operativen Versorgung wichtig (Abb. 24-1a bis e). Nicht die Gefäßverletzung, sondern das instabile Gelenk bzw. der Knochenbruch hat Priorität. Allgemein gilt die Reihenfolge:

- Knochen,
- Gefäße,
- Nerv,
- Weichteile.

Wichtig ist, daß bis zum Abschluß der Gefäßrekonstruktion die warme Ischämietoleranz von rund 6 Stunden möglichst nicht überschritten sein sollte. Dies bedeutet, daß die Stabilisierung schnell, d. h. einfach erreicht werden muß, z. B. durch einen Fixateur externe. Ist die Zeit knapp, so legt man in Arterie und Leitvene einen Silastic-Schlauch – auch ein Stück eines Absaug- oder Magenschlauchs ist möglich – als temporäre Überbrückung ein. Bei ausgedehntem Weichteilschaden und Trümmerbruch muß der Knochen zunächst gekürzt und dann osteosynthetisch stabilisiert werden. Die Kürzung erlaubt u. U. eine direkte Naht der verletzten Gefäße.

Nervenverletzungen (Neurostatus bei der Erstuntersuchung!) müssen mikrochirurgisch versorgt werden. Ist dies aufgrund lokaler Gegebenheiten nicht möglich, so sollten die Nervenstümpfe zentral und peripher der Verletzung mit farbigen, nicht resorbierbaren Fäden (z. B. blaues Polypropylene) markiert werden. Dies erleichtert das Auffinden bei der späteren Sekundärnaht bzw. Nerventransplantation.

Die primäre Amputation muß erwogen werden, wenn das Ausmaß der Verletzung eine funktionell erfolgreiche Wiederherstellung nicht zuläßt oder die Ischämietoleranz überschritten ist. Der Schutz des Verletzten nach dem Grundsatz „*life before limb*" geht vor.

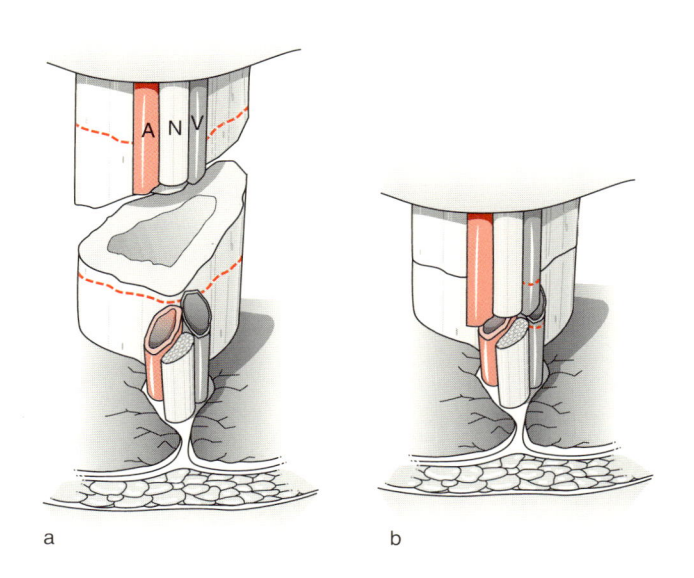

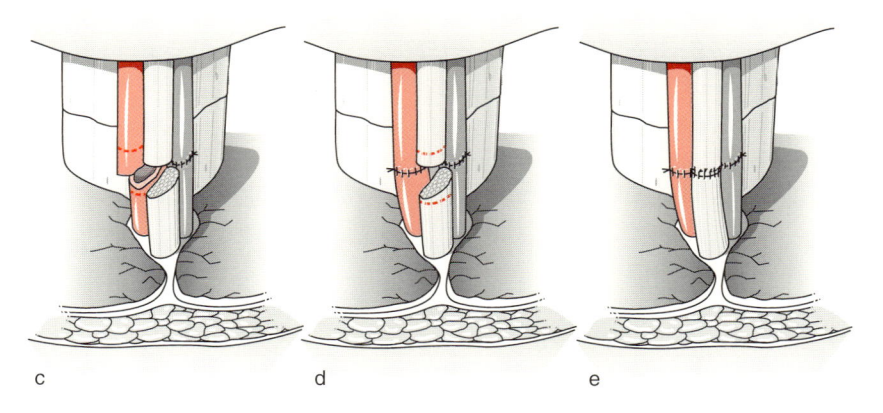

Abb. 24-1a bis e Reihenfolge bei der Versorgung eines Kombinationstraumas.
a und b) Der Knochen wird primär osteosynthetisch versorgt.
c bis e) Daran schließt sich die Rekonstruktion in der Reihenfolge Vene, Arterie und Nerv an (Cave: Reperfusionsschäden!).

Operationstaktik

Entscheidend sind die adäquate Exposition und die schonende Hämostase. Bei stark blutenden Verletzungen ist es sicherer, die Blutung durch Kompression zu kontrollieren und die zuführende Arterie von einem separaten kleinen Zugang aufzusuchen und abzuklemmen.

Beachte:
Hektik ist gefährlich! Das blinde Setzen von Klemmen kann zusätzliche Schäden an Nerven und Gefäßen verursachen. Ein einfaches und schonendes Verfahren zur Blutungskontrolle ist das Einbringen von Fogarty-Ballons in die Gefäßstümpfe.

Ist die verletzte Gefäßstrecke übersichtlich dargestellt, erfolgt zunächst die Extraktion von Stagnationsthromben an den Gefäßstümpfen. Anschließend wird Heparin-Kochsalz-Lösung (50 I.E. Heparin/ml 0,9% NaCl-Lösung) in die Gefäße eingebracht.

Beachte:
Das Rekonstruktionsverfahren wird von der Art und vom Umfang der Gefäßverletzung bestimmt. Eine primäre Ligatur kommt nur bei einer isolierten Verletzung einer Unterschenkel- oder Unterarmarterie in Betracht, da eine 2–3 fache Kompensation durch „Schwesterarterien" möglich ist. Ist die Kollateralversorgung über die palmare oder plantare Arkade nicht gewährleistet, muß auch hier rekonstruiert werden. Einzelne Venen kleineren und mittleren Kalibers können unterbunden werden.

Scharfe Verletzungen mit partieller oder vollständiger Durchtrennung des Gefäßes in querer Richtung werden nach Mobilisieren und evtl. Anfrischen durch direkte Naht (monofiler, nicht resorbierbarer Faden der Fadenstärke 5-0 oder 6-0, versorgt. Bei kleinerem Durchmesser empfehlen sich Einzelknopfnähte, um ein Raffen der Anastomose zu vermeiden. Aus dem gleichen Grund sollten die zu anastomosierenden Enden angeschrägt werden.

Scharfe Verletzungen in Achsenrichtung werden bei großem Durchmesser (> 8 mm) durch überwendliche laterale Naht verschlossen. Eine Einengung muß bei Arterien vermieden werden; bei großen Stammvenen (V. iliaca, V. cava) ist sie in geringerem Umfang tolerabel.

Bei kleinerem Gefäßkaliber oder Substanzdefekt erfolgt der Verschluß durch Einnähen eines erweiternden Streifentransplantats (Patch). Wegen des erhöhten Infektrisikos sollte man hierzu ein autologes Venentransplantat verwenden.

Längere Defekte bzw. eine längerstreckige Läsion der Intima werden durch ein Transplantat überbrückt (Abb. 24-2a bis c). Wegen der bei Verletzungen bestehenden Infektgefahr werden klein- bis mittelkalibrige Gefäße durch die autologe V. saphena magna ersetzt.

Für den Ersatz großlumiger Gefäße muß auf ein synthetisches Transplantat zurückgegriffen werden (siehe Kap. 7, „Brückenmaterialien für freie arterielle und venöse Rekonstruktionen).

Die Versorgung von Venenverletzungen (bei 30–50% der Arterienläsionen als Begleitverletzung) ist bei großen Leitvenen, wie V. poplitea, V. femoralis communis oder V. axillaris, zwingend (siehe Kap. 22, „Tiefes Venensystem …", Abschnitt Venenverletzungen). Sie kann technisch schwierig sein, da die profuse Venenblutung die Übersicht erschwert. Ist

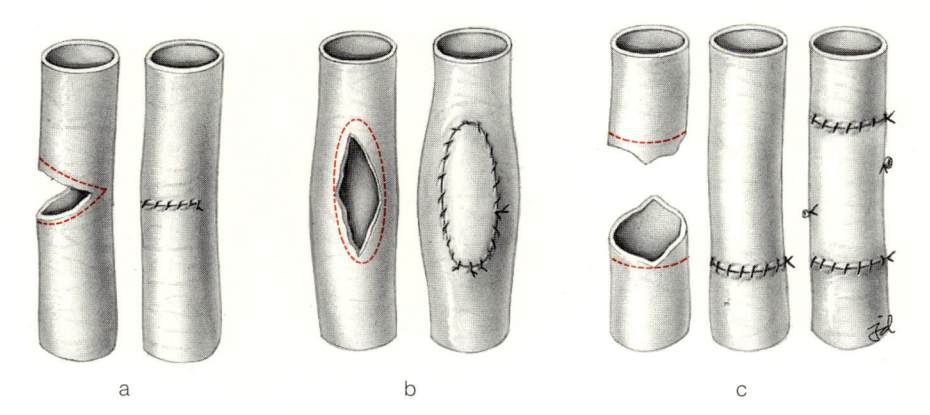

Abb. 24-2a bis c Techniken der Gefäßrekonstruktion bei scharfer Verletzung.
a) Querer Einriß: direkte Naht.
b) Längseinriß: Patch.
c) Zerreißung: Reanastomosierung oder Interponat.

die Situation anders nicht zu kontrollieren, so wird die abgeklemmte Arterie durchtrennt, von der Vene weggeklappt und nach erfolgreicher Venennaht wieder reanastomosiert.

Beachte:
Die Naht der Vene ist ungleich delikater als die der Arterie. Muß ein Venendefekt überbrückt werden, so sollte die V. saphena magna (evtl. gedoppelt) verwendet werden. Als Alternative kommen extern verstärkte, dünnwandige ePTFE-Prothesen in Frage.

Beim Überdehnungstrauma bzw. bei stumpfer Läsion mit Intima-Ruptur ist die Gefäßkontinuität scheinbar erhalten, die Intima und bisweilen die Media jedoch durchtrennt und eingerollt. Das führende Symptom ist die Ischämie. Beispiele:

– Popliteaverletzung bei Luxation nach dorsal.
– Stumpfe Verletzung der Carotis durch einen falsch angelegten Sicherheitsgurt.

Zwei Rekonstruktionsprinzipien kommen bei der stumpfen Verletzung in Betracht:
  Liegt lediglich ein begrenzter Einriß vor, so kann durch Glättung und Fixation der Intima-Stufen die Kontinuität wiederhergestellt werden. Die Arteriotomie wird durch einen erweiternden Patch verschlossen. Bei gut mobilem Gefäß und begrenzter Läsion muß allerdings auch die sparsame Resektion und End-zu-End-Naht erwogen werden. Sie ist für gesunde Arterien das bessere Verfahren.
  Längerstreckige Intima-Defekte machen die Segmentresektion mit Interposition eines Transplantats (autolog oder Gefäßprothese) erforderlich (Abb. 24-3a bis c).

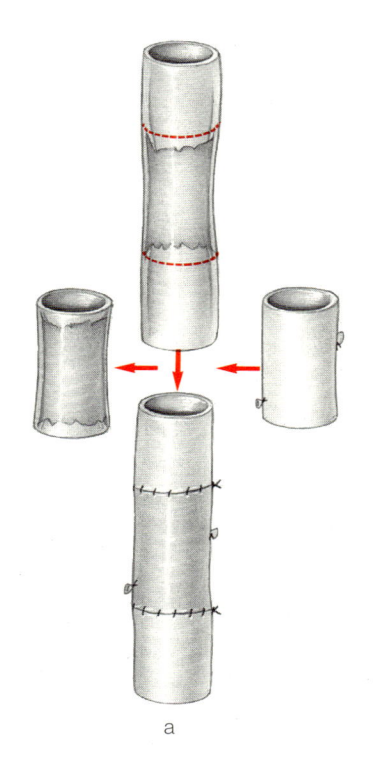

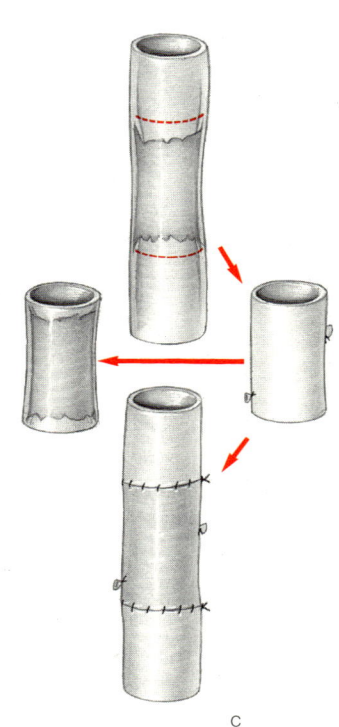

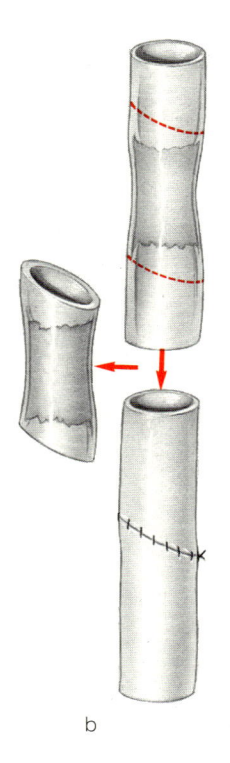

Abb. 24-3a bis c Techniken der Gefäßrekonstruktion bei stumpfem Überdehnungstrauma mit Intima-Einriß.
a) Resektion und Interposition eines Transplantats.
b) Bei kurzstreckiger Verletzung Resektion und Reanastomosierung.
c) Fixation der Intima-Stümpfe und Verschluß der Arteriotomie durch erweiternde Patchplastik.

Flankierende Maßnahmen

Perioperative Antibiotikagabe

Sieht man von geschlossenen, stumpfen Verletzungen – etwa bei Luxationen – ab, so sind alle anderen Gefäßverletzungen als potentiell kontaminiert einzustufen. Hier ist eine perioperative Antibiose zwingend. Sie sollte so früh wie möglich, spätestens jedoch bei der Narkoseeinleitung beginnen. Die Dauer richtet sich nach dem Umfang des Traumas:

- Wird eine geschlossene, stumpfe Verletzung durch ein autologes Transplantat rekonstruiert, so genügt eine „single shot"-Prophylaxe, d. h. eine einmalige Dosis bei Narkosebeginn.
- In allen anderen Fällen ist eine intermediäre Dosierung (24–72 Stunden) sinnvoll.

Heparinisierung

Im Gefolge von Verletzungen – speziell beim Kombinationstrauma – ist mit der Bildung von Stagnationsthromben zu rechnen. Sie müssen bei der Rekonstruktion ausgeräumt werden. Die lokale Einbringung einer heparinisierten Kochsalz-Lösung (50 I. E. Heparin/ml NaCl) in die Gefäßstümpfe verhindert eine weitere Thrombusbildung.

Beachte:
Das Operationstrauma am Gefäß ist als thrombogener Fokus zu betrachten.

Eine generelle Empfehlung zur systemischen Heparinisierung kann nicht gegeben werden. Umfang und Art des Traumas müssen gegen den Effekt der Heparinisierung aufgewogen werden.

Lokale Maßnahmen

An lokalen Maßnahmen sind sinnvoll:

- sorgfältiges Débridement,
- Spülen der Wunde mit PVP-Jod-Lösung (PVP = Polyvinylpyrrolidon)
- Einlegen von Saugdrainagen, da Hämatome bei kontaminierten Wunden ein idealer Nährboden für Keime sind.

Beachte:
Bei längerer Ischämiedauer (> 4–6 Stunden) ist an den Extremitäten die Indikation zur Fasziotomie großzügig zu stellen. Besonders gefährdet ist der N. fibularis [peroneus] in der Tibialis-anterior-Loge.

Von einem lateralen Zugang über der Fibula lassen sich über eine einzige Hautinzision alle vier Muskellogen des Unterschenkels eröffnen. Bei Verletzungen der A. poplitea sollte bereits primär eine Fasziotomie vorgenommen werden. Am Unterarm ist eine Fasziotomie selten erforderlich. Hier kann man sich mit einer Eröffnung der beugeseitigen Muskelloge begnügen.

Beachte:
Bei ausgeprägtem Kompartmentsyndrom wird die Haut über den eröffneten Muskellogen nicht verschlossen!

Komplikationsmanagement bei Ischämie und Reperfusionsschäden

Eine länger andauernde Ischämie großer Körperareale kann nach Revaskularisation ein Tourniquet-Syndrom hervorrufen. Kalium, saure Metaboliten und Zerfallsprodukte, wie Myoglobin (Crush-Niere!), werden eingeschwemmt; das durch die Rezirkulation entstehende Ödem zieht intravasales Wasser ab. Die Folgen sind gravierend:

- Hyperkaliämie,
- Azidose,
- Hypovolämie,
- kardiale Funktionsstörungen,
- renale Funktionsstörungen.

Therapeutisch empfehlen sich eine entsprechende Volumensubstitution, der Ausgleich der Azidose und u. U. die Gabe von Dopamin. Neuere Untersuchungen weisen auf den positiven Effekt von Prostaglandin E_1 bei der Behandlung bzw. Prävention von Reperfusionsschäden hin.

Halsgefäße

A. carotis

Im Vordergrund stehen die Blutung und die Beeinträchtigung der Hirndurchblutung. Knapp ein Drittel der Patienten weisen neurologische Ausfallserscheinungen unterschiedlichen Umfangs auf.

Die scharfe Verletzung durch Anspießung, Stich oder Schuß bietet klare Symptome: Blutung aus einer Halswunde, neurologisches Defizit.

Beachte:
Schwierig ist es, eine stumpfe Karotis-Verletzung rechtzeitig zu erkennen. Dem Trauma durch Schlag, Sicherheitsgurt oder Schleudertrauma folgt ein beschwerdefreies Intervall unterschiedlicher Dauer. Danach setzen hemisphärenbezogene Ausfälle als Folge der dissektionsbedingten Karotis-Thrombose ein.

Bei eindeutigem Verletzungsmuster im Trigonum caroticum (Wunde mit schwerer Blutung) wird ohne weitere Diagnostik interveniert (Zugang siehe Kap. 10, „Arteria carotis").

Stichverletzungen im Kieferwinkel oder in der Supraklavikulargrube ohne lebensbedrohliche Blutung bedürfen der arteriographischen Klärung, da weitere Gefäße (Vertebralis, Subklavia) mitbeteiligt sein können.

Beim stumpfen Trauma entsprechender Lokalisation sollte durch eine Doppler- oder Duplex-Untersuchung die Durchgängigkeit der Karotiden geklärt werden. Im Zweifelsfall ist eine frühzeitige Arteriographie indiziert.

Mit Ausnahme der nach intrakraniell reichenden Dissektion der A. carotis interna sollte in allen Fällen rekonstruiert werden.

Das technische Vorgehen richtet sich nach den obenstehend beschriebenen Prinzipien (siehe auch Abb. 24-3a bis c):

- Direkte Naht an der A. carotis communis.
- Naht mit erweiternder Patch-Plastik (Karotis-Bifurkation, Karotis-Äste).
- Transplantatrekonstruktion (bei ausgedehntem Defekt; Abb. 24-4a und b).

Auf die Rekonstruktion bzw. Reinsertion der A. carotis externa kann nötigenfalls verzichtet werden.

A. vertebralis

Rekonstruierbare Verletzungen der Vertebralarterien (< 1% aller Verletzungen) sind selten. Der Zugang zum kranialen Abschnitt entspricht dem bei der Karotis, der abgangsnahe Bereich wird wie die zentrale Subklavia freigelegt (siehe Kap. 1, „Zugangsregion Axilla"). Eine Rekonstruktion durch Reinsertion oder Interposition eines Venensegments ist nur ausnahmsweise indiziert und sinnvoll, da die Ligatur wegen der guten Kollateralisierung über die A. basilaris meist toleriert wird.

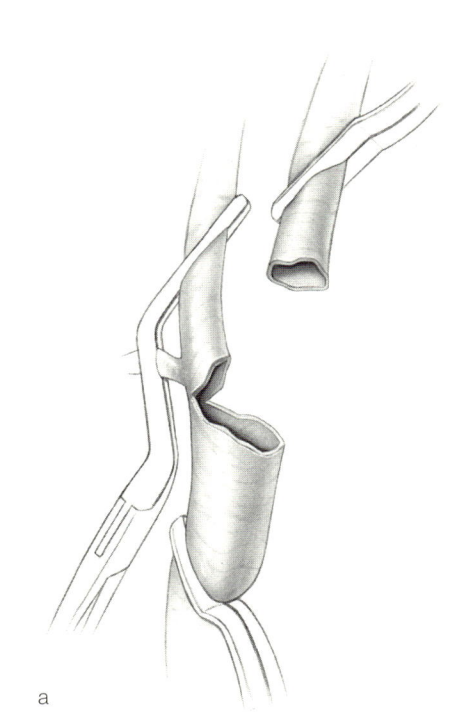

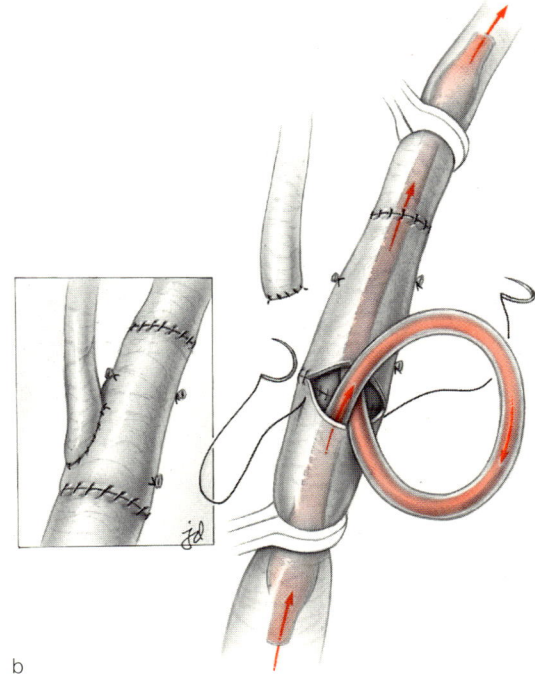

Abb. 24-4a und b Versorgung einer verletzten Karotis-Gabel mit einem Interponat.
a) Situs vor Versorgung.
b) Die Gefäßkontinuität wird durch Interposition eines Transplantats wiederhergestellt; das Implantat wird primär auf den Shunt aufgefädelt. Reihenfolge der Anastomosen: peripher vor zentral. Vor Fertigstellung der zentralen Anastomose wird der Shunt entfernt.
Inset: Situs nach Versorgung.

Zentrale Aortenbogenäste

(vgl. Kap. 13, „Aorta ascendens, supraaortale Astabgänge, Aorta thoracica")

Truncus brachiocephalicus

Die scharfe Verletzung des Truncus brachiocephalicus durch Schuß oder Stich wird selten überlebt. Ausnahme: iatrogene Verletzung durch Punktion (z. B. Jugularis-Katheter).

Beachte:
In seltenen Fällen führt ein stumpfes Trauma mit partieller Durchtrennung von Intima und Media zu einem falschen Aneurysma: Hier ist eine Computertomographie erforderlich.

Punktionsverletzungen lassen sich nach Exposition über eine partielle Sternotomie mit Verlängerung in die rechte Supraklavikulargrube durch direkte Naht versorgen. Die Rekonstruktion des falschen Aneurysmas erfolgt im Intervall.

A. subclavia

Scharfe Verletzungen entstehen durch Stich oder Schuß (z. B. Verletzung mit dem Kampfbeil) durch Einspießung von Knochenfragmenten bei Frakturen von Schlüsselbein und erster Rippe, vor allem aber auch durch diagnostische und therapeutische Eingriffe (nach unserer Erfahrung ca. 5% der iatrogenen Läsionen bzw. ca. 40% aller Subklavia-Verletzungen).
Bei der stumpfen Verletzung überwiegt das Überdehnungstrauma bei massiver Hyperextension (häufige Verletzung beim Motorradunfall). Sie ist oft mit einem Plexusausriß kombiniert, der das zu erwartende postoperative Ergebnis begrenzt. Gefährlich ist dabei, daß die Überdehnungsläsion im gesamten Verlauf der A. subclavia, also auch intrathorakal, auftreten kann. Das zu beobachtende monströse Hämatom erschwert die Identifizierung des Verletzungsorts.

Beachte:
Die Indikation zur Arteriographie sollte großzügig gestellt werden, da die Art des Zugangs von der exakten Lokalisation abhängt. Unter operationstaktischen Gesichtspunkten unterteilt sich die A. subclavia in ein zentrales, intrathorakales, ein mittleres, supraklavikuläres und ein peripheres, subklavikuläres Segment.

Das zentrale Segment wird rechts über eine partielle Sternotomie mit bogenförmiger Erweiterung, links über eine Thorakotomie im zweiten oder dritten ICR erreicht. Das mittlere Drittel wird von supraklavikulär, das periphere von infraklavikulär angegangen (siehe Kap. 1, „Zugangsregion Axilla").

Die Rekonstruktion folgt den Prinzipien in Abbildung 24-3.

Beachte:
Für den ungeübten Operateur ist von Bedeutung, daß die A. subclavia sehr weichwandig und gegen Fadenzug empfindlich ist.

Erweist sich die direkte Transplantatrekonstruktion der zentralen A. subclavia als zu risikoreich, so können die Stümpfe ligiert werden. Die Durchblutung wird dann durch ein Interponat zwischen A. carotis communis und mittlerem Subklavia-Drittel wiederhergestellt.

Armarterien

A. axillaris

(vgl. Kap. 1, „Zugangsregion Axilla") Scharfe Verletzungen finden wir einerseits nach Messerstich (seltener), andererseits nach diagnostischen oder therapeutischen Eingriffen; ein stumpfes Trauma wird in der Regel durch eine Schulterluxation verursacht.
Die Arteriographie gehört beim stumpfen Trauma zum diagnostischen Repertoire, bei scharfen Verletzungen ist sie entbehrlich. Der Zugang zur A. axillaris am abduzierten Arm ist durch die Anatomie gegeben. Kurzstreckige Läsionen lassen sich nach genügender Mobilisierung durch direkte Rekonstruktion versorgen. Bei rund 30% – insbesondere bei Überdehnungsrupturen mit Intima-Dissektion – muß das Gefäß durch ein Saphena-Interponat rekonstruiert werden.

Beachte:
Bereits beim Abdecken an die Saphena-Entnahme denken!

A. brachialis

Im zentralen Abschnitt oberhalb der Ellenbeuge überwiegt die scharfe Verletzung durch Stich oder Abspießung durch Knochenfragment. Neben scharfen Verletzungen wird das periphere Segment – auch als A. cubitalis bezeichnet – bei der Ellenbogengelenkluxation bzw. bei der suprakondylären Humerusfraktur mitverletzt (Überdehnungstrauma).
Die Überdehnung von A. cubitalis und A. poplitea bei Luxationen und Frakturen ist eine „klassische" Begleitverletzung, die nicht selten übersehen wird.
Die Freilegung erfolgt im Bizeps-Sulkus bzw. S-förmig in der Ellenbeuge. Die Rekonstruktion erfolgt nach den bereits genannten Prinzipien.

A. radialis, A. ulnaris

Die Arterien des Unterarms bedürfen nur dann der Versorgung, wenn **beide** verletzt sind. Ist jedoch der Hohlhandbogen nicht suffizient angelegt, so ist bereits bei Unterbrechung einer Arterie die Durchblutung der Hand gefährdet. Man muß sich daher vergewissern (Klinik, Doppler, Arteriographie), ob eine ausreichende Perfusion vorhanden ist.

Die Rekonstruktion durch Naht oder Interponat erfolgt in Einzelknopf-Nahttechnik, da eine überwendliche Naht unweigerlich zu Stenosen führt.

Abdominelle Gefäße

(vgl. Kap. 14, „Aorta abdominalis und ihre Äste")

Stich- oder Schußverletzungen an Aorta oder Kava sind nur in Ausnahmefällen so begrenzt, daß der Verletzte das Krankenhaus lebend erreicht. Läsionen der viszeralen Äste finden sich sowohl nach stumpfem wie nach scharfem Trauma. Sie machen im eigenen Krankengut 8,4% der beobachteten Arterienverletzung aus.

Operativ versorgbare Gefäßverletzungen im Abdomen werden – sieht man von den Nierenarterien ab – zu einem erheblichen Prozentsatz durch diagnostische oder therapeutische Maßnahmen verursacht:

Nach unserer Erfahrung entfallen bei Verletzungen der Aorta und der V. cava ca. 80% auf iatrogene und ca. 20% auf nicht iatrogene Läsionen; bei Verletzungen der Mesenterialgefäße sowie von Leber und Milz ist das Verhältnis „iatrogen" zu „nicht iatrogen" ca. 60% zu 40%; bei den Iliakalgefäßen ca. 70% zu 30%.

Aorta abdominalis

Nach Exposition über eine mediane Laparotomie wird die Verletzung digital komprimiert. Eingespießte Fremdkörper müssen bis zur Abklemmung in situ belassen werden: „Korken in der Flasche"!

Die Aorta wird zentral so weit dargestellt, daß sie mit einer geraden Gefäßklemme abgeklemmt werden kann. Von peripher wird eine geschwungene Aortenklemme bzw. eine Profunda-Klemme so angesetzt, daß auch die Lumbalarterien mitgefaßt werden. Aortenverletzungen können meist durch direkte Naht versorgt werden. Dabei muß die Möglichkeit in Betracht gezogen werden, daß auch die Hinterwand verletzt ist! Ist dies der Fall, so wird die Aorta ventral in Längsrichtung ausreichend inzidiert. Die Hinterwand läßt sich dann transluminal von vorne versorgen.

> **Cave**
> Unnötige Mobilisierungsmanöver sind gefährlich und bergen die Gefahr einer Blutung aus Lumbalvenen oder aus der Vena cava in sich!

Viszeralarterien (Truncus coeliacus, A. mesenterica superior)

Unmittelbar am Abgang können Truncus coeliacus und A. hepatica communis notfalls unterbunden werden.

Beachte:
In allen anderen Fällen muß rekonstruiert werden.

Dabei kommen wieder die bereits genannten Prinzipien (Naht mit Patch oder Interposition) zur Anwendung. Als Transplantat kommt die autologe Saphena oder eine dünnwandige ePTFE-Prothese in Betracht. Der zentrale Transplantatanschluß kann der Einfachheit halber an der Aorta erfolgen, falls verletzungsbedingt der Situs unübersichtlich ist.

Nierenarterien

Mit 2–3% aller Arterienverletzungen ist die Läsion der Nierenarterie ein seltenes Ereignis. Hierbei ist jedoch mit einer „Grauzone" klinisch wenig auffälliger Befunde zu rechnen.

Bei direktem Trauma durch Stich oder Schuß sind meist das Nierenparenchym, das Hohlraumsystem und die Gefäßversorgung betroffen. Beispiel: Messerstich in den Rücken; hier ist es nur in besonders günstig gelagerten Fällen möglich, die Niere zu erhalten, ggf. durch eine extrakorporale Rekonstruktion. Limitierend ist die Ischämietoleranz. Sie kann durch Kaltperfusion verlängert werden.

Eine klare Indikation für die Rekonstruktion stellen umschriebene scharfe Verletzungen und das Überdehnungstrauma der Nierenarterie mit Intima-Einriß dar. Sie werden von einem ventralen Zugang aus unter Ablösung der jeweiligen Kolonflexur nach den bereits erwähnten Prinzipien versorgt.

Beachte:
Dabei ist aber daran zu denken, daß Lebenserhalt vor Organerhalt geht! Dies bedeutet, daß ein zeitaufwendiger Eingriff nur dann gemacht werden sollte, wenn keine gravierenden anderen Verletzungen vorliegen. Bei intakter kontralateraler Niere darf die Indikation zur Nephrektomie großzügig gestellt werden.

Iliakalarterien

Die Beckenarterien sind überproportional häufig von Verletzungen betroffen: Nach unseren Erfahrungen entfallen über 10% aller Gefäßverletzungen und ca. 50% aller abdominellen Läsionen auf dieses Gefäßareal. Die iatrogene Verletzung in der Folge von diagnostischen und therapeutischen Maßnahmen ist mit mehr als 70% die häufigste Ursache. Weitere Verletzungsmechanismen sind neben Stich oder Schuß die Einspießung von Knochenfragmenten und die stumpfe Gewalteinwirkung, wie z. B. Quetschungsverletzungen durch Stoßstangen oder Eisenbahnpuffer.

Je nach Art und Umfang der Verletzungen erfolgt die Exposition entweder transperitoneal oder von einem extraperitonealen Zugang (Pararektalschnitt, Wechselschnitt). Der transperitoneale Zugang bietet mehr Sicherheit durch den direkten Zugang zur Aorta, die linke Beckenachse ist von einem extraperitonealen Zugang besser einzusehen, da beim transperitonealen Zugang das Sigma mobilisiert werden muß.

Entscheidend für die Prognose ist, daß häufig begleitende Venenverletzungen vorliegen. Gelingt die Versorgung der Iliakalvenen nicht auf Anhieb, so muß die arterielle Achse nach Abklemmung durchtrennt und weggeklappt werden. Sie wird nach Verschluß der Venenverletzung reanastomosiert. Die Rekonstruktion geschieht wiederum nach den bereits genannten Prinzipien. Bei ausgedehnten Verletzungen kann es erforderlich sein, Arterie und Vene durch eine Kunststoff-Prothese zu ersetzen (siehe auch Kap. 7, „Brückenmaterialien für freie arterielle und venöse Rekonstruktionen").

Beachte:
Problematisch ist die bei ausgedehnten stumpfen Verletzungen häufig anzutreffende Verletzung benachbarter Hohlorgane (Blase, Dickdarm). Ist die Gefäßloge kontaminiert, so muß die arterielle Durchblutung nach Ligatur der verletzten Gefäßstümpfe durch einen gekreuzten extraanatomischen, femoro-femoralen Bypass wiederhergestellt werden.

Gewarnt werden muß vor der Eröffnung großer retroperitonealer Hämatome bei Beckenfrakturen. Liegt eine Verletzung der A. iliaca interna oder ihrer Äste vor, so kann der Versuch einer Katheterembolisation unternommen werden.

Beinarterien

A. femoralis communis

Bedingt durch ihre Lage ist die Femoralis-Bifurkation einer der bevorzugten Zugangswege für diagnostische und therapeutische Eingriffe. Dementsprechend entfallen in der Literatur rund 50% aller iatrogenen Gefäßverletzungen auf diese Region. Nicht iatrogene Läsionen sind hingegen mit rund 5% relativ selten. Es führen dabei Stich- und Schußverletzungen. Die klassische „Ausbein-Verletzung" des Metzgers (Stich in die Leiste) ist seit der Einführung entsprechender Schutzkleidung selten geworden. Stumpfe Verletzungen sind heute meist Folge einer Sportverletzung (Fahrradlenker, Skistock usw.).

Die iatrogene Verletzung führt in der Regel zu einer begrenzten Blutung bzw. zur Ausbildung eines Aneurysma falsum. Sie bedarf dann einer Therapie, wenn die Blutung trotz Kompression (Sandack) nicht sistiert bzw. das falsche Aneurysma nicht thrombosiert. Nach Exposition der Punktionsstelle läßt sich die Verletzung durch einfache Naht versorgen, wobei daran zu denken ist, daß häufig Vorder- und Hinterwand durchstochen sind. Eine verfahrensspezifische Komplikation stellt die Ablösung eines arteriosklerotischen Plaque mit Verlegung der Femoralis-Bifurkation dar. Hier muß interveniert werden.

> **Cave**
> Bei der Exposition muß Übersicht garantiert sein. Dies bedeutet Freilegung ohne Hektik! Eine erhebliche Gefahr geht hier wie auch in der Iliakalregion von einer unbeabsichtigten Verletzung der Vene aus.

Liegt eine stärkere Blutung vor, so wird diese durch lokale Kompression zum Stehen gebracht. Danach wird die A. iliaca externa von einem extraperitonealen Zugang aufgesucht und abgeklemmt. Die A. femoralis superficialis und die A. profunda femoris werden danach entweder abgeklemmt oder durch Fogarty-Ballonkatheter blockiert. Mitunter kommt es trotz scheinbar korrekter Abklemmung zu weiteren Blutungen. Diese stammen in der Regel entweder aus einer separat nach dorsal abgehenden A. circumflexa femoris oder aus den in Höhe des Leistenbands abgehenden Arterien (A. pudenda externa bzw. A. circumflexa ilium superficialis). Die Rekonstruktion erfolgt nach den bereits beschriebenen Prinzipien (siehe Abb. 24-3).

Beachte:
Es ist zu berücksichtigen, daß die Leiste aus lymphologischen Gründen in besonderem Maße infektgefährdet ist. Dies bedeutet, daß Fremdmaterial möglichst vermieden werden sollte.

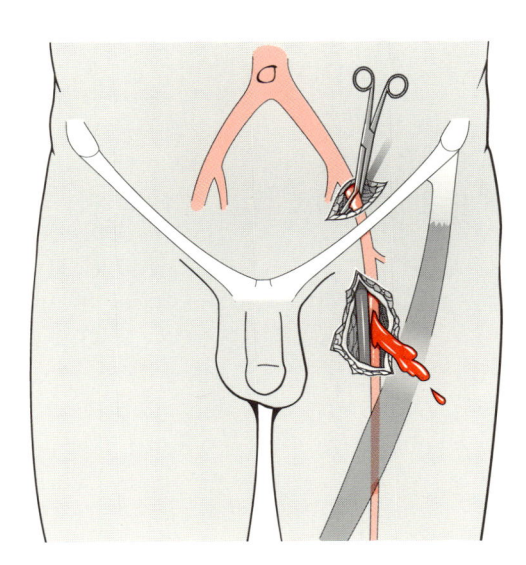

Abb. 24-5 Blutungskontrolle bei einer stark blutenden Verletzung der Femoralis-Bifurkation: Extraperitoneales Abklemmen der A. iliaca externa bei gleichzeitiger Kompression der Wunde (Faust, Sandsack). Nach Drosselung des arteriellen Zustroms werden die Gefäßstümpfe mit Fogarty-Ballonkathetern blockiert bzw. abgeklemmt.

A. femoralis superficialis, A. profunda femoris

Die A. profunda femoris wird selten (in 50% iatrogen!) verletzt. Sie muß aus zwei Gründen rekonstruiert werden:

– Sie ist das wichtigste Kollateralgefäß des Beins.
– Bei ungünstiger Gefäßanatomie kann trotz durchgängiger A. femoralis superficialis die Oberschenkelmuskulatur nekrotisch werden.

Knapp 60% der Verletzungen der A. femoralis superficialis sind nicht iatrogener Natur. Häufige Ursachen sind stumpfe oder scharfe Läsionen durch Frakturen, aber auch Stichverletzungen. In diesem Zusammenhang sei nochmals an die „Ausbein-Verletzung" des Metzgers erinnert.

Bei der Untersuchung einer Fraktur muß – ebenso wie bei der A. poplitea – an eine Gefäßverletzung gedacht werden. Die Indikation zur Arteriographie ist großzügig zu stellen.

In Abhängigkeit von Art und Ausdehnung der Verletzung erfolgt die Rekonstruktion durch direkte Naht oder Transplantat. Die begleitende Vene sollte zeitlich in erster Priorität mitrekonstruiert werden (siehe Abb. 24-1). Wurde die Ischämietoleranz überschritten, so muß frühzeitig und großzügig am Unterschenkel fasziotomiert werden.

A. poplitea

Die Poplitea ist bei nicht iatrogenen Verletzungen das am häufigsten betroffene Gefäß des Beins. In Europa handelt es sich meist um stumpfe Läsionen in der Folge gelenknaher Frakturen bzw. einer hinteren Kniegelenkluxation. Stich- oder Schußverletzungen sind selten.

Durch die ungünstige Kollateralsituation ist die Rekonstruktion zwingend. Bei jeder gelenknahen Verletzung muß an die Möglichkeit einer Arterienbeteiligung gedacht werden. Die Indikation zur Arteriographie ist großzügig zu stellen (zur Einteilung siehe auch Kap. 3, „Zugangsregion Kniekehle...", und Kap. 18, „Arteriae crurales").

Die Segmente Pars I und Pars III werden in Rückenlage von einem medialen Zugang am peripheren Ober- bzw. zentralen Unterschenkel erreicht. Die Exposition des Abschnitts Pars II erfolgt in Bauchlage von dorsal.

> **Cave**
> Zu warnen ist vor einem engen Zugang zum Segment Pars II. Bei ausgedehnteren Läsionen ist es sicherer, die Durchblutung durch eine Überbrückung von Pars I nach Pars III wiederherzustellen.

Die Rekonstruktion folgt den Prinzipien in Abbildung 24-3. Muß ein autologes Transplantat verwendet werden, ist es besser, die V. saphena magna der gesunden Gegenseite zu verwenden. Die ipsilaterale V. saphena magna stellt ein wichtiges Kollateralgefäß dar. Bei gleichzeitiger Verletzung der V. poplitea muß diese ebenfalls rekonstruiert werden.

Die Indikation zur Fasziotomie ist gerade bei Verletzungen der A. poplitea großzügig zu stellen.

Unterschenkelarterien

Die isolierte Verletzung einer Unterschenkelarterie ist bei gesundem Gefäßsystem belanglos. In diesem Fall kann sie ligiert werden.

Sind alle drei Arterien verletzt oder ist infolge eines chronischen Verschlußleidens die verletzte Arterie das einzige Versorgungsgefäß des Unterschenkels, muß rekonstruiert werden. Aus nahttechnischen Gründen empfiehlt sich die Anlage eines autologen Venentransplantats auf ein gesundes Gefäßsegment.

Weiterführende Literatur

1. Bergentz, S. E., D. Bergqvist: Iatrogenic Vascular Injuries. Springer, Berlin–Heidelberg–New York 1989
2. Buri, P.: Traumatologie der Gefäße. Huber, Bern 1973
3. Chervu, A., W. J. Quinones-Baldrich: Vascular complications in orthopedic surgery. Clin. Orthop. 235 (1988) 275
4. Gersdorff, H. von: Feldtbuch der Wundartzney. Straßburg, 1517
5. Heberer, G., R. J. A. M. van Dongen (Hrsg.): Gefäßchirurgie. Springer, Berlin–Heidelberg–New York 1987
6. Klein, S. R., R. M. Saroyan, F. Baumgartner, F. S. Bongard: Management strategy of vascular injuries associated with pelvic fractures. J. cardiovasc. Surg. (Torino) 33 (1992) 349
7. Kortmann, H., K. A. Riel: Thorakale Gefäßverletzungen. Chirurg 59 (1988) 389
8. Lopez-Viego, M. A., W. H. Snyder, R. J. Valentine, G. P. Clagett: Penetrating abdominal aortic trauma: a report of 129 cases. J. Vasc. Surg. 16 (1988) 332
9. Müller-Wiefel, H., G. Langkau: Gefäßverletzungen im Beckenbereich und an der unteren Extremität. Chirurg 59 (1988) 376
10. Rich, N. M., F. C. Spencer: Vascular Trauma. Saunders, Philadelphia 1978
11. Vollmar, J. F.: Rekonstruktive Chirurgie der Arterien, 3. Aufl. Thieme, Stuttgart 1982

25 Replantation von Extremitäten

P. C. Maurer

Einleitung 343

Pathophysiologische Aspekte 343
„Mikro-" und „Makro-"Amputation 343

Einteilung der Amputationsverletzungen 343

Replantation 344
Ziel 344
Voraussetzungen für eine erfolgreiche Replantation 344
Ablauf 345
Funktionsergebnisse und Schlußfolgerung 346
Weiterführende Literatur 346

Einleitung

Obwohl bereits 1962 Malt in Boston und Chen in Shanghai als erste erfolgreich jeweils einen Arm replantierten, galt die Gliedmaßenreplantation lange Zeit als chirurgisch-technische Sensation von zweifelhafter Bedeutung für den Patienten. Unter dem Einfluß der Berichte aus China und Australien [1, 2, 4] wendeten sich im mitteleuropäischen Raum einige wenige Zentren der klinischen Extremitätenreplantation zu. Neuzeitige Anästhesieverfahren machten die lang dauernden Eingriffe tragbar. Verbessertes Osteosynthese- und Nahtmaterial sowie optische Hilfsmittel ermöglichten die für eine erfolgreiche Replantation notwendige subtile Technik.

Pathophysiologische Aspekte

„Mikro-" und „Makro-" Amputation

Amputationsverletzungen ganzer Gliedmaßen werden wesentlich seltener beobachtet als Amputationen von Fingern, Mittelhänden oder Händen (Verhältnis etwa 1:20).

Die Muskelmasse eines Armes oder eines Beines ist durch ihre Stoffwechselaktivität ungleich mehr von Autolyse und Bakterienwachstum bedroht als distale Gliedmaßenabschnitte (Sehnen, Knochen, Haut). Trotz Unterkühlung ist die Zeit der tolerierbaren Ischämie einer ganzen Extremität (Finger unter idealen Bedingungen bis zu 24 Stunden und länger) wesentlich kürzer. Die genaue Zeitgrenze (und die Möglichkeiten ihrer Verlängerung durch Unterkühlung, Perfusion, Anwendung von hyperbarem Sauerstoff) ist noch nicht ermittelt (ausführliche Literatur siehe [4]). Nach unseren eigenen Erfahrungen haben jedoch Gliedmaßenreplantationen jenseits der 5-Stunden-Grenze kaum Aussicht auf Erfolg.

Die möglichen **postischämischen Schädigungen** sowohl an der Extremität (Muskelnekrosen, Ödem) als auch für den Organismus des Verletzten (Einschwemmen von Myoglobinmetaboliten und Gefahr des toxischen Nierenversagens bis zur Anurie, Gefahr der Allgemeininfektion) sind bei Gliedmaßenreplantationen viel schwerwiegender.

Hinzu kommt die für eine Gliedmaßenreplantation längere Rekonvaleszenzzeit, allein schon wegen der langen Wegstrecke, welche die neu einwachsenden Nervenfasern bis an ihre Erfolgsorgane zurücklegen müssen.

Einteilung der Amputationsverletzungen

Die Einteilung der Amputationsverletzungen haben wir von den chinesischen Arbeitsgruppen übernommen [2]:

- Totalamputation bedeutet eine völlige Abtrennung vom Körper.
- Die subtotale Amputation ist durch Unterbrechung der Hauptgefäßverbindungen und eine Durchtrennung des Weichteilmantels von dreiviertel und mehr definiert.

Replantation

Ziel

Ziel jeder Replantation ist die Wiederherstellung der Funktion der abgetrennten Extremität. Von dieser Voraussetzung ausgehend, erscheint die Replantation eines Armes wesentlich sinnvoller als die eines Beines. Während die Funktion eines Beines lediglich der Fortbewegung dient, vermag ein Arm vielfältige Tätigkeiten auszuüben, wobei er seine wichtigste Funktion durch die unnachahmlichen Möglichkeiten einer Hand erhält. Die Wiederherstellung des taktilen Gefühls bei ausreichender Greiffunktion ist demnach eines der wesentlichen Merkmale einer geglückten Replantation des Armes bzw. der Hand.

Tab. 25-1 Merkblatt für die Erstversorgung bei Amputationsverletzungen zur Ermöglichung einer Replantation von abgetrennten Körperteilen [5].

1. Abgetrennte Körperteile suchen und mitbringen
2. Wundflächen des Stumpfes weder reinigen noch auf andere Art behandeln
3. Blutstillung am Stumpf möglichst nur durch einen Druckverband
4. Abgetrennte Körperteile in sauberes Tuch einschlagen und in einen Plastikbeutel stecken. Plastikbeutel mit Eiswürfel umgeben und abgetrennten Körperteil auf + 4 °C kühlen (keine Gefrierung des Gewebes und kein direkter Kontakt mit dem Schmelzwasser!)
5. Nach telefonischer Voranmeldung rascher Transport in eine Klinik mit den entsprechenden operativen Möglichkeiten

Voraussetzungen für eine erfolgreiche Replantation

In Tabelle 25-1 sind die wichtigen Punkte aufgeführt, die bei der Erstversorgung von Amputationsverletzungen beachtet werden müssen, um eine Replantation von abgetrennten Körperteilen zu ermöglichen. In Abbildung 25-1 ist das Vorgehen zur Unterkühlung eines Amputates für den Transportzeitraum dargestellt. Die Überprüfung der Indikation zur Replantation ist bei jeder Amputationsverletzung notwendig, und zwar vom Erfahrensten im Replantationszentrum (weshalb ein Hubschraubertransport durchaus auch ohne nachfolgende Replantation notwendig sein kann):

1. Zustand des Verletzten: Bei kritischem Zustand des Verunfallten oder bei erheblichen Begleitverletzungen verbietet sich die Replantation, selbst bei idealem Zustand des Amputates.
2. Zustand des Amputates – Dauer der Ischämiezeit: Beim Zustand des Amputates ist die Kürze der Ischämiezeit das wichtigste Kriterium (siehe Tab. 25-1).

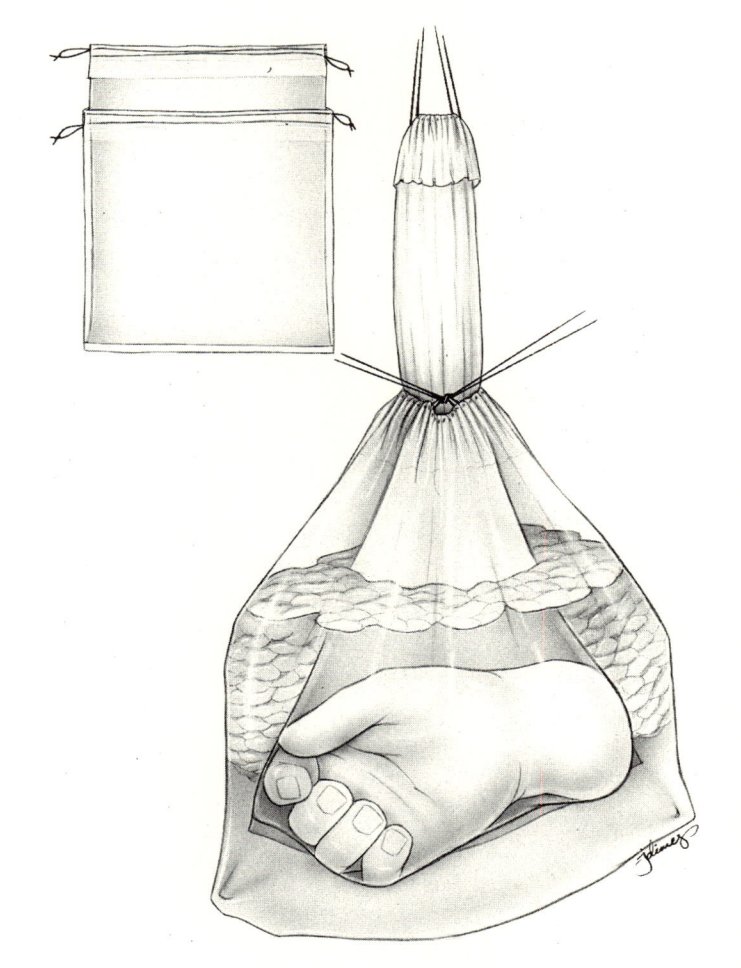

Abb. 25-1 Versorgung eines Amputates für den Zeitraum des Transportes.
Amputat im inneren Plastikbeutel ohne Kontakt zu Eis und Schmelzwasser.

3. Amputationsmechanismus: Die günstigsten Voraussetzungen bieten möglichst peripher gelegene, glatte Schnittverletzungen (Kreissäge, Mähmaschine etc.; hier Amputationen zentral des Handgelenkes bzw. zentral des Sprunggelenkes). Weiter peripher liegende Amputationen fallen in das Gebiet der „Mikrochirurgie" und werden dort behandelt (siehe Band VII). Amputationsverletzungen durch Quetschungen oder Abrisse bieten ungleich schlechtere Voraussetzungen sowohl für einen Replantationsversuch als auch für die spätere Regenerationsfähigkeit der Nervenleitbahnen. Trotzdem sollten sie bei gutem Allgemeinzustand – besonders jüngerer Patienten – und bei kurzer Ischämiezeit eines weiter peripher unverletzten Amputates nicht grundsätzlich von der Replantation ausgeschlossen werden [6].
4. Verschmutzungsgrad: Das nächstwichtige Kriterium ist der Grad der Verschmutzung.

Ablauf

Grundvoraussetzung zur Aufnahme der Replantationschirurgie ist eine rund um die Uhr einsatzbereite Arbeitsgruppe begeisterungsfähiger Chirurgen, welche mit den Techniken der Gefäßchirurgie, der Unfallchirurgie und der peripheren Nervenchirurgie vertraut ist. Unabdingbar ist die Aufstellung eines eigenen Rufbereitschaftsdienstes. Diese Bedingungen können praktisch nur von einer Schwerpunktklinik erfüllt werden, welche nach dem „Unter-einem-Dach"-Prinzip organisiert ist.

Zur Vermeidung von Zeitverlusten erfolgt die Präparation am Amputationsstumpf und am Amputat in zwei OP-Gruppen. Gequetschtes, verschmutztes und nicht ausreichend durchblutetes Gewebe muß großzügig entfernt werden (Grundsatz: gesundes auf gesundes Gewebe).

Aufsuchen, Identifizierung und Kennzeichnung (atraumatische Fäden der Fadenstärke 6-0) von Gefäß- und Nervenstümpfen. Arterien- und Venenstümpfe bis zur einwandfreien Wandbeschaffenheit kürzen – ohne Rücksicht darauf, ob eine End-zu-End-Anastomose nicht mehr möglich sein wird.

Entfernen lockerer und devitalisierter Knochenteile, Kürzung des Knochens, bis spannungsfreie Nervenanastomosen und gute Weichteildeckung erreicht werden können. Anschließend Stabilisierung des Knochens über äußere Spanner.

Weiteres Vorgehen:

1. Arterienanastomose (entweder End-zu-End oder unter Zwischenschaltung eines V.-saphena-Interponates). Nach Wiedereröffnung der arteriellen Strombahn Ausschwemmen toxischer Muskelmetaboliten aus den kleineren und mittleren Venen (Cave: Blutverlust, Volumensubstitution!).
2. End-zu-End-Anastomose zwischen den beiden größten Venenstümpfen und Wiederfreigabe des venösen Blutstroms. Sorgfältige Blutstillung, wenn irgend möglich, zweite Venenanastomose.
3. Nach Überprüfung der Anastomosen werden Muskulatur und Sehnen adaptiert und genäht.
4. Verzögerte Nervennähte ergeben deutlich schlechtere Funktionsergebnisse. Deshalb führen wir, wenn immer möglich, die primäre Nervennaht in mikrochirurgischer Technik durch (evtl. unter Zwischenschaltung von N.-suralis-Interponaten).
5. Großzügige Fasziotomien; beim Wundverschluß wird alles nicht mehr vitale Gewebe entfernt.

Funktionsergebnisse und Schlußfolgerung

Bei Berücksichtigung der vorgenannten Richtlinien lassen sich heute mit der Gliedmaßenreplantation Funktionsergebnisse erzielen, die noch vor 20 Jahren unrealistisch erschienen [2, 6].

Die Beurteilung der Funktionsergebnisse erfolgt in unserer Arbeitsgruppe nach der Einteilung von Chen (Tab. 25-2):

41 Patienten konnten 3–16 Jahre nach erfolgreicher Armreplantation nachuntersucht werden. Entsprechend der Klassifikation von Chen war bei 38 Patienten eine Extremitätenfunktion nachweisbar. 29 Patienten hatten eine gute oder sehr gute Funktion, waren also der Gruppe II oder I nach Chen zuzuordnen.

Zusammenfassend kommt es nach einer primären Einheilungsrate von etwa 80% bei 90% der erfolgreich Replantierten zu einer Funktion der replantierten Extremität. Bei 70% wird eine gute bis sehr gute Funktion erzielt. Etwa 60% der Patienten sind wieder berufstätig.

Da die Gliedmaßenreplantation also operationstechnisch gelöst ist, bedingt dies:

1. die **Überprüfung der Indikation** zur Replantation **bei jeder Amputationsverletzung** und
2. die **Replantation als Therapie der Wahl** bei der traumatischen Gliedmaßenamputation zu fordern.

Weiterführende Literatur

1. American Replantation Mission to China: Replantation surgery in China. Plast. reconstr. Surg. 52 (1973) 476–489
2. Chen, C. W., Y. Q. Yian, Z. J. Yu: Extremity replantation. Wld. J. Surg. 2 (1978) 513–521
3. Dörrler, J., P. C. Maurer, St. von Sommoggy, G. Ingianni: Subtotale und totale traumatische Gliedmaßenabtrennung – wann Replantation, wann Amputation? Langenbecks Arch. Chir., Suppl. II, Kongreßbericht (1989) 651–654
4. Maurer, P. C., J. Heiss, J. Dörrler, W. Burmeister: Replantation of limbs. In: Bergan, J. J., J. S. T. Yao: Vascular Surgical Emergencies, pp. 245–260. Grune and Stratton, Orlando/New York–London 1987
5. Maurer, P. C., J. Heiss, St. Bonke et al.: Replantation von Gliedmaßen – Erfahrungen, Technik, Ergebnisse. Unfallheilkunde 82 (1979) 237–245
6. Maurer, P. C., S. Strobl, G. Pflugbeil, St. von Sommoggy, P. Heider, P. R. Graf: Langzeitergebnisse nach Replantation von Extremitäten. Langenbecks Arch. Chir., Suppl., Kongreßbericht (1993) 711–715
7. Meyer, V. E.: Major limb replantation and revascularisation. In: Meyer, V. E. (ed.): Upper Extremity Replantation, pp. 36–68. Churchill and Livingstone, New York–London–Melbourne 1985

Tab. 25-2 Klassifikation nach Chen [2].

Typ I	– Wiederaufnahme der ursprünglichen Arbeit – vollständige oder fast vollständige Sensibilität – Normale oder fast normale Muskelkraft – Gelenkbeweglichkeit mindestens 80%
Typ II	– Aufnehmen einer geeigneten Arbeit – weitgehend normale Sensibilität – Muskelkraft überwindet kräftigen Widerstand – Gelenkbeweglichkeit mindestens 40%
Typ III	– Erfüllt Aufgaben des täglichen Lebens – teilweise Sensibilität – Muskelkraft überwindet geringen Widerstand – Gelenkbeweglichkeit mindestens 30%
Typ IV	– fast keine funktionelle Wiederherstellung bei gut durchblutetem Replantat

26 Infekt

K. Bürger

Vorbemerkung 349

Allgemeine Operationstaktik 349
Lokale Wundbehandlung 349
Indikation zur vollständigen Explantation der Prothese 350
Biologische Sicherungsoperationen 350

Infrainguinale Protheseninfektionen 351

Retroperitoneale Protheseninfektionen 352

Aorto-intestinale Fistel 353
Weiterführende Literatur 354

Vorbemerkung

Kommt es zum Auftreten von Infektionen nach Gefäßrekonstruktionen, insbesondere nach alloplastischem Gefäßersatz, so ist das Unterscheiden zwischen oberflächlicher und tiefer Infektlokalisation von entscheidender Bedeutung für das therapeutische Vorgehen und die Prognose.

Während der oberflächliche Wundinfekt nach den allgemeinen Behandlungsprinzipien der septischen Chirurgie versorgt werden sollte, verlangen besonders tiefe Infektionen mit Einbeziehen des Transplantates eine sehr differenzierte Therapie.

Die frühe Protheseninfektion ist durch die Symptome Abszeß, Blutung oder eitrige Sekretion im ehemaligen Operationsgebiet gekennzeichnet. Typisch für eine spätmanifeste Infektion sind Anastomosenaneurysmen, Transplantatverschlüsse mit Blutungen und chronische Fisteln.

In der präoperativen Diagnostik haben Sonographie und CT eine besondere Bedeutung, NMR und Szintigraphie können zur Diagnosefindung beitragen. Die Planung geeigneter therapeutischer Maßnahmen ist ohne eine genaue **angiographische Untersuchung** nicht möglich.

Allgemeine Operationstaktik

Die Lokalbehandlung einer infizierten Wunde nach einem gefäßchirurgischen Eingriff unterscheidet sich prinzipiell nicht vom therapeutischen Vorgehen in den übrigen Fachbereichen der Chirurgie. Kommt es aber zu einem Übergreifen der Infektion auf die Gefäßrekonstruktion oder eine implantierte Prothese, so können schwere Komplikationen auftreten. Sie betreffen nicht nur die operierte Extremität, sondern können im Einzelfall auch zu einer vitalen Bedrohung des Patienten führen. Ein adäquates Handeln des Chirurgen setzt die Kenntnis des gesamten Spektrums septischer, rekonstruktiver und gefäßchirurgischer Interventionsmöglichkeiten voraus.

Lokale Wundbehandlung

Ein oberflächlicher Wundinfekt wird in Abhängigkeit vom Stadium der Entzündung lokal behandelt. Bestätigt sich eine tiefe Wundinfektion, so muß nach dem Eröffnen der Wunde prinzipiell immer das gesamte infizierte Material entfernt werden. Nach dem Verschluß der Arteriotomie durch autogene Patchplastik oder Gefäßumstechung empfiehlt sich ein möglichst radikales Wunddébridement.

Beachte:
Alloplastische, allogene und xenogene Prothesen sind zur Rekonstruktion im infizierten Implantatlager nicht geeignet!

Empfehlung zur Rekonstruktion der Strombahn:
1. **autogene Vene** (V. saphena magna, ausnahmsweise auch V. cephalica) und
2. **autogene Arterie** (A. iliaca interna als 4–5 cm langes Segment oder Patch; A. femoralis superficialis nach Desobliteration mit 25–30 cm Länge).

Indikation zur vollständigen Explantation der Prothese

Die Indikation zur vollständigen Explantation einer Prothese ergibt sich beim Auftreten lebensbedrohlicher Blutungen aus den Anastomosen oder dem Implantatlager und schweren septischen Komplikationen (Abb. 26-1). Der gesamte Gefäßersatz einschließlich des Nahtmaterials muß entfernt werden.

Biologische Sicherungsoperationen

Durch Einbringen gut durchbluteten vitalen Gewebes in ein infiziertes Transplantatlager gelingt es, die Wundheilung zu unterstützen (Abb. 26-2). Diese biologischen Sicherungsoperationen unterstützen in der Frühphase des Infektes die Keimabwehr. In der Spätphase muß vor einer Sicherungsoperation ein exzessives Wunddébridement durchgeführt werden. Im Bereich der Leistenbeuge kann die biologische Sicherungsoperation mit Hilfe eines gestielten Netzlappens (Abb. 26-3a und b) oder einer Muskelplastik

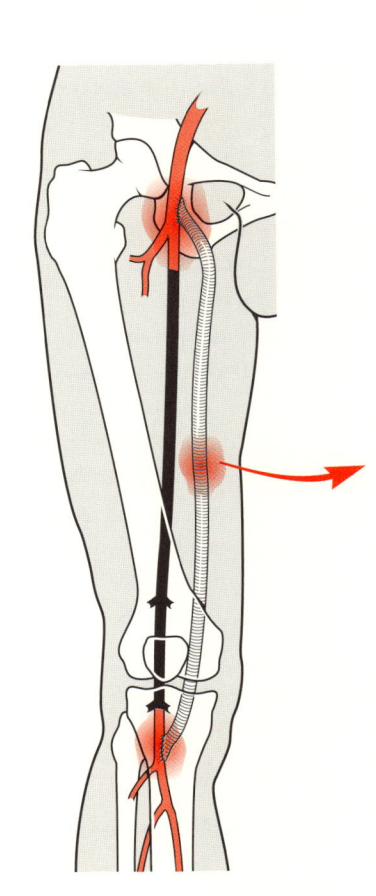

Abb. 26-1 Infektion der gesamten Prothese eines femoropoplitealen Bypass. Der Pfeil markiert die Explantationsstelle.

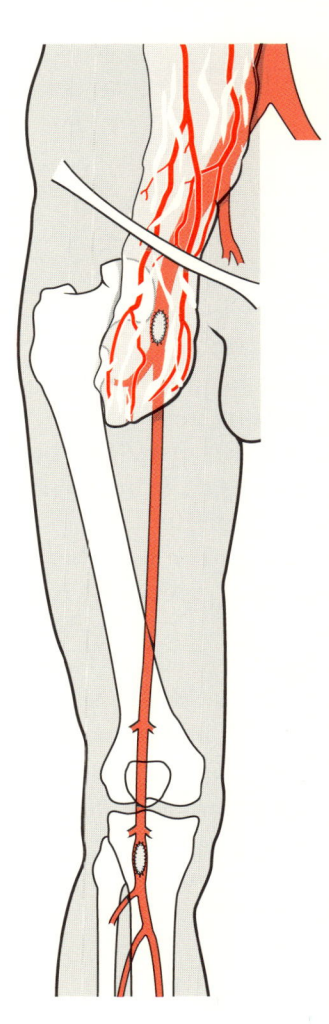

Abb. 26-2 Protheseninfekt eines femoropoplitealen Bypass. Zustand nach Desobliteration der Verschlußstrecke. Die Arteriotomien sind durch autogene Venenpatchplastiken verschlossen. Sicherungsoperation durch Netztransplantat.

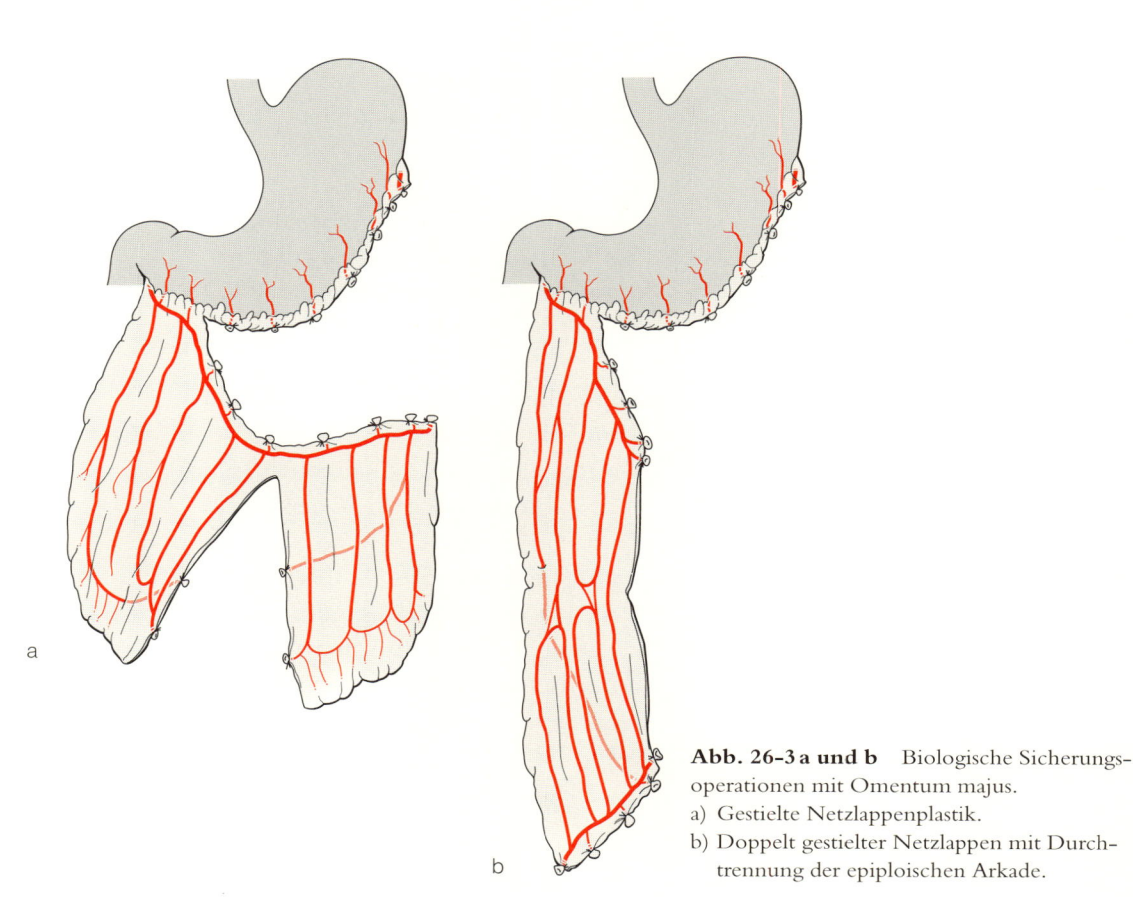

Abb. 26-3a und b Biologische Sicherungsoperationen mit Omentum majus.
a) Gestielte Netzlappenplastik.
b) Doppelt gestielter Netzlappen mit Durchtrennung der epiploischen Arkade.

(M. sartorius; siehe Abb. 26-4a und b) erfolgen. Die biologische Sicherung eines infizierten Transplantatlagers im Retroperitonealraum gelingt fast ausschließlich nur durch gestielte Netzsegmente.

Bei der **Präparation des Omentum majus** muß auf folgende Punkte besonders geachtet werden:

1. Beurteilung der Durchblutungsverhältnisse des Netzes!
2. Bei Transposition auf Torquierung, Abknicken und Kompression von außen achten!
3. Bei extraabdominaler Anwendung ausreichend weite Durchtrittspforten für den Netzlappen schaffen!

Beachte:
Verbleibt im Ausnahmefall die infizierte Prothese in situ, so empfiehlt es sich, das Netztransplantat zirkulär um die Prothese zu legen.

Infrainguinale Protheseninfektionen

Mehr als zwei Drittel tiefer Infektionen lokalisieren sich im Bereich der Leistenbeuge. Sie sind Folge lokaler Gefäßrekonstruktionen durch Patchmaterial oder Rekonstruktionen mittels Kunststoffprothesen, bei denen zumindest eine Anastomose in diesem Bereich angelegt wurde. Bei tiefer Infektion ist neben der lokalen Behandlung meist eine partielle oder komplette Explantation der Prothese notwendig (Abb. 26-4a und b).

Entsteht danach ein schweres Ischämie-Syndrom der Extremität, so kann entweder autogen rekonstruiert oder extraanatomisch revaskularisiert werden (z. B. lateraler iliako-poplitealer Bypass). Nur bei Versagen der Infektsanierung sollte amputiert werden.

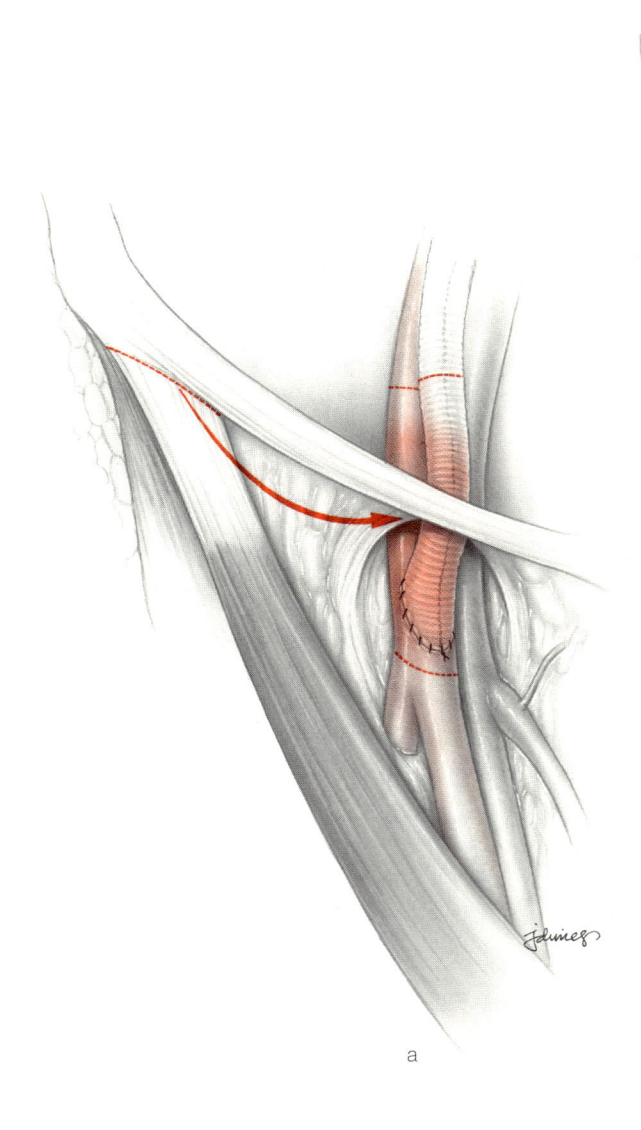

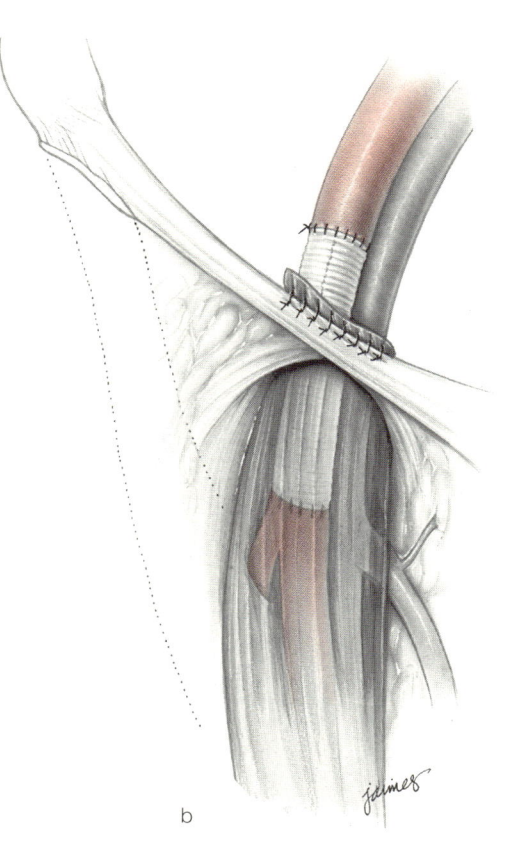

Abb. 26-4a und b Biologische Sicherungsoperation einer infrainguinalen Gefäßrekonstruktion mit M. sartorius.
a) Abtrennen des M. sartorius von der Spina iliaca superior und mediale Transposition.
b) Der Muskel umhüllt die gesamte Prothese und wird mit resorbierbarem Nahtmaterial am Leistenband fixiert.

Retroperitoneale Protheseninfektionen

Sie sind mit einer Letalität von 30–70% belastet und die gefürchtetste Komplikation in der Gefäßchirurgie. Kommt es postoperativ innerhalb der ersten vier Wochen nach retroperitonealer Gefäßimplantation (Rohr- oder Bifurkationsprothese) zu einer sich rasch entwickelnden Sepsis, muß die Kunststoffprothese so schnell wie möglich entfernt werden.

Befindet sich der Patient in befriedigendem Allgemeinzustand und sind die Abstromverhältnisse gut, so erfolgt primär die Anlage eines extraanatomischen Bypass, und sekundär, nach 5–6 Tagen, die Explantation der Kunststoffprothese.

Das operative Vorgehen besteht aus:
– Transperitonealer Explantation der Prothese: Die Explantation einer termino-terminal mit der infrarenalen Aorta anastomosierten Prothese endet praktisch immer mit dem Verschluß des Aortenstumpfes und der Revaskularisierung der Extremitäten auf extraanatomischem Wege (axillo-femoraler Bypass). War die aortale Anastomose primär End-zu-Seit erfolgt, so ist eine autogene Rekonstruktion der Beckenetage möglich.
– Lokales Wunddébridement.
– Biologische Sicherungsoperation durch Omentum majus.
– Wiederherstellung der peripheren Durchblutung – falls nicht schon durch vorhergehende Operation erfolgt:
  a) durch Desobliteration der ursprünglich verschlossenen Gefäße oder
  b) durch einen extraanatomischen Bypass.
– Lokale antiseptische Behandlung mit Polyvidon-Jod oder Taurolidin.
– Retroperitoneale Drainage.

Dringende Empfehlung: Bei allen Operationen im infizierten Gebiet immer **mittelfristig resorbierbares Nahtmaterial** verwenden!

Die späte Infektion einer retroperitonealen Prothese lokalisiert sich überwiegend in der Leistenbeuge. Ursächlich kommt ein Senkungsabszeß in Frage, der auch zu einer kutanen Fistelbildung führen kann.

Bei einem kleinen Teil der Patienten führt die Infektion zur Bildung eines falschen Nahtaneurysmas (Abb. 26-5a). Nach Aneurysmaresektion und eventueller Entfernung des infizierten Prothesensegments kann die Gefäßrekonstruktion mittels autogenem Gefäßersatzmaterial erfolgen. Im Einzelfall ist auch eine In-situ-Rekonstruktion möglich (Abb. 26-5b). Zusätzliche biologische Sicherungsoperationen sind unbedingt erforderlich.

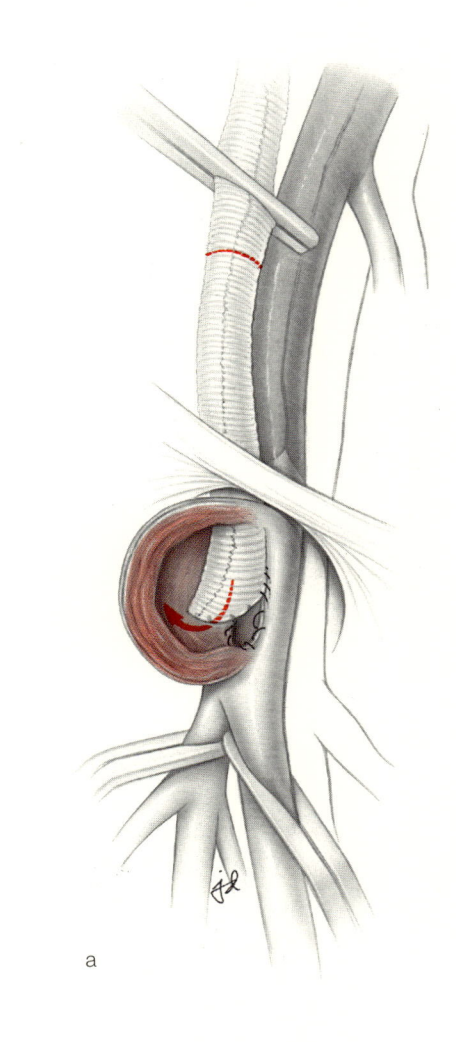

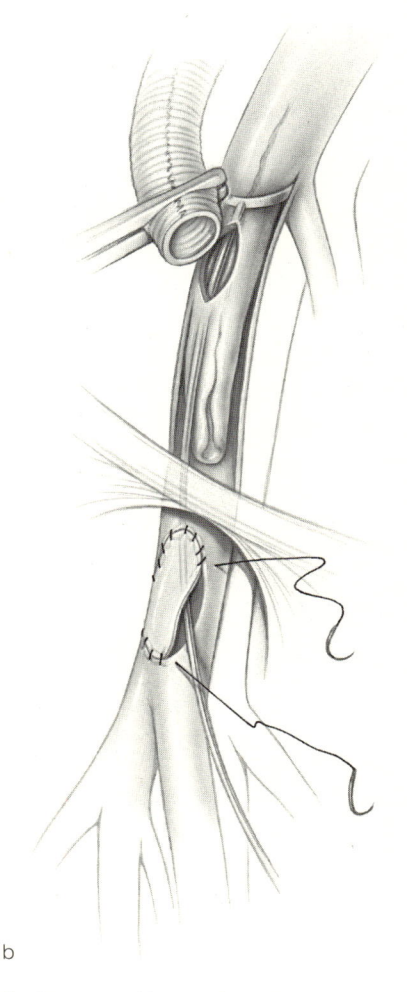

Abb. 26-5 a und b Inguinales Aneurysma spurium im Bereich der peripheren Anastomose eines Kunststoffbypass.
a) Partieller Prothesenausriß, lokale Infektion, Resektionslinie des peripheren Segments der Prothese (gestrichelt).
b) Desobliteration der Verschlußstrecke. Suprainguinal wird die gekürzte Prothese neu anastomosiert. Verschluß der Arteriotomie durch autogenen Venenpatch (zusätzliche biologische Sicherungsoperation!).

Aorto-intestinale Fistel

Sie stellt die schwerste Komplikation in der Spätphase einer Protheseninfektion dar.

Typische Symptome:
- schwere gastrointestinale Blutung,
- purulente Infektion.

Operationstaktik:
- Nach der Blutstillung erfolgt die Versorgung des perforierten Darmabschnitts durch Resektion oder Übernähung (Abb. 26-6a). Versuch der In-situ-Rekonstruktion durch Interposition eines neuen Prothesensegments im Einzelfall. Nach Resektion der infizierten Prothese wird die Aortenwand nachreseziert und eine Rohrprothese interponiert. Auch hier ist eine biologische Sicherungsoperation notwendig (Abb. 26-6b).

Alternatives Vorgehen: Nach dem Entfernen der gesamten infizierten Bifurkationsprothese autogene Rekonstruktion durch Wiedereröffnen der stenosierten oder verschlossenen aortoiliakalen Gefäßetage. Dabei werden die verschlossenen Gefäßabschnitte von den Anschlußstellen aus desobliteriert und die Arteriotomie durch autogenes Material (V. saphena magna oder A. iliaca interna) geschlossen.

Im Einzelfall können lokal begrenzte Rekonstruktionsverfahren – auch als In-situ-Verfahren bezeichnet – durchgeführt werden.

Beachte:
Eine partielle Explantation von Kunststoffmaterial darf nur dann erfolgen, wenn die Prothese sicher im gesunden Gewebe dekonnektiert werden kann, und keine Verbindung zur infizierten Wunde besteht.

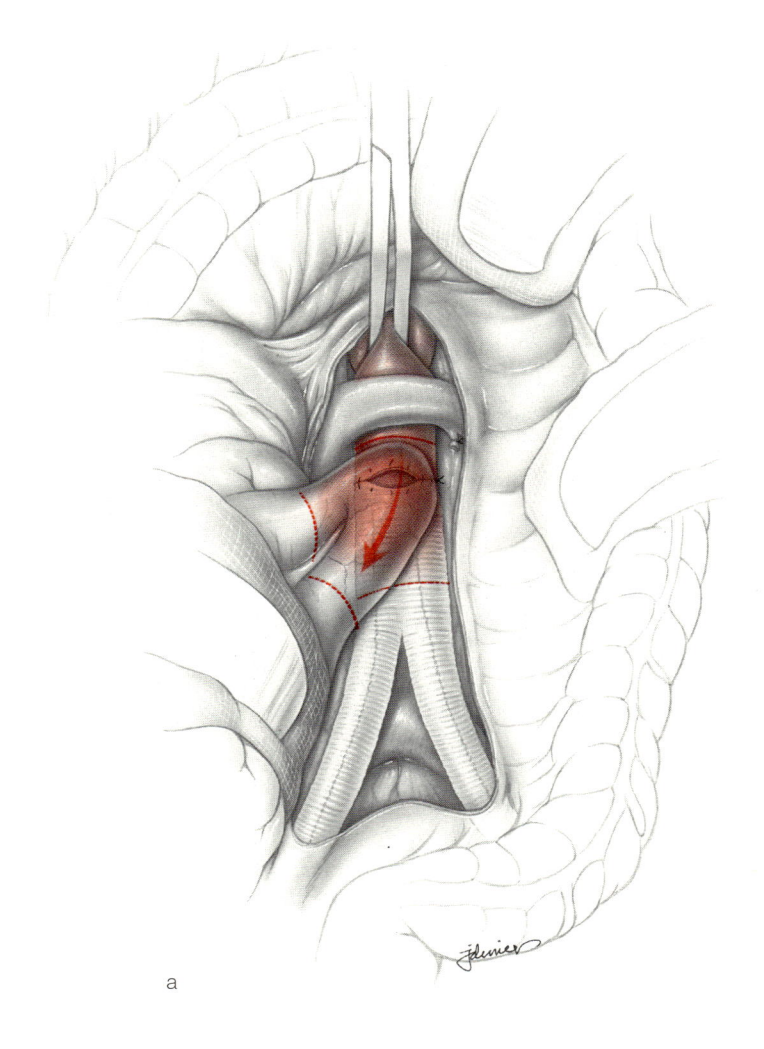

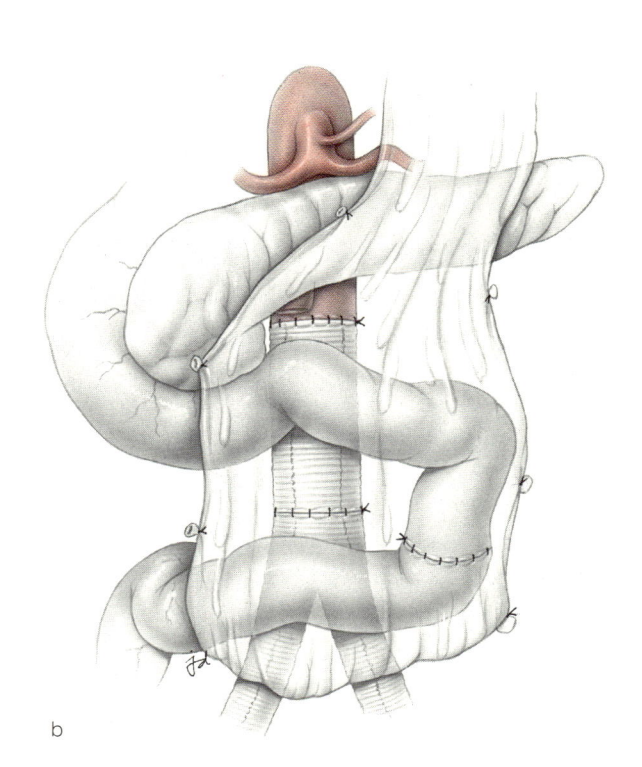

Abb. 26-6a und b Aorto-intestinale Fistel durch Nahtinsuffizienz im Bereich der zentralen Anastomose einer Bifurkationsprothese.
a) Der Pfeil markiert den Fistelbereich. Exploration des ehemaligen Operationsgebietes durch eine ausgedehnte mediane Laparotomie. Die Aorta wird suprarenal abgeklemmt.
b) Resektion des perforierten Darmabschnitts und Wiederherstellung der Kontinuität durch End-zu-End-Anastomose (Die hier dargestellte In-situ-Rekonstruktion der Aorta im infizierten Gebiet durch partielle Protheseninterposition ist nur im Einzelfall möglich).

Weiterführende Literatur

1. Lehnert, T., H. P. Gruber, N. Maeder, J. R. Allenberg: Management of primary graft infection by extra-anatomic bypass reconstruction. Europ. J. Vasc. Surg. 7 (1993) 301–307
2. Petrasek, P. F., P. G. Kalman, R. D. Martin: Sartorius myoplasty for deep going wounds following vascular reconstruction. Amer. J. Surg. 160 (1990) 175–178
3. Ricotta, J. J., G. L. Faggioli, A. Stella, G. R. Gurl, R. Peer, J. Upson, M. D'Addato, J. Anain, I. Guitierrez: Total excision and extra-anatomic bypass for aortic graft infection. Amer. J. Surg. 162 (1991) 145–149
4. Williams, G. M.: Complications of vascular surgery. Surg. Clin. N. Amer. 73 (1993) 323–335
5. Zühlke, H. V., B.-M. Harnoss: Septische Gefäßchirurgie. Ueberreuter Wissenschaft, Wien 1988

27 Arterielle und arteriovenöse Dysplasien – Embolisationsbehandlung, kombiniertes Behandlungsverfahren

R. J. A. M. van Dongen

Definition 357

Indikation zur Behandlung 357
Kombiniertes Behandlungsverfahren 357

Operatives Verfahren 358
Exstirpation 358
Embolisation 358
Embolisationsmaterialien 358
Embolisationstechnik 358
Skelettierung der Stammgefäße 360
Taktische und technische Besonderheiten je nach Lokalisation 360

Weiterführende Literatur 360

Definition

Eine Angiodysplasie ist eine angeborene Fehlbildung eines Körperteiles, verursacht durch eine Störung während der embryonalen Entwicklung in den ersten 10 Wochen der Embryogenese. Möglicherweise spielen Faktoren, wie Infektionen, Intoxikationen, metabole Störungen oder Traumata, eine Rolle beim Entstehen dieser Malformationen. Der Name „Angiodysplasie" ist irreführend. Zwar stehen die Veränderungen der Gefäße, d. h. die arteriellen, venösen, kapillären und lymphangiösen Manifestationen meistens im Vordergrund und sind am deutlichsten zu erkennen, jedoch nehmen nicht nur die Gefäßsysteme an der Pathologie teil, sondern auch alle anderen Gewebe: Haut, Weichteile, Knochen, Knorpel, Nerven usw.

Eine Angiodysplasie ist eine Polydysplasie, eine Panhistie.

Indikation zur Behandlung

Bei allen angiodysplastischen Fehlbildungen, bei denen das arterielle System pathologisch mitbeteiligt ist, muß eine Behandlung in Erwägung gezogen werden, gleichgültig ob es sich um dysplastisch veränderte Arterien, um hämangiomatöse Gefäßwucherungen oder allein um eine Hypervaskularisation handelt. Die Behandlung ist besonders indiziert, wenn hämodynamisch relevante arteriovenöse Kurzschlüsse nachweisbar sind, die zu Komplikationen (Hautgeschwüren, Gangrän, Schmerzen durch Druckschädigung benachbarter Nerven, Funktionsuntüchtigkeit, Herzdekompensation) geführt haben oder führen können. Die rein venösen Formen der Angiodysplasie eignen sich nicht für eine embolisierende Therapie. Diese können am besten mit Alkohol-Injektionen behandelt werden.

Kombiniertes Behandlungsverfahren

Zielsetzung der Behandlung angiodysplastischer Malformationen ist die möglichst weitgehende Ausschaltung sämtlicher pathologischer Gefäße aus der Zirkulation, kombiniert mit der gezielt induzierten Thrombosierung des gesamten pathologischen Komplexes. Das Behandlungskonzept enthält die Kombination eines operativen und eines perkutanen Verfahrens (Tab. 27-1).

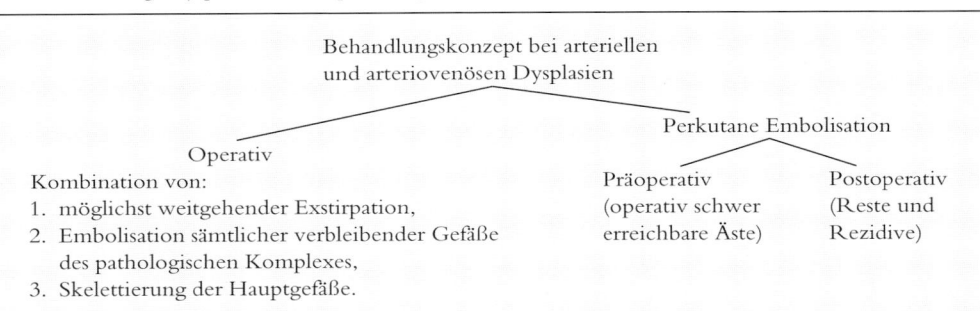

Tab. 27-1 Angiodysplasie – Therapiestrategie.

Behandlungskonzept bei arteriellen und arteriovenösen Dysplasien		
Operativ Kombination von: 1. möglichst weitgehender Exstirpation, 2. Embolisation sämtlicher verbleibender Gefäße des pathologischen Komplexes, 3. Skelettierung der Hauptgefäße.	**Perkutane Embolisation**	
	Präoperativ (operativ schwer erreichbare Äste)	Postoperativ (Reste und Rezidive)

Operatives Verfahren

Exstirpation

Die komplette Exstirpation des gesamten pathologischen Gewebes mit allen arteriovenösen Kurzschlüssen ist nur selten möglich, z. B. beim sog. Angioma racemosum der Kopfschwarte. In den meisten Fällen ist eine Totalexstirpation nicht ausführbar, weil der Prozeß in alle Gewebe, insbesondere in die Muskeln, penetriert und Nerven und Gefäße umwuchert, so daß man sich auf eine partielle Resektion des angiomatösen Gewebes, soweit es die anatomischen Verhältnisse erlauben, beschränken muß.

Embolisation

Angiographische Voraussetzungen:
– Die Arterien müssen scharf und kontrastreich dargestellt werden. Deshalb muß die Injektion einer relativ großen Kontrastmittelmenge unter hohem Druck stattfinden. Die digitale Subtraktionsangiographie ist meistens nicht geeignet.
– Die Projektion soll so erfolgen, daß die anatomischen Verhältnisse gut erkennbar sind (Unterarm in Supination, Unterschenkel in Innenrotation, Hand und Fuß flach auf dem Röntgentisch, Fuß auch im seitlichen Strahlengang).
– Stereoskopische Bilder sind nützlich.
– Anfang der Bilderserie ehe das Kontrastmittel das pathologische Gebiet erreicht.
– Schnelle Bildfolge, vor allem in der Anfangsphase.
– Die Röntgenaufnahmen sollen die zubringenden Arterien und die benachbarten Gefäßetagen einschließen.

Das alles ist von ausschlaggebender Bedeutung, um entscheiden zu können, welche dysplastischen Gefäße embolisiert werden können und welche geschont werden müssen, um eine Ischämie zu vermeiden.

Embolisationsmaterialien

Flüssiges Material soll überhaupt nicht verwendet werden, halbflüssiges Material nur ausnahmsweise und unter bestimmten Umständen.

> **Cave**
> Flüssiges Material dringt in die Vasa nervorum ein, wodurch ischämische Nervenschädigungen entstehen können.

Geeignet sind kleine feste Partikel, insbesondere Polyvinylalkohol-Granulae (PVA-Partikel), und Teflon- oder Silikon-Sphären mit einem Diameter von 1–3 mm.

Embolisationstechnik

Vor der Operation bekommt der Patient einen Blasenkatheter. Die Stammarterie, von deren Seitenästen aus der angiomatöse Komplex gespeist wird, soll über eine lange Strecke mit Schonung aller abgehenden Seitenäste, die mit Zügeln versehen werden, freigelegt werden.

Aufgrund der Arteriogramme wird beurteilt, welche Seitenäste für die Embolisation in Betracht kommen.

Das Einbringen des Embolisationsmaterials findet mit Hilfe von stumpfen Kanülen statt, die nach Längsarteriotomie des Hauptstammes transluminal in die ausgewählten Seitenäste eingeführt und mit Hilfe der Zügel fixiert werden (Abb. 27-1).

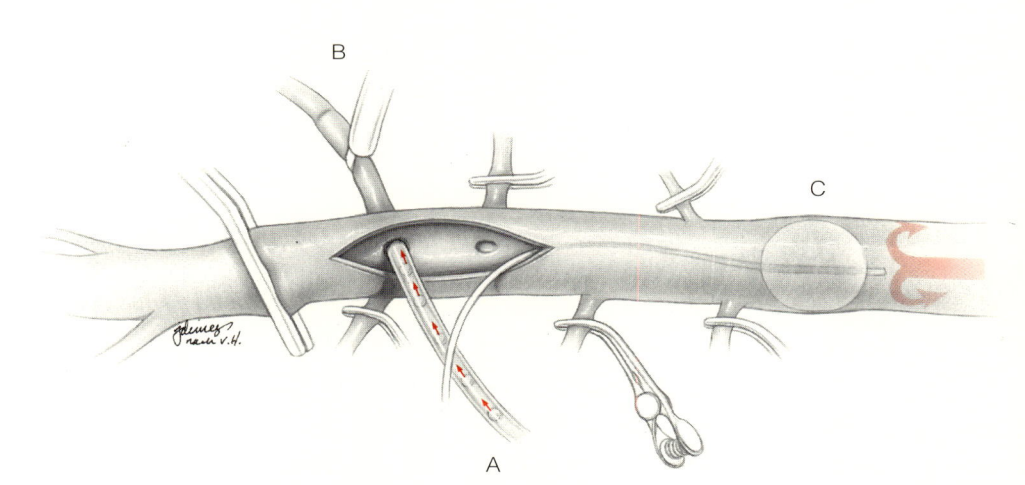

Abb. 27-1 Die Embolisationskanüle (A) wird nach Längsarteriotomie des Hauptstammes transluminal in die verschiedenen Seitenäste eingeführt und mit Hilfe eines „vesselclud" (B) fixiert. Der Hauptstamm selbst wird mit einem intraluminal eingeführten Ballonkatheter (C) möglichst weit nach zentral blockiert.

Der eine Schenkel eines vorgeschalteten Dreiwegesystems (Abb. 27-2) ist mit einem Kunststoffbehälter, der das in Kontrastmittellösung suspendierte Embolisationsmaterial enthält, verbunden. An dem anderen Schenkel ist eine Druckinfusion angeschlossen.

Beachte:
Das ganze Embolisationsgerät von Behälter, Verbindungsröhrchen, Hähnen und Kanüle muß unbedingt stufenlos sein, da sonst die Partikel ins Stocken geraten.

Für das Einbringen der Teflon- und Silikon-Kügelchen sollen Systeme mit verschiedenen Innendurchmessern zur Verfügung stehen, in Übereinstimmung mit dem Durchmesser der Sphären, die für die Embolisation gewählt werden.

Mit Hilfe einer mit Kochsalzlösung gefüllten Spritze wird das Embolisationsmaterial langsam in das Dreiwegesystem vorgeschoben, wo es von dem Flüssigkeitsstrom mitgeschleppt wird. Auf diese Weise wird erreicht, daß die Embolisationspartikel verteilt und einzeln in die Embolisationskanüle geraten und von dort aus unter dem Druck des Flüssigkeitsstroms über die fistelspeisenden Arterienäste in die pathologischen Gefäße des Komplexes eingebracht, gleichsam „geschossen" werden.

Damit zuerst das Zentrum der angiomatösen Wucherung embolisiert wird, soll mit den feinsten Partikeln, die in die kleinsten Gefäße durchdringen, angefangen werden. Wichtig ist, daß der Hauptstamm selbst mit einem intraluminal eingeführten Ballonkatheter möglichst weit nach proximal blockiert wird, damit das Embolisationsmaterial möglichst wenig Gegendruck empfindet (siehe Abb. 27-1).

Sämtliche ausgewählten Seitenäste werden kanüliert und für die Embolisation der verschiedenen Teile des dysplastischen Areals verwendet. Das Kaliber der speisenden Seitenäste ist manchmal so klein, daß auf die Benützung des Embolisationssystems verzichtet werden muß. Es hat sich in solchen Fällen bewährt, die Embolisation mit Hilfe von Polyethylen-Röhrchen durchzuführen, die in die Gefäße hineingeschoben werden. Für die Embolisation über diese kleinkalibrigen Röhrchen werden die kleinsten gesiebten Polyvinylalkohol-Partikelchen verwendet, die suspendiert in einer Spritze mit Kontrastmittellösung eingespritzt werden.

Nachdem die ganzen angiomatösen Gewebe auf diese Weise über alle in Betracht kommenden Seitenäste embolisiert sind, werden die Arteriotomien des Hauptstammes mit feinstem atraumatischem Nahtmaterial verschlossen.

Bei mehr diffusen Läsionen soll darauf geachtet werden, daß sämtliche pathologischen Gefäße, auch solche, die sich im Zentrum des pathologischen Gebietes befinden, mit Embolisationsmaterial gefüllt werden.

Cave
Das Zurückbleiben nicht obliterierter Teile des angiodysplastischen Komplexes führt ausnahmslos zum Rezidiv.

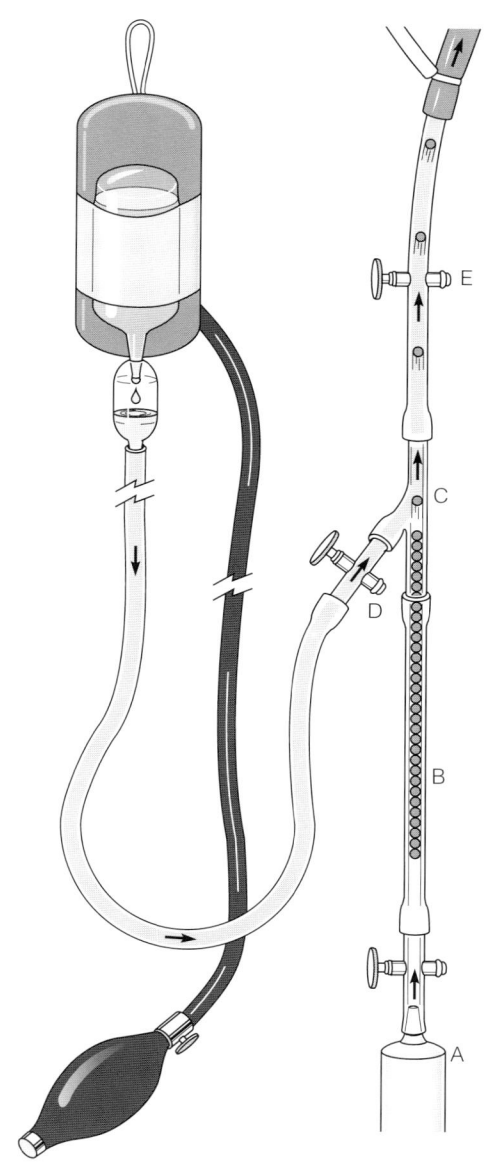

Abb. 27-2 Embolisationsgerät.
Das Embolisationsmaterial, das sich in einem Kunststoffbehälter (B) befindet, wird mit Hilfe einer mit Kochsalzlösung gefüllten Spritze (A) langsam vorgeschoben. Sobald ein Partikel bei Punkt (C) anlangt, wird es vom Flüssigkeitsstrom (D) unter Druck mitgenommen und über die transluminal eingeführte Kanüle (E) tief in die angiomatöse Wucherung hinein „geschossen".

Skelettierung der Stammgefäße

Nach der Embolisation folgt die Skelettierung der Stammgefäße. Bei der Skelettierung der Arterie werden über eine möglichst lange Strecke alle Seitenäste an ihren Abgängen zwischen Ligaturen durchtrennt, wobei alle noch nicht embolisierten Seitenäste durch Einspritzen von feinsten Partikeln, bzw. von halbflüssigem Material, obliteriert werden.

Zur Skelettierung der Stammvene(n) werden alle Seitenäste über eine möglichst lange Strecke an den Abgängen einfach ligiert.

Taktische und technische Besonderheiten je nach Lokalisation

Stromgebiet der A. carotis externa: Selektive Embolisation der zur Fehlbildung führenden sowie der zwei benachbarten Äste der A. carotis externa (mit Ausnahme der A. lingualis). An der kontralateralen Seite werden nur die gleichnamigen Äste embolisiert, nicht die benachbarten.

Schultergürtel- und Oberarmbereich: Nicht nur die speisenden Äste der A. axillaris und der A. brachialis, sondern auch die mitbeteiligten Äste der A. subclavia und der proximalen Unterarmarterien sollen selektiv embolisiert werden. Der A. thoracica lateralis soll besondere Aufmerksamkeit gewidmet werden.

Stromgebiet der A. iliaca interna und der A. profunda femoris: Meistens kombiniert. Mitbeteiligung der Äste der A. iliaca externa, auch der Gegenseite, der kontralateralen A. iliaca interna, der unteren Lumbalarterien, der A. sacralis media und der A. rectalis superior. Von der A. glutea inferior sollen nur die Muskeläste embolisiert werden.

> **Cave**
> Zur Vermeidung von Erektionsstörungen und einer ischämischen Neuritis des N. ischiadicus sollen die A. pudenda interna und die A. comitans nervi ischiadici nicht embolisiert werden.

Hand-, Finger-, Fuß- und Zehbereich:
Keine präoperative perkutane Embolisation. Um eine Gefäßwucherung, die sich im Bereich der Hand oder eines oder mehrerer Finger befindet, gezielt embolisieren zu können, sollen der distale Abschnitt der Unterarmarterie der erkrankten Handhälfte und der entsprechende Handbogen mit seinen Ästen freigelegt werden. Bei der Embolisation ist zu bedenken, daß von jedem Finger mindestens eine Arterie erhalten werden muß, um die Durchblutung nicht zu gefährden (Abb. 27-3a und b).

Auch bei der Behandlung der Gefäßfehlbildungen am Fuß wird nach Freilegung der entsprechenden Fußarterien aufgrund der Arteriogramme und des örtlichen Befundes beurteilt, welche Gefäße embolisiert werden können und welche geschont werden müssen.

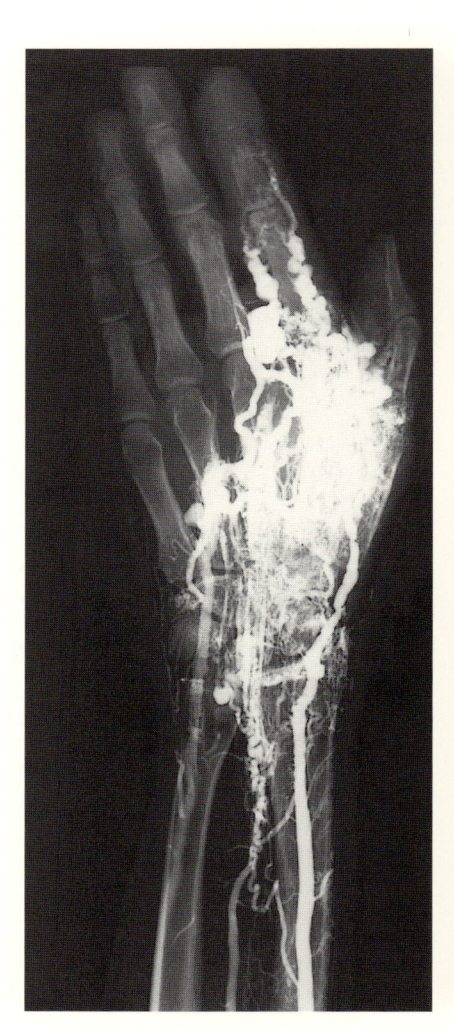

Abb. 27-3a und b Patientenbeispiel:
a) Dysplastische Gefäßwucherungen im Bereich der rechten Handfläche und der Finger I bis III.

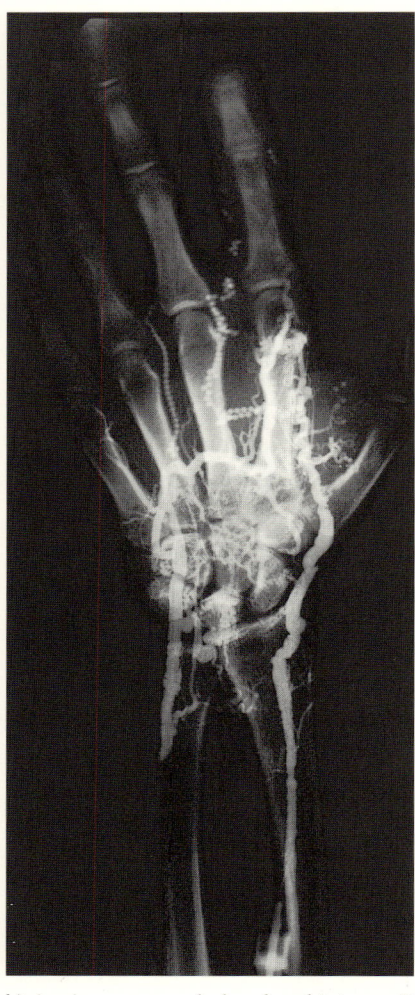

b) Angiogramm nach dem kombinierten Behandlungsverfahren nach Freilegung der peripheren A. radialis und A. ulnaris und des oberflächlichen und tiefen Arcus.

Weiterführende Literatur

1. van Dongen, R. J. A. M.: Angeborene arteriovenöse Dysplasie: Behandlungsindikation, angiographische Dokumentation, kombinierte perkutane und operative Behandlung. Der Chirurg 56 (1985) 65–72
2. van Dongen, R. J. A. M.: Angeborene arterielle und arteriovenöse Dysplasie. In: Heberer, G., R. J. A. M. van Dongen (Hrsg.): Gefäßchirurgie, S. 231–240. Springer, Berlin–Heidelberg–New York 1987
3. van Dongen, R. J. A. M.: Congenital arteriovenous dysplasias. Problems in general surgery 5 (1988) 464–480

28 Tumor

H. Denck

Vorbemerkung 363

Präoperative Diagnostik und Operationsplanung 363

Gefäßersatz 364
Tumoreinbruch in die großen Abflußvenen 364
Gleichzeitiger Tumoreinbruch in Beckenvene und -arterie 365
Inoperable Tumoren im Beckenbereich 366
Gleichzeitige Darmresektion 366

Weiterführende Literatur 366

Vorbemerkung

Bei allen Patienten mit speziell einseitiger, chronischer unterer Einflußstauung muß an das Vorliegen komprimierender oder invasiver Tumoren im Bereich des kleinen Beckens gedacht werden.

Vor Einführung gefäßchirurgischer Maßnahmen in der radikalen Tumorchirurgie galten Beckentumoren – vorwiegend mesenchymale Formen –, die in die großen Gefäße (Venen und Arterien) eingebrochen waren, als inoperabel. Heute stehen wir auf dem Standpunkt, daß bei fehlendem Nachweis von Fernmetastasen superradikale Operationen, unter Mitnahme von großen Venen und Arterien und deren Ersatz, mit relativ guten Langzeitergebnissen – sowohl, was den Tumor, als auch was das Gefäß betrifft – verantwortet werden können.

Präoperative Diagnostik und Operationsplanung

Beim geringsten Verdacht auf das Vorliegen einer Tumorkompression oder eines Tumoreinbruchs werden nach einer exakten klinischen Untersuchung (inklusive Messung der Venenkapazität) zunächst nicht-invasive Methoden – wie Sonographie, CT und NMR – durchgeführt. Eine neurologische Untersuchung ist ebenfalls zu empfehlen.

Daran schließen sich als invasive Methoden eine suffiziente Phlebographie, eine Isotopenlymphographie sowie eine Gegenstromarteriographie von der kontralateralen Seite an. Selbstverständlich ist mit allen Untersuchungsmethoden ein Ausschluß von Fernmetastasen anzustreben und bei günstiger Lage des Tumors durch gezielte Punktion und zytologische Untersuchung die Dignität oder Malignität des Tumors festzustellen. Aufgrund der erhobenen Befunde ist eine Operationsplanung durchzuführen, wobei allerdings oft erst intraoperativ der tatsächliche Status zu erheben ist.

Gefäßersatz

Tumoreinbruch in die großen Abflußvenen

Die gefäßchirurgischen Möglichkeiten bei Beckentumoren, die in die großen Abflußvenen (V. iliaca, V. cava inferior) penetriert sind, hängen vom Grad der Tumorinvasion ab. Die Literaturangaben zu diesem Themenbereich beziehen sich meist auf Kasuistiken [1, 2, 3, 4, 6].

Tumoreinbrüche in die rechte V. iliaca externa lassen sich gelegentlich ohne Verletzung der Gefäßkontinuität durch subadventitielle Ausschälung entfernen. Vor dem Eingriff sollten durch Präparation und Anschlingung Zu- und Abfluß gesichert werden (Abb. 28-1).

Bei einem Tumoreinbruch in die linke V. iliaca externa (Abb. 28-2a) erfolgt zentral und peripher eine Freipräparation des Tumors: Anschlingen der Venen und der linken A. iliaca externa; Tumorresektion mit einem kleinen Venensegment und nach Mobilisierung der Stümpfe termino-terminale Anastomose mit Einzelknopfnähten (Abb. 28-2b). Nach der Tumorentfernung zusammen mit einem tangentialen Stück der V. iliaca Verschluß des Gefäßes durch fortlaufende, atraumatische Naht (Fadenstärke 5-0 oder 6-0; Abb. 28-2c).

Beachte:
Die fortlaufende Naht ist nur dann durchzuführen, wenn sie ohne Stenosierungsgefahr gelingt!

Ist die fortlaufende Naht nicht ohne Stenosierung der Vene möglich, wird in den Gefäßwanddefekt ein Patch – möglichst aus einer V. saphena der Gegenseite – aufgenäht. Das geschieht ebenfalls mit fortlaufender Naht mit atraumatischem, monofilem Material der Fadenstärke 5-0 oder 6-0 (Abb. 28-2d).

Beachte:
Nach Resektion großer Abflußvenen (V. iliaca, V. cava inferior) ist als Ersatz die einfache oder gedoppelte V. saphena magna der Gegenseite zu empfehlen, wenngleich Kunststoff-

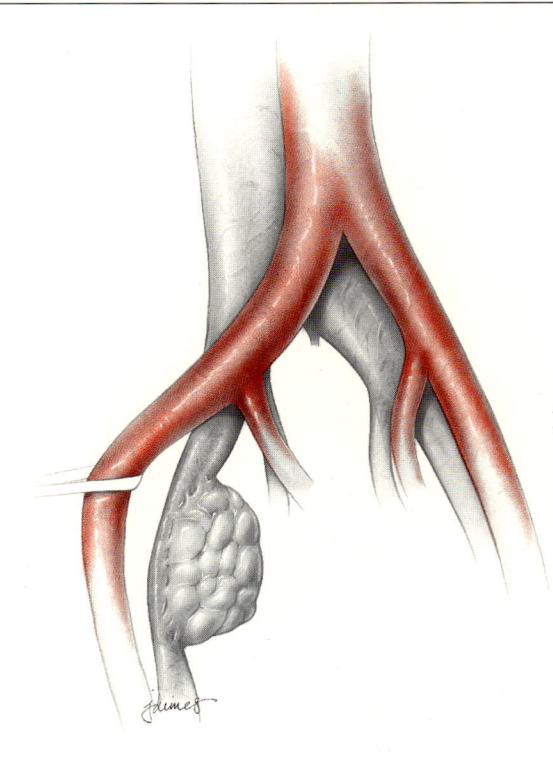

Abb. 28-1 Tumoreinbruch in die rechte V. iliaca externa.

Abb. 28-2a bis d Tumoreinbruch in die linke V. iliaca externa: gefäßchirurgisches Vorgehen.
a) Situs vor dem Eingriff.
b) Bei Tumorresektion mit einem kleinen Venensegment: termino-terminale Anastomose mit Einzelknopfnähten.
c) Bei Tumorresektion mit einem tangentialen Stück der Vene: fortlaufende Naht (Cave: Stenosierungsgefahr!).
d) Ist die fortlaufende Naht nicht ohne Stenosierung der Vene möglich, Aufnähen eines Venen-Patch aus der kontralateralen V. saphena.

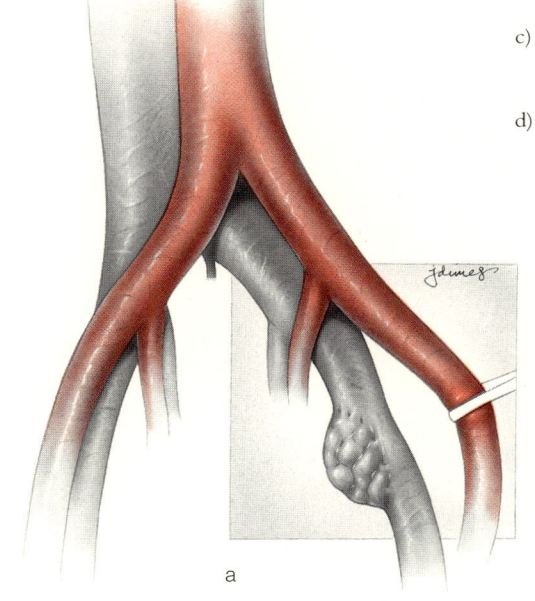

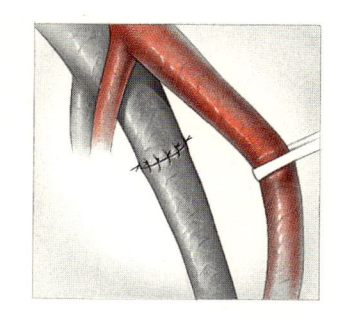

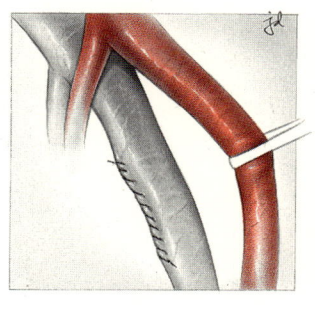

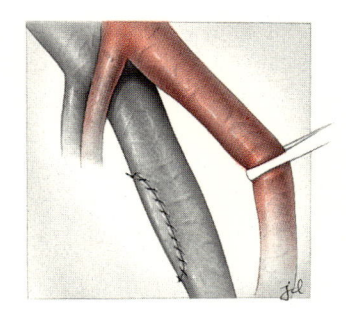

Transplantate auch bei veno-venösen Rekonstruktionen – auch ohne arterio-venöse Fistel – gute Ergebnisse bringen. Die Venentransplantate sollten deshalb von der kontralateralen Seite entnommen werden, damit im Falle von thrombotischen Komplikationen zumindest die V. saphena der operierten Seite erhalten ist.

Bei segmentaler Tumorpenetration in die V. iliaca an ihrer Gabelung (Abb. 28-3a) erfolgen eine Monobloc-Resektion von Tumor und V. iliaca sowie die Interposition eines einfachen oder – wenn nötig – gedoppelten Segments der V. saphena magna der Gegenseite. Bei End-zu-End-Anastomosen sind Einzelknopfnähte mit atraumatischem, monofilem Faden zu empfehlen (Abb. 28-3b).

Beachte:
Bei Gefahr eines Anastomosen-Kollaps von veno-venösen Anastomosen hat sich die Kunlinsche Anastomosentechnik mit der an Metallringen aufgehängten Anastomose bewährt [5].

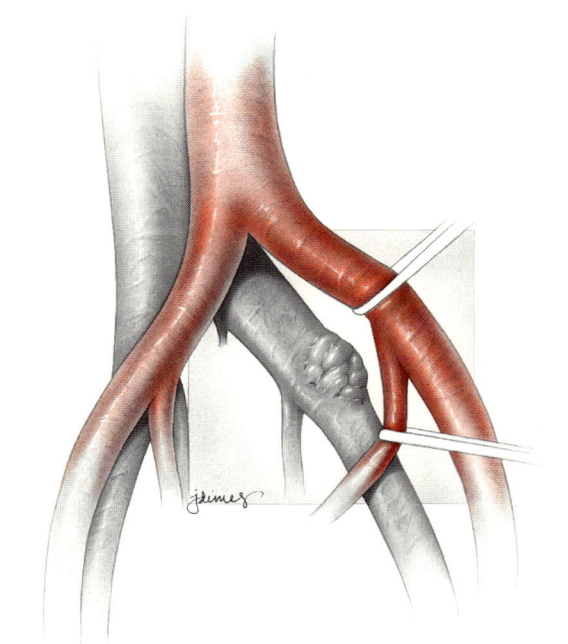

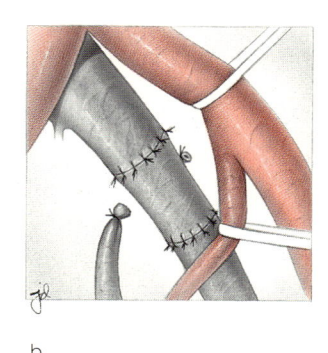

Abb. 28-3a und b Segmentaler Tumoreinbruch in die V. iliaca an ihrer Gabelung: gefäßchirurgisches Vorgehen.
a) Situs vor dem Eingriff.
b) Zustand nach Mono-bloc-Resektion von Tumor und V. iliaca sowie Interposition eines einfachen oder – falls nötig – eines gedoppelten Segments der kontralateralen V. saphena; Einzelknopfnähte.

Gleichzeitiger Tumoreinbruch in Beckenvene und -arterie

Bei gleichzeitiger Penetration eines Tumors sowohl in die Beckenvene als auch in die Beckenarterie (Abb. 28-4a) erfolgt nach Freipräparation und Anschlingen von Zu- und Abflußbahn eine ausgiebige Mobilisierung des Tumors und der Gefäße. Daran schließt sich eine Mono-bloc-Resektion von Tumor, betroffenem Arterien- und Venensegment an. Anschließend wird das resezierte Arterienstück durch eine Kunststoff-Interposition ersetzt. Die Vene ist nach Möglichkeit durch ein Saphena-Transplantat oder – falls nötig – auch durch Kunststoff zu ersetzen (Abb. 28-4b). Eine arterio-venöse Fistel halten wir in dieser Situation nicht für notwendig.

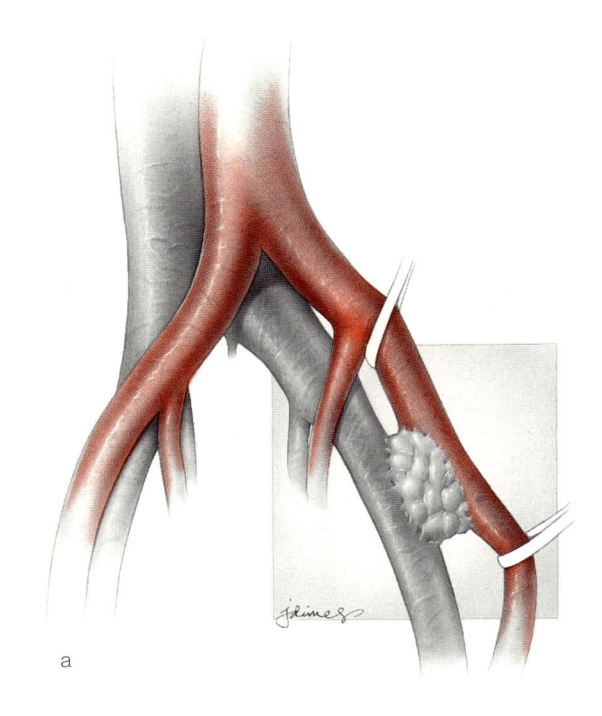

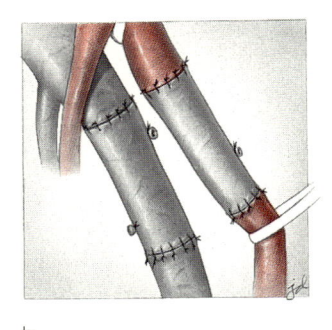

Abb. 28-4a und b Gleichzeitiger Tumoreinbruch in Beckenvene und -arterie: gefäßchirurgisches Vorgehen.
a) Situs vor dem Eingriff.
b) Zustand nach Mono-bloc-Resektion von Tumor, Arterie und Vene; Ersatz des resezierten Arterienstücks durch eine Kunststoff-Interposition; Ersatz des Venenstücks nach Möglichkeit durch ein Saphena-Transplantat (ggf. auch durch Kunststoff); Einzelknopfnähte.

Inoperable Tumoren im Beckenbereich

In dieser Situation kann bei quälender venöser Stauung eine palliative Operation nach Palma (saphenofemorale, extraanatomische Umleitung) durchgeführt werden. Hierbei wird subkutan ein Saphena- oder ein Kunststoff-Transplantat femorofemoral implantiert (Abb. 28-5). Die Kombination mit einer arteriovenösen Fistel kann in Erwägung gezogen werden (siehe Kap. 22, „Tiefes Venensystem …", Abschnitt „Temporäre arterio-venöse Fistel" und Abschnitt „Chronischer Beckenvenenverschluß").

Gleichzeitige Darmresektion

Bei entsprechender Wahrung der Asepsis und weitestgehender Abdeckung der transplantierten Abschnitte mit Muskulatur (M. iliopsoas!) können Gefäßrekonstruktionen, wenn nötig, auch gleichzeitig mit einer Darmresektion durchgeführt werden. Eine notwendige Strahlentherapie wird durch die Gefäßrekonstruktion (Vene und Kunststoff) nicht behindert.

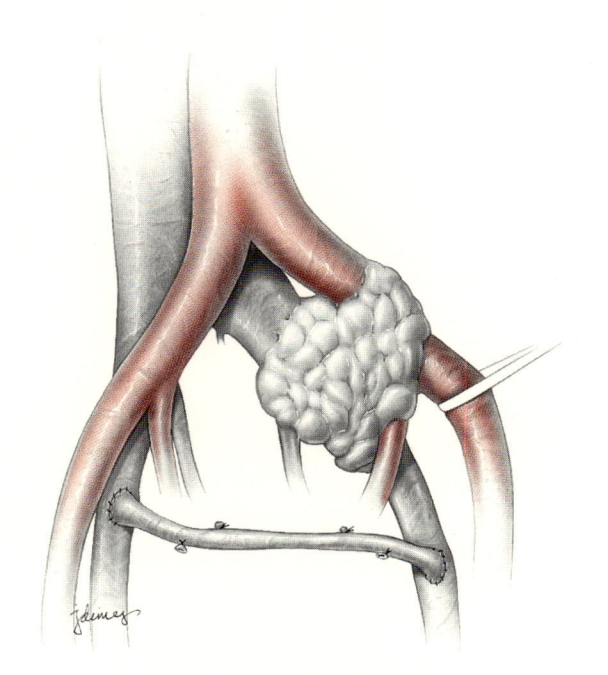

Abb. 28-5 Inoperabler Tumor im Beckenbereich: palliative Operation nach Palma (Einzelheiten siehe Text).

Weiterführende Literatur

1. Cummings, K. B., W. I-Li, J. A. Ryan, W. G. Horton, R. R. Paton: Intraoperative management of renal cell carcinoma with supradiaphragmatic caval extension. J. Urol. (Baltimore) 122 (1979) 829
2. Gordon Ungley, H.: Problems in radical surgery in the pelvis. Proc roy. Soc. Med. Lond. B 63 (1970)
3. Harjola, P. R., P. Ketonen, R. Luosto: Desmoid tumor compressing vital pelvic structures. Ann. Chir. Gynaec. 66 (1977) 203
4. Hugh, R., K. Barber, A. Brunschwig: Excision of major blood vessels at the periphery of the pelvis in patients receiving pelvic exenteration: Common and/or iliac arteries and veins 1947 to 1964. Surgery 62 (1967) 426
5. Kunlin, J., A. O. Benite, S. Richards, B. Adam: Sur une nouvelle methode de suture veineuse. Rev. Path. Gen. 711 (1959) 1061
6. Teleky, B., P. Ritschl, R. Kotz, P. Polterauer: Gefäßchirurgische Rekonstruktionen bei orthopädischen Tumorpatienten. Chirurg 59 (1988) 159

Amputationen

29 Grenzzonenamputationen und Minoramputationen

E. U. Voss

Vorbemerkung 369
Infektionskontrolle 369

Amputationen im Fußbereich 370
Großzehe 370
Vorfußbereich 371
Grenzzonenamputation 371
Transmetatarsale offene Amputation 372
Rückfußbereich 373
Metatarsale Resektion bei Mal perforant bzw. ulzerativer mutilierender Neuropathie 374

Weiterführende Literatur 374

Vorbemerkung

Vor Durchführung jedweder Minoramputation sind eine ausreichende Durchblutung und die Infektionskontrolle sicherzustellen. Sonst droht die Gefahr der „Kletteramputation".

Infektionskontrolle

Die Infektionskontrolle bei Gangrän erfolgt durch ausreichende Inzision und Fensterung zur Sekretableitung. Dorsalen Inzisionen ist hierbei der Vorzug zu geben (Abb. 29-1)

Bei diabetischer Gangrän und/oder **Vorfußphlegmone** erfolgt die Inzision in der Regel am inneren Fußrand (Abb. 29-2). Von dort aus kann man alle plantaren und dorsalen Abszeßhöhlen und Nekrosen erreichen sowie das gesamte nekrotische und bradytrophe Gewebe abtragen. Gelegentlich muß die Inzision bis in den Unterschenkelbereich fortgeführt werden, wenn eine Eiterstraße in den Sehnenlogen auszumachen ist.

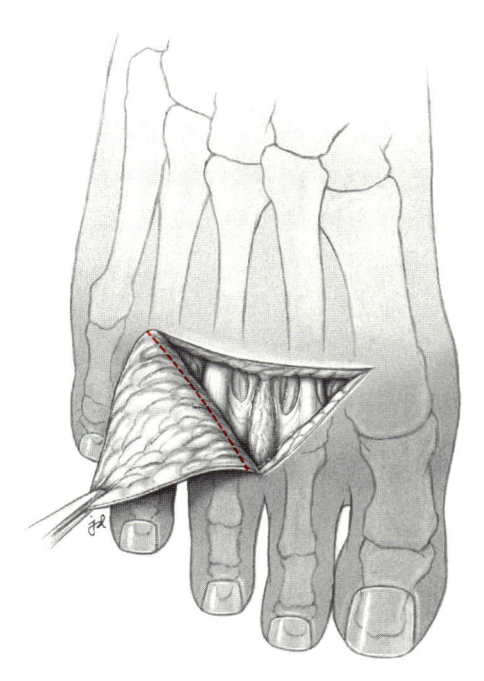

Abb. 29-1 Infektionskontrolle. V-förmige Fensterung einer Vorfußgangrän mit dem Skalpell (Sekretableitung und Gewinnung einer relevanten Bakteriologie).

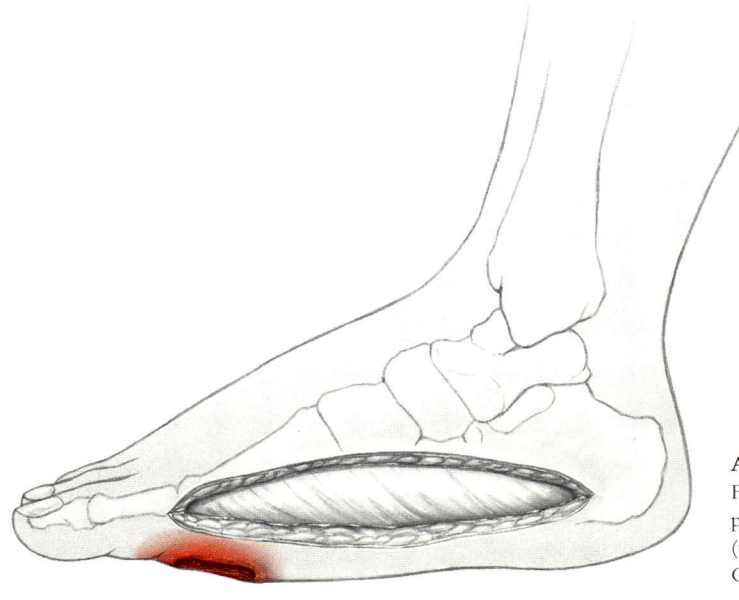

Abb. 29-2 Infektionskontrolle. Fensterung bei ausgedehnter diabetischer Vorfußphlegmone durch mediale Inzision am Fußrand (vollständige Ausräumung der nekrotischen Gewebeteile).

Amputationen im Fußbereich

Die **Zehenamputation** wird vorzugsweise als Grenzzonenamputation bei guter Demarkation durchgeführt. Hierbei erfolgt die Absetzung genau zwischen der Nekrose und dem darunter bereits gebildeten Granulationsgewebe, welches unbedingt als Barriere belassen werden muß.

Die **Grenzzonenamputation** ist definitionsgemäß eine offene Amputation in der nekrobiotischen Zone. Ein Verschluß ist wegen der fehlenden Hautlappen und der immer vorhandenen Keimbesiedelung ausgeschlossen.

Alle Fußamputationen, die nicht im Demarkationsbereich, sondern weiter zentral vorgenommen werden, sind als **Minoramputationen** zu bezeichnen.

Großzehe

Am besten erfolgt die Amputation von D I mit **Entfernung der Strecksehne**. Diese kann im Vorlauf von einer separaten Inzision aus durchtrennt werden (Abb. 29-3). Nach der Sehnendurchtrennung im aseptischen Gebiet erfolgt die Hautnaht an dieser Stelle. Danach wird erst die eigentliche Amputation durchgeführt. Hierbei kann in der Grenzzone abgesetzt werden; die Sehnenextraktion folgt dann zusammen mit der Abnahme der ersten Zehe (Abb. 29-4).

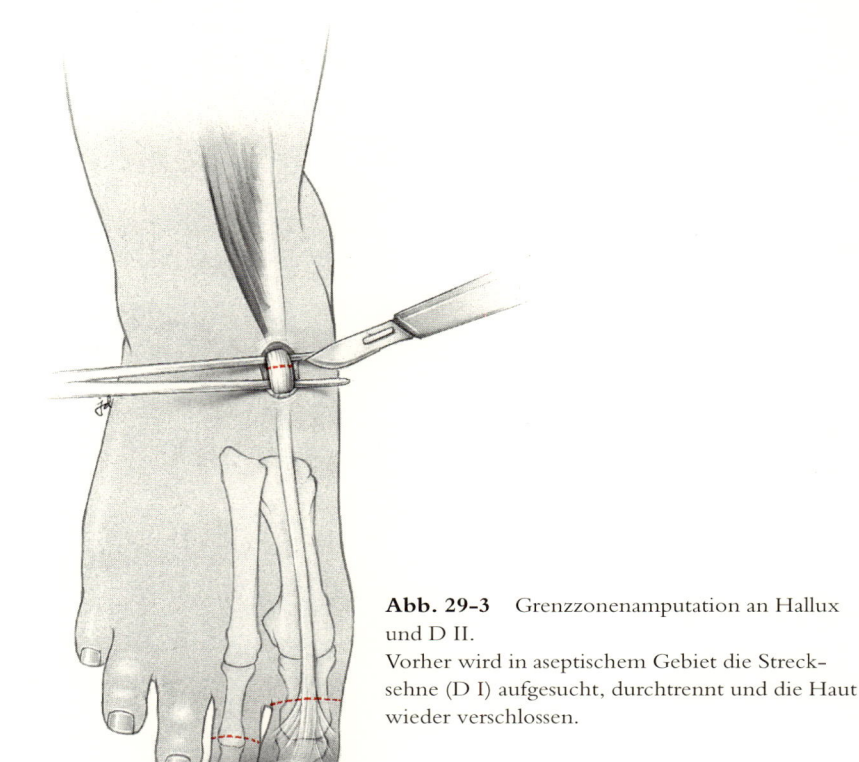

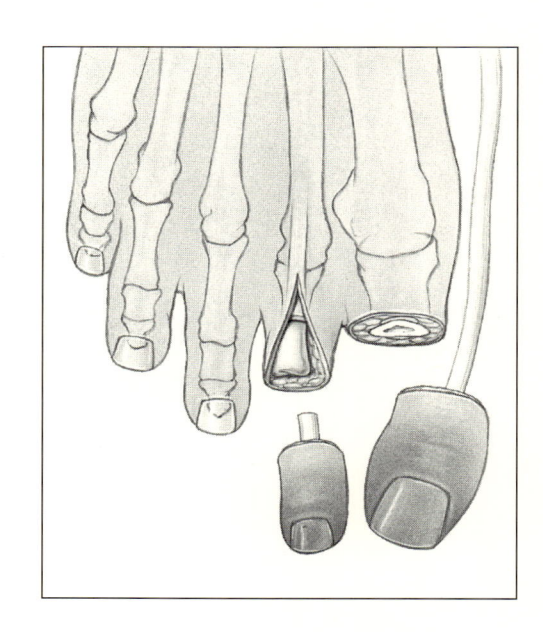

Abb. 29-3 Grenzzonenamputation an Hallux und D II.
Vorher wird in aseptischem Gebiet die Strecksehne (D I) aufgesucht, durchtrennt und die Haut wieder verschlossen.

Abb. 29-4 Schnittführung unmittelbar im Bereich zwischen der gut demarkierten Nekrose und dem bereits darunter gebildeten Granulationsgewebe, das unbedingt belassen wird. Die abgesetzte Strecksehne wird mit entfernt.

29 Grenzzonenamputationen und Minoramputationen   371

Vorfußbereich

Grenzzonenamputation

Eine Grenzzonenamputation im **Vorfußbereich** ist nur ganz peripher realisierbar. Hierbei erfolgt die Knochenabsetzung entweder an der Basis des Grundgliedes oder unter Mitnahme des Metatarsaleköpfchens (Abb. 29-5 und 29-6). Exartikulationen im Grundgelenk ist zu widerraten.

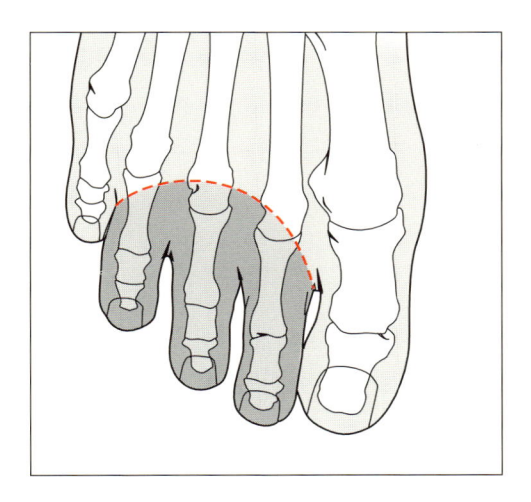

Abb. 29-5 Grenzzonenamputation im Vorfußbereich (Schema).
Hautinzision gestrichelt.

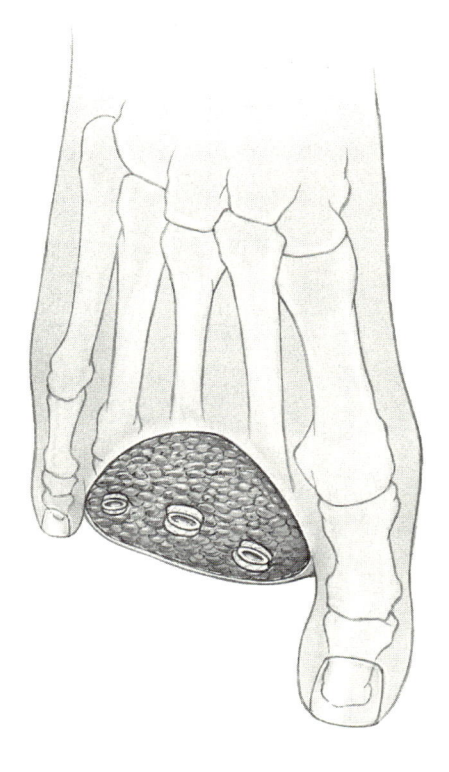

Abb. 29-6 Grenzzonenamputation im Vorfußbereich.
Knochenabsetzung an der Basis phalangis oder unter Mitnahme des Caput metatarsale.

Transmetatarsale offene Amputation

Bei unübersichtlichen, unregelmäßigen Demarkationslinien erfolgt am besten eine transmetatarsale offene Amputation.

Die Metatarsalia werden peripher der Basis an der dünnsten Stelle durchtrennt (Abb. 29-7). Die Zuhilfenahme einer Gigli-Säge erleichtert die Abtragung (Abb. 29-8 und 29-9). Gelegentlich ist es nach einer erfolgreichen Infektionsbeherrschung und guter Durchblutung (z. B. bei Diabetikern) möglich, eine geschlossene Amputation im Mittelfußbereich zu erzielen. Hierbei ist ein plantarer Hautlappen zu bevorzugen (Abb. 29-10).

Eine offene Amputation kann dagegen im zeitlichen Abstand von ca. 14 Tagen mit Spalthaut einfach gedeckt werden (Abb. 29-11).

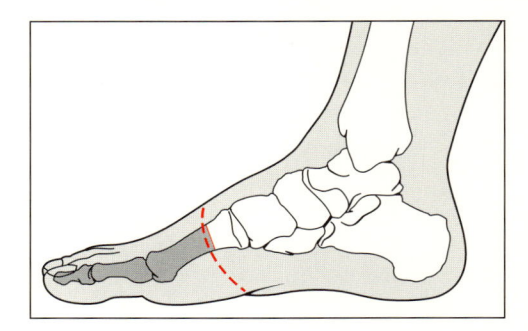

Abb. 29-7 Transmetatarsale offene Amputation (Schema).
Hautinzision gestrichelte, Knochenresektion durchgezogene Linie.

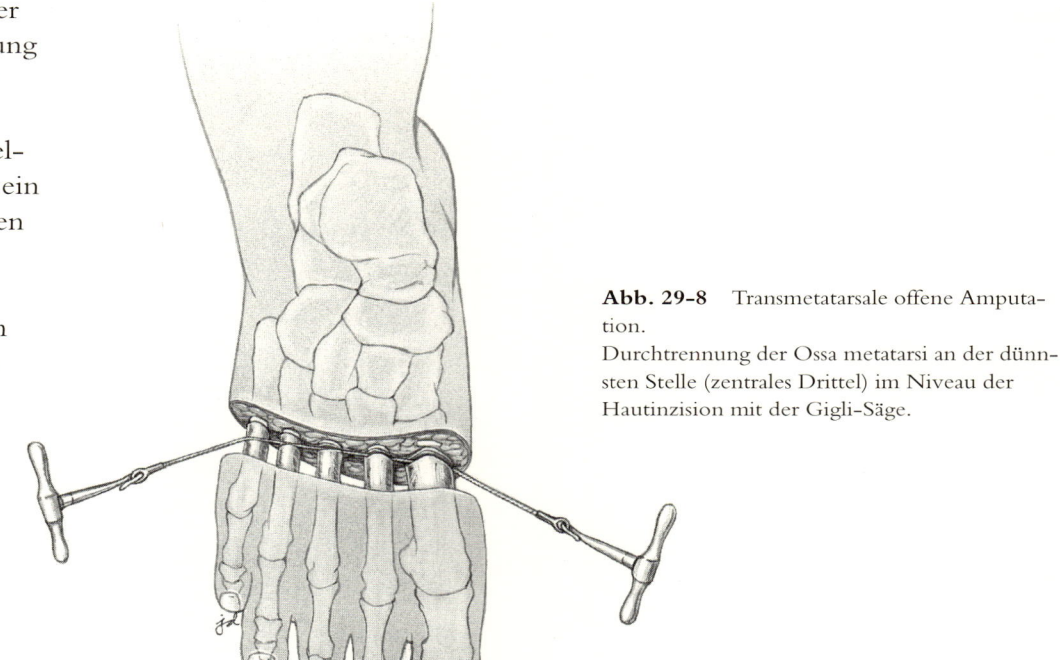

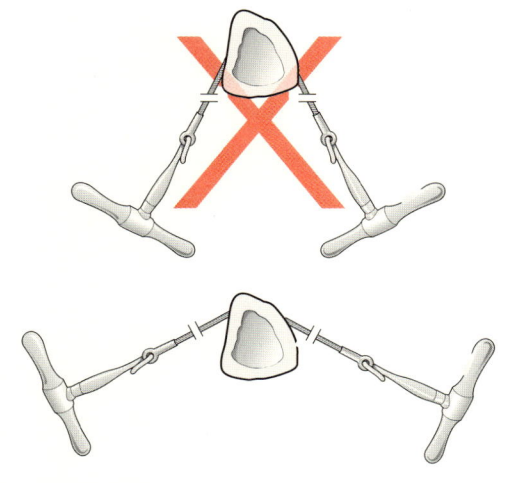

Abb. 29-8 Transmetatarsale offene Amputation.
Durchtrennung der Ossa metatarsi an der dünnsten Stelle (zentrales Drittel) im Niveau der Hautinzision mit der Gigli-Säge.

Abb. 29-9 Einsatz der Gigli-Säge.
Führung der Säge niemals im spitzen Winkel (Cave: Einklemmungsgefahr!).

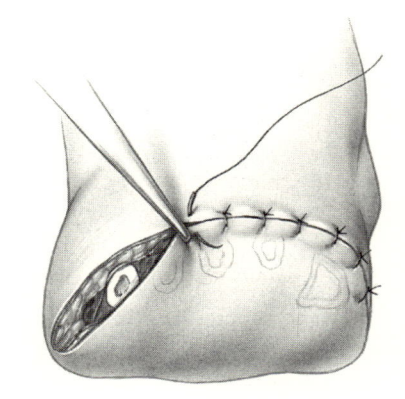

Abb. 29-10 Transmetatarsale geschlossene Amputation.
Deckung mit dem nach oben geschlagenen Plantarlappen (in Ausnahmefällen bei guten Durchblutungsverhältnissen und beherrschter Infektion durchführbar). Der Hautverschluß muß absolut spannungsfrei erfolgen.

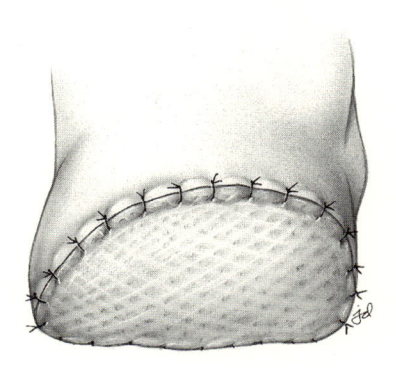

Abb. 29-11 Transmetatarsale offene Amputation.
Nach ca. 14 Tagen kann die offene Amputation mit Spalthaut gedeckt werden.

Rückfußbereich

Eine Amputation im **Rückfußbereich** (Tarsus, oberes Sprunggelenk, Amputation nach Syme) ist nur in geschlossener Form in ausreichendem Abstand zur Nekrose erfolgversprechend, da hier der Knochenquerschnitt im Vergleich zu den Weichteilen überwiegt (Abb. 29-12).

Bei der **modifizierten Rückfußamputation** erfolgt eine keilförmige Hautinzision mit plantarem Lappen bis zur Mitte der Planta pedis (Abb. 29-13). Die Knocheninzision berücksichtigt die Mitnahme der „Talusnase" und von Teilen des Kalkaneus, damit eine spannungsfreie Deckung der Hautlappen ermöglicht wird.

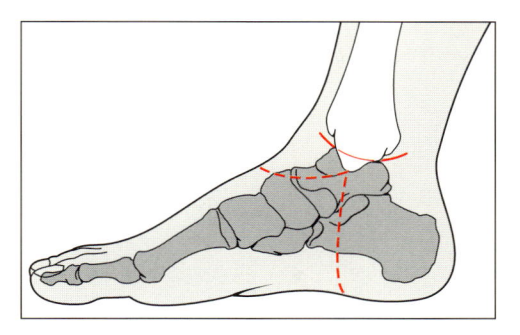

Abb. 29-12 Amputation nach Syme im oberen Sprunggelenk (Schema).
Vollständige Entfernung des Talus, spannungsfreie Adaptierung der Wundränder. Die Stumpfunterlage bildet ein möglichst großer Plantarlappen (Hautinzision gestrichelte, Knochenresektion durchgezogene Linie). Lateral sich bildende Hautfalten müssen belassen werden, ggf. sekundäre Resektion.

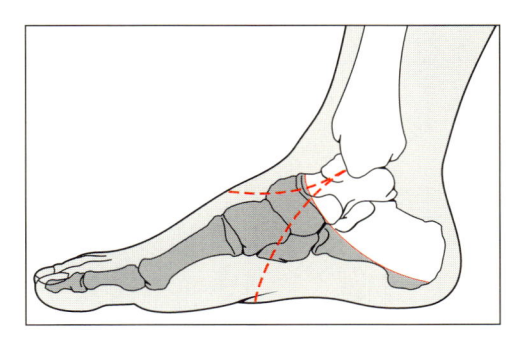

Abb. 29-13 Modifizierte Rückfußamputation. Absetzen im Chopart-Gelenk, Abrunden der tarsalen Knochenränder durch Teilresektion des Caput tali und der Vorsprünge des Kalkaneus. Die Rückfußamputation hat unbedingt geschlossen mit spannungsfreien Wundrändern zu erfolgen.

Metatarsale Resektion bei Mal perforant bzw. ulzerativer mutilierender Neuropathie

Bei ausgedehnten Osteolysen im Bereich des Os metatarsale I sowie ulzerativen mutilierenden Läsionen mit rezidivierenden Infektionen ist die Strahl-I-Resektion indiziert.

Die Hautinzision erfolgt am medialen Fußrand mit Umschneidung von D I (Abb. 29-14). Der Metatarsalknochen wird an der Basis schräg in Wundniveau abgesetzt (Abb. 29-15).

Bei ulzerativen mutilierenden Läsionen der Strahlen II–IV erfolgt die subtotale Resektion der Metatarsalia und der Basis der Grundphalangen über eine dorsale Inzision (Abb. 29-16).

Weiterführende Literatur

1. Baumgartner, R., P. Botta: Amputation und Prothesenversorgung der unteren Extremität. Enke, Stuttgart 1995
2. Baumgartner, R., H. Stinus: Die orthopädische Versorgung des Fußes. Thieme, Stuttgart–New York 1995
3. Chang, B. B., R. P. Leather: Increased limb salvage by the use of unconventional foot amputations. J. Vasc. Surg. 19 (1994) 341–349
4. Vollmar, J.-F., E. Marquard, G. Schaffelder: Amputationen bei arteriellen Durchblutungsstörungen. Chir. Praxis 15 (1971) 183–196
5. Voss, E.-U., S. Hutschenreiter: Grenzzonenamputation bei ischämischen Nekrosen im Gliedmaßenbereich. Therapiewoche 133 (1983) 2381–2387
6. Wagner, F. W.: Amputation am Fuß bei Gefäßpatienten. Med. Orthop. Techn. 107 (1987) 10–13

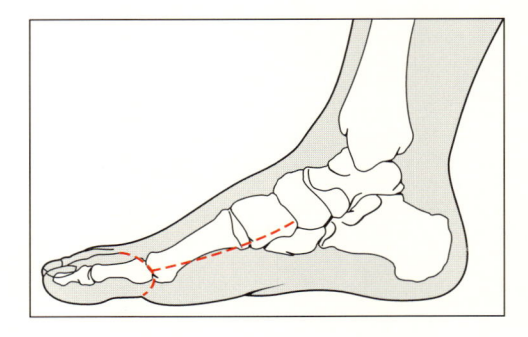

Abb. 29-14 Metatarsale Resektion: Os metatarsale I (Schema).
Hautinzision mit Umschneidung des Hallux für die Strahlresektion ist gestrichelt dargestellt.

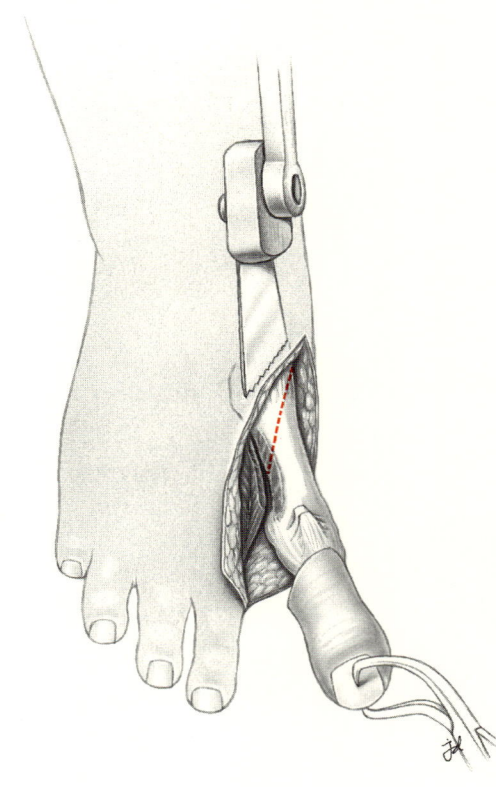

Abb. 29-15 Metatarsale Resektion: Os metatarsale I.
Der Knochen wird nahe der Basis metatarsalis hallucis schräg im Wundniveau abgesetzt.

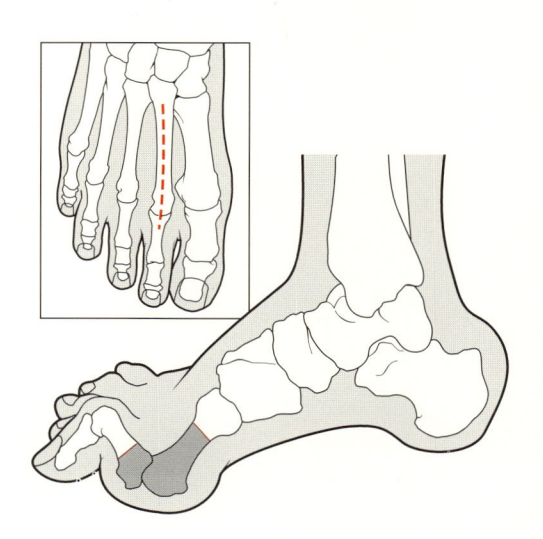

Abb. 29-16 Metatarsale Resektion: Strahl II (Schema).
Gestrichelte Linie: Hautinzision; durchgezogene Linie: Knochenabsetzung (subtotale Resektion des Os metatarsale II, ggf. der Basis phalangis II).

30 Amputationen: Ober- und Unterschenkel

W. Hepp

Allgemeine Vorbemerkungen	377
Einleitung	377
Amputationshöhe	377
Lagerung des Patienten	377
Allgemeine chirurgische Hinweise	377
Unterschenkelamputation	378
Lagerung	378
Schnittführung	378
Operatives Vorgehen	378
Knieexartikulation	380
Lagerung	380
Schnittführung	380
Operatives Vorgehen	380
Oberschenkelamputation	382
Lagerung	382
Schnittführung	382
Operatives Vorgehen	382
Weiterführende Literatur	383

# 30 Amputationen: Ober- und Unterschenkel

Allgemeine Vorbemerkungen

Einleitung

Tendo-, myo- und osteoplastische Amputationen haben sich beim Gefäßpatienten nicht bewährt, denn im Interesse einer möglichst peripheren Absetzung wird überwiegend im Bereich einer grenzwertigen Durchblutung amputiert, und diese bradytrophen Gewebe zeigen eine verzögerte, wenn nicht gar fehlende Wundheilung. Daher beschränkt sich die große Gliedmaßenamputation beim Gefäßkranken auf drei Absetzungshöhen [1, 6].

Amputationshöhe

Da jeder Gefäßpatient als ein potentieller Kandidat für eine kontralaterale Amputation angesehen werden muß, ist unter dem Gesichtspunkt der Rehabilitation eine möglichst periphere Amputation anzustreben [1, 4, 5].

Für die Festlegung des Amputationsniveaus ist von entscheidender Bedeutung das Skalpell des Chirurgen, das lokale Durchblutung und Kontraktilität der Muskulatur beim Anschnitt zu prüfen hat (Abb. 30-1). Gegebenenfalls muß ein weiterer Probeschnitt wenige Zentimeter höher, d. h. noch auf demselben Amputationsniveau oder auch auf dem nächsthöheren, erfolgen [6, 7, 8].

Lagerung des Patienten

— Rückenlage,
— Bein in gesamter Länge desinfizieren und steril abdecken, um jederzeit auf höherem Niveau amputieren zu können (intraoperative Entscheidung: Vorbesprechung mit dem Patienten!),
— Hüftgelenk frei beweglich abdecken.

Allgemeine chirurgische Hinweise

— Keine Blutsperre,
— Dissektion von Haut und Muskulatur unbedingt vermeiden,
— nur punktuelle Blutstillung, keine Massenligaturen oder -koagulationen,
— zwei Wunddrainagen sind obligat: gekreuzt einlegen, submuskulär, Ausleitung durch gesonderte Stichinzisionen, geschlossenes System (bei septischer Amputation Spül-Saug-Drains!!).

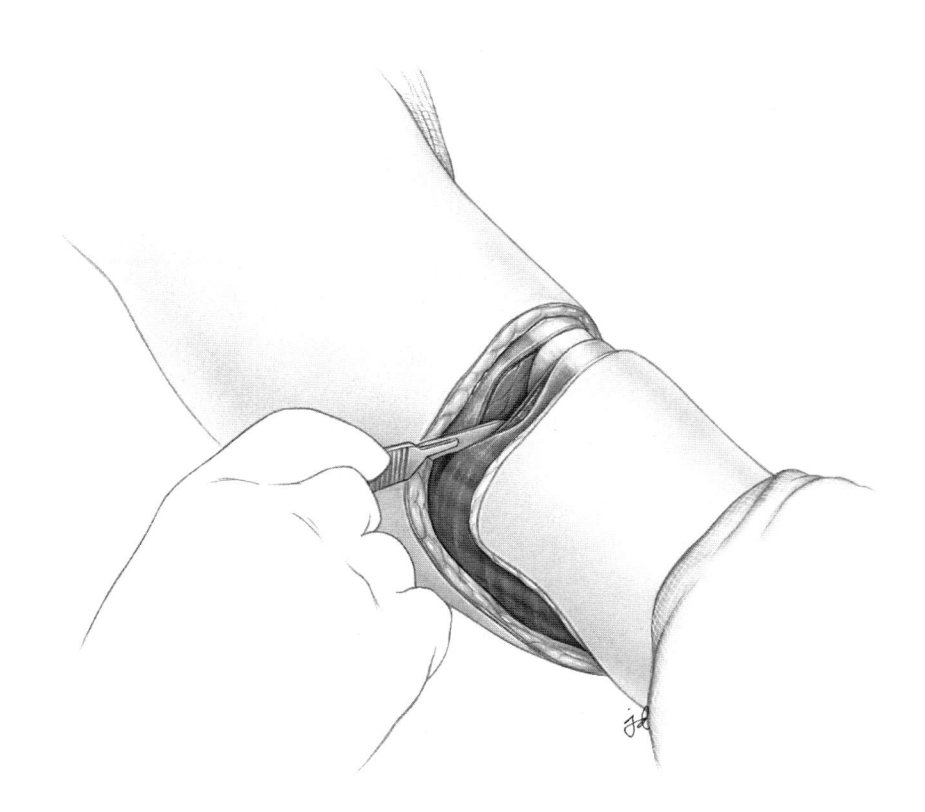

Abb. 30-1 Der Chirurg legt mit dem Skalpell mit der Kontraktilitätsprüfung die Amputationshöhe fest.

Unterschenkelamputation

Lagerung

Leichte Unterlagerung im Kniegelenk.

Schnittführung

8–10 cm unterhalb der Tuberositas tibiae wird eine quere, etwas mehr als halbzirkuläre Inzision bis auf Tibia und Faszie mit Bildung eines langen dorsalen Haut-Muskel-Lappens durchgeführt (Abb. 30-2). Die Länge des vorderen und des dorsalen Lappens sollte identisch sein, damit beim Wundverschluß seitliche „Ohren" vermieden werden [3].

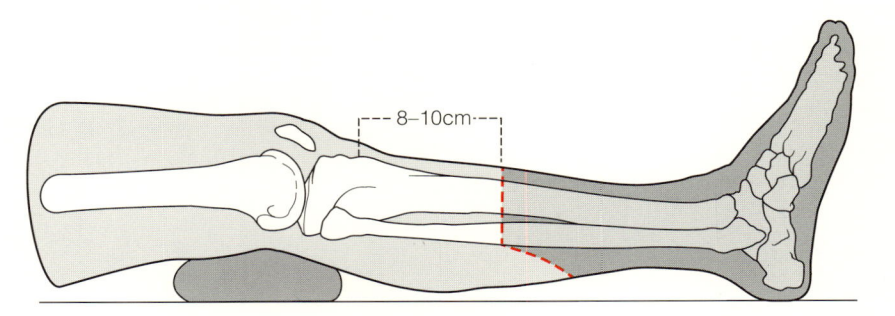

Abb. 30-2 Unterschenkelamputation: Schnittführung.

Operatives Vorgehen

Periost und Tibialis-anterior-Muskulatur werden mit dem Skalpell durchtrennt. Hierbei erfolgt die Prüfung der Muskeldurchblutung [1, 6]. Arteria und Vena tibialis anterior werden sofort mit Durchstichligaturen (mittelfristig resorbierbares Nahtmaterial) versorgt. Wenn der N. fibularis [peroneus] sichtbar ist, erfolgt die Kürzung um ca. 2–3 cm. Dann wird das Tibiaperiost 1–2 cm nach oben abgeschoben und die vordere Tibiakante mit der von oben schräg geführten oszillierenden Säge in Keilform angeschnitten; darauf folgt die quere Durchtrennung der Tibia und sodann der Fibula 2–3 cm höher (Abb. 30-3).

Beachte:
Splitterungen der Fibula sowie Belassen von spitzen Knochenfragmenten durch andere Absetzungstechniken sind unbedingt zu vermeiden, da sie zu erheblichen Behinderungen bei und nach der Prothesenversorgung führen können.

Die Knochenkanten sind sorgfältig mit der Feile abzurunden. Mit einem in den Knochen eingesetzten scharfen Einzinkerhaken kann nun der Stumpf durch einen Assistenten angehoben werden, was das weitere Vorgehen

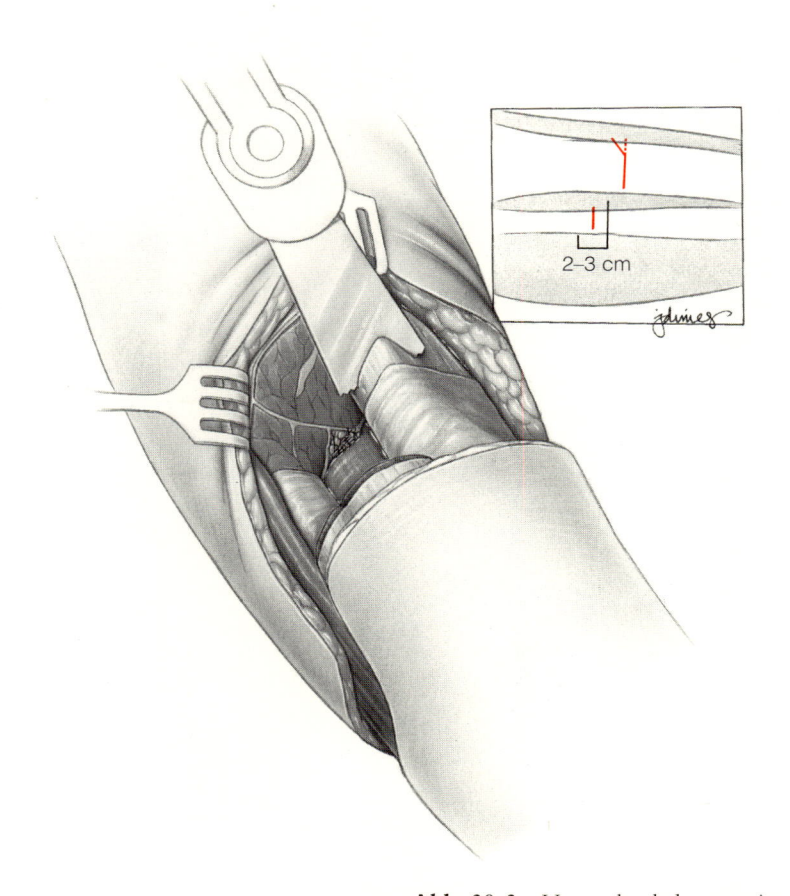

Abb. 30-3 Unterschenkelamputation: Führung der Säge bei Absetzung der Tibia.

sehr erleichtert. Gesondert werden N. tibialis und Hauptgefäße (Aa. und Vv. tibialis posterior und fibularis) dargestellt – unter absoluter Zugvermeidung des Nervs. Der Nerv wird 2 cm höher abgesetzt, mit einer Klemme gequetscht und mit einer Ligatur (mittelfristig resorbierbares Nahtmaterial) versehen (Zentralarterie!). Arterien und Venen werden gesondert mit Durchstichligaturen versorgt.

Beachte:
Wichtig ist es, den M. soleus und die tiefen Unterschenkelflexoren zu exzidieren, da sie eine schlechtere Durchblutung aufweisen als die Gastroknemius-Gruppe. Aber auch aus reinen Platzgründen für die Stumpfgestaltung ist dies notwendig.

Dies gelingt bei scharfer distaler Präparation des M. soleus für den restlichen Muskel fast immer stumpf (Abb. 30-4). Die Flexoren werden scharf exzidiert. Nun wird der N. suralis aufgesucht und um 3–5 cm gekürzt, damit er nicht in Naht und Narbe gerät. Analoges gilt für den N. saphenus; dieser sollte keinesfalls in die Ligatur der V. saphena magna und natürlich auch nicht in die Narbe geraten.

Als nächster Schritt wird der M. gastrocnemius nach vorn geschlagen und mit Tibiaperiost und Faszie des M. tibialis anterior mit mittelfristig resorbierbarem, geflochtenem oder monofilem Nahtmaterial verbunden. Die abgeschrägte vordere Tibiakante muß sicher bedeckt sein (Abb. 30-5a). Der Wundverschluß erfolgt durch durchgreifende Haut-Subkutis-Einzelknopfnähte (Abb. 30-5b). Sind „Ohren" entstanden, sollten sie belassen werden. Sie kontrahieren sich meist spontan ausreichend.

Beachte:
Ihre primäre Resektion kann zur Verschlechterung der Lappendurchblutung und damit zur Gefährdung des Unterschenkelstumpfs führen. Stören sie bei der Prothesenversorgung, so können sie sekundär in Lokalanästhesie entfernt werden.

Abb. 30-4 Unterschenkelamputation: Exzision des M. soleus und der tiefen Flexoren.

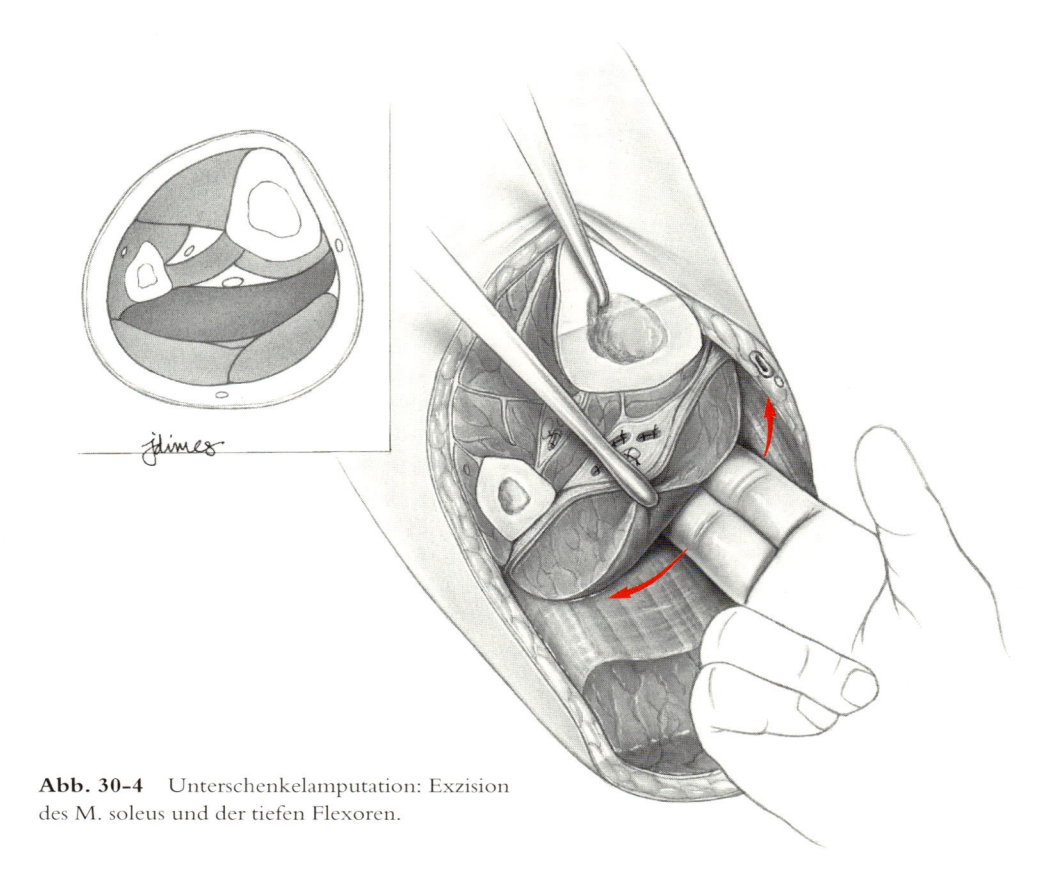

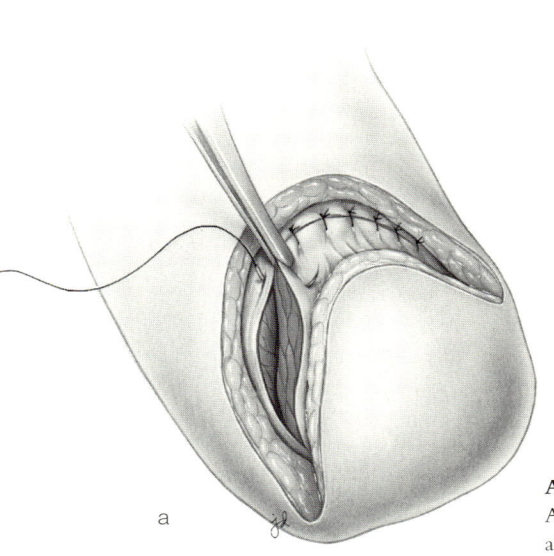

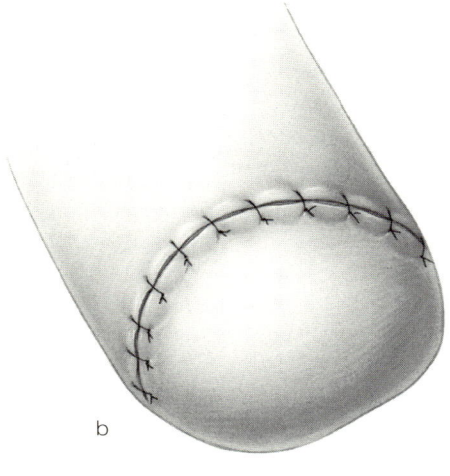

Abb. 30-5a und b Unterschenkelamputation: Abschluß des Verfahrens.
a) Adaptation der Faszie des M. gastrocnemius.
b) Hautnaht.

Knieexartikulation

Lagerung

Rechtwinklige Kniebeugung.

Schnittführung

5 cm unterhalb der Tuberositas tibiae wird ein Zirkelschnitt mit leichter ventraler und dorsaler Anhebung bis auf die Faszie geführt (Abb. 30-6).

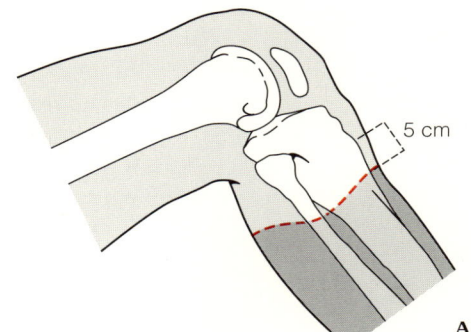

Abb. 30-6 Knieexartikulation: Schnittführung.

Operatives Vorgehen

Die Aushülsung des Unterschenkels aus dem Weichteilmantel erfolgt mit dem Skalpell: Quere Durchtrennung des Lig. patellae, das mit einem Haltefaden nach oben angehoben wird, Darstellen des vorderen Tibiaplateaus, Drehen des Skalpells um 90 Grad und quere Inzision der vorderen Gelenkkapsel (Abb. 30-7), Durchtrennung der Seiten- und der Kreuzbänder.

In mehr als 90-Grad-Beugung werden der Tibiakopf nach vorn luxiert, die hintere Gelenkkapsel inzidiert und Nerven und Gefäße dargestellt. Die Versorgung des N. tibialis sowie der A. und V. poplitea erfolgt wie bei der Unterschenkelamputation. Der N. fibularis [peroneus] wird auch gekürzt, jedoch nicht ligiert. Analog wird mit dem N. saphenus verfahren. M. biceps femoris und ischiokrurale Muskulatur werden im Sehnenbereich durchtrennt und sodann die Aushülsung des Unterschenkels komplettiert. Die Gastroknemius-Köpfe können vollständig exzidiert werden, so daß keine muskulären Wundflächen, die Anlaß zu schlechter Wundheilung geben können, verbleiben.

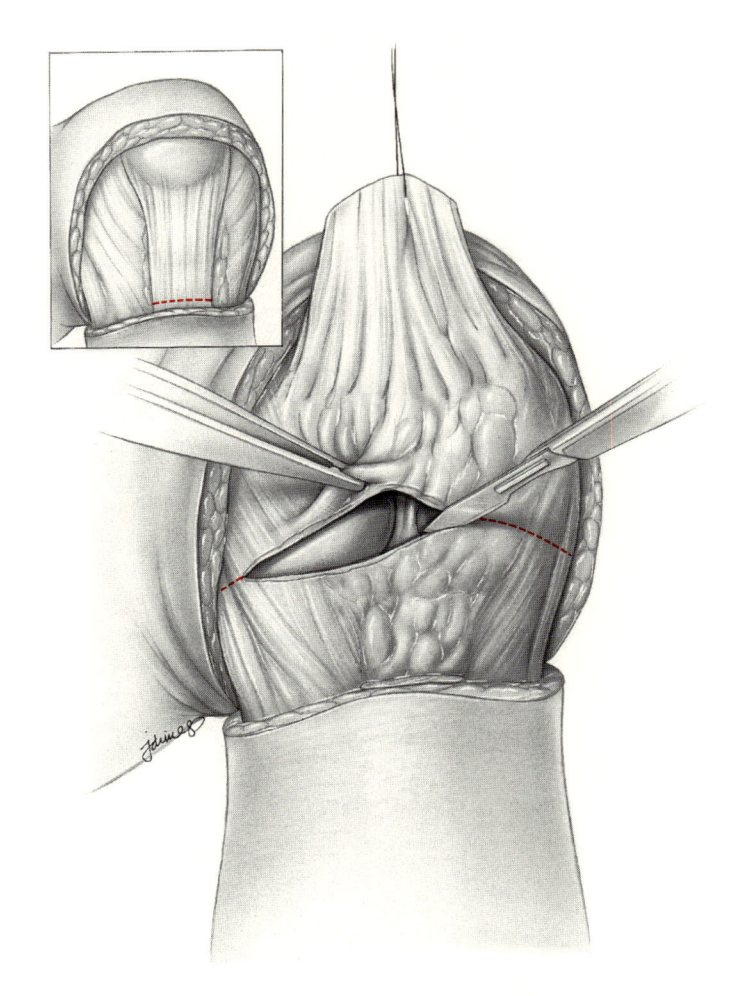

Abb. 30-7 Knieexartikulation: Operatives Vorgehen.
Durchtrennung des Lig. patellae (Inset) und Inzision der vorderen Gelenkkapsel.

Alle bradytrophen Gewebestrukturen werden reseziert [2]: Lig. patellae, Gelenkkapsel, Seitenbänder, Meniski und Kreuzbänder (Abb. 30-8). Die Patella rutscht durch den Muskelzug etwas nach oben. Vorteil: Bessere Wundheilung und Rotationsstabilität des Stumpfs durch den nun exzentrischen Sitz der Patella. Die Knorpelflächen der Femurkondylen werden mit einer Feile etwas angerauht.

Der Hautverschluß erfolgt üblicherweise als dorsale Längsnaht (Abb. 30-9). Bei knappem Weichteilmantel können die hinteren Partien der Femurkondylen reseziert werden. Dadurch wird viel Platz gewonnen, und der Wundverschluß ist spannungsfrei möglich. Es kann aber auch ausnahmsweise ein querer oder Mercedesstern-förmiger Hautverschluß erfolgen (Abb. 30-10). Überlängen des Weichteilmantels gleichen sich durch Kontraktion des Gewebes eigentlich fast immer aus und stehen einer frühzeitigen Prothesenversorgung durch eine Interimsprothese nie im Wege [9].

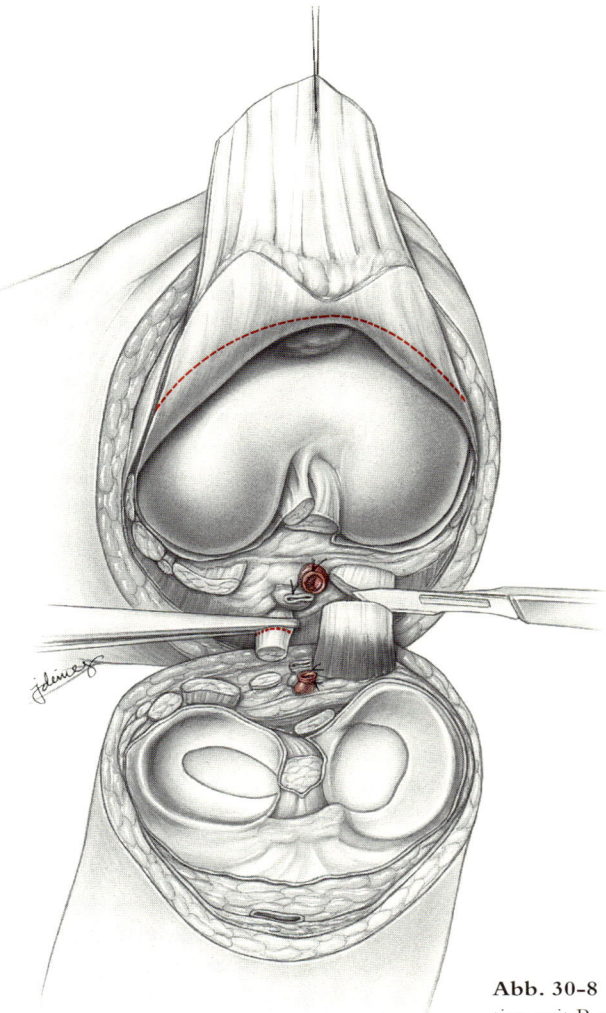

Abb. 30-8 Vervollständigung der Exartikulation mit Resektion aller bradytrophen Strukturen; Versorgung von Gefäßen und Nerv sowie Durchtrennung der Gastroknemius-Köpfe.

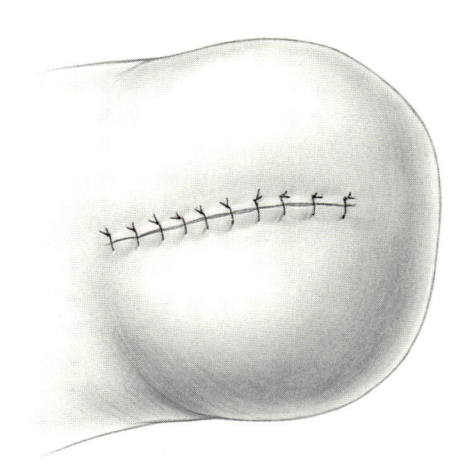

Abb. 30-9 Knieexartikulation: Dorsal verlaufende Hautnaht.

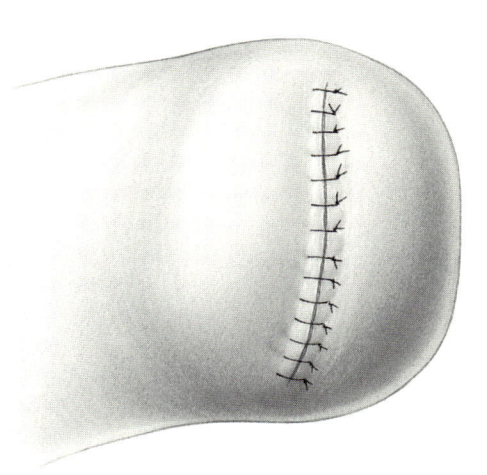

Abb. 30-10 Knieexartikulation: Modifizierte querverlaufende Naht.

Oberschenkelamputation

Lagerung

Leichte Unterlagerung unter Gesäß und proximalen Oberschenkel.

Schnittführung

Im distalen Oberschenkeldrittel – auch höher bei entsprechend schlechter Durchblutung – quere vordere, etwas mehr als halbkreislange Inzision, bis auf die Faszie und Bildung eines langen dorsalen Haut-Muskel-Lappens (Abb. 30-11).

Operatives Vorgehen

Durchtrennung der Streckmuskulatur bis auf den Femur, Spalten des Periosts, Abschieben desselben 2–3 cm nach proximal (hier Absetzungshöhe des Knochens!), schräge Durchtrennung der dorsalen Muskulatur mit dem langen Amputationsmesser (Abb. 30-12) und Absetzen des Femurs mit der oszillierenden Säge.

Cave
Verletzung des dorsalen Hautlappens!

Die Versorgung des N. ischiadicus, des N. saphenus sowie der A. und V. femoralis superficialis erfolgt in der bereits für die Unterschenkelamputation beschriebenen Weise. Der dorsale Haut-Muskel-Lappen wird als Stumpfpolster nach vorn geschlagen, und die Faszienränder werden mit Einzelknopfnähten adaptiert. Um den Femurstumpf in der Muskelhülle zu halten, sind auch einige seitliche Faszienähte erforderlich. Der Hautverschluß erfolgt mit Einzelknopfnähten. Bei dem geschilderten Zuschnitt der Haut liegt die Naht quer-ventral (Abb. 30-13).

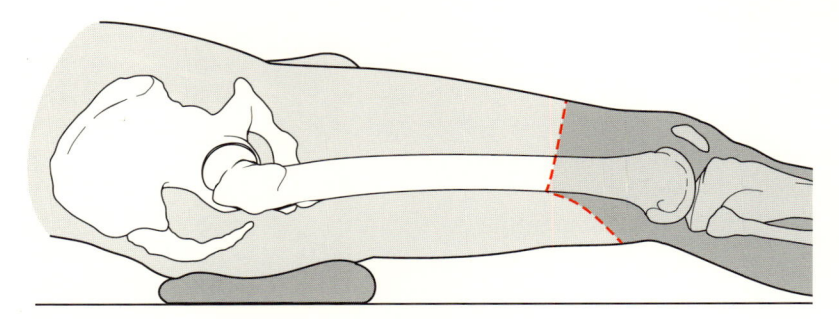

Abb. 30-11 Oberschenkelamputation: Schnittführung.

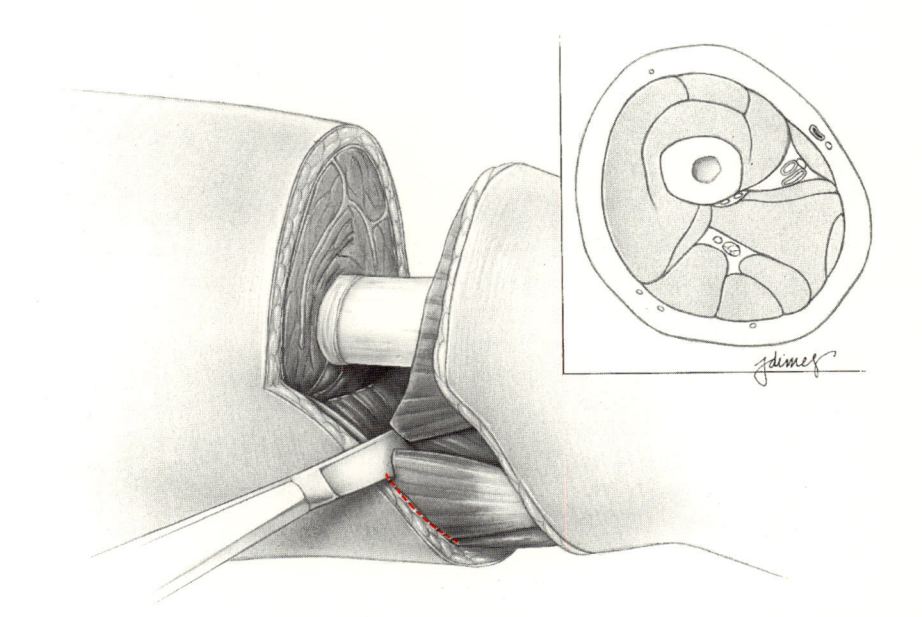

Abb. 30-12 Oberschenkelamputation: Durchtrennung der dorsalen Oberschenkelmuskulatur. Inset: Querschnitt des Oberschenkels in Amputationshöhe.

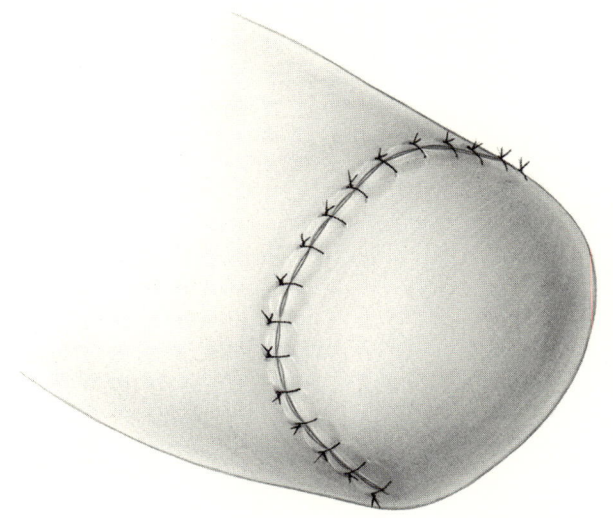

Abb. 30-13 Oberschenkelamputation: Hautnaht.

Weiterführende Literatur

1. Baumgartner, R., P. Botta: Amputation und Prothesenversorgung der unteren Extremität. Enke, Stuttgart 1989
2. Baumgartner, R.: Kniegelenksexartikulation: Technik für die Amputation bei durchblutungsgestörten Gliedmaßen. Langenbecks Arch. Chir. Suppl. II (1989) 637–643
3. Burgess, E. M. R. L. Romano, I. H. Zettl, R. D. Schrock: Amputation of the leg for peripheral vascular insufficiency. J. Bone Jt. Surg. A 53 (1971) 874–890
4. Dederich, R.: Amputationen der Gliedmaßen, Operationstechnik und prothetische Sofortversorgung. Thieme, Stuttgart–New York 1987
5. Hepp, W., M. Müser: Langzeitverlauf nach Amputation der unteren Extremität wegen AVK unter dem Gesichtspunkt der Rehabilitation. Vasa (Bern) 17 (1988) 186–192
6. Hepp, W., R. Patschan: Wann besteht beim Gefäßkranken die Indikation zur primären Oberschenkelamputation? Zbl. Chir. 115 (1990) 865–871
7. Kostnick, F. J. P., R. Gillespie: Amputationstechnik und Rehabilitation. Springer, Berlin–Heidelberg–New York–Toronto 1985
8. Moore, W. S., J. M. Malone (eds.): Lower Extremity Amputation. Saunders, Philadelphia–London–Toronto–Montreal–Sydney–Tokyo 1989
9. Neff, G.: Prothetische Versorgung des amputierten Patienten. Langenbecks Arch. Chir. Suppl. II (1989) 655–656

Sachregister

A

abdominelle Gefäße, Verletzungen 337–338
Adduktorenkanal
– Interpositions-a.-v.-Fistel 307
– Phlebothrombektomie 307
Amputationen 375–383
– Amputationshöhe 377
– chirurgische Hinweise 377
– Fußbereich 370–374
– Grenzzonenamputationen 367–374
– Großzehe 370
– Infektionskontrolle 369
– Kletteramputationen 369
– Knieexartikulation 380–381
– Lagerung 377
– Mal perforant 374
– metatarsale 374
– Minoramputationen 367–374
– Neuropathie, mutilierende, ulzerative 374
– Oberschenkel 383
– Rückfußbereich 373
– Sprunggelenk, oberes 373
– transmetatarsale, geschlossene 372
– – offene 372
– Unterschenkel 378–379
– Vorfußbereich 371
Amputationsverletzungen
– Arterienanastomose 344
– Einteilung 343
– End-zu-End-Anastomose 345
– Erstversorgung, Merkblatt 344
– Fasziotomie 345
– Mechanismus 345
– Schädigung, postischämische 343
– Verschmutzungsgrad 345
– Zustand des Amputats 344
Anastomose
– s. a. Bypass
– s. a. End-zu-End-Anastomose
– s. a. End-zu-Seit-Anastomose
– s. a. Seit-zu-Seit-Anastomose
– s. a. Venenbypass
– aortale 120
– aortorenale, Naht, transluminale 62
– Drainage 197
– großkalibrige 65
– kleinkalibrige 64
– Komplikationen 197
– Kunlinsche 365
– mit Linton-Patch 65
– lympho-venöse 325
– mit Miller-Cuff 65
– Naht, transluminale 62
– periphere, Aortenkoarktation 131–132
– Wundversorgung 197
– zentrale, Bauchaortenaneurysma, infrarenales 160–161
Aneurysma
– A. hepatica communis 180
– A. hepatica propria 180
– A. mesenterica superior 178
– A. poplitea 25, 27
– A. renalis 182–183
– A. splenica [lienalis] 179
– A. subclavia 107
– Aorta, thorakoabdominale s. Aortenaneurysmen, thorakoabdominale
– aortobiiliakales, infrarenales 162–163
– – Y-Prothese 163–164
– aortoiliakales 228
– Beckenarterien 173
– falsches, Truncus brachiocephalicus 336
– femoropopliteales 227

Aneurysma
– inguinales 352
– Truncus coeliacus 176–177
Angina abdominalis 181
Angiodysplasie 357–360
– Behandlung, kombinierte 357
– Embolisation 358–359
– Exstirpation 358
– lymphangiöse 325
– Stammgefäße, Skelettierung 360
– Therapiestrategie 357
Angiographie
– intravenöse, Embolektomie 259
– – Thrombektomie 260
– präoperative, Bypass-Operation 189
Angioskopie 83
Antibiotika
– Prophylaxe, Embolektomie 258
– Therapie, perioperative, Arterienverletzungen 334
Antikoagulanzien, orale 78
– Embolektomie 258
Anulus
– femoralis 17
– inguinalis profundus 21
Aorta 117–150
– abdominalis 151–186
– – Aneurysmen s. Bauchaortenaneurysmen
– – Implantate 158
– – Laparotomie 157
– – Schnittführung, thorakoabdominale 157
– – Thorako-Phreniko-Laparotomie 157
– – Verletzung 337
– – Zugang 154–157
– – extraperitonealer 157
– – linksseitiger 154–155
– – rechtsseitiger 156–157
– – thorakoabdominaler 157
– ascendens 117–123
– – Anastomosentechnik 120
– – Bypass 131
– – Prothesenbypass 121–122
– – als Spendergefäß 120
– – Sternotomie, mediane 119
– – Y-Prothese 122
– descendens 124
– – Bypass 131
– – bifemoraler 133–135
– – als Spendergefäß 124
– Embolektomie 247–248
– Gefäßersatz, Materialien 73
– thoracalis, Aneurysma 128–129
– – Gefäßersatz, Materialien 73
– – Protheseninterposition 129
– – stent grafting 129
– Thorakotomie, linksseitige 124
Aortenaneurysmen
– infrarenale 158–164
– suprarenale 165–167
– thorakale, stent graft-Technik 148–149
– thorakoabdominale 129, 136, 138–142
– – Aneurysmaresektion 137–138
– – Aortenklemme, periphere 137
– – End-zu-End-Anastomose 139
– – periphere 137–138, 140
– – End-zu-Seit-Anastomose 140
– – incraft technique nach Crawford 139–142
– – infrarenale 158–164
– – Klassifikation 136
– – Reimplantation der Organarterien 140–142
– – Variationen 142
– – Rekonstruktion 137–138
– – suprarenale 165–167
– – Zugang 137

Aortenbifurkation
- End-zu-Seit-Anastomose 140
- Rekonstruktion 171–172
Aortendissektionen 143–148
- Entry 143
- Fensterungsoperation 146–147
- Lagerung 143
- langstreckige 145
- Re-entry 143
- Stanford-Klassifikation 143
- thorakale, Zugang 144
- Thorakotomie, postero-laterale 144
- Typ A 143
- Typ B 143
Aortenembolie, reitende 247
Aortenisthmusstenose 130
Aortenkoarktationen, atypische, Klassifikation 130
Aortenkoarktationen, atypische 130–132
- Anastomose, periphere 131–132
- Ascendens-/Descendens-Bypass 131
aorto-duodenale Fistel 164, 168
aorto-femoraler Bypass 193
aorto-iliakale Verschlußkrankheit 168–172
- Aortotomie 169
- Endarteriektomie 168
- – A. iliaca externa 172
- End-zu-End-Anastomose 171
- End-zu-Seit-Anastomose 168–169
- Y-Prothese 169
aorto-iliakales Aneurysma 228
Aortotomie
- aorto-iliakale Verschlußkrankheit 169
- quere, Beckenarterien 175
Armarterien, Verletzungen 336–337
Arteria(-ae)
- axillaris, Embolektomie 257
- – Embolisation 360
- – Verletzung 336
- – Verschluß 103
- – Zugang 191
- – axillärer 7
- – infraklavikulärer 5
- – durch die Mohrenheimsche Grube 6
- – supraklavikulärer 3–4
- – transaxillärer 8–9
- brachialis 97–109
- – Embolektomie 256–257
- – Embolisation 360
- – Gefäßersatz, Materialien 73
- – Verletzung 336
- – Verschluß 103
- carotis communis 87–96
- – Arteriotomie, Verschluß 94–96
- – Präparation 90
- – Reinsertion der A. vertebralis 112–113
- – Subclavia-Karotis-Transposition 126–127
- – Thrombendarteriektomie 92–96
- – Verletzung 335
- – Y-Prothese 122
- – Zugang, supraklavikulärer 4
- carotis externa, Embolisation 360
- – Präparation 91–92
- – Verletzung 335
- carotis interna, Eversionsendarteriektomie 93
- – Präparation 91–92
- – Verletzung 335
- circumflexa femoris, Verletzung 339
- circumflexa femoris lateralis 16
- – Präparation 201
- circumflexa femoris medialis 16
- – Präparation 201
- circumflexa femoris propria 17
- circumflexa iliaca profunda 15, 20

Arteria(-ae)
- circumflexa iliaca superficialis 15
- crurales, Abflußwiderstand, peripherer 244
- – Bypassführung 242
- – Bypassmaterial 242
- – End-zu-End-Anastomose mit autologer Vene 243
- – End-zu-Seit-Anastomose 244
- – Venenbypass, autologer 244
- – Zugang 233–244
- cubitalis, Embolektomie 256
- dorsalis pedis, Embolektomie 253
- epigastrica inferior 15
- epigastrica lateralis 29
- femoralis communis 15, 201–203
- – Arteriotomie 202, 259
- – Arteriotomieverschluß 202
- – Embolektomie 247–248, 250
- – Endarteriektomie 202
- – Gabelplastik 203
- – Gefäßersatz, Materialien 73
- – Präparation 201
- – Thrombose 259
- – Venenbypass, retrograder 223
- – Verletzung 339
- – Zugang 18–19, 201
- femoralis superficialis 15, 218
- – Blockierung 339
- – Erkrankungen, obstruktive 211–216
- – Gabelplastik 203
- – Längsarteriektomie 201
- – Präparation 201
- – Profunda-Plastik 206
- – Prothese, autologe 349
- – Schwenkplastik 206
- – Tunnelierung 222
- – Venenbypass, retrograder 223
- – Verletzung 340
- – Zugang 218
- fibularis [peronea], Embolektomie 251
- – Zugang 240–241
- hepatica communis, Aneurysma 180
- – Stenose 181
- hepatica propria, Aneurysma 180
- – Stenose 181
- iliaca communis, Aneurysma 173
- – Embolektomie 247–248
- – Endarteriektomie, halbgeschlossene 175
- – Stenose 174
- iliaca externa, Aneurysma 173
- – Embolektomie 247–248
- – Embolisation 360
- – Endarteriektomie 172
- – Verletzung 338
- – Zugang 19–21
- iliaca interna, Aneurysma 173
- – Embolisation 360
- – Ligatur 159
- – Prothese, autologe 349
- – Verletzung 338
- mammaria interna, Gefäßersatz, autologer 70
- mesenterica inferior, Gefäßersatz, Materialien 73
- – Reimplantation 164
- – Stenose 181
- mesenterica superior, Aneurysma 178
- – Endoaneurysmorrhaphie, obliterierende 178
- – Gefäßersatz, Materialien 73
- – Stenose 181
- – Verletzung 337
- perforantes 16–17
- poplitea, Aneurysma 25, 27
- – Embolektomie 247, 251–252

Arteria(-ae), poplitea, Aneurysma
– – Erkrankungen, obstruktive 211–216
– – Gefäßersatz, Materialien 73
– – pars I 212, 218–219
– – pars II 212, 219
– – pars III 212, 219
– – Szilagy-Zugang 27–28
– – Tunnelierung 222
– – Verletzung 340
– – Zugang 217–219
– – dorsaler 26
– – mediokruraler 27–28
– – zu pars II 25–26
– – zu pars III 25, 27–29
– profunda femoris 15–16, 204–207
– – Arteriotomie 205
– – Blockierung 339
– – Bumerang-Patch 204
– – Embolisation 360
– – Gabelplastik 203
– – Präparation 201
– – Profunda-Bypass 207
– – Profunda-Exzisionsplastik 204–205
– – Profunda-Plastik 204–206
– – mit Schwenkplastik 206
– – Thrombose 259
– – Venenbypass, retrograder 223
– – Verletzung 340
– – Zugang 22
– profunda femoris propria 16
– pudendae externae 15
– radialis, Embolektomie 257
– – Verletzung 337
– rectalis superior, Embolisation 360
– renalis, Aneurysma 182–183
– – Endarteriektomie 184–186
– – End-zu-Seit-Anastomose 184
– – Gefäßersatz, Materialien 73
– – Stenose 184–186
– – Verletzung 337–338
– – Y-Prothese 186
– sacralis media, Embolisation 360
– splenica [lienalis], Aneurysma 179
– subclavia 97–109, 124
– – Aneurysma 107
– – Bypass 126
– – Desobliteration, offene 125
– – Embolisation 360
– – Interposition 126
– – Patchplastik 125
– – Reinsertion in die A. carotis communis 112
– – Rekonstruktion, extrathorakale 126–127
– – links-thorakale 125–126
– – Subclavia-Karotis-Transposition 126–127
– – Thorakotomie, linksseitige 124
– – Transplantatüberbrückung 103
– – Verletzung 336
– – Verschluß, peripherer 102–103
– – zentraler 99–101
– thoracica lateralis, Embolisation 360
– tibialis anterior, Anteil, mittlerer 237
– – peripherer 238
– – zentraler 236–237
– – Zugang 236–238
– tibialis posterior, Embolektomie 251, 253
– – Zugang 238–240
– ulnaris, Embolektomie 258
– – Verletzung 337
– vertebralis 109–116
– – Anatomie 111
– – C1-Bypass 114–116
– – Alternative 116
– – Korrektureingriff am Abgang 112–113
– – Lymphfistel 112

Arteria(-ae) vertebralis
– – Reinsertion in die A. carotis communis 113
– – Verletzung 335
Arteriektomie, A. femoralis communis 201
arterielle Rekonstruktionen
– Arteriographie 84–85
– Doppler-Sonographie 84–85
– Duplex-Sonographie 84–85
– Durchflußmessungen 84
– Endoskopie 84
– Qualitätskontrolle, intra- und postoperative 81–86
– Rezidivprophylaxe, medikamentöse 75–79
– Ultraschalluntersuchung, endoluminale 84
– Verlaufskontrollen 85–86
– Widerstandsmessungen 84
arterielle Verschlußkrankheit
– s. a. Arterienverschluß
– Bypass, extraanatomischer 189
Arterien
– Chirurgie, Zugangslymphologie 34
– Freilegung 46–47
– Gefäßersatz, alloplastischer 71–72
– – autologer 70
– – heterologer 71
– – homologer 70
– intestinale, Gefäßersatz, Materialien 73
– Patchplastik 51–53
– supraaortale, Gefäßersatz, Materialien 73
– viszerale, Aneurysmen 176–180
– – Erkrankungen, obstruktive 181
– Zügeltrauma 47
Arterienanastomose, Amputationsverletzung 344
Arterienklemmen 48
Arterienverletzungen 329–340
– Abdomen 337–338
– Antibiotikatherapie, perioperative 334
– Aortenbogenäste, zentrale 336
– Arm 336–337
– Arteriographie 330
– Bein 339–340
– Computertomographie 330
– Débridement 334
– Diagnostik 330
– Doppler-Sonographie 330
– Gefäßrekonstruktion 332–333
– Halsgefäße 335
– Heparinisierung 334
– Interponat 332–333
– Intima-Defekte 333
– Ischämie 334
– kombinierte 331
– Kompartment-Syndrom 334
– Naht, direkte 332
– Neurostatus 330
– Operationsplanung 331
– Operationstaktik 331–332
– Patch-Plastik 332–333
– PTFE-Prothese 333
– Pulskontrolle 330
– Reanastomosierung 332–333
– Reperfusionsschäden 334
– Ultraschalluntersuchung 330
– Versorgung, initiale 329
Arterienverschluß
– s. a. arterielle Verschlußkrankheit
– akuter 245–260
– Diagnostik 247
– Embolektomie 247–258
– Embolie 247–258
– Thrombose 258–260
Arteriographie 84–85, 330
arterio-intestinale Fistel 353

Sachregister

Arteriotomie
- A. carotis 92
- – Verschluß 94–96
- A. femoralis communis 202
- – Verschluß 202
- A. profunda femoris 205
- Embolektomie 250
- Ringdesobliteration, halbgeschlossene 58

arterio-venöse Fistel
- Beckentumoren, inoperable 366
- temporäre 306
- Verschluß 308

Ascendens-Bypass 131
Ausbein-Verletzung 339
Ausschälplastik 55–58
Axilla, Zugang 1–10
axillo-bifemoraler Bypass 189, 191–192
axillo-monofemoraler Bypass 189, 193

B

Backhandtechnik, Patchplastik 53
Ballonkatheter
- endoluminaler 44
- Hämostase 49
- Phlebothrombektomie 297–298, 303

Ballonokklusion, transaortale, Bauchaortenaneurysmen 159

Bauchaorta
- Erkrankungen, obstruktive 168–173
- Gefäßersatz, Materialien 73
- Thrombendarteriektomie 168

Bauchaortenaneurysmen
- Fibrose, retroperitoneale 159
- Hydronephrose 159
- inflammatorische 159
- infrarenale 158–164
- – A. mesenterica inferior, Reimplantation 164
- – aortobiiliakale 162, 163
- – Ballonokklusion, transaortale 159
- – End-zu-End-Anastomose 160–161
- – Reimplantation 159
- – Rohrprothese, gerade 160–161
- – Y-Prothese 163–164
- Ormond-Syndrom 159
- suprarenale 165–167
- – Bypass, kardiopulmonaler 166
- – Linksherzbypass 166
- – Paraplegie 165
- – Reimplantation 167
- – Thorako-Phreniko-Laparotomie 165
- – Xenoperikard 167

Beckenarterien
- Aneurysmen 173
- Bypass, extraanatomischer 189–198
- Erkrankungen, obstruktive 174–175
- Gefäßersatz, Materialien 73
- Obturator-Bypass 173
- Stenosen, Aortotomie, quere 175
- – Endarteriektomie, halbgeschlossene 175
- – Thrombendarteriektomie 174
- Tumoreinbruch 365

Beckentumoren, inoperable, Palma-Operation 366

Beckenvene(n)
- kontralaterale, Phlebothrombose 293
- Phlebothrombektomie 297–299
- Tumoreinbruch 365

Beckenvenenverschluß
- Bypass, femoro-femoraler nach Palma und Esperon 309–310
- – iliako-iliakaler 311

Beckenvenenverschluß, Bypass, femoro-femoraler
- – autologer 312
- chronischer 309–312
- Cockett-Operation 312

Beinarterien, Verletzungen 339–340
Blutungskontrolle, Venen 40
Bulldogklemmen 44
Bumerang-Patch, A. profunda femoris 204
Bypass 58–65
- s. a. Anastomose
- s. a. Venenbypass
- A. subclavia 126
- Angiographie, präoperative 189
- Aorta ascendens 131
- Aorta descendens 131
- aorto-femoraler 193
- axillo-bifemoraler 189, 191–192
- – Einzelknopfnähte 192
- – Torsion 192
- – Zugang 191
- axillo-femoraler 73
- axillo-monofemoraler 189, 193
- bifemoraler, Aorta descendens 133–135
- C1-Bypass, A. vertebralis 114–116
- – Alternative 116
- Crossover-Bypass 189, 193–194
- Drainage 197
- extraanatomischer 73, 189–198
- – Gefäßersatzmaterialien 190
- – Lagerung 190
- – Tunnelierung 190
- – Zugang 190
- femoro-cruraler 73
- femoro-femoraler 73, 189, 193–194, 338
- – nach Palma und Esperon 309–310
- – Zugang 193
- femoro-infrapoplitealer 73
- femoro-poplitealer 73, 213
- Frühkomplikation 229
- Gefäßersatzmaterial 189
- iliako-femoraler 260
- iliako-iliakaler 311
- – autologer 312
- infragenuidaler 226
- kardio-pulmonaler, Bauchaortenaneurysma, suprarenales 166
- karotido-subklavialer 101
- – Zugang, supraklavikulärer 4
- Komplikationen 197
- Lambda-Bypass 214
- Nahttechnik 63
- Obturator-Bypass 173, 189–190, 195–196
- Profunda-Bypass 207
- profundo-femoraler 214
- Prothesenbypass 121–122, 129, 134–135, 226
- Rezidivverschluß 230
- sapheno-femoraler 366
- Service-Operation 230
- Spätkomplikationen 230
- subklavio-axillärer, Zugang 7
- subklavio-subklavialer 101
- supragenuidaler 213, 215
- Tunnelierung 222
- Wundversorgung 197
- Zuschneiden 63
- Zweisprungbypass 214

Bypassführung, Aa. crurales 242
Bypassmaterial, Aa. crurales 242

C

Canalis adductorius 17
C1-Bypass

C1-Bypass
- A. vertebralis 114–116
- Alternative 116

Celiac-axis-Syndrom 181
Chen-Klassifikation, Replantation 346
chylöser Reflux 325
Claudicatio intermittens 27
Cockett-Operation 312
Composite-Graft, Verschlußkrankheit, femoropopliteale 214
Computertomographie, Arterienverletzungen 330
Confluens venosus subinguinalis 273
Corona mortis 20
Crawford-incraft technique, Aortenaneurysmen, thorakoabdominale 139–142
Crossover-Bypass 189, 193–194
- End-zu-End-Anastomose 194
- End-zu-Seit-Anastomose 194
- Zugang 193

Crush-Niere 331

D

Dacron-Prothesen 71
- Aortendissektion 144
- crimping 71
- gestrickte 71–72
- gewebte 71–72
- preclotting 71

Darmpinzetten 43
Débridement, Arterienverletzungen 334
Descendens-Bypass 131
- bifemoraler 133–135

Desobliteration 55–56
- offene, A. subclavia 125
- Phlebothrombektomie 298, 303
- – Kontrolle, intraoperative 299
- Ringdesobliteration 57–58
- transsternale, Truncus brachiocephalicus 123

Dextrane 77
Dialyseshunt, Gefäßersatz, Materialien 73
Direktnaht, Venen 51
Dissektionen s. Aortendissektionen
Dongen-Technik, End-zu-End-Anastomose mit Patchplastik 61–62
Doppler-Sonographie 84–85
- Arterienverletzungen 330

Dreiecknaht, End-zu-End-Anastomose 60
Dunbar-Syndrom 181
Duplex-Sonographie 84–86
Durchflußmessungen 84

E

EDV (end-diastolic velocity) 85
Einzelknopfnaht, Vaskulotomie 50
Eklöf-Technik, Phlebothrombektomie 297
Embolektomie
- A. axillaris 257
- A. brachialis 256–257
- A. cubitalis 256
- A. dorsalis pedis 253
- A. femoralis 247–248
- A. femoralis communis 248, 250
- A. fibularis [peronea] 251
- A. iliaca communis 247–248
- A. iliaca externa 247–248
- A. poplitea 247, 251–252
- A. radialis 257
- A. tibialis posterior 251, 253
- A. ulnaris 258
- Angiographie, intravenöse 259

Embolektomie
- Antibiotikaprophylaxe 258
- Antikoagulation 258
- Aorta 247–248
- Arteriotomie 250
- Fasziotomie 254–255, 257
- – Folgen 255
- – Postischämie-Syndrom 256
- – radikale 255
- – Serumlaktat 256
- – Serummyoglobin 255
- – übliche 254–255
- Femoralisgabel 248–249
- Fogarty-Katheter 252, 257, 259
- Fogarty-Manöver 250, 252, 257, 259
- Gefäßspasmen 253, 259
- Hämostase 248
- Knöchelarterien 253
- Lokalanästhesie 248
- Nierenfunktion 258
- Postischämie-Syndrom 247
- Redon-Drainage 250
- Venenpatch 250, 252
- vessel-loops 248, 256

Embolie
- arterielle 247
- Nierenarterien 184

Embolisation 358–359
- Materialien 358
- Technik 358–359

Embolisationsgerät 359
Embolisationskanüle 358
Endarteriektomie
- A. femoralis communis 201–202
- A. iliaca externa 172
- A. profunda femoris 205
- Abbruchstufen, Fixation 56–57
- aortoiliakale Verschlußkrankheit 168
- halbgeschlossene 57–58
- – Beckenarterien 175
- Karotisbifurkation 92–93
- lokale 55–56
- Nierenarterienverschluß 184–186

end-diastolic velocity s. EDV
Endoaneurysmorrhaphie
- obliterierende, A. mesenterica superior 178
- – Truncus coeliacus 177

Endoskopie 84
End-zu-End-Anastomose
- s. a. Anastomose
- Aa. crurales mit autologer Vene 243
- Amputationsverletzung 345
- Aortenaneurysma Typ I 139
- aortoiliakale Verschlußkrankheit 171
- Bauchaortenaneurysmen, infrarenale 160–161
- Crossover-Bypass 194
- Dreiecknaht 60
- Gefäßnaht, fortlaufende, überwendliche 59–60
- Naht, transluminale 62
- mit Patchplastik nach Dongen 61–62
- periphere, Aortenaneurysma 140
- – thorakoabdominales 137–138, 140–141
- quere 58–59, 61
- Tabaksbeutelnaht 60
- Truncus brachiocephalicus 121
- Venenbypass, retrograder 223
- zentrale 129
- Zweiecknaht 60

End-zu-Seit-Anastomose 62–63
- s. a. Anastomose
- A. renalis 184
- A. vertebralis 116
- Aa. crurales 244

End-zu-Seit-Anastomose
- Aorta descendens, Bypass 134–135
- Aortenaneurysma Typ II 140–141
- Aortenbifurkation 140–141
- Aortenkoarktation 132
- aortoiliakale Verschlußkrankheit 168–169
- Arterien, viszerale 181
- Bypass, Zuschneiden 63
- Crossover-Bypass 194
- Naht, transluminale 62
- Truncus brachiocephalicus 121
- Venenbypass, retrograder 223
Entrapment-Syndrom, Zugang 25
Entstauungstherapie, physikalische, Lymphödeme 323
Erweiterungsplastiken, Gefäßersatz, Materialien 73
Erysipel, Zugangslymphologie 31
Esmarchsche Blutleere, Lymphödeme 324
Eversionsendarteriektomie, A. carotis interna 93
extraanatomischer Bypass, Rumpf, Becken, Leiste 189–198
Extremitäten, Replantation 341–346

F

Fascia
- endothoracica 105
- lata 14
fasziokutaner Lappen, Zugangslymphologie 35
Fasziotomie
- Amputationsverletzung 345
- Embolektomie 254–255, 257
- Folgen 255
- Postischämie-Syndrom 256
- radikale 255
- Serumlaktat 256
- Serummyoglobin 255
- Thrombektomie 260
- übliche 254–255
- Unterarm 257
- Unterschenkel 254–256
Femoralarterien, Gefäßersatz, Materialien 73
Femoralisgabel 15–16
- Embolektomie 248–249
femoro-femoraler Bypass 189, 193–194, 338
- nach Palma und Esperon 309–310
femoro-popliteale Venenthrombose 304
femoro-popliteale Verschlußkrankheit 211–212
- Bypass, profundo-femoraler 214
- Composite-Graft 214
- Lambda-Bypass 214
- Materialwahl 213–216
- Operationsindikation 212
- Seit-zu-Seit-Anastomose 215
- Thrombendarteriektomie 214
- Topographie 211
- Verfahrenswahl 213–216
- Verschlußtyp 213–216
- Zweisprungbypass 216
femoro-popliteales Bypass 213
femoro-popliteales Aneurysma 227–228
Fensterungsoperation, Aortendissektion 146–147
Fistel
- aorto-duodenale 164, 168
- arterio-intestinale 353
- arterio-venöse, Beckentumoren, inoperable 366
- – temporäre 306

Fistelverschluß
- interventioneller 308
- operativer 308
Fogarty-Katheter, Embolektomie 252, 257, 259
Fogarty-Manöver, Embolektomie 250, 252, 257, 259
Fossa
- iliopectinea 15–17
- – Arteriengabel, femorale 15–17
- – Lymphknoten, tiefe 17
- – N. femoralis 17
- – Venengabel 17
- poplitea, Zugang 23–29
- subinguinalis 14
Fußmykosen, Zugangslymphologie 31

G

Gabelplastik, A. femoralis communis 203
Gefäßanschlingung 45
Gefäßchirurgie
- Fadenstärke 45
- Instrumentarium 43–45
- Nahtmaterial 45
Gefäße, Freilegung 46–47
Gefäßendoskopie, Phlebothrombektomie 299
Gefäßersatz
- alloplastischer 71–72
- autologer 69–70
- heterologer 71
- homologer 70
- Materialien und Anwendung 73
- – Bypass 189
- Tumoreinbruch 364–365
Gefäßklemmen 44
- Hämostase 48
- Okklusion, intraluminale 49
Gefäßnaht, fortlaufende, überwendliche, End-zu-End-Anastomose 59–60
Gefäßpinzetten 43
Gefäßrekonstruktionen, Infektionen 349–354
Gefäßscheren 45
Gefäßspasmen, Embolektomie 253, 259
Gimbernat-Band s. Lig. lacunare
Grenzzonenamputationen 367–374
Großzehenamputation 370

H

Hämostase 48–49
- Ballonkatheter 49
- Embolektomie 248
- Gefäßklemmen 48
- Okklusion, intraluminale 49
- Olivensonden 49
Hakenextraktion, Varizenoperation, Seitenäste, trunkuläre/retikuläre 284–285
Halsrippenresektion, Thoraxapertur, obere, Kompressionssyndrom 106
Hauer-Zugang, Zugangslymphologie 35
Heparin
- Arterienverletzungen 334
- Thrombose 77
Hiatus
- saphenus 14
- tendineus, Zugang 218
Horner-Syndrom 113
Hunter-Kanal s. Canalis adductorius
Hypernephrom 313

I

Iliakalarterien, Verletzung 338
iliako-femorale Venenthrombose 294, 296, 304
iliako-femoraler Bypass 260
iliako-iliakaler Bypass 311
– autologer 312
incraft technique nach Crawford, Aortenaneurysmen, thorakoabdominale 139–142
Infektionen
– Gefäßrekonstruktionen 349–354
– Patch-Plastik 349
– Wundbehandlung, lokale 349
infragenuidaler Bypass 226
In-situ-Venenbypass 224–226
Instrumentarium, Gefäßchirurgie 43–45
Interponat 58–65
Interposition, A. subclavia 126
Interpositions-a.-v.-Fistel, Adduktorenkanal 307
Intima-Defekte, Arterienverletzungen 333
Intimafixation 56–57
Ischämie-Syndrom
– Arterienverletzungen 334
– Protheseninfektion 351

K

Karotis s. A. carotis
Karotisbifurkation, Präparation 91–92
Kava-Thrombektomie 300–301
– Längs-Kavotomie 301
– Quer-Kavotomie 300
Kavotomie
– Längs-Kavotomie 301
– Quer-Kavotomie 300
Keilresektion, Lymphödeme 324
Kleiderbügelanastomose, Nierenarterienverschluß 186
Kletteramputationen 369
Knieexartikulation 380–381
Kniekehle
– Rezidivvarikose 289
– Zugang 23–29
Knöchelarterien, Embolektomie 253
Koarktation, Aorta s. Aortenkoarktation
Kompartment-Syndrom, Arterienverletzungen 334
Kompressionssyndrom, Thoraxapertur, obere, Zugang, supraklavikulärer 4
Kompressionsverband, Lymphödeme 324
Konfluenz-Syndrom 294, 309
Krosse 273
Krossektomie, Zugangslymphologie 31
Kunlinsche Anastomose 365

L

Lacuna vasorum 15
Längsvaskulotomie 51–53
– Direktnaht 51
– Naht, fortlaufende 51
– Patchplastik 51–53
Lambda-Bypass, Verschlußkrankheit, femoropopliteale 214
Laparotomie
– mediane, Aorta abdominalis 154
– – Truncus coeliacus 176
Lappen, faszikokutaner, Zugangslymphologie 35
Leberarterien s. Arteria(-ae) hepatica communis/propria
Leiste, extraanatomischer Bypass 189–198
Leistenband, Phlebothrombektomie 306
Leistenhernie, iatrogene 19
Leistenregion
– oberflächliche Schicht 13–14
– Operationslagerung 18
– Rezidivvarikose 288
– tiefe Schicht 15–18
– Zugang 11–22
Leistenring, innerer 21
Leitvenenverletzungen
– laterale 315–316
– Naht, direkte 316
– Patch-Plastik 316
– Spiraltransplantat, autologes 317–318
– Streifentransplantat, autologes 318
– Substanzdefekte 317–318
Lériche-Syndrom 247
Ligamentum
– lacunare 20
– teres uteri 21
Ligamentum-arcuatum-Syndrom 181
Linksherzbypass, Bauchaortenaneurysma, suprarenales 166
Linton-Patch 65
Lokalanästhesie, Embolektomie 248
Lumenüberprüfung, Vaskulotomie 54
Lymphfistel, A. vertebralis 112
Lymphgefäßektasie 325
Lymphocentrum subinguinale 13
Lymphödeme 321–324, 326
– Entstauungstherapie, physikalische 323
– Esmarchsche Blutleere 324
– Keilresektion 324
– Kompressionsverband 324
– Miculicz-Technik 324
– primäre 323
– reversible 323
– sekundäre 323
lympho-venöse Anastomose 325

M

Magna-Ligatur, hohe 273–275
– Anatomie 273–275
Makro-Amputation 343
Mal perforant 374
Median-arcuate-ligament-Syndrom 181
Miculicz-Technik, Lymphödem 324
Miller-Cuff 65
Minibulldogklemmen 44
Minoramputationen 367–374
Mohrenheimsche Grube, A. axillaris, Zugang 6
Morbus
– s. unter den Einzelnamen bzw. Eponymen
– aneurysmaticus 228
Myersbaum-Schema, Varizenoperation 272

N

Naht
– fortlaufende, Vaskulotomie 50–51
– transluminale 62
– Vene an Prothese 40
Nahtmaterial, Gefäßchirurgie 45
Nervus
– cutaneus femoralis lateralis 14
– femoralis 17
– fibularis [peroneus] profundus 237–238
– fibularis [peroneus] superficialis 237–238
– saphenus 240
– tibialis 240–241

Netzsegmente, gestielte 351
Neuropathie, mutilierende, ulzerative 374
Nierenarterien
– Aneurysmen 182–183
– Erkrankungen, obstruktive 184–186
– Verletzungen 337–338
– Verschluß, chronischer 184
Nodus(-i) lymphaticus(-i)
– iliaci 21
– inguinales profundi 17
– lacunaris medialis 17

O

Oberschenkelamputation 383
Obturator-Bypass 189, 195–196
– Beckenarterienaneurysmen 173
– Lagerung 190
– Seit-zu-Seit-Anastomose 196
– Zugang 195
Okklusion, intraluminale 49
Olivensonden, Hämostase 49
Ormond-Syndrom 159

P

Palma(-Esperon)-Bypass
– femoro-femoraler 309–310
– hoher 311
Palma-Operation, Beckentumoren, inoperable 366
Paraplegie, Bauchaortenaneurysma, suprarenales 165
Parva-Ligatur, hohe 281–283
Patchplastik
– A. subclavia 125
– Arterienverletzungen 332–333
– Backhandtechnik 53
– End-zu-End-Anastomose 61–62
– Infektionen 349
– Längsvaskulotomie 51–53
– Leitvenenverletzungen 315
– Lumenüberprüfung 54
peak systolic velocity s. PSV
Phlebographie 293
– intraoperative 299
Phlebothrombektomie
– Absaugung von Gerinnseln 298
– Adduktorenkanal 307
– arterio-venöse Fistel, temporäre 306
– Ballonkatheter 297–298, 303
– Beckenetage 297–299
– Bein, geschwollenes 309
– Desobliteration, kombinierte 298, 303
– – Kontrolle, intraoperative 299
– Eklöf-Technik 297
– Fehlsondierung 297
– Gefäßendoskopie 299
– Indikation 294
– Lagerung 295
– Leistenband 306
– Operationsplanung 294
– Ringstripper 298, 303
– V. cava inferior 300–301
– V. femoralis communis 302
– V. femoralis superficialis 302
– V. iliaca interna 298
– V. poplitea 302, 304
– V. profunda femoris 302
– Zugang, transfemoraler 296
Phlebothrombose 293–309
– aszendierende Form 293
– Beckenvene, kontralaterale 293

Phlebothrombose
– deszendierende Form 293
– Lymphbahn-/Lymphknotenschädigung 296
– Operation s. Phlebothrombektomie
– – s.Phlebothrombektomie 294
– V. cava inferior 293
– V. iliaca communis 293
– V. iliaca externa 293
– V. poplitea 293
Phlebotomie, V. subclavia 108
Phlegmasia
– alba dolens 294, 309
– coerulea dolens 294, 309
portosystemischer Shunt, Gefäßersatz, Materialien 73
Postischämie-Syndrom
– Embolektomie 247
– Fasziotomie 256
Postsympathektomie-Syndrom 268
Präparierscheren 45
Profunda-Bypass 207
Profunda-Exzisionsplastik 204–205
Profunda-Plastik 204–206
– mit Schwenkplastik 206
– Thrombektomie 259
profundo-femoraler Bypass 214
Prothesenbypass 226
– s. a. Bypass
– Aorta ascendens 121–122
– Aorta descendens 134–135
– Aorta thoracalis 129
Protheseninfektionen 349–354
– Aneurysma, inguinales 352
– arterio-intestinale Fistel 353
– Explantation 350
– – transperitoneale 352
– infrainguinale 351
– Ischämie-Syndrom 351
– Netzsegmente, gestielte 351
– retroperitoneale 352
– Sicherungsoperationen, biologische 350–351
PSV (peak systolic velocity) 85
e-PTFE-Prothesen 72
– Arterienverletzungen 333
– V. cava inferior 314

R

Ramus
– femoralis (N. genitofemoralis) 14, 21
– genitalis (N. genitofemoralis) 14
Reanastomosierung, Arterienverletzungen 332–333
Redon-Drainage, Embolektomie 250
Reflux, chylöser 325
Regio subinguinalis
– Arterien 13–14
– fasziale Strukturen 14
– Lymphknoten 13
– Nerven 14
– Venen 14
Reperfusionsschäden, Arterienverletzungen 334
Replantation
– Ablauf 345
– Extremitäten 341–346
– Funktionsergebnisse 346
– Klassifikation nach Chen 346
– Voraussetzungen 344–345
– Ziele 344
Rezidivvarikosen 288–289
– Kniekehle 289

Rezidivvarikosen
– Leiste 288–289
– Ober- und Unterschenkel 289
Ringdesobliteration
– Arteriotomieverschluß 58
– halbgeschlossene 57–58
Ringstripper, Phlebothrombektomie 298, 303
Rippenresektion, Thoraxapertur, obere, Kompressionssyndrom 104–106
Rosenmüller-Lymphknoten 17
Rückfußamputation, modifizierte 373
Rumpf, extraanatomischer Bypass 189–198

S

Saphena-Ligatur, hohe 275
sapheno-femoraler Bypass 366
Scarpa-Dreieck 13
Schenkelbeuge s. Regio subinguinalis
Schenkeldreieck s. Regio subinguinalis
Schenkelhernie 17
Schwenkplastik, A. femoralis superficialis 206
Seit-zu-Seit-Anastomose
– s. a. Anastomose
– Obturator-Bypass 196
– Verschlußkrankheit, femoropopliteale 215
Service-Operation, Venenbypass 230
Shunt, endoluminaler, Thrombendarteriektomie 95
Sibsonsche Faszie 105
Spatium interfasciale subinguinale 14
Spiraltransplantat, autologes, Leitvenenverletzung 317–318
stent graft-Technik
– Aorta thoracalis 129
– Aortenaneurysmen, thorakale 148–149
Sternotomie, mediane 119
Streifentransplantat, autologes, Leitvenenverletzung 318
Stripping
– Varizenoperation, Inzision auf dem Fußrücken 280
– – V. saphena magna 278
Subklavia-Karotis-Transposition 126–127
subsartrial canal s. Canalis adductorius
supragenuidaler Bypass 213, 215
Sympathektomie 263–268
– Hämatome, retroperitoneale 268
– lumbale 266–268
– – Abflußwiderstand, peripherer 244
– – offene 266–268
– Postsympathektomie-Syndrom 268
– Seitenlagerung 263
– thorakale 263–266
– – Zugang, transaxillärer 9, 108–109
– thorakoskopische, Video-assistierte 265–266
– Thorakotomie 263
– transaxilläre 263
– zervikale 264
Szilagy-Zugang, A. poplitea 27–28

T

TAAA s. Aortenaneurysmen, thorakoabdominale
Tabaksbeutelnaht, End-zu-End-Anastomose 60
Takayasu-Arteritis 181
TEA s. Thrombendarteriektomie
thoracic outlet syndrome (TOS)
– A. subclavia, Verschluß 99–101
– Resektion, 1. Rippe 104
– Zugang, transaxillärer 9, 103

Thorako-Phreniko-Laparotomie
– Aorta abdominalis 157
– Bauchaortenaneurysma, suprarenales 165
Thorakotomie
– antero-laterale, Aortenaneurysmen, thorakoabdominale 138
– Aortenkoarktation 130
– linksseitige 124
– postero-laterale, Aortendissektion 144
– Sympathektomie 263
Thoraxapertur, obere
– Kompressionssyndrom 104–106
– – Pleuraeröffnung 106
– – Resektion, Halsrippe 106
– – 1. Rippe 104–106
– – Wundverschluß 106
– – Zugang, supraklavikulärer 4
Thrombektomie
– s. a. Tumorthrombektomie
– Ballonkatheter 297
– Gerinnselexpression, manuelle 305
– Spezialkatheter 305
– V. cava inferior 300–301
– V. femoralis communis 302
– V. femoralis superficialis 297, 302
– V. poplitea 302, 304
Thrombendarteriektomie 223
– A. carotis 92–96
– – Lagerung 89
– – Shunt, endoluminaler 95
– – Verschluß 94–96
– – Zugang 89
– A. subclavia 99, 102
– Aneurysma, femoropopliteales 227
– Beckenarterien 174
– Frühkomplikation 229
– Kalziumblockertherapie, präoperative 96
– Rezidivverschluß 230
– Spätkomplikationen 230
– Überwachung, postoperative 96
– V. subclavia 108
– Verschlußkrankheit, femoropopliteale 214
Thrombose
– A. femoralis communis 259
– A. femoralis superficialis 258–259
– A. poplitea 258–259
– A. profunda femoris 259
– Antikoagulanzien, orale 78
– arterielle 258–260
– – Angiographie 260
– – Bypass, iliako-femoraler 260
– – Profunda-Plastik 259
– Dextrane 77
– Heparin 77
– intravenöse 260
– – Fasziotomie 260
– – Nachbehandlung 260
– Langzeitrezidivprophylaxe 78
Thrombozytenaggregationshemmer 77–78
TOS s. thoracic outlet syndrome
Transplantatkorrekturen, Venenbypass 221
transversaler Bypass s. Crossover-Bypass
Trigonum femorale 13
Truncus
– brachiocephalicus, Aneurysma 121, 336
– – Desobliteration, transsternale 123
– – Verletzung 336
– – Verschluß 121
– – Y-Prothese 122
– coeliacus 73
– – Aneurysma 176–177
– – Endoaneurysmorrhaphie, obliterierende 177
– – Laparotomie, mediane 176

Truncus, coeliacus
– – Stenose 181
– – Verletzung 337
– profundocircumflexus lateralis 16
– – medialis 16
– – perfectus 16
– tibiofibularis 27
– – Zugang 236
Tumoreinbruch 363–366
– Abflußvenen, große 364–365
– Beckenvene und -arterie 365
– Gefäßersatz 364–365
– Gefäßrekonstruktionen 364–365
– – mit Darmresektion 366
Tumorkompression 363–366
Tumorthrombektomie
– s. a. Thrombektomie
– Hypernephrom 313
– V. cava inferior 313
– – Ersatz 314
Tunnelierung
– Bypassoperation 222
– Venen 47

U

Ulcus cruris, Zugangslymphologie 31
Ultraschalluntersuchung
– Arterienverletzungen 330
– endoluminale 84
Umleitungsoperationen s. Anastomose/Bypass
Unterschenkelamputation 378–379
Unterschenkelarterien
– Spasmen, Embolektomie 253
– Verletzungen 340

V

Vagina vasorum 15
Varikose s. Varizen
Varizen 269–287, 289
– Diagnostik, präoperative 271
– Komplikationen 271
– Phlebographie 271
– Rezidive 288–289
– Risikofaktoren 271
Varizenoperation 272–287, 289
– Blutleere/Blutsperre 272
– Komplikationen, peri- und postoperative 272
– Magna-Ligatur, hohe 273–275
– Myersbaum-Schema 272
– Operationsplanung 272
– Parva-Ligatur, hohe 281–283
– Seitenäste, Hakenextraktion 284–285
– – trunkuläre/retikuläre 284–285
– V. saphena accessoria 280
– V. saphena magna 273–280
– – Extraktion der Vene 276–279
– – Inzision auf dem Fußrücken 279
– – Stripping 278
– – kurzes 280
– V. saphena parva 281–283
– Vv. perforantes 286–287
Vaskulotomie 50–54
– Einzelknopfnaht 50
– Längsvaskulotomie 51–53
– Lumenüberprüfung 54
– Naht, fortlaufende 50
– quere 50
Vena(-ae)
– anonyma, Sternotomie, mediane 119
– basilica, Gefäßersatz, autologer 70

Vena(-ae)
– cava inferior, Ersatz 314
– – Hypernephrom 313
– – Leiomyom/-sarkom 313
– – Phlebothrombektomie 300–301
– – Phlebothrombose 293
– – PTFE-Prothese 314
– – Tumoreinbruch 364
– – Tumorthrombektomie 313
– – Verletzung 319
– cephalica, Gefäßersatz, autologer 70
– – Prothese, autologe 349
– epigastrica superficialis 14
– femoralis communis 17
– – Phlebothrombektomie 302
– – Verletzung bei Varizenoperation 275
– – Zugang 22
– femoralis superficialis 17
– – Phlebothrombektomie 302
– iliaca communis, Phlebothrombose 293
– iliaca externa, Phlebothrombose 293
– – Tumoreinbruch 364
– iliaca interna, Phlebothrombektomie 298
– perforantes, Diszision, endoskopische 287
– – subfasziale, offene 286
– – Rezidivvarikose 289
– – Varizenoperation 286–287
– poplitea, Phlebothrombektomie 302, 304
– – Phlebothrombose 293
– – Thrombektomie 304
– profunda femoris, Phlebothrombektomie 302
– saphena accessoria 14
– – Varizenoperation 280
– saphena magna 17, 240
– – Anatomie 273
– – Gefäßersatz, autologer 70
– – homologer 70
– – Interponat 307
– – Prothese, autologe 349
– – Varizenoperation, Extraktion der Vene 276–279
– – Inzision auf dem Fußrücken 279
– – Stripping 278, 280
– – venöse Insuffizienz, Schweregrade 276
– – Zugang 22
– saphena parva, Gefäßersatz, autologer 70
– – Parva-Ligatur, hohe 281–283
– – Varizenoperation 281–283
– – Extraktion der Vene 283
– subclavia, Sofortverschluß 108
– umbilicalis, Gefäßersatz, homologer 70
Venen
– Anatomie 39
– Blutungskontrolle 40
– Direktnaht 51
– Freilegung 46
– Gefäßersatz, alloplastischer 71–72
– – autologer 69–70
– – heterologer 71
– – homologer 70
– – Materialien 73
– Klappen 39
– Präparation 39
– – intrakavitäre 39
– Strömungswiderstand 39
– Tumoreinbruch 364–365
– Tunnelierung 47
– Wandbau 39
Venenbypass
– s. a. Anastomose
– Ausschaltung der Klappenfunktion 224–225

Venenbypass
- autologer, Aa. crurales 244
- Entnahmetechnik 220–221
- Frühkomplikation 229
- In-situ-Venenbypass 224–226
- Nachblutungen 229
- orthograder 223–224
- – Entnahme 220–221
- retrograder 223
- – End-zu-End-Anastomose 223
- – End-zu-Seit-Anastomose 223
- Rezidivverschluß 230
- Sofort- oder Frühverschluß 229
- Spätkomplikationen 230
- Transplantatkorrekturen 221

Venenextraktion
- subfasziale, offene 286
- – endoskopische 287
- V. saphena magna 276–279
- V. saphena parva 283

Venennaht 40
Venenpatch, Embolektomie 250, 252
Venenprothese, Anforderungen 69
Venenstern 14, 273

Venensystem
- oberflächliches 269–287, 289
- tiefes 293–320

Venenthrombose
- femoro-popliteale 304
- iliako-femorale 294, 296, 304

Venenverletzungen 315–319
- Defektverschluß 315
- laterale, Leitvene, tiefe 315–316
- Naht, direkte 316
- Patch-Plastik 315

venöse Insuffizienz, Schweregrade 276

Verschlußkrankheit
- aorto-iliakale s. aorto-iliakale Verschlußkrankheit
- arterielle s. arterielle
  Verschlußkrankheit/Arterienverschluß
- femoro-popliteale s. femoro-popliteale
  Verschlußkrankheit

Vertebralistransposition, Naht, transluminale 62

vessel-loop 48
- Embolektomie 256, 248

vessel-paw 48

Viszeralarterien, Verletzungen 337–338
Vorfußamputation 371
Vorfußphlegmone 369

W

Widerstandsmessungen 84
Winkelscheren 45
Wundbehandlung, lokale, Infektionen 349

X

Xenoperikard, Bauchaortenaneurysma, suprarenales 167

Y

Yasargil-Clip 45
Y-Prothese 122
- aorto-iliakale Verschlußkrankheit 169
- Bauchaortenaneurysma 163–164
- Nierenarterienverschluß 186

Z

Zugang
- A. axillaris 1–10
- A. femoralis communis 18–19, 201
- A. femoralis superficialis 218
- A. fibularis [peronea] 240–241
- A. iliaca externa 19–21
- A. poplitea 217
- – pars I 25, 218–219
- – pars II 25–26, 219
- – pars III 27–29, 219
- A. profunda femoris 22
- A. tibialis anterior 236–238
- A. tibialis posterior 238–240
- Aa. crurales 233–244
- Aorta abdominalis 154–157
- Aortenaneurysmen, thorakoabdominale 128–129, 137
- Aortendissektion, thorakale 144–145
- Ascendens-/Descendens-Bypass 131
- Axilla 1–10
- Bypass, axillo-bifemoraler 191
- – extraanatomischer 190
- – femoro-femoraler 193
- Crossover-Bypass 193
- Descendens-Bypass, bifemoraler 133
- endoskopisch subfaszialer nach Hauer, Zugangslymphologie 35
- Fensterungsoperation, Aortendissektion 146
- Hiatus tendineus 218
- Kniekehle 23–29
- Leistenregion 11–22
- Obturator-Bypass 195
- Regio subinguinalis 13–14
- Rezidivvarikose, Leiste 289
- Subklavia-Karotis-Transposition 127
- thorakoabdominaler, Aortenkoarktation 130
- Thrombendarteriektomie, A. carotis 89
- transaxillärer, Operationskomplikationen 109
- – Sympathektomie, thorakale 108
- – thoracic outlet syndrome 9, 103
- transfemoraler, Phlebothrombektomie 296
- Truncus tibiofibularis 236
- V. femoralis communis 22
- V. saphena magna 22

Zugangslymphologie 31–35
- Anatomie 33–34
- Arterienchirurgie 34
- fasziokutaner Lappen 35
- Zugang, endoskopisch subfaszialer nach Hauer 35

Zweiecknaht, End-zu-End-Anastomose 60
Zweisprungbypass, Verschlußkrankheit, femoro-popliteale 216